ÉTUDE

SUR

LES HOPITAUX

ADMINISTRATION GÉNÉRALE DE L'ASSISTANCE PUBLIQUE A PARIS

ÉTUDE

SUR

LES HOPITAUX

CONSIDÉRÉS SOUS LE RAPPORT

DE LEUR CONSTRUCTION

DE LA DISTRIBUTION DE LEURS BATIMENTS

DE L'AMEUBLEMENT, DE L'HYGIÈNE & DU SERVICE DES SALLES DE MALADES

PAR

M. ARMAND HUSSON

DIRECTEUR DE L'ADMINISTRATION GÉNÉRALE DE L'ASSISTANCE PUBLIQUE

PARIS

PAUL DUPONT, IMPRIMEUR DE L'ADMINISTRATION DE L'ASSISTANCE PUBLIQUE

RUE DE GRENELLE-SAINT-HONORÉ, 45

1862

ÉTUDE

SUR

LES HOPITAUX

Les questions de salubrité et d'hygiène, lorsqu'elles touchent au régime hospitalier et au bien-être des malades indigents, ont, plus qu'aucune autre, le privilége d'émouvoir, je pourrais presque dire de passionner l'opinion publique.

La science leur attribue avec raison une influence décisive sur les résultats du traitement; l'Administration, de son côté, en fait l'objet de ses constantes préoccupations, et telle est l'importance qu'elle attache à l'application des principes qui en découlent, qu'elle ne saurait prendre sur elle de les consacrer dans la pratique, sans faire appel aux lumières et à l'expérience du corps médical des Hôpitaux.

Cet échange, toujours si utile, d'idées et de vues, entre l'Administration qui veille aux intérêts matériels des malades et le praticien qui leur donne des soins assidus, est une des traditions les plus anciennes et les plus précieuses de l'Administration hospitalière de Paris.

J'ai été heureux, pour mon compte, de trouver l'occasion de la faire revivre, dans une circonstance qui réclame le concours de tous les hommes éclairés qu'anime l'amour du bien public : par mon arrêté du 9 avril dernier, j'ai confié à une commission exclusivement hospitalière, composée de médecins, de chirurgiens et d'agents supérieurs de l'Administration, le soin d'étudier, de concert avec elle, au point de vue de nos établissements, les questions à résoudre, et c'est pour éclairer ses délibérations que le présent travail a été entrepris (1).

---

(1) « Article 1er. Une commission spéciale se réunira, sous la présidence du Directeur de l'Administration, pour « déterminer les principes et poser les bases générales à observer dans la construction des nouveaux hôpitaux et « dans l'aménagement des hôpitaux déjà créés.— Cette commission sera composée comme il suit : Pour la médecine : « MM. les docteurs Grisolle, médecin de l'Hôtel-Dieu, professeur à la Faculté de médecine, vice-président; « Guérard, médecin honoraire des hôpitaux ; Vernois, médecin de l'hôpital Necker; Tardieu, médecin de l'hôpital

A la veille de construire un nouvel et important hôpital, appelée par les besoins de la population et les progrès du temps à agrandir et à améliorer les anciens hôpitaux, l'Administration, avant de donner suite à des projets préparés et à des idées déjà faites, s'est demandé s'il n'y avait rien à modifier dans les données que la science unie à l'expérience lui a fournies jusqu'à ce jour, pour la meilleure distribution et l'appropriation plus perfectionnée des maisons destinées au traitement des malades.

Il ne faudrait pas croire cependant que les questions relatives à l'hygiène des établissements hospitaliers se présentent maintenant sous un aspect entièrement nouveau : des maîtres illustres les ont abordées et approfondies avant nous, et bien que, depuis leurs travaux, les sciences physiques aient fait de notables progrès, ils ont presque tout prévu, et nous avons beaucoup à leur emprunter.

A l'époque déjà éloignée où ils s'occupaient avec une si haute raison des études que nous reprenons aujourd'hui, le déplorable état de l'Hôtel-Dieu leur fournissait des éléments trop certains d'appréciation : le mal auquel il s'agissait alors de remédier était réel et palpable. Mais depuis que, par une série non interrompue de travaux et d'améliorations, l'on a perfectionné l'organisation des hôpitaux, il est beaucoup plus difficile de déterminer la part d'influence que l'on peut attribuer à leur installation matérielle, dans les résultats du traitement des malades. Aussi, à l'heure qu'il est, les renseignements recueillis pour constater dans nos Établissements les succès de la pratique médicale, loin d'être pour l'Administration et pour les hommes d'étude un guide sûr, entretiennent-ils, par leur insuffisance et leur incertitude évidentes, le doute de ceux-là mêmes qui recherchent avant tout la vérité; on pourrait donc, et l'événement l'a prouvé, discuter longtemps sur ces questions, avec une entière bonne foi, sans jamais parvenir à s'entendre.

Voilà pourquoi, pressentant en quelque sorte l'impuissance où sont les meilleurs logiciens d'arriver sur ce point à des démonstrations concluantes, nous avons pensé qu'une statistique médicale conçue d'après un plan nouveau, et destinée à fournir, par l'observation d'un grand nombre de faits, les éléments les plus variés de comparaison, pouvait seule jeter quelque lumière sur les questions d'hygiène et de thérapeutique; la plupart des médecins et chirurgiens ont accueilli ce projet avec un

---

« Lariboisière, professeur à la Faculté de médecine; Bergeron, médecin de l'hôpital Sainte-Eugénie; Delpech, « médecin de l'hôpital Necker; — Pour la Chirurgie : MM. les docteurs Cullerier, chirurgien de l'hopital du « Midi, vice-président; Danyau, chirurgien en chef de la maison d'accouchement; Richet, chirurgien de l'hôpital « Saint-Louis; Gosselin, chirurgien de l'hôpital de la Pitié, professeur à la Faculté de médecine; Broca, chirurgien « de l'hospice de Bicêtre; — Pour la Pharmacie : MM. Regnauld, directeur de la pharmacie centrale, professeur à la « Faculté de médecine; Bouchardat, pharmacien honoraire des hôpitaux, professeur à la Faculté de médecine; « Réveil, pharmacien de l'hôpital des Enfants malades; — Pour l'Administration : MM. Blondel, inspecteur « principal des services de l'Assistance publique; Labrouste, architecte en chef de l'Administration; Ser, ingé- « nieur de l'Administration ; Dubost, chef de la division des Hôpitaux et Hospices, secrétaire. » (Extrait d'un arrêté du 9 avril 1862.)

bienveillant empressement; quelques-uns d'entre eux nous ont aidés à le réaliser, et nous avons lieu de croire qu'éclairé par de récentes discussions, le corps médical tout entier partage actuellement nos idées à cet égard.

Dans ses remarquables Mémoires sur l'Hôtel-Dieu, Tenon, auquel nous aurons souvent à nous reporter dans le cours de ce travail, estime que le mérite d'un hôpital ne réside pas exclusivement dans la manière dont il est construit; selon lui, on ne donnerait qu'une idée fausse et erronée des hôpitaux, si l'on voulait séparer de leurs bâtiments les meubles, les malades, les serviteurs, et aussi les « règlements « qui les vivifient et en font exécuter le service. »

Il suffit de ne pas être étranger au service des hôpitaux pour partager sur ce point l'avis de Tenon, et pour penser avec lui que rien de tout ce qui est relatif à leur aménagement et à leur gestion n'est indifférent aux yeux de l'observateur.

Je ne puis avoir le dessein de tracer ici un tableau complet de notre organisation hospitalière; mais, afin de faire apprécier au lecteur la corrélation intime qui existe, en ce qui touche les recherches qui nous occupent, entre l'ordre ancien et l'ordre nouveau, je crois utile de montrer, dans leurs développements successifs, les progrès que l'installation matérielle de nos établissements a réalisés depuis 1789.

Je me propose donc, après avoir jeté un coup d'œil rapide sur l'état présent des hôpitaux parisiens, et donné quelques renseignements sommaires sur les hôpitaux de Londres, de traiter successivement :

1° Des bâtiments, c'est-à-dire de tout ce qui se rattache à la construction et à la distribution intérieure des hôpitaux;

2° Des dispositions prises ou à prendre en vue de leur aération ou de leur ventilation;

3° Des différents systèmes de latrines et de vidanges;

4° Du matériel hospitalier et de l'entretien permanent de l'ameublement et des lingeries;

5° De l'installation des services de médecine, de chirurgie et d'accouchement, et de l'utilité qu'il peut y avoir de classer les malades par nature d'affections, dans les services de médecine, et de séparer, dans les services de chirurgie, les opérés des autres malades;

6° Du mode d'admission des malades dans les hôpitaux, et des mesures générales d'ordre et de police observées dans l'intérieur des salles;

7° Des établissements pour la convalescence, et de l'opportunité qu'il y aurait à affecter, dans chaque hôpital, un service spécial aux malades convalescents;

8° Du personnel employé au service direct des malades;

9° Du personnel médical des établissements;

10° Du régime alimentaire des malades et des améliorations successives qu'il a reçues ou qu'il est susceptible de recevoir encore;

11° De l'incertitude des renseignements statistiques fournis jusqu'à ce jour par l'Administration, et des dispositions qu'elle a prises pour obtenir désormais une constatation permanente et exacte de la situation nosocomiale de ses établissements.

Je terminerai cette étude par des notices sur nos hospices et maisons de retraite, et par des aperçus concernant les hôpitaux de la guerre et de la marine, les hôpitaux étrangers, construits récemment ou signalés comme réunissant les conditions d'une bonne installation, l'Hôtel-Dieu et les constructions hospitalières au moyen âge; j'y ajouterai enfin un exposé des origines et sources de la fortune de l'ancien Hôtel-Dieu, du Grand bureau des pauvres, de l'Hôpital général et des anciens établissements supprimés, ainsi que divers documents administratifs qui m'ont paru dignes d'intérêt.

§ Ier. — DES BATIMENTS.

État présent des Hôpitaux civils de Paris.

L'Administration générale de l'Assistance publique comporte dans son organisation actuelle quinze hôpitaux.

Huit, sous le nom d'hôpitaux généraux, reçoivent les malades atteints d'affections aiguës ou chirurgicales; ce sont: l'Hôtel-Dieu, la Charité, Beaujon, Cochin, Necker, Saint-Antoine, la Pitié, et enfin Lariboisière.

Saint-Louis, le Midi, Lourcine, les Enfants-Malades, Sainte-Eugénie, les Cliniques et la Maison d'Accouchement, qui complètent la liste des hôpitaux spéciaux, sont, ainsi que leurs noms l'indiquent pour quelques-uns, exclusivement réservés, soit à des catégories particulières de malades, comme les enfants et les femmes enceintes, soit au traitement d'affections d'une nature déterminée.

Un seul parmi ces établissements est d'une création toute moderne, c'est l'hôpital Lariboisière (1); il inaugure le système des pavillons isolés, et reproduit, dans ses moindres détails, le plan que l'Académie des sciences avait présenté en 1788 au gouvernement de Louis XVI, comme offrant l'ensemble le plus complet des améliorations à introduire dans les constructions hospitalières : et, en effet, à part quelques appropriations de détail que l'Administration compte encore y réaliser, l'hôpital Lariboisière présente, à un degré inconnu jusqu'à ce jour, toutes

---

(1) Voir à la fin du volume l'appendice n° 3, qui donne sur l'hôpital Lariboisière des détails complets, tant au point de vue de la distribution des services que des dépenses relatives à la construction et à l'ameublement.

Hôpital Lariboisière.

les conditions de bien-être et de salubrité qu'un établissement de cette nature puisse réunir. Nous en donnons ci-après le plan de masse, à l'échelle de 0m. 0005.

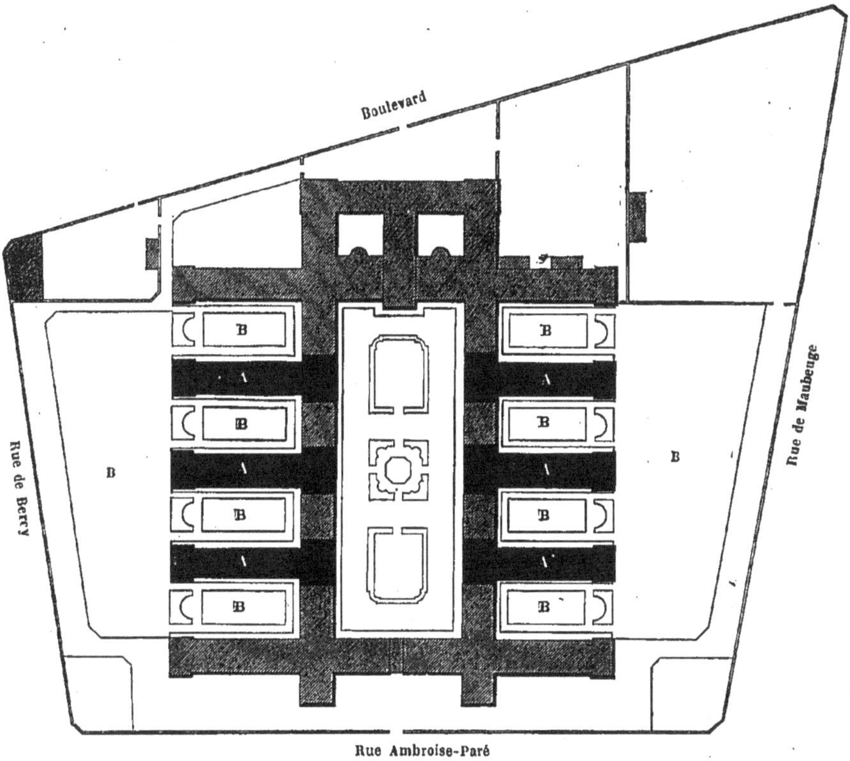

PLAN D'ENSEMBLE DE L'HOPITAL LARIBOISIÈRE.

A Salles. | B Promenoirs.

Le détail d'une salle réduite à 0m. 002 pour mètre complète cette première

A Bibliothèque.
B Sœur.
C Préaux.
D Débarras.
E Escalier.
F Galerie.
G Latrines.
H Office.
K Réfectoire.
L Salle.
M Salle de 2 lits.

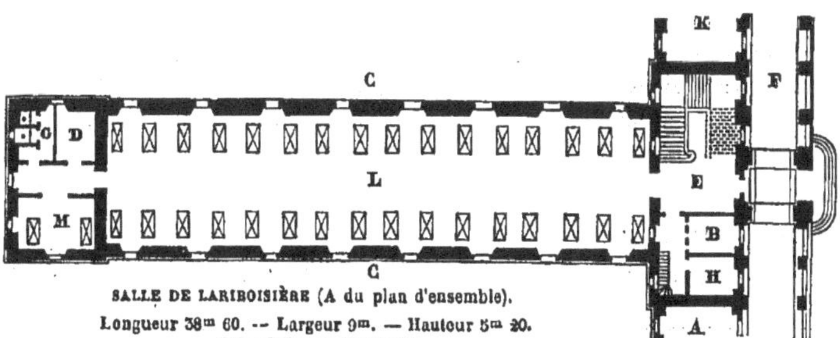

SALLE DE LARIBOISIÈRE (A du plan d'ensemble).
Longueur 38m 60. -- Largeur 9m. — Hauteur 5m 20.
Cube d'air par lit 56m452.

indication, et permet de se rendre un compte exact de la disposition de chaque service. Cette méthode, générale aujourd'hui, de placer en regard et comme complément du texte, la figure même de l'objet décrit, a cela de bon que frappant les yeux en même temps que l'esprit, elle offre au jugement des points certains de comparaison; il nous a semblé qu'elle contribuerait puissamment à l'ordre et à la clarté des recherches, et nous l'avons volontiers adoptée pour tous les établissements importants sur lesquels nous tenons à fixer plus particulièrement l'attention de la Commission.

Hôpital Beaujon.

Après l'hôpital Lariboisière, deux autres hôpitaux entièrement restaurés, et tellement agrandis que les anciens plans ont disparu sous les nouveaux, offrent également une installation digne de servir de modèle aux constructions du même ordre : ce sont les hôpitaux Beaujon (1) et Necker.

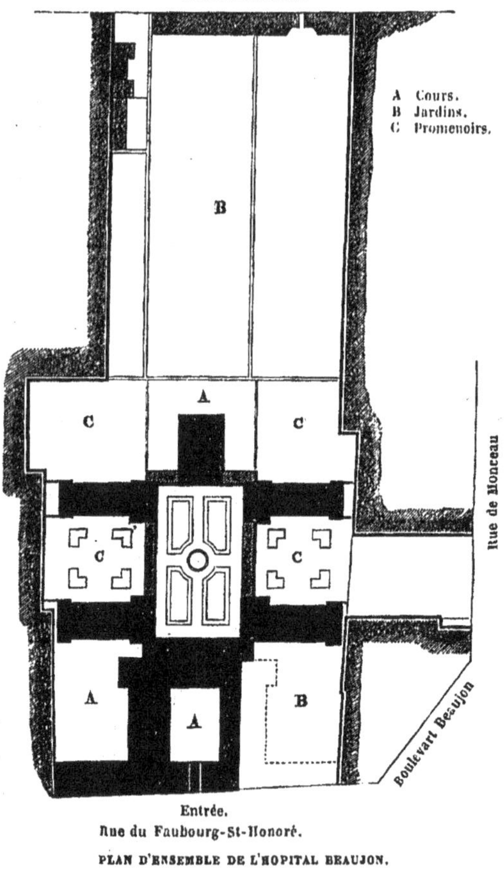

PLAN D'ENSEMBLE DE L'HOPITAL BEAUJON.

L'hôpital Beaujon, quoique ayant reçu dès l'origine une affectation hospitalière et un matériel approprié à sa destination, manquait essentiellement, avant la construction des quatre pavillons qui y ont été édifiés de 1837 à 1844, des avantages dont nous le voyons doté aujourd'hui. Sous le rapport de la distribution et de la capacité, ses salles neuves, ne contenant que 16 lits, peuvent être présentées comme le type de tous les perfectionnements préconisés depuis cette

(1) *Beaujon.* — M. Beaujon, fermier général, fit construire en 1784, au faubourg du Roule, une maison destinée à recevoir 24 orphelins de la paroisse, douze garçons et douze filles. La Convention, par décret du 17 janvier 1795

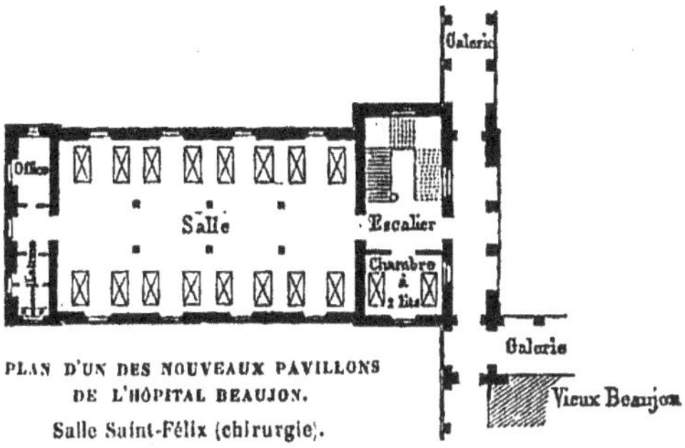

PLAN D'UN DES NOUVEAUX PAVILLONS
DE L'HÔPITAL BEAUJON.
Salle Saint-Félix (chirurgie).

Longueur 18m. — Largeur 9m 05. — Hauteur 4m 50.
Cube d'air par lit 48m 853.

époque. Il n'est pas jusqu'aux anciennes salles du vieux Beaujon, dont nous aurons à nous occuper tout-à-l'heure, qui ne soient, malgré le mur qui les divise dans leur longueur, préférables de beaucoup aux salles de la plupart des hôpitaux anglais.

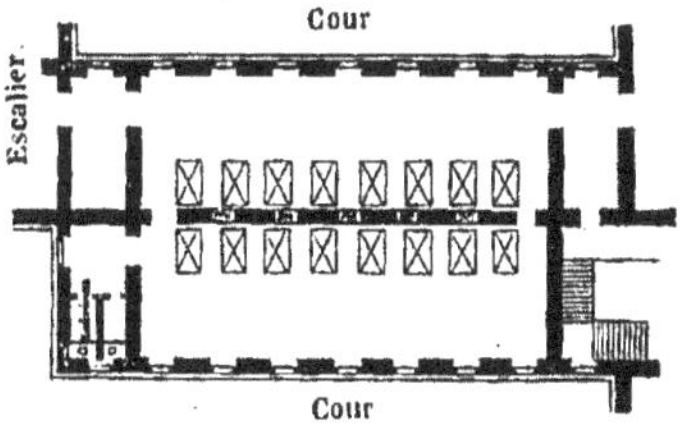

PLAN D'UNE SALLE DU VIEUX BEAUJON.
Salle Saint-François.
Long. 18m10 — Larg. 11m00. — Hauteur 3 mèt.
Cube d'air par lit 41 mètres.

Hôpital Necker.

L'hôpital Necker (1), une fois terminé, montrera dans son ensemble un quadrilatère complétement ouvert au sud, et ne laissera certainement rien à désirer sous le rapport de l'installation et de l'hygiène. Sa configuration rappelle, en plusieurs points, celle de l'hôpital militaire de Vincennes, et reproduit presque identiquement celle de *London hospital*;

---

transforma cet hospice en hôpital, après avoir supprimé les maisons hospitalières de la rue Mouffetard, de la Place Royale, de la rue de la Roquette et de Saint-Mandé.

Le nom d'Hôpital du Roule qui lui avait été donné sous la Révolution, fut remplacé sous l'administration du Conseil général par celui d'Hôpital Beaujon.

Il renferme 416 lits, savoir : 201 de médecine, 179 de chirurgie, 18 d'accouchement et 18 berceaux.

Nombre de malades admis en 1861 : 6,928 ayant donné 150,765 journées.

Dépense de l'hôpital, pour cette même année, 344,508 fr. 17 c.

(1) *Necker.*—La maison où a été établi l'hôpital Necker avait été occupée par une congrégation de Bénédictines sous la dénomination de Notre-Dame-de Liesse. Louis XVI, ayant accordé en 1776 une somme de 42,000 francs, pour faire l'essai d'un hôpital de 120 lits, Madame Necker se chargea de le diriger, et loua, à cet effet le Couvent des Bénédictines. La maison porta d'abord le nom d'Hospice des Paroisses de Saint-Sulpice et du Gros-Caillou; elle fut appelée pendant la Révolution, Hospice de l'Ouest.

Nombre de lits : 383 dont 234 de médecine, 89 de chirurgie, 28 lits de nourrices et, au besoin, d'accouchement, 30 berceaux et 5 lits de reposantes.

Nombre des malades en 1861 : 7,256 ayant donné 129,975 journées.

Dépense de l'établissement, pour cette même année : 309,636 fr. 76 c.

mais il a, de plus que ces deux établissements, une galerie couverte qui réunit les deux extrémités des pavillons latéraux, et permet d'accéder à la chapelle

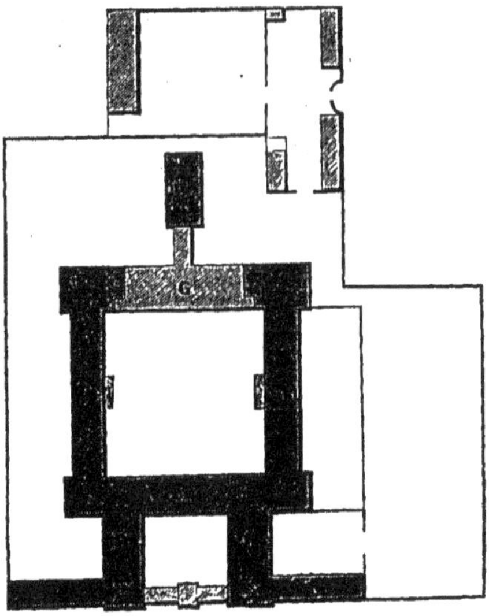

Rue de Sèvres.

PLAN D'ENSEMBLE DE L'HÔPITAL NECKER.

A Salles.
B Chapelle.
C Cuisine.
D Pharmacie.
E Bureaux et communauté.
F Logements.
G Galerie.

et à quelques services généraux établis au rez-de-chaussée, à la suite de cette galerie.

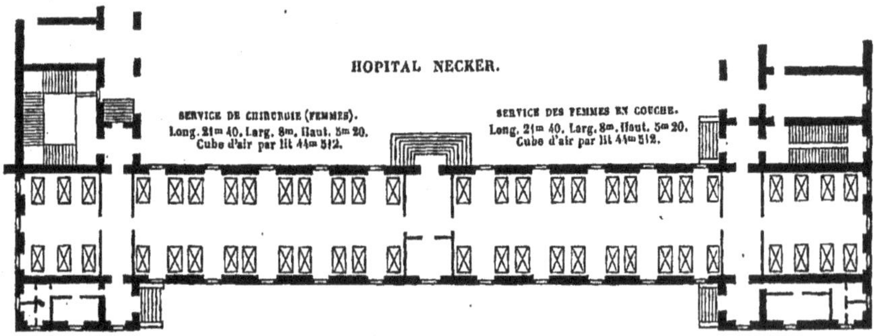

ital Saint-Antoine.

Un troisième, l'hôpital Saint-Antoine (1), qui a une origine conventuelle, pourra,

---

(1) *Saint-Antoine.* — L'hôpital Saint-Antoine, a été ouvert par décret de la Convention nationale du 17 janvier

dans un prochain avenir, grâce à des augmentations en partie réalisées, et à la

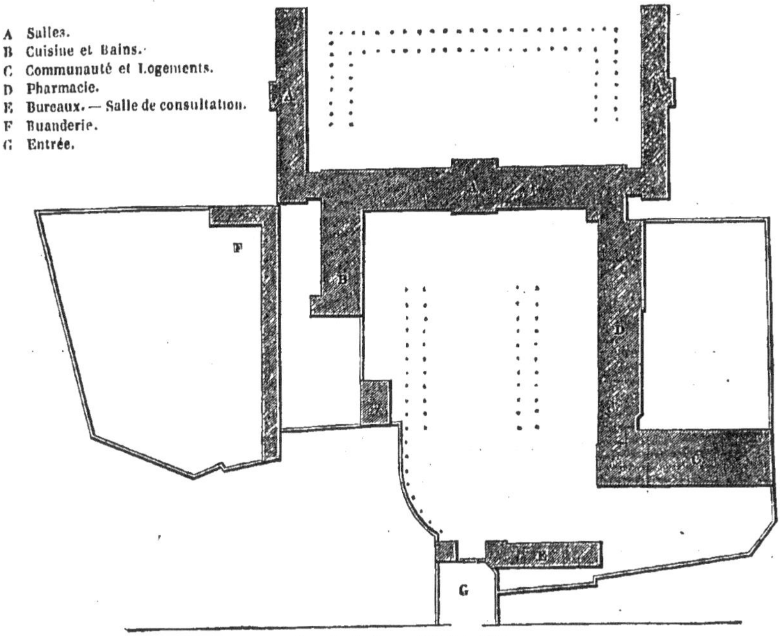

Rue du faubourg Saint-Antoine.

PLAN D'ENSEMBLE DE L'HÔPITAL SAINT-ANTOINE.

reconstruction de ses bâtiments latéraux, être rangé dans la même catégorie que les deux précédents.

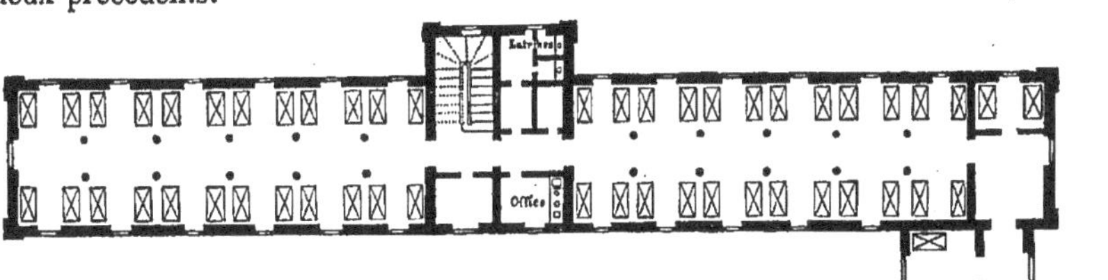

HÔPITAL SAINT-ANTOINE.

Premier étage du Pavillon neuf (aile latérale A du plan d'ensemble).

Double salle Sainte-Cécile,

mesurant de chaque côté : long. 24m75; larg. 8m05; haut. 3m05; cube d'air par lit 32m790.

1795, dans les bâtiments d'une ancienne abbaye de l'ordre de Citeaux, fondée au XIIIe siècle, et qui portait, au moment de la Révolution, le nom de Saint-Antoine-des-Champs.

L'ancienne abbaye, complétement restaurée et agrandie, renferme aujourd'hui 480 lits, savoir : 337 de médecine, 83 de chirurgie, 14 d'accouchement, 16 de nourrices et 30 berceaux.

Nombre des malades admis en 1861 : 5,953 ayant donné 118,542 journées.

Dépense générale : 276,821 fr. 07 c.

Hôpital Saint-Louis.

Trois autres hôpitaux sont restés, à très-peu de choses près, ce qu'en a fait la main des fondateurs : Saint-Louis, construit en 1607 par Claude Vellefaux, architecte

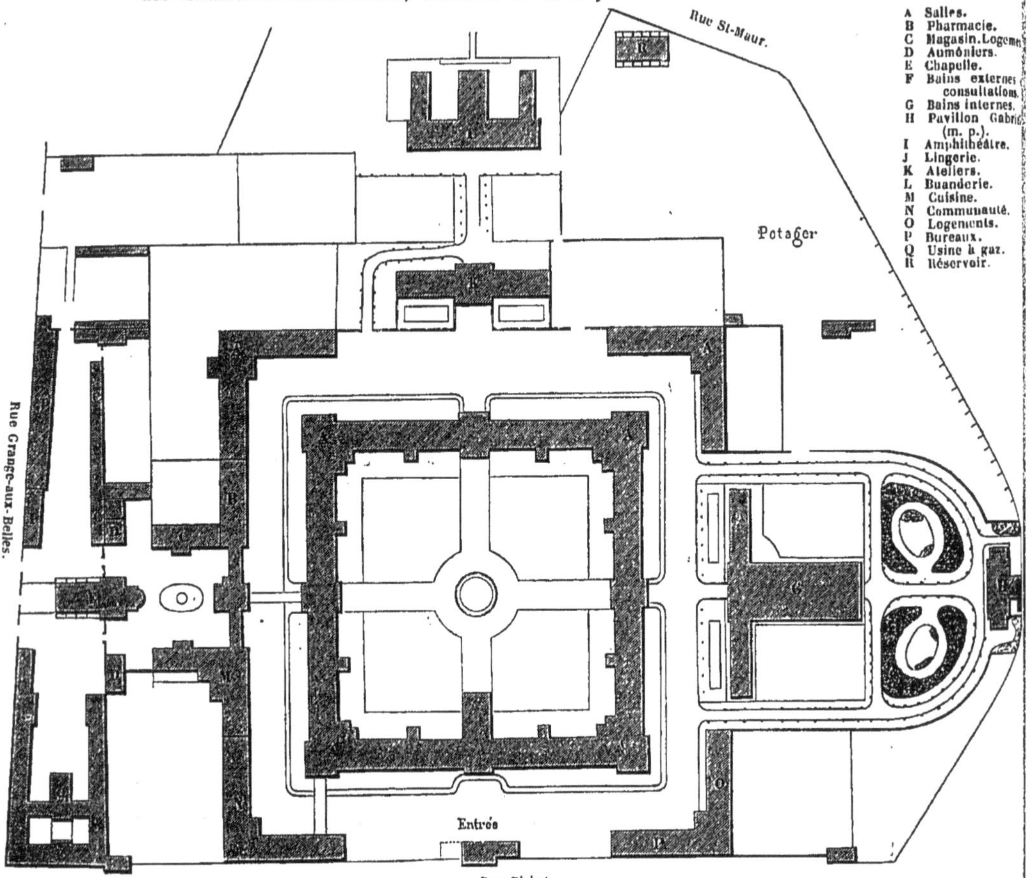

Rue Bichat.

HOPITAL SAINT-LOUIS (plan général) (1).

(1) Les archives de l'Administration possèdent l'original du plan que nous reproduisons ici. Ce dessin est exécuté sur parchemin et visé par Maximilien de Béthune, duc de Sully. L'approbation autographe est ainsi conçue : « Le roy ayant veu les trois plants qui lui « ont esté représentés pour la maison de la santé a ordonné que le présent sera suivy. Fait à Fontenebleau par nous grand voier de « France. — Maximilien de Béthune. »

Ce plan a été dressé par Claude Vellefaux, architecte, auquel les documents de l'époque donnent le titre de maçon juré aux « œuvres de maçonnerie du Roy. »

Tenon, et d'autres auteurs qui ont écrit après lui sur l'origine des hôpitaux de Paris, ont commis, au sujet de Claude Vellefaux, une erreur qu'il importe de rectifier. Tenon considère Vellefaux comme un entrepreneur de maçonnerie qui aurait bâti l'hôpital Saint-Louis sur les dessins de Claude Châtillon. Cette erreur a sans doute été causée par la suscription d'un dessin très-orné fait en 1608 par Claude Châtillon, et représentant l'hôpital Saint-Louis. Mais le doute ne saurait subsister à cet égard si l'on se reporte au texte de la délibération suivante du bureau de l'Hôtel-Dieu, du 27 novembre 1607. « La compagnie a délivré mandement à Claude « Vellefaux, juré du Roi, es-œuvres de massonerie à Paris, de la somme de deux cents cinquante-cinq livres trois sols pour son « remboursement de ce qu'il a paié à ceux qui lui ont aidé à faire le dessin et modèle en élévation de la maison de la santé......»

De plus, Du Bruel, qui écrivait à l'époque de la construction de l'hôpital Saint-Louis, dit positivement (*Antiquités de Paris*, in-4°, Paris, 1612, page 1003) que Villefaux fut, non-seulement le conducteur, mais bien l'architecte des bâtiments.

de l'Hôtel-Dieu; la Charité (1), bâtie à la même époque par les religieux de Saint-Jean-de-Dieu, sur un plan évidemment inspiré de celui de Vellefaux, et Cochin, dont un architecte de l'Administration avait également fourni les plans.

La description que Tenon faisait, en 1786, de ces mêmes salles de l'hôpital Saint- *État des salles de l'hôpital Saint-Louis, en 1786. — Description de Tenon.*

HOPITAL SAINT-LOUIS.

—

Bâtiment principal.

—

Plan d'une des quatre salles du premier étage.

—

Salle Saint-Augustin (chirurgie), 87 lits.

—

Longueur totale, 98m 80 c.; largeur, 7m 60 c.; hauteur, 7m 70 c.
Cube d'air afférent à chaque lit, 66m 572.

A Salle.
B Office.
C Vestibule et escalier.
D Religieuse,
E Dépôt.
F Latrines.

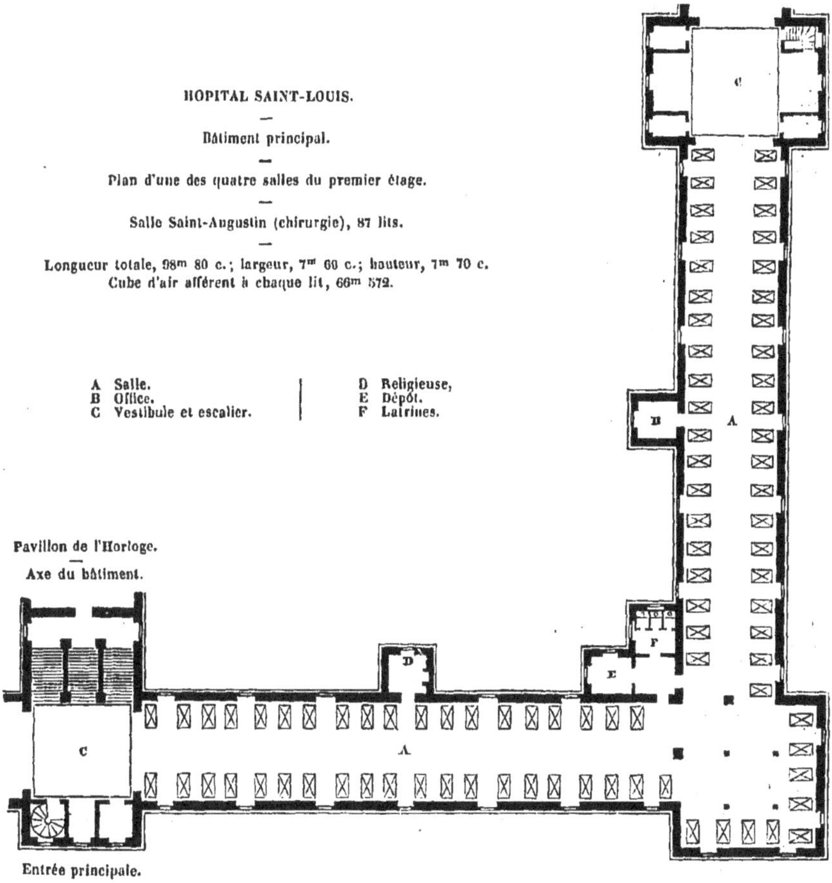

Louis, dont nous donnons ci-dessus le détail, n'a pas cessé d'être d'une rigoureuse exactitude; on va en juger :

« On arrive par ces escaliers (C. C.) au premier étage dans autant de vestibules que d'avant-
« corps. Une cloison à jours, en bois, haute de huit à dix pieds, sépare en deux chacune des

(1) Hôpitaux de Saint-Louis et de la Charité. — *Saint-Louis.* — L'épidémie de 1562, pendant laquelle soixante-huit mille personnes moururent à l'Hôtel-Dieu, et la contagion dont Paris fut affligé, en 1606, firent sentir la nécessité de bâtir un lieu pour les pestiférés, afin d'empêcher la communication d'un mal si dangereux. Henri IV, par l'édit de mai 1607, ordonna la construction d'un hôpital exclusivement destiné au traitement de la peste, et voulut qu'il portât le nom de saint Louis qui était mort de cette maladie. La première pierre fut posée le 30 juillet 1607

« grandes salles... Toutes ces salles sont plafonnées en voûte ; elles ne sont surmontées par au-« cun logement, parce qu'on ne doit mettre ni malades, ni personnes saines, ni magasins au-des-« sus des contagieux..... Trois poëles dans chaque salle, un au milieu et un à chaque bout, « servent à les échauffer.

« Quatre pavillons carrés sont placés aux encoignures, dans deux desquels, opposés en diago-« nale, sont de vastes cheminées en briques ; ils avaient été faits pour des chauffoirs : on a cessé « de les appliquer à cet usage. (1) »

Hôpital Cochin.

L'hôpital Cochin (2) ne contenait, dans l'origine, que 38 lits disposés au premier étage dans les deux salles Cochin et Saint-Jacques. Mais plus tard, obligée de satisfaire aux besoins des quartiers populeux qui environnent l'établissement, l'Administration affecta au service des malades d'abord les dortoirs des religieuses, situés

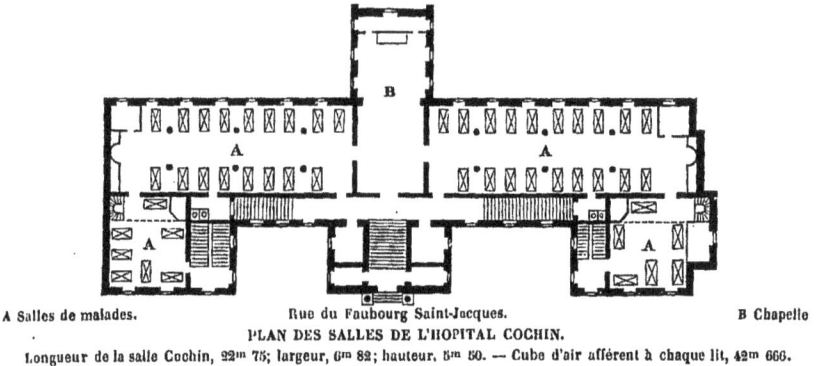

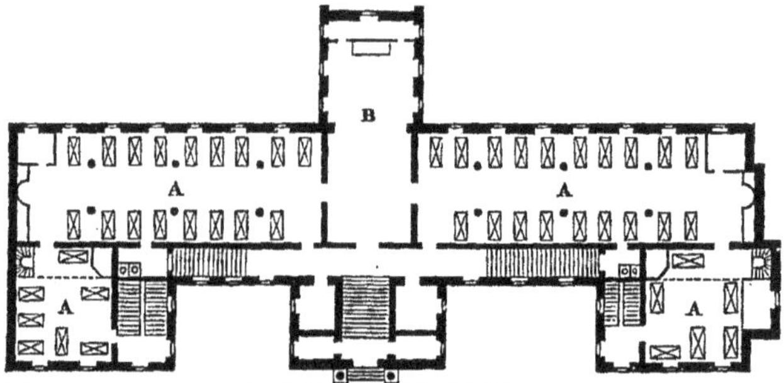

A Salles de malades. Rue du Faubourg Saint-Jacques. B Chapelle

PLAN DES SALLES DE L'HOPITAL COCHIN.

Longueur de la salle Cochin, 22m 75; largeur, 6m 82; hauteur, 5m 50. — Cube d'air afférent à chaque lit, 42m 666.

---

et l'hôpital fut ouvert en 1612. Il était placé sous la direction et l'administration de l'Hôtel-Dieu : pendant les années où il ne régna aucune maladie contagieuse, il fut affecté quelquefois aux convalescents sortant des hôpitaux.

Vers le milieu du XVIIIe siècle, après la dernière contagion qui régna dans Paris, la destination de l'hôpital Saint-Louis s'étendit à toutes les maladies qui, sans être épidémiques, étaient néanmoins contagieuses, telles que la teigne, la gale, les scrofules, etc. Il renferme 810 lits, dont 604 de médecine, 156 de chirurgie, 32 d'accouchement et 18 berceaux.

Nombre des malades admis en 1861 { dans les salles, 8,760 ayant donné 283,871 journées.
au traitement externe, 33,969.

Dépense générale : 706,408 fr. 23 c.

La Charité. — La reine Marie de Médicis fit venir de Florence, vers 1602, quatre religieux de l'ordre de Saint-Jean-de-Dieu, et les établit en 1605 au lieu qu'occupèrent plus tard les Petits-Augustins, « rue de Petite-Seyne, devant le port de Malacquest. » (Contrat de donation de la reine Marie; Arch. gén. de l'Assist. pub.)

Marguerite de Valois, ayant eu besoin du terrain qu'occupaient les frères de la Charité, leur donna en échange, en 1606, plusieurs maisons et terrains situés rue des Saints-Pères. C'est là qu'ils transportèrent l'hôpital dont ils avaient la direction entière au point de vue administratif et médical. Les frères de la Charité acquirent, en 1637, une portion de terrain provenant des religieux de Saint-Germain-des-Prés, et construisirent sur cet emplacement des salles plus vastes et mieux aérées. En 1774, l'hôpital comptait déjà 119 lits exclusivement affectés aux hommes. En 1802, le Conseil Général des hôpitaux affecta 100 lits au traitement des femmes.

L'hôpital de la Charité renferme aujourd'hui 474 lits, dont 331 de médecine et 143 de chirurgie.

Pendant l'année 1861, le nombre des malades admis à l'hôpital a été de 7,937, ayant occasionné 176,975 journées.

Le traitement externe comporte seulement la délivrance des bains simples et composés : le nombre total des bains donnés en 1861, a été de 25,250.

La dépense générale de l'établissement pendant l'année 1861, a été de 399,547 fr. 27 c.

(1) Tenon, 2e Mémoire, pages 63, 64 et 65.

(2) *Cochin.* L'Hôpital Cochin, fondé au moyen des libéralités de M. Cochin, curé de Saint-Jacques-du-Haut-Pas,

à l'étage supérieur, et ensuite toutes les autres localités disponibles. En portant le nombre des lits à son chiffre actuel de 119, elle se trouve donc avoir renversé toute l'économie du plan primitif.

Hôtel-Dieu. Dans cette série d'hôpitaux créés ou complétement appropriés en vue de leur destination, l'Hôtel-Dieu, le plus ancien de tous, est le seul qui se soit modifié sans cesse, d'abord par ces agrandissements démesurés qui avaient fini par englober tout l'espace compris entre la rue Saint-Christophe, dans la Cité, et la rue Galande, sur la rive gauche de la Seine, et ensuite par une succession non interrompue de ruines et de démolitions sous lesquelles il est à la veille de disparaître (1); le plan qui nous donne l'état de l'Hôtel-Dieu avant l'incendie de 1772 nous le montre au moment de son plus grand développement. (Voir planche I, à la fin du volume.)

Tous les autres hôpitaux, la Pitié, le Midi, Lourcine, les Cliniques, Sainte-Eugénie, les Enfants-Malades et la Maison d'Accouchement sont d'anciennes maisons conventuelles, plus ou moins bien appropriées à l'usage des malades ; les

---

fut commencé en 1780 et achevé en 1782, sous la direction de l'architecte Viel. La modestie du fondateur n'avait donné à l'hospice d'autre nom que celui d'Hospice de Saint-Jacques-du-Haut-Pas. Pendant la Révolution, on l'appela l'Hospice du Sud. Le Conseil général s'empressa de lui donner le nom de son charitable fondateur.

119 lits, savoir : 50 de médecine, 51 de chirurgie, 8 d'accouchement et 10 berceaux.

Nombre de malades admis à l'hôpital en 1861, 1,828, ayant donné 42,253 journées.

Dépense générale de l'établissement : 135,289 fr. 48 c.

(1) *Hôtel-Dieu.* — L'Hôtel-Dieu, le plus ancien des hôpitaux de l'Europe, date des premiers siècles de la monarchie en France. Toutefois le seul titre authentique qui en fasse mention à cette époque est une charte de l'évêque Inchad, qui remonte à l'année 829. Elle est rapportée tout entière dans le cartulaire de Notre-Dame.

L'hôtel-Dieu y est appelé l'hôpital de Saint-Cristofore, ou Saint-Christophe : « Illud hospitale pauperum « quod est apud memoriam beati Christofori, ubi fratres, tempore statuto, pedes pauperum lavandi gratia con- « fluunt. » Il ne commença à prendre le nom de Maison-Dieu, *Domus Dei*, qu'à partir du XIIe siècle. On lit dans une charte de 1157 : « Ludovicus Dei gratiâ..., sciant omnes qui viderint presentes litteras nos in puram et perpetuam elemosinam concessisse et contulisse pauperibus *domus Dei parisiensis* tres solidos et octo denarios de censu parisios apud portam Bauderiam sitos... » (Donation par Louis VII à l'Hôtel-Dieu de trois sous et trois deniers de cens sur un terrain situé près de la porte Baudoyer). — (Arch. de l'Assist. pub. H.-D.)

Jusqu'au XIIIe siècle cependant il conserva les noms d'hôpital des pauvres de Saint-Christophe et d'hôpital de Sainte-Marie. L'acte capitulaire de 1168 par lequel les chanoines de l'église de Paris s'engagent à laisser leurs lits à l'Hôtel-Dieu s'exprime ainsi : « Quicumque canonicus ecclesie nostre decesserit vel prebende sue quocumque modo « abrenuntiaverit... *hospitale beate Marie* quod est ante portam ecclesie ejus culcitram cum pulvinari et lintheaminibus... ad opus pauperum, habeat. » (Arch. de l'Assist. pub.) Il était placé sous la juridiction temporelle et spirituelle du chapitre de Notre-Dame, auquel l'évêque Renaud avait cédé en 1006 la moitié qu'il possédait de la propriété de l'hôpital : « Videlicet quatinus medietatem hospitalis Sancti Cristofori pertinentem hactenus presulum « ditioni, ad solvendam unitatis integritatem, illorum medietati adicceremus. » (*Cartulaire de Notre-Dame,* « tome Ier. page 225.)

L'arrêt du Parlement du 2 mai 1505 confia à huit commissaires, nommés par le Parlement, le gouvernement de l'Hôtel-Dieu; l'institution de ces commissaires est l'origine du bureau de l'Hôtel-Dieu qui l'administra jusqu'à la Révolution; on peut voir, dans la partie de ce travail consacrée au personnel de l'Administration, quelle était, avant 1789, la composition de ce bureau.

L'administration de l'Hôtel Dieu comportait, à cette époque : 1° l'Hôtel-Dieu proprement dit, y compris la maison de convalescence fondée en 1645, 2° les magasins au blé et les caves extérieures, 3° la bergerie générale établie à Aubervilliers, 4° la maison de campagne des Dames religieuses à Gentilly, 5° l'hôpital Saint-Louis, 6° l'hospice des Incurables-femmes, 7° l'hôpital de la Santé ou de Sainte-Anne, et en outre le cimetière de Clamart. Pendant la Révolution, l'Hôtel-Dieu a porté le nom de *Grand hospice d'humanité.*

Depuis Louis VII, le premier de nos rois qui fut le bienfaiteur de l'Hôtel-Dieu, jusqu'à Louis XVI, cet hôpital s'est accru chaque année, enrichi par les dons et priviléges royaux et par les bienfaits de la charité privée. Ses agrandissements les plus marquants eurent lieu sous les règnes de Philippe-Auguste, de saint Louis, de Louis XI, de François Ier, d'Henri IV, de Louis XIII et de Louis XIV.

distributions, si diverses et quelquefois si bizarres, qu'on y remarque s'opposent à ce qu'on les réunisse dans une même appréciation (1).

Aperçu sur quelques hôpitaux anglais.

Une égale diversité, quant à l'origine des bâtiments et à leur distribution, se rencontre dans les hôpitaux de Londres ; il serait difficile de les comparer utilement

---

L'Hôtel-Dieu contient 828 lits, savoir : 472 de médecine, 251 de chirurgie, 47 d'accouchement et 58 berceaux.
Le nombre des malades admis pendant l'année 1861 a été de 12,615, ayant donné 290,556 journées.
Et la dépense générale de l'établissement de 668,499 fr. 18 c.

(1) *Pitié.* — La maison de la Pitié fut un des trois hôpitaux affectés au *renfermement* des pauvres, conformément aux réglements de Louis XIII du 27 avril 1612.

Après la fondation de l'Hôpital général, la Maison de la Pitié fut choisie pour en être le chef-lieu. Elle fut destinée à l'éducation des jeunes enfants pauvres. Sous la Révolution, elle reçut le nom d'Hospice de la Patrie. En 1800, le Conseil général désigna l'hôpital de la Pitié pour servir d'annexe à l'Hôtel-Dieu.

Cet hôpital renferme aujourd'hui 620 lits, dont 403 de médecine, 168 de chirurgie, 31 d'accouchement et 18 berceaux.
Nombre de malades admis en 1861 : 10,030, ayant donné 218,035 journées.
Dépense constatée au compte de 1861 : 439,501 fr. 24 c.

Midi. — Les malades atteints de l'affection vénérienne furent placés dans l'origine aux Petites-Maisons. Sous Louis XIV, une partie de la Maison de Bicêtre leur fut affectée.

La nécessité de construire un hôpital spécialement consacré au traitement de cette maladie fit choisir, en 1784, l'emplacement de l'ancien couvent des Capucins du faubourg Saint-Jacques. L'Hôpital des vénériens fut définitivement ouvert en 1792.

Depuis 1836, on n'y reçoit plus que des hommes.
Cet établissement, qui porte aujourd'hui le nom d'Hôpital du Midi, renferme 336 lits.
Le nombre des malades admis à l'hôpital pendant l'année 1861, a été de 4,186, ayant donné 106,115 journées.
La dépense générale a été de 197,177 fr. 78 c.

Lourcine. — L'hôpital de Lourcine a été ouvert, en 1836, dans les bâtiments d'une maison de refuge située rue de Lourcine, et que le Conseil général des hospices avait acquise, en 1834, du département de la Seine.

Cette maison a été immédiatement affectée au dédoublement de l'hôpital du Midi, où jusqu'alors on avait traité les vénériens des deux sexes.

276 lits, savoir : 73 de médecine, 177 de chirurgie, 20 d'accouchement et 6 berceaux.
Nombre des malades admis en 1861, 1,479 ayant donné 87,063 journées.
Dépense générale, 177,453 fr. 76 c.

Cliniques. — Lamartinière, chirurgien de Louis XV, avait eu la pensée d'établir un hôpital destiné exclusivement à l'enseignement clinique des élèves en médecine et en chirurgie. Cette idée a subi depuis de nombreuses modifications.

L'Hôpital des Cliniques, construit dans les bâtiments de l'ancien couvent des Cordeliers, et administré longtemps par la Faculté de médecine, a été fermé à plusieurs reprises : placé définitivement sous la direction de l'Administration hospitalière, il a été rouvert le 1er décembre 1834.

L'hôpital contient 152 lits, savoir : 61 de chirurgie, 54 d'accouchement et 37 berceaux.
Le nombre des malades admis pendant l'année 1861 a été de 2,479, ayant donné 45,304 journées.
La dépense générale a été de 139,276 fr. 39 c.

Sainte-Eugénie. — L'Administration qui succéda au Conseil général des Hospices dut se préoccuper d'établir dans le faubourg Saint-Antoine, au centre d'une population laborieuse, un hôpital destiné à suppléer pour elle l'hôpital des Enfants-Malades, situé rue de Sèvres et dont l'éloignement était trop considérable.

Les bâtiments de l'Hôpital Sainte-Marguerite, rue de Charenton, affectés, avant la Révolution, à la maison des Enfants-Trouvés, et avant 1828 à celle des Orphelins, furent rapidement transformés et convertis en hôpital d'enfants, d'après le désir exprimé par l'Impératrice. LL. MM. en firent l'inauguration le 9 mars 1853.

L'Hôpital Sainte-Eugénie contient 405 lits, savoir : 305 de médecine et 100 de chirurgie.
Le nombre des malades admis en 1861 dans l'hôpital est de 3,226, ayant donné 145,577 journées.
Le nombre de ceux qui ont été admis à la consultation et au traitement externe a été de 20,090.
La dépense de l'Hôpital a été de 291,383 fr. 79 c.

Enfants-Malades. — En 1732, Languet de Gergy, curé de Saint-Sulpice, établit une maison destinée à recueillir les femmes et filles qui se trouvaient sans occupation, et dont la plupart ignoraient leurs devoirs les plus essentiels.

C'est dans les bâtiments de cette maison attribués, après la Révolution, à l'Administration des Hospices, que le Conseil général, par arrêté du 8 mai 1802, établit un hôpital consacré au traitement des enfants malades des deux sexes.

dans leur ensemble, et à plus forte raison avec l'ensemble de nos propres hôpitaux, eux-mêmes si différents les uns des autres.

Le plus ancien des hôpitaux de Londres, l'hôpital Saint-Barthélemy (1), bien disposé et bien aéré, a l'avantage, sur ceux qui vont suivre, de posséder des bâtiments complétement isolés les uns des autres.

L'hôpital Saint-Thomas (2) date de 1553. Les salles de malades situées dans la partie ancienne de l'établissement sont mal aérées; les fenêtres sont étroites et très-espacées.

L'hôpital de Westminster (3), créé en 1719, ne possède ni cours ni jardins; pour

---

Le nombre des lits est de 698, savoir : 600 de médecine et 98 de chirurgie.

Le nombre des malades { admis à l'hôpital en 1861 est de.......... 3,804, ayant donné 224,848 journées. / admis au traitement externe.............. 763 }

Nombre des consultations gratuites.............................. 15,102

La dépense générale de l'établissement a été de 386,885 fr. 34 c.

Maison d'Accouchement. — La maison qu'on appelle aujourd'hui la Maison d'Accouchement a compris longtemps deux sections, celle de l'Accouchement et celle de l'Allaitement, réunies sous le nom d'Hospice de la Maternité.

Cet hospice était établi dans les bâtiments de l'ancienne abbaye du Port-Royal, rue de la Bourbe, convertie en hôpital par décret du 13 juillet 1795.

Les deux sections furent bientôt séparées, et les Enfants-Trouvés transportés dans la Maison de l'Oratoire.

La Maison qui subsiste depuis cette époque, rue de Port-Royal renferme aujourd'hui 402 lits, savoir : 228 lits d'accouchement, 80 berceaux et 94 lits d'élèves sages-femmes.

Le nombre des malades admis pendant l'année 1861 a été de 4,490, ayant donné 62,056 journées.

La dépense a été de 257,301 fr. 75 c.

(1) *Saint-Bartholomews' hospital.* Fondé en 1102, par Rahere, ménestrel du roi Henri Ier, pour la réception des pauvres malades et des femmes en couches; réorganisé en 1547 par Henri VIII; reconstruit en 1730.

« La première pierre, dit A. Highmore, dans son ouvrage sur les institutions de bienfaisance à Londres, fut posée par le lord-maire, en présence de plusieurs aldermen et des sociétaires, le 9 juin 1730. Sur une plaque de cuivre enchâssée dans la pierre, on lisait que l'hôpital était élevé avec les souscriptions volontaires des gouverneurs, l'an 1730, sir Richard Brocas étant président de l'œuvre. Recettes ou revenu : environ 29,000 liv. st. — Nombre de lits : 650, dont 255 de médecine, y compris 25 lits réservés aux maladies des femmes, et 395 lits de chirurgie, y compris 50 lits de vénériens et 20 d'ophthalmiques.

Les chiffres que nous donnons ici ne sont qu'approximatifs, l'usage dans les hôpitaux d'Angleterre étant d'augmenter ou de réduire le nombre des lits suivant les ressources ou les besoins.

Nombre de malades admis en 1860 * { au traitement dans les salles.................. 5,886 / au traitement externe........................ 86,964 }

Des secours en argent et en vêtements sont accordés aux convalescents nécessiteux à leur sortie.

(2) *Saint-Thomas' hospital.* — Fondé en 1207 et transporté en 1215, par Pierre de Rupebus, évêque de Winchester « pour avoir plus facilement l'air et l'eau qui manquaient » (Highmore, p. 72), dans un lieu où se trouvait une maison établie deux ans auparavant par Richard, prieur de Berdmonsey, pour la réception des enfants indigents. En 1553, cet hôpital fut réparé et agrandi par le lord-maire; depuis cette époque, de nouveaux bâtiments ont été construits. Un collége de médecine et de chirurgie est annexé à l'hôpital. — Recettes ou revenu : 31,000 liv. st. — Nombre de lits : 460, dont 50 de vénériens et 230 de chirurgie.

Nombre de malades admis en 1861 ** { au traitement dans les salles.................. 3,935 / au traitement externe........................ 42,403 }

(3) *Westminster hospital.* — Fondé en 1719 par une réunion de particuliers. Aux termes des statuts, une lettre de recommandation est nécessaire pour être admis aux secours de l'institution; cependant, d'après le compte rendu annuel, le nombre des personnes secourues sans lettre l'emporte de beaucoup sur celui des recommandées. Des

* Le rapport relatif à 1861 n'a pas encore été publié.

** D'après M. Sampson Low.

en harmoniser le style avec celui des monuments qui l'entourent, on l'a construit en forme de château-fort gothique ; les fenêtres sont peu élevées et très-étroites.

L'hôpital de Guy (1) a été fondé en 1724. Les anciennes salles de cet édifice donnent sur des cours intérieures de peu d'étendue et complétement entourées de bâtiments.

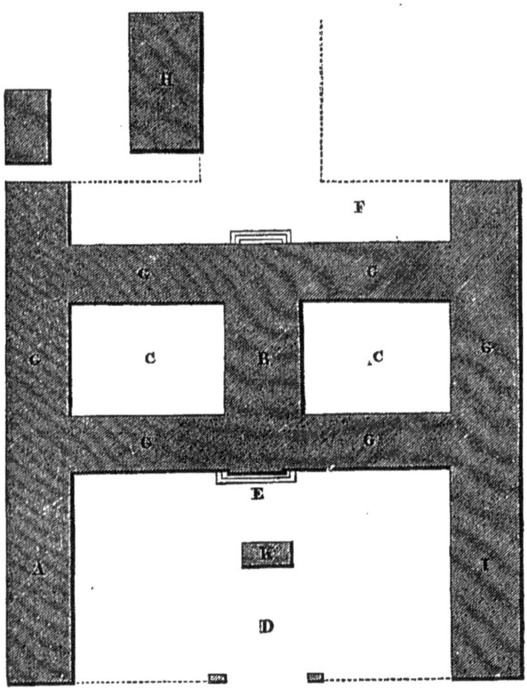

GUY'S HOSPITAL.

A Administration.
B Corridor.
C Cours.
D Cour d'honneur.
E Entrée.
F Promenoirs.
G Salles.
H Salle d'ophthalmiques.
I Services généraux.
K Statue du Fondateur.

Dernièrement on a construit, au fond du jardin, un pavillon à trois étages, qui ne figure pas dans le plan ci-contre ; c'est précisément le plus défectueux de tous : ses salles, divisées par des murs de refend percés, il est vrai, d'ouvertures, présentent quatre rangées de lits entre les fenêtres opposées. Comme l'hôpital de Guy est, avec *Saint-Bartholomew's hospital*, le plus considérable des établissements hospitaliers de la ville de Londres, nous avons cru utile d'en donner le plan.

L'hôpital Saint-Geor-

---

secours sont accordés aux convalescents à leur sortie. — Recettes ou revenu : 5,703 liv. st. — Nombre de lits, 174, dont 98 de chirurgie.

Nombre des malades admis en 1860 { au traitement dans les salles.................. 1,410
au traitement externe........................ 16,080

(1) *Guy's hospital*. — Fondé par Thomas Guy, libraire ; les bâtiments, commencés en 1722, furent terminés en 1724 (Highmore, p. 124). Les malades sont admis au traitement dans les salles sans lettres de recommandation. Un collége de médecine et de chirurgie est annexé à l'hôpital. — Recettes ou revenus : 30,000 liv. st. environ. — Nombre de lits : 575, dont 300 de chirurgie.

Nombre de personnes traitées en 1861. {
dans l'hôpital même........................ 5,360
Chirurgie......... 3,019
Médecine.......... 2,341
5,360
Admises au dispensaire externe { Cas graves. 9,916
Consultations simples....... 26,674

(2) *Saint George's hospital* fondé en 1733 ; la partie centrale de l'édifice est formée de l'ancien hôtel de Lanesbo-

ges (2), presque contemporain de celui de Guy (1733), présente un bâtiment central flanqué de deux ailes. Les salles sont fort irrégulières, en ce sens que de nombreux retranchements y ont été opérés, après coup, pour former les chambres de surveillance ou de débarras et quelquefois même les latrines; les salles du bâtiment principal, ouvrant toutes sur un corridor commun, n'ont des fenêtres que d'un seul côté.

Les dispositions de *London hospital* (1), érigé en 1740, sont meilleures; cependant plusieurs salles sont séparées en deux, dans leur longueur, par des cloisons, ce qui produit les inconvénients de l'accouplement.

University-College hospital (2) a été édifié en 1833. Les salles ne prennent d'air que d'un seul côté et donnent sur une rue (Grover-street); les promenoirs en sont étroits et humides.

King's College hospital (3) est de six années postérieur; la plupart des salles qui le composent sont accouplées, et il en est même qui ne prennent d'air que sur une cour intérieure, exiguë, où se trouvent les cuisines. Les lieux d'aisances sont contigus aux salles.

Tous les hôpitaux dont nous venons de parler ont trois étages de salles superposées.

Nouveau pavillon de l'infirmerie de Glascow, comparé avec divers hôpitaux français.

Le pavillon récemment construit à l'infirmerie de Glascow (1860), si vanté par les partisans des hôpitaux anglais, ne paraît être qu'une réminiscence plus ou moins heureuse de nos hôpitaux français. Sans parler des analogies frappantes qu'il offre, en beaucoup de points, avec l'un des premiers plans de l'hôpital Lariboisière (4), nous

---

rough; les ailes furent ajoutées lors de l'affectation des bâtiments à l'usage actuel.—Recettes ou revenu : 10,000 liv. st. en moyenne. — Nombre de lits : 350, dont 200 de chirurgie.

Nombre des malades admis en 1861	au traitement dans les salles	3,931
	au traitement externe	11,832

Accouchements à domicile. Des secours en argent sont accordés aux convalescents nécessiteux.

(1) *London hospital*, fondé en 1740, sur l'une des voies les plus fréquentées de Londres. Cet établissement destiné, à l'origine, spécialement aux blessés (Highmore p. 157 et suivantes) reçoit aujourd'hui des fiévreux. L'ancienne exclusion a été maintenue, à l'égard des malades atteints de petite vérole, rougeole, fièvres scarlatine et typhoïde, gale, ou autre affection contagieuse, et des aliénés. Les accouchements, pour les femmes mariées seulement, habitant dans un certain rayon, sont opérés à domicile, et jamais dans l'hôpital. Secours aux convalescents. Souvent des personnes non recommandées participent aux bienfaits de l'institution, quoique les règlements exigent expressément la formalité de la recommandation. — Recettes ou revenu : 17,500 liv. st. — Nombre de lits, 445, dont 300 lits de chirurgie.

Nombre de malades admis en 1861	au traitement dans les salles	4,169
	au traitement externe	27,911

(2) *University College* ou *North London hospital*. — Fondé en 1833.

Traitement à domicile, pendant leurs couches, des femmes mariées indigentes habitant dans un certain rayon. Secours aux convalescents. —Recettes ou revenu, 6,000 liv. st. — Nombre de lits, 138, dont 20 de chirurgie.

Nombre de malades admis en 1861	au traitement dans les salles	1,588
	au traitement externe	21,858

(3) *King's College hospital*. — Fondé en 1839; admission avec ou sans lettre de recommandation; secours aux convalescents. —Recettes ou revenu : environ 4,500 liv. st. Nombre de lits, 152, dont 80 de chirurgie et 10 d'accouchement.

Nombre de malades admis en 1860	au traitement dans les salles	1,333
	au traitement externe	31,810

(4) L'un des premiers projets étudiés de l'hôpital Lariboisière indique un aménagement intérieur presque identique

en trouverons et le principe et les dispositions essentielles dans les pavillons exécutés à l'hôpital militaire de Vincennes, lequel, dit M. Larrey, « construit et organisé d'après

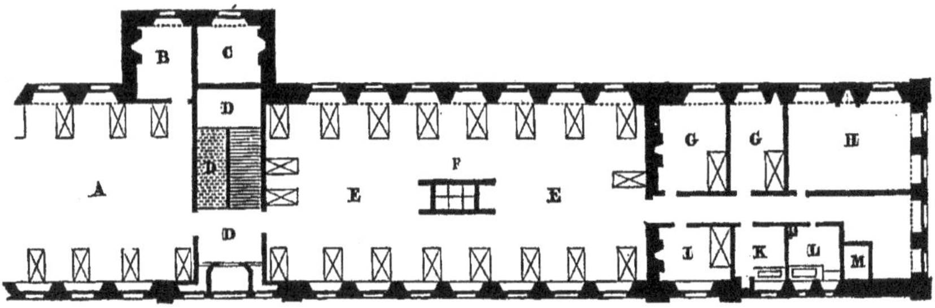

ROYAL INFIRMARY DE GLASCOW.

A Salle de 19 lits, dont trois pour enfants.
B Infirmerie de service.
C Élève de service.
D Escalier et Paliers.
E Salle de 19 lits, dont trois pour enfants.
F Cheminée renfermant 2 foyers aux extrémités et des tuyaux de ventilation au centre.
G Chambres pour un seul malade.
H Bibliothèque ou chambre de travail.
I Infirmerie.
K Office, lavoirs.
L Bains, Water-Closet, etc.
M Plate-forme mobile pour monter les malades, les alimentations, le charbon, etc.

« le plan de quelques-uns des hôpitaux civils modernes, peut être considéré à peu « près comme un modèle » (1). — (Voir à la fin du volume, planche 3, le plan de l'hôpital de Vincennes.)

Nous devrions peut-être ajouter à cette nomenclature le *Workhouse* de *Mary-le-Bone*, le seul établissement qui, à Londres, donne vraiment une idée de l'Assistance publique, *offerte, sans condition, à toute heure et à tous*, s'il était possible d'établir une comparaison quelconque entre nos institutions purement charitables et ces nombreux Workhouses de l'Angleterre qui, comme Mary-le-Bone, n'ont d'analogues en France que nos dépôts de mendicité (2).

à celui du nouveau pavillon de l'infirmerie de Glascow. C'étaient d'abord deux pièces à l'entrée, séparées par un corridor ; puis une grande salle commune occupant toute la largeur du bâtiment, et éclairée de chaque côté par onze fenêtres (soit 22 pour 20 lits ; l'infirmerie de Glascow en a 14 pour 19 lits); venait ensuite, à l'extrémité opposée, et aux trois quarts de la longueur de la salle (à Glascow, c'est aux deux tiers), un second corridor accédant à deux chambres plus petites d'un côté, à deux pièces de service et à un escalier de dégagement de l'autre. La grande salle de Lariboisière était ventilée par deux appareils Duvoir ; celle de Glascow l'est par une double cheminée ouverte, placée au centre ; le pavillon de Glascow compte quatre étages : on sait que ceux de Lariboisière ont, à la demande de la Commission médicale, été réduits de quatre à trois étages.

(1) *Notice sur l'hygiène des hôpitaux militaires*, page 15.

(2) Les *Workhouses* anglais sont avant tout des dépôts de mendicité. On comprend, d'après cela, que la maison de *Mary-le-Bone* soit, à tous les points de vue, inférieure aux hôpitaux de Londres que nous venons de citer, et où le système des lettres de recommandation ne laisse guère arriver que les malades connus des souscripteurs, c'est-à-dire ayant un domicile fixe et des relations ; aussi remarque-t-on une très-notable différence entre la population de ces établissements et celle de *Mary-le-Bone*, entretenue exclusivement, ainsi que la maison elle-même, par la taxe des pauvres (*Poor-Rate*). Sous le rapport de la construction, Mary-le-Bone présente un véritable dédale de bâtiments, grands, moyens, petits, reliés les uns aux autres, mais sans ordre et sans espacement ; ils sont généralement mal entretenus. Les salles n'ont des fenêtres que d'un seul côté, et beaucoup communiquent entre-elles par des portes qu'on laisse à dessein ouvertes. L'établissement comporte trois divisions : la première, dite de l'infirmerie, contient 250 à 300 lits affectés aux maladies aiguës ; la seconde est réservée aux fous à l'état aigu guérissables et aux

On voit, par cet aperçu sommaire, que les hôpitaux de la capitale du Royaume-Uni sont loin de justifier les éloges dont ils ont été l'objet.

Ils sont, en effet, aux yeux des Anglais eux-mêmes et de tous ceux qui, chez nous, ne sont point disposés à admirer sur parole, d'une infériorité frappante, comparativement aux nôtres.

Opinion de miss Nightingale sur la construction et la salubrité des hôpitaux en Angleterre et en France.

Une personne, dont nul à coup sûr, pas plus en France qu'en Angleterre, ne contestera l'expérience et l'autorité, miss Florence Nightingale, dans ses Notes sur la salubrité des hôpitaux et leur construction, tant en Angleterre qu'à l'étranger, se montre encore plus explicite que nous dans l'appréciation qu'elle fait des hôpitaux de son pays.

« La disposition des salles, dit-elle, est on ne peut plus mauvaise dans les hôpitaux de « King's College, de Rotterdam, de Chatham, de Netley et de Woolwich.

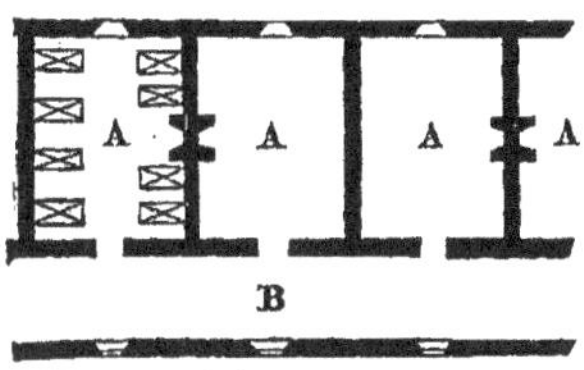

SALLES DE L'HÔPITAL DE ROTTERDAM.

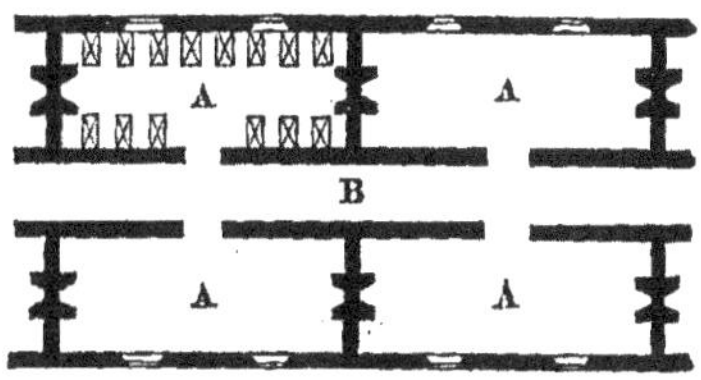

SALLES DE L'HÔPITAL DE WOOLWICH,

A Salles. | B Corridor.

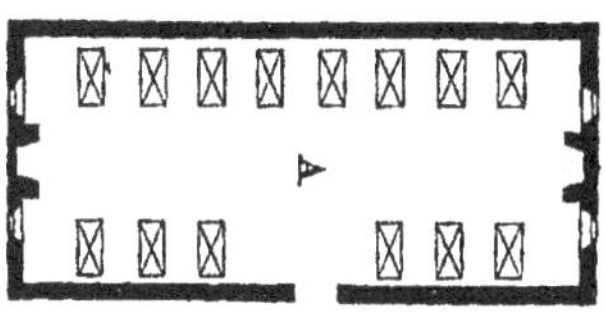

SALLES DE L'HÔPITAL DE PORTSMOUTH.

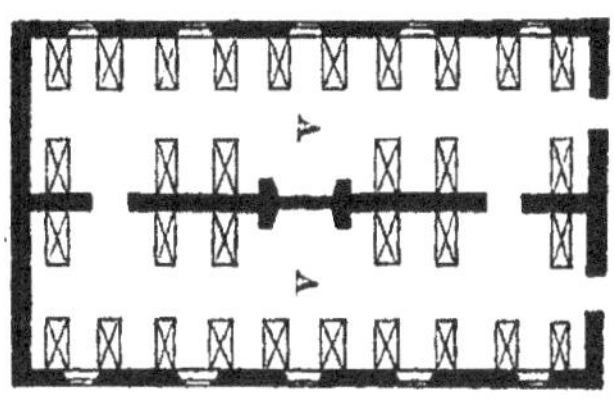

SALLES ACCOUPLÉES DES HÔPITAUX DE GUY ET KING'S COLLEGE.

« Il n'existe peut-être pas d'exemple, en Angleterre, d'un hôpital ayant une disposition in-« térieure et un emplacement tels qu'il remplisse parfaitement les conditions d'hygiène et de « salubrité si nécessaires à la guérison des malades.

« A l'hôpital de Portsmouth, dans celui de Chatham, dans la nouvelle infirmerie d'Edimbourg « ainsi qu'à l'hôpital des fiévreux et dans celui de Guy, on remarque l'arrangement des lits le « long des murs pleins. Cet arrangement est *détestable* à tous les points de vue. Il en est de « même de la disposition consistant à avoir quatre lits parallèles, deux le long des fenêtres, et « deux au milieu séparés par une cloison ou un mur percé d'ouvertures au-dessus des lits (1). »

---

idiots; la troisième comprend les infirmes et les incurables: le nombre de ceux-ci varie de 1,000 à 1,200. La population totale de *Mary-le-Bone* descend rarement au-dessous de 1,500 individus. Non-seulement les malades et les infirmes n'ont qu'à se présenter pour être admis, mais des médecins spéciaux sont chargés d'aller de temps en temps fouiller les lieux ordinaires de refuge des indigents, afin de faire, quelquefois malgré eux, participer ceux qui sont malades aux secours médicaux que dispense le *Workhouse*. Ajoutons toutefois que les nouveaux *Workhouses* actuellement en construction à Londres diffèrent essentiellement de celui de *Mary-le-Bone*, et affectent au contraire un luxe de construction et d'installation qui en changera complétement le caractère.

(1) *Notes on hospitals*. London, John W. Parker and Son, West Strand (1859), page 103.

Miss Nightingale, s'attachant ensuite à décrire et à comparer les plans des quatre derniers hôpitaux construits en France et en Angleterre, à savoir : pour l'Angleterre, l'hôpital Victoria à Netley et l'hôpital de King's College à Londres ; pour la France, l'hôpital militaire de Vincennes et l'hôpital Lariboisière, résume ainsi son opinion, que nous traduisons textuellement :

« Ces quatre plans peuvent être considérés comme mettant en lumière le degré d'aptitude, « pour la construction des hôpitaux chez les deux peuples. Le contraste qu'ils présentent est « certainement frappant.

« Comparons l'extrême simplicité du plan de l'hôpital militaire de Vincennes avec l'extrême « complication de celui de Netley (*Victoria hospital*). Le premier se compose d'un bâtiment central « et de deux ailes séparées se rattachant seulement par un corridor couvert au rez-de-chaussée. « Le bâtiment central contient les différents services, et les ailes, les salles destinées aux malades. « Chaque aile comprend deux grands pavillons pour les soldats et un petit pour les officiers « malades. Les pavillons sont complétement séparés l'un de l'autre par un immense escalier, « s'élevant jusqu'au toit et ventilé spécialement. Chaque salle de malades est percée de nom- « breuses fenêtres, en face les unes des autres. Elle est bien éclairée et jouit d'une ventilation « indépendante de celle des pavillons voisins ; les salles sont en outre dirigées presque toutes « du nord au sud et reçoivent le soleil, sans obstacle, pendant tout le jour.

« L'hôpital Victoria, à Netley, présente l'aspect d'un véritable dédale de salles de malades et « d'offices jetées çà et là, comme par hasard. Toutes les salles de malades du même étage sont « réunies par un corridor qui court d'un bout à l'autre du bâtiment... Il semble qu'on ait voulu « empêcher la ventilation naturelle, se priver de lumière, et assurer l'égale diffusion d'une at- « mosphère d'hôpital dans toute la série des salles. Les seules fenêtres pouvant amener l'air « extérieur sont au nord-est, le côté le plus froid du bâtiment. On peut exactement définir cet « hôpital en disant qu'il est mal éclairé et mal ventilé.

« L'hôpital de Vincennes a un défaut évident : la position des bureaux et des offices ; mais, « même sous ce rapport, il est au-dessus de l'hôpital Victoria, qui, pour tout ce qui tient au « bien-être des malades, lui est de beaucoup inférieur.

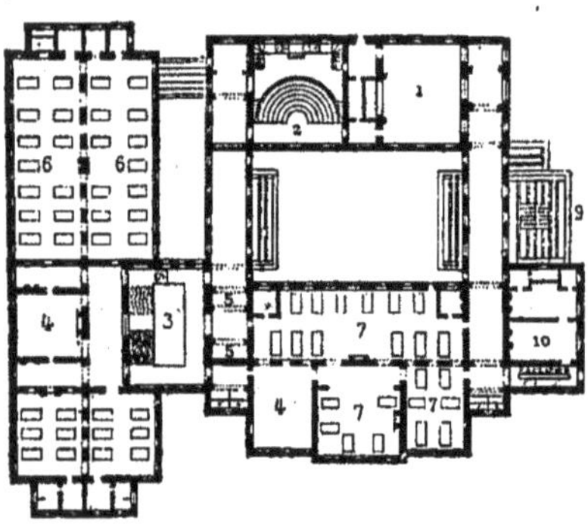

PLAN DE L'HÔPITAL DE KING'S COLLEGE A LONDRES.

1 Chapelle	6 Salles de réunion
2 Amphithéâtre	7 Salles de médecine
3 Grand escalier	8 Petit amphithéâtre à rez-de-chaussée
4 Salles de réunion	10 Office et surveillantes
5 Treuils	

« Comparons maintenant les hôpitaux civils : « l'un, celui de King's College, inachevé, à Lon- « dres, l'autre, le *noble hospital* Lariboisière, à « Paris.

« Le plan de l'hôpital anglais présente un « abrégé de presque tous les défauts qu'on peut « rencontrer dans une construction de ce genre. « C'est en quelque sorte le même que celui de « l'hôpital Victoria, à part la transformation du « corridor en salles de malades. En effet, non- « seulement il n'y a des fenêtres donnant à l'exté- « rieur que d'un seul côté, mais encore, si l'on « considère l'ensemble des deux salles, on compte « quatre rangées de lits entre les fenêtres oppo- « sées du bâtiment.

« De plus, l'arrangement des salles, des corri-

« dors, de la chapelle, etc., semble avoir été combiné dans le but d'arrêter la circulation de « l'air venant de l'extérieur. Tout est compliqué, et l'ensemble manque complétement de « cette simplicité de forme, si essentielle à la libre et facile circulation de l'air, à l'entour des « bâtiments et dans les salles de malades.

« Examinons maintenant le plan de Lariboisière.

« Le corridor qui, reliant les pavillons, entoure le jardin central, ne s'élève qu'au premier « étage, de manière à laisser libre la circulation de l'air et de la lumière. Les pavillons, destinés « aux malades, sont complétement séparés les uns des autres. Ce sont, en réalité, des hôpitaux « distincts de cent malades seulement. Comme ceux de l'hôpital de Vincennes, ils ont un grand « nombre de fenêtres, et tout, à l'intérieur comme à l'extérieur, contribue à faciliter en toute « saison la ventilation naturelle. Une grande partie des murs est occupée par les fenêtres; il n'y « a que deux rangées de lits, et les émanations s'échappent facilement; chez nous, au contraire, « avec un climat se rapprochant plus de la moyenne que celui de Paris, nos architectes font « de leur mieux pour éviter la lumière faible et rare de notre ciel brumeux et l'arrivée de l'air « pur dans les salles. Ils disposent, en outre, les lits de telle sorte que l'air vicié doit passer sur « une série de malades avant de s'échapper.

« Après un examen même superficiel de ces quatre plans, je crois reconnaître la supériorité « des plans français; avec quelques légers défauts, ils font voir une haute appréciation de « l'importance de l'hygiène dans les hôpitaux. Les plans anglais, au contraire, prouvent que « nous avons à peine commencé à étudier cette branche de connaissances. »

Si nous ne craignions de donner à notre travail trop de développement, nous pourrions citer encore d'autres écrivains qui ont reconnu l'infériorité bien constatée des hôpitaux de Londres. Nous nous bornerons à mentionner M. le docteur John Roberton, qui, dans un ouvrage spécial sur la construction et la ventilation des hôpitaux, confirme entièrement le jugement de Miss Nightingale en faveur des hôpitaux français (1).

Système des admissions dans les hôpitaux anglais.

Disons-le, toutefois, les hôpitaux anglais ont sur les nôtres un avantage que nous n'entendons nullement leur contester: celui de réunir dans les salles un nombre moindre de malades; mais cet avantage est obtenu par des moyens qui sont chez nous impraticables, parce qu'ils seraient inhumains : nous voulons parler du système des admissions qui ne fonctionne qu'à certains jours et permet ainsi, sans que personne y trouve matière à critique, de refuser les malades le plus gravement atteints, comme aussi de choisir et de n'admettre que les seuls malades recommandés. A Paris, au contraire, nous sommes dans l'habitude de satisfaire à toutes les nécessités, et nous préférons recevoir, au prix de quelques lits supplémentaires ajoutés dans les hôpitaux dont les distributions le comportent, des malades qui ne pourraient être ren-

(1) « Les plans qui ont présidé à la construction de nos hôpitaux sont bons pour quelques-uns, mauvais pour le « plus grand nombre ; dans aucun de ceux que j'ai visités, je n'ai vu qu'on se fût préoccupé de prévenir la forma- « tion de cette atmosphère impure. Sur le continent, cependant, ce but a été obtenu. J'ai vu moi-même l'application « de plusieurs plans ingénieux que le succès a couronnés, et qui ne peuvent manquer d'exciter des sentiments de « plaisir et d'admiration. Je mentionnerai plus particulièrement l'hôpital de Bordeaux, le plus remarquable que j'aie « vu, et j'y joindrai ceux de Saint-Jean, à Bruxelles, de Lariboisière et Beaujon à Paris. »

voyés au traitement à domicile, qu'à la condition de rentrer dans un intérieur dénué, où, faute de soins, ils seraient exposés à mourir, avant d'avoir pu invoquer des secours.

Il existe ainsi, dans nos hôpitaux parisiens, des lits supplémentaires que l'accroissement successif des besoins a rendus permanents. Mais l'Administration a pris des mesures pour leur suppression définitive. Une augmentation de 211 lits, obtenue au moyen de la construction d'un nouveau pavillon à l'hôpital Saint-Antoine et des travaux qui sont entrepris à Necker, permettra de démonter, à la fin de 1863, tous les lits supplémentaires et de supprimer ceux que la démolition, projetée à la Charité, du bâtiment transversal de l'une des cours, et quelques améliorations à réaliser dans les anciennes salles de cet hôpital, nous obligeront à retrancher de l'effectif. Mais encore faut-il se garder de croire que tous les hôpitaux de Londres présentent sur les nôtres le même avantage. On peut apprécier, par les détails que nous donnons ci-après (1), que, dans plusieurs hôpitaux anglais, tels que Saint-Barthélemy, Guy et Saint-Georges, il existe des salles qui contiennent un nombre de lits supérieur à celui qu'on remarque à Lariboisière, à Necker, à Beaujon et à Saint-Antoine (nouveau pavillon).

Mais laissons ce sujet de controverse, pour aborder les considérations générales qui doivent prévaloir dans la construction et la distribution intérieure des hôpitaux et qui ont si vivement préoccupé autrefois nos devanciers.

Reconstruction de l'Hôtel-Dieu. — Examen des différents projets anciennement présentés.

La question de savoir si les petits hôpitaux sont plus favorables que les grands au rétablissement des malades, et, par suite, si les salles moyennes de 20 à 30 lits ne doivent pas être préférées aux salles plus étendues, se discutait, déjà, à l'occasion du déplacement de l'Hôtel-Dieu, vers la fin du dernier siècle.

Les développements successifs qu'avait reçus cet établissement, motivés par les circonstances les plus diverses et effectués sans esprit de suite, à de très-longs intervalles, étaient loin d'en faire un hôpital modèle, sous le rapport des constructions; aussi, dès avant 1789, son insalubrité était telle que les administrateurs de cet immense hôpital en réclamaient eux-mêmes la destruction.

Après le terrible incendie de 1772, où périrent de nombreux malades, l'opinion publique se prononça énergiquement pour le déplacement de l'Hôtel-Dieu.

Une souscription ouverte à cet effet atteignit rapidement une somme de 2,000,000 de livres dont le Gouvernement seul profita, et que vingt ans plus tard, Thouret, dans un rapport à l'Empereur, sur le déplacement toujours en question de l'Hôtel-Dieu,

(1) Voici quelques renseignements sur l'état des principaux hôpitaux de Londres en 1859. — St-Bartholomew's hospital : 22 salles de 18m28 sur 6m39 ; 20 à 26 lits dans chaque salle. — Westminster hospital : 19 salles de 12m18 de longueur, 7m31 de largeur et 4m26 de hauteur; 11 lits dans chaque salle. — Guy's hospital : 23 salles de 16 à 50 lits (2 de 40, quelques-unes de 30). — Saint-George's hospital : 27 salles de 15m23 sur 3m96 ; 12 à 27 lits par salle. — London hospital : 36 salles de 21m33 sur 6m09 ; 12 lits par chaque salle. — Middlesex hospital : 19 salles de 15 lits et d'une dimension de 14m32 sur 7m62. — Charing-Cross hospital : 8 salles de 12 à 16 lits. — Royal-Free hospital : 6 salles de 20 lits, en moyenne. — King's College hospital : 16 salles de 10 lits chacune, en moyenne. — University College hospital : 8 salles e 17 lits chacune, en moyenne.

indiquait comme une des ressources qui pouvaient être affectées à sa reconstruction (1).

L'idée dominante alors était de répartir la population de l'Hôtel-Dieu entre plusieurs hôpitaux plus petits et situés loin du centre de Paris. De nombreux mémoires, rédigés dans ce sens, furent adressés au Roi, qui, cédant au vœu général, ordonna en 1773 que l'Hôtel-Dieu serait démoli et partagé en deux établissements qui seraient formés, l'un à l'hôpital Saint-Louis et l'autre à la Maison dite de la Santé.

Formation d'une Commission de l'Académie des sciences, en 1786.

Cependant, ce projet ayant dû être ajourné, une Commission, prise dans le sein de l'Académie des sciences, fut instituée pour rechercher les moyens d'obvier aux effets de l'encombrement des malades dans un seul hôpital central, soit en augmentant l'Hôtel-Dieu maintenu, soit en le reconstruisant sur un autre emplacement.

Composée des hommes les plus éminents de l'époque (Lassone, Daubenton, Tenon, Bailly, Lavoisier, La Place, Coulomb et Darcet), cette Commission s'exprimait ainsi dans son rapport du 22 novembre 1786 :

« L'Hôtel-Dieu existe peut-être depuis le VIIIe siècle, et si cet hôpital est le plus imparfait de « tous, c'est parce qu'il est le plus ancien. Dès les premiers temps de ce grand établissement « on a cherché le bien et désiré de s'y tenir. Toute réforme y est difficile ; c'est une masse « énorme qu'il faut remuer (2). »

Et pourtant, moins de soixante ans après, une autre opinion, non moins autorisée, mais peut-être trop personnelle, nous n'oserions dire intéressée, l'opinion unanime des médecins et chirurgiens de l'Hôtel-Dieu, protestait contre le déplacement de ce même hôpital.

---

(1) « En 1788, un élan patriotique fit ouvrir une souscription volontaire pour la construction des quatre hôpitaux « proposés en remplacement de l'Hôtel-Dieu. Cette souscription fut promptement portée à la somme de 2 millions « qui n'ont pas été employés et qui font partie de l'arriéré dû aux hospices. Nous pensons qu'il serait digne de la « justice du Gouvernement actuel de liquider cette dette sacrée, en assignant aux hospices une inscription sur le « grand-livre de 100,000 francs en rente perpétuelle. » (Thouret, mars 1809.)

(2) En 1824, Dupuytren, profitant d'une visite que le roi Charles X faisait à l'Hôtel-Dieu, avait remis à ce monarque une note où il constatait les améliorations dont cet établissement avait été l'objet, et la nécessité de le conserver en l'agrandissant.

.... « Au lieu donc de détruire, on songea à améliorer ; par suite de ce système, les hôpitaux de la circon- « férence ont été agrandis, multipliés, et ont été affectés, les uns à des services généraux, les autres à des « services spéciaux ; à mesure, les bâtiments accessoires de l'Hôtel-Dieu ont été abattus, les salles insalubres ont « été fermées, les autres ont été assainies, le nombre des lits a été partout diminué, les malades ont été couchés « séparément, une entrée plus commode et plus digne de l'édifice a été construite ; l'air a pu circuler, se renouveler « autour de l'Hôtel-Dieu et dans son intérieur ; enfin, l'ordre et la régularité des services, le choix, l'abondance et « la propreté de toutes choses ont rendu l'Hôtel-Dieu un des meilleurs hôpitaux de la capitale. Réduit aujourd'hui « à un hôpital de 1,000 lits, il fait avec avantage un service également utile au centre et à tous les quartiers de la « ville, et il sert à l'instruction des étudiants et d'une bonne partie de la France et de l'Europe.

« En ordonnant la prompte démolition des maisons qui masquent encore la façade de l'Hôtel-Dieu et de celles qui « existent en arrière de cet hôpital, Votre Majesté ferait donc une chose utile pour la ville, plus utile encore pour « les pauvres malades qui sont reçus à l'Hôtel-Dieu.

« En ordonnant que les terrains provenant de ces démolitions seront convertis en promenades destinées aux « malades, Votre Majesté laisserait une trace durable de sa visite à l'Hôtel-Dieu. »

Plus tard (25 juin 1838), MM. Petit, Blandin, Breschet, Caillard, Guéneau de Mussy, Honoré, Husson, Jadioux, Louis, Magendie, Récamier, Roux, médecins et chirurgiens de l'Hôtel-Dieu, présentèrent au Ministre de l'intérieur un mémoire développé contre le déplacement toujours en question de l'Hôtel-Dieu; ils résumaient ainsi leur

Le premier, sinon le plus remarquable des plans qu'eut à examiner la commission de l'Académie, celui de Poyet, consistait à bâtir dans l'île des Cygnes, devant le

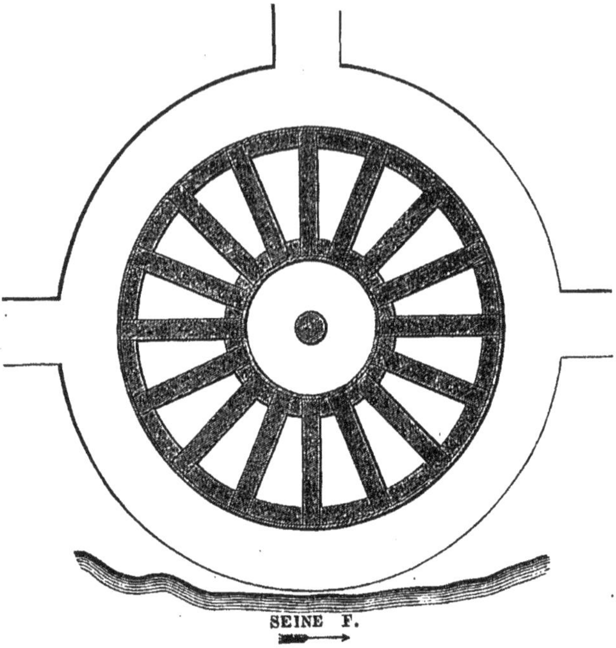

Échelle de 1/4 de millimètre p. mètre, soit moitié des autres plans d'ensemble.

Champ-de-Mars, un hôpital circulaire qui pourrait recevoir 5,000 malades et construit de manière *à ce que toutes les salles fussent parfaitement isolées* (1).

---

opinion : « L'Hôtel-Dieu, tel qu'il est, amélioré par une suite de travaux bien entendus, par la démolition des « bâtiments qui l'encadraient, présente les conditions désirables de salubrité : par sa position heureuse sur la « rivière et la bonne exposition de ses bâtiments.

« Il satisfait aux conditions de convenance par sa position centrale, par la facilité et la multiplicité de ses « abords, par sa proximité des quartiers populeux, où la classe indigente et ouvrière est nombreuse, et aux besoins « de laquelle il a été consacré par des dons et des fondations charitables, qui en font sa propriété. L'Hôtel-Dieu a « rendu les plus grands services dans les fléaux, les épidémies, les catastrophes politiques, et a eu l'influence « la plus heureuse sur le développement de grands talents, ainsi que sur les progrès de l'art de guérir. Ainsi « l'Hôtel-Dieu ne présente en lui-même aucun motif qui puisse faire demander sa suppression ni sa diminution ; il « y aurait donc une impardonnable imprudence à le détruire.

« Si cependant des raisons prises du dehors faisaient juger sa démolition indispensable, elle ne peut avoir « lieu que lorsqu'il aura été remplacé. L'humanité, la justice, la bonne administration font une loi à l'autorité « supérieure de ne pas exposer les pauvres malades à être privés des soins et des secours auxquels ils ont autant « de droit qu'un propriétaire en a à sa propriété.

« Il ne peut être remplacé que par un hôpital aussi grand, aussi central, à la portée du même quartier, réunis- « sant les mêmes conditions de salubrité.

« Cet hôpital ne peut être placé entre les rues Galande et de la Bûcherie. Il le serait convenablement à l'extré- « mité est de l'île Notre-Dame. »

(1) Le plan de Poyet, qui eut le privilége d'occuper particulièrement l'attention des hommes spéciaux, n'est pas le

« La disposition des salles terminées aux deux galeries circulaires, qui sont une communi-
« cation générale, dit la commission de l'Académie des sciences, nous a paru bien entendue.
« Cette disposition est infiniment préférable à celle de l'Hôtel-Dieu actuel, où les salles sont
« accouplées, et à celle même de la plupart des hôpitaux (allusion au système des salles con-

---

seul qui ait mérité d'être étudié, à cette époque de l'histoire des établissements hospitaliers. Deux projets émanant, l'un du docteur Iberti, et l'autre de M. Petit, inspecteur des hôpitaux militaires et l'un des régents de la Faculté de Paris, avaient également attiré l'attention des administrateurs de l'Hôtel-Dieu. Le plan d'Iberti était calqué, en partie, sur celui de l'hôpital de Florence qui jouissait alors d'une très grande réputation.

Iberti donnait à son hôpital la forme d'un vaste quadrilatère, divisé par des corps de logis formant une croix grecque, et se réunissant au centre dans une grande pièce circulaire.

L'édifice ne devait se composer que d'un rez-de-chaussée et d'un premier étage. Le rez-de-chaussée, assez élevé au-dessus du plan des cours, était destiné à recevoir les logements de toutes les personnes attachées à l'établissement, les bureaux de l'administration, les magasins et services divers, les salles affectées au traitement des fous et des femmes enceintes, et enfin des chambres spéciales aux malades atteints d'affections épidémiques.

On peut remarquer, dans le plan, que le rez-de-chaussée est partagé en deux par un large corridor, percé de nombreuses fenêtres, et ventilé d'ailleurs au moyen de soupiraux.

Ces soupiraux, pratiqués dans les voûtes, sont destinés à porter dans les salles du premier étage, presque exclusivement consacré aux malades, des courants continuels qui chassent de bas en haut les vapeurs délétères et les entraînent avec eux par des ouvertures supérieures.

Dans ce premier étage figurent quatre grandes salles carrées, se touchant par un point : le centre de la cuisine, située dans la pièce circulaire dont il a été question.

Parallèlement aux murs de face, et à une certaine distance de ces murs, s'élève une légère cloison qui sert à former de côté et d'autre un corridor pour le service de propreté. Les lits sont adossés aux corridors et isolés au moyen de séparations formant alcôves. Des parties séparées sont réservées aux opérations chirurgicales. Quant aux latrines, elles sont reléguées au milieu des cours et incessamment lavées, au moyen d'un aqueduc souterrain.

Ces précautions prises pour assurer la salubrité générale, Iberti s'occupe des bâtiments accessoires qui se composent de deux maisons de convalescence, placées à droite et à gauche du bâtiment principal, au milieu d'un vaste terrain ou promenoir planté d'arbres, et complétement environné d'une galerie capable d'offrir, en cas de mauvais temps, un abri aux malades.

Aux extrémités du promenoir et précisément aux quatre angles de l'enceinte extérieure de l'hôpital, sont établis quatre pavillons, contenant la boulangerie, la boucherie, la laiterie et la buanderie. Un espace est réservé derrière l'hôpital pour la culture des plantes nécessaires à la pharmacie, et au fond de ce jardin s'élève l'amphithéâtre d'anatomie, flanqué, à droite et à gauche, par la salle des cadavres et celle des dissections.

Le mémoire de *Petit* pose en principe que tout hôpital doit être construit hors de l'enceinte des villes, sur un terrain élevé et à l'abri du vent du nord. Passant ensuite à la description de l'établissement qu'il a projeté, Petit propose d'en disposer les bâtiments en forme d'étoile, composée d'un nombre facultatif de rayons.

Au point d'intersection des rayons, il place un dôme, sous lequel est située la chapelle, de façon à ce que l'autel puisse être aperçu de tous les points de l'édifice (c'était là, évidemment, une réminiscence des nouvelles salles de l'Hôtel-Dieu de Lyon). Une grille sépare le sanctuaire d'une large galerie qui le borde. Au delà de la grille, sont la pharmacie, les salles des chirurgiens et des médecins, la cuisine, la boulangerie, etc.

« Je propose, dit l'auteur du plan, de donner aux salles 40 pieds de haut, 36 de large et 60 toises de long. Elles « s'ouvriront à l'extrémité opposée à celle du centre par une grande fenêtre fermée d'un vitrage. Les lits seraient « placés de chaque côté en quatre rangées ou étages les uns au-dessus des autres, à peu près comme le sont les « loges dans nos salles de spectacle. Chaque lit occuperait le milieu d'une espèce de niche ou alcôve de 9 pieds de « haut sur 7 en carré ; aux deux côtés se trouverait une ruelle de 2 pieds et à l'extrémité de l'une de ces ruelles, « une petite fenêtre.

« Un petit mur de brique séparerait chaque alcôve, sur le devant des niches régnerait une galerie de 4 pieds de « large. Entre les galeries de chaque côté se trouverait un espace de 15 pieds de large qui régnerait d'un bout à « l'autre de la salle, libre du bas jusqu'au comble, et où seraient placés les poêles.

« Les avantages suivants en résultent :

« Trois fois plus de malades dans une salle ; économie des deux tiers de la dépense.

« Chaque malade a son lit et même sa chambre.

« Les personnes chargées de porter des secours ayant parcouru une file, n'auront, pour gagner la seconde, que « quelques marches à monter : économie par suite du nombre de servants.

« tinues adopté à Saint-Louis et à la Charité) dont les salles *s'enfilent réciproquement et où l'air,*
« *en circulant, peut porter dans l'une ce qui sort de l'autre* (1). »

Et plus loin la Commission complétant la pensée qu'elle venait d'exprimer ajoute :

« Une salle de malades doit être isolée de tout bâtiment, afin que les murs soient continuel-
« lement exposés aux vents et aux courants d'air qui en éloignent l'humidité. Il faut que ces
« salles soient ouvertes de tous les côtés, pour que les vents puissent y entrer, pour qu'on puisse
« y admettre, suivant le besoin, ou ceux qui échauffent ou ceux qui rafraîchissent ; et qu'on y
« conserve toujours un courant d'air nécessaire au renouvellement d'un air qui se corrompt sans
« cesse. »

Toutefois cette approbation accordée au plan de Poyet n'allait pas jusqu'à admettre l'extension excessive que le Gouvernement semblait disposé à lui donner :

« Un hôpital de 5,000 malades, disait encore la Commission, est une ville et une ville plus
« peuplée que les trois quarts des villes de France. C'est déjà un grand inconvénient de
« resserrer tant d'habitants dans un espace disproportionné ; mais un hôpital, quelque bien tenu
« qu'il soit, est toujours un réceptacle de maux et de misères ; c'est un tableau effrayant de con-
« sidérer ces maux accumulés au nombre de 5,000 ; de penser qu'on charge ainsi sans cesse
« un même volume d'air, non-seulement des émanations de 5,000 individus, mais des miasmes
« et de l'infection de ces corps malades dont le lieu le plus aéré et une propreté toujours vigi-
« lante ne peuvent entièrement les dépouiller.......... »

« *Si on se propose que les malades soient bien et que leur traitement ne soit pas cher, il*
« *faut les réunir en nombre, mais non pas en nombre trop grand..........* »

« Nous croyons donc que l'Académie doit proposer au Gouvernement de partager le nouvel
« hôpital en quatre hôpitaux de 1,200 malades chacun (2)..... Nous supposons que les bâti-
« ments de ces hôpitaux seront composés d'un rez-de-chaussée et de deux étages avec caves
« voûtées et greniers. Nous désirerions que les malades n'occupassent que le premier étage ;
« mais, comme une pareille disposition produirait un grand développement et prendrait trop de

---

« Les immondices jetées par les fenêtres de chaque alcôve seront reçues dans des égoûts ouverts, placés le long
« des gros murs pour se réunir au point d'intersection des rayons, et être portées de là à l'égout de Paris.

« Le dôme en entonnoir renversé servira de ventilateur commun, en renouvelant sans cesse l'air de toutes les
« salles ; les cheminées des cuisines et de la pharmacie, les tuyaux des poêles y aboutissent.

« L'air des salles renouvelé nuit et jour ne se corrompra plus. Les cours triangulaires, fermées du côté de la cam-
« pagne par de simples grilles, serviront de promenoirs aux convalescents. »

(1) Un arrêt du conseil d'Etat, en date du 22 juin 1787, resté sans effet par suite des événements politiques qui survinrent, fixait, conformément aux conclusions de la Commission, l'établissement de quatre hôpitaux de 1,200 lits chacun, aux quatre points cardinaux de l'horizon de Paris ; deux déjà existants devaient être agrandis, ceux de Saint-Louis et de Sainte-Anne (maison de santé) ; et deux devaient être fondés sur les emplacements de la Roquette, dans le couvent approprié des hospitalières, et dans les environs de l'école militaire ; l'Académie indiquait de préférence l'abbaye de Sainte-Périne de Chaillot.

(2) Rapport du 22 novembre 1786, page 93.— Nous ferons observer, pour n'y pas revenir, que ces rapports dont nous aurons fréquemment à nous occuper, durant le cours de cette étude, sont généralement l'œuvre de Bailly, quoique son nom n'y soit pas officiellement attaché.

Nous en trouvons la preuve dans la vie de ce savant, publiée par Arago, en 1853 (*Annuaire du bureau des longitudes*).
« Ce fut Bailly qui tint constamment la plume. Ses rapports ont joui d'une grande et juste célébrité. Les progrès des
« sciences permettraient peut-être, aujourd'hui, de modifier en quelques points les idées des illustres commissaires.
« Leurs vues sur le chauffage, sur la ventilation, sur l'assainissement général, pourraient, par exemple, recevoir des
« améliorations réelles, mais rien ne saurait ajouter aux sentiments de respect qu'inspire l'œuvre de Bailly. »

« terrain, nous proposons de placer les officiers au second étage, les malades au premier et « au rez-de-chaussée......... (1) »

Quant à la disposition générale des bâtiments, après avoir démontré que la forme circulaire adoptée par Poyet n'était pas la meilleure; que la *forme carrée*, qui avait prévalu dans la construction des hôpitaux Saint-Louis et la Charité, a l'inconvénient *que les salles rentrent les unes dans les autres et laissent trop facilement circuler l'air infecté;* que les salles assemblées en croix telles qu'elles ont été exécutées pour la première fois en France, lors de la construction de l'hospice des Incurables-Femmes,

Plan de masse de l'hospice des Incurables-Femmes.

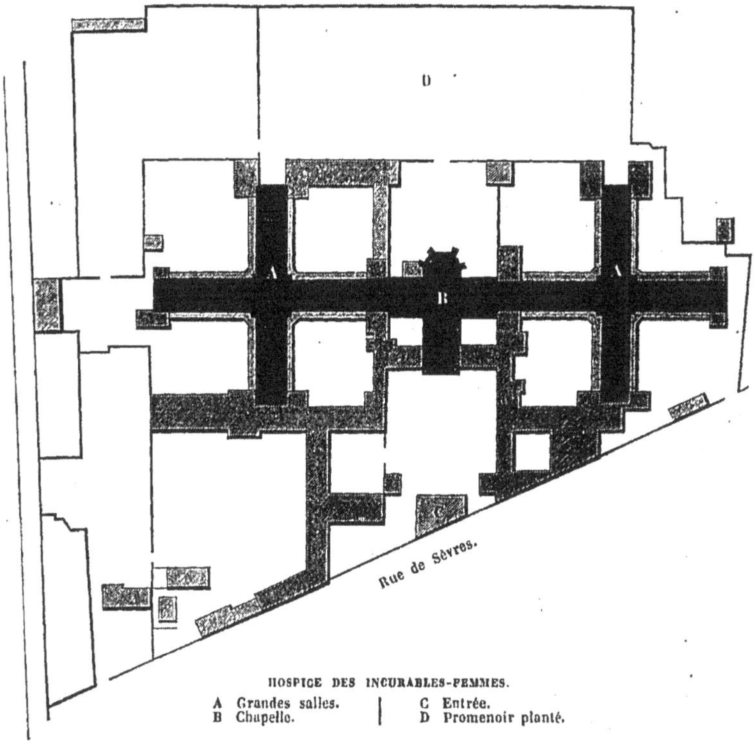

HOSPICE DES INCURABLES-FEMMES.

A Grandes salles. | C Entrée.
B Chapelle. | D Promenoir planté.

commencé en 1636, par l'architecte Gamard, et dont nous donnons ci-dessus un très-intéressant spécimen, ont les mêmes inconvénients que les formes carrées, bien qu'on puisse renouveler l'air au moyen d'un dôme placé au centre qui sert de ventilateur; après avoir enfin établi que, ni le plan proposé par M. Petit, en 1774, ni celui présenté par M. Poyet, et qui comportent, l'un et l'autre, des salles en étoile, ne réunissent les conditions d'hygiène et de salubrité, la Commission propose,

(1) Rapport du 22 novembre 1786, page 98.

conformément à un plan manuscrit de M. Leroy, de l'Académie des sciences (1), que les bâtiments des nouveaux hôpitaux soient des parallèles séparées par des cours de même longueur et larges de 20 à 30 toises, formant promenoirs........ précisément le même plan qui devait être si fidèlement reproduit plus tard, et jusque dans ses moindres détails, à l'Hôpital Lariboisière, dans les bâtiments neufs de Beaujon et à l'hospice de Garches.

« Nous proposons, disent les commissaires, de diriger les bâtiments de l'est à l'ouest afin « que les croisées, donnant du nord au midi, le vent du nord puisse rafraîchir les salles pen- « dant l'été, et que l'exposition au midi procure aux malades un jour qui leur est toujours « agréable et une chaleur qui leur est souvent nécessaire........ Nous ne proposons « pas pour les planchers supérieurs des voûtes qui exigeraient des murs trop forts et une « dépense trop considérale, mais il faudra plafonner ce plancher pour que les intervalles des « solives n'offrent point à l'air infecté une retraite d'où il est difficile de le chasser. Les croisées « monteront à la hauteur du plafond et s'ouvriront jusqu'à cette hauteur, afin que la couche su- « périeure de l'air, qui est toujours la plus infecte, ait une libre issue. Les escaliers doivent être « ouverts de manière que l'air du dehors circule librement dans toute leur hauteur (2). »

Le Rapport du 12 mars 1788 complète ce premier programme et formule avec le plan à l'appui, les conditions que devait remplir l'hôpital modèle dont la commission de l'Académie des sciences venait d'arrêter le projet.

« ...... Dans les comités que nous avons tenus au mois d'avril 1787, on a proposé de par- « tager ces parallèles en pavillons isolés; c'est cette disposition que nous avons définitivement « adoptée depuis le retour de nos confrères (3), et dont nous présentons à l'Académie l'ordon- « nance générale et les principales dispositions.

Description de l'hôpital modèle proposé par les commissaires de l'Académie des sciences.

« On a placé, sur le front et à la façade de cet hôpital, tous les bâtiments accessoires et relatifs « à l'entrée et à la réception des malades. Les deux moitiés de cet hôpital sont semblables : « l'une est réservée aux hommes et l'autre aux femmes; il en est de même des bâtiments de « l'entrée, et en décrivant l'une de ces moitiés, l'on a décrit l'autre.

« Dans cette façade de l'hôpital, et également à droite comme à gauche, nous plaçons un petit « bâtiment qui contiendra : 1° la loge du portier, 2° les pièces destinées à la réception des « malades, savoir : la chambre où ils attendront quand ils se présenteront plusieurs à la fois, « puis un bureau où se tiendra le chirurgien de garde avec un ou deux commis, qui, après « l'examen du malade, lui donneront son billet d'entrée avec la désignation du pavillon « où il doit être reçu. Ces commis, qui pourront être choisis parmi les élèves en chirurgie et à « tour de rôle, tiendront le registre d'entrée et de sortie, où sera inscrit le nom, l'état, l'âge « du malade, le nom de sa paroisse, sa maladie, et le nombre de jours qu'il sera resté à l'hô- « pital jusqu'à sa sortie, ou par guérison ou par mort.

« Le malade passera du bureau dans une seconde pièce, où il quittera ses habits pour pren- « dre ceux de l'hôpital. A côté de la chambre destinée à ce service ou dans la chambre même,

---

(1) Ce plan fut ensuite modifié dans quelques-uns de ses détails, au retour et d'après les indications des commissaires que l'Académie avait envoyés à Londres.

(2) Rapport du 22 novembre 1786, page 3.

(3) Dans l'intervalle qui sépare le 1er du 3e rapport, MM. Tenon et Coulomb étaient allés en Angleterre étudier l'organisation des hôpitaux de ce pays.

« il y aura des fourneaux, des chaudières et plusieurs baignoires pour baigner ou laver le « malade, s'il en a besoin; il est probable qu'il sera le plus souvent suffisant de le laver avec « des éponges.

« ...... Le second corps de logis sera destiné au dépôt de ces habits, et le troisième renfer« mera les vêtements de l'hôpital qui seront fournis au malade à son entrée et qu'il ne quittera « qu'à sa sortie.

« ...... C'est dans cette salle que seront déposées les hardes du malade; elle aura autant « de divisions qu'il y aura de bâtiments destinés aux salles; les habits dans chaque division « porteront le numéro du bâtiment au service duquel ils appartiendront, et un second numéro « qui indiquera l'individu à qui ils doivent être rendus. Un commis sera chargé de ce dépôt « avec deux ou trois aides pour changer le malade et pour faire le service; tout ce service sera « logé au-dessus du rez-de-chaussée de ces différents bâtiments : telles sont les dispositions de « l'entrée...........

« Les pavillons auront 24 pieds de large dans œuvre, sur une longueur d'environ 28 toises; « les extrémités, sur une largeur d'environ 5 toises, seront en saillies et seront pour les dépen« dances des salles; celles-ci, ayant environ 18 toises de long, contiendront 36 lits sur deux « rangs; la hauteur des salles sera de 14 à 15 pieds, *et les fenêtres placées au-dessus des lits « à la hauteur de six pieds, s'élèveront jusqu'au plafond.* Les pavillons auront trois rangs de « salles, l'une au rez-de-chaussée, particulièrement destinée aux convalescents, et les deux autres « dans les étages supérieurs; et le troisième étage sera employé à loger le service et à placer « les magasins............

« Chaque salle sera composée de 34 à 36 lits, chaque pavillon en contiendra par conséquent « 102 ou 108; chaque salle sera accompagnée de latrines à l'anglaise, d'un lavoir, d'un ré« chauffoir pour les aliments et les tisanes; d'une petite salle de bains, d'une pièce ou chambre « de retraite pour la sœur ou l'infirmière qui présidera à la salle. Il sera essentiel que les sœurs « et les infirmières couchent à côté de chaque salle, afin qu'elles soient à portée de soigner sans « cesse leur département; et que la veilleuse de nuit ait toujours près d'elle les secours qui « peuvent devenir nécessaires. Les trois ordres de salles seront exactement pareils. Le troi« sième étage offrira les logements des serviteurs, les magasins de tous les ustensiles apparte« tenant au pavillon, et dont la directrice en chef des trois salles aura le dépôt. On y pratiquera « de plus un réservoir qui fournira de l'eau à chaque salle, et particulièrement aux lavoirs et « aux latrines à l'anglaise (1). On aura soin même de réunir les eaux pluviales, recueillies sur le « toit, et de les conduire dans les salles, où elles seront employées à différents usages.

« Chaque pavillon sera séparé des autres pavillons par un espace, ou un jardin, de douze « toises de large sur toute la longueur du bâtiment, c'est-à-dire sur vingt-huit toises environ : « cet espace, où il n'y aura point d'arbres, sera le promenoir particulier des malades de ce bâti« ment; il sera fermé, et nul autre n'y pourra entrer. On isolera donc les convalescents des « différentes maladies, comme les malades, et autant qu'on le voudra. Mais ces différents bâti« ments seront liés les uns aux autres par une galerie de communication qui fera tout le tour « de la cour intérieure, et passera au pied de l'escalier de chaque pavillon. Elle ne s'élèvera « pas au-dessus du rez-de-chaussée et n'interceptera point par conséquent la circulation de l'air.

« Les pavillons du milieu renfermeront l'apothicairerie d'un côté et la cuisine de l'autre, « chacune avec leurs dépendances. Par cette disposition, elles seront le plus près possible du

---

(1) « M. Tenon, l'un de nous, avait proposé, en 1780, de placer des réservoirs dans l'étage supérieur des hôpitaux des prisons. » (Voy. Mém. de l'Académie des sciences, année 1780, pages 429 et 430.)

« centre, et on satisfait à la fois et à la commodité du service, et à une certaine régularité
« d'ordonnance.

« La chapelle sera au fond et à l'extrémité de la cour intérieure; elle aura d'un côté le loge-
« ment des prêtres, et de l'autre l'amphithéâtre où se feront les démonstrations anatomiques;
« derrière seront les chambres des morts. Quant aux cimetières, nous désirons, suivant le vœu
« que l'Académie a toujours formé, qu'ils soient éloignés de toute habitation, et par conséquent
« hors de l'hôpital, à une distance convenable. La galerie offrira donc une communication géné-
« rale et à couvert, depuis l'entrée jusqu'à la chapelle, et elle fera correspondre tous les dépar-
« tements de l'hôpital. Nous sentons que, pour un service journalier, le chemin à l'entour de
« de cette cour sera peut-être un peu long de quelques pavillons à la cuisine et à l'apothicairerie
« qui doivent correspondre à tout; mais, dans une infinité de cas, on aura la facilité de traverser
« à découvert la cour intérieure. D'ailleurs, on pratiquera une galerie transversale, qui cou-
« pera la cour intérieure et la traversera pour passer du département de l'apothicairerie à celui
« de la cuisine; elle unira ainsi les deux rangées de pavillons, et dans leur milieu, par une
« communication semblable à celles qu'ils auront à leurs extrémités. Cette galerie n'est pas
« marquée sur le plan, parcequ'elle n'a été d'abord que projetée; mais le Gouvernement a
« ordonné de l'exécuter; elle sera bornée au rez-de-chaussée et ouverte en arcades comme celle
« qui fera le tour de la cour intérieure.

« Tout cet assemblage de pavillons et l'édifice de la chapelle seront entourés par une rue de
« douze toises de large; c'est par cette rue que l'on retirera les morts pour les porter à la
« chambre du dépôt, à l'amphithéâtre, au cimetière, sans que ces transports soient aperçus
« de l'hôpital. On prendra sur la largeur de cette rue une suite de hangars pour les remises,
« les écuries, les magasins de bois, de charbon et autres accessoires de l'hôpital. Il est bon
« d'observer que les bâtiments de la cuisine et de l'apothicairerie auront seuls des caves....
« Telle est la disposition générale de l'hôpital.

« Nous avons à prévenir le reproche qu'on pourrait nous faire d'avoir changé de principe
« dans la distribution des salles, et nous devons dire les raisons qui nous y ont déterminés. Nous
« avons établi dans notre premier rapport que nous ne mettions des salles de malades qu'au
« rez-de-chaussée et au premier étage. Ici, nous avons trois rangs de salles, et nous plaçons les
« malades non-seulement au rez-de-chaussée et au premier, mais aussi dans l'étage supérieur.
« Nous avons changé en croyant faire mieux; *nous avons sacrifié le bien à un plus grand bien
« encore* : toutes les dispositions ont des limites nécessaires. »

Qui ne retrouve là la description exacte et complète de l'hôpital Lariboisière?

Nécessité de ne placer qu'un petit nombre de lits dans les salles.

L'opinion exprimée par la Commission de l'Académie des sciences, quant au nombre de lits à placer dans les salles des nouveaux hôpitaux s'était notablement modifiée, à la suite des observations recueillies en Angleterre par ses délégués. On lit dans l'un des rapports de l'Académie, le passage suivant:

« Nos confrères ont retrouvé dans tous les hôpitaux d'Angleterre un usage que nous désire-
« rions établir dans les nouveaux hôpitaux, c'est celui de ne mettre qu'un petit nombre de
« malades, c'est-à-dire de 12 à 30 dans la même salle. Cet usage si opposé à celui de l'Hôtel-
« Dieu, qui les y accumule jusqu'au nombre de 3 ou 400, nous annonce que les résultats pour
« la guérison et la salubrité doivent être également opposés. »

La même opinion est encore reproduite ailleurs avec plus de développements :

« Nous avons reconnu que le premier moyen d'obtenir la salubrité dans un hôpital est de ne

« réunir dans une même salle que le moindre nombre possible de malades. Nous nous sommes « proposé de le fixer à peu près à 30; l'expérience des Anglais a confirmé notre principe; on « peut dire, à quelques exceptions près, que dans toutes les salles de leurs hôpitaux le nombre « de lits est au-dessous de 30.

« Ce serait s'abuser que de partager la longueur de la salle par un mur de refend, et de croire « avoir fait ainsi deux salles particulières de 25 malades chacune; car, si quelque raison de com- « modité y détermine, on doit regarder ces deux salles contiguës communiquant par une « porte, et l'une donnant passage à l'autre, comme ne faisant qu'une seule salle; c'est le même « air qui y circule, et les émanations des corps malades se répandent et se partagent également « dans les deux divisions. » (1)

Après l'isolement des pavillons et la dimension des salles, leur aération occupe un rang important dans les questions de salubrité; à ce titre, elle devait solliciter l'attention et l'examen des hommes éminents dont nous venons d'analyser les travaux.

Dispositions à donner aux fenêtres, d'après Clavareau.

Depuis Claude Vellefaux, architecte de l'hôpital Saint-Louis, les fenêtres des salles des bâtiments de nouvelle construction, étaient, comme à l'hôpital Cochin, généralement percées dans le haut du mur latéral, et cela dans le but d'éviter aux malades des courants d'air souvent funestes; mais cette disposition les privait d'une suffisante lumière et des distractions de l'extérieur. Ces derniers inconvénients durent vite se faire sentir, car Clavareau nous apprend, dans le rapport qu'il présenta en 1804 à l'Empereur, sur l'état des hôpitaux et hospices civils, que les améliorations qui restaient à faire à la Charité consistaient, et nous le citerons ici textuellement :

« A rabaisser, comme je l'ai fait à l'hôpital Saint-Louis, toutes les croisées des infirmeries « qui, suivant l'ancien système, sont élevées de huit à neuf pieds au-dessus du carreau des « salles. »

Ainsi, contrairement à l'opinion de la Commission de l'Académie des sciences qui s'était formellement prononcée pour la disposition que nous venons d'indiquer, Clavareau, dès le commencement de ce siècle, s'appliquait à la faire disparaître des établissements dont l'entretien lui était confié.

Les motifs de l'opinion de Clavareau à cet égard, se trouvent ainsi formulés dans son rapport précité :

« Dans le bel hôpital Saint-Louis, qui, par sa situation, peut jouir de tous les bienfaits d'un « air parfaitement pur, les croisées étaient placées à neuf pieds au-dessus du carreau des salles; « il en résultait que les émanations malsaines qui s'exhalaient des lits des malades élevés seule- « ment de deux pieds, émanations plus épaisses encore dans les maladies contagieuses que dans « toute autre, séjournaient autour de ces lits de douleurs, maintenaient habituellement le malade « dans une atmosphère morbifique et s'opposaient aux succès des soins qui lui étaient donnés. »

« Les infirmeries de l'hôpital Cochin ne reçoivent de l'air que d'un côté, à l'étage inférieur;

---

(1) 3e rapport à l'Académie des sciences, au sujet de l'établissement de quatre hôpitaux (12 mars 1788).

« les croisées sont à plus de deux mètres au-dessus du niveau des salles ; mais, comme l'air de « ce quartier est très-vif, et que les ouvertures donnent sur des jardins qui ne sont bornés par « aucuns bâtiments, ces infirmeries sont saines, et très-propres à la guérison prompte de toute « espèce de maladies. »

Plus loin, parlant de l'hôpital Necker installé dans un ancien couvent de bénédictines, il ajoutait :

« On s'est servi, pour former les infirmeries, des anciens couvents des religieuses ; je ne sais « si les croisées étaient placées comme elles le sont actuellement..... elles ne donnent passage à « l'air que par des ouvertures extrêmement étroites, et sont à une hauteur telle, qu'on prend « très-rarement la peine de les ouvrir ; il est incontestablement reconnu que l'air émané de tout « corps respirant, surtout d'un corps chargé d'affections morbifiques, n'a pas une élasticité qui « lui permette de s'élever à une certaine hauteur, et que le malade reste, en conséquence, dans « une atmosphère méphitique, si un ventilateur, placé à une élévation convenable, ne balaie pas « les vapeurs qui entourent le lit où il repose. Le seul remède à cet inconvénient est de faire, de « chaque côté, *des croisées de toute la hauteur des salles.*

Evidemment Clavareau ne tenait pas assez compte de ce que, sous l'influence de la chaleur développée par la respiration, l'air en contact avec le malade, étant naturellement plus échauffé que l'air ambiant, tend constamment à s'élever, entraînant, dès qu'on lui ouvre une issue vers les régions supérieures, les miasmes dont il est chargé.

Cependant, il était à craindre qu'en admettant sans restriction le système suivi dans les anciens hôpitaux, les salles ne fussent privées de soleil, et les malades de la vue extérieure, qui, en les distrayant, apporte une utile diversion aux préoccupations causées par les souffrances. Le moyen terme adopté dans le bâtiment neuf construit à la Pitié en 1784 et à l'infirmerie de la Salpêtrière édifiée vers la même époque, permet d'éviter les inconvénients des courants d'air, tout en donnant au malade la lumière dont la privation lui serait très-pénible. Dans ces constructions, les fenêtres sont larges et descendent au niveau des lits des malades, mais elles ne peuvent s'ouvrir que dans leur partie supérieure.

Miss Nightingale n'apprécie pas moins que Clavareau les avantages d'une salle ouverte à tous les rayons du soleil :

« Sous notre climat brumeux, tous les hôpitaux devraient être construits de telle sorte que les « parties recevant directement le soleil fussent aussi considérables que possible. Cette règle, dont « on tenait si grand compte dans nos anciens hôpitaux qui sont restés les meilleurs, est, je « regrette de le dire, complétement négligée dans ceux de construction récente. On peut tou« jours modérer l'éclat d'une salle trop éclairée, tandis que l'obscurité d'une salle mal éclairée « est sans remède. (1)

(1) *Notes on hospitals*, page 12.

Il nous reste maintenant à faire ressortir par quels points nombreux les efforts faits à diverses époques, pour améliorer les hôpitaux de Paris, se rattachent aux idées et aux vues de Tenon et des commissaires de l'Académie des sciences, et comment l'Administration a été amenée à réaliser, dans la construction de l'hôpital Lariboisière, le plan qu'ils avaient présenté pour la construction de l'Hôtel-Dieu.

Application dans la construction des hôpitaux, des idées préconisées par Tenon et les commissaires de l'Académie des sciences.

On n'a pas oublié que, pendant l'invasion de 1814 et 1815, l'Administration des hôpitaux et hospices civils, à bout de ressources, et ne sachant où loger les blessés qui lui arrivaient de toutes parts, s'entendit avec l'Administration municipale pour en installer un certain nombre dans les abattoirs du Roule, de Montmartre et de Ménilmontant, encore en voie de construction.

« Aucun de ces abattoirs n'était achevé ; plusieurs des bâtiments qui les composent étaient « sans portes, sans fenêtres... les cours étaient encombrées de pierres, de bois, de matériaux « de toute espèce..; en huit jours ils furent rendus propres à recevoir 6,000 malades et en reçu- « rent aussitôt 4,100..... (1). »

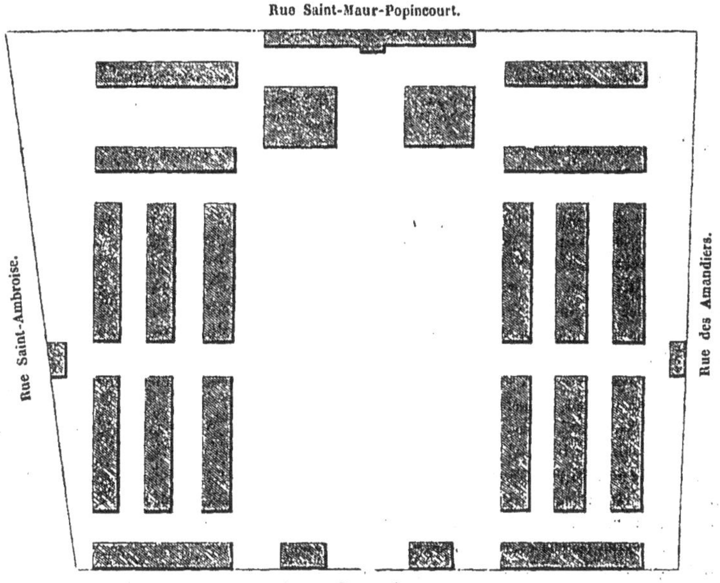

ABATTOIR MÉNILMONTANT.

Or, chose étrange, c'est que dans ces hôpitaux improvisés, et partant fort incomplétement appropriés au service des malades, la mortalité fut moitié moindre que

(1) Compte-rendu présenté par le Conseil général des hospices pour le service de ces établissements en 1814 et 1815.

dans les hôpitaux ordinaires de l'Administration où tout semblait si bien organisé en vue de la rapidité et de l'efficacité des secours médicaux.... Le Conseil général des hospices, qui crut utile de consigner le fait dans le document que nous venons de citer, l'accompagne des réflexions suivantes :

« L'usage fait de ces bâtiments pour le service des malades a fait reconnaître leur distribution
« comme beaucoup plus propre à cette nouvelle destination qu'aucun des hôpitaux aujourd'hui
« existants ; l'expérience a sanctionné ainsi la justesse des vues de MM. Tenon et Bailly, dans
« leurs beaux rapports sur l'Hôtel-Dieu et l'utilité de la division des hôpitaux en pavillons
« séparés, dont la première idée est due à M. Leroy; idée qui, désormais, sera suivie pour la
« construction de tous les hôpitaux dans lesquels on voudra réunir les conditions désirables de
« salubrité et de commodité. » (1)

Cette observation qui venait confirmer si nettement les prévisions de la science

---

(1) En 1812, M. Duchanoy, médecin de la faculté de Paris et l'un des membres les plus distingués de la commission administrative des hôpitaux et hospices civils qu'il avait concouru à organiser en 1802, présenta au conseil général un mémoire tendant à la réorganisation de ces établissements, ainsi que le plan d'un hôpital dressé également en vue de la suppression toujours imminente de l'Hôtel-Dieu. Ce plan qui reproduit exactement le projet de l'Académie des sciences offre cette particularité qu'il en réduit l'importance et s'arrête au nombre actuel des pavillons de l'hôpital Lariboisière. Aussi l'analogie des deux plans est telle, que celui de M. Duchanoy semble être resté le plan ou plutôt l'épure définitive d'exécution.

Mais c'est moins au point de vue de la construction proprement dite que nous croyons devoir rappeler ici ce projet que sous le rapport des dispositions intérieures des salles et de l'installation des malades.

Persuadé, comme Tenon, qu'il ne suffit pas pour assurer la supériorité d'un établissement hospitalier de le construire suivant les règles de la bonne architecture, « il faut encore, disait-il, en principe, qu'il réunisse dans son « ordonnance intérieure, et même dans quelques-uns de ses accessoires extérieurs, toutes les dispositions, toutes « les facilités convenables à sa destination. »

Ce qui caractérise surtout le système de M. Duchanoy, c'est la division qu'il établit entre les diverses catégories de malades, division qui à son point de vue devait permettre aux médecins de donner aux individus confiés à leurs soins une attention plus constante et surtout plus spéciale, chacun n'ayant à traiter que des affections de même nature. En outre, les malades isolés devaient être préservés des influences qui, dans une agglomération d'individus atteints de maux très-différents et souvent contagieux, peuvent compliquer et terminer même d'une manière funeste, une affection simple à son début.

« Respirer c'est vivre » dit M. Duchanoy. Aussi les parties qui se rattachent à la ventilation, si généralement négligée dans les hôpitaux jusqu'à cette époque, tiennent-elles une large place dans son projet.

« L'air, si on ne lui rend pas incessamment sa pureté devenant une cause de maladies, au lieu d'être un moyen « puissant de leur résister ou de les combattre, il faut, continue-t-il, qu'il soit possible de le renouveler pour ainsi « dire à volonté; et pour cela, dans chaque salle, il y a cinq portes, non compris l'entrée par l'anti-salle, les croisées « qui montent jusqu'au plafond et les ouvertures d'en bas près du plancher. »

Les ventilateurs destinés à créer une force expulsive et des courants capables de chasser au dehors les mauvaises odeurs, se composent de deux ouvertures latérales près de l'entrée des salles recevant l'air de deux cours. Ces cours se terminent en cul-de-sac et donnent aux vents qui s'y portent une si grande force qu'ils enfilent aisément l'entonnoir des ventilateurs.

Les courants, parfois trop actifs, sont modérés au moyen d'ajoutoirs garnis d'éponges ou bouchés à volonté. Ces éponges ont encore d'autres usages dont on peut tirer partie dans certaines circonstances, soit en les mouillant d'eau ou de vinaigre simple ou camphré, soit en les chargeant d'aromates et de parfums.

Un autre ventilateur apporte l'air des couloirs et des cours intérieures. Les baies par où les courants doivent s'échapper, sont aussi nombreuses que les croisées et c'est la partie cintrée de ces dernières qui sert à cet usage.

Les malades sont préservés du contact trop immédiat de l'air à l'aide de rideaux.

Tout ce qui concerne le service de propreté est également prévu : balayage, lavage et nettoyage journalier des

ne devait pas être mise en oubli, alors qu'il s'agissait d'augmenter dans la capitale les moyens de traitement mis à la disposition des malades pauvres.

La population de Paris s'était considérablement accrue, depuis le commencement du siècle, sans que le nombre des lits consacrés au traitement des affections aiguës eût reçu de sensibles augmentations. L'encombrement des hôpitaux, surtout dans la saison rigoureuse, avait pris depuis longtemps déjà des proportions alarmantes, lorsque l'épidémie cholérique de 1832 vint démontrer à quel point était grande l'insuffisance du nombre des lits d'hôpital et combien il importait de prévenir par des constructions nouvelles le retour des embarras que l'Administration n'avait surmontés qu'à force de sacrifices et de dévouement.

---

salles, des cours et de toute la maison; enlèvement des immondices; isolement des latrines; établissement de cabinets de propreté et de conduits pour les eaux, etc., etc.

Une cheminée ventilateur règne de bas en haut entre la muraille et les latrines pour porter la mauvaise odeur jusqu'au dessus des toits.

La tenue de la lingerie, de la buanderie et des bains est aussi l'objet d'une étude spéciale.

Ensemble du plan. L'édifice se compose d'un rez-de-chaussée surmonté de deux étages.

Un grand corridor qui règne d'un bout de l'hôpital à l'autre et coupé par trois petits corridors transversaux, traverse tout le premier étage qui comprend les anti-salles, les salles des malades, les salles des appareils et leurs dépendances, la lingerie, les bureaux, et les salles destinées aux opérations chirurgicales.

Un balcon destiné à faire prendre l'air aux malades qui ne peuvent descendre dans les promenoirs, fait partie de cet étage.

Le second étage est affecté spécialement aux malades de la médecine et reproduit exactement les dispositions du premier.

Les greniers situés au-dessus sont plafonnés pour servir de salles de rechange et de promenoirs.

La hauteur des salles est d'environ 6 mètres. Un trottoir élevé de quelques centimètres seulement et de 0m 66 de largeur règne tout le long des murailles intérieurement; au dehors un balcon fait le tour des salles sur les cours et les promenoirs. Des portes s'ouvrent sur les balcons et ces ouvertures sont pratiquées au-dessous des croisées, pour le service de propreté.

Les anti-salles constituent un point central d'où l'œil se dirige aisément sur toutes les parties du service; elles servent aussi de promenoirs d'hiver.

Les promenoirs extérieurs sont ménagés de manière à présenter un abri en cas de mauvais temps et situés dans la meilleure exposition possible pour le bien-être des convalescents.

Une observation importante termine le projet que nous venons d'analyser rapidement : « c'est que cet hôpital « qui contiendrait 800 lits, 600 pour la médecine et 200 pour la chirurgie, peut être regardé comme formant 8 petits « hôpitaux de 100 lits chacun; tous les huit bien séparés, bien distincts et ne communiquant entre eux que par une « de leurs extrémités au moyen de corridors vastes et commodes pour tous les services.

On se souvient que miss Nightingale, dans un travail déjà cité, a fait une réflexion identique à propos de l'hôpital Lariboisière.

M. Dupuy, architecte de la ville, a exposé en 1844 un projet d'hôpital publié par la *Revue d'architecture et des travaux publics* (tome IV).

Son plan, également inspiré par les travaux de Tenon et de la commission de l'Académie des sciences, ne diffère de celui de l'hôpital Lariboisière, qui était déjà en cours d'exécution, que par la disposition de la chapelle et de quelques services généraux.

La chapelle, par exemple, placée comme à Lariboisière à l'extrémité centrale de la cour, au lieu de s'encadrer dans les bâtiments du fond, avance sur la cour de toute la longueur de sa nef, masquant en partie la façade du dernier pavillon affecté aux malades; la cuisine et le service des bains sont placés en arrière de la chapelle.

Le projet établi pour 780 lits occupe une superficie de 36,160 mètres et aurait occasionné, d'après les devis de M. Dupuy une dépense de quatre millions de francs.

A la première annonce de l'apparition du choléra à Londres, M. le comte de Bondy, alors préfet de la Seine, avait, en 1831, posé au Conseil général des hospices plusieurs questions que celui-ci s'était empressé de renvoyer à l'examen de deux commissions, l'une administrative, composée de MM. le comte Chaptal, le baron Camet de la Bonardière et Cochin; l'autre sanitaire, dont MM. le baron Portal, Antoine Dubois, Lisfranc, Chomel, Cruveilhier, Parent Duchâtelet et Guéneau de Mussy furent nommés membres (1).

Il s'agissait de connaître quels moyens de secours l'Administration hospitalière serait en état de mettre à la disposition de la population parisienne, et de rechercher les mesures préventives d'hygiène et de salubrité auxquelles il convenait de s'arrêter pour écarter les chances de contagion, plus imminentes dans les hôpitaux qu'ailleurs.

Projet d'une Infirmerie centrale à l'Hôtel-Dieu présenté par M. Gau, en 1832.

La question ainsi posée ne pouvait manquer de ramener l'attention du Conseil sur l'insuffisance de l'Hôtel-Dieu (2) et sur les défectuosités de ses bâtiments; aussi chargea-t-il presque aussitôt l'un des architectes de l'Administration, M. Gau, de revoir les anciens projets relatifs au déplacement de cette maison et de lui soumettre les vues dont la réalisation lui semblerait la plus pratique et la moins dispendieuse.

A la condition d'économie, le programme ajoutait celle du maintien d'une partie de l'ancien Hôtel-Dieu sur l'emplacement actuel, car cette position, si bien choisie au cœur des quartiers populeux du vieux Paris, répondait à la double nécessité d'avoir à portée du Bureau central d'admission un hôpital pour les cas les plus graves, et de conserver à proximité des écoles la réunion de ces cours cliniques auxquels l'Hôtel-Dieu devait son éclatante renommée (2).

---

(1) Ces questions, que nous extrayons de la lettre précitée, se réduisent aux points suivants:

1° Quels sont les caractères de la maladie et quel est le mode de traitement à y opposer?

2° Quelles dispositions particulières seraient à prendre dans les établissements de l'Administration où se trouvent constamment réunis un grand nombre de personnes?

3° Dans le cas où les hôpitaux deviendraient insuffisants, comment assurer ailleurs aux malades, les soins dont ils auraient besoin?

4° Quelles sont les précautions à observer dans les usages habituels de la vie, afin de se soustraire à la contagion?

5° Quelles mesures particulières seraient à prendre à l'égard de la classe pauvre?

(2) Le 15 novembre 1831, M. le comte de Bondy transmettait au Conseil général des hospices, en la recommandant à toute son attention, une proposition faite au nom d'une société anonyme, qui offrait de se charger de la construction d'un nouvel Hôtel-Dieu de 2,000 lits dans la plaine de Grenelle.

La dépense, évaluée à 5 millons, aurait été remboursée en quinze années, au moyen d'annuités productives d'intérêt.

Le préfet invitait le Conseil à examiner promptement cette affaire, ajoutant que, si une diligence suffisante était apportée à la solution, il serait peut-être possible de faire supporter une partie de la dépense par l'État. Ce projet fut rejeté et donna naissance à celui de M. Gau, dont il a été question.

« Ce n'est point le Conseil, disait son rapporteur, qui provoque la translation de l'Hôtel-Dieu; il sait parfaitement que si ses vieilles murailles figurent mal parmi les monuments de son espèce, il est vrai que sous leur abri les malades y trouvent tout le bien-être possible, et qu'ils n'y sont privés d'aucun des secours qui appar-

M. Gau, suivant en cela une idée émise par M. le comte d'Argout, ministre des travaux publics, divisa le projet en deux parties, transportant l'établissement principal dans les bâtiments du grenier de réserve où déjà venait d'être établi un hôpital temporaire de six cents lits; quant à l'établissement accessoire, il le conservait sur la rive gauche de la Seine, dans l'îlot compris entre le fleuve, les rues du Fouarre, Galande et du Petit-Pont, sur ce même emplacement où le cardinal Mazarin avait voulu fonder un hôpital de convalescents (voir le plan n° 1), et qu'occupent encore aujourd'hui les services de médecine et de chirurgie (femmes) et les magasins de l'Hôtel-Dieu.

Ce dernier projet, qui porte la date de 1832, est parfaitement conçu, eu égard à la conformation du terrain, et il eût été d'une exécution à coup sûr aussi facile que peu dispendieuse.

Il réunissait, sous le nom d'infirmerie centrale de l'Hôtel-Dieu, environ 200 lits exclusivement affectés au traitement des blessures ou des maladies graves.

Nous croyons intéressant et utile peut-être d'en faire connaître les principales dispositions :

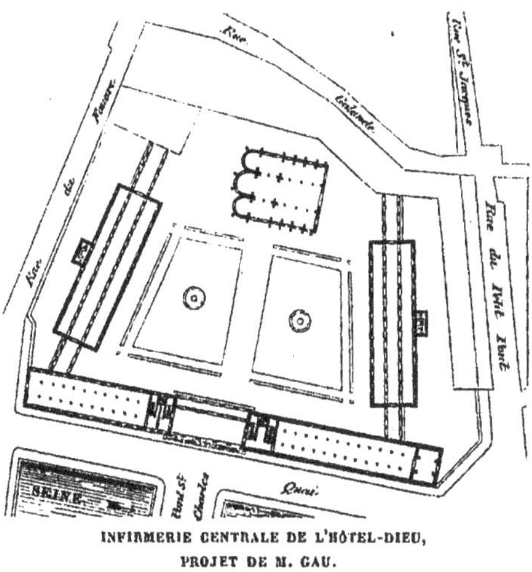

INFIRMERIE CENTRALE DE L'HÔTEL-DIEU,
PROJET DE M. GAU.
Echelle de 0m,0005 pour mètre.

Deux bâtiments, avec péristyle au centre, s'élevaient en façade sur le prolon-

« tiennent aux localités. Ainsi, tout en applaudissant à la généreuse pensée de créer un nouvel Hôtel-Dieu, riche « de l'expérience et de l'avancement des arts, on ne verra point indifféremment tomber cet antique monument de « la charité de nos pères............

« L'emplacement central de cette maison est tellement adapté aux besoins de la population pauvre, que, s'il n'eût « pas existé, il aurait été généralement demandé; et si on le supprimait, des réclamations s'élèveraient de toutes « parts pour son rétablissement. C'est dans le rayon de près d'une demi-lieue qu'il y a dans Paris le plus de ma- « lades qui ont besoin des secours de la charité, et bien souvent ces soulagements doivent être administrés sans « le moindre retard. » (Rapports au Conseil, séances des 23 novembre et 7 décembre 1831.)

gement projeté du quai Saint-Michel entre le Petit-Pont et le Pont-aux-Doubles, projet réalisé quelques années plus tard au moyen du dédoublement du bâtiment Saint-Charles.

Deux autres pavillons, reliés aux premiers par des galeries formant terrasse en dessus et englobant la rue de la Bucherie et la rue Saint-Julien-le-Pauvre, suivaient obliquement par rapport au quai, les deux rues du Fouarre et du Petit-Pont, dégageant, à l'extrémité d'un jardin suffisamment vaste, la façade latérale de la petite église de Saint-Julien-le-Pauvre, qui dessert l'hôpital et que le Conseil tenait à restaurer et à conserver comme le dernier vestige contemporain de l'antique Hôtel-Dieu (1).

Les documents nous manquent pour donner une indication exacte et complète de la distribution intérieure des services dans la nouvelle infirmerie. Seulement, nous croyons savoir que les salles du rez-de chaussée, élevées de plusieurs marches du côté du quai, formaient un premier étage sur le jardin, et que les services généraux étaient tous répartis de ce côté dans les pièces du rez-de-chaussée. — Le pont de l'Hôtel-Dieu était conservé et maintenait, dans l'axe de l'entrée principale de l'hôpital, une communication directe avec la place Notre-Dame où est encore situé le bureau central d'admission.

La nécessité de rendre les greniers de réserve à l'approvisionnement des farines, jointe aux dépenses considérables qu'eût entraînées la complète transformation de leurs bâtiments, fit renoncer au double projet que nous venons de rappeler et décida le Conseil général des hospices à conserver l'Hôtel-Dieu dans ses conditions actuelles, sauf à construire sur un autre point de Paris un hôpital neuf où il serait alors plus facile d'introduire les améliorations consacrées par l'expérience.

L'idée émise par M. Gau, quant au dédoublement du bâtiment Saint-Charles où se trouvaient la plupart des salles accouplées dont parle Tenon, fut, cinq ans après, reprise à un autre point de vue par le Conseil municipal et donna lieu à différents

---

(1) Grégoire de Tours, qui vivait en 580, nous apprend que, quand il venait à Paris, il logeait dans la *Basilique de Saint-Julien*.

« His diebus, Parisios adveneram et ad basilicam beati Juliani martyris metum habebam. » (Greg. Turon. Hist. Francorum, lib. IX, p. 6.) Il résulte d'un autre fragment des œuvres du même auteur, que lors du meurtre du juif Priscus, l'assassin se réfugia dans l'église de Saint-Julien. « Phatir............ ad basilicam sancti Juliani cum pueris suis, qui ad propinquam plateam erant, confugit. » (Greg. Turon. Hist. Franc. lib. VI.)

Ces deux passages des chroniques de Grégoire de Tours démontrent la haute antiquité de l'église de Saint-Julien-le-Pauvre, mais on ne peut fixer la date exacte de sa fondation.

Les cartulaires de Notre-Dame contiennent une charte donnée par Henri Ier vers 1045, dans laquelle il est fait mention de l'église Saint-Julien comme d'une église déjà ancienne : « In nomine........ ego Henricus......... Noverit posteritas......... quod quidam Imbertus, parisiensis ecclesiæ episcopus, nostre serenitatis adierit presentiam, rogans et oboixe postulans, ut quasdam ecclesias in suburbio parisiacensi, nostre potestati et antecessorum nostrorum antiquitus mancipatus, sancti Stephani scilicet, Juliani martyris.............. canonicorum prebentes Sancte Marie........... congregationi concederemus. » (Ecclesia paris. Chartul. parv. pastor. lib. II, ap. Guerard. Paris, 1850, tome I, p. 272).

L'église de Saint-Julien-le-Pauvre devint la propriété des moines de Long-Pont, au commencement du XIIe siècle, et vers cette époque elle fut érigée en prieuré. En 1655, les religieux de Long-Pont consentirent à l'union du prieuré de Saint-Julien-le-Pauvre et de ses revenus à l'Hôtel-Dieu ; cette union fut confirmée par lettres patentes de juin 1697.

projets; on lit à ce sujet dans un rapport fait le 29 novembre 1837 au Conseil général des hospices :

« Le Conseil municipal a pris une délibération par laquelle il demande que le bâtiment de « l'Hôtel-Dieu qui est situé sur la rive gauche de la Seine soit dédoublé, c'est-à-dire que les deux « tiers environ de son épaisseur soient abandonnés à la voie publique, afin d'établir une libre « circulation par le moyen d'un quai entre le Petit-Pont et le Pont-aux-Doubles...

« Nous n'avons donc, Messieurs, qu'à vous faire connaître en quoi consiste cette importante « opération, quelles dépenses elle occasionnera et quels sont les moyens de l'acquitter.

« Le bâtiment Saint-Charles dont il est question est composé de deux rangs de salles paral- « lèles et contiguës, d'inégales largeurs et séparées entre elles par un mur percé d'arcades au « moyen desquelles elles se communiquent.

« On démolira le rang le plus large situé sur la rivière, de sorte que le mur de séparation de- « viendra la façade nouvelle sur le quai projeté.

« On construira deux petits pavillons à la tête de la galerie vitrée qui est sur le pont, afin de « clore celle-ci du côté du nouveau quai et pour faciliter le passage des malades dans la partie « conservée du bâtiment Saint-Charles. D'un autre côté seront élevés deux autres pavillons, sur « la rue neuve Notre-Dame, en face de ceux du bâtiment de l'Administration générale et qui « auront les mêmes ornements extérieurs que ceux-ci (1). Ces deux pavillons, qui sont destinés « aux cliniques de médecine et de chirurgie, sont nécessaires pour remplacer une partie des lits « que va perdre l'hôpital par la démolition d'une partie du bâtiment Saint-Charles, et permettront « de lui conserver 600 lits dans l'état où les changements projetés vont le laisser.

« Vous savez, Messieurs, que l'on exécute dans ce moment à l'hôpital Beaujon et dans celui « de Necker des travaux qui ont pour objet de remplacer les lits que va perdre l'Hôtel-Dieu par « l'opération projetée. »

Projet de M. Huvé, pour la reconstruction de l'Hôtel-Dieu, sur la rive gauche de la Seine.

Ces dispositions approuvées par l'autorité municipale étaient exécutées en partie, lorsque, en 1838, M. le comte de Rambuteau, préfet de la Seine, conçut la pensée de dégager les abords de Notre-Dame du côté de la rivière, et, tout en conservant provisoirement une portion de ses anciens bâtiments, de transporter l'Hôtel-Dieu tout entier sur la rive gauche de la Seine, dans l'îlot où M. Gau avait, huit ans auparavant, proposé d'installer son infirmerie (2).

M. Huvé, membre de l'Institut et l'un des architectes de l'Administration, fut chargé de ce soin.

Beaucoup plus développé, mais assurément moins heureux que celui de M. Gau,

(1) Cette partie du programme fut écartée par le Conseil municipal (séance du 16 février 1838) qui, sur la proposition de M. le comte de Rambuteau, venait d'adopter un avant-projet présenté par M. Huvé pour la translation de l'Hôtel-Dieu sur la rive gauche de la Seine.

(2) « Messieurs, — Vous m'avez invité à prendre les mesures nécessaires pour faire procéder aux frais de la ville « de Paris, à l'expropriation des maisons restant à acquérir dans le périmètre du nouvel Hôtel-Dieu à ériger sur « la rive gauche de la Seine; vous avez appuyé votre demande sur le motif que l'Administration des Hospices « ayant déjà fait de grands sacrifices pour dégager les abords de l'Hôtel-Dieu, ne pourrait, sans compromettre les « intérêts des pauvres, en supporter de nouveaux pour une opération qui doit principalement profiter à la capitale.

« Permettez-moi de vous faire observer qu'il n'y a pas lieu de s'occuper quant à présent de l'expro- « priation dont il s'agit, attendu que le Conseil municipal tout en approuvant le plan d'ensemble du nouvel Hô- « tel-Dieu, sur la rive gauche de la Seine, n'a voté que la partie des travaux qui peut être exécutée sur des terrains

le projet de M. Huvé, prenant pour point de départ le bâtiment de Saint-Charles dédoublé, plaçait à la suite quatre pavillons parallèles et symétriques de quatre étages chacun.

Ces pavillons, de longueurs différentes suivant la configuration du terrain qui affecte la forme d'un trapèze, se profilaient obliquement sur les rues latérales et perpendiculairement sur la cour rectangulaire ménagée au centre de l'établissement; la petite église Saint-Julien, soigneusement conservée, devait être déplacée et transportée dans l'axe de la cour. Pour le surplus des distributions, le projet de M. Huvé se rapprochait du nouvel hôpital Louis-Philippe (aujourd'hui hôpital Lariboisière) dont les études préparatoires se poursuivaient en 1839, concurremment avec les projets d'agrandissement et de reconstruction de l'Hôtel-Dieu (1).

L'érection d'un nouvel hôpital résolue en principe dès 1832 n'avait donc pu recevoir un commencement d'exécution qu'en 1839, le choix de l'emplacement, d'une part, et les voies et moyens, de l'autre, ayant donné naissance à des difficultés qui furent aplanies seulement à cette époque.

L'emplacement du clos Saint-Lazare était indiqué par l'affluence de la population ouvrière de Paris dans les quartiers excentriques des faubourgs Saint-Denis, Saint-Martin et Ménilmontant, de la Chapelle, des Batignolles et de Montmartre.

Le Conseil général des hospices et l'autorité municipale une fois d'accord sur ce point et sur les ressources à affecter à l'opération (2) on s'occupa promptement de

---

« disponibles; au reste, Messieurs, l'acquisition des propriétés nécessaires pour compléter les constructions projetées devra toujours être faite au compte des Hospices, qui seuls profiteront de l'agrandissement ultérieur de l'Hôtel Dieu.

« Pour qu'il en fût autrement, il faudrait que la ville détruisît, pour en faire une place ou un quai, la partie de cet hôpital qui est située sur le parvis Notre-Dame; or une semblable mesure ne me paraîtrait ni prudente, ni convenable, ni nécessaire.

« Paris, 22 janvier 1840.

« Le pair de France, Préfet:

« Comte DE RAMBUTEAU. »

(1) Le projet de M. Huvé n'avait pas été sans soulever quelques critiques. On s'étonnait au point de vue architectonique que le Conseil municipal eût eu la pensée de prendre pour façade principale d'un monument aussi important et aussi célèbre que l'Hôtel-Dieu, le bâtiment Saint-Charles, tel que nous le voyons encore aujourd'hui. Dès l'origine, la commission des monuments historiques avait réclamé contre le déplacement de la petite église de Saint-Julien-le-Pauvre, trop vieille, trop délabrée pour supporter impunément une pareille opération. L'opinion exprimée par quelques organes de la presse, était que l'Hôtel-Dieu. reconstruit dans les conditions du projet ne serait jamais qu'un hôpital médiocre et sans durée........ Le projet fut néanmoins approuvé, mais les travaux, poussés avec une lenteur excessive, furent définitivement abandonnés après les événements de fevrier 1848; on n'avait encore construit que le premier pavillon du côté de la rue du Fouarre présentement occupé par les magasins, quelques salles de fiévreuses et le service d'accouchement.

(2) Aux termes de la délibération du Conseil municipal, en date du 14 février 1843, l'Administration est entrée, pour un tiers, dans les frais de la construction de l'hôpital Lariboisière et la ville de Paris pour les deux autres tiers.

L'achat du terrain pour le prix de 1,213,224 fr. 79 c. a été en entier à la charge de l'Administration.

rédiger le programme du futur hôpital, qui ne pouvait manquer de rappeler les travaux de Tenon et de l'Académie des sciences. Voici un extrait de ce programme :

Programme de l'Administration pour la construction de l'Hôpital Lariboisière.

« Le guide le plus consciencieux des hôpitaux de Paris, à la fin du siècle dernier, pour les « bien connaître à cette époque, sont les mémoires de Tenon; tout y est vrai.....

« L'amour du bien public, un zèle désintéressé, une philantropie éclairée, le besoin de « remplir avec sagesse la plus honorable des missions, voilà la source des nombreuses investi- « gations qui avaient à combattre des misères et des charités mal servies.....

« Tenon nous dit qu'en 1788, le nombre des places dans les hôpitaux de Paris était de 6,245 « et que la population de la ville était de 660,000; nous parlons de places et non de lits, parce « qu'alors beaucoup de malades, dans l'Hôtel-Dieu, étaient couchés six et huit sur un même lit, « quatre dedans et les autres sur l'impériale.

« Aujourd'hui, en 1839, le nombre des lits dans nos hôpitaux est de 5,400, et la population « de Paris de 909,126 individus, à laquelle il convient d'ajouter celle des communes rurales du « département, de 197,765 âmes, qui donnent ensemble le chiffre de 1,106,891 individus. Ainsi « la population de Paris s'est accrue, laissant de côté celle des communes rurales, de 249,126 « âmes, et le nombre de places dans nos hôpitaux est successivement descendu à 5,400, — 845 « au-dessous du chiffre cité par Tenon... »

« Paris, où l'opulence possède un si grand nombre de magnifiques palais, où la religion, la « science, les arts et le commerce ont des monuments spéciaux et si richement consacrés à leur « destination, Paris n'a point encore de nos jours un hôpital réunissant toutes les conditions « locales d'hygiène. Il est facile d'y remarquer les efforts du Conseil général pour obtenir le meil- « leur parti des maisons qui lui ont été remises, mais il ne lui a pas été possible de donner à « l'une d'elles ce qui lui manquait essentiellement, le juste rapport des localités entre elles, les « proportions sanitaires des salles, la convenance des différents services, leurs relations « mutuelles, leur distinction et la situation qui doit leur être assignée, les communications « intérieures et extérieures, la ventilation, l'établissement des jours, l'arrivée des eaux, leur « répartition et leur écoulement, toutes ces conditions se voient isolément; mais ce serait vai- « nement qu'on les chercherait formant un ensemble; séparément, le Conseil général les a « suivies jusque dans leurs moindres détails; ce qu'elles laissent à désirer est dû à l'impossibilité « de les harmoniser. La réunion de chacun des services les mieux entendus de nos hôpitaux, « concertée avec les mesures sanitaires qui les distinguent offrirait, sans nul doute, un hôpital « parfait auquel il ne faudrait plus que l'accord des différentes parties entre elles : tels seraient « à consulter les salles de l'hospice Brézin, et les nouveaux pavillons de l'hôpital Beaujon, les « larges escaliers de l'Hôtel-Dieu, la cuisine de la Charité, la pharmacie de l'Hôtel-Dieu, les « bains de Saint-Louis, les amphithéâtres de Clamart, la buanderie de l'hospice des Incurables, « la nouvelle lingerie de Saint-Louis et ses magasins, les bureaux de réception de la Charité, les « vestiaires de l'Hôtel-Dieu; le service des eaux partant de réservoirs établis dans les greniers de « l'Hôtel Dieu, est une disposition qui mérite une attention particulière. »

« Il est bien vrai que nous n'avons à Paris que l'hôpital Saint-Louis et l'hospice des Incurables « femmes qui se présentent sous un aspect régulier et dont la spécialité ait commandé les dispo- « sitions, encore les a-t-on déshonorés par des adjonctions étrangères au plan général et à leur « architecture. Toutes nos autres maisons ont été formées dans des bâtiments construits l'un « après l'autre, le plus souvent sans plan, ou dans des couvents que la Révolution a donnés à « l'Administration des hospices. C'est donc avec raison que l'on demande à la générosité pari-

« sienne un monument de charité où la philantropie, où la science et l'art y soient développés
« avec tous les progrès du temps.

« Cet hôpital ne remplirait pas l'attente générale si quelques circonstances devaient s'opposer
« à la réunion des mesures sanitaires indiquées. (1). »

Nomination et Avis de la commission médicale chargée d'examiner, au point de vue de la salubrité et des convenances médicales, le nouveau projet d'hôpital.

De même que le Conseil général des hospices, la Commission médicale chargée de donner son avis sur les plans de l'hôpital Lariboisière (2), prenant pour point de départ le programme tracé en 1788, par Tenon et par l'Académie des sciences, émit le vœu que l'architecte, qui avait cru pouvoir s'en écarter sur plusieurs points, s'y conformât au contraire exactement.

Deux passages, entre autres, du très-remarquable rapport de cette Commission nous paraissent dignes d'être consignés ici; l'un établit la nécessité de réduire le nombre des étages, l'autre d'agrandir l'ouverture des croisées.

« Si, dit-elle, l'impossibilité de changer les dispositions existantes dans les anciens hôpitaux
« oblige d'y conserver plusieurs étages de salles superposés les uns aux autres, ce n'était pas
« une raison, lorsqu'on élève un nouvel hôpital, et que l'on n'est pas gêné par les limites de
« l'emplacement, pour ne pas écouter les conseils de tous ceux qui depuis trente ans se sont oc-
« cupés de cet important sujet et qui ont démontré les inconvénients de ces étages superposés.
« Déjà ces conseils ont été mis en pratique pour plusieurs hôpitaux, et notamment pour celui
« de Bordeaux; et si ceux de ces inconvénients qui se rapportent à la salubrité peuvent être évités
« par un parfait isolement des salles, il n'en est pas de même de ceux qui sont relatifs à la
« facilité du service, au bien-être des malades, et des observations subséquentes les mettront
« en évidence.

« M. l'architecte, pour un motif d'art, a adopté des fenêtres cintrées; la Commission craint
« que cette forme n'expose les châssis à se déjeter plus facilement, et qu'elle ne nuise à la ven-
« tilation. C'est surtout dans la partie supérieure des salles que la ventilation doit être prompte
« et complète, et pour cela il faut que les ouvertures des fenêtres approchent très-près du pla-
« fond, *et que les compartiments supérieurs des châssis puissent être ouverts facilement.* (3).

A la suite des observations présentées par la Commission médicale, les pavillons de malades, qui, dans l'avant-projet, faisaient face à l'est et à l'ouest, durent être retournés vers le sud et le nord. Ils étaient projetés seulement au nombre de quatre, et comportaient chacun trois étages au-dessus du rez-de-chaussée; leur nombre fut porté à six, et le troisième étage fut supprimé.

---

(1) Rapport fait par M. le comte A. de Kergorlay à la Commission du Conseil général des hospices civils, chargée de l'examen du programme et du plan d'un nouvel hôpital de 400 lits, destiné à la réception des maladies aiguës et chirurgicales des pauvres des faubourgs Saint-Martin, Saint-Denis et Montmartre (22 mai 1839).

(2) Cette Commission, instituée par l'arrêté du Conseil général des hospices du 21 août 1839, sous la présidence de M. Orfila, doyen de la Faculté de médecine et vice-président du conseil, se composait de MM. Chomel, Emery, Guéneau de Mussy, Louis, Rayer, médecins; Cloquet et Samson, chirurgiens; elle eut pour mission d'examiner les plans de l'hôpital Lariboisière, au point de vue de la salubrité et des convenances médicales.

(3) Rapport du 9 novembre 1839.

On a formé sous chaque pavillon, pour en assurer le parfait assainissement, de vastes caves voûtées.

La dimension des salles a été augmentée de 5 mètres, afin d'élever à 52 mètres par malade, selon les propositions de Tenon, le cube d'air, qui n'était que de 46 mètres dans l'avant-projet. Les trumeaux ont été élargis de manière à abriter complétement les deux lits qui devaient être placés dans leur largeur.

L'eau a été distribuée à tous les étages des pavillons; des doubles fourneaux ont été établis pour les offices; on a disposé le service des bains selon les conseils donnés par la Commission; enfin le nombre des lits, que Tenon fixait à 36 pour chaque salle, a été réduit à 32, dont deux dans une chambre particulière.

Les seules propositions de la Commission médicale qui ne furent pas admises, tant par le Conseil général des hôpitaux que par l'autorité supérieure, furent celles qui consistaient à établir simultanément avec les poêles, des cheminées dans les salles de malades, et à exhausser les galeries et les chauffoirs jusqu'à la hauteur du deuxième étage. La première proposition, qui avait pour but de ventiler les salles et d'égayer les malades par la vue du foyer, ne fut pas agréée à cause des moyens de ventilation artificielle qui étaient alors à l'étude et qui furent appliqués plus tard. Quant à la seconde proposition, le Conseil général la repoussa, par des motifs tirés des exigences mêmes de l'hygiène.

« Si les chauffoirs, dit le rapport fait au Conseil, étaient surélevés de deux étages et la galerie « inférieure d'un, la cour renfermée entre ces bâtiments et les salles de malades et qui sert de « promenoir serait entourée par quatre bâtiments d'égale hauteur, et par conséquent ne serait « plus dans les conditions de salubrité que l'architecte a su lui donner. Le soleil y arriverait « tard, n'en éclairerait qu'une partie, et il deviendrait impossible d'en chasser l'humidité et de « l'aérer convenablement. »

Le rapport présenté alors au Conseil général des hôpitaux se termine par ces mots qui résument l'opinion de la Commission médicale, sur le projet qu'elle venait d'examiner.

« Tel est, Messieurs, l'examen que nous avons dû vous présenter des observations auxquelles « a donné lieu le nouvel établissement de la part de MM. les médecins. Vous voyez qu'il s'accor- « dent avec nous pour en reconnaître les nombreux avantages. (1). »

Un fait qu'il convient de mentionner se produisit à l'occasion du projet de construction de l'hôpital Lariboisière.

Suivant l'un des plans dont le Conseil général des hôpitaux avait été entretenu, les salles de malades ne devaient contenir que dix lits. Après un examen attentif, le Conseil avait proposé à l'unanimité l'adoption de ce projet qui cependant ne fut pas exécuté.

---

(1) Rapport du 11 décembre 1839, au nom de la Commission du Conseil chargée de l'examen des plans de l'hôpital.

Rapport de M. Sanson-Davillier sur le projet du nouvel Hôpital.

Nous retrouvons dans le rapport que fit au Conseil sur ce second projet l'un de ses membres, M. Sanson-Davillier, relativement à la dimension des salles, les mêmes impressions que celles qu'avait déjà exprimées, cinquante années auparavant, la Commission de l'Académie des sciences :

« Le plan n° 2, dit le rapporteur présente une distribution de salles qui n'a pas encore « été exécutée à Paris, et dont il est facile d'apprécier tous les avantages. Notre savant collègue, « qui vient de publier un ouvrage attendu avec impatience par tous ceux qui s'occupent de « soulager les misères de l'humanité en Europe (M. de Gérando), l'a fortement recommandé; « félicitons-nous de pouvoir aussitôt réaliser son vœu à cet égard.

« Depuis bien longtemps l'opinion des médecins est fixée sur les dangers attachés aux grandes « salles, et les avantages attachés aux petites; les amputations, les opérations graves réussissent « beaucoup moins bien dans les premières que dans les autres, l'air est bien plus facilement « renouvelé dans celles-ci, la chaleur obtenue plus promptement, les malades ont moins de « chances d'avoir leur repos troublé par les cris, par les souffrances, les agonies de leurs voi- « sins. Dans le plan qui nous occupe, non-seulement toutes les salles sont de dix lits, mais « chacune est séparée de la voisine par un corridor de service ayant une porte près de chaque « lit. Nous épargnerons ainsi à nos malades le spectacle déchirant de voir passer sous leurs yeux « celui de leurs compagnons qui vient de succomber, ou qui est emmené pour subir une opéra- « tion qui peut mettre sa vie en danger, l'un et l'autre quittent la salle par la porte ouverte près « de leur lit, et le voisin immédiat sera le seul qui s'en apercevra. Dans le moment des panse- « ments, les linges salis pourront être jetés immédiatement dans le corridor. On ne sera plus « obligé d'attendre pour les enlever le moment où l'on balaye la salle après que toutes les visites « ont été faites et tous les pansements renouvelés, ce qui oblige à les laisser au moins deux « heures dans cette atmosphère infecte.

« Le plan n° 2 offre de beaux promenoirs découverts où le soleil et l'air circulent librement, « il présente des galeries dans lesquelles les malades peuvent se promener en hiver ou trouver « un abri contre quelques ondées sans rentrer immédiatement dans les salles. Ces galeries seront « très-avantageuses pour la communication de tous les services extérieurs.

« Nous croyons devoir vous faire remarquer les dispositions ingénieuses au moyen desquelles « la chapelle, la cuisine, les bains et la pharmacie se trouvent tous placés au centre de l'établis- « sement, par conséquent, aussi près que possible des malades et de leurs salles. Les bains sont « établis de manière à ce que les malades puissent y arriver à couvert, sans qu'il y ait de com- « munication entre les deux sexes.

« En supposant, ce qui est probable, que l'établissement soit entouré de rues, nos malades n'en « seraient point incommodés, car des jardins et une promenade publique les en garantiraient « par devant, et sur les côtés, les extrémités des galeries, seulement, aboutiraient à une des « rues latérales et, encore en seraient-elles séparées par des salles de service.

« Votre Commission a consulté, Messieurs, les plans des hôpitaux de l'Europe considérés « comme les plus parfaits, dans l'intérêt des malades, que l'un d'entre nous a mis sous ses yeux; « elle a spécialement étudié ceux du bel hôpital qui vient d'être élevé à Bordeaux, et qui est si « justement admiré (1); elle s'est rendu compte des résultats des travaux récents qui ont été « publiés en divers pays sur les meilleures conditions qu'exige la construction et la distribution

---

(1) Cet hôpital laisse pourtant beaucoup à désirer : ses bâtiments sont isolés, mais ils sont fermés aux deux bouts, et les espaces ménagés entre eux, pour servir de préaux, sont insuffisants et par conséquent insalubres.

« des hôpitaux des malades ; c'est à la suite de ces recherches approfondies qu'elle s'est décidée « de la manière la plus prononcée pour le plan n° 2, qui lui paraît seul remplir ces conditions.

« Nous croyons donc, Messieurs, qu'il n'y a pas à hésiter entre les deux plans qui vous sont « proposés, nous en appelons au témoignage de celui de nos collègues qui a visité presque tous « les établissements charitables de l'Europe, et qui n'hésite pas à regarder le plan proposé comme « le seul digne d'être adopté par vous.

« Malheureusement la création d'un tel établissement doit entraîner des dépenses considé- « rables.....

« En proposant de doter Paris et la France d'un *hôpital modèle* qui leur manque jusqu'à ce « jour, nous sommes loin de proposer un monument fastueux, un modèle de beauté architectu- « rale, un chef-d'œuvre sous le rapport de l'art ; tout au contraire, nous pensons que l'intérêt « des malades a été trop souvent sacrifié à cette perfection purement extérieure : ce que nous « demandons, c'est un hôpital modèle dans l'intérêt des malades et sous le rapport de la perfec- « tion des services, où l'économie se trouvera ainsi d'accord avec les vues de l'humanité. »

Le plan N° 2, dont il est ici question, calqué en partie sur celui de l'hôpital de Francfort, formait un vaste quadrilatère composé lui-même d'une suite de petites salles séparées entre elles par un couloir de service. Ces salles, accédant toutes également à un large corridor éclairé sur la cour intérieure, prenaient jour du côté opposé à leur entrée principale, sur la façade extérieure, et ne recevaient par conséquent la lumière et l'air que d'un seul côté. Cette disposition si contraire aux règles de l'hygiène était la reproduction, sur une petite échelle, des anciennes salles accouplées de l'Hôtel-Dieu et de King's College hospital, l'un des hôpitaux modèles de l'Angleterre. Elle offrait un obstacle insurmontable au renouvellement naturel de l'air, et ne s'opposait pas à l'influence des affections contagieuses, puisque le corridor, à raison de son tirant d'air formant comme un centre d'appel, eût été en quelque sorte le réservoir commun et le conducteur permanent de toutes les émanations morbides. D'ailleurs, les avantages qu'on prétendait tirer de l'existence des corridors latéraux étaient plus imaginaires que réels : on avait cru devoir placer entre chaque lit une porte par laquelle on pouvait, selon la Commission, faire disparaître rapidement les linges salis provenant des pansements et faire transporter les morts sans qu'ils fussent aperçus. Mais indépendamment des courants d'air, que devaient nécessairement entretenir dans les salles des portes plus ou moins bien closes, il est des moyens plus simples de débarrasser immédiatement les salles des linges insalubres, et c'était une illusion de croire que l'enlèvement d'un mort, de quelque manière qu'on l'opérât, pût être soustrait à l'attention des autres malades dans une salle de dix lits. Un vice radical condamnait ce système, qui avait séduit à première vue : c'était, comme nous l'avons dit, le mode d'éclairage et de ventilation de ces petites salles qui ne possédaient qu'une fenêtre à l'un des bouts (1).

(1) Ces lignes étaient écrites lorsque nous avons eu communication du plan de l'hôpital de Netley (*Victoria hospital*), l'un des hôpitaux modernes les plus vantés de l'Angleterre, dont nous avions déjà, d'après miss Nightingale, signalé les nombreux inconvénients (page 25). Il est, quant à la disposition générale des bâtiments,

La nécessité de se conformer au vœu du Conseil municipal, qui avait exprimé l'avis qu'il y avait lieu « de resserrer autant que possible l'étendue du projet, de ma- « nière à ce que les hospices n'aient à acquérir que les terrains reconnus indispen- « sables à l'établissement de l'hôpital et de ses dépendances (1), » fit abandonner, dans la rédaction des plans et devis définitifs, le système des très-petites salles, qui avait séduit le Conseil général des hospices.

En voyant ce qu'est aujourd'hui l'hôpital Lariboisière, on ne peut que s'applaudir de la détermination qui, repoussant les conclusions de l'administration hospitalière en faveur du dernier projet, a eu pour résultat l'adoption du programme de l'Académie des sciences et sa complète exécution.

Nous venons de parcourir la série des observations et des idées émises à l'occasion du déplacement de l'Hôtel-Dieu pour la construction, la distribution intérieure et le perfectionnement des établissements consacrés au traitement des malades; nous avons exposé comment, après avoir amélioré et transformé plusieurs des anciens hôpitaux, l'Administration hospitalière de Paris avait été amenée à faire des principes recommandés par la science une remarquable application dans l'édification de l'hôpital Lariboisière. Pour compléter ce que nous avons à dire au sujet des bâtiments, il nous reste à exposer les mesures prises ou à prendre dans le but d'assurer la parfaite salubrité des salles, en les aérant ou les ventilant, aussi bien qu'en réalisant, dans l'établissement et l'entretien des fosses d'aisances, les améliorations propres à prévenir ou à dissiper les émanations incommodes ou nuisibles (2).

---

et quant aux distributions et aménagements intérieurs, la reproduction *servile* de ce même plan n° 2 qui avait obtenu les suffrages du Conseil général des hôpitaux. « Toutes les salles de malades ont leur ventilation réunie par un cor- « ridor qui court d'un bout à l'autre du bâtiment... Il semble qu'on ait voulu empêcher la ventilation naturelle, se « priver de lumière et assurer dans toutes les salles l'égale diffusion d'une atmosphère viciée. » Cette observation de miss Nightingale sur l'hôpital de Netley, qui concorde avec celle que nous venons d'exprimer nous-mêmes, montre combien l'Administration hospitalière de Paris a été sagement inspirée en renonçant à un projet dont l'exécution en Angleterre a complétement justifié la critique dont il avait été l'objet en France.

(1) Lettre du Préfet de la Seine au Conseil général des hospices (19 décembre 1839).

(2) L'Hôtel-Dieu, avec son apparence de vétusté, bien que le plus ancien de ses bâtiments ne remonte pas au delà du XVIIe siècle (1619), ne saurait, après ses reconstructions successives, donner une idée même éloignée de ce que pouvait être cet hôpital aux XIIe et XIIIe siècles. Cependant, si nous en jugeons par les puissantes substructions sur lesquelles s'appuyaient les bâtiments édifiés par saint Louis, nous sommes autorisés à penser que, sous le rapport de l'architecture et de l'appropriation, l'antique Maison-Dieu de la Cité parisienne n'avait rien à redouter de la comparaison des magnifiques basiliques dont elle était entourée dès cette époque. « Le moyen âge, dit M. Viollet-Leduc, dans « son savant *Dictionnaire de l'Architecture française du* XIe *au* XIVe *siècle* (tome VII, page 117), montrait « dans la composition de ses établissements de bienfaisance l'esprit ingénieux qu'on lui accorde dans la cons- « truction des monuments religieux. C'est un singulier préjugé, en effet, de vouloir que ses architectes eussent « été si subtils lorsqu'il s'agissait d'élever des églises, et en même temps si grossiers lorsqu'il fallait élever des « édifices civils. Ce n'est pas leur faute si l'on a détruit, depuis le XVIe siècle, la plupart de ces établissements de « bienfaisance divisés à l'infini, mais généralement bien disposés d'ailleurs, pour les remplacer par des hôpitaux « dans lesquels, au contraire, on a cherché, peut-être à tort, à concentrer le plus grand nombre de malades « possible..... »

En parlant de l'installation des salles de malades, nous citons, d'après M. Viollet Leduc (Appendice n° 5), quelques exemples choisis parmi les établissements charitables de cette époque qui confirment complétement l'opinion qu'il émet ici sur l'organisation ingénieuse et vraiment hospitalière des anciens Hôtels-Dieu.

§ II. — DE L'AÉRATION ET DE LA VENTILATION DES SALLES.

Les principes d'après lesquels devait être réglée l'aération des bâtiments hospitaliers avaient été posés en 1785 par Lavoisier, qui estimait qu'un homme consomme 5 pieds cubes (0 m.c. 171) d'air par heure, et par conséquent une demi-toise cube, ou 108 pieds (3m. 701) en 21 heures 1/2, (4 m.c. 105 en 24 heures) (1).

Principes de Lavoisier sur l'aération des bâtiments hospitaliers. — Avis de la Commission de l'Académie des sciences, en 1786.

« L'homme, dit à son tour la Commission de l'Académie des sciences, respire sans cesse l'air « dont il est entouré; il ne peut s'en passer un instant. C'est cet air qui entretient la vie; mais « la masse entière de l'air n'est pas consacrée à cet emploi : chaque portion d'air est composée, « pour les trois quarts environ, d'un fluide nommé *mofette atmosphérique*, dans lequel les animaux ne pourraient vivre, et pour l'autre quart, d'un air éminemment respirable, destiné « principalement à entretenir la vie, et qui, par cette raison, a été nommé air vital. C'est donc « cette partie que nous respirons réellement. Mais elle est en partie dénaturée dans le poumon; « l'expiration, en rendant à peu près les trois parties de *mofette atmosphérique*, ne rend pas « l'air vital qui a été respiré, et elle y substitue une partie d'air fixe. Nous consommons donc à « chaque instant une petite portion d'air vital qui nous entoure; et s'il n'était pas renouvelé, au « moins au bout d'un temps, nous péririons au milieu d'un fluide dénaturé, et que nous-mêmes « aurions rendu mortel. Les animaux ne vivent que peu d'instants sous une cloche de verre « hermétiquement fermée, et l'expérience permet d'avancer qu'un homme ne vivrait pas plus de « vingt-quatre heures s'il n'avait qu'une demi-toise cube d'air qui ne fût pas renouvelé......

« Il y a tout lieu de croire que les miasmes putrides et morbifiques dont nous ne connaissons ni la nature ni la pesanteur spécifique s'élèvent également dans la hauteur des salles. On « peut en juger par la mauvaise odeur qui s'exhale du plancher des salles où l'on a pratiqué des « ventouses. Il s'ensuit que les maladies inflammatoires, la petite vérole, le scorbut, la folie, « enfin toutes les maladies où il y a et fièvre ardente et émanations putrides, doivent être traitées dans des salles dont les planchers soient élevés. Les maladies des personnes âgées, faibles, « cacochymes, pituiteuses, les fièvres intermittentes d'automne, les asthmes humides, demandent un volume d'air moins considérable, plus aisé à échauffer, et un plancher plus bas : mais « il faut remarquer que nous appelons ici plancher élevé celui qui a de 17 à 20 pieds (5m,52 à « 6m,50), et plancher bas celui qui en a 14 ou 15 (4m,55 à 4m,87); 12 pieds (3m,90) ne suffisent dans nos climats à aucune espèce d'infirmerie (2). »

Depuis les travaux de Lavoisier sur ce sujet, les formules qu'employait d'après lui, en 1786, la Commission de l'Académie des sciences ont pu être modifiées; mais le principe n'en subsiste pas moins.

Six ans plus tard, en 1791, la Rochefoucauld-Liancourt, chargé au nom du Comité de mendicité de présenter à l'Assemblée nationale un rapport sur les visites faites dans les divers hôpitaux de Paris par plusieurs membres de ce Comité,

Rapport de la Rochefoucauld-Liancourt, en 1791.

---

(1) Lavoisier, *Mémoires de la Société royale de médecine*, année 1786, page 572.

(2) Rapport des commissaires chargés par l'Académie de l'examen du projet d'un nouvel Hôtel-Dieu (22 novembre 1786), page 59.

formulait sur le défaut d'aération de nos hôpitaux des plaintes tout aussi énergiques que celles qu'avait élevées la Commission de l'Académie des sciences.

« Nous convenons, à la vérité, dit-il en parlant de l'Hôtel-Dieu, que le premier et principal « vice de cet hôpital vient de l'emplacement qu'il occupe, du peu d'étendue de son local, de l'é« lévation excessive de ses bâtiments, de la multiplicité prodigieuse des objets que l'on trouve « accumulés dans un espace si resserré, de la forme, de la dimension des salles ainsi que de « toutes les autres dispositions dont nous avons fait mention ci-dessus..... Dans presque toutes « les salles de l'Hôtel Dieu, chaque individu n'a qu'une toise et demie, et au plus deux toises « cubes d'air libre à respirer; tandis que, d'après les observations des plus habiles médecins, un « malade a le besoin indispensable d'une quantité d'air trois fois plus forte pour que l'atmos« phère qui l'enveloppe ne lui devienne pas toujours dangereuse et souvent funeste... Or, ces maux « ne peuvent cesser que par la division de cet établissement en plusieurs parties séparées, par la « formation d'hospices, d'infirmeries ou d'autres hôpitaux répandus dans les divers quartiers de « la capitale, *et surtout par le traitement à domicile*, qui est préférable à tous les autres, lorsque « des raisons particulières ne s'opposent pas à ce parti salutaire (1). »

Dans leurs recherches sur l'hygiène des hôpitaux, les membres de l'Académie des sciences et ceux du Comité de mendicité, Tenon, Bailly, la Rochefoucauld-Liancourt etc., etc., après eux Clavareau, Thouret, Duchanoy, tous ceux enfin qui se préoccupaient des améliorations à y introduire, s'appuyaient beaucoup moins, lorsqu'ils en réclamaient la reconstruction, sur la vétusté ou l'incommodité de leurs bâtiments que sur le manque d'aération de la plupart des salles et sur l'impossibilité d'y remédier utilement.

Observations de Tenon et Coulomb sur la ventilation dans les hôpitaux anglais.

Tenon et Coulomb avaient déjà constaté que dans les hôpitaux anglais, où ils étaient allés chercher des éléments de comparaison, on avait coutume de renouveler l'air des salles au moyen de ventouses simples, ouvertes dans le plancher supérieur (2). C'était là, il faut le reconnaître, l'enfance de la ventilation. Pour assurer en effet une bonne aération des salles, il ne suffit pas de ménager une issue à l'air intérieur, il faut encore renouveler l'atmosphère, non pas seulement au moyen des portes et des fissures des fenêtres, mais en faisant arriver autour de chaque

(1) Rapport de la Rochefoucauld-Liancourt sur l'Hôtel-Dieu (1791), page 9.

(2) Cette amélioration avait été réclamée en 1756 par les médecins de l'Hôtel-Dieu. Dans un mémoire intitulé *Observations intéressantes concernant le service de l'Hôtel-Dieu par MM. le Hoc, Fontaine, Cochu, Dejean, Barron, Belleteste, Payen et Majault, D. R. de la Faculté de médecine de Paris et médecins de l'Hôtel-Dieu*, nous lisons à l'article *de la salubrité de l'air* le passage suivant :

« Le courant d'air qui traverse tous les bâtiments de l'Hôtel-Dieu en suivant le cours de la rivière est un avantage « de la position de cet hôpital qui peut en quelque partie balancer les autres inconvénients de cette même position au « centre de la ville; mais, pour ne rien perdre de ce précieux avantage, il serait nécessaire de donner toutes sortes « d'attentions à ce qui est capable d'infecter l'air, qui ne l'est déjà que trop par les exhalaisons des corps malades... ; « on ne peut éloigner avec trop de soin toutes ces exhalaisons infectes d'un hôpital dont on veut rendre l'air pur et « sain pour les malades.... Il serait aussi très-nécessaire que MM. les administrateurs voulussent bien adopter dans « les salles l'usage des *ventilateurs*; rien ne contribuerait davantage à la salubrité de l'Hôtel-Dieu. La multitude des « corps sains et malades qui sont renfermés dans le petit espace de cette maison exige que l'on emploie les moyens « les plus efficaces pour leur procurer l'avantage de respirer un air pur. »

malade, d'une manière constante et régulière et par des ouvertures convenablement placées, de l'air pur en quantité suffisante, à une température réglée selon la saison. D'ailleurs, comme le disait le rapport de 1788, fait à l'Académie des sciences à l'occasion des projets des quatre hôpitaux destinés à remplacer l'Hôtel-Dieu (1) :

« Ces ventouses sont plus nécessaires en Angleterre, parce que les salles y sont peu élevées ; « mais ce défaut est compensé par le petit nombre des malades qui y sont renfermés. Nous ne « mettrons, autant qu'il sera possible, qu'un petit nombre de malades dans nos salles, et nous « projetons de leur donner environ quinze pieds ($4^{m},87$) d'élévation ; elles seront parfaitement « aérées, et par conséquent nous pourrions nous passer d'y pratiquer des ventouses. Mais nous « avons pensé que la chambre la plus aérée ne peut l'être qu'autant qu'on en ouvre les fenêtres ; « et lorsque le froid se fait sentir, nous savons bien qu'elles restent presque toujours fermées, « quoiqu'on ordonne de les ouvrir à certaines heures. Il faut donc procurer un renouvellement « d'air qui n'incommode ni les malades ni ceux qui les servent, et qui se fasse de lui-même. »

Plaintes formulées par la Commission de l'Académie des sciences, au sujet de l'insalubrité des hôpitaux.

C'était, comme on le voit, la même conclusion de la part de tous : « Les malades manquent d'air pur dans les hôpitaux (2) : »

« La perte des femmes en couches et des opérés est en partie l'effet de l'infection de l'air, et « cette infection est la grande cause d'insalubrité de l'Hôtel-Dieu (3). »

« Les salles de l'Hôtel-Dieu sont mal construites et trop basses ; les pauvres sont toujours mal « à l'aise, et accumulés d'une manière malsaine dans le local serré de l'Hôtel-Dieu (4). »

« La quantité d'air dans les salles n'est pas en rapport avec la quantité des malades (5). »

« Le renouvellement de l'air dans les salles y est difficile, et cet air y arrive souvent en partie « corrompu (6). »

« On infecte encore cet air en vidant les paillasses dans les salles, etc., etc. (7). »

Rapports de Thouret et du comte de Pastoret.

Deux membres éminents du Conseil général des hospices, Thouret en 1808 et le comte de Pastoret en 1816, avaient exprimé les mêmes plaintes.

Le premier, chargé, avec une Commission spéciale du Conseil, de rechercher les moyens d'obvier à la suppression de lits rendue nécessaire par la démolition prochaine de la partie des bâtiments de l'Hôtel-Dieu situés sur la rue de la Bûcherie, disait dans son rapport :

« Depuis longtemps le vœu des hommes éclairés sollicite l'établissement d'un hôpital de ma- « lades construit d'après de bons principes. Les connaissances acquises en physique, en chimie, « en administration, nous ont appris combien nos hôpitaux actuels, malgré les nombreuses « améliorations que l'on y a introduites, sont éloignés de la perfection que l'on peut leur donner. « Lorsque tous les autres établissements publics s'améliorent chaque jour, et répondent à la « splendeur du règne sous lequel ils sont régénérés ou créés, l'asile du pauvre ne peut être ou-

(1) Extrait des registres de l'Académie royale des sciences (12 mars 1788), page 9.
(2) Rapport à l'Académie des sciences du 22 novembre 1786, page 57.
(3) id. id. page 56.
(4) id. id. page 35 et 38.
(5) id. id. page 60.
(6) id. id. page 61.
(7) id. id. page 62.

« blié. Au milieu des monuments qui s'élèvent ou se décorent pour embellir la capitale, il doit « s'en élever un qui attestera la bienfaisance du chef de l'État, comme les autres déposeront de « sa magnificence. C'est une douce pensée pour la Commission que celle qui la porte à croire « que dans cette partie, comme dans toutes les autres, il aura été réservé à l'Empereur d'exé- « cuter ce que les règnes précédents n'avaient fait que projeter, et de donner suite à ces belles « conceptions de l'Académie des sciences auxquelles M. Tenon a attaché son nom. »

A un autre point de vue, le comte de Pastoret constatait, avec plus de précision, l'état d'aération des salles, en prenant pour point de départ la situation où se trouvaient les établissements hospitaliers lors de la création du Conseil général des hospices.

« Il fallait d'abord, dit-il, rendre aux malades la quantité d'air dont ils ont besoin pour respirer « librement, afin de ne pas trouver, dans leur respiration même, une nouvelle cause de souf- « france et de danger.

« Elle n'était pas égale dans les divers hôpitaux. En combinant avec le nombre des personnes « admises la longueur, la largeur, la hauteur des salles (1), on trouve que la quantité d'air à « respirer par malade était, à la Charité, depuis 6 toises cubes 1/2 jusqu'à 8, ou de 13 mètres « à 16 ; à l'hôpital Cochin, de 5 à 6 toises, ou de 10 à 12 mètres ; de 9 à 10 mètres à l'hôpital « Beaujon ; de 9 mètres à l'hôpital Saint-Louis ; de 6 à 8 mètres à l'hôpital Necker ; et à l'Hôtel- « Dieu, enfin, de 3 à 4 mètres. Elle était ainsi *suffisante* à l'hôpital Cochin, et plus encore à la « Charité ; *insuffisante* dans tous les autres. On fixe ordinairement à 10 ou 12 mètres (2) la « quantité d'air nécessaire pour la respiration libre et salubre du malade.

« L'Hôtel-Dieu offrait surtout un triste témoignage des maux causés par l'entassement des lits « dans les salles et des malades dans les lits (3). »

Nous verrons plus tard, en nous occupant de l'installation des services, quelle était, à cet égard, la condition déplorable des malades dans nos maisons hospitalières au commencement de ce siècle.

Ce n'est pas que nous prétendions que nos anciens hôpitaux ne laissent plus rien à désirer sous le rapport de l'aération et de la salubrité. Un travail qui s'achève en ce moment, par les soins de l'Administration, montrera, par hôpital et par salle, quel espace et quelle somme d'air sont attribués à chaque malade, et ce que réclame encore sur ce point l'amélioration de nos services (4). Mais, parce que tout n'a pas été fait à cet égard, est-ce à dire que rien n'ait été tenté ? Ici encore les documents répondent pour l'Administration, et montrent le résultat progressif et souvent heureux de ses efforts.

---

(1) Pastoret, que nous citons textuellement, s'est évidemment trompé dans les évaluations en mètres cubes de la quantité d'air respirable. Il convient d'établir ainsi le texte :

On trouve que la quantité d'air à respirer par malade était : à la Charité, depuis 6 toises cubes 1/2 (48 m 125) jusqu'à 8 toises cubes (59m., 311) ; à l'hôpital Cochin, de 5 à 6 toises, ou de 37m., 019 (44m., 423) ; de 36 à 40 mètres cubes à l'hôpital Beaujon ; de 36 mètres cubes à l'hôpital Saint-Louis ; de 24 à 32 mètres cubes à l'hôpital Necker ; et enfin, de 12 à 16 mètres cubes à l'Hôtel-Dieu..............................

(2) 44 à 48 mètres.

(3) Rapport au Conseil général des hospices par un de ses membres. — M. le comte de Pastoret. (Page 240.)

(4) Déjà, en 1839, le Conseil général avait voulu s'assurer, par le cubage des salles et dortoirs des hôpitaux et hospices, si la quantité d'air que renferme chaque localité était en rapport avec la population qui l'habite, et par suite, si l'état des choses était conforme aux lois de l'hygiène, ou quelles seraient les modifications à y apporter.

Docile aux salutaires avis que, depuis près de vingt ans, lui donnaient à l'envi les hommes les plus autorisés, l'Administration hospitalière ne resta pas inactive; dans l'impossibilité où elle était de reconstruire la plupart de ses hôpitaux, elle dut s'appliquer à en améliorer l'installation et l'hygiène, en modifiant la disposition intérieure des salles et en facilitant, par l'ouverture de baies dans les murs de refend de la plupart des salles accouplées, la libre circulation de l'air.

Opinion de Lavoisier, de Tenon et d'autres savants sur le volume d'air respirable nécessaire à chaque malade.

Mais il semble que les besoins augmentent à mesure que la science fournit de nouveaux moyens d'y satisfaire: Lavoisier, et après lui Tenon, demandaient que la capacité des salles destinées à recevoir des malades fût calculée à raison de 7 toises, ou 51 mètres 827 cubes par individu. Plus tard, les physiciens, reconnaissant la possibilité de renouveler l'air des salles autrement que par l'ouverture des croisées, pensèrent qu'il suffirait, pour en assurer la salubrité, d'y faire passer 30 mètres cubes d'air pur par heure et par malade; plus tard encore, on reconnut nécessaire de porter cette quantité à 60 mètres cubes : aujourd'hui, on ne l'évalue pas à moins de 90 mètres cubes, et il est même des savants qui la portent à 120 mètres.

Pourquoi ces évaluations si différentes? C'est que, depuis un certain nombre d'années, les physiciens s'occupent plus spécialement des questions qui se rattachent au problème du renouvellement de l'air dans les lieux habités, et que chaque découverte nouvelle semble élargir le champ de leurs investigations. Aujourd'hui, il ne s'agit plus seulement pour eux de fournir à nos malades l'élément respirable, mais de jeter dans les salles des effluves d'air suffisantes pour dissiper ou prévenir toute mauvaise odeur; or, dans ce cas, la ventilation plus énergique peut, sans inconvénients pour les malades, suppléer dans une certaine mesure à l'insuffisance de la capacité des salles. Bien que les règles qui doivent présider au renouvellement de l'air ne soient pas encore déterminées d'une manière certaine, l'Administration n'a jamais hésité, pour augmenter les conditions de bien-être et de salubrité qu'on trouve dans les hôpitaux, à adopter les perfectionnements qui lui étaient indiqués par la science.

Les nécessités de ce double service dans un hôpital sont tellement différentes de ce qu'elles peuvent être dans tout autre édifice que, pour se prononcer avec connaissance de cause sur le meilleur système qu'il convenait d'adopter, l'Administration avait besoin de faire des essais dans ses propres établissements.

Chauffage et ventilation. — Système Duvoir.

Aussitôt que se produisit le système Duvoir, qui unissait le chauffage à la ventilation, elle s'empressa de traiter avec l'inventeur, et, en 1846, elle appliquait son double appareil de chauffage et de ventilation à l'un des pavillons de l'hôpital Beaujon, où il devint bientôt pour les savants un objet d'observations et d'études.

« Des données d'expérience recueillies en 1847 par l'un de nous à l'hôpital Beaujon, dans le « pavillon chauffé et ventilé par le système de M. L. Duvoir, dit le général Morin, avaient mon- « tré que 60 m.c. d'air par lit et par heure étaient à peine suffisants en temps ordinaire, et, dès « cette époque, le directeur de cet hôpital déclarait que ce volume n'était pas assez considérable « dans les salles des blessés pour en enlever toute odeur après les pansements. Mais en même

« temps, le médecin chargé du service de ce pavillon avait constaté que les cas de pourriture « d'hôpital y étaient devenus nuls, ou au moins excessivement rares, résultat précieux qu'il attri- « buait à l'énergie de la ventilation (1). »

Plus loin, le même rapporteur ajoute :

« Consulté en 1852 par M. le Ministre de l'intérieur au sujet des appareils de chauffage et de « ventilation à adopter pour l'hôpital Lariboisière, l'un de nous n'hésita pas, dès cette époque, à « appeler son attention sur la nécessité d'élever le volume d'air à fournir par heure et par lit à « 60 m.c. dans les salles des malades, et à 20 m.c. dans les promenoirs correspondants. Cette pro- « portion fut adoptée; elle a été réalisée, et cependant nous ne la croyons pas tout à fait suffi- « sante, surtout pour les temps d'épidémie et pour les salles destinées aux femmes en couches, « exposées, comme on le sait, à des maladies épidémiques spéciales. »

La construction de l'hôpital Lariboisière sur un plan nouveau devait en effet fournir à l'Administration l'occasion de renouveler ses expériences. On sait que l'autorité supérieure, indécise sur le système auquel elle devait donner la préférence, décida que les deux qui présentaient les meilleures garanties de bonne exécution seraient appliqués concurremment.

Établis en 1853 et en 1854 dans cet hôpital, les appareils de ces deux systèmes y ont depuis constamment fonctionné.

Système Thomas et Laurens.

Dans les pavillons de droite sont placés les appareils à vapeur construits par M. Farcot (système fusionné des ingénieurs Thomas, Laurens et Grouvelle), procurant le chauffage et la ventilation des salles par insufflation, au moyen de machines ventilantes.

Dans les pavillons de gauche sont les appareils aspirateurs à circulation d'eau chaude, de l'invention de M. Duvoir-Leblanc, avec foyers d'appel et chambre à air dans le comble de chaque pavillon.

Chacun de ces systèmes, aux termes de l'engagement des constructeurs, doit procurer une température moyenne de 16 à 18° dans les salles, et une ventilation soutenue de 60 mètres cubes d'air par heure et par malade.

Il a été depuis constaté, à la suite d'un travail de comparaison, que l'application simultanée des deux systèmes était à l'avantage de MM. Laurens, Thomas et Grouvelle, qui donnaient un chauffage satisfaisant et une ventilation de jour et de nuit de 90 mètres cubes d'air par heure et par malade, tandis que le système Duvoir, avec égalité de chauffage, ne procurerait, suivant M. Grassi, que 30 mètres cubes d'air par malade et par heure (2).

---

(1) Rapport de M. le général Morin sur le chauffage et la ventilation des bâtiments du Palais de justice.

(2) Le cahier des charges dressé pour l'établissement des appareils de l'hôpital Lariboisière exige une ventilation de 60 mètres cubes par heure et par malade, sans spécifier si le volume en sera mesuré au moment de l'introduction, c'est-à-dire dans les canaux de prise ou bien au moment de l'expulsion à l'orifice de la cheminée d'appel. Les calculs présentés par M. Grassi, relativement aux appareils Duvoir, constatent bien à la sortie de l'air une quantité de 60 mètres cubes, et même une quantité supérieure; mais comme ces mêmes calculs évaluent à environ 30 mètres cubes la quantité d'air que laissent pénétrer dans la salle les joints des portes et des fenêtres, M. Grassi se croit autorisé à conclure que les appareils Duvoir n'ont pas pu introduire beaucoup plus de 30 mètres cubes.

Enfin, un troisième système, dont un Belge, le docteur Van Hecke, est l'inventeur, celui de la ventilation par insufflation et de chauffage par calorifères à air chaud, a été plus récemment expérimenté à Beaujon et à Necker. Système Van Hecke.

Ainsi les trois principaux systèmes de chauffage et de ventilation actuellement connus sont appliqués dans les hôpitaux civils de Paris.

Tous les trois, aux termes des marchés passés avec les entrepreneurs, ont pour but d'opérer un renouvellement permanent de l'air des salles, dans une proportion fixée à 60 mètres cubes par heure et par individu. Dans chacun de ces systèmes, l'air vicié sort par des canaux que l'on a disposés dans toute la hauteur des murs latéraux des salles, et qui le conduisent jusqu'au-dessus du toit, tandis que l'air pur s'introduit par des canaux horizontaux placés dans le milieu des planchers. En hiver, cet air s'échauffe avant de pénétrer dans les salles.

Mais les systèmes diffèrent entre eux quant à la manière dont ils provoquent l'introduction de l'air pur et la sortie de l'air vicié.

Duvoir fait appel à l'air vicié, en réunissant tous les canaux verticaux dans une cheminée commune où il place des poêles à eau chaude; l'air pur entre par les canaux horizontaux de lui-même, en raison du vide produit par le départ de l'air vicié.

Au contraire, Thomas et Laurens, et pareillement Van Hecke, introduisent par propulsion, au moyen d'un ventilateur, l'air pur dans les salles, et la masse de celui-ci force l'air vicié à sortir par les conduits verticaux.

Dans le premier cas, c'est la ventilation par aspiration et par différence de température. Dans les deux autres cas, c'est une ventilation par insufflation et par moyen mécanique. Dans les systèmes Thomas-Laurens et Van Hecke, le ventilateur est mis en mouvement à l'aide d'une machine à vapeur.

Les modes employés pour le chauffage des salles par ces inventeurs diffèrent également entre eux.

Duvoir établit une circulation continue d'eau chaude au moyen de tuyaux et de réservoirs à eau qu'il place dans les salles et dans une cheminée d'appel. L'eau s'échauffe dans une chaudière à rez-de-chaussée, monte au réservoir le plus élevé, en redescend par d'autres conduits, en passant dans les réservoirs de chaque étage, et retourne à la chaudière pour s'y échauffer de nouveau.

L'air pur s'échauffe de lui-même par son contact avec les tuyaux qu'il rencontre dans les canaux horizontaux, ainsi qu'avec les réservoirs d'eau qui tiennent lieu de poêles.

Thomas et Laurens ont aussi des réservoirs d'eau sous forme de poêles, mais ils les échauffent au moyen de vapeur circulant dans des tuyaux disposés dans les canaux horizontaux.

L'air pur s'échauffe au contact de ces tuyaux et des réservoirs.

Van Hecke pousse par son ventilateur l'air pur dans un calorifère à air chaud, avant de le conduire dans les salles.

Ainsi, pour le premier système (Duvoir), le chauffage se fait à l'aide de l'eau chaude; pour le second (Thomas et Laurens), à l'aide de la vapeur; pour le troisième (Van Hecke), avec de l'air chaud seulement.

Les Commissions d'examen chargées par l'Administration hospitalière d'étudier la question ont, par leurs intéressants travaux, constaté que la ventilation par insufflation est préférable à la ventilation par aspiration, et il nous paraît douteux que les recherches nouvelles auxquelles l'Administration se livre encore, avec le concours d'une commission de savants, puisse modifier cette première opinion.

De son côté, l'Administration, sans se dissimuler les imperfections du système et certains vices des applications qui en ont été faites, est portée à penser que les procédés de M. Van Hecke méritent jusqu'à ce jour la préférence.

Les appareils de cet inventeur sont en effet plus simples, moins coûteux de premier établissement et d'entretien, et ils n'ont pas l'inconvénient de surcharger les planchers et de produire des fuites d'eau ou de vapeur, si nuisibles aux bâtiments.

Cependant, M. le général Morin paraît accorder une supériorité marquée au système de ventilation par aspiration de M. Duvoir.

Observations de M. Angiboust sur la composition et le mouvement de l'air.

Une troisième opinion, celle-ci favorable au système de ventilation par injection, et plus particulièrement au système Thomas et Laurens, qui prend l'air neuf dans les couches plus élevées de l'atmosphère, s'est produite récemment; elle s'appuie sur des observations scientifiques que nous croyons devoir consigner ici, malgré le développement que l'auteur a jugé utile de donner à son exposé (1) :

« Un point discuté, mais non résolu, malgré son importance fondamentale, consiste dans « l'emplacement des prises d'air neuf, d'où dépend la pureté plus ou moins grande de « cet air.

« Ces prises sont placées :

« Au niveau du plancher de chaque salle, dans le système Léon Duvoir ;

« Dans les caves ou en bas des établissements ventilés, dans les systèmes Grouvelle et Van « Hecke;

« A une grande hauteur dans l'atmosphère, dans le système Thomas et Laurens (appareils « Farcot) (2).

« ....

« .....Ainsi, bien que l'on s'accorde à reconnaître que l'air devient de plus en plus pur en s'élevant dans l'atmosphère, on nie en pratique cette influence de la hauteur, en prenant l'air neuf en bas.

« Cette contradiction conduit à se demander si cette influence existe réellement. Si, avec la

---

(1) *Mémoire sur le chauffage et la ventilation des hôpitaux*, par M. Angiboust, ingénieur des travaux hydrauliques au port de Rochefort, page 312 et 315.

(2) Il convient de faire observer toutefois que, dans le système établi à l'hôpital Lariboisière, 0,80 d'air neuf seulement sont pris au sommet du clocheton de la chapelle, à 30 mètres du sol, et que 0,20 proviennent des caves et de la cour.

hauteur, l'air atmosphérique devient plus pur, contient-il en proportion moindre de l'acide carbonique et des miasmes?

« . . . .

« Les éléments d'une atmosphère même tranquille ne sont jamais sans mouvement. Dans les parties inférieures, l'acide carbonique se renouvelle constamment. Il y a absorption par la végétation et un grand nombre de transformations chimiques qui s'opèrent à la surface du sol, production par la combustion pulmonaire, par le chauffage, la fermentation et d'autres décompositions chimiques.

« Entre les lieux de production et ceux d'absorption, il se fait incessamment, pour rétablir l'équilibre de composition des couches, un grand mouvement d'acide carbonique faible en hauteur et d'une grande amplitude latérale.

« En rase campagne, où rien ne gêne le mouvement latéral, il s'établit facilement; l'air, dans les parties basses, ne se charge pas d'acide carbonique, dont la proportion reste constante: il y est toujours alors d'une grande pureté.

« Dans les villes, au contraire, l'écoulement latéral est gêné par les maisons et les édifices, et ne peut se faire librement qu'au-dessus; l'acide carbonique se condense dans les parties basses, pour puiser dans cette condensation la force d'extension, le ressort qui lui est nécessaire pour s'élever jusque-là. L'air des couches inférieures est alors moins pur, et d'autant moins que les maisons sont plus hautes, les cours, rues et places plus étroites, la population spécifique plus considérable.

« Dans les grandes villes, toutes ces circonstances défavorables se trouvent réunies.

« A Paris, par exemple, la population spécifique s'élève à 1 habitant par 34 mc; la production d'acide carbonique est énorme, tandis que l'absorption est presque nulle: tout cet acide doit s'écouler latéralement pour se répandre dans les campagnes.

« . . . .

« Au point de vue de la proportion d'acide carbonique, l'air est donc, dans les grandes villes où les établissements hospitaliers sont généralement situés, toujours vicié au niveau du sol, et l'on ne peut en avoir de bien pur, tel qu'il est utile d'en donner aux malades, qu'en le prenant à une certaine hauteur au-dessus des maisons.

« Les miasmes, en se diluant dans l'atmosphère, se comportent comme l'acide carbonique.

« Pour les établissements qui en développent beaucoup, la grande amplitude de leur mouvement latéral par rapport à leur mouvement élévatoire se manifeste même clairement. Lorsque l'on s'approche d'un hôpital, les personnes à organes sensibles, les femmes, par exemple, reconnaissent à une certaine distance l'odeur miasmatique caractérisée sous le nom d'odeur d'hôpital (1).

« . . . .

« L'influence de la hauteur ne paraît pas toutefois bornée à ces considérations sur le mélange avec l'atmosphère des gaz et miasmes produits à la surface du sol; elle semble aussi, dans

(1) A l'Hôtel-Dieu, où le pavillon des employés est occupé au rez-de-chaussée par une salle de malades, M. Bouchardat, qui avait précédé M. Grassi dans les fonctions de pharmacien, logé au 1er étage, percevait une légère odeur d'hôpital. M. Grassi a fait ensuite, au second, bien des fois la même expérience, sans jamais pouvoir reconnaître cette odeur. Ainsi, il semblerait que, tandis que latéralement l'odeur d'hôpital se propage à une assez grande distance, verticalement ell cesserait d'être sensible à quelques mètres.

un ordre d'idées tout différent, résulter d'une autre cause dont nous devons dire ici quelques mots.

« On s'est beaucoup préoccupé il y a quelques années de l'oxygène chargé d'électricité positive, auquel on a donné un nom particulier, celui d'ozone ; dans cet état, l'affinité chimique de ce corps, son pouvoir oxydant, se développe ; il attaque à froid le mercure et l'argent, avec lesquels il ne se combine pas alors dans son état ordinaire ou neutre ; sous l'influence de la potasse, il se combine directement avec l'azote, et donne de l'azotate de potasse. Par cette énergie d'affinité, il rappelle l'oxygène à l'état naissant, et peut-être même lui est-il tout à fait semblable.

« D'après ces propriétés de l'ozone, le degré d'ozonisation de l'air a nécessairement une grande influence sur les actions chimiques qui se passent dans l'atmosphère, sur les phénomènes organiques, sur les maladies (1); suivant qu'il s'élève ou décroît, la combustion pulmonaire est plus ou moins active, c'est-à-dire que, pour une même quantité d'air ingéré, la proportion de carbone brûlé est plus ou moins forte.

« En raison de la nature même de l'ozone, le degré d'ozonisation de l'atmosphère suit son état électrique. Or, il est bien constaté depuis longtemps que l'électricité disséminée dans l'air sec est toujours positive, et que cette électricité libre croît en intensité à mesure que l'on s'élève; que, pour l'air humide, cette électricité dans les couches inférieures, au niveau du sol, est positive, nulle ou négative, mais, que dans les couches supérieures, elle est toujours positive.

« L'air est toujours ainsi ozonisé à partir d'une certaine hauteur, et de plus en plus en s'élevant, tandis qu'au niveau du sol, son ozonisation est plus faible et peut même, suivant les circonstances, devenir nulle.

« L'eau oxygénée que l'on trouve dans la rosée doit, sans contredit, sa formation dans l'atmosphère à la présence de l'ozone. L'ozone transforme à plus forte raison l'oxyde de carbone et les carbures d'hydrogène en acide carbonique et en eau dans les parties basses, et surtout au fur et à mesure qu'ils s'élèvent; par son action oxydante, il détruit également les miasmes : on ne saurait, en effet, assigner d'autres causes à l'absence dans l'atmosphère, à partir d'une faible hauteur, de ces matières nuisibles qui se dégagent en si grande abondance à la surface du sol.

« Le rôle de l'ozone serait, en somme, par une espèce de cercle que l'on rencontre souvent dans les grands phénomènes naturels, de purger l'air atmosphérique des principes délétères que les décompositions qui s'opèrent à la surface du sol, la végétation et la vie, y introduisent d'une manière continue, et de le ramener constamment aux éléments fixes que l'on y trouve : azote, oxygène, acide carbonique et eau.

« Cette action, nulle le plus souvent au niveau du sol, s'effectue avec lenteur mais en croissant d'intensité à mesure que l'on s'élève, comme le degré d'ozonisation de l'atmosphère, et n'est complète qu'à une hauteur variable, plus ou moins grande suivant son état électrique. Dans les couches intermédiaires, si l'on ne peut atteindre à cette hauteur, l'air sera toutefois, en raison du niveau de ces couches, plus pur, non-seulement parce que les principes délétères seront

---

(1) Les observations ozonométriques faites paraissent indiquer une certaine coïncidence entre l'ozonisation de l'atmosphère et diverses épidémies. Elle serait considérable pendant les épidémies de grippe, et lorsque les affections de poitrine sont nombreuses; l'inverse aurait lieu, et elle serait même nulle pendant le choléra, la malaria, et lorsque les fièvres paludéennes sévissent fortement. (*Note de M. Angiboust.*)

plus dilués, mais encore parce qu'ils seront en partie détruits; plus actif, parce qu'il sera plus ozonisé.

« En résumant ces diverses considérations, l'air neuf que l'on donne aux malades devant présenter ces deux propriétés, pureté et activité, il sera toujours utile dans les pays salubres, et indispensable dans les pays malsains, humides, à miasmes paludéens, comme Rochefort, de le puiser à une assez grande hauteur.

« Il serait difficile de préciser un chiffre à cet égard; nous pensons toutefois que les prises d'air neuf devraient toujours êtres placées au-dessus des maisons et des arbres environnants, et, dans les circonstances défavorables, au moins à huit ou dix mètres au-dessus.

« Si l'on compare maintenant les deux systèmes principaux de ventilation par appel et par injection, on voit que le premier présente sur le second les inconvénients suivants, qui ne sont compensés par aucun avantage particulier, savoir :

1° De produire l'hiver une ventilation efficace d'une intensité moindre et toujours trop faible;

2° De ne pouvoir ventiler l'été avec l'air neuf;

3° De donner lieu à d'énormes rentrées d'air ;

4° De ne pouvoir fonctionner qu'avec des prises d'air neuf placées au pied des bâtiments, ou, au plus, au niveau des salles.

« Chacun de ces inconvénients en particulier serait suffisant pour faire rejeter le système de l'appel. » ....

Ces théories paraissent dignes d'attention; toutefois, les procédés ozonométriques ne sont pas assez exacts dans leurs résultats, et les effets de l'air ozonisé sont encore trop peu connus pour qu'il soit possible, selon nous, d'en tirer des inductions au point de vue de l'hygiène.

D'autres savants, et ceux-là ne sont pas les moins nombreux, englobant dans une même appréciation les différents systèmes mécaniques que nous venons d'examiner, semblent incliner de préférence vers les moyens naturels de ventilation.

Opinion de M. le docteur Larrey sur la ventilation de l'hôpital Lariboisière.

« Le système d'aération présumé l'un des meilleurs jusqu'à présent, dit M. le docteur Larrey, « celui de Lariboisière, ne soustrait pas cependant ce bel hôpital aux complications morbides « observées autre part, les érysipèles et les affections diphtériques, les fièvres puerpérales .... « Si ingénieux que soient les différents systèmes de MM. Léon Duvoir-Leblanc, Thomas et « Laurens, Van Hecke, Grouvelle et Chevalier, etc., etc....., ils ne semblent pas avoir jusqu'à « présent une influence sensible sur la diminution de la mortalité..... Ils semblent disperser les « miasmes sur place, sans les expulser ou sans les détruire.

« Quoi qu'il en soit du perfectionnement de la ventilation artificielle, l'aération naturelle par « les fenêtres opposées des salles reste le moyen le plus simple et le plus facile à employer, en « y joignant des ouvertures mobiles à leur partie supérieure ou des vasistas, pour préserver les « malades du contact direct de l'air. Cette disposition existe dans la plupart des hôpitaux de la « marine, dont le chauffage est généralement établi par de grandes cheminées, si favorables en « même temps à l'élimination des miasmes délétères qu'elles attirent, en les chassant au dehors, « et à la récréation des malades, qui s'attristeraient de ne point voir la lumière du foyer (1). »

L'installation des trois systèmes Duvoir, Thomas et Laurens, et Van Hecke, devant

(1) *Notice sur l'hygiène des hôpitaux militaires*, par M. le baron Larrey (1862), page 26 et 27.

forcément se combiner avec la construction des ouvrages principaux de l'édifice, ne saurait, à moins de dépenses que la situation des finances hospitalières nous interdit de faire, être étendue à la généralité des hôpitaux et hospices dont les anciennes distributions, est-il besoin de le dire, se prêtent mal aux applications de la ventilation artificielle.

Dans l'impossibilité de l'introduire ailleurs que dans les constructions neuves, l'Administration s'est depuis longtemps préoccupée d'y suppléer par les moyens que la science pouvait lui fournir.

Construction d'un nouvel appareil destiné à améliorer l'aération des salles.

Plusieurs projets ont été successivement essayés ; en ce moment encore, l'ingénieur de l'Administration surveille la construction d'un appareil d'une installation facile, destiné à améliorer l'aération des salles; moins efficace, à coup sûr, pour le renouvellement de l'air, que les appareils mécaniques de MM. Thomas-Laurens et Van Hecke, il n'en sera pas moins, si les espérances qu'il nous laisse entrevoir se réalisent, une grande et utile amélioration pour l'hygiène de nos salles de malades et d'indigents (1).

Mais quelles que soient les imperfections des applications faites jusqu'à ce jour pour la ventilation artificielle des salles de malades, quel que soit l'avenir que la science réserve aux procédés qui ont pour objet leur complet assainissement, il nous paraît certain que les causes d'infection que développe tout rassemblement de personnes atteintes d'affections morbides exigent des moyens énergiques dont l'action doit être régulière, permanente et proportionnée aux besoins de la salubrité des salles. Il faudra donc toujours, ce nous semble, en revenir aux systèmes perfectionnés, qui seuls peuvent procurer ces avantages.

Nous savons que quelques chirurgiens, admirateurs trop zélés des hôpitaux an-

(1) Dans les salles des hôpitaux qui ne sont pas encore pourvus d'un système spécial de ventilation, le renouvellement normal de l'air ne s'effectue que par les fissures des portes et fenêtres et par les bouches des calorifères ou poêles servant au chauffage.

Cette ventilation, qu'il est difficile d'évaluer exactement, mais qu'on ne peut, en général, supposer supérieure à 20 mètres cubes par heure et par lit, est évidemment insuffisante, et il serait à désirer que l'Administration eût à sa disposition un instrument facile à installer à peu près partout, sans grands frais, et permettant d'augmenter d'une manière très-notable la ventilation dont on vient de parler.

Il paraît facile d'obtenir ce résultat au moyen d'un appareil de la forme d'un poêle renfermant un foyer à coke, et muni d'une double enveloppe disposée de telle sorte que l'air aspiré dans la salle par la partie inférieure s'élève dans un conduit concentrique au tuyau de fumée, et s'échappe ensuite dans l'atmosphère.

Il n'est pas encore possible de faire connaître des résultats d'expérience. Un appareil est actuellement en construction, et ne pourra être essayé que dans quelques jours ; mais il résulte de calculs nullement exagérés qu'avec une combustion de 2 kilog. de coke par heure, on pourra enlever de la salle, dans le même temps, environ 1,000 mètres cubes d'air, ce qui correspond à 50 mètres cubes par malade pour une salle de 20 lits. Pour un plus grand nombre de lits, la consommation de coke serait proportionnelle, et d'après le prix actuel de ce combustible, on dépenserait 0 fr. 0037 par heure et par lit, environ 0 fr 09 en 24 heures.

Le coke serait préférable à la houille, parce que la combustion se maintenant 7 à 8 heures sans qu'il soit nécessaire de toucher au foyer; le service est plus facile.

Toutefois, cet appareil, exigeant la combustion du charbon dans les salles, ne pourra guère servir qu'à la ventilation d'hiver; c'est d'ailleurs la plus nécessaire, puisqu'en été il y a beaucoup moins d'inconvénients à ouvrir les fenêtres. (Rapport de M. Ser, ingénieur, chef des services techniques de l'Administration, 14 avril 1862).

glais, rejettent très-résolûment tout système de ventilation mécanique, et préconisent l'emploi exclusif des cheminées chauffées au charbon de terre, pour opérer à la fois le chauffage et la ventilation des salles de malades.

Mais nous répondrons à ces partisans de ces prétendues nouveautés qu'ils se trompent, et sur les effets qu'ils attribuent aux procédés de ventilation artificielle, et sur les avantages dont ils dotent gratuitement, contrairement aux lois les plus élémentaires de la physique, les divers modes de chauffage et de ventilation par les foyers de cheminée.

Chauffage et Ventilation par les foyers de cheminée. — Examen de ce système.

Et d'abord, quelle est la puissance calorifique d'un foyer tel que ceux qui fonctionnent dans les grands appartements?

Si la chaleur produite par le combustible, dans une cheminée ordinaire, est représentée par 100, la chaleur utilisée pour le chauffage normal de la pièce et des personnes qui s'y trouvent, dans l'hypothèse où l'on emploierait la houille ou le coke, ne dépasse pas 12. Lorsque le foyer est alimenté avec du bois, on n'obtient plus que 7 0/0 de la puissance calorifique du foyer.

La plus grande partie de la chaleur dégagée, c'est-à-dire 88 0/0 dans la première hypothèse, et 92 dans la seconde, va donc se perdre dans l'atmosphère. C'est ce qui faisait dire spirituellement à un savant distingué que, dans les maisons de Paris, avec le système actuel de nos cheminées, ce qu'il y a de mieux chauffé, ce sont les toits (1).

Aujourd'hui, pour produire 15 à 18° de chaleur dans les salles, nous dépensons pour 350,000 francs environ de combustible. Or, comme les appareils employés utilisent au moins 50 0/0 de la chaleur dégagée par le foyer, il faudrait, pour obtenir avec les cheminées la même température, une consommation et une dépense de combustible quatre ou cinq fois plus grande. Il s'agirait donc d'augmenter le budget de notre chauffage, au minimum de 1,050,000 fr., et au maximnm de 1,400,000 francs.

Le plus grave inconvénient de la généralisation du système des cheminées serait de procurer une chaleur très-inégale, précisément dans les lieux où il importe le plus qu'elle soit bien répartie. Il faut aussi remarquer que, la cheminée ne pouvant être alimentée que par l'air froid venant du dehors, les malades se trouvent le plus souvent exposés, d'un côté, à l'action trop vive de la chaleur rayonnante, et de l'autre, à des courants d'air incommodes et dangereux. Ces inconvénients avaient déjà attiré autrefois l'attention des médecins et de l'Administration, et c'est pour satisfaire au besoin reconnu généralement qu'on a eu recours au système des calorifères. Je ne mentionne qu'en passant les inconvénients résultant d'une fumée incommode, qu'on ne saurait toujours éviter, malgré les précautions prises, de la malpropreté produite par d'incessantes manipulations de combustible, enfin de l'augmentation de dépenses de main-d'œuvre qu'elles entraîneraient.

Préférence accordée par l'Administration aux calorifères à air chaud.

(1) Péclet, *Traité de la chaleur*, 1re édition.

J'ajouterai qu'on ne saurait, avec le système des cheminées, obtenir à la fois un bon chauffage et une bonne ventilation. L'hiver, il ne faudrait pas moins de quatre foyers pour chauffer à peu près uniformément une salle moyenne, comme celles de Lariboisière. La ventilation pourrait être alors suffisante; mais on conçoit que, l'été, il serait impossible d'entretenir ces foyers sans élever la température des salles et les rendre tout à fait inhabitables, ce qui revient à dire qu'il faudrait renoncer à toute ventilation pendant les nuits d'été.

Dans les hôpitaux anglais, les salles ne possèdent en général qu'une ou deux cheminées simples ou accouplées, et les chirurgiens qui ont recommandé ce mode paraissent croire qu'il est suffisant pour donner la chaleur nécessaire et une convenable ventilation. Or, nous inclinons à penser que ces praticiens se sont mépris : s'ils n'ont point constaté d'odeur dans les salles, ils n'ont pas remarqué sans doute, ce qui est pourtant bien établi, au moins pour la chirurgie, que, même pendant l'hiver, on fait ouvrir plusieurs fois les fenêtres, notamment au moment de la visite du chef de service.

Une autre erreur des partisans des cheminées, c'est de prétendre que l'air vicié des salles, auquel le foyer fait appel, soit brûlé en s'échappant dans l'atmosphère, tandis qu'avec les procédés de la ventilation mécanique, l'air attiré ou propulsé dans les conduits évacuateurs, se répandant dans la région même de l'hôpital, y serait repris et ramené dans son état d'impureté.

D'abord il est inexact que l'air, qui, par l'attraction des foyers allumés dans les lieux d'habitation, s'élève dans les cheminées, en sorte épuré par la combustion : c'est à peine si, dans ce mode, le dixième des quantités expulsées subit l'action du feu ; les neuf dixièmes au moins de l'air des salles sont donc évacués dans l'état de viciation où ils se trouvent. Bien plus, l'air nouveau appelé ainsi dans les salles est fourni surtout par les corridors et les escaliers qui, étant en communication constante avec celles-ci, ne contiennent que de l'air plus ou moins impur.

Avantages de la ventilation mécanique.

Au contraire, le système de la ventilation mécanique a l'avantage de permettre d'établir la prise d'air au point le plus favorable, c'est-à-dire loin des tuyaux évacuateurs de l'air sortant des salles, et même au milieu des jardins et de la végétation, lorsqu'il en existe, comme à Necker. Alors l'air introduit dans les salles est réellement pur et approprié aux besoins des malades. Ce n'est point sérieusement qu'on prétendrait que la région même de l'hôpital, quel que fût le choix de sa situation, serait rendue insalubre par le fait de l'expulsion de l'air vicié ; autant vaudrait-il soutenir qu'un seau d'eau corrompue jeté dans la Seine au pont d'Austerlitz serait suffisant pour troubler le cours du fleuve, et rendre impropre à l'alimentation l'eau qui serait puisée au pont de la Tournelle.

C'est ainsi que, dans leur confiante admiration pour les hôpitaux de l'étranger, plusieurs personnes n'ont pas craint d'avancer des propositions singulières pour expliquer, autrement que par la chirurgie elle-même, les résultats constatés par des statistiques anglaises dont nous apprécierons plus loin la valeur.

L'étude que nous venons de faire de la ventilation artificielle appliquée à la salubrité des salles nous amène naturellement à parler des moyens qu'elle procure de les rafraîchir pendant les chaleurs souvent si accablantes de l'été.

Il y a certains moments de l'été où le séjour de ces salles est véritablement intolérable. L'exagération de l'évaporation cutanée des malades et le soin que prennent les serviteurs de fermer hermétiquement les fenêtres, afin d'empêcher l'accès de la lumière et de la chaleur extérieure, augmentent rapidement la masse des miasmes morbides, et par suite les chances ordinaires de contagion. Le malade, déjà affaibli, perd bientôt ce qu'il pouvait encore conserver de force de résistance contre les principes délétères qui l'environnent, et quelquefois on voit au malaise général qui s'était d'abord emparé de lui succéder un état de complète prostration. Cette situation, fâcheuse pour tous les malades, l'est surtout pour les blessés et les opérés.

A ce point de vue de l'hygiène hospitalière, les appareils ventilateurs qui permettent d'abaisser sensiblement en été la température des salles de malades sont donc une des améliorations les plus utiles qu'on ait introduites dans le service : ceux qui fonctionnent dans les hôpitaux Beaujon, Necker et Lariboisière donnent, quoi qu'on ait pu dire, de très-bons résultats : leur puissance réfrigérante est telle qu'il y a toujours, pendant les plus fortes chaleurs de l'été, une différence de 4°, et souvent de 5°, entre la température générale du dehors et la température intérieure des salles ventilées.

Appareils ventilateurs utilisés pour le refroidissement des salles pendant l'été.

M. Angiboust, dans le mémoire que nous avons déjà cité, résume ainsi les moyens employés pour effectuer le refroidissement des salles et son opinion sur l'application la plus utile à donner à cette importante question.

« L'on s'est beaucoup occupé du refroidissement des salles d'hôpitaux pendant les grandes « chaleurs de l'été, et chaque projet de chauffage et de ventilation indique toujours divers pro- « cédés, se résumant, du reste, dans l'emploi de la glace ou l'introduction de la vapeur d'eau « dans l'air neuf. Mais soit qu'à Paris, où cette question a été le plus agitée, le refroidissement « ne soit jamais un besoin bien vif, soit que l'on n'ait pas encore trouvé de procédé à la fois « efficace et économique, aucun procédé de refroidissement ne fonctionne ni n'est établi dans « les hôpitaux, même les mieux pourvus sous le rapport du chauffage et de la ventilation. En « dehors, l'on trouve seulement deux exemples de refroidissement : l'Opéra-Comique et la salle « des séances publiques de l'Institut, mais où le système suivi, basé sur la vaporisation de l'eau, « ne fonctionne que par intermittence et avec un succès douteux.

« Le refroidissement des lieux habités s'opère par le refroidissement de l'air neuf in- « troduit.

« Ce refroidissement, d'après Péclet, peut s'obtenir de quatre manières différentes :

« 1° Par une action mécanique, en comprimant l'air neuf et le dilatant au moment de son « introduction ;

« 2° Par l'évaporation, en le faisant passer sur des surfaces humides ;

« 3° En le faisant circuler dans des conduits refroidis artificiellement par de la glace ou un « autre réfrigérant ;

« 4° Enfin en le faisant passer par des conduits souterrains dont la température, à peu près « constante, est sensiblement égale à la température moyenne à la surface du sol. »

Après avoir établi que le premier moyen est impraticable, en ce sens que, pour obtenir une compression de $\frac{6}{100}$ d'atmosphère, ou, en mercure, de 46 millimètres, il faudrait une machine à vapeur de 180 à 240 chevaux, représentant pour la partie ventilée de l'hôpital Lariboisière une force de $\frac{3}{8}$ à $\frac{4}{8}$ de cheval par malade ; que le refroidissement par la vapeur d'eau, changeant la composition de l'air neuf, dans lequel il introduit une nouvelle quantité d'humidité, n'a qu'une action très-bornée sur l'organisme, et refroidit seulement l'enceinte sans rafraîchir les individus qu'elle contient (1); que la quantité énorme de glace que nécessiterait l'emploi du troisième procédé le rend à peu près impossible tant que la glace ne sera pas à très-bas prix, ou que l'on ne pourra pas produire du froid aussi économiquement que de la chaleur (2) ; après avoir également reproché au quatrième moyen d'injecter dans les salles un air trop froid pendant la nuit, et en tout temps trop imprégné d'humidité, M. Angiboust conclut cependant à l'adoption des conduits souterrains, qui sont la base du système :

« Nos conclusions sur le refroidissement se bornent ainsi aux points suivants :
« Ventilation énergique par injection ;
« Prises d'air élevées ;
« Conduits souterrains étanches et très-peu conducteurs de la chaleur ;
« Enfin, mais seulement pour les pays chauds, humides et miasmatiques, légère déshydratation de l'air neuf par des grilles chargées de chlorure de calcium. »

§ III. — DES DIFFÉRENTS SYSTÈMES DE LATRINES ET DE VIDANGES.

L'installation d'un bon système de latrines a toujours été considérée par l'Administration comme une des conditions essentielles et capitales de la salubrité des hôpitaux et des hospices, et par conséquent, l'objet de ses sérieuses préoccupations.

(1) Le réfrigérant qui fonctionne à l'Institut en est une preuve. Il refroidit l'air neuf par évaporation, mais aussi par l'eau dont on se sert, qui, tirée d'un puits, n'est qu'à 12°. l'abaissement de la température de l'air intérieur varie de 4° à 6°. Bien que les conditions de ce refroidissement soient plus avantageuses que s'il était obtenu par l'évaporation seule, il ne produit, d'après les renseignements qui nous ont été donnés, aucun soulagement, et occasionnerait même un certain malaise.

(2) M. Louis Figuier rend compte (*Année scientifique et industrielle*, 1860, 4e année, p. 472) d'observations relatives à l'abaissement de température, produit dans une usine par des ventilateurs dont les conduits circulent à travers de la glace. Les tuyaux d'air se trouvent continuellement noyés dans une glacière placée à la partie supérieure du bâtiment ; l'air froid, qui y est plus lourd que l'air intérieur, descend successivement dans les différentes pièces de l'établissement, et se renouvelle constamment, en s'échappant par les moindres ouvertures. « C'est, on le voit, la disposition inverse à celle de nos calorifères d'appartement ; mais le principe physique est le même ; il consiste dans la différence de densité des deux courants d'air qui doivent se remplacer mutuellement. On place ici l'air froid à la partie supérieure de l'édifice, par la même raison qui fait placer, dans nos calorifères, la source d'air chaud à la partie inférieure du bâtiment. »

A différentes époques, des Commissions ont été chargées d'étudier les améliorations que nos Établissements étaient susceptibles de recevoir sous ce rapport.

Les Commissaires de l'Académie des Sciences, dont nous avons eu déjà si souvent l'occasion de recueillir le jugement et les idées, ne pouvaient manquer d'y donner une attention particulière :

Avis de la Commission de l'Académie des Sciences sur la situation et la tenue des latrines.

« Les latrines et leur position sont un objet important dans la création d'un hôpital; il « serait bon qu'elles fussent isolées et éloignées, mais la commodité peut engager à les placer « aux extrémités des parallèles... C'est un objet qui doit être médité et combiné avec l'Ar« chitecte, les plans à la main, pour se décider sur le local et en mettre à profit tous les avan« tages (1). »

« Presque tous les Hôpitaux en Angleterre ont des latrines à l'anglaise; elles sont à côté « des salles, pour la commodité des malades. Nous comptons bien proposer pour nos hôpitaux « et cette espèce de latrines et cette disposition; mais cet usage sera très-mauvais, si ces « latrines ne sont pas tenues avec la plus grande propreté (2). »

C'est qu'en effet, l'agglomération sur un même point de malades indigents, fort peu disposés par leurs habitudes et leur genre de vie à pratiquer les soins de propreté que l'Administration ne cesse de recommander, a toujours été et sera longtemps encore un obstacle à ce que les latrines des hôpitaux deviennent jamais ce que les Commissaires de l'Académie des Sciences eussent voulu qu'elles fussent : « le lieu le mieux tenu et le plus soigné de l'hôpital. »

L'établissement de fosses d'aisances avait été rendu obligatoire dans la ville de Paris vers le milieu du XVIe siècle, mais sans qu'on eût prescrit pour ces ouvrages un mode spécial de construction; aussi presque partout on s'était borné à établir des fosses murées seulement sur les parois : le sol formant le fond absorbait une partie des liquides, et ne conservait qu'un résidu peu considérable de matière dont la vidange n'avait lieu qu'à de longs intervalles.

Décret du 10 mars 1809, qui réglemente la construction des fosses.

Le décret du 10 mars 1809 est le premier acte qui ait réglementé la construction des fosses. Il statue qu'elles devront être à l'avenir des réservoirs complétement étanches. Ces dispositions, que reproduit et développe l'ordonnance du 17 septembre 1819, ont fait disparaître presque partout dans Paris les anciennes fosses perméables; mais il en est résulté cet inconvénient non moins grave pour nos Établissements, c'est que la fosse, devenant pour les liquides et solides constamment en contact un réceptacle toujours en fermentation qui développe incessamment une quantité considérable de gaz putrides, nous avons eu à combattre un principe nouveau et non moins actif d'infection.

Le choix que l'on avait fait de l'île des Cygnes pour l'emplacement d'un nouvel

---

(1) Rapport du 22 novembre 1786, page 114.

(2) Troisième rapport, 12 mars 1788, page 18.

Hôtel-Dieu, à une époque où l'usage des fosses était encore peu répandu, tenait surtout à la possibilité de se débarrasser complétement et rapidement de toutes les déjections.

Dans son projet de remplacement de l'Hôtel-Dieu, la Commission de l'Académie des sciences réglait ainsi la vidange des trois établissements placés sur la rive droite :

« Quant à la décharge des immondices et à la vidange journalière des fosses, nous croyons « qu'on y pourra pourvoir, à l'égard des maisons de la Roquette, de Saint-Louis et de « Sainte-Périne, au moyen du grand égout Turgot qui fait le tour de la moitié de Paris, « depuis le Pont-aux-Choux jusqu'à Chaillot. Ces trois hôpitaux n'en sont pas assez éloignés « pour qu'on ne puisse pas conduire de chacune de ces maisons des égouts particuliers à ce « grand égout.

« Cet égout particulier est déjà construit en partie à Chaillot : on en a fait un, il y a « quelques années, de ce côté, qui, au moyen d'une communication, servira à l'hôpital de « Sainte-Périne. Les immondices seront portées par ces égouts et chassées par l'eau qu'on y « fera tomber en masse des réservoirs construits dans chacun de ces trois hôpitaux. Ces amas « d'eau étant lâchés, s'il se peut, à la fois et à la même heure dans ces trois maisons, procure- « ront une quantité d'eau considérable qui circulera autour de Paris et lavera l'égout jusqu'à « Chaillot, où il se jette dans la rivière. Cet égout en sera donc mieux tenu, plus propre, et il « aura moins d'odeur dans les endroits où il est encore découvert (1). »

Dans les anciens hôpitaux, l'Administration se trouvait, nous l'avons dit, en présence de difficultés insurmontables, résultant de dispositions locales et des habitudes mêmes de la population assistée ; ne pouvant supprimer ce qui existait, elle a dû se borner à améliorer, s'appliquant surtout à exécuter ponctuellement les prescriptions de l'autorité, qui, obligatoires pour tous les propriétaires d'immeubles, avaient pour but une nouvelle appropriation des anciens récipients et la construction de tuyaux d'évent élevés jusqu'à la hauteur des souches de cheminées des bâtiments.

En 1839, la Commission du Conseil général des hospices, ainsi que la Commission médicale, qui eurent à apprécier les plans de l'hôpital Lariboisière au point de vue de l'hygiène et de la salubrité, s'unirent pour recommander à l'architecte de donner des soins tout spéciaux à l'installation des latrines :

« La Commission, disait l'organe du corps médical, n'a vu dans les plans aucun indice d'une « disposition qui aurait pour objet l'élévation de l'eau dans tous les étages et sa distribution « dans toutes les parties des bâtiments.

« On ne peut oublier qu'une eau potable de bonne qualité et une eau abondante pour le service « de propreté sont au nombre des premières nécessités d'un hôpital, et que l'une et l'autre « doivent être portées et distribuées dans tous les services.......

« Comme partie importante du service de propreté, les latrines appellent une attention d'au- « tant plus spéciale qu'ici elles ne seront point établies sur un courant qui entraîne incessamment

(1) Rapport du 20 juin 1787, page 13.

« les matières. Il est indispensable qu'elles puissent être souvent et facilement lavées à grande « eau, et de plus, qu'un appel bien établi y agisse sans interruption (1). »

A son tour, la Commission du Conseil général des hôpitaux s'exprime ainsi :

« La Commission médicale demande, sans proposer de plan particulier, que l'architecte apporte « un soin spécial à l'établissement des latrines. Nous ne pouvons que joindre notre recomman- « dation à la sienne, en faisant remarquer que c'est un des services qui laissent le plus à désirer « jusqu'à présent dans la plupart de nos établissements (2). »

Améliorations apportées par l'Administration, en 1851, dans l'exécution des vidanges.

A défaut de réformes plus radicales, nous voyons l'Administration apporter, dès 1851, une amélioration considérable dans son système de vidanges, en faisant précéder l'extraction des solides de la désinfection et de l'écoulement des liquides.

Des expériences déjà anciennes avaient démontré la possibilité de désinfecter économiquement les matières abandonnées dans les fosses d'aisances. Les procédés de désinfection par les agents chimiques, assez variables dans les détails, se rattachent tous à une même réaction :

« Les matières contenues dans les fosses subissent une putréfaction dont le résultat est la pro- « duction de carbonate et de sulphydrate d'ammoniaque et d'acide sulphydrique. En traitant ces « matières par des sulfates ou des chlorures métalliques, les sels ammoniacaux très-volatils (car- « bonate et sulphydrate) se transforment en sulfate-chlorhydrate d'ammoniaque, sels relativement « fixes, et en sulfure métallique insoluble.

« Le désinfectant économique est le sulfate de fer; mais, comme il tache en jaune les corps « sur lesquels il coule, et que le produit désinfecté tache en noir les points où se fait un dépôt de « sulfure de fer, on lui préfère le sulfate de zinc qui est plus cher, mais qui n'a pas ces inconvé- « nients (3). »

Essais de désinfection pratiqués à la Salpêtrière.

En 1856, le sieur Kraemer, se disant inventeur d'un procédé spécial de désinfection, fut chargé d'assainir les latrines de la Salpêtrière, dont l'égout n'est complétement balayé que dans les grandes eaux de la Seine.

D'autres industriels (MM. Ledoyen, Beauvallon et Larnaudès), également pourvus de brevets, demandant alors à entrer en concurrence avec le sieur Kraemer, une Commission composée de MM. Bouchardat, Moissenet et Tardieu (4) fut chargée

(1) Rapport de la Commission médicale chargée d'examiner les plans de l'hôpital Lariboisière. (13 novembre 1839.)

(2) Rapport de la Commission du Conseil général des hospices. (11 décembre 1839.)

(3) Rapport de M. Grassi sur la construction et l'assainissement des latrines et fosses d'aisances, page 14. — 1859 — On peut consulter aussi sur la question un remarquable rapport de M. Parent Duchatelet, intitulé : *Rapport sur les améliorations à introduire dans les voiries, les modes de vidanges et les fosses d'aisances de la ville de Paris* (1835).

(4) Les deux premiers furent remplacés plus tard par MM. Cazalis et Fermond.

d'expérimenter leurs différents procédés et de rechercher les conditions que devait remplir un bon désinfectant pour produire une action durable.

Les travaux de cette Commission déterminèrent pour plusieurs cas, et d'une manière précise, les bases et le mode d'emploi des réactifs désinfectants qui devaient être préférés.

Par suite, l'Administration se détermina à faire opérer, d'une manière permanente, dans les établissements hospitaliers, la désinfection des latrines et des matières contenues dans les fosses.

Ainsi, tandis que le sieur Kraemer continuait dans quelques hôpitaux, et notamment à la Salpêtrière, l'application de son système, un nouveau traité, comprenant la généralité des autres établissements hospitaliers, était passé avec le sieur Paulet, déjà chargé d'un service analogue par plusieurs administrations publiques.

Ces marchés, expirés depuis dix-huit mois, n'ont pas été renouvelés pour diverses causes qui seront énoncées tout à l'heure.

Disons-le cependant, l'emploi de ces palliatifs ne faisait nullement perdre de vue des réformes plus radicales que poursuivait l'Administration, et qu'elle crut un moment avoir trouvées dans l'ordonnance du 29 novembre 1854, touchant la séparation des matières solides et liquides.

« Il est évident, disait une Commission du Conseil de Salubrité, que la première des conditions « pour obtenir un résultat à la fois économique et salubre, est de séparer, sur les lieux mêmes « de la production, les matières solides d'avec les matières liquides, d'enlever celles qui ont une « valeur intrinsèque et de rejeter celles qui ne sont qu'embarrassantes (1). »

Les appareils diviseurs de M. Dugléré, particulièrement recommandés par le Conseil d'hygiène, furent donc installés dans plusieurs établissements. Mais, en 1856, à la suite d'accidents survenus, l'autorité supérieure cessant d'en prescrire l'emploi exclusif, l'Administration hospitalière dut renoncer à poursuivre à grands frais l'application d'un système qui n'était pas encore suffisamment étudié.

Aération des cabinets et des fosses.

Si l'aération des cabinets et des fosses laisse généralement tant à désirer dans les anciens établissements, elle a pu du moins être assurée dans les constructions nouvelles où fonctionnent des appareils de ventilation. Voici à cet égard les résultats constatés par M. Grassi, ancien pharmacien en chef des hôpitaux, dans le rapport déjà cité, qu'il adressait au Ministre de l'Intérieur, sur les meilleurs moyens d'assainissement qu'on peut appliquer aux latrines et fosses d'aisances des établissements hospitaliers.

(1) Conclusions d'un rapport sur les améliorations à introduire dans les voiries les modes de vidanges et les fosses d'aisances de la ville de Paris (1835). Commission composée de MM. Labarraque, Chevalier et Parent-Duchâtelet. (*Annales d'Hygiène publique*, tome XIVe, première partie, 1835, page 320.)

« Dans le pavillon n° 4 de l'hôpital Beaujon et dans le bâtiment des hommes de l'hôpital Nec-
« ker, on a établi un système de ventilation par injection. Au moyen d'un ventilateur, on introduit
« de l'air neuf dans les salles, dont l'atmosphère acquiert ainsi un très-faible excès de pression
« sur l'atmosphère extérieure. Cet excès de pression suffit pour déterminer la sortie de l'air vicié.
« Les latrines placées à l'extrémité des salles participent à cette ventilation, et ont été complète-
« ment assainies par ce procédé très-simple.

« Une ouverture est pratiquée au bas de la porte qui fait communiquer le cabinet avec la salle:
« c'est par elle qu'arrive l'air venant de la salle; au plafond du cabinet, se trouve l'ouverture
« d'un tuyau qui monte jusqu'au toit : il est destiné à donner issue à l'air. Celui-ci, entrant par
« la partie inférieure de la porte, se dirige diagonalement vers l'ouverture de sortie en balayant
« l'atmosphère du cabinet. A Beaujon, un simple couvercle de bois est placé sur le siége ; à
« Necker, le siége est libre; cependant aucune odeur infecte ne se manifeste, parce que, l'atmo-
« sphère du cabinet ayant toujours un très-léger excès de pression, les gaz de la fosse ne tendent
« pas à remonter.

« A l'hôpital Necker, nous avons été témoins d'une expérience décisive: l'appareil de ventila-
« tion était arrêté, et les latrines avaient une odeur infecte. Nous avons mis l'appareil en mouve-
« ment, et au bout d'une demi-heure, les croisées étant fermées, l'odeur avait complétement
« disparu (1). »

A l'hôpital Lariboisière, des résultats aussi décisifs ont pu être constatés.

Le service des vidanges, qui entraîne avec lui tant d'embarras et de dépenses, n'a jamais été suivi avec plus de soin qu'aujourd'hui par l'Administration, et nous en offrons la preuve dans l'empressement qu'elle a mis constamment à se prêter à toutes les expérimentations nouvelles : elle a étudié pratiquement les procédés Lesage et Salleville, et, tout dernièrement encore, le système de vidanges dit hydro-barométrique, qu'elle eût volontiers admis à fonctionner dans ses établissements, si la société qui l'exploite s'était trouvée en position de prendre le service à des conditions satisfaisantes.

Une dernière amélioration, également importante au point de vue de l'économie et de l'hygiène, vient encore d'être introduite dans les vidanges des hôpitaux, par suite de l'autorisation qu'elle a sollicitée et qu'elle a reçue, de faire opérer des alléges dans les fosses par ses propres agents, après désinfection des parties liquides.

A cet effet, les établissements dans lesquels cette opération peut être effectuée ont été divisés en cinq groupes, selon les quartiers. Un outillage spécial a été affecté au service de chacun de ces groupes, et déposé dans un des établissements qui le composent. Des serviteurs choisis dans le personnel de chaque maison désinfectent et étanchent ainsi les liquides contenus dans les fosses, ne laissant plus à l'entrepreneur que les matières solides à enlever.

Le marché passé, comme nous l'avons dit, avec le sieur Paulet pour la désin-

(1) Rapport de M. Grassi sur la construction et l'assainissement des latrines et fosses d'aisances, page 31.

fection permanente des latrines de plusieurs hôpitaux, expirait le 1er janvier 1860. L'Administration, tout en constatant un résultat relativement satisfaisant, se demanda s'il n'était pas dû plutôt à des soins constants de propreté qu'à l'emploi de procédés plus ou moins nouveaux, et s'il y avait réellement utilité de renouveler des abonnements pour un service qu'elle pouvait si facilement et si économiquement faire elle-même.

Une nouvelle Commission a été spécialement chargée de répondre à cette double question : elle se compose de MM. Blondel, Ser, Bouchardat, Boudet et Grassi, et poursuit actuellement le cours de ses recherches.

En résumé, l'Administration hospitalière a toujours exécuté non-seulement avec ponctualité les prescriptions réglementaires sur les vidanges et les latrines ; mais, désireuse d'introduire des améliorations dans ce service, elle n'a jamais laissé échapper l'occasion d'étudier pratiquement, toutes les fois qu'elle en a trouvé la possibilité, les procédés nouveaux qui venaient à se produire.

Si les résultats de ses efforts ne sont pas plus concluants, il faut s'en prendre à la science, encore bien peu avancée sur ce point, puisque l'édilité parisienne ne fait elle-même que poser à ce sujet le problème à résoudre :

« Procurer l'écoulement libre des eaux vannes sans infecter les égouts ; retenir dans les fosses « sans aucun déchet, et y concentrer, sous un faible volume d'un facile transport, l'engrais « puissant qu'elles renferment (1). »

Dans cette incertitude des moyens réellement efficaces pour prévenir l'infection des latrines des grands établissements publics, l'Administration devait surtout, tant en ce qui touche la construction des fosses que pour les procédés de vidange et de nettoiement, se conformer aux prescriptions réglementaires; et c'est un devoir auquel elle s'est toujours très-sérieusement appliquée.

Nous avons dit au début de ce paragraphe que les fosses étanches, bien que réalisant un progrès réel dans le système des latrines, avaient l'inconvénient d'augmenter la production des gaz putrides, et que l'ascension de ces gaz, qui s'effectue très-incomplétement par les tuyaux d'évent, se faisant en partie aussi par les tuyaux de chute restés ouverts, était devenue précisément la cause la plus active et la plus générale de l'infection des salles.

Appareils en usage dans les divers établissements de l'Administration.

Cette infection, facile à prévenir dans les habitations particulières par l'emploi des siéges munis d'appareils à fermeture hermétique et par des soins constants de propreté, l'est beaucoup moins, on le conçoit, dans les établissements publics, particulièrement dans les hôpitaux, et l'expérience n'a que trop prouvé combien le mé-

(1) Mémoire de M. le Préfet de la Seine sur les eaux de Paris (4 août 1854).

canisme compliqué de ces mêmes appareils était sujet à se détériorer rapidement par suite de manœuvres fréquentes, et combien aussi il y a de difficultés à prévenir à temps l'engorgement des tuyaux de chute. Plusieurs applications de ces appareils, faites jusqu'à présent à titre d'essai, ont donné généralement des résultats favorables; mais il faut dire qu'on a choisi de préférence, pour les réaliser, les hospices, dont la population sédentaire est plus facile à surveiller, et partant plus docile aux recommandations.

A La Rochefoucauld, des cuvettes en faïence avec tampons, dites cuvettes à l'anglaise, ont été placées dans les latrines. Convenablement tenues, elles interceptent complétement le passage des gaz de la fosse.

Il en a été de même à l'hospice des Incurables-femmes, où sont installés des appareils à peu près semblables.

L'expérience faite à l'infirmerie de la Salpêtrière offrait plus de difficultés; tout annonce cependant qu'elle ne sera pas moins satisfaisante. Là, on a eu recours à l'emploi de cuvettes hydrauliques en fonte et à siphon, communiquant avec le tuyau de chute, par un cône recourbé. Chaque fois que l'appareil fonctionne, la masse liquide, entraînant avec elle les solides dans le tuyau de chute, laisse cependant dans le siphon une quantité de liquide suffisante pour boucher complétement l'orifice du tube, et intercepte ainsi le passage des gaz.

Ces appareils donneront-ils dans les hôpitaux le même résultat ? C'est une nouvelle expérience à faire, et l'Administration vient de la tenter en faisant placer des cuvettes à siphon à Saint-Louis, à la Charité et à la Pitié (1).

Si la mesure y réussit, elle sera aussitôt étendue à d'autres hôpitaux ; dans le cas contraire, il restera à examiner si, en attendant que la science ait mis de nouveaux perfectionnements à la disposition de l'Administration, celle-ci ne devra pas revenir simplement aux appareils diviseurs combinés avec une meilleure disposition des tuyaux d'évent, car la principale difficulté du problème est dans la complète et parfaite aération des tuyaux de chute (2).

Système de latrines installé à l'hôpital de Berlin.

Nous terminerons ce que nous avions à dire sur le sujet traité dans ce paragraphe en reproduisant ici, à titre de renseignement, la description que M. le docteur Bonnafont

(1) Dix cuvettes à siphon du système qui fonctionne avec le plus de succès dans les hôpitaux de Londres vont être posées dans les latrines de plusieurs de nos hôpitaux.

(2) M. Viollet-Leduc, dans son *Dictionnaire raisonné de l'architecture du moyen âge*, nous fait savoir, à l'article *Latrines*, que la plupart des dispositions que nous nous efforçons d'introduire aujourd'hui dans nos établissements existaient dès le XVe siècle au château de Pierrefonds. Il donne le plan à chaque étage et la coupe longitudinale de la tour destinée aux latrines de la garnison, nous montrant la fosse complétement étanche, avec ses pertuis d'extraction, son ventilateur, et, chose inconnue de nos constructeurs, « un massif de pierres de taille « planté au milieu, afin de faciliter la vidange des matières. » Après avoir décrit les cabinets à chaque étage, la forme des siéges et la direction des trémies, M. Viollet-Leduc termine ainsi cet intéressant article : « La dernière « trémie se prolongeait, par une cheminée latérale, jusqu'au-dessus des combles, de manière à former appel, et « près du tuyau de prolongation de cette dernière trémie était disposé un petit foyer pour activer cet appel. Il faut « bien reconnaître que beaucoup de nos établissements occupés par un personnel nombreux, tels que les casernes, « les lycées, les séminaires, n'ont pas de latrines aussi bien disposées que celles-ci. Observons que, grâce au « pertuis latéral d'extraction de la fosse et au massif central, il était très-facile de faire des vidanges fréquentes « et promptes; que d'ailleurs toutes les entrées ménagées aux divers étages de cette tour consistent en des couloirs longs, détournés, ventilés eux-mêmes et fermés par des doubles portes. »

a donnée, à l'Académie impériale de Médecine, d'un système de latrines installé à l'hôpital de la garnison de Berlin, ainsi que dans quelques hôpitaux de l'Angleterre :

« Les lieux d'aisances se composent d'une grande pièce longue et étroite, divisée en dix ou « douze cellules, contenant chacune une seule cuvette et séparées entre elles par une cloison « en planches; puis, au moyen d'un ressort qui met en communication la porte de chaque cel- « lule avec la bascule de la cuvette correspondante, il en résulte un mécanisme qui fait que « chaque fois que la porte s'ouvre elle fait baisser la bascule et ouvre en même temps un réser- « voir qui déverse de l'eau en abondance dans la cuvette. La porte, se refermant toute seule, « ferme en même temps la bascule, ainsi que le réservoir d'eau; le malade n'a donc à se « préoccuper que d'une chose, c'est de verser exactement les matières dans la cuvette, ce à quoi « l'Administration veille d'une manière très-sérieuse, et punit sévèrement quiconque enfreint « cette règle.

« Cé système de lieux d'aisances m'a paru si propre, si ingénieux et si salubre, que je ne saurais « assez le recommander à l'attention de l'Académie, et surtout de ceux qui sont plus spéciale- « ment préposés à la surveillance hygiénique de nos hôpitaux et autres établissements pu- « blics (1). »

Sans méconnaître, en effet, ce que ce système de latrines peut avoir d'ingénieux, nous ne saurions cependant partager entièrement la confiance qu'il inspire à M. le docteur Bonnafont. Nous croyons savoir qu'il fonctionne en Angleterre dans quelques établissements peu importants, où naturellement la surveillance est plus facile que dans nos hôpitaux beaucoup plus peuplés. D'après ces mêmes renseignements, le mécanisme, assez compliqué d'ailleurs, de l'appareil serait, comme tous les mécanismes d'un emploi régulier et constant, sujet à de fréquents dérangements immédiatement suivis de l'encombrement des cuvettes. En outre, l'efficacité du système reposant en quelque sorte sur le lavage permanent des cuvettes, puisque chaque mouvement de porte y amène un courant d'eau assez considérable, son installation, on le voit, doit entraîner une dépense de liquide à laquelle, dans les conditions actuelles de nos établissements, il nous serait difficile de suffire, et des vidanges dont la fréquence présenterait peut-être plus d'inconvénients que le système lui-même ne peut procurer d'avantages.

Ces diverses causes nous portent donc à douter que le système préconisé par M. le docteur Bonnafont puisse jamais recevoir une application dans les établissements de l'Administration; c'est au surplus un des points à étudier (2).

---

(1) Séance du 14 février 1862, — page 385 du Bulletin de l'Académie de médecine.

(2) L'importance des améliorations apportées dans chaque partie des services se traduisant naturellement par l'importance même des chiffres de la dépense, il est utile de noter que, depuis le 1er janvier 1803 jusqu'au 31 décembre 1861, l'Administration a consacré à la reconstruction et à l'entretien des bâtiments hospitaliers une somme de.. 75,362,941 27

répartie ainsi qu'il suit:

Réparations ordinaires........................	29,112,707 31
Grands travaux, constructions nouvelles........	39,342,481 78
Acquisitions de terrains et d'immeubles........	6,907,752 18
TOTAL ÉGAL..............	75,362,941 27

Encore faut-il remarquer que dans cette somme ne sont pas comprises les dépenses auxquelles ont donné lieu la construction des hospices Saint-Michel, de la Reconnaissance, de Devillas et de Lambrechts, les fondateurs ayant légué les capitaux nécessaires à cet effet.

§ IV. — DU MATÉRIEL HOSPITALIER.

La salubrité des hôpitaux, et par cette expression il faut entendre l'ensemble des précautions et des règles qui constituent l'hygiène générale, ne réside pas exclusivement dans la bonne et rationnelle appropriation des bâtiments; elle dépend aussi, pour une part importante, des dispositions propres à procurer la meilleure installation des services et assurer le bien-être matériel des malades.

Quelque satisfaisante que soit la distribution des localités, si le service manque d'ordre et de propreté, si les soins ne sont pas donnés d'une manière intelligente et assidue, si la qualité de la nourriture ne vient pas en aide à la médication; en un mot, si l'action et la surveillance administratives font défaut, tous les avantages d'une bonne installation seront perdus, et les résultats devront nécessairement s'en ressentir.

Situation des maisons hospitalières, de 1789 à 1791.—Conséquences du régime des entreprises.

On sait quelle a été la condition des maisons hospitalières de 1789 à 1791, sous les Assemblées Constituante et Législative, et après 1792, sous la Convention nationale : sans cesse menacées dans leur existence, elles n'apportaient plus qu'un intérêt très-secondaire aux soins à donner aux malades, et leurs administrateurs eux-mêmes répudiaient à l'envi la charge de leur gestion. Le renouvellement continuel des commissions administratives, s'ajoutant à la pénurie des fonds, mit le comble au désordre. Le Directoire exécutif (1), après avoir constaté « que les maisons hos« pitalières étaient dans un état de dégradation totale, les magasins dénués de linge « et d'effets d'habillement, les approvisionnements des denrées les plus indispen« sables à chaque instant compromis, » avait espéré faire cesser cette déplorable situation en confiant à cinq entreprises, moyennant un prix de journée qui était de 1 franc pour les malades et variait de 62 1/2 à 95 cent. pour les vieillards et les infirmes, l'entretien, la subsistance et le traitement des indigents dans les hôpitaux et hospices de Paris (2). Nous devons espérer, disaient à cette occasion les membres du Directoire, que « les adjudicataires, dirigés par des vues d'ordre et de « philanthropie, seconderont par leur fortune, leur zèle et leur crédit, les améliora« tions que le Gouvernement veut apporter dans les établissements hospitaliers. »

Une expérience de trois années suffit pour détruire ces illusions. Il fallut renoncer au régime de l'entreprise comme aux entrepreneurs philanthropes, naturellement plus préoccupés de leurs intérêts que du bien-être des malheureux confiés à leurs soins.

En l'an x, le Conseil général des hôpitaux, déterminé par les mêmes motifs qui avaient, en l'an vii, engagé le Gouvernement à mettre les hôpitaux et les hospices en entreprise, adopta deux manières nouvelles d'administrer ces établissements :

(1) Arrêtés des 19 frimaire et 9 ventôse an VII.

(2) Les entrepreneurs étaient chargés de fournir aux indigents la viande, le vin et les autres comestibles; les combustibles, les objets d'habillement et de coucher; les meubles, l'entretien, le blanchissage, et enfin de payer les appointements des gens de service. L'administration faisait les frais nécessaires pour l'entretien des bâtiments, payait les contributions, fournissait le pain et les médicaments.

la régie intéressée, et le régime direct ou paternel. La régie intéressée (1), moins onéreuse que les entreprises, au point de vue financier, ne fut pas plus favorable aux malades ; après dix-huit mois d'essais, on dut également y renoncer.

C'est à partir du 1er vendémiaire an XII, époque où, pour emprunter les expressions de la décision ministérielle qui autorisait la mesure « tous les services des « hôpitaux et hospices de la commune de Paris durent être faits et soumis au « régime paternel, » qu'il convient d'étudier les améliorations qui, au point de vue du matériel et du service de l'alimentation, ont été et peuvent encore être introduites dans le régime hospitalier.

« Quand le superflu se trouve banni, comme il doit l'être, d'une maison de charité, le soin de « la fournir de meubles semblerait un objet peu considérable, mais le simple nécessaire mul- « tiplié demande une première mise, ensuite un entretien immense. (2) »

Etat du mobilier de l'Hôtel-Dieu en 1788.

Pour nous donner ensuite une idée de ce qu'était en 1788 le mobilier de l'Hôtel-Dieu, Tenon, faisant l'inventaire des principaux services de malades, nous les montre munis chacun d'une batterie de cuisine, de marmites, chaudières et chaudrons; car, à cette époque, on ne se contentait pas de réchauffer les tisanes ou de préparer les cataplasmes dans les salles, on y faisait cuire la soupe des malades, la bouillie des enfants, et généralement tous les aliments dits de collation. Ajoutons à ce mobilier un bois de lit pour deux ou quatre malades (3), une écuelle en

---

(1) La régie intéressée avait fixé un prix maximum de journée (94 centimes pour l'Hôtel-Dieu et la Charité, 79 centimes pour les Incurables et l'infirmerie des Ménages). Les dépenses à la charge des régisseurs comprenaient l'achat des comestibles (excepté le pain des malades), les combustibles, les objets d'habillement et de coucher, et tous les effets nécessaires au service ; le blanchissage, les réparations, l'entretien et même la nourriture, l'habillement, le traitement, l'entretien des employés de tout genre, médecins, préposés, commis et simples serviteurs, en un mot tout ce qui était précédemment à la charge de l'entreprise.

(2) Tenon, 4e Mémoire, p. 149.

(3) On a beaucoup parlé des lits à deux étages ou superposés dans lesquels on aurait eu l'habitude de coucher, à l'Hôtel-Dieu de Paris, jusqu'à 8 et 12 malades.

Rien dans les archives hospitalières ne justifie, ne motive même une pareille assertion. Cette tradition, qui a été propagée par M. de Pastoret, a sans doute pris sa source dans ce passage du rapport des commissaires de l'Académie des sciences (1786, p. 19), où il est dit qu'en 1752 on avait couché les malades quatre et six dans le même lit, et qu'on en avait même couché sur les ciels de ces lits « suivant le témoignage irrécusable d'un médecin « de l'Hôtel-Dieu qui en a été le témoin. » Ce témoignage est d'autant plus singulier que le Mémoire collectif des médecins de l'Hôtel-Dieu, présenté en novembre 1756 au Bureau de l'Hôtel-Dieu, ne fait aucune allusion à cette circonstance, bien que la forme des lits y soit l'objet d'une appréciation très-développée.

Que, dans des instants d'encombrement extraordinaire, on ait placé quelques malades jusque sur l'impériale du lit, comme dans cette année 1752, où l'Hôtel-Dieu se trouva obligé de donner asile à plus de 4,000 malades, le fait n'aurait rien de bien surprenant; mais ce n'a jamais été là qu'un expédient du moment, et il n'a pu se produire, si toutefois il s'est produit, qu'à partir du XVIIe siècle, car, auparavant, les lits de l'Hôtel-Dieu étaient dépourvus de ciels. C'était donc bien dans les lits que les malades étaient couchés ou plutôt entassés. En 1515, il n'y avait encore à l'Hôtel-Dieu que 303 lits, « en chacun desquels par faute d'aisance on veoit ordinairement huit, dix et douze pau- « vres en ung lict, si très-pressés que c'est grant pitié de les veoir. » (Lettres patentes de François Ier, 14 mars 1515) original). (Arch. de l'Assist. Publ.)

étain et une tasse en grès pour chacun d'eux; six boules en étain pour chauffer les pieds, soit une boule à raison de cinquante malades, autant de chaises percées, deux seringues à lavements, un pot avec sa cuvette pour laver les mains du chirurgien-major, une aiguière et un plat pour les lavements, un buffet et une armoire pour serrer le pain et les aliments, quatre armoires pour les différents effets de lingerie, draps, chemises, cent bandages de corps, douze seaux, douze chandeliers avec plaques de fer, et enfin un chariot à deux cases, pour porter les aliments de lit en lit, et nous aurons l'état complet de l'ameublement de l'Hôtel-Dieu sous son ancienne administration (1).

On plaça 100 nouveaux lits dans la salle que le cardinal Duprat fit édifier en 1530. Voici un extrait du marché passé pour la construction de ces lits.

« Jehan Morel, menuysier, demeurant à Paris, a marchandé avec messieurs les gouverneurs de faire les couches qu'il « convient pour la garnison de la salle neufve que Monseigneur le Légat faict édiffier de neuf joignant Lostel-Dieu, « qui est jusques au nombre de cent couches faictes en la manière qui s'ensuyt. C'est assavoir chacune couche de « six pieds de long sur quatre pieds de large, à dossier de quatre pieds de hault, le entre deux de la haulteur desd. « dossiers, le tout à panneaulx plains et le tout enchassillé et à jour par dessoubs; au devant desquels licts y aura « deux panneaulx couchés;...... sur le chevet desquelles couches y aura ung ays de six poulces de large ou en- « viron, pour le service des pauvres; soubs chacune desquelles couches y aura une petite forme (banc) de la lon- « gueur desd. couches, qui se ostera pour reposer lesd. pauvres..... » (Extrait des registres des délib. du Bureau de l'Hôtel-Dieu. 21 mai 1533.) Les malades, ne pouvant tous tenir dans le même lit, devaient nécessairement se relayer, et cette petite forme était sans doute destinée à servir de siége à ceux qui attendaient le moment de pouvoir se coucher à leur tour.

Au XVIIe siècle, les lits de l'Hôtel-Dieu furent surmontés d'un ciel plein, soutenu par quatre pieds très-massifs et d'où tombaient des rideaux qui pouvaient envelopper complétement le lit.

En avril 1781, Louis XVI défendit de coucher plus de deux malades dans un même lit, et encore devaient-ils être séparés par une cloison. Au dire des médecins de l'Hôtel-Dieu, les nouvelles dispositions étaient encore bien loin d'être satisfaisantes; à la suite de leurs observations, il fut décidé :

1° Que la hauteur de tous les lits, tant simples que doubles, seroit de 6 pieds 1/2;

2° Que la longueur de tous lesdits lits, tant simples que doubles, serait de 6 pieds hors œuvre ;

3° Que la largeur de tous les lits simples serait uniformément de 3 pieds hors œuvre;

4° Que celle de tous les lits doubles serait sans distinction de 5 pieds 2 pouces hors œuvre ;

5° Que les ciels de tous lesdits lits seraient garnis d'une forte traverse, à l'effet d'y attacher solidement la corde servant aux malades pour se relever.

(Délibérations du Bureau de l'Hôtel-Dieu des 17 mars, 6 avril, 12 avril, 16 mai et 1er juin 1781.)

En 1791, le nombre des lits de l'Hôtel-Dieu était encore loin de suffire aux besoins de cet établissement, ainsi que le constate un rapport de la Commission des hôpitaux : « Au mois d'avril 1791, époque de la formation de cette commission, le nombre des lits à l'Hôtel Dieu n'était que de 1650 à 1700, dont 580 à 590 grands lits; en comptant pour deux ces grands lits, ainsi que ceux à cloisons, les 1700 lits donnaient environ 2300 places sur lesquelles il n'y avait de malades couchés seuls qu'environ 1700; 1100 autres étaient couchés à 2, 3 et même plus dans les grands lits. » (Exposé des mesures prises pour coucher à l'Hôtel-Dieu, pendant l'hiver 1792, 2500 malades, dont 2000 dans des petits lits, couchés seuls, et 500 couchés seulement à deux, dans les grands lits. — Arch. de l'Assist. Publ.)

(1) Plusieurs inventaires dressés en 1537 permettent de connaître l'état des objets mobiliers, linge, ustensiles, etc., qui servaient aux malades : « dans la salle de Saint-Denis, qui fut fondée par le bon roy Philippe, jadis roy de France, » et où « sont couchiez les malades de chaude maladie et aussi les malades de boces et autres bleceures qui ont besoin de cyrurgien; et contient ladite salle quatre vingts lits » (soit environ 200 malades).

« *Mesnaige destain* : Demye douzaine escuelles à bort, six douzaines et demye escuelles à oreilles dont en y a six plus grandes que les aultres, six douzaines de saulcières.

« *Mesnaige derain* : Deux jastes à potaiges et leurs couvescles. — Ung grant bassin à laver les piez des mallades. — Deux chaufferettes. — Quatre petis bassins à mectre entre les mallades. — Ung bassin à barbier. — Deux bassinoueres.

« *Le mesnaige de boys* : Deux chaises persées à dossier. — Une aultre petite chaise persée. — Deux aultres celes... pour mectre entre les mallades.

« *En la huche aux draps* : Six manteaulx et sept bracerolles. — Six ceuvrechefz pour les mallades. — Ung poesle

« J'ai tiré, ajoute Tenon, ces renseignements de l'emploi de la salle Saint-Nicolas et comme « nous remarquons vingt emplois à l'Hôtel-Dieu, on conçoit qu'on y retrouverait vingt fois les « mêmes objets. Il serait possible d'en supprimer beaucoup... En tirant tous les vivres, toutes « les collations de la seule cuisine générale, on économiserait non-seulement sur les ustensiles, « mais encore sur le bois, sans rien prendre sur les besoins des malades (1). »

Nous dirons plus loin, en parlant du régime alimentaire, en quoi consistait cet usage déplorable connu sous le nom de *raccommodage des aliments*, que l'Administration du Conseil des hôpitaux a eu tant de peine à déraciner.

On comprend, d'après ce qui vient d'être dit, que le matériel des hôpitaux et des hospices, au moment où le Directoire entreprit la restauration des administrations hospitalières, n'était pas dans une meilleure situation que leurs finances, et combien durent être déçus dans leurs espérances tous ceux qui avaient pu compter sur le crédit ou le bon vouloir des entrepreneurs pour l'améliorer ou le renouveler. L'ancien mobilier, solidement établi dans le principe, réclamait des réparations qui ne furent pas faites, et quant aux meubles neufs fournis par l'entreprise, il est évident qu'ils ne pouvaient avoir qu'une valeur et qu'une solidité relatives, les entrepreneurs n'ayant aucun intérêt à leur assurer une durée plus longue que celle qui était assignée à leurs marchés.

Valeur du matériel hospitalier en 1802.

L'estimation du matériel hospitalier faite le 10 germinal an X, alors que l'Administration substitua la régie intéressée aux entreprises, en porte la valeur à 1,965,005 f. 94 c.

Elle comprenait tout le mobilier absolument : meubles meublants, ustensiles, articles de coucher et de lingerie, matériel d'exploitation, etc., etc.

Le Conseil général des hospices, reconnaissant la nécessité de soumettre les opé-

---

« à mectre sur les corps.—Une rez a mectre sur les frenaisieux.—Trois custodes blanches.—Quatre custodes noires « pour les effants de chœur. — Une aultre custode noire. — Quatre paires de bottes. — En une marche quatre « custodes blanches et ung sceel. »

(Extrait de « l'Inventaire des biens, meubles et ustancilles servans en l'office de l'enfermerie de Saint-Denys, « faicte par moy frère Anthoine de la Fontaine, maistre de l'Hostel-Dieu de Paris, en la présence de sœur Jehanne de « Costes, prieuse, etc....., le premier jour de septembre 1537. »)

Un document analogue fait connaître la composition d'un lit de malade à l'Hôtel-Dieu, à la fin du XVIIe siècle :

20 aunes de serge pour les rideaux.
2 couvertures.
1 paillasse (10 aunes de toile).
16 aunes de coutil pour le matelas et les 2 traversins.
30 livres de plumes pour le matelas et les 2 traversins.
1 oreiller pour chaque malade (pour la confection duquel étaient employées 1 aune et demie de coutil et 4 livres de plumes).
3 paires de draps pour chaque lit (chaque paire contenant 10 aunes de toile).
3 chemises.
3 coiffes.
Plusieurs vieux draps pour les bandages.
1 petit drap (pour les plaies).
1 robe pour chaque malade (contenant 5 aunes de drap gris).
1 paire de sandales.
1 escuelle d'étain.
1 saucère (petite assiette).
1 cuillère.
1 chaise.
1 bassin de cuivre avec son couvercle.

(1) Tenon, 4e Mémoire, p. 151

rations des régies intéressées à un contrôle positif qui le mît également à même de se rendre compte des dépenses que devait lui imposer l'entretien du matériel hospitalier, décida qu'il serait dressé, au 1er janvier de chaque année, un inventaire général de tous les effets de coucher, linge, habillement, ameublement, ustensiles, etc., qui se trouveraient dans les établissements (1).

L'article 8 de l'arrêté que nous venons de citer portait que le prix de chaque objet composant le mobilier des hôpitaux et hospices serait fixé par le bureau de la Comptabilité générale qui s'adjoindrait, à cet effet, les agents ou économes des divers établissements.

Mais ces prix, déterminés par la Comptabilité générale, qui n'avait pas toutes les notions nécessaires pour donner à ces fixations un caractère uniforme et stable, manquaient d'exactitude et ne pouvaient qu'égarer, dans le travail de l'inventaire, les agents des hôpitaux et hospices.

Etablissement d'un tarif uniforme pour l'évaluation du matériel.

Un tarif des divers objets était devenu indispensable. Un des membres de la Commission administrative, dans les attributions duquel se trouvait la surveillance des hôpitaux et hospices, fut chargé de préparer ce document qui devait contenir une évaluation moyenne de la valeur des divers articles composant le mobilier (2).

Ce tarif, terminé en 1809, fut adopté dans la séance du 19 août de la même année, et dut être appliqué aux inventaires de l'année 1808.

A partir de cette époque, l'inventaire du matériel a été continué chaque année sans interruption.

Celui qui fut effectué en 1814 accusait déjà une valeur de 7,544,427 fr. 18 c.

Cependant on voit à certains moments le chiffre d'estimation du mobilier, sous l'empire de circonstances exceptionnelles, non-seulement rester stationnaire, mais tomber même quelquefois en décroissance.

Ainsi, le haut prix des comestibles et des boissons pendant la période de 1814 à 1818 privant l'Administration des moyens de pourvoir, non pas seulement à l'augmentation du mobilier de ses maisons, mais encore à l'entretien convenable et accoutumé du matériel, les comptes de chacune de ces années présentaient une diminution dans l'inventaire du matériel, comparativement aux inventaires des années précédentes. Néanmoins, dès 1819, l'inventaire récupère plus qu'il n'avait perdu, et l'estimation du mobilier, faite à la fin de cet exercice, lui attribue une valeur de.. 8,218,577 fr. 28 c.
qui est supérieure de.................................. 6,253,571 34
à celle que constatait l'estimation du 10 germinal an x.

Le tarif du 9 août 1809 fut revisé en 1834 par une commission spéciale, avec le

---

(1) Arrêté du 21 messidor an XIII.
(2) Arrêté du Conseil général des hôpitaux du 25 mai 1808.

concours du commissaire-priseur et des vérificateurs de l'Administration. Les modifications inévitables qu'avaient subies les prix des différents objets qui composaient le matériel hospitalier avaient rendu ce travail indispensable. Ce nouveau tarif a servi de base aux estimations des inventaires annuels effectués jusqu'en 1858, époque à laquelle une nouvelle commission de vérificateurs et d'experts, en substituant à des évaluations, qui n'étaient plus en rapport avec celles du commerce, des prix se rapprochant davantage de la valeur réelle, a donné à nos inventaires annuels une base plus certaine.

Valeur actuelle du matériel hospitalier.

Le dernier inventaire produit à l'appui des comptes de l'exercice 1860 porte la valeur de notre matériel à........................... 10,292,495 f. 80 c.
soit, sur l'inventaire de l'an x, une différence en plus de..... 8,327,489 86

La comparaison que nous venons de faire de la valeur estimative du mobilier hospitalier à différentes époques ne fournit encore qu'une idée imparfaite de sa valeur réelle. Les objets mis en service dans l'année subissant, dès l'inventaire suivant, la réduction d'usure prévue par le devis, qui ne comprend que des prix moyens, nous sommes certains de ne rien exagérer en lui attribuant une valeur presque double (1). La preuve de ce que nous avançons ressort de la comparaison des prix d'achat des deux mobiliers de Lariboisière et de la Maison de Santé, qui sont encore dans leur nouveauté, avec la valeur qui ressort du dernier inventaire. Or, nous trouvons que le matériel de Lariboisière avait coûté, en 1854, au moment de

l'ouverture de l'établissement.........................	600,000 fr.	»
et qu'il s'est accru, de 1855 à 1859, de..................	198,533	21
Total...............	798,533	21
tandis que l'estimation de 1860 ne le porte qu'à...........	562,647	40

Il en est de même pour la Maison de Santé :

A la valeur de l'ancien mobilier qui figurait, au compte de 1855, pour une somme de 163,589 fr. 45 c., sont venues s'ajouter les acquisitions faites en 1858 et 1859, et

dont le montant a été de................................	492,740 fr.	42
soit ensemble une valeur de...........................	656,329	87
qui ne figure plus à l'inventaire du 31 décembre 1860 que pour	375,152	60

Il est donc permis de dire que, dans la période qui s'est écoulée depuis l'instal-

(1) Il ne faut pas oublier, d'un autre côté, que certains objets mobiliers, tels qu'armoires, machines à vapeur, appareils divers, etc., etc., bien que véritables meubles meublants, sont devenus immeubles par destination et comme tels ne figurent pas sur les inventaires des établissements. Ainsi, la boulangerie centrale qui, dans le chiffre de 10,292,495 fr. 80 c., ne figure que pour 70,355 fr. 15 c., devrait voir ce chiffre s'augmenter de 175,965 fr. si on y faisait entrer les machines et appareils servant à la mouture. Il est important de faire observer, en outre, que l'estimation du mobilier, telle qu'elle est déterminée par nos comptes, représente seulement ce que l'Administration pourrait retirer de ce mobilier si, par des circonstances fortuites, elle se trouvait forcée de le remplacer.

lation du Conseil général des hôpitaux jusqu'à nos jours, le mobilier a été plusieurs fois entièrement renouvelé, et toujours en se complétant et en s'améliorant. Mais c'est surtout à partir de 1835 que ce renouvellement a pris un développement rapide : il résulte d'un travail fait à cette époque que, dans les douze années précédentes, le nombre des effets de lingerie détruits était de beaucoup supérieur à celui des quantités confectionnées ; cet appauvrissement successif du trousseau des malades était d'autant plus regrettable que le mouvement des admissions devenait chaque jour plus considérable. Le compte financier de l'exercice 1835 n'évaluait pas à moins de 1,000,000 fr. la somme nécessaire pour porter le nombre des effets de lingerie au minimum déterminé par le devis de 1834.

Améliorations introduites dans le matériel hospitalier.

Après avoir ainsi retracé les vicissitudes qu'a subies le matériel des établissements hospitaliers depuis l'origine, nous allons parler maintenant des plus importantes améliorations qui y ont été introduites dans ces derniers temps.

Aux termes de l'article 6 du chapitre 7 du cahier des charges des cinq entreprises dont nous avons parlé plus haut, chaque lit d'hôpital devait être entretenu à raison de :

1 Couchette de bois de chêne.	3 Paires de draps.
1 Paillasse.	4 Chemises.
1 Matelas.	1 Oreiller.
1 Traversin.	3 Taies d'oreiller.
2 Couvertures.	

D'après les prescriptions du devis règlementaire actuel, chaque lit de malade comporte :

1 Lit en fer.	16 Alèzes.
2 Couvertures.	16 Draps.
2 Matelas.	2 Housses ou garnitures de lit.
2 Oreillers.	10 Taies d'oreiller.
1 Sommier élastique (ou une paillasse à défaut de sommier.)	14 Chemises.
1 Traversin.	1 Serviette de bain.

Substitution des lits en fer aux anciennes couchettes en bois.

L'usage des lits en fer a été essayé en 1799, dès la fondation de l'hôpital des Cliniques attenant alors à la Charité. On y comptait quelques lits en fer proposés alors comme modèle, d'après le vœu exprimé par les rapports de l'Académie des sciences ; mais ce n'est guère que vingt ans après que les autres hôpitaux furent successivement appelés à profiter des avantages de propreté et de salubrité que procurent ces lits.

L'inventaire de 1802 accuse l'existence de 14,940 lits ; à l'exception de quelques-uns, tous étaient en bois, et pendant bien des années encore l'Administration dut borner ses soins à les faire repeindre.

En 1818 et en 1819, un assez grand nombre de couchettes en bois furent remplacées par des couchettes en fer, et, depuis lors, il ne s'est presque point écoulé d'année sans que le Conseil général des hospices n'ait appliqué à la transformation de cette partie du matériel les ressources dont il pouvait disposer. En 1836, notamment, l'Administration y consacra une somme de 42,622 francs. C'est ainsi que les lits en fer ont successivement pris la place des anciens couchettes en bois, et qu'ils ont meublé les salles neuves des hôpitaux et hospices créés ou agrandis depuis trente ans.

L'Administration n'a rien négligé pour que l'aspect extérieur des lits fût le plus favorable aux sensations délicates des malades, dont l'imagination s'affecte si facilement des couleurs et des formes que présentent les objets qui les entourent.

La peinture noire dont ils étaient revêtus et qui tranchait d'une manière presque lugubre sur la blancheur éclatante des rideaux (1) a fait place depuis longtemps à une couleur vert clair beaucoup plus propre à reposer les yeux.

Aujourd'hui, les 19,602 lits répartis dans les différentes maisons hospitalières se décomposent ainsi :

Lits en fer à montants	7,445
Lits en fer sans montants	9,519
Lits en fer à tréteaux	126
Lits en bois	2,512
Total égal	19,602

Il est inutile d'ajouter que les lits en bois qui subsistent encore dans les hospices sont appelés à disparaître successivement. Quant aux hôpitaux, ils sont tous pourvus de lits en fer.

A l'époque où l'on s'occupait de l'agrandissement de l'hôpital Beaujon (1837-1844), le Conseil général des Hospices voulut que les nouveaux bâtiments offrissent une installation modèle, tant pour la distribution des localités que pour la composition de l'ameublement. C'est à cette pensée que l'on doit l'introduction, dans le coucher des malades, du sommier élastique, ce complément naturel du lit en fer. Beaucoup mieux approprié aujourd'hui qu'il ne l'était alors, le sommier élastique, en même temps qu'il a amené la suppression des paillasses et une diminution dans le nombre des matelas, a rendu plus hygiénique le coucher des hôpitaux et réduit les chances d'incendie.

(1) Il paraîtra sans doute intéressant de rapporter ici dans quelles circonstances l'Administration a été amenée à introduire dans les hôpitaux et à généraliser cette utile amélioration.

En 1843, à l'hôpital Beaujon, dans le service de M. le docteur Martin Solon, un malade, atteint d'encéphalite, venait à peine d'être couché qu'il se montra vivement impressionné par l'aspect sombre de son lit et fut presque aussitôt pris d'un accès de délire, s'écriant qu'on le plaçait dans un tombeau. Le médecin, que cette hallucination avait frappé, fit immédiatement transporter le malade dans une salle particulière, et s'entendit avec le directeur pour que le lit fût entièrement repeint en vert. Quelques jours après, le malade, replacé dans ce même lit, se sentit visiblement soulagé et ne manifesta aucun ressouvenir de l'impression pénible qu'il avait d'abord éprouvée.

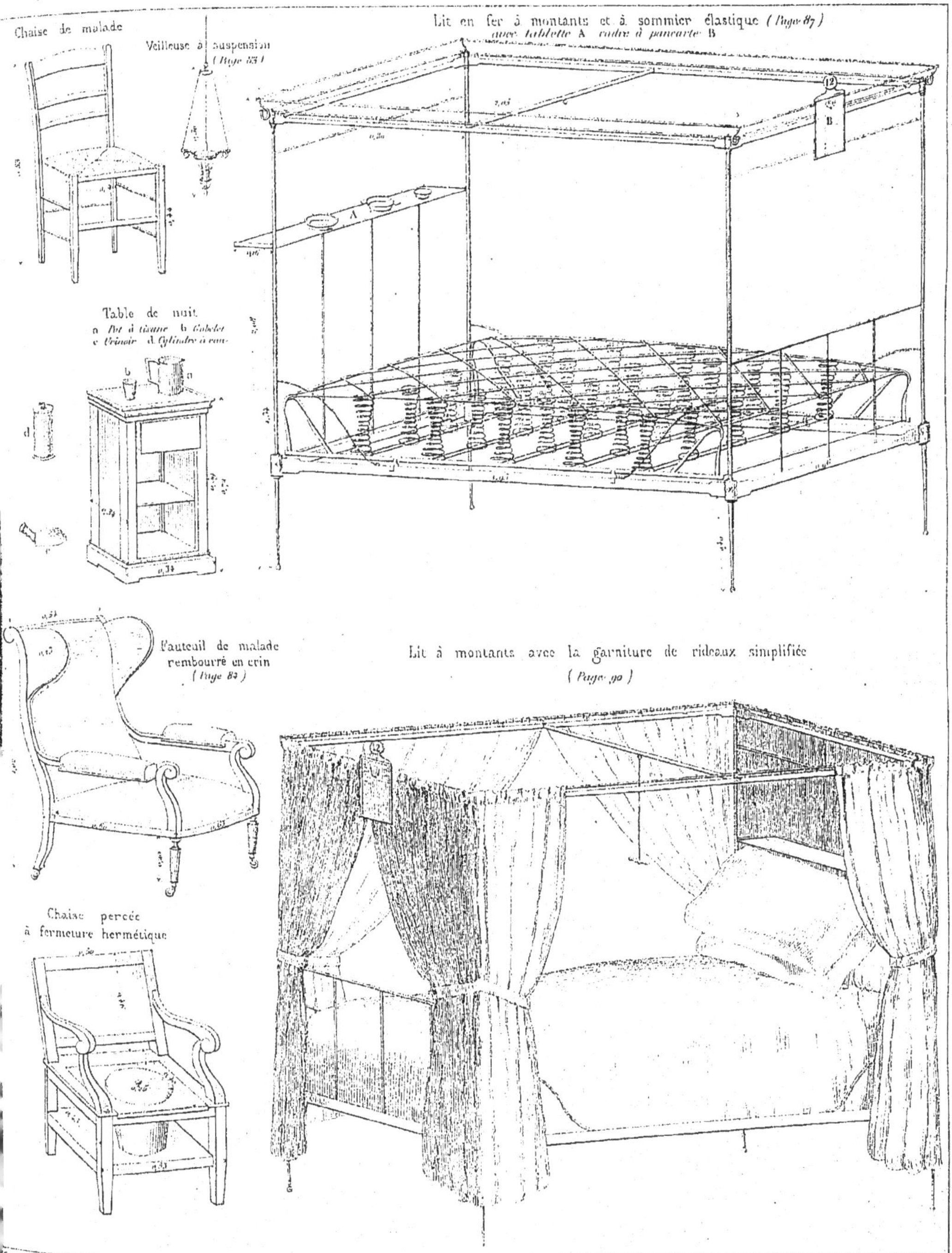

Gravé chez Avril f.res Lith. Janson, Paris.

AMEUBLEMENT DES SALLES DE MALADES

Au commencement de 1862, le nombre des sommiers était de 7,502 ; il en reste encore 12,435 à acheter pour que nous puissions faire disparaître entièrement du service les anciennes paillasses si gênantes et si insalubres.

Depuis quelques années, un de ces objets qui semblaient devoir rester à l'usage exclusif des classes aisées a été introduit dans le coucher de nos malades ; nous voulons parler des édredons. C'est à la généreuse initiative d'une dame charitable, Mme veuve Remy, que l'Administration est redevable de cette amélioration. En 1844, cette dame, frappée de la gêne que causait aux blessés de l'Hôtel-Dieu le poids des deux couvertures de laine affectées à chaque lit, offrit une somme de mille francs, afin que l'Administration pût leur attribuer des édredons. Le soulagement que les malades opérés ressentaient de cette substitution, et l'approbation qu'elle reçut des chirurgiens de l'Hôtel-Dieu, décidèrent l'Administration à l'étendre à tous les autres établissements.

Introduction des édredons dans le coucher des malades.

Nous lisons au budget de 1849 : « L'expérience de plusieurs années démontre « que l'usage des édredons est de la plus grande utilité pour les malades atteints de « maladies graves. On demande les crédits nécessaires pour en augmenter le « nombre. »

A partir de ce moment, les édredons ont été successivement mis en usage dans les hôpitaux et hospices ci-après, savoir : Necker et la Pitié, 1846 ; Cochin, 1848 ; Saint-Antoine, 1849 ; Beaujon et la Charité, 1850 ; Lariboisière, 1853 ; Saint-Louis, 1855 ; Maison d'Accouchement, 1857 ; Vieillesse-Hommes, Vieillesse-Femmes, Incurables-Hommes, Incurables-Femmes, 1858 ; Enfants-Assistés, 1860 (1).

C'est encore à l'installation des nouvelles salles de l'hôpital Beaujon qu'il faut se reporter pour trouver l'origine de la veilleuse à suspension que les hôpitaux militaires et toutes les administrations hospitalières de province nous ont successivement empruntée. Légère, agréable dans sa forme, d'un service facile et économique, elle a partout remplacé le massif et sale réverbère dont la flamme fuligineuse viciait l'air des salles et couvrait d'une crasse noire et grasse les plafonds et les murs (2).

Cet état de choses qui entraînait pour l'hygiène des malades plusieurs inconvénients avait attiré l'attention de Tenon.

---

(1) Il existe aujourd'hui dans nos établissements 3,324 édredons, savoir : 2,694 dans les hôpitaux et 630 dans les hospices. Ils ont l'avantage de procurer aux malades une chaleur salutaire. Mais comme ils ajoutent au volume des lits, et contiennent d'ailleurs une matière très-absorbante, on se demande si leur usage, généralisé, est bien conforme aux règles d'une bonne hygiène. C'est dans un but de salubrité qu'on a supprimé autrefois les lits de plumes dans la composition de la literie.

(2) L'hôpital Saint-Louis est le seul de nos établissements où les salles de malades soient éclairées au gaz. Ce mode, adopté à l'époque de l'établissement de l'usine qui y fonctionne depuis 35 ans, présente de réels inconvénients par suite de l'impossibilité de prévenir absolument les fuites de gaz qui répandent une odeur désagréable et malsaine. Aussi l'Administration se propose-t-elle de substituer à ce mode d'éclairage la lampe-veilleuse dont elle se sert partout avec avantage. Elle a aussi l'intention de remplacer par des calorifères ordinaires les poêles à gaz employés, dans le même hôpital au chauffage des salles de malades.

Il en parle dans les termes ci-après :

« Il est d'observation dans les hôpitaux que la fumée des lampes incommode les malades,
« surtout lorsque la mèche est forte et que l'huile est mauvaise. Jamais cette fumée n'est plus
« nuisible que dans une salle où l'on rassemble les personnes qui ont subi des opérations; elle
« encrasse le poumon, l'irrite, épaissit la mucosité.

« Ceux qui ont des maladies de poitrine souffrent des mauvais effets de la fumée des lampes.
« Les blessés qui ont des maladies inflammatoires de la tête et du bas-ventre en souffrent
« également, parce qu'on ne saurait retirer les mucosités du poumon que par une expectoration
« violente qui fatigue la tête ainsi que l'abdomen (1). »

Une recherche attentive et persévérante de tout ce qui peut contribuer au soulagement et au bien-être des malades a provoqué nombre d'autres améliorations; chaque partie, chaque détail du service en a eu sa part.

Presque toutes les salles ont reçu des buffets à compartiments où sont rassemblés, constamment à portée des médecins, des élèves et des sœurs, les objets usuels du pansement : sondes, bandes, charpie, cérats, etc., etc.

Chaque malade a sa chaise et sa table de nuit (2); aux chaises grossières et disparates qui se trouvaient clair-semées dans les anciennes salles des hôpitaux, on a substitué d'autres siéges légers et commodes. Aujourd'hui même, un certain nombre de fauteuils sont tenus à la disposition des malades qui ont besoin de rester appuyés, ou d'être changés de place. Dans tous les hospices, les sections de grands infirmes et de paralytiques sont également pourvues de petites voitures mécaniques de formes diverses, servant à promener, dans les cours et les jardins, les administrés impotents qui seraient autrement condamnés à ne jamais quitter la salle ou même le lit qu'ils occupent (3).

---

(1) Tenon, 4e Mémoire, page 225. — En 1841, le docteur Marjolin déplorait les effets produits par la fumée des lampes sur les malades de son service, qu'il voyait chaque matin expectorer des matières grasses et noirâtres, et les entendant se plaindre des suffocations qu'ils éprouvaient pendant la nuit, il réclama le remplacement et au besoin la suppression des quinquets existant dans ses salles. Une veilleuse ayant été placée provisoirement sur une table, les accidents signalés ne tardèrent pas à disparaître. Le directeur de Beaujon eut alors l'idée de substituer partout la veilleuse aux anciennes lampes. Après s'être assuré qu'elle donnait une clarté suffisante pour le service et la surveillance de nuit, il rechercha et trouva le système de suspension qui est aujourd'hui en usage. Lorsque l'Administration en proposa l'adoption au Conseil général, un de ses membres les plus distingués, le duc de La Rochefoucauld-Liancourt, voulant s'assurer par lui-même des heureux résultats qui avaient été obtenus à Beaujon, se rendit au commencement de la nuit dans les salles où avait lieu l'expérience et ne les quitta que vers quatre heures du matin, après s'être convaincu que la veilleuse répondait bien réellement à tous les besoins du service. Ce fut sur le rapport qu'il en fit dès le lendemain que le Conseil général décida le remplacement des lampes par des veilleuses dans toutes les salles des hôpitaux et hospices de Paris.

(2) Il n'y a pas plus de douze ans que ce résultat a été obtenu. En 1837, les médecins de l'hôpital Saint-Antoine et de la Charité se plaignaient de ce que les malades n'avaient pas encore chacun une table de nuit : « Il leur faut « placer leurs pots de tisane et tous leurs ustensiles sur une planchette fixée au bois du lit; il en résulte que ceux « qui sont trop faibles pour se soulever sont hors d'état d'aller chercher aussi loin un pot d'étain plein de boisson, « ou s'ils tentent de le faire ils en répandent une partie sur leur lit. La Commission pense que cet état de choses « demande une prompte réforme. » (Rapport de la Commission médicale en 1837.)

(3) Les premiers fauteuils rembourrés en crin, en usage dans les hôpitaux, sont dus à la générosité de la reine Marie Christine d'Espagne, qui, à la suite d'une visite qu'elle faisait en 1845 à l'hôpital Beaujon, laissa une somme de 1,500 fr., pour être employée à cette acquisition.

L'industrie, qui tend à généraliser l'emploi des moyens mécaniques et à les substituer à la force humaine partout où il peut en résulter une économie de temps et de bras, va nous permettre de modifier dans ce sens plusieurs parties de notre matériel et, par suite, de simplifier et de régulariser certaines fonctions, les plus délicates du service des infirmiers.

Ainsi, l'Administration étudie depuis quelque temps, en vue du bien-être des opérés et des grands malades, un procédé mécanique très-simple, qu'il serait dès à présent possible d'adapter aux lits actuels sans dépenses trop considérables.

Nouveau lit mécanique pour les blessés et les grands malades.

« L'inventeur, dit M. l'Inspecteur principal Blondel, chargé de suivre cette expérimentation, « place sur les matelas du lit un cadre de même dimension composé de quatre tringles en fer. « Ce cadre tient à deux tiges verticales attachées, l'une à la tête, l'autre au pied du lit, et re- « liées entre elles par une barre horizontale qui passe au-dessous du sommier.

« Au moyen d'une manivelle très-simple, on donne un mouvement de rotation à la barre « horizontale; celle-ci communique par un engrenage un mouvement d'élévation ou d'abaisse- « ment aux tiges verticales, lesquelles enlèvent avec elles le cadre en fer, l'élèvent ou le des- « cendent ou le tiennent fixé à la hauteur qu'on veut.

« Pour faire profiter le malade de la mobilité du cadre, on attache aux côtés longitudinaux, « soit une toile formant hamac, soit un petit matelas très-mince, et au besoin troué au milieu, « soit des sangles séparées.

« On couche le malade par-dessus, et alors, quand on fait mouvoir le cadre, le malade est « emporté par le même mouvement, et se trouve soutenu en l'air, selon le moyen employé, par « la toile, ou par le petit matelas, ou par les sangles.

« Les sangles peuvent être placées après que le malade a été couché : on les passe l'une « après l'autre sous son corps, et on les fixe ensuite au cadre...... Ce lit a fonctionné à l'Hôtel- « Dieu pendant plusieurs semaines; il a été utilisé pour un malade qu'on ne pouvait ordinaire- « ment bouger sans lui occasionner de vives douleurs, et néanmoins tous les mouvements du « cadre ont eu lieu sans que le malade ait éprouvé aucune douleur.....

« Si maintenant on veut se rendre compte de l'utilité que peut avoir un lit mécanique établi « dans les conditions indiquées, on reconnaîtra que l'appareil donne le moyen de retourner et « de changer les matelas d'un lit occupé d'une manière permanente par un malade impotent; « qu'à l'aide des sangles, il permet de renouveler même les draps, d'essuyer et de panser les « parties inférieures du corps, de placer le malade sur le bassin sans changer sa position hori- « zontale, d'éviter au malade une station trop prolongée sur telle ou telle partie, et notamment « sur les plaies résultant d'une trop longue immobilité...... » (1)

Dans des vues analogues, l'Administration se préoccupe d'établir, dans les nouveaux hôpitaux qu'elle pourra être appelée à construire, un système particulier de plates-formes destinées à transporter mécaniquement les malades aux étages supérieurs et à leur épargner le ballottement et les secousses toujours fort pénibles du transport à bras.

L'usage des brancards dans les escaliers de l'hôpital, outre qu'il est très-fatigant

(1) Rapport du 21 mars 1862

pour les infirmiers, n'est pas sans danger pour les malades; il complique et embarrasse le service, et toute l'habitude et l'attention de nos serviteurs ne suffisent pas toujours, surtout au moment des entrées, pour prévenir de petits accidents et des chocs douloureux.

Notons en passant une autre amélioration à laquelle nos malades se montrent très-sensibles et qui se poursuit dans tous les établissements, au fur et à mesure de la mise hors de service de l'ancien matériel d'étain. Nous voulons parler de la suppression des cuillers, écuelles, gobelets et autres ustensiles en étain auxquels l'Administration substitue successivement des couverts en composition, des bols en porcelaine opaque, des verres et même des assiettes. Autrefois, les malades de nos hôpitaux, de même que les administrés des hospices, recevaient tous leurs aliments, potage, viande, légumes, etc., etc., dans l'unique écuelle que leur attribuait l'Administration; ceux auxquels un pareil mélange répugnait se pourvoyaient à leurs frais de la vaisselle nécessaire. Aujourd'hui, l'Administration s'efforce de leur procurer tous ces menus objets devenus, par suite des habitudes d'ordre et de bien-être qui pénètrent dans toutes les classes, une nécessité de premier ordre; et en cela elle ne fait que généraliser la mesure appliquée avec tant de succès dans ses différents hospices où, depuis dix ans bientôt, tous les réfectoires possèdent un service complet et parfaitement approprié de vaisselle et d'ustensiles de table.

…aux consacrés aux …ins de propreté. — …vabos.

A un autre point de vue, celui des soins ordinaires de toilette qui constituent l'hygiène personnelle, nos hôpitaux et particulièrement nos hospices ne sont pas encore aussi heureusement organisés. Les malades alités sont régulièrement lavés par les infirmiers ou les religieuses, mais ceux qui se lèvent ne peuvent, faute d'un lieu spécial, pratiquer ces soins de propreté que sur le palier des salles ou au pied de leur lit, avec l'eau qu'ils se procurent eux-mêmes. L'établissement récent d'un service commun de lavabos dans les asiles impériaux de Vincennes et du Vésinet nous offre un bon exemple de ce qu'on peut et doit faire à cet égard (1); il serait déjà appliqué dans nos établissements si la nécessité de trouver à proximité de

---

(1) Les lavabos de l'asile de Vincennes sont surveillés par les serviteurs des salles qui sont chargés de régler la consommation de l'eau.

L'asile possède 28 lavabos de 7 cuvettes chacune ou 196 cuvettes qui suffisent, en 20 minutes, aux soins de propreté de plus de 400 convalescents.

Chaque garçon est chargé d'un des cabinets placés près des chambrées et contenant deux lavabos. Il remplit ou vide par un seul mouvement 7 cuvettes, et recommence cette opération chaque fois que les groupes de convalescents se renouvellent.

On fait généralement usage d'eau froide; elle est chauffée en hiver par un jet de vapeur introduit dans le réservoir d'alimentation.

Le service des lavabos est des plus simples: pour remplir en même temps toutes les cuvettes, il suffit d'ouvrir un robinet placé à l'une des extrémités du système.

Une manœuvre inverse de la poignée du même robinet permet de faire écouler l'eau sale dans une gouttière disposée à cet effet.

Les lavabos de l'asile du Vésinet diffèrent de ceux de l'asile de Vincennes dans leurs dispositions de détail. Les femmes étant en général plus soigneuses que les hommes, chaque convalescente dispose à sa guise de la cuvette

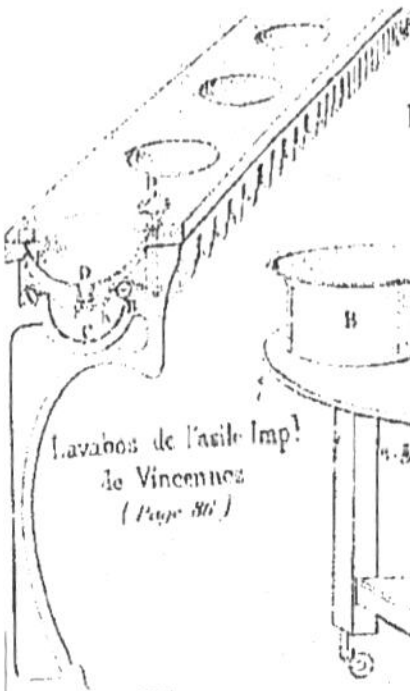

Lavabos de l'asile Imp! de Vincennes

(Page 86)

A *Tuyau de distribution générale*
B *Arbre en fer*
C *Gouttière en zinc pour recevoir l'eau sale*
D *Cuvette ouverte au fond*
E *Tubulure pour l'alimentation*
F *Tampon en caoutchouc*
K *Petit levier réglant l'écoulement*
P' *Poignée réglant et fixant les petits leviers*

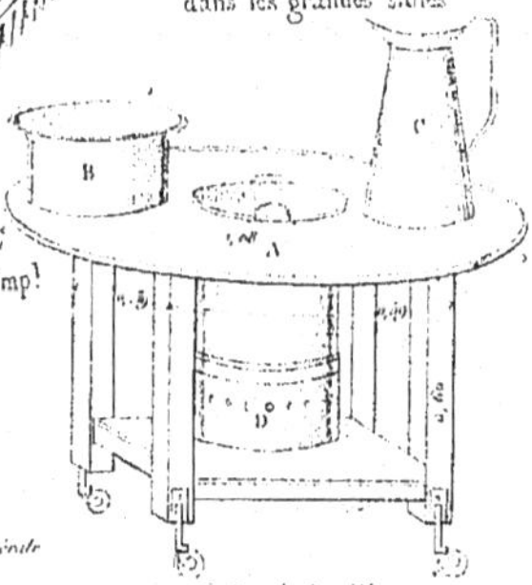

Table roulante pour la distribution des aliments dans les grandes salles

A *Marmite à bouillon*
B *Bassine pour potage*
C *Broc*
D *Réchaud*

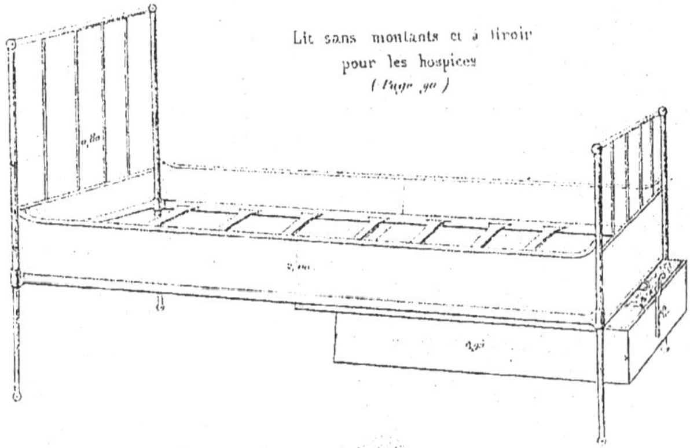

Lit sans montants et à tiroir pour les hospices

(Page 90)

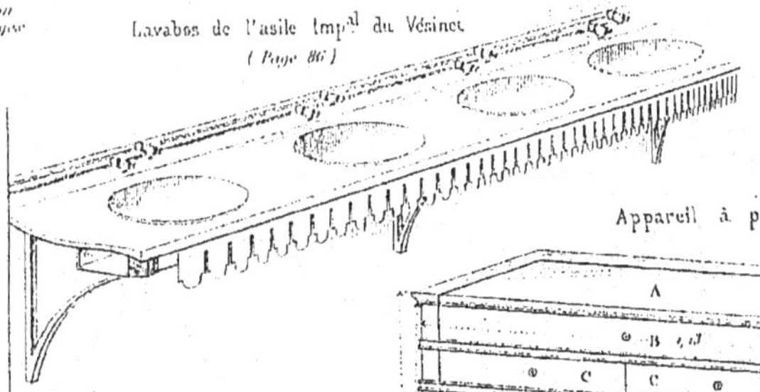

Lavabos de l'asile Imp[al] du Vésinet

(Page 86)

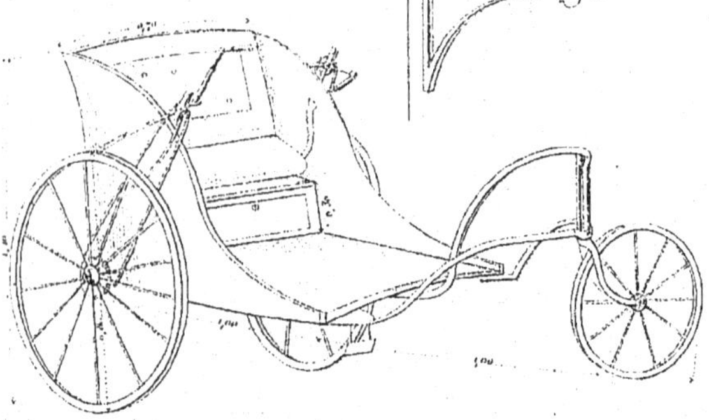

Voiture mécanique pour grands infirmes

(Page 84)

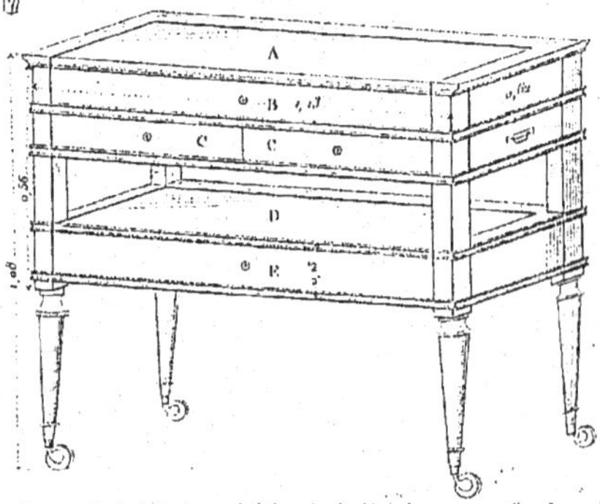

Appareil à pansement

Cet appareil qu'un infirmier roule à la suite du chirurgien se compose d'un dessus à coulisse A. laissant à découvert au moment de la visite le compartiment B où sont rangés les pommades, cérats, collyres, bandes &c — de tiroirs C C, pour le linge à pansement, et d'un dessus à coulisse D recouvrant le compartiment E où sont placées les attelles.

GRAND BUFFET A PANSEMENT

à dessus de marbre fixé au milieu des salles et destiné à servir tous les objets et instruments utiles à la chirurgie

A *moitié du buffet (face)* B *moitié du buffet (derrière)*

(Page 84)

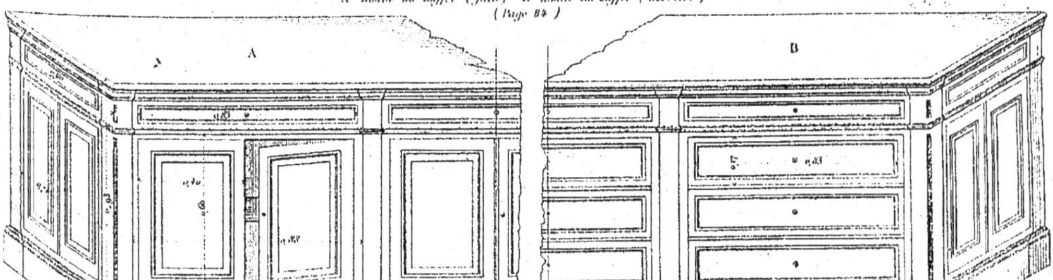

Grav. chez Avril frères *Lith. Jansen, Paris*

AMEUBLEMENT DES SALLES DE MALADES

chaque service un emplacement convenable, d'y diriger les conduites d'eau, d'attribuer une serviette à chaque individu et enfin d'organiser un service général et uniforme dans des établissements aussi considérables que ceux de la Salpêtrière et de Bicêtre, n'avait fait naître, au double point de vue de la dépense et de l'exécution, des difficultés qui ne sont pas encore aplanies.

Cependant des dispositions se préparent pour que chacun de nos établissements ait, avant peu, un ou plusieurs cabinets de toilette où les malades et les administrés pourront facilement pourvoir à tous les soins individuels de propreté.

Lits en fer dits Lits à montants garnis de rideaux.

Le lit en fer à montants, actuellement l'objet de critiques si vives, succédant à l'ancien lit de bois à ciel plein, avait été considéré, dès les premiers temps de son apparition, comme une des plus importantes améliorations du service. Tenon, qui étudiait avec tant de soin, et à tous les points de vue, l'hygiène des salles, n'a jamais mis en question la conservation des rideaux de lits; seulement, il en spécifie, il en règle l'emploi, suivant la nature des affections et la dimension des localités (1):

« A Plymouth les lits sont sans rideaux..... Ce pouvait être très-bien vu dans un hôpital pour « des hommes, surtout pour des hommes venant de la mer; mais le respect dû aux mœurs en « faveur de l'enfance, de la jeunesse et du sexe, en demandant qu'on entoure les lits de rideaux, « oblige nos hôpitaux civils à tenir les salles plus élevées. »

N'oublions pas que, du temps de Tenon, presque tous les rideaux étaient en laine épaisse, et que les lits étaient hermétiquement fermés dans le haut par un véritable plafond.

« Je trouvai, dit-il, la mortalité modérée dans les hôpitaux dont les salles avaient environ « 16 pieds; je m'assurai encore que dans de pareilles salles, mais dont les lits étaient sans « rideaux, les malades souffraient sensiblement des impressions du froid.

« Dans l'un des hôpitaux dont je parle beaucoup d'enfants furent surpris en même temps de « fluxions de poitrine; on n'y était pas préparé: on en mit dans les infirmeries, autant qu'elles « purent en recevoir: le surplus de ces enfants malades resta dans les dortoirs voisins. Les lits « étaient sans rideaux; ces enfants eurent froid, périrent tous. On conserva ceux des infirmeries « tenus plus chaudement.

« Dans une salle, à plancher encore plus élevé, d'un autre hôpital, et où les lits ont des « rideaux, les maladies chroniques avec atonie de la fibre, appauvrissement des liqueurs, engorgements lymphatiques et séreux, sont constamment traitées sans succès; les simples fièvres « intermittentes d'automne dégénèrent en maladies cachexiques, en œdèmes dont on périt, si « l'on reste dans cette salle, et dont on guérit le plus souvent, si l'on en sort à propos. Les « mêmes effets n'ont pas lieu dans une petite salle voisine, dont le plancher est moins élevé. Je

---

qui lui est attribuée. Les cuvettes sont donc alimentées par-dessus d'eau chaude et d'eau froide, au moyen de deux robinets à repoussoir, qui se referment aussitôt qu'on cesse de presser; elles sont fermées par une soupape en cuivre placée au fond, qui reste à volonté ouverte pendant l'écoulement de l'eau. Les chambres de toilette sont contiguës aux chambres des lavabos; les bidets sont fixés au sol et s'alimentent et se vident comme les lavabos, seulement ils sont séparés par des rideaux.

(1) Tenon, page 54 de la Préface.

« citerais ces hôpitaux, si les habiles gens à qui je suis redevable de ces observations me « l'avaient permis.

« On conçoit, par ce qui précède, qu'à température égale, la hauteur des salles, pour se « garantir des incommodités de la chaleur et du froid, dépend encore de ce que les lits sont avec « ou sans rideaux, et de ce que les croisées sont plus ou moins amples ; qu'en général dans les « pays froids et dans les salles sans rideaux, il faut des croisées plus petites que dans les pays « chauds et que dans les infirmeries dont les lits sont entourés de rideaux. » (1).

« Les rideaux de toile rouge et de toile blanche, ajoute-t-il, fatiguent la vue délicate et sen- « sible des malades ; nous connaissons des hôpitaux où l'on s'en plaint : d'ailleurs, les rideaux « de laine sont sujets à être mangés dans les magasins par les teignes et les dermestes. S'il « fallait choisir entre les rideaux de laine, nous préférerions ceux de couleur verte : mais il « nous paraîtrait mieux d'admettre le moins possible d'étoffes de laine dans les hôpitaux ; elles « exigent des soins continuels qu'on ne saurait trop diminuer ; ceux de toile blanche sont trop « sujets à la malpropreté. Nous inclinerions pour des rideaux de forte toile, ou verte, ou rem- « brunie, susceptible d'être lavée. Chaque lit aurait une double garniture. » (2).

M. de Pastoret, dans son mémoire de 1814, décrivait ainsi l'état de cette partie du mobilier des hôpitaux.

« *Hôtel-Dieu.* — Les rideaux sont, dans toutes les saisons, en toile de coton blanche. Ils « étaient autrefois, en été, d'une grosse toile grise, plus commune que celle qui sert à faire des « torchons ; en hiver, ils étaient de serge ; mais, *d'après l'avis des médecins*, les rideaux blancs « ont été préférés, comme offrant un moyen plus facile de propreté.

« *Pitié.* — Tous les lits auxquels on peut en mettre ont des rideaux blancs.

« *Charité.*—Une partie des rideaux de drap vert a été remplacée par des toiles de coton blanc.

« *Necker.* — Tous les lits ont leurs rideaux de toile de coton bleu pour l'hiver, et de coton « blanc pour l'été.

« *Beaujon.* — Les lits sont presque tous garnis de rideaux, *ouverts par le haut cependant,* « *pour que l'air puisse mieux circuler.*

« *Salpêtrière.* — Infirmerie. — Les lits sont tous entourés de rideaux de toile de coton blanc « en été et de siamoise rayée blanc en hiver. »

Serait-il vrai maintenant qu'une simple enveloppe de siamoise, la plupart du temps reployée contre les montants du lit, pût emprisonner le malade au milieu d'une atmosphère viciée et nuire à la ventilation générale (3) ? On pourrait le supposer, s'il s'agissait d'une enveloppe hermétiquement fermée ; mais le haut de nos lits est à jour, et l'expérience prouve que les émanations du malade, tendant toujours à s'é- lever, sont entraînées vers la région supérieure de la salle.

On a dit que les corpuscules organiques qui sont constamment en suspension dans

(1) Tenon Quatrième mémoire, page 191.

(2) Tenon. Quatrième mémoire, page 168.

(3) Mémoire de M. Chalvet, Bulletin de l'Académie de Médecine, du 31 décembre 1861, page 213. — M. Ramon Torres Munos de Luna, dans une étude chimique sur l'air atmosphérique de Madrid, publiée dans les *Annales d'hygiène et de médecine légale* (1861, tome XV, 2e partie), établit ainsi qu'il suit, pour les gaz infects, le pouvoir absorbant des tissus divers employés dans les hôpitaux : Gutta-percha, 0. — Paille de maïs, 1. — Mélange de parties égales de paille ordinaire et de maïs, 2. — Paille de froment et d'orge récente et grosse, 3 — Draps de fil, 4. — Draps de coton, 5 — Coutil de coton, 7. — Couvertures, 8. — Plumes, 9. — Laine, 10.

l'air des salles provoquent, en se déposant sur l'épiderme naturellement prédisposé de la peau du malade, ces effets inexpliqués de contagion qui déroutent encore la science, et que la laine des couvertures ou des matelas, le linge des rideaux, retenant en plus grande quantité cette matière organique, deviennent, par cela seul, autant de centres d'infection où la maladie puise sans cesse un nouvel aliment.

C'est là une affirmation bien absolue dont, jusqu'à présent, l'observation n'a pas suffisamment constaté l'exactitude pour que l'on doive s'empresser d'en tenir compte (1).

Tenon, si instruit dans les choses de l'hygiène, prétend que la température naturelle et constante du corps est encore plus nécessaire à l'existence de l'homme que la pu-

(1) Aussitôt qu'elle a eu connaissance des recherches de MM. Réveil et Chalvet sur la constitution hygiénique de l'air des salles dans les hôpitaux, l'Administration, pensant que l'étude de ces questions pourrait amener quelque lumière sur les causes encore inexpliquées d'endémie ou de contagion qu'on remarque pour certaines affections, a invité ces deux praticiens à continuer leurs expériences dans les hôpitaux Saint-Louis, Necker et des Enfants. Quoique trop peu nombreuses encore pour être concluantes, ces expériences n'en ont pas moins fourni des indications intéressantes qui méritent d'être mentionnées. Dans l'étude des miasmes, on ne s'est occupé, jusque dans ces derniers temps, que des substances organiques que l'air atmosphérique contient, soit en suspension, soit à l'état de dissolution : c'est ce que constatent les travaux de Moscati de Milan, de Brocchi, de Rigaud de Lisle, ceux de Thénard et Dupuytren, et de Gasparin et Boussingault.

Les expériences faites par Smith, à Manchester, ont paru démontrer que l'air renferme des germes de conserves et d'animalcules qui résistent à l'action de l'eau bouillante et que l'on retrouverait dans l'eau distillée où ils se développent. Nous disons à dessein qu'elles ont paru établir, parce que les résultats en sont encore contestés par plusieurs auteurs.

Depuis les travaux de MM. Turpin, Dumas, Desmazières, Quévenne, Blondeau de Carolles, etc, les miasmes ont été comparés à des ferments et ceux-ci à de véritables germes qui, déposés dans l'organisme, pourraient s'y développer, à la condition de rencontrer un terrain convenable pour leur germination. Ainsi, d'après ces auteurs, les spores du trichophyton peuvent engendrer tantôt la mentagre, tantôt l'herpès tonsurant ou la teigne proprement dite, mais seulement dans les circonstances qui viennent d'être définies. Il en résulterait que, dans l'atmosphère, la présence, même en proportion notable, de ces spores ne pourrait exercer qu'une influence très-restreinte, tandis que le contraire devrait avoir lieu dans les hôpitaux et surtout dans ceux affectés aux enfants, à raison du terrain propre à leur propagation et à leur développement que trouveraient facilement les germes répandus dans l'air. Si les expériences faites jusqu'à ce jour permettent de se prononcer d'une manière à peu près certaine sur la présence de germes de cette espèce, il n'en est pas de même quant à l'influence des matières organiques sur les phénomènes de contagion morbide; dans l'état actuel de la question, il est tout-à-fait impossible d'émettre une opinion à cet égard.

Un fait constant ressort de toutes les expériences qui ont été faites dans divers services de malades, à savoir : l'existence dans l'air des salles d'une substance azotée. Mais, sur ce point encore, il convient d'observer que l'air contient partout des matières organiques azotées, qu'elles existent en plus grande quantité dans les lieux habités, et que les expériences qui se poursuivent ne peuvent avoir pour objet que de déterminer comparativement et la nature et la propriété de ces matières.

Des poussières recueillies à l'hôpital Saint-Louis, sur les murs d'une salle de blessés, ont été l'objet d'une minutieuse analyse. On y a découvert, au milieu d'une foule de parcelles organiques de nature diverse, une quantité, relativement très-grande, de débris d'épithélium.

M. Réveil, au moyen d'un appareil de son invention, mais dont la description ne saurait trouver place ici, a pu constater dans l'air des salles occupées par des enfants atteints de rougeole, de scarlatine et d'ophthalmie purulente, la présence du trichophyton tonsurant, ainsi que de cellules et de débris de cellules épithéliales. Dans les salles où l'ophthalmie purulente était la maladie dominante, il a cru reconnaître que l'air tenait de plus en suspension des cellules de pus, fait déjà signalé par Eiselt de Prague.

On a cherché également à déterminer la proportion de matières organiques gazeuses contenues dans l'air des salles des hôpitaux : on a trouvé qu'elles y étaient en plus grande quantité que dans l'air des cours, qui lui-même en est plus chargé que l'air des campagnes des environs de Paris où il existe seulement des traces de ces matières.

reté plus ou moins réelle de l'air qu'il respire. Personne n'a jamais songé, par motif d'hygiène, à priver le malade de ses couvertures ou de son matelas; y a-t-il donc un inconvénient sérieux à lui conserver des rideaux qui peuvent tour à tour l'abriter des rayons d'un soleil trop ardent, ou de l'atteinte si pernicieuse des courants d'air?

Au point de vue de la décence, et ce côté de la question mérite de n'être pas mis en oubli, les rideaux de lit qui permettent à la femme de se soustraire momentanément aux regards des passants ou des voisins, à tous les malades de dérober leurs plaies à des investigations indiscrètes, ou de s'isoler à leur gré des souffrances qui les entourent, répondent chez nous, il faut bien le dire, à un besoin très-profond qui cédera difficilement aux considérations tirées de l'hygiène.

Simplification projetée de la literie des hôpitaux.

Au surplus, l'Administration s'est préoccupée récemment de l'utilité qu'il y aurait à simplifier la literie des hôpitaux; elle songe à substituer aux deux matelas placés sur le sommier élastique une plaquette en bourre et un seul matelas d'un poids un peu plus fort que celui des matelas aujourd'hui en usage. Cette installation diminuerait l'épaisseur du lit et permettrait de renouveler plus fréquemment les matelas, soit pour les carder et les épurer, soit pour les aérer dans de bonnes conditions. L'installation prochaine d'un magasin central qui contiendra des ateliers et des espaces suffisants pour ce service offrira les moyens de réaliser à cet égard une amélioration très-réelle dans l'hygiène des salles. Déjà, des lits ainsi composés ont été expérimentés en grand à Bicêtre, et l'Administration en a fait disposer à l'infirmerie de la Salpêtrière.

Il n'est point douteux que le lit d'hôpital, ramené ainsi à un moindre volume, ne soit, pour la chaleur et la commodité, de beaucoup préférable au lit anglais composé d'une plaquette de crin et de laine posée sur une toile tendue, trop exigu et trop sec pour que le malade y conserve la chaleur nécessaire, trop bas pour l'examen médical, comme pour tous les soins divers qui doivent être donnés.

C'est aussi à l'infirmerie de la Salpêtrière que nous faisons étudier une simplification des garnitures de rideaux, au moyen de la suppression de la *pente;* en attendant qu'il ait été démontré par une expérience à laquelle l'Administration se prêtera volontiers, surtout pour les services de chirurgie affectés aux hommes, que les rideaux sont dans les salles de malades une cause certaine d'insalubrité.

Le lit en fer sans montants n'est en usage que dans les sections d'enfants, dans les dortoirs de serviteurs et enfin dans les salles des grands hospices, où la surveillance doit pouvoir embrasser d'un premier regard tous les détails du service. — C'est par ce même motif qu'il a été substitué, dans les deux hôpitaux de Lourcine et du Midi, au lit à rideaux. Dans les hospices de la Vieillesse-Hommes et Femmes, il se complète d'un tiroir en tôle ajusté sous la traverse du pied et destiné à recevoir les effets de chaque administré; cette disposition déjà ancienne a permis de faire disparaître de nos salles les armoires encombrantes ainsi que les malles et cassettes, qui y étaient une cause continuelle de désordre et d'embarras. Quant au lit en fer à tréteaux, l'usage en est depuis plusieurs années abandonné dans les hôpitaux d'adultes. Ces lits, qui n'ont que 60 centimètres de largeur, ne peuvent être utilisés que pour le coucher des enfants (1).

Une dernière amélioration, qui n'intéresse pas moins le bien-être des malades, reste à accomplir dans l'installation du matériel hospitalier : il s'agit pour l'Administration de rechercher quels sont les meubles et ustensiles, parmi tous ceux actuellement en usage, qui sont le mieux appropriés au service des hôpitaux, et d'arrêter ensuite, pour chacun, un type unique d'après lequel se régleraient toutes les fournitures analogues. Une commission composée de directeurs et d'experts a été instituée dans ce but, il y a dix-huit mois; elle poursuit ses recherches et terminera bientôt son travail.

Les toiles destinées aux confections et aux lingeries des hôpitaux et des hospices ont longtemps été et sont encore en partie fabriquées par les soins d'un établissement de service général connu sous le nom de *Filature des indigents* (2). Après avoir donné à ses opérations un développement excessif, la filature, débordée par les progrès de

(1) Les lits en fer à tréteaux, aujourd'hui hors d'usage, se composaient de deux tréteaux en fer destinés à recevoir trois planches formant le fond du lit. L'un de ces tréteaux se complétait d'un dossier également en fer.

(2) Le dépôt de la Filature a été établi en 1777 par le lieutenant général de police. Les bureaux se trouvaient alors situés rue de Bourbon, porte Saint-Denis. Ils ont été transférés, en 1793, dans l'emplacement qu'ils occupent aujourd'hui, rue des Tournelles et installés dans les bâtiments de l'ancien hôpital de la Charité-Notre-Dame, supprimé pendant la Révolution. La filature des indigents a pour objet de rattacher le secours au travail, en assistant les mères de famille qui ne peuvent quitter leurs enfants, et les femmes pauvres ou âgées qu'un peu d'aide met à même de subvenir à leurs besoins. Ces femmes reçoivent de la filasse pour la convertir en fil dans leur demeure; un tarif règle le prix de leur main-d'œuvre. Les fils qu'elles produisent sont employés à confectionner, pour l'usage des établissements hospitaliers ou de bienfaisance, des toiles dont les prix sont fixés par des experts choisis dans le commerce. Le nombre des fileuses n'était au commencement de 1830 que de 2,876; il a augmenté successivement et dépassait 7,000 en 1848 et 1849. Une enquête sérieuse ayant eu lieu à cette époque, afin d'éliminer celles qui ne réunissaient pas les conditions exigées, ce dernier chiffre tomba immédiatement à 3,167. Elles étaient encore au nombre de 2,498 en 1854; elles se trouvent aujourd'hui réduites à 1,265 dont 300 indigentes de la Salpêtrière; ces 1,265 fileuses ne produisent guère que la moitié du fil nécessaire à la fabrication des toiles que consomme l'Administration. On pourvoit à cette insuffisance en achetant au commerce, par voie d'adjudication, environ 35,000 kil. de fils mécaniques. Ces fils sont employés en chaîne et les fils de main ne servent plus qu'à faire la trame. Le salaire des fileuses s'est élevé en 1861 à la somme de 57,332 fr. 95 c.

27 ouvrières sont occupées dans l'établissement comme dévideuses, ourdisseuses ou plieuses; elles ont reçu en 1861, 12,594 fr. 84 c.

La Filature a fabriqué en 1861 283,654m 80c de toiles diverses, dont 214,298m 31c ont été vendus aux établissements hospitaliers pour une somme de	327,439	53
Le surplus a été converti en effets de lingerie confectionnés, au nombre de 101,342, qui ont été livrés aux établissements de l'Administration pour la somme de	421,334	36
Elle a de plus confectionné pour le service du bureau des secours (Fondation Montyon) 177,000 petits effets de layette estimés	72,910	
Enfin, les ventes au comptant (étoupes de lin et déchets divers) se sont élevées au chiffre de	10,292	76
Total des produits vendus en 1861	831,976	65

La Filature est en outre chargée de la réception et de la livraison des effets de coucher et d'habillement demandés au commerce pour le service des établissements; à ce titre, elle a poursuivi et assuré pendant l'année 1861 l'exécution de marchés par adjudication qui avaient, en argent, une importance de	936,674 fr.	82 c.
et elle a acheté directement chez les fournisseurs de l'Administration, en dehors des marchés ci-dessus, divers articles dont le prix s'est élevé à	145,647	29
Total des fournitures demandées au commerce	1,082,322 fr.	11 c.

l'industrie, qui tend incessamment à supprimer le travail individuel de l'ouvrier, s'est vue dans la nécessité de réduire considérablement son ancien mode de fabrication : elle ne produit plus aujourd'hui que la moitié environ des fils et des toiles nécessaires au service des hôpitaux; toutefois, elle est restée chargée de diriger les acquisitions à faire dans le commerce et de pourvoir à la confection d'un certain nombre d'articles de lingerie et d'effets de coucher, dont la coupe se trouve ainsi réglée d'une manière plus uniforme et plus économique. Cet établissement, qui ne répond plus qu'imparfaitement au but de sa fondation et qui, par son organisation même, ne pourrait jamais suppléer efficacement le magasin général projeté, devra cesser d'exister aussitôt que ce dernier aura été constitué.

Ce que nous venons de dire du mobilier meublant et de son amélioration permanente, des objets divers et ustensiles à renouveler, s'applique aux étoffes du coucher et de l'habillement, et surtout à nos lingeries, cette partie essentielle, fondamentale, du service des hôpitaux.

Le premier règlement qui ait apporté l'ordre et la régularité dans les confections et dans les lingeries hospitalières est connu sous le nom de devis du coucher, du linge et de l'habillement, et remonte à 1834. Celui qui est actuellement en vigueur date du 18 mars 1858.

Longtemps avant cette dernière époque, les changements survenus dans les exigences du service et dans les usages de la fabrication du commerce avaient démontré la nécessité de modifier le règlement de 1834; mais des considérations d'économie avaient constamment fait ajourner cette révision. En effet, il ressortait des calculs préalables auxquels l'Administration s'était livrée que les modifications les plus indispensables devaient, rien que pour le linge, le coucher et l'habillement des gens de service, produire tout d'abord une augmentation de 27,000 francs dans la dépense annuelle d'entretien. Les améliorations prévues en faveur des malades ne nécessitaient pas un moindre sacrifice.

L'autorité supérieure, d'abord hésitante, dut, à la fin, céder aux instances de l'Administration; voilà trois ans que le nouveau devis est appliqué et nous pouvons dire aujourd'hui, sans craindre d'être contredits, que cette partie de nos services laisse peu à désirer. Ceux qui ne craignent pas d'affirmer le contraire n'ont qu'à interroger les chefs du service médical : ils verront si nos magasins et nos lingeries, largement approvisionnés, ne pourvoient pas avec abondance à tous les besoins.

Les effets d'habillement que le devis met à la disposition des malades se réduisent à un petit nombre d'articles. C'est d'abord l'ancienne capote dont la forme, autrefois unique, s'adaptait indistinctement aux hommes et aux femmes.

Elle était faite avec le même drap gris beige ou de Mouy en usage dans les prisons et maisons pénitentiaires; aussi inspirait-elle généralement un sentiment de répulsion aux malades, auxquels sa couleur rappelait trop la livrée des condamnés. Le devis de 1858 lui a substitué le molleton bleu foncé que l'administration de la marine emploie pour la confection des vareuses des matelots. Le nouveau vêtement, à la fois plus souple et plus chaud, affecte la forme de robe de chambre et a le double avantage d'être beaucoup plus léger et d'un meilleur aspect.

Les malades des deux sexes reçoivent encore des camisoles en futaine, des coiffes en toile; les hommes, des bonnets en coton; et les femmes des fichus en calicot et des bonnets.

En fait d'allocation, le devis de 1858 est moins large que celui de 1834, car il supprime deux pantalons de toile pour les hommes, des jupons de même étoffe pour les femmes, ainsi que les chaussettes et les sandales ou espardilles qui leur étaient précédemment attribuées.

L'Administration, remarquant que la généralité des malades réclamaient, comme un privilége, de conserver leurs pantalons, leurs chaussettes et jusqu'à leurs souliers, afin de pouvoir se promener au dehors des salles, avait fini par ne leur délivrer aucun de ces articles. Et, de fait, cette suppression commandée par un besoin impérieux d'économie ne privait personne, puisque, au moyen des réserves faites journellement sur les effets des successions, c'est-à-dire provenant de malades décédés sans famille, l'Administration pouvait toujours fournir ces effets aux individus qui n'apportaient sur eux que des vêtements en guenille.

Toutefois l'Administration se préoccupe de savoir s'il ne serait pas préférable, même au point de vue de l'hygiène et de la propreté générale, de rétablir ces anciennes allocations et d'ajouter en outre une coiffure ou toque en molleton, destinée à remplacer pendant le jour le lourd et disgracieux bonnet de coton.

Nous ne dirons rien de l'habillement des administrés des hospices, si ce n'est qu'il comporte, pour les hommes comme pour les femmes, tous les articles utiles et qu'il a également reçu, quant à la composition et quant à la qualité des étoffes, de notables améliorations (1).

La partie fondamentale du devis, la principale richesse de nos hôpitaux, c'est le linge, dont tous les articles jouent un si grand rôle dans les diverses fonctions du service des malades.

---

(1) Les indigents de Bicêtre reçoivent chacun une casquette, une redingote, un pantalon et un gilet en drap gris bleu, des bas de laine ou de coton, suivant la saison.

Les indigentes de la Salpêtrière reçoivent une robe d'hiver en étoffe de laine, une robe d'été en siamoise, un jupon, une camisole, six bonnets, six fichus et des bas de laine ou de coton. Tous ces effets sont entretenus par l'Administration.

Parmi les demandes formulées en 1854, et refusées à cette époque, l'Administration avait proposé d'ajouter au trousseau des indigents une paire de souliers et des mouchoirs de poche. Les souliers ne sont accordés qu'aux administrés des hospices fondés, et aux indigents estropiés. En 1846, un membre du Conseil général des hospices, M. Foucher, fit don d'une somme de 1,200 francs, à l'hospice des Incurables-Hommes, pour acheter un premier fonds de mouchoirs de poche, et depuis ce moment les administrés des Incurables reçoivent, comme ceux des hospices fondés, des mouchoirs. Quant aux administrés des deux grands hospices de la Vieillesse, on laisse à leur famille le soin de les pourvoir de mouchoirs. Cependant l'Administration en a toujours en réserve pour ceux qui n'ont aucun moyen de s'en procurer.

Sous le rapport de l'installation, du nombre et de la qualité des articles qu'elles renferment, nos lingeries sont incontestablement supérieures à celles des hôpitaux anglais; car, souvent, les malades, en Angleterre, sont tenus de se munir d'une couverture de laine et d'apporter avec eux leur linge de corps, dont le blanchissage reste à leurs frais (1).

Il n'est pas sans intérêt de connaître à cet égard le dernier bilan de l'Administration; on verra, en le comparant à celui qu'elle dut établir en 1860, alors qu'un changement de direction lui faisait un devoir de se rendre un compte exact de la situation de ses lingeries, que le déficit constaté au budget de cet exercice est en bonne voie de réparation.

Chaque année, un double crédit figure, pour l'achat du linge, au budget de l'exercice; l'un, inscrit au titre Ier, s'applique aux dépenses ordinaires, c'est-à-dire à celles qui ont pour objet le raccommodage et le remplacement des pièces détruites l'année précédente pour cause de vétusté; l'autre, au titre II, est classé parmi les dépenses extraordinaires; il doit fournir les moyens de procéder à l'acquisition du linge destiné à compenser le déficit produit antérieurement par l'insuffisance des crédits d'entretien.

Lors du travail fait en 1860, un examen approfondi des moyens destinés à assurer chaque année les besoins de ce service, démontra que, depuis longtemps, les crédits inscrits à l'ordinaire étaient de beaucoup trop faibles. En effet, l'allocation de 110,000 francs, portée depuis 1838 à l'extraordinaire, pour compléter les lingeries, conformément aux fixations réglementaires ou pour subvenir aux dépenses de premier établissement, n'avait servi qu'à remédier à l'insuffisance des crédits accordés annuellement pour les dépenses de simple entretien.

Un relevé, d'après les comptes en matière, des pièces de toute nature mises hors de service, pendant la période décennale de 1850 à 1859, avait donné des quantités qui, évaluées en argent, représentent, en moyenne, une valeur de 405,365 fr. 85 c. (2).

Si l'on considère que le crédit ouvert à chaque exercice, pour renouveler ces effets, ne dépassait pas sensiblement le chiffre de 300,000 francs, on s'explique facilement le déficit de plus en plus considérable des articles de lingerie, et comment ce déficit, remontant à 1838, et s'aggravant d'année en année, devait infailliblement nous conduire à une situation irrémédiable.

C'est alors que, prenant pour base de ses propositions de crédit au budget de 1861, le montant de la valeur moyenne des destructions annuelles de linge, l'Administration a demandé et obtenu que le chiffre du crédit ordinaire fût élevé de

(1) « Toutes les personnes qui seront admises à l'intérieur devront apporter au moins deux chemises. » (Extrait du règlement de l'infirmerie de Blackburn.)

(2) Le Mémoire sur le Budget de 1860 contient les divers relevés qui ont servi de base à la fixation des crédits pour cet exercice.

320,000 francs à 405,000 francs, afin que le crédit d'entretien fût suffisant pour prévenir toute nouvelle diminution des quantités réglementaires, et qu'à son tour le crédit alloué extraordinairement pût recevoir sa destination exclusive, qui est de combler successivement les déficits antérieurs.

Nous avons lieu d'espérer que, par ce double système et en portant à cette partie du service une attention soutenue, nous parviendrons à rétablir l'état normal des lingeries, de telle sorte que nous n'ayons bientôt plus qu'à pourvoir au remplacement des pièces détruites annuellement.

Le nouveau mode de procéder, bien qu'impliquant momentanément un excédant de dépenses, a déjà produit d'heureux résultats, et si l'autorité supérieure veut bien continuer à nous accorder les ressources nécessaires, quelques années suffiront pour combler entièrement un déficit qui tendait à s'éterniser, et pour nous permettre de pourvoir, dans un prochain avenir, au renouvellement régulier de nos lingeries, avec le seul crédit alloué au titre Ier pour les dépenses normales d'entretien.

Nomenclature du nombre des objets de linge et de coucher existant au 1er janvier 1860 et au 1er janvier 1862.

Le tableau suivant donne la nomenclature et le nombre des objets de linge et de coucher existant d'une part au 1er janvier 1860, c'est-à-dire avant l'adoption des mesures que nous venons d'exposer, et d'autre part au 1er janvier 1862 (1) :

OBJETS DIVERS	EXISTANT AU 1er Janvier 1860.	EXISTANT AU 1er Janvier 1862.	DIFFÉRENCE pour 1862 en plus.	DIFFÉRENCE pour 1862 en moins.	Quantités réglementaires d'après les fixations du devis.	Déficit sur les quantités réglementaires.
Chemises.	178,573	181,017	2444	»	202,564	21,547
Taies d'oreiller. . . .	101,008	97,143	»	3865	124,748	27,605
Draps	176,264	181,882	5618	»	218,208	36,326
Alèzes.	103,361	105,469	2108	»	125,152	19,683
Matelas	46,419	43,056	»	3363 (2)	42,619	»
Traversins.	20,715	21,625	920	»	21,312	»
Oreillers.	32,719	33,134	415	»	27,761	»
Couvertures	48,469	47,540	»	829 (3)	42,619	»
Sommiers élastiques.	»	7,502	»	»	19,937	12,435 (4)

(1) Nous laissons de côté, dans l'état que nous donnons ici, des articles de linge et d'habillement à l'usage des malades ou des administrés.

(2) Malgré cette diminution dans le nombre des matelas, il est facile de remarquer que la quantité réglementaire se trouve dépassée de 437. Encore est-ce moins une diminution qu'une nouvelle appropriation que nous devrions signaler. Beaucoup de matelas ont été cardés de nouveau et renforcés par une addition de laine et de crin provenant des matelas supprimés.

(3) L'excédant assez considérable des couvertures sur les quantités fixées au devis, qui provient sans doute des époques d'épidémie, a permis à l'Administration de s'abstenir des remplacements qu'auraient pu nécessiter les destructions.

(4) Ce n'est pas là un déficit, à proprement parler, puisque ces 12,435 sommiers élastiques n'ont jamais existé. C'est simplement le chiffre des sommiers restant à acquérir pour en pourvoir tous les lits.

Pour se rendre compte, non plus du déficit qui existe encore dans les quatre principaux articles de linge affectés aux malades, tels que chemises, taies d'oreiller, draps et alèzes, mais de l'influence que ce déficit pourrait exercer sur la bonne exécution du service, il convient d'abord de voir quel est le nombre normal des lits, d'après le budget de la présente année :

Lits de malades....................	7,822	
de valides....................	8,962	19,454
de sous-employés ou de serviteurs.	2,670	

On a ensuite à répartir les ressources existantes entre les trois catégories d'individus qui en profitent dans une proportion différente.

Or, tandis que d'après le devis réglementaire, les malades doivent avoir chacun :

14 chemises,
10 taies d'oreiller,
16 draps
et 16 alèzes,

les valides et les employés n'ont plus droit qu'à :

8 chemises,
4 taies d'oreiller
et 8 draps.

Il est aisé de remarquer que le déficit constaté, alors qu'il se prolongerait encore quelques années, ne saurait avoir une influence sensible sur l'exécution régulière du service. En effet, avec les moyens rapides de blanchissage dont sont actuellement pourvus nos établissements, il sera toujours possible, même en admettant les circonstances les plus défavorables, une épidémie, par exemple, et nous en avons déjà traversé plusieurs, de faire face à tous les besoins, quelque considérables qu'ils puissent être (1).

Ateliers de confection et de raccommodage.

La conservation et l'emploi bien entendu de cette multitude d'articles, dont la valeur estimative inférieure à la valeur réelle est, d'après l'état dressé pour 1860, de 6,572,230 fr. 85 c., exigeaient, on le conçoit, une attention particulière et constante. L'ensemble des dispositions prises pour les assurer constitue aujourd'hui un service complet, et à coup sûr, l'un des plus intéressants, car il réalise

(1) Sans les destructions considérables effectuées dans le cours de l'exercice 1861, ce déficit eût été bien moins important. La quantité réglementaire des chemises se serait trouvée dépassée de 7,572, et le déficit pour les autres objets de coucher n'aurait été que de :

17,767 taies d'oreiller;
22,167 draps;
6,406 alèzes.

Ce déficit, nous l'avons dit, se répartissait sur l'ensemble des 19,454 lits prévus au budget de 1862, c'est-à dire sur les malades, les valides, les sous-employés et serviteurs. Mais dans l'hypothèse vraie où les administrés, les sous-

une partie du programme que tant d'administrations charitables poursuivent encore : l'économie dans les dépenses unie au travail utile et productif des administrés. En 1845, le Conseil général des Hospices avait cru devoir confier aux ateliers de Bicêtre le raccommodage du linge de l'Hôtel-Dieu et de la Pitié, ainsi que la confection des articles neufs que ces deux établissements pouvaient avoir à acheter sur leurs crédits particuliers. Ce n'était là qu'un essai ; les résultats obtenus ne laissant bientôt aucun doute sur les avantages d'une plus grande centralisation, l'hospice de la Vieillesse-Femmes, beaucoup plus convenablement placé pour ce genre de service, fut substitué à Bicêtre. L'Administration y a établi, en 1850, un vaste magasin où les établissements envoient, non-seulement le linge à raccommoder ou à détruire, mais les toiles à confectionner. Ainsi, l'Administration plaçant en des mains exercées tout ce qui touche à la conservation du linge a pu, en même temps qu'elle faisait cesser les destructions quelquefois abusives que pratiquaient les établissements, sans discernement ni contrôle, se rendre à tout instant un compte exact du véritable état de ses réserves et des sacrifices que les destructions annuelles pouvaient rendre nécessaires.

Si d'un côté le principe de la centralisation, étendu à la confection des objets neufs, a permis de rétablir dans les coupes l'uniformité réglementaire dont chaque établissement s'était arbitrairement écarté, appliqué au triage et à la destruction des articles à remplacer, il a fourni les moyens de les utiliser dans leurs moindres parties : le linge complétement usé est converti en charpie et pièces à pansements ; et telle est l'abondance de nos ressources à cet égard, que les quantités employées chaque année par nos chefs de service, ont pu, sans affecter sensiblement les réserves de l'Administration, s'élever presque au centuple de ce qu'était cette même dépense, il y a soixante ans. Quant aux effets réparables, ils sont raccommodés par les indigents qui trouvent, dans le salaire qui leur est accordé, un moyen d'améliorer leur position.

Les deux ateliers affectés ainsi au raccommodage du vieux linge et à la confection des articles neufs sont munis d'un outillage spécial et complet ; ils ont pris dans ces derniers temps un développement très-utile pour les malades aliénés, et en même temps très-productif. En 1860, par exemple, leurs recettes se sont élevées à 131,130 fr. 68 c., dont 47,814 fr. 22 c. provenant des ouvrages faits au comptant ; non-seulement les établissements publics ont recours à eux, mais l'industrie privée elle-même leur confie ses plus délicates confections.

Appelés à confectionner le linge de l'asile de Vincennes, les ateliers de la Salpêtrière ont pu mettre, dans l'espace d'un mois, la lingerie de cet établissement en état

---

employés et serviteurs seraient seuls appelés, à l'exclusion des malades, à supporter le déficit signalé plus haut, nous aurions encore pour chacun d'eux :

6 chemises au lieu de 8 ;
2 taies d'oreiller au lieu de 4 ;
5 draps au lieu de 8.

Ce simple rapprochement suffit pour réfuter les critiques que l'on pourrait tirer de nos comptes moraux, dans lesquels tout le monde peut apprendre notre véritable situation.

de service ; deux ans après, ils livraient, en moins de temps encore, aux ambulances de l'armée d'Italie, 413,128 bandes ou compresses diverses, 6,679 k. de charpie, et 19,754 k. de pièces à pansements, extraits des dons en vieux linge recueillis par l'Administration de l'Assistance publique.

L'entretien de cette partie du matériel dans un état rigoureux de propreté a toujours été l'objet de l'attention et de la surveillance particulières du Conseil général des Hôpitaux.

Jaloux de profiter de l'expérience du passé et d'éviter les abus qu'avait entraînés, sous l'ancienne Administration de l'Hôtel-Dieu (1), le blanchissage du linge dans l'intérieur de l'établissement, il eut l'idée de le confier aux hospices dont la population valide et généralement habituée aux fatigues manuelles avait besoin d'être occupée à des travaux convenables.

Mais, soit que les administrés ne voulussent pas se prêter volontairement à ce travail, soit que, dans certains cas, il fût réellement au-dessus de leurs forces, il fallut renoncer à ce mode, et recourir à des entreprises étrangères dont le service, doublement préjudiciable aux malades et à l'Administration, ne tarda pas à soulever de nombreuses réclamations. Non-seulement les entrepreneurs n'avaient aucun soin des effets qui leur étaient confiés, et ils en accéléraient l'usure par des procédés destructeurs ; mais les pertes et surtout les retards apportés dans les livraisons pouvaient mettre l'Administration dans les plus sérieux embarras. Il fut même établi, à cette époque, que plusieurs de ces entrepreneurs profitaient de l'intervalle des lessives, pour faire un objet de spéculation des articles les plus usuels, louant à la semaine ou au mois des chemises et des draps qui subissaient ainsi un double blanchissage. En présence de ces faits, l'Administration dut songer à étendre à tous les établissements le système des buanderies : en cela, elle se rangeait à l'avis des médecins qui ne cessaient de représenter au Conseil la nécessité d'installer une buanderie centrale, où la totalité du linge appartenant à l'Administration serait lavée, séchée et raccommodée.

Avis des médecins sur la nécessité d'une buanderie centrale.

« Les établissements sont à la merci d'un blanchisseur qui souvent ne vient pas rapporter le « linge au jour indiqué et laisse manquer le service un ou deux jours de suite...... Dans un

(1) Un mémoire sur le service de l'Hôtel-Dieu, présenté par les médecins aux Administrateurs, en 1756, nous fait connaître combien leur attention s'était portée sur le blanchissage. Après des observations intéressantes et d'utiles conseils sur la nécessité de séparer entre elles les différentes espèces de linge, et les inconvénients de confier ce service aux religieuses, qui se trouvent ainsi détournées du service particulier des malades, les médecins de l'Hôtel-Dieu s'expriment ainsi :

« Mais l'usage de faire la lessive dans l'intérieur de la Maison est, par lui-même, sujet à bien d'autres inconvé- « nients : 1° les lessives étant prises sur les fonctions journalières des domestiques, elles sont faites avec précipi- « tation et négligence....; 2° la fatigue et les difficultés qu'entraine la lessive sont cause que l'on change plus « rarement les malades de draps, de chemises, etc., quoique la provision du linge soit très-abondante.... Enfin, on « ne peut se dispenser d'observer que dans tous les hôpitaux la buanderie est séparée de la maison principale, « et qu'il serait très à-propos que la même chose se pratiquât à l'Hôtel-Dieu....»

(Extrait des observations concernant le service de l'Hôtel-Dieu de Paris, communiquées à MM. les Administrateurs par MM. Lehoc, Fontaine, Cochu, De Jean, Barron, Belleteste, Payen et Majault, docteurs régents de la Faculté de Médecine de Paris et médecins de l'Hôtel-Dieu, au mois de novembre 1756.)

« établissement spécial, le linge serait raccommodé avant d'être renvoyé dans les hôpitaux. Il « y aurait certainement économie; car les ouvrières, réunies sous une surveillance très-sévère « et facile à exercer, travailleraient mieux et plus, que divisées comme elles le sont dans les « divers hôpitaux; les vols de linge, que l'Administration déplore chaque année, deviendraient « plus difficiles, et, par conséquent, moins fréquents (1). »

Depuis 1845, des buanderies ont été installées successivement dans les établissements où les localités offraient l'espace nécessaire pour les divers aménagements de cet important service. Organisation des buanderies.

Aujourd'hui, il est parfaitement organisé et fonctionne régulièrement. L'Administration n'a pas adopté complétement le projet d'établissement d'une buanderie centrale; elle a préféré donner une plus grande extension aux buanderies déjà existantes et répartir entre elles le service général du blanchissage.

Ainsi, la buanderie de la Vieillesse-Femmes, qui est la plus importante, blanchit le linge de l'Hôtel-Dieu, de la Charité, de Beaujon, des Cliniques, de la Boulangerie centrale.

L'Hospice des Incurables-Femmes blanchit le linge de l'Hôpital Necker,

L'Hôpital Cochin, celui de Lourcine,

L'Hôpital Lariboisière, celui de la Maison de santé,

L'Hôpital Saint-Louis, celui des Incurables-Hommes.

La Pitié, l'Hôpital Saint-Antoine, Sainte-Eugénie, la Vieillessè-Hommes, les Ménages, La Rochefoucauld, Sainte-Périne, la Maison d'accouchement et l'Hospice des Enfants-Assistés ont des buanderies qui ne servent qu'à leur usage particulier.

Deux établissements seulement, l'Hôpital des Enfants-Malades et celui du Midi ont encore recours à l'entreprise; mais, dès cette année, le linge de l'Hôpital du Midi sera blanchi à l'Hôpital Cochin, et l'Hôpital des Enfants aura bientôt une buanderie qui lui sera commune avec l'Hôpital Necker.

Rien n'a été négligé pour apporter dans le service de ces diverses buanderies toutes les améliorations dont elles étaient susceptibles. Pourvues, en général, de machines à vapeur et d'appareils perfectionnés, tels que cuviers à jet continu, pompes, essoreuses, de vastes séchoirs et d'étuves où le séchage a lieu rapidement en hiver, elles blanchissent avec les avantages d'une bonne exécution et d'une économie notable des quantités considérables de linge — environ 6,000,000 de kilogrammes par an.

A la Salpêtrière seulement, il a été blanchi, dans le courant de l'année 1861, 3,609,368 pièces de linge, pesant 2,297,239 kilogrammes. — La dépense a été de 132,399 fr.

L'historique, ou plutôt l'état de notre matériel hospitalier ne serait pas complet si

(1) Rapport de la Commission médicale du 10 mai 1843.

nous passions sous silence l'installation des services de balnéation et des divers appareils de chauffage qui fonctionnent dans les hôpitaux (1).

Mémoire présenté en 1756 sur le service des bains de l'Hôtel-Dieu.

Le mémoire déjà cité, présenté en 1756 par les médecins de l'Hôtel-Dieu, contient sur le service des bains dans cet hôpital les observations suivantes :

« L'Administration des bains domestiques est un des remèdes les plus efficaces de la méde-« cine, c'est un secours des plus essentiels que l'Hôtel-Dieu puisse fournir aux pauvres, soit hom-« mes, soit femmes, qui en ont besoin; bien des pauvres malades se procurent chez eux tous les « autres remèdes; mais lorsqu'il s'agit des bains, ils se trouvent forcés d'avoir recours à l'Hôtel-« Dieu.

« Il serait donc du zèle charitable de MM. les Administrateurs de faire tenir des bains autres « que ceux qui sont à la salle de Saint-Louis et à la salle Sainte-Martine pour les malades de « toutes les salles de l'Hôtel-Dieu qui ont besoin de secours.....

« On ne peut disconvenir qu'il y a une espèce de cruauté d'obliger des femmes et de jeunes « filles qui ont besoin de bains à les aller prendre au milieu des horreurs de la salle de Sainte-« Martine. On peut dire la même chose des hommes relativement à la salle Saint-Louis.

« Les femmes et les filles des salles d'en bas qui vont prendre le bain à la salle Sainte-Mar-« tine, sont obligées, au sortir du bain, de traverser toute la maison et le pont même par des « temps froids ou venteux, ce qui a de très-grands inconvénients. Le bain ne fait pas le bon « effet qu'on a lieu d'attendre, souvent elles gagnent d'autres maladies qui obligent de cesser « le bain, et qui retiennent ces malades plus longtemps dans la maison..................

« Ne serait-il pas possible de ménager un petit cabinet pour les femmes avec deux baignoires « seulement, à côté de la salle Saint-Jean ou de celle de Saint-Augustin, du côté de la rivière, « et de même un pareil cabinet sur la rivière, avec deux baignoires seulement pour les hommes, « à côté de la salle Saint-Charles?..

« Mais les bains, même établis dans ces deux salles, auraient besoin d'un établissement plus « solide. Il n'y a pas de mois que le service de ces bains ne soit suspendu pendant plusieurs « jours, soit par le manque d'eau, soit par la faute des baignoires, soit par d'autres raisons « qui se succèdent. Pendant ces intervalles, les malades furieux s'accumulent dans ces salles, ce « qui cause les plus grands désordres...

« Un autre inconvénient dans ces salles de bain, est que l'on fait le feu dans les salles mêmes « où sont les malades, outre l'inconvénient de tenir du feu dans des salles remplies de fous, ce « qui expose au plus grand danger de l'incendie..... les malades étant entassés les uns sur les « autres, et le feu étant tout à côté de leur lit (2)........ »

Ce tableau aussi triste que fidèle de l'état des bains en 1756 nous permet d'apprécier combien était fondée la critique qu'en faisaient, trente années après, les com-

(1) Le premier service de bains fut établi à l'Hôtel-Dieu en 1718, à la demande des religieuses de cet hôpital.
« Monseigneur le premier Président a fait lecture d'un mémoire qui lui a été envoyé par les religieuses de l'Hôtel-« Dieu, contenant trois demandes qu'elles prient le Bureau de leur accorder.
« La première, qu'il soit fait des bains pour baigner ceux des pauvres malades qui auront besoin de ce remède « pour leur soulagement, suivant les certificats des médecins de la maison.....
« Sur quoy la Compagnie, après avoir délibéré, a accordé les bains comme nécessaires à plusieurs maux, et « MM. Bazin, Regnault et Hénault ont été priés de chercher dans l'Hôtel-Dieu les endroits les plus convenables « pour les placer, et séparer les hommes d'avec les femmes. » (Délibér. du 26 mai 1718.)

(2) Observations concernant le service de l'Hôtel-Dieu de Paris, communiquées à MM. les Administrateurs par MM. Le Hoc, Fontaine, Cochu, De Jean, Barron, Belleteste, Payen et Majault, docteurs régents de la Faculté de médecine de Paris et médecins de l'Hôtel-Dieu, au mois de novembre 1756.

missaires de l'Académie des sciences, et aussi toute l'importance des progrès réalisés dans ce service depuis 1802.

Système de bains proposé par Tenon.

Tenon proposait tout un système nouveau de bains. D'après lui, le service devait être divisé en bains d'entrée, bains de la salle des opérations, bains de la salle des accouchements, « enfin en bains du département général où l'on rassemblera tout « ce qui a rapport aux bains, douches et étuves. »

« ... Les baignoires seront en cuivre étamé; celles des hommes auront quatre pieds deux « pouces de long, vingt-six pouces de large à la tête, vingt-deux vers le milieu, quatorze aux « pieds, vingt-huit pouces de profondeur; il suffira de donner à celles des femmes trois pieds « six pouces de long, mais elles auront à la tête vingt-quatre pouces, vers le milieu vingt « pouces, aux pieds quatorze et vingt de haut. Ces baignoires seront encaissées de telle sorte « dans le plancher, qu'elles ne le débordent que de six pouces, afin que les malades y descen- « dent et s'en retirent facilement; on augmentera leur facilité à y descendre, à s'y remuer, à « s'en retirer à l'aide d'une corde suspendue au plancher. L'eau chaude et l'eau froide viendront « par-dessous à une ouverture en arrosoir placée vers le milieu du fond; par ce moyen, la cha- « leur s'élèvera jusqu'à la surface; au lieu que, quand on la verse par-dessus, celle du fond s'é- « chauffe difficilement, alors il faut l'agiter: c'est un soin qu'on ne doit guère attendre des infir- « miers. Ces baignoires se videront par un trou pratiqué aux pieds; on aura de plus, à la tête « et au-dessus de celles pour les bains médicinaux, un robinet qui recevra les eaux d'une chau- « dière particulière où se feront les décoctions.

« Les cabinets de bains seront dallés, les tuyaux placés dans l'épaisseur du plancher seront « renfermés dans des espèces d'auges ou de conduites en pierres, aboutissantes à un égout et « recouvertes, dans toute leur longueur, de dalles d'un pied de long; elles se joindront à rai- « nures et pourront être levées à volonté. Dans ces conduites seront les robinets; si quelque « tuyau crève, l'eau qui se perdra n'incommodera point, on le réparera aisément, et, l'hiver, il « sera facile de le garantir de la gelée (1)....... »

Le Conseil général des Hospices ne pouvait manquer de s'inspirer de ces remarques ingénieuses; ainsi que l'avait recommandé Tenon, il réunit, à l'entrée de l'Hôtel-Dieu, à proximité du dépôt du vestiaire, les moyens, nous ne dirons pas de baigner, il n'était pas encore possible d'obtenir un tel résultat, mais de nettoyer les malades qui en avaient besoin et de désinfecter leurs vêtements (2).

Établissement des salles de bains.

Des salles de bains furent bientôt construites dans tous les établissements qui comportaient cette amélioration, et ce service développé avec le temps a pris partout une extension considérable : il n'est pas un de nos hôpitaux qui ne possède aujourd'hui les moyens d'administrer les bains les plus divers, depuis le bain simple jusqu'au bain hydrothérapique. Tous ceux qui sont à même de visiter nos services y ont vu certainement l'application des idées de Tenon, notablement modifiées toutefois

---

(1) Tenon. — Notes relatives au cinquième mémoire, page 442.

(2) Arrêté du 27 novembre 1801. Un second arrêté, du 21 septembre 1803, enjoint aux agents de surveillance de faire laver ou baigner les malades qui entrent dans l'hôpital. La tenue et les habitudes des clients ordinaires de l'Administration, sensiblement améliorées depuis, ont rendu ces précautions moins utiles.

par l'application des procédés, alors inconnus, que la science et l'industrie ont mis à notre disposition (1).

Mais sur ce point aucun établissement n'a été aussi largement doté que l'hôpital Saint-Louis.

Bains de l'hôpital Saint-Louis. — Plan.

Par une heureuse application des meilleurs principes de l'architecture hospitalière, le bâtiment des bains internes, récemment construit dans cet établissement, rassemble, dans un espace relativement limité, tous les éléments de la balnéation la plus

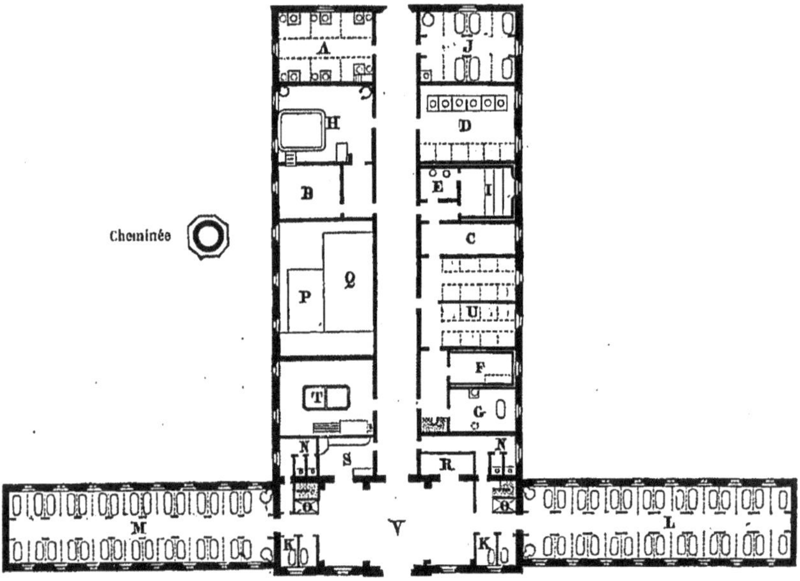

BAINS INTERNES DE L'HÔPITAL SAINT-LOUIS.

A Salle des hydrofères.
B Salle de repos.
C Sudation.
D Fumigations.
E Douches.
F Douches de vapeur.
G Douches médicinales.
H Hydrothérapie.
I Etuve.
J Bains Gabrielle (malades payants).
K Bains des employés.
L Bains ordinaires (hommes).
M Id. (femmes).
N Latrines.
O Chauffe-Linge.
P Générateurs.
Q Chaudières à eau chaude.
R Magasin.
S Lingerie.
T Buanderie.
U Déshabilloir.
V Vestibule.

(1) En 1834, Baudelocque, rapporteur de la Commission médicale, nous montre le service des bains de l'hôpital des Enfants, composé de 4 baignoires seulement, fréquemment arrêté faute d'eau. L'insuffisance d'eau était si grande encore à cette époque dans cet établissement, que l'eau des bains servait au récurage de la vaisselle :

« Cette salle, fort petite, ne peut contenir que quatre baignoires adossées l'une à l'autre. Lorsque les bains ont « été donnés, on y place pour les nettoyer les écuelles, les marmites, tous les vases, en un mot, dont se servent « les enfants pour prendre leurs repas. » Le service des bains de l'hôpital des Enfants, reconstruit en 1853, comporte aujourd'hui 45 baignoires pour le service interne et 23 pour le service externe; il est inutile d'ajouter que l'eau abonde dans tous ces services.

variée et la plus perfectionnée. Il se compose d'un corps principal où sont distribués les services généraux et les balnéations spéciales, et de deux ailes renfermant chacune 30 baignoires pour les bains ordinaires simples ou médicamenteux et 2 bains de siége.

Un large corridor, séparant en deux parties le bâtiment principal, le traverse dans toute sa longueur et permet de communiquer du côté droit avec diverses pièces où sont disposés, ainsi que nous venons de le dire, les baignoires et les appareils hydrothérapiques, la salle des douches médicinales, le cabinet des douches de vapeur, l'étuve pour les bains de vapeur et la salle des fumigations.

Au centre de l'aile droite et à portée de chaque service, se trouve le déshabilloir, vaste pièce divisée en stalles, dans lesquelles chaque malade peut, sans être vu, se débarrasser de ses vêtements.

Dans l'aile gauche, sont installées une petite lingerie et une buanderie spéciales au service des bains. La buanderie comprend un appareil à lessive, un lavoir, une machine à laver, une essoreuse et un séchoir à air chaud. Dans cette buanderie, 150 kilog. de linge peuvent être facilement chaque jour lavés et séchés.

Au centre de cette même aile sont établis les chaudières à eau chaude et les générateurs. Les chaudières chauffent, à l'aide de tuyaux de circulation, deux réservoirs d'une contenance de 10 mètres cubes chacun, qui alimentent tous les services. Chacune d'elles a une puissance de 30 chevaux. Les générateurs servent non-seulement au mouvement de la machine, mais encore au chauffage du bâtiment principal et des chauffe-linge placés dans l'avant-corps, ainsi qu'à la production de la vapeur nécessaire à l'étuve et aux douches.

En avant des chaudières et sous la buanderie fonctionne la machine qui fait mouvoir les appareils de la buanderie et la soufflerie des appareils hydrofères. Elle sert aussi à élever l'eau nécessaire au service de l'hydrothérapie.

Le côté gauche se complète par les salles de repos, de l'hydrothérapie et des hydrofères.

Dans ces deux dernières salles ont été rassemblés tous les genres de thérapeutique par les eaux pures et minérales. La salle de l'hydrothérapie renferme une piscine; celle des hydrofères comprend six compartiments.

Les moyens de force dont l'Administration dispose dans son établissement de Saint-Louis lui ont permis d'établir sur une large échelle les bains à l'hydrofère. Mais elle ne saurait se dissimuler qu'il lui sera difficile d'étendre ce système à tous ses autres établissements. L'appareil à l'hydrofère, à défaut de force de vapeur pour mettre en mouvement la soufflerie, exige les bras d'un manœuvre, et l'on a déjà expérimenté que les bains donnés dans ces conditions coûtent beaucoup trop cher pour recevoir une application générale. Il n'est donc pas probable que l'on puisse installer avec avantage, dans les hôpitaux où l'on ne donne qu'un nombre limité de bains, les appareils de M. Mathieu (de la Drôme).

Les dispositions des grandes salles de bains placées dans les deux grandes ailes du bâtiment répondent à l'aménagement général du service.

Les baignoires, en fonte émaillée, sont disposées par groupes de deux le long des grands côtés. Des rideaux isolent chaque place, dans laquelle se trouvent un siége et des patères; les murs, garnis à hauteur d'homme de plaques de marbre, sont enduits à la partie supérieure de ciment de Portland, et le plafond formant cintre est entièrement composé de plaques de faïence blanche. Au plafond, on a ménagé un certain nombre d'ouvertures garnies de grilles, et comuniquant avec un canal d'appel. Un ventilateur détermine le renouvellement de l'air, et dissipe les vapeurs qui se forment incessamment dans les salles.

Ce service, complétement installé, permettra de donner de 12 à 1,500 bains par jour.

Les bains externes de l'hôpital Saint-Louis, si nécessaires à l'hygiène de la classe pauvre de ces quartiers populeux, sont placés à l'entrée de l'hôpital et disposés de manière à ne laisser aucune communication entre les baigneurs du dehors et les malades du dedans. Fondés en 1816, ils n'ont cessé de se compléter et de s'étendre; près de 500 indigents y sont admis chaque jour, sur la production de cartes délivrées par les bureaux de bienfaisance. Ce service comporte des bains de toute nature; mais, quelque suffisant qu'il soit aujourd'hui, il exigera bientôt une reconstruction complète, qui le mette au niveau des progrès accomplis dans la partie restaurée des bains internes.

Bains des hôpitaux de la Charité, de Beaujon et de Necker.

L'hôpital de la Charité possède un service analogue depuis 1846; les bains occupent le rez-de-chaussée du bâtiment sur l'aile gauche et reçoivent les malades de l'hôpital et ceux du dehors, qui y parviennent directement au moyen d'une entrée sur la rue Saint-Benoît. Par ses dispositions et la variété des modes de traitement qu'il offre à la science, ce service public est un bienfait pour les populations avoisinantes. Tout indigent venant à la consultation peut obtenir une carte de bain sur un bon du médecin consultant; le nombre des bains délivrés chaque année au traitement externe, dans cet hôpital, est rarement inférieur à 30,000.

Depuis quinze ans environ, les hôpitaux Beaujon et Necker, sans avoir un service de traitement externe proprement dit, délivrent cependant des bons pour bains ou douches de vapeur, soit à des individus de la consultation que le médecin ne juge pas suffisamment malades pour entrer à l'hôpital, soit à des malades en voie de guérison qui, n'ayant plus que ce mode de traitement à suivre, peuvent facilement le continuer du dehors.

Nombre et nature des bains délivrés en 1861 dans les hôpitaux.

Pendant la seule année 1861 il a été délivré, dans les hôpitaux spéciaux et généraux, 453,980 bains, tant au traitement interne qu'au traitement externe; le tableau ci-après indique à la fois la nature des bains donnés et leur répartition entre les divers hôpitaux :

ÉTABLISSEMENTS.	BAINS INTERNES		BAINS EXTERNES		NOMBRE des BAIGNOIRES.
	simples.	médicamenteux.	simples.	médicamenteux.	
Hôtel-Dieu...........	12.404	7.355	»	»	20
Pitié................	17.133	6.698	»	»	31
Charité..............	6.534	10.780	10.283	15.237	37
Saint-Antoine.........	13.260	5.115	»	»	25
Beaujon..............	22.270	8.624	»	1.904	26
Necker...............	30.974	7.999	»	6.708	12
Cochin...............	860	912	»	»	14
Lariboisière..........	15.093	11.323	»	»	34
Saint-Louis...........	4.646	43.558	8.891	51.722	132
Midi.................	22.228	5.064	»	»	31
Lourcine.............	16.000	3.000	»	»	22
Sainte-Eugénie........	2.382	25.573	1.817	13.404	66
Enfants-Malades......	4.382	22.715	372	7.326	68
Cliniques............	3.614	523	»	»	14
Maison d'Accouchement	2.852	2.446	»	»	31
Total partiel......	174.632	161.685	21.363	96.301	563
Bains internes, bains externes.	336.317		117.664		
Total général......	453.981				

563 baignoires ont suffi à un service aussi étendu; c'est, en définitive, une moyenne de 2,751 bains délivrés chaque jour, ou de quatre à cinq bains par baignoire.

Combien nous sommes loin du temps (1756) où l'Hôtel-Dieu n'avait que deux baignoires pour subvenir à tous les besoins du service, tant interne qu'externe, des malades de Paris!

Examinons maintenant ce qui a été fait, pendant la même période, relativement au chauffage des salles. Chauffage des salles de malades.

Tenon disait à ce sujet :

« Je vois à l'Hôtel-Dieu un poêle à feu découvert dans la salle Saint-Côme; c'est une dange-« reuse manière de chauffer les malades. Je remarque des poêles en fonte et à tuyaux dans la « salle des opérations, dans celle des femmes grosses; il ne s'en trouve pas à Saint-Paul non « plus que dans d'autres salles, nous en avons dit la raison: on y accumule si fort les malades, « qu'ils s'échauffent de leur propre chaleur morbifique (1)........ »

Dans le projet qu'il présente pour la reconstruction et l'ameublement d'un hôpital nouveau, Tenon demande que chaque salle ait un poêle entouré de grilles de fer, « et disposé par-dessus pour entretenir la tisane toujours chaude. »

(1) Tenon, 4e Mémoire, page 173.

« En face du poêle, contre le mur, sera un banc dormant en menuiserie, s'ouvrant par-dessus « et fermé tout autour, ayant au fond un tuyau de chaleur venant du poêle : ce tuyau sera envi- « ronné de dalles pour prévenir les incendies. On aura continuellement dans ce banc des alaises, « des draps, des chemises, des camisoles, des coiffes de nuit et des serviettes chaudes prêtes à « essuyer et à changer les malades (1). »

Ainsi, avant que les découvertes de la science eussent permis de remplacer avec avantage cette manière de transmettre la chaleur aux différentes pièces de nos habitations, les poêles, partout où, selon l'expression de Tenon, la chaleur morbifique ne pouvait y suppléer, étaient les seuls moyens de chauffage des salles de malades.

L'Administration s'était efforcée, dès l'origine du régime paternel, de pourvoir à cet égard aux besoins de ses administrés ; mais la négligence apportée par les entrepreneurs dans l'entretien du matériel, et les économies qu'ils s'efforçaient de réaliser chaque année sur la dépense du chauffage, susceptible plus qu'aucune autre de réduire les frais de gestion, avaient amené cette partie importante du matériel hospitalier à un état complet de délabrement.

En 1804, la Commission des médecins, chirurgiens et pharmaciens des hôpitaux, déclarait, par l'organe de M. Pelletan, qu'il y avait nécessité impérieuse de s'occuper des moyens de chauffer les salles et d'y placer des poêles avant l'hiver.

Plus tard, reconnaissant que les poêles établis ne donnaient pas une chaleur suffisante, elle recommandait de les disposer de manière à obtenir le plus long développement possible de tuyaux en tôle.

Les difficultés qu'eut à vaincre à cet égard le Conseil général des Hospices durent être énormes, puisque, malgré son activité et sa persévérance, l'insuffisance du matériel de chauffage formait encore, en 1837, le fond des observations de la Commission médicale, et que lui-même prit texte de l'opinion exprimée par les chefs du service de santé, pour réclamer au budget de ce même exercice une allocation reconnue indispensable à l'acquisition de nouveaux appareils.

« L'insuffisance du chauffage dans les hôpitaux et infirmeries des hospices, reconnue depuis « longtemps par l'Administration, a été récemment signalée au Conseil par la commission nom- « mée par l'assemblée générale des médecins comme une cause qui avait une grande influence « sur la mortalité. Plusieurs médecins des États-Unis, disent ces commissaires dans leur rap- « port, frappés de la mortalité beaucoup plus grande, en hiver, dans les hôpitaux de Paris que « dans ceux du nord de l'Amérique, attribuent l'avantage que leurs malades ont sur les nôtres « au soin avec lequel on s'attache dans le nouveau monde à maintenir la température des salles « à un degré d'élévation propre à seconder les autres secours de l'art (2). »

---

(1) Tenon, notes relatives au 5e Mémoire, page 437.
(2) Rapport de la Commission administrative sur le Budget de l'Exercice 1838.

De son côté, la Commission médicale dont nous avons cité déjà plusieurs rapports confirmait pleinement ces observations, et appelait l'attention du Conseil sur la nécessité de régler les époques auxquelles on doit commencer ou cesser d'entretenir du feu dans les salles. Elle insistait d'autant plus pour obtenir ces différentes améliorations, que, dans la séance du 10 mai 1843, elle n'avait pas hésité à attribuer la diminution des décès constatés à la Salpêtrière pendant la période de 1838 à 1842, à savoir : 1 sur 15-23 au lieu de 1 sur 5-59, à l'augmentation du nombre de poêles, porté dans cet établissement de 42 à 100. L'Administration n'ignorait nullement les heureux résultats que cette augmentation avait pu produire ; mais tout en restant convaincue qu'ils ne tenaient pas exclusivement à la cause indiquée par la Commission médicale, elle avait pris toutes les mesures utiles pour chauffer convenablement toutes les salles de malades jusqu'alors dépourvues de cet avantage.

A partir de cette époque, chaque service reçut ou un poêle ou une cheminée. Le but qu'on se proposait, de fournir une chaleur suffisante, était donc atteint, et il n'y avait plus à craindre désormais que les malades et les vieillards eussent à souffrir du froid ; mais l'Administration ne devait pas s'en tenir là, et dès ce moment, elle s'appliqua à rechercher, parmi tous les systèmes, ceux qui étaient susceptibles de produire, sans altérer l'hygiène des salles, un calorique uniforme et constant.

Le chauffage obtenu par les procédés ordinaires offre, en effet, plus d'un inconvénient. Nous avons vu que les cheminées, agissant par le seul rayonnement, n'utilisent qu'une faible portion du pouvoir calorifique du combustible et constituent des moyens trop dispendieux et trop peu actifs pour recevoir une application générale dans les grands établissements.

Les autres appareils, malgré leurs formes multiples et les principes divers sur lesquels ils sont basés, présentent toujours, quant à leur mode d'action, un récepteur qui reçoit et transmet à son tour la chaleur du foyer. Ce système, le seul que le Conseil général des hospices fût en position d'appliquer dans l'origine, comprend toutes les variétés de poêles à foyer intérieur, depuis le poêle ordinaire en faïence ou en fonte, jusqu'aux poêles calorifères les plus perfectionnés : il est le plus simple de tous et en même temps le plus économique, car il permet de réchauffer énergiquement et sans grande dépense de combustible l'air intérieur à mesure qu'il se refroidit ; seulement chaque appareil ayant un foyer particulier, le calorique est disséminé au lieu d'être concentré, le combustible et les cendres sont pour les salles des causes incessantes de malpropreté, et enfin, outre les modifications chimiques que l'action directe du foyer fait subir à l'air confiné (1), ces

(1) « Tout chauffage direct introduit dans l'air intérieur de l'acide carbonique et de l'oxyde de carbone.....
« L'ozone se détruit lentement à 100°, très-rapidement à partir de 235. L'air, au contact des parois, souvent

sortes d'appareils établissent, au ras des planchers des salles, des courants horizontaux d'air froid que la combustion appelle du dehors.

Autant que possible, le Conseil et l'Administration qui lui a succédé se sont étudiés à substituer à ce mode de chauffage primitif et souvent insalubre, soit le chauffage direct à air chaud que procurent les calorifères ordinaires, soit encore le chauffage indirect qui s'obtient au moyen d'un corps intermédiaire, air, eau ou vapeur d'eau, et dont nous avons décrit les effets en parlant de la ventilation des hôpitaux Beaujon, Necker et Lariboisière.

Dans ces établissements, les appareils ventilateurs étant en même temps générateurs de calorique, l'action des calorifères est d'autant plus efficace et salubre, qu'elle s'étend sur des masses considérables d'air neuf incessamment aspirées ou injectées dans les salles. Faute d'avoir partout ces mêmes moyens mécaniques à sa disposition, l'Administration a dû se borner à installer dans ses autres établissements des calorifères plus ou moins énergiques, suivant la différence des systèmes ou l'étendue des emplacements à chauffer, mais s'alimentant tous également avec l'air extérieur, et c'est là déjà un immense progrès sur le chauffage intérieur et direct que procurent les poêles et les cheminées ordinaires, puisque, par cela seul qu'ils prennent au dehors, à des points déterminés, l'air pur qu'ils chauffent, ces calorifères renouvellent en quelque sorte l'air intérieur et produisent par leur action propre une ventilation suffisante dans beaucoup de cas.

C'est ainsi que l'Administration a installé dans la Maison de Santé un calorifère de nouvelle invention, du prix de 2,000 francs, brûlant 50 kilogr. de charbon par heure et donnant 5,500 mètres cubes d'air chauffé à 100 degrés.

Elle étudie en ce moment s'il y a un avantage à appliquer au chauffage d'un des établissements actuellement en construction le système Perkins à haute pression, très en usage en Angleterre et récemment importé et appliqué en France à la maison d'arrêt militaire de la rue du Cherche-Midi. Mais, soit qu'elle adopte

---

« portées au rouge sombre, des poêles métalliques, se désorganise, devient moins actif, moins propre à la com-
« bustion pulmonaire, qui se ralentit. Ces deux altérations de l'air intérieur dans tout chauffage direct expliquent
« complétement le malaise que l'on éprouve dans les lieux ainsi chauffés..... Le bon effet que l'on obtient, dans
« ces circonstances, de l'évaporation d'une certaine quantité d'eau chauffée par les poêles ou calorifères, ne pro-
« vient pas alors de ce qu'elle accroît l'humidité relative, mais de l'électricité positive qu'elle produit; elle ozo-
« nise l'air intérieur, mais comme elle ne détruit pas l'oxyde de carbone, ce bon effet n'est jamais complet.....
« Dans les chauffages indirects, ces altérations n'existent plus; l'air intérieur n'est dénaturé ni par un mélange
« d'acide carbonique et d'oxyde de carbone, ni par désorganisation, car il n'est jamais en contact ni avec les
« tuyaux des fumées, ni avec des parois échauffées à plus de 100°; le chauffage ne lui enlève, en conséquence,
« aucune des propriétés qu'il possède à l'état d'air libre... L'action du chauffage sur l'air intérieur, toujours
« plus ou moins insalubre par le premier mode, se trouve ainsi, au contraire, d'une parfaite innocuité par le se-
« cond. Les chauffages par mode indirect doivent donc seuls être admis pour les grands établissements et surtout
« pour les hôpitaux. »

(*Mémoire sur le chauffage et la ventilation des hôpitaux*, page 321 et 339, par M. Angiboust, ingénieur des travaux hydrauliques au port de Rochefort.)

cet appareil ou qu'elle lui en préfère d'autres plus appropriés à ses besoins, la translation de l'hospice des Ménages et de l'hospice Devillas à Issy, la reconstruction de l'Hôtel-Dieu et d'une partie de l'hôpital de la Charité seront pour elle autant d'occasions d'expérimenter les améliorations que l'art ne cesse d'introduire dans les moyens de produire la chaleur, conformément aux meilleurs principes de l'hygiène.

Le nombre total des appareils de chauffage pour tous les établissements de l'Administration s'élevait, au 1er avril 1861, à 3,002; dans ce chiffre on comptait 866 poêles, 637 cheminées diverses, 105 repos de chaleur et enfin 821 calorifères de toutes dimensions (1).

Le nombre de poêles en fonte ou en faïence est encore très-considérable; mais celui des calorifères tend à s'élever d'année en année, et nous ne doutons pas que d'ici à une époque peu éloignée, ils n'aient remplacé tous les poêles existant dans nos salles de malades.

Ici s'arrête ce que nous avons à dire du matériel hospitalier. Il nous serait impossible d'énumérer, les uns après les autres, cette multitude d'objets ou d'ustensiles de tout genre que l'industrie privée invente ou perfectionne chaque jour et que l'Administration s'empresse d'introduire dans ses divers services, dès qu'elle a pu en reconnaître l'utilité. Si insignifiant que soit l'avantage que procure leur emploi, il n'est jamais à dédaigner, car le véritable progrès ne résulte que de l'ensemble des petits moyens ou procédés destinés à faciliter et à simplifier les moindres opérations du service. Ces articles, qui s'étendent à tous les détails de l'ameublement et de l'installation, se subdivisent en nombreuses catégories; il suffira, pour donner une idée de l'importance totale de notre matériel, de dire qu'il ne comprend pas moins de 1,545 comptes ouverts aux différents objets mobiliers (2) et que, de 1802 au 31 décembre 1860, son entretien et son renouvellement régulier n'ont pas occasionné une dépense moindre de 57,245,846 fr. 90 c., dont

---

(1) En l'an XI, la dépense du combustible et de l'éclairage pour tous les établissements (ces deux dépenses sont confondues dans les comptes de cette époque) avait été de 136,253 fr. 92 c. Elle a été, en 1841, de 436,824 fr. pour le chauffage seulement. Aujourd'hui la dépense du chauffage seul a atteint le chiffre de 600,000 fr.

(2)

				Nombre de Comptes ouverts.
Compte en matières 2e partie.	Titre Ier. Coucher, linge, habillement.	Chapitre Ier. — Coucher.	Effets à l'usage des adultes.	20
			— des enfants.	15
		Chap. II. — Linge.	Effets à l'usage des adultes..	40
			— des enfants..	30
			— du culte.....	11
		Chap. III. — Habillement.	Effets à l'usage des adultes..	59
			— des enfants..	173
			— du culte....	9
			A reporter......	357

51,146,440 fr. 59 c. portés à la section des dépenses ordinaires et 6,099,406 fr. 31 c. à celle des dépenses extraordinaires. Cette somme se partage, comme il suit, entre les six périodes décennales écoulées depuis le commencement du siècle :

	LINGE, COUCHER, HABILLEMENT.		MEUBLES ET USTENSILES DIVERS.	
Période de 1803 à 1810	6,488,406 fr.	13 c.	965,229 fr.	84 c.
— de 1810 à 1820	7,004,222	31	1,739,535	59
— de 1820 à 1830	6,741,662	32	2,250,141	21
— de 1830 à 1840	6,332,870	27	2,237,264	96
— de 1840 à 1850	7,598,334	91	3,865,434	03
— de 1850 à 1860	8,508,047	36	4,514,697	97
	42,673,543	30	14,572,303	60
	57,245,846 fr. 90 c.			

§ V. — DE L'INSTALLATION DES SALLES DE MALADES.

L'examen que nous avons fait des questions qui ont trait aux bâtiments et au matériel hospitaliers nous a conduit plusieurs fois à parler incidemment de l'installation des malades ; mais c'est uniquement par les rapports forcés des deux sujets que nous avons dit prématurément quelques mots de celui que nous abordons. Nous

			Report......	357
Compte en matières, 2e partie (*suite*).	TITRE II. Meubles, appareils, ustensiles, outils.	CHAPITRE Ier. Meubles, objets mobiliers.	Meubles, objets mobiliers..	147
			Objets mobiliers du culte...	40
		CHAP. II. Appareils, mach.	Machines, objets mécaniques.	48
		CHAP. III. — Ustensiles.	Argenterie..............	58
			Métaux plaqués, dorés, argentés.................	34
			Cuivre et bronze..........	128
			Étain, plomb, zinc.........	85
			Fonte de fer.............	21
			Fer noir.................	79
			Fer blanc....	64
			Bois, osier, carton.........	66
			Cuir et corderie...........	25
			Faïence, poterie, verrerie..	77
		CHAP. IV. — Instruments.	Instruments, outils divers..	230
	TITRE III.	CHAP. UNIQUE. — Meubles meublant devenus immeubles par destination	....	57
				1,545

croyons donc utile de reprendre ici, au risque de quelques redites, l'étude développée de cette partie essentielle du service des hôpitaux.

La disposition la plus favorable à donner aux lits dans les salles de malades est un des points sur lesquels toutes les opinions se rencontrent.

« Nous insistons, disaient à cet égard les Commissaires de l'Académie des sciences, pour « que les lits, chacun de trois pieds, soient séparés par des ruelles de même largeur, et qu'il « n'y ait jamais que deux rangs de lits (1)....... »

On sait avec quel soin les auteurs des différents projets présentés autrefois pour la reconstruction de l'Hôtel-Dieu s'appliquaient à éviter l'encombrement des salles et à procurer à tous les malades également la quantité d'air nécessaire à la respiration; on sait combien, dans les établissements d'ancienne création, ces deux conditions sont loin d'avoir toujours été remplies, et quelles mesures l'Administration hospitalière de Paris a dû prendre pour pallier, sur ce point, l'insuffisance des anciennes maisons conventuelles.

Tenon, qui s'est plus particulièrement occupé de l'aménagement des services, nous donne, quant à la disposition des lits et à leur distribution dans les salles, de précieuses indications:

« La position des lits à l'Hôtel-Dieu n'est assujettie à aucune règle; en effet, tantôt les petits « sont entremêlés avec les grands, tantôt ils en sont séparés. Là, le chevet répond aux murs « latéraux; ici, les lits sont situés de côté sur la longueur des salles, et le pied des uns joint le « chevet des autres; dans certaines files, les uns sont en long, et les autres en travers.

« Nous avons vu, aux Hospitalières du faubourg Saint-Marceau, une seule file de lits par « salle. Dans tous les autres hôpitaux de malades de Paris nous en avons trouvé deux: c'é- « taient de petits lits dont le chevet était tourné vers l'un des murs latéraux. L'usage sur ce « point est presque général. Par ce moyen, on obtient, dans toute la longueur des salles, un « large passage du milieu nécessaire pour les inspecter d'un coup d'œil et pour en faciliter le « service; en le parcourant, on juge de ce qui se passe dans toutes les ruelles des lits; la pro- « preté y est mieux surveillée; si les malades tombent, on le sait dans l'instant; on a plus de « facilité pour découvrir ceux qui viendraient s'y cacher, soit pour procurer aux malades des « aliments apportés du dehors ou pour emporter ceux de la maison, soit même pour y surveiller « les personnes de mauvaise vie qui pourraient s'y glisser au préjudice de la santé des malades « et des mœurs. Ces trois et quatre rangs de lits des salles de l'Hôtel-Dieu, ces lits entremêlés « les uns dans les autres dans différents sens, s'opposent à cette surveillance et à ces soins (2). »

Tel était l'arrangement des lits de malades, dans les hôpitaux de Paris, en 1786, et voici ce que Tenon proposait d'y substituer. On verra que, sur ce point encore, l'Administration s'est scrupuleusement conformée à ses indications:

---

(1) Rapport des Commissaires de l'Académie des sciences du 22 novembre 1786, page 111.

(2) Tenon, 4e Mémoire, page 157. La planche n° 1 (voir à la fin du volume) renferme l'indication assez exacte de la manière dont les lits étaient autrefois distribués dans les salles de l'Hôtel-Dieu.

« La stature de l'homme amène nécessairement la grandeur du lit qui, parmi nous, doit être « de six pieds et demi, mais, en général, de six pieds; comme on doit en mettre deux files par « salle, et seulement deux, par les raisons qu'on a données, ce sont déjà douze pieds; on lais- « sera un demi-pied entre le chevet et les murs des longs côtés, afin de prévenir les dangereux « effets de l'humidité et du froid de ces murs sur les malades, et afin d'entretenir plus aisément « la propreté derrière les lits: voilà treize pieds. Enfin, on donnera douze pieds au passage du « milieu pour y transporter les files des lits dans les cas où il faudrait nettoyer à fond, et laver « le plancher inférieur à la place de ces mêmes lits. La stature de l'homme et le besoin du ser- « vice déterminent donc la largeur des salles à vingt-cinq pieds. Une plus grande largeur serait « absolument inutile pour deux rangs de lits, et jamais on ne fera une bonne salle avec trois, « encore moins avec quatre files de lits (1). »

Un homme qui avait, dès l'origine, pris la part la plus active à l'organisation des services hospitaliers, et dont le nom et les travaux ont toujours fait autorité en ces sortes de matières, M. Duchanoy, dans son projet déjà cité de réorganisation des hôpitaux et hospices, étudiait, en 1811, à un autre point de vue, la disposition qu'il convient de donner aux lits. Témoin de la répugnance qu'éprouvaient généralement les malades pour les salles communes où ils se trouvaient réunis en grand nombre, il avait eu la pensée de les isoler par groupe de deux, au moyen d'un nouvel arrangement des rideaux et des lits. Bien que ses propositions n'aient pas été suivies d'exécution, elles méritent d'être connues et peut-être y trouvera-t-on des indications utiles pour les modifications qui pourraient ultérieurement être apportées à cette partie de l'installation des salles.

« Chaque malade est couché dans un lit propre et convenablement garni. La couchette du lit « a six pieds sur trois. Elle est élevée de terre à 18 pouces, et son éloignement du mur est de « deux pieds; les quenouilles ont six pieds de hauteur; elles sont garnies de pitons et de cro- « chets ou supports, pour des usages dont il sera fait mention ci-après.

« Les lits sont accouplés deux à deux, et à deux pieds de distance, avec quatre pieds d'inter- « valle entre chaque couple; ce qui fait douze pieds pour deux lits. Aussi la salle a-t-elle une « étendue de 156 pieds pour vingt-six malades, et 24 pieds de plus pour des accessoires: en « tout 180.

« Cet arrangement de lits a les avantages suivants:

« 1° Les malades peuvent s'entr'aider, se secourir, se surveiller, se servir mutuellement, se « consoler et appeler. Rien ne rapproche les hommes comme les besoins réciproques, et rien ne « les attache comme les services mutuels. D'ailleurs, les lits ainsi accouplés sont plus agréables « à l'œil; ils laissent un intervalle convenable aux croisées, et cet espace ressemble assez à un « petit cabinet que l'on peut fermer au moyen des rideaux, et il en a les avantages.

« 2° Une chaise percée, placée entre les deux lits, en arrière, sert à deux malades. On peut « encore avoir une petite table, pour y placer leurs menus nécessaires.

« 3° L'espace ménagé entre les lits et la muraille donne la faculté de tourner aisément autour « de chacun des lits; l'air froid des murs ne tombe pas sur la tête des malades, et cet espace « a encore bien d'autres avantages.

« Quant aux rideaux, lorsqu'ils sont tirés, ils enveloppent les deux lits. Pour cela, on n'a

(1) Tenon, 4e Mémoire, page 187.

« que deux rideaux de six pieds, quatre de trois, et deux autres de deux. Mais les deux grandes « tringles peuvent être portées par une de leurs extrémités, et posées sur la quenouille du « couple voisin, et cela pour un usage que les rideaux n'ont pas ailleurs. En effet, quand les « tringles sont ainsi placées d'un couple à l'autre, à la tête et aux pieds des lits, et tout le long « de la salle, les malades sont entre deux rangs de rideaux qui les séparent de tout ce qui se « passe d'un côté et de l'autre, ce qui forme une ruelle le long du mur et comme une grande rue « au milieu de la salle. Et qu'on ne croie pas que c'est sans motif que j'ai pris quelque soin à « former ainsi, et à volonté, trois espèces de rues, par le moyen des rideaux, dans chacune des « salles ; on en verra la raison à l'article Salubrité, au mot Air (1). »

En 1814, Pastoret s'exprimait ainsi sur cette même question du placement des lits :

« Les chevets tournés vers un des murs latéraux rendent plus faciles le service à l'égard des « malades et l'inspection des surveillants pour la police des salles. Les deux ruelles rendent « plus faciles encore les secours à donner, les visites à faire. Il serait à désirer qu'elles pussent « toujours être de trois pieds, de deux et demi au moins. Nous venons de dire qu'elles ont da- « vantage dans quelques salles de l'hôpital de la Charité ; elles ont 2 pieds 9 pouces à l'hôpital « Cochin ; 2 pieds 6 pouces à l'hôpital Beaujon ; 2 pieds 4 pouces seulement à l'hôpital Saint- « Antoine. Presque partout, le lit est de 3 pieds de large et de 6 pieds de long, et l'intervalle « jusqu'au mur ou jusqu'à l'autre rangée de lits, s'il en a une seconde, est de 8 à 9 pieds ; il va « même au-delà de 11 dans quelques salles de l'hôpital Saint-Antoine.

« Toutes ces précautions ont singulièrement contribué à diminuer les épidémies dont les « hôpitaux étaient quelquefois affligés, par les suites mêmes et l'effet nécessaire de leur disposi- « tion intérieure (2). »

Aujourd'hui on chercherait vainement dans nos hôpitaux des salles à quatre rangées de lits ; pourtant on trouve encore dans les anciens bâtiments de Saint-Antoine deux salles accouplées communiquant entre elles par de larges baies percées dans le mur de refend, et offrant le spectacle de trois rangées de lits entre les fenêtres opposées du même corps de bâtiment.

Il existe également à l'Hôtel-Dieu deux anciennes salles (salles Sainte-Marthe et Sainte-Jeanne) dont le centre se trouve soutenu par de forts piliers de maçonnerie dans l'espacement desquels on a disposé un lit dans le sens de la longueur. Ces lits en petit nombre forment de fait un troisième rang ; mais ils sont si clair-semés et si distants les uns des autres qu'il reste encore, pour chaque malade, une moyenne de 43 mètres cubes d'air (3).

---

(1) *Projet d'une nouvelle organisation des hôpitaux, hospices et secours à domicile*, par Duchanoy. (Pages 7 et 8 des développements.)

(2) Rapport sur l'état des hôpitaux et hospices, par M. le comte de Pastoret, page 241.

(3) L'inflexion du bâtiment dans lequel se trouvent ces deux salles suit la courbe décrite par la rivière à cet endroit. Au point de vue architectonique, ces deux salles constituent l'un des spécimens les plus intéressants des anciens services de l'Hôtel-Dieu. Elles font encore l'admiration des architectes, et nous devons ajouter que les deux praticiens qui les dirigent, professeurs tous les deux de la Faculté, déclarent qu'elles réunissent toutes les conditions de salubrité désirables. Détruites en partie par l'incendie de 1772, elles furent reconstruites à cette époque sur les anciennes fondations.

Dans l'état actuel, l'espacement des lits des hôpitaux dépasse généralement 3 pieds. En rapprochant les

La planche n° 5 offre un spécimen curieux des salles dont il est ici question. Leur construction remonte à plusieurs siècles, et l'on reconnaîtra facilement, en comparant, par exemple, la disposition actuelle des lits dans la salle Sainte-Marthe avec celle que reproduit la planche n° 1, représentant le plan de l'Hôtel-Dieu avant 1772, combien l'Administration s'est efforcée de faire disparaître toute trace d'encombrement. Les nouveaux services créés depuis 1790 offrent tous, plus ou moins, dans leur aménagement, l'application des principes posés par Tenon et l'Académie des sciences. Les salles que Viel a construites à la Pitié, de 1792 à 1802, pour servir de dortoirs aux orphelins, ne laissent rien à désirer comme salles de malades; elles marquent bien le point de départ des améliorations réalisées dans l'installation de nos hôpitaux, et mises en regard des salles des hôpitaux de Netley, de Rotterdam et de Francfort, elles n'en font que mieux ressortir les vices nombreux; celles-ci n'ont en France d'analogues que les salles de l'hôpital des Cliniques, dont l'aménagement a été dirigé par la Faculté, avant que l'Administration prît la direction de cet établissement. Pour ce qui est des salles accouplées ou comptant trois rangées de lits, on a vu (page 23), d'après le témoignage même de miss Nigthingale, que cette disposition, exceptionnelle dans l'ensemble de nos établissements, est assez fréquente en Angleterre; chez nous, du moins, on a su en atténuer l'inconvénient en affectant, autant que possible, ces salles à des fiévreux ou à des phthisiques, plutôt qu'à des blessés.

Classement des malades par nature d'affections ou par catégories d'âge.

Après l'espacement des lits et la division des malades par sexe, division qui a toujours été scrupuleusement observée dans l'ancien Hôtel-Dieu, ce qui importe le plus à la bonne disposition des services, c'est, d'une part, la distribution des malades par nature d'affections, et d'autre part, la séparation des enfants d'avec les adultes.

De temps immémorial, les blessés et les opérés ont eu à l'Hôtel-Dieu de Paris des salles distinctes. Tenon constate que le rapport des blessés aux autres malades dans cet hôpital était, à l'époque où il écrivait, « comme 1 est à 5 ou environ. » Aujourd'hui, dans tous nos hôpitaux, les malades placés dans les services de chirurgie sont, relativement à ceux qui sont traités en médecine, dans le rapport de 1 à 3.

---

relevés produits à cette occasion, on trouve que la moyenne générale de l'espacement des lits pour tous les établissements est de 1m 10c. Dans sept établissements, l'espacement moyen est même supérieur à ce chiffre; ainsi, nous avons trouvé, pour l'hôpital des Cliniques, une distance moyenne entre chaque lit de 2m 06; elle est de 1m 52 à la Maison d'Accouchement, 1m 50 à Lariboisière, 1m 45 à la Charité, 1m 27 à l'Hôtel-Dieu, 1m 19 à Beaujon et 1m 17 à Necker.

En continuant cette progression décroissante, nous trouvons, au-dessous de l'espacement moyen, 0m 97 à la Pitié et au Midi, 0m 85 à Saint-Antoine, 0m 80 à Cochin et dans les deux hôpitaux d'enfants, 0m 70 à Saint-Louis et 0m 57 à Lourcine.

Ajoutons que, pour la plupart de ces maisons, l'inconvénient du trop grand rapprochement des lits est en partie compensé par la hauteur considérable des salles, s'élevant en moyenne à 4m47 pour l'hôpital Saint-Louis, et à 3m64 pour l'hôpital de Lourcine; il en résulte un volume de 47m159 cubes d'air par malade et par lit dans le premier de ces établissements, et de 32m 651 cubes pour le second.

Longtemps avant les travaux de Tenon et de l'Académie des sciences, certaines maladies contagieuses avaient à Paris des établissements spéciaux. Les vénériens, d'abord relégués aux Petites-Maisons, étaient encore, en 1786, traités, partie dans les infirmeries de Bicêtre, et partie dans l'hospice de Vaugirard. Les dartreux et les cancéreux, mais plus particulièrement les galeux, ont toujours été traités à l'hôpital Saint-Louis, fondé, nous l'avons dit, dans ce but spécial.

Ce sont là, en effet, des affections contagieuses; mais la transmission en reste subordonnée à certains actes plus ou moins apparents, saisissables, et, en quelque sorte, dépendant de la volonté. Il suffit de n'avoir aucun contact avec les syphilitiques ou les galeux pour ne pas participer à leur infection; on doit cependant les séparer des autres malades. Aussi, est-ce à ce point de vue que nombre de praticiens se demandent s'il n'y a pas un danger permanent à traiter, dans les mêmes salles, des varioles, des affections typhoïdes ou puerpérales, des érysipèles et même le choléra, affections contagieuses ou endémiques dont la transmission, pour s'effectuer par des voies invisibles, n'en est pas moins rapide et terrible.

Deux questions restent donc à résoudre relativement à la répartition des malades dans les établissements.

Faut-il affecter aux maladies contagieuses, dans certains hôpitaux, des salles spéciales éloignées des autres?

Convient-il de placer dans de petites salles particulières les malades qui viennent de subir de grandes opérations?

Disons-le d'abord, ce n'est pas la première fois que le problème qui se rattache à cette double question a été posé et étudié. Avant de mentionner ce qui a été fait de notre temps pour en hâter la solution, il est intéressant de voir comment nos prédécesseurs l'avaient eux-mêmes envisagé.

« On sait, dit Tenon, qu'on n'admet point à l'Hôtel-Dieu de vénériens, de teigneux et même « de galeux, lorsque leur gale ne complique pas une autre maladie....... mais on trouve des « variolés, des rougeolés, des galeux lorsque la gale se joint à une autre maladie, des personnes « atteintes de fièvres malignes et de *prison*, des dyssenteries contagieuses, des hydrophobes, « etc., etc. Il n'existe dans cette maison qu'une seule salle, celle de Saint-François, pour les « maladies contagieuses, elle est destinée aux variolés. Que deviennent donc les malades des « deux sexes attaqués d'autres maladies qui se propagent? On les mêle inévitablement avec ceux « dont les maladies ne sont pas contagieuses. De ce mélange combien ne résulte-t-il pas de « maux funestes à la société (1)! »

Afin de démontrer la nécessité de séparer, dans les nouveaux hôpitaux, les maladies contagieuses de celles qui ne le sont pas, et ensuite d'en opérer la division par classes, Tenon entre dans des détails circonstanciés sur les variolés et les galeux de l'Hôtel-Dieu, sur la transmission de la gale au dehors par ces

(1) Tenon, 4e Mémoire, page 194.

derniers et l'opportunité de créer pour le peuple un hôpital où il puisse être traité de la gale (1).

« Nous avons vu, continue l'auteur, que dans les bons hôpitaux, on avait des salles parti-
« culières pour les fièvres les plus malignes. Vainement chercherions-nous à l'Hôtel-Dieu des
« salles pour ces sortes de maladies : on n'a pas plus songé à les mettre à part qu'on ne s'y est
« occupé du classement des variolés et des galeux. »

« Ceux qui ont la rougeole sont confondus dans les mêmes salles avec d'autres malades, c'est
« un exemple vicieux qu'il faut se garder d'imiter...... on mêle scorbutiques, scrofuleux,
« cancéreux. Rien ne saurait autoriser cette mauvaise pratique; l'infection que répandent ces
« trois sortes de maladies devrait au contraire engager à les séparer...... On sépare à
« l'hôpital du Saint-Esprit, à Rome, et en général dans les hôpitaux d'Italie, les pulmoniques
« des autres malades : on a pas toujours la même attention dans nos hôpitaux. Userait-on en
« Italie de précautions que cette maladie n'exige point? Ou bien y aurait-elle un caractère plus
« dangereux qu'en France? Je n'entre pas dans cette discussion qui m'éloignerait de mon sujet.
« Mon avis, relativement aux pulmoniques, se réduirait à les mettre dans des salles particulières,
« ne fût-ce que pour empêcher qu'ils n'incommodassent d'autres malades par leur toux, l'infec-
« tion de leurs crachats purulents, l'idée fréquente qu'ils offrent de la mort (2).

« Nous concluons : 1° qu'il subsiste à l'Hôtel-Dieu une multitude de malades atteints de diverses
« maladies contagieuses;

« 2° Que toutes les personnes frappées de maladies contagieuses, si l'on excepte les hommes
« variolés, qui ont une salle à part, sont confondus dans les différentes salles avec les autres
« malades qui n'ont point de maladies contagieuses;

« 3° Que cette confusion est absolument contraire aux usages établis, aux lois du royaume,
« à la saine raison, à la conservation de la société;

« 4° Que les maladies contagieuses, non-seulement se multiplient à l'Hôtel-Dieu par cette
« communication entre les malades, mais qu'elles en sortent et se répandent au dehors.

« Nous concluons enfin qu'il sera nécessaire d'ouvrir dans les nouveaux hôpitaux des salles
« pour les fièvres contagieuses des hommes et des femmes, moins pour les femmes que pour les
« hommes, et qu'il importera de séparer avec soin ces fièvres : 1° des autres maladies internes;
« 2° des salles de chirurgie; 3° de celles des femmes enceintes...... (3) »

Abordant ensuite l'installation des blessés à l'Hôtel-Dieu, qu'il nous représente privés de repos et entretenus dans un état complet de malpropreté et d'insalubrité, Tenon soutient que le bruit est funeste aux opérés; qu'il est dangereux de disposer les appareils et de faire les opérations dans la salle même où sont les malades; que la fumée des lampes dans une salle est une source d'inconvénients; que les trépa-

---

(1) Un arrêté du Conseil général des Hospices, du 27 avril 1814, répond à cette pensée; il est ainsi conçu :
« Art. 1er. — Les individus affectés de gale simple ne seront plus admis dans les hôpitaux.
« Art. 2e. — Il sera établi un traitement externe pour la gale simple à Saint-Louis, à l'hôpital des Enfants et
« au Bureau central d'admission. »

(2) Les phthisiques sont nombreux dans les hôpitaux, et encore, pendant l'hiver, les besoins créés par les autres maladies plus fréquentes à cette époque s'opposent-ils quelquefois à leur admission. Il nous paraîtrait utile, sous divers rapports, de transférer ces malades à la campagne, lorsque le mal a atteint un certain degré. C'est encore un des points sur lesquels l'Administration a désiré avoir l'avis de la Commission.

(3) Tenon, 4e Mémoire, page 193.

nés ne guérissent pas à l'Hôtel-Dieu, et que les femmes y sont encore plus négligées que les hommes.

« Ne doit-on pas inférer des remarques précédentes que, lorsqu'il s'agira de remplacer les « salles de chirurgie dans les nouveaux hôpitaux, il sera à propos de s'en procurer pour un nombre de malades qui soit, par rapport aux autres malades, dans la proportion de 1 à 5?

« Quant à la différence qu'entraîne le sexe, qu'on s'y ménagera deux fois plus de salles pour « les hommes que pour les femmes; qu'on les disposera pour y jouir de la tranquillité, de la pro- « preté, de la pureté de l'air, qu'on ne les chargera pas d'une trop grande quantité de malades, « qu'il suffira d'y en admettre au plus 24 par salle, quelquefois moins.

« Que, dans le cas de grandes opérations, on accordera à un sexe comme à l'autre trois espèces « de salles : une pour préparer les malades, l'autre pour faire les opérations, la troisième pour « retirer les personnes qui auront été opérées...

« Celle pour rassembler les personnes opérées doit être placée dans le lieu le plus sain et le « plus tranquille. La lampe sera couverte d'un pavillon qui en conduira la fumée au dehors...

« La salle d'opérations servira aussi à préparer les appareils, elle sera dallée, il y aura de l'eau, « on élèvera tout autour des gradins en amphithéâtre; devant ces gradins sera une forte balus- « trade en fer, on tirera le jour d'en haut et de côté, venant du nord. Le parquet sera libre, « d'une étendue suffisante pour contenir ou une table, ou une chaise, ou une couchette avec le « malade, l'opérateur et les adjudants; les autres assistants seront placés sur les gradins de « l'amphithéâtre. Tout doit, dans cette salle, se rapporter à la sûreté du malade, et l'empres- « sement des élèves à voir opérer ne doit pas les mettre dans le cas de heurter celui qui opère. « On donnera au moins cinq pieds de large à la porte de cette même salle, ainsi qu'à celle des « opérés. Beaucoup de malades peuvent, après avoir été opérés, être transportés à bras, mais il « en est qu'il faut opérer dans leur lit et qu'on y doit laisser sans les remuer. De ce nombre sont « les personnes à qui on a lié de grosses artères : celles-là et plusieurs autres seront transportées « dans leurs couchettes. Voilà pourquoi les portes et un certain nombre de lits doivent être pré- « parés pour cet usage. Quant à ces couchettes, on mettra de chaque côté, le long des traverses, « deux mains en fer destinées à les transporter, elles se rabattront quand elles seront inutiles.

« Les salles pour préparer les malades et celles pour les opérés sont établies à l'Hôtel-Dieu de « Lyon; celle pour faire les opérations hors de la présence des malades et disposer les appareils « existe à l'hospice du collége de Chirurgie.

« A l'hôpital royal d'Edimbourg et dans presque tous les hôpitaux d'Angleterre, il en subsiste « une à peu près semblable à celle que nous décrivons (1). »

Les Commissaires chargés par l'Académie des sciences de rédiger le programme d'après lequel devait être reconstruit l'Hôtel-Dieu s'inspirant, ainsi qu'ils le reconnaissent eux-mêmes, des recherches de leur savant confrère, ne font que suivre Tenon sur le terrain où ce dernier s'était placé et concluent comme lui au classement et à la séparation des maladies contagieuses et à l'établissement dans chaque hôpital de trois salles pour les opérés (2).

---

(1) Tenon, 4e Mémoire : *Des blessés à l'Hôtel-Dieu*, page 220 à 229.

(2) Les Commissaires de l'Académie des sciences s'expriment ainsi dans leur Mémoire du 22 novembre 1786, page 30 :

« Enfin, nous prouvons la confusion des départements par la disposition d'où naît le plus grand inconvénient

Avons-nous besoin d'ajouter que toutes ces améliorations sont depuis longtemps réalisées : il n'est pas un de nos hôpitaux qui ne soit, actuellement, pourvu d'un amphithéâtre spécial pour les opérations ; non-seulement les divers agencements indiqués par Tenon ont été scrupuleusement observés dans leur construction, mais leur ameublement, comparé à celui dont il nous a donné l'état, présente de nombreux perfectionnements. Sous l'empire de cette pensée, qu'il importe essentiellement au succès final de l'opération, dès l'instant qu'elle présente une certaine gravité, d'isoler complétement le malade qui vient de la subir, on a ménagé, dans la plupart des services de chirurgie et de médecine, et autant que possible à proximité de la salle principale, une ou deux chambres indépendantes, dans lesquelles le chef de service peut faire transporter l'opéré qu'il tient à soustraire aux bruits et aux émanations des salles communes, ou le malade atteint d'une affection contagieuse. Comment se fait-il que ces chambres soient si souvent détournées de leur destination, et ne reçoivent généralement, au lieu des malades pour qui elles sont établies, que des privilégiés, dont la maladie ne réclame en rien une pareille exception? C'est aux chefs de service de répondre, puisqu'il leur appartient

---

« de l'Hôtel-Dieu et une des sources de son insalubrité, c'est le mélange, dans une même maison, souvent dans « les mêmes salles, des maladies contagieuses avec celles qui ne le sont pas. On a toujours regardé comme un « principe d'administration et de police de séparer de la société ceux que la contagion avait infectés. Les malades « sont plus susceptibles que les gens en santé. Le temps où les pores sont plus ouverts, où les humeurs sont en « fermentation, où la fièvre a rompu l'équilibre, n'est pas celui où il serait convenable de courir les risques de la « contagion; et la charité publique, qui reçoit le pauvre, ne doit pas lui dire : « Ou tu ne seras pas secouru ou tu « courras ce danger. »

« Dans les siècles où la lèpre régnait en Europe, les léproseries ou les maladreries étaient placées aux entrées des « villes et des villages. Paris avait trois léproseries : celle de Saint-Lazare, où est aujourd'hui l'église de ce nom ; « celle de Saint-Germain, qui occupait la place où sont les Petites-Maisons ; l'hôpital de Sainte-Valère était dans « le faubourg Saint-Marcel : mais tous trois étaient alors hors de Paris. Lorsqu'il fallut ensuite ouvrir des hôpi- « taux pour la peste, pour le mal vénérien, on les plaça hors de Paris ; la teigne eut aussi un hôpital hors de « cette capitale. L'hôpital Saint-Louis et l'hôpital Sainte-Anne sont encore destinés aux épidémies contagieuses; « ils ont été d'abord hors de la ville, et l'un au nord, l'autre au midi, pour que les malades puissent s'y rendre « sans la traverser. On a donc toujours eu intention, parmi nous, de séparer les maladies contagieuses des mala- « dies ordinaires, et de porter hors des villes celles qui pourraient se communiquer. Cette précaution de pru- « dence et d'humanité, émanée d'une sage administration, a dicté la loi qui défend d'inoculer la petite vérole « dans Paris. Ainsi l'emplacement des hôpitaux pour les maladies contagieuses est subordonné à des réglements; « le respect des lois et l'intérêt de la société enjoignent de ne s'en point écarter. De là naissent deux considéra- « tions : celle des habitants de la ville dont il faut conserver la santé, celle des pauvres malades dont il ne faut « pas compliquer les maux. »

Partant de ce principe, la Commission constate que l'Hôtel-Dieu reçoit presque toutes les maladies épidémiques et les concentre au milieu de Paris ; que cette situation est un danger permanent pour les habitants de la ville aussi bien que pour les malades de l'Hôtel-Dieu, etc., etc.

On lit également dans le troisième rapport de cette commission, page 30 :

« Le plus grand des inconvénients est de ne pouvoir qu'exclure certaines maladies, sans pouvoir les distinguer « et les séparer. Ici, elles sont toutes reçues et toutes classées; chacune aura son département fermé s'il le faut. « On y trouvera donc, et séparément, comme on le voit en Angleterre et comme plusieurs personnes le désireraient « ici, des hôpitaux particuliers pour un certain nombre de maladies. Si ce système est agréé de l'Académie, il « nous paraît réunir les avantages et des grands hôpitaux, où tous les malades sont admis, et des hospices, qui « n'en reçoivent qu'un petit nombre, et des hôpitaux particuliers affectés à une seule maladie »

de distribuer à leur gré, et suivant la convenance du traitement, tous les malades de leurs salles (1).

Quatre ans plus tard, Larochefoucauld-Liancourt signalait à son tour, avec non moins d'énergie, comme l'un des abus les plus criants de l'Hôtel-Dieu, cette habitude de confondre les maladies contagieuses avec celles qui ne le sont pas (2).

Le sentiment de vive émotion que l'on ressent encore, après tant d'années écoulées, à la lecture de ces rapports donne, mieux que tout ce que nous pourrions ajouter ici, une idée des impressions qui devaient assaillir le Conseil général des hospices, lorsqu'il se trouva, pour la première fois, en présence de la situation si difficile dont il allait désormais supporter seul le fardeau (3). Les nombreuses

---

(1) Il existe, dans presque tous les hôpitaux anglais, de petites salles de 1 à 10 lits, situées soit dans le sous-sol, soit dans la partie supérieure de l'édifice, et réservées aux cas spéciaux, que l'on tient à isoler. Les salles du sous-sol sont affectées aux maladies contagieuses ou aux affections accompagnées de délire et susceptibles de troubler le repos des autres malades.

Si un malade, dans un de ces deux cas, ne peut être renvoyé dans un des hôpitaux spéciaux au traitement de la fièvre et de la petite vérole, on le transporte dans une de ces petites salles.

On trouve des divisions pareilles dans les hôpitaux de Middlesex, Saint-Georges, Sainte-Marie, Saint-Thomas, University-College, etc.

(2) « Mais c'est surtout lorsque, dans des lieux aussi étroits et déjà infects par le nombre immense de leurs habi-
« tants, l'on voit des malades entassés dans un même lit; lorsque des corps attaqués de maux, ou de même genre
« ou de nature différente, très-souvent contagieuse et toujours d'un dégoût insupportable, sont rapprochés les uns
« des autres sous les mêmes couvertures, s'agitant, s'échauffant mutuellement, tourmentés et de leurs propres maux
« et des plaintes douloureuses de leurs tristes compagnons, quelle âme ne serait pas touchée et ne frémirait
« pas d'un pareil spectacle? Faut-il s'étonner que l'établissement qui renferme de tels objets soit si décrié par
« le traitement qu'on y reçoit et par la mortalité qui y règne? Cet entassement des corps dans un même lit est
« surtout pernicieux dans les cas de fièvres malignes, de dyssenterie, de petite vérole, de rougeole, de gale et
« d'autres maux contagieux. Il l'est particulièrement aux femmes enceintes et accouchées. Il n'en faut pas
« d'autres preuves que les effets constamment observés à l'Hôtel-Dieu, lorsqu'on les compare avec ceux que pré-
« sentent les autres hôpitaux connus, soit dans le royaume, soit dans les pays étrangers.

« Si l'on forme de nouveaux hôpitaux, il sera essentiel de déterminer le nombre des malades qu'il sera permis
« d'y recevoir; il sera essentiel de séparer les maux contagieux de ceux dont le voisinage n'est pas à craindre. »

(Suite du rapport, fait au nom du Comité de mendicité, de ses visites dans les divers hôpitaux de Paris, par Larochefoucauld-Liancourt. — Hôtel-Dieu de Paris, pages 10 et 12.)

(3) On lit dans l'arrêté du Conseil général du 6 frimaire an X :

« Il y a des hôpitaux communs pour le traitement des maladies ordinaires, il y en a de spéciaux pour cer-
« taines maladies particulières.

« Le grand hôpital d'Humanité (Hôtel-Dieu), les hôpitaux de l'Unité (Charité), de l'Est (Saint-Antoine), du
« Sud (Cochin), de l'Ouest (Necker) et du Roule (Beaujon), sont du premier genre. — Art. 12.

« Les hôpitaux spéciaux sont destinés, savoir :

« L'hôpital des vénériens, pour les malades des deux sexes attaqués de maladies de ce genre.

« L'hospice de la couche à la Maternité pour les femmes enceintes parvenues à la fin du huitième mois de leur
« grossesse.

« L'hôpital du Nord (Saint-Louis), pour les maladies chroniques, soit contagieuses, telles que la gale, la teigne,
« les dartres, soit rebelles et cachectiques, comme le scorbut, les vieux ulcères, les écrouelles. — Art. 13.

« A ces hôpitaux spéciaux, il en est ajouté deux autres, l'un pour les enfants des deux sexes âgés de moins de
« quinze ans et qui sont atteints de maladies pour lesquelles ils pourraient être reçus dans les hospices destinés
« aux malades adultes, l'autre pour le traitement de la petite vérole et la pratique des méthodes qui en pré-
« servent. — Art. 14.

« L'hospice de l'Unité est, comme le grand hospice d'Humanité, hôpital de service général pour les maladies
« qui exigent les grandes opérations de chirurgie. — Art. 17. »

L'arrêté du 4 ventôse suivant, relatif au service de santé, porte :

dispositions qu'il prit dès son entrée en fonction, pour régler l'admission et la répartition des malades dans les hôpitaux, attestent combien il se préoccupait de remédier aux inconvénients signalés par Tenon et Larochefoucauld-Liancourt et comment, malgré sa propre pénurie et la disposition vicieuse de bâtiments longtemps négligés, il put néanmoins arriver, dans un temps relativement limité, à une amélioration sensible de l'installation des services.

M. Camus, nous retraçant, dans son excellent rapport de l'an XI, le tableau de l'Administration hospitalière à cette époque, nous donne l'idée des efforts tentés par le Conseil général des hospices pour surmonter des difficultés devant lesquelles une administration moins dévouée aux intérêts des pauvres aurait infailliblement reculé (1).

« Art. 50. — Ch. 5. — Il y aura des salles séparées pour les maladies susceptibles de se propager par communication, et pour les convalescents.

« Art. 85. — Il y aura dans chaque hospice une salle particulière destinée aux opérations ; cette salle sera disposée de manière que le chirurgien et les aides qui concourent à l'opération ne soient pas gênés ;

« Art. 110. — Dans le cas de maladies contagieuses, les officiers de santé veilleront à ce que les malades qui en seront atteints soient séparés des autres avec soin, et ils prescriront tous les moyens de désinfection ; si l'espèce de la contagion était de nature à se répandre épidémiquement et à menacer la santé publique, ils en informeraient sans délai l'Administration et se concerteraient entre eux pour les secours les plus prompts à employer. »

Un autre arrêté, celui du 22 février 1815, relègue dans un même établissement tous les malades atteints de la petite vérole.

« Les malades attaqués de la petite vérole ne pourront être admis à l'avenir qu'à l'hôpital de la Pitié et placés dans un quartier séparé.

« Les agents de surveillance des hôpitaux ne pourront admettre d'urgence aucun malade attaqué de la petite vérole ; ils les enverront directement à l'hôpital de la Pitié qui pourra les recevoir d'urgence. »

(1) « L'insuffisance des fonds alloués et l'incertitude des paiements, font appréhender que les hospices ne retombent très-incessamment dans la triste situation dont le Conseil les avait fait sortir et que, sous très-peu de temps, on ne voie renaître les vices qui accompagnent nécessairement une administration pauvre et sans crédit. Les améliorations que le Conseil a faites en l'an IX et en l'an X ont été le résultat des fonds mis à sa disposition dans ces deux années avec plus d'abondance et de régularité que par le passé ; elles ont été l'effet de l'espérance que les personnes qui contractent avec les hospices pour la multitude des objets indispensables à leur entretien, avaient conçue d'un paiement assuré pour l'avenir. C'est par une Administration fondée sur ces bases, qu'on est parvenu à rappeler à l'hospice de la Maternité un grand nombre de nourrices de la campagne, seul moyen d'arrêter la mortalité effrayante des enfants abandonnés ; qu'on a substitué le régime paternel aux entreprises générales ; qu'on a établi la salubrité et la propreté dans les maisons hospitalières ; qu'on y a introduit l'ordre et la police par des institutions qui ont exigé des dépenses assez considérables dans la disposition des bâtiments. Au premier germinal an XI, à l'époque à laquelle nous rendons le compte de la situation des hospices, le Conseil est accablé de plaintes de la part des entrepreneurs et des fournisseurs qui réclament le paiement de ce qui leur reste dû sur l'an IX et sur l'an X ; le Conseil hésite à autoriser aucune dépense ; il est arrêté sur les réparations et sur les dispositions les plus urgentes, parce qu'il ne sait pas s'il sera en état de faire payer les dépenses qu'il autoriserait ; les entrepreneurs et les régisseurs menacent de cesser leur service. Ils n'ignorent pas les sollicitations journalières et importunes que fait le Conseil pour obtenir des fonds ; mais ils ne perdent pas la mémoire qu'une partie de leurs avances de l'an VIII et années antérieures ne leur a été remboursée qu'avec des bons de rentes qui perdaient au moins deux cinquièmes de leur valeur. Les médecins, les employés, les serviteurs, les nourrices elles-mêmes, payés avec ces demi-valeurs, d'un arriéré d'environ 600,000 francs, voient avec inquiétude et chagrin le moindre retard dans les paiements habituels. »

(*Rapport au Conseil Général des hospices sur les hopitaux et hospices*, par M. Camus, l'un de ses membres ; fructidor an XI, page 25.)

Quatorze ans plus tard, en effet, l'un des successeurs de M. Camus dans le Conseil des Hospices, M. le comte de Pastoret, constatait que de grands progrès avaient été réalisés à ces différents points de vue, et il citait à l'appui de cette opinion :

Le transfèrement des fous, des femmes en couche, des enfants, dans des hospices spéciaux ;

Un classement rationnel des malades de l'Hôtel-Dieu (1) ;

L'espacement convenable des lits dans le même hôpital, et la meilleure situation des salles, sous le double rapport de la ventilation et de la propreté ;

L'établissement à la Charité d'une salle spécialement consacrée aux opérations chirurgicales (2) ;

La séparation complète à Saint-Antoine des blessés, fiévreux et convalescents jusqu'alors confondus (3).

Passant ensuite en revue les autres dispositions prises par le Conseil pour remédier aux effets de la contagion et améliorer l'installation des malades, M. de Pastoret dit encore :

« .... Outre la contagion ou la communication du mal d'une personne malade à une personne « saine, manifesté dans le dernier avec les mêmes symptômes que dans le premier, il y a ce que « Tenon appelle la détérioration, c'est-à-dire que le mal se détériore ou s'accroît par le voisi- « nage de certaines maladies, sans en prendre les caractères distinctifs ; la communication per- « pétuelle des salles et des malades produit nécessairement cette détérioration..... (4).

« Un terrain trop resserré, proportionnellement au nombre de ceux qui l'habitent, est encore « une grande cause d'insalubrité. Les hôpitaux proprement dits, ou les établissements formés « pour les malades, occupent un espace immense à Paris ; et cependant, l'Hôtel-Dieu, qui con- « tenait à lui seul plus d'individus que tous les autres hôpitaux réunis, n'avait que quatre « arpents d'étendue. Ne pouvant accroître le terrain, nous avons diminué le nombre des malades « qu'on y recevait, en leur ouvrant d'autres asiles dans plusieurs quartiers de la capitale. Il s'est « établi alors une proportion convenable entre les habitants et l'espace habité...

« Des arbres placés dans les cours de quelques hospices, pour quelques autres un jardin « ouvert et planté dans un terrain ajouté ou qui n'avait pas cette destination, ont pareillement « contribué à donner aux indigents une habitation plus saine et une promenade journalière. On « l'a pratiqué ainsi aux deux hospices d'Incurables, à celui de Montrouge, à ceux de la Salpêtrière « et de Bicêtre, et dans presque tous les hôpitaux......... (5).

---

(1) « Où les salles sont vastes, bien aérées, les lits convenablement espacés ; où chaque malade est couché « seul ; où les fous, les femmes en couche, les enfants sont transférés dans leurs hôpitaux respectifs, où enfin « les divers genres de maladies sont classés convenablement. » (Rapport de M. le comte de Pastoret, page 15).

(2) « Le Conseil a consacré une salle spéciale aux opérations chirurgicales. Le malade est bien placé, les « chirurgiens opèrent à l'aise et les élèves assis sur les degrés d'un amphithéâtre qui peut en contenir jusqu'à « 200, sont spectateurs tranquilles de l'opération. La salle est de plain-pied avec celle des blessés, et le malade « y est porté sans peine et sans douleur sur un lit fait exprès. » (Rapport de M. le comte de Pastoret, page 33).

(3) « A Saint-Antoine, les blessés, les fiévreux, les convalescents autrefois confondus, sont enfin séparés. » (Rapport de M. le comte de Pastoret, page 39.)

(4) Idem, page 242.

(5) Idem, page 243.

« Ce qui dépendait de l'Administration, et ce qu'elle a fait, était d'avoir un nombre de lits plus « proportionné aux besoins, des lits meilleurs aussi. Elle a obtenu ce double avantage. Les ma- « telas sont tous de laine, à quelques-uns près pour les gâteux ; on les recarde souvent; on lave « souvent aussi la toile des paillasses, et la paille en est fréquemment renouvelée. Les couver- « tures, les rideaux, toutes les parties du mobilier, ont été améliorées autant qu'elles pouvaient « l'être. Des infirmeries ont été établies dans les hospices qui n'en avaient pas, et on y envoie « les vieillards malades, qu'on laissait autrefois dans les salles ordinaires ou qu'on envoyait à « l'Hôtel-Dieu. Ils n'y peuvent être transportés que sur un billet du médecin ou du chirurgien, « visé par l'agent de surveillance.

« Quant au nombre des lits, la possibilité d'une maladie épidémique s'est malheureusement « réalisée tant de fois, qu'elle ne pouvait échapper à la prévoyance de l'Administration. Les lits « doivent donc être portés à un quart au moins au-dessus du nombre moyen, si l'on veut pouvoir, « à toutes les époques, fournir à tous les malades un secours commode et suffisant.

« L'usage des matelas de laine a été substitué à celui des matelas de plume adoptés autrefois « dans plusieurs hôpitaux. Les matelas de laine repoussent davantage l'infection et l'humidité (1) ; « ils sont plus sains sous tous les rapports.

« Une surveillance très-exacte a lieu partout pour assurer constamment la propreté du cuivre « et de l'étain des cuisines.......

« Toutes ces précautions ont singulièrement contribué à diminuer les épidémies dont les hôpi-

---

(1) « Les paillasses épaisses et pesantes de l'Hôtel-Dieu sont cause d'une trop grande infection, pour devoir en « conserver l'usage : il en est de même des lits de plume. Nous leur substituerions deux matelas de laine, dans « certains cas deux matelas de crin par lit, chacun de dix-huit livres pesant, supportés, non par des barres et des « traverses, mais par un fond à claire-voie : ce fond, en forte toile, sera bordé à sa circonférence d'un ruban ou « d'un cordon pour en renforcer les bords, et percé de trous ou œillets destinés à se lacer au cadre du châlit qui doit « être en fer. En quoi nous imiterions ce que nous avons vu dans beaucoup d'hôpitaux d'Angleterre; mais nous « désirerions que le malade, étendu sur ces deux matelas, fût toujours à une élévation de 30 à 32 pouces au- « dessus du plancher. » (Tenon, 4e Mémoire, Description de l'Hôtel-Dieu.)

Trente ans auparavant les médecins de l'Hôtel-Dieu avaient présenté des observations analogues aux adminis- trateurs de l'Etablissement :

« Les malades sont couchés ou sur la plume ou sur la paille; ce sont deux extrémités qui ont l'une et l'autre « de grands inconvénients :

« 1° Les lits de plume sont trop chauds et ne conviennent point du tout dans les maladies accompagnées de « fièvre, surtout pour des gens qui ne sont pas accoutumés à coucher sur la plume ;

« 2° Les plumes se chargent et s'imbibent très-facilement et très-abondamment de toutes les vapeurs qui « s'exhalent des corps malades et conservent ces vapeurs, ce qui est très-malsain, d'autant plus que les plumes « ne sont pas susceptibles d'être lavées, comme on pourrait laver des matelas ordinaires de laine ou de crin.

« Pour y remédier, on pourrait, quant à présent, conserver un certain nombre de lits de plume pour des cas « ordinaires; mais on aurait un bon nombre de matelas de laine ou de crin pour les lits seuls où doivent coucher « les grands malades, et si l'on voulait absolument mettre les malades sur la paille, lorsqu'ils laissent aller sous « eux, on ferait faire un nombre de petites paillasses dont la paille ne serait point foulée, et que l'on pourrait « remuer et changer de temps en temps, lesquelles on mettrait en guise de matelas dessus les paillasses ordi- « naires; cela formerait un coucher sain et frais et qui ne serait pas absolument dur.......... On croit devoir « observer que les tours de lits et les rideaux de laine sont plus capables qu'aucune autre chose de s'imbiber et de « retenir les exhalaisons contagieuses, et que, par cette raison, on ne peut trop en diminuer l'usage dans un hô- « pital pour y substituer celui des rideaux de toile, qui se chargent moins de la contagion et qui se nettoient « mieux par la lessive.........

« Il serait aussi beaucoup mieux, à mesure que l'on est obligé de renouveler les couchettes des lits, de les faire « fabriquer en fer; mais en attendant on devrait supprimer le plafond de menuiserie qui sert de ciel aux lits de « bois actuellement en usage. Ces lits sont trop écrasés et trop fermés. Il est préjudiciable aux malades de respirer « et de recevoir continuellement les exhalaisons qui sortent de leurs corps. »

(Mémoire des médecins de l'Hôtel-Dieu, novembre 1756.)

« taux étaient quelquefois affligés, par les suites mêmes et l'effet nécessaire de leur disposition « intérieure. Les moyens mis constamment en usage pour désinfecter l'air n'y ont pas moins « contribué : l'effusion du vinaigre et les fumigations aromatiques sont ordinairement em- « ployées; mais on a recours aussi à un moyen plus puissant, celui qu'a proposé Guyton de « Morveau, et dont une expérience de dix années a prouvé le succès. Des salles de rechange, si « l'on en pouvait avoir toujours, offriraient les plus grands avantages : mais, en hiver, il y a « trop de malades pour que cela soit possible dans nos hôpitaux, tels qu'ils ont été construits. « Si, dans la suite, on bâtit un nouvel hôpital, ce besoin sera prévu sans doute : l'exécution de- « viendra facile, si on donne la préférence aux salles ou galeries isolées, comme on l'a souvent « proposé depuis trente ans, forme qui présentera encore d'autres avantages sous le rapport du « classement des malades, de la surveillance à exercer, du service intérieur, et de plusieurs « autres dispositions également utiles à l'ordre de la maison et à la santé des personnes qui y « sont admises...... (1). »

Ces améliorations étaient sérieuses sans doute, et bien qu'elles fussent les seules que la disposition des bâtiments pût alors permettre, elles étaient isolées et incomplètes : aussi ni les chefs du service de santé, ni le Conseil lui-même ne se faisaient d'illusion à cet égard. Toutes les commissions médicales chargées de présenter des rapports sur l'ensemble des perfectionnements à introduire dans la pratique hospitalière se sont préoccupées constamment d'assurer une meilleure installation aux malades et de pourvoir à un classement plus rationnel des affections.

Séparation des Enfants.

Les différents auteurs que nous venons de citer et qui ont étudié si profondément le régime des hôpitaux spéciaux aux maladies de l'enfance, se sont également occupés de la situation qu'il convenait d'assurer aux enfants malades; mais ils l'ont fait incidemment et sans entrer dans aucun des développements que le sujet eût exigés. Leur réserve à cet égard s'explique naturellement, si l'on considère que l'idée des hôpitaux spéciaux à l'enfance ne remonte pas au delà du XIXe siècle, et qu'avant la Révolution les nombreux refuges particuliers ouverts aux orphelins ou aux enfants abandonnés des deux sexes ne laissaient arriver qu'un petit nombre de ces derniers à l'Hôtel-Dieu (2).

---

(1) Rapport de M. le comte de Pastoret, page 241.

(2) Tenon cite parmi les hôpitaux réservés aux orphelins proprement dits, aux enfants nécessiteux et aux enfants trouvés :

1° L'Hôpital de la Trinité, fondé en 1545, pour cent garçons et trente-six filles;

2° L'Hôpital Notre-Dame-de-la-Miséricorde ou des Cent-Filles, fondé en 1623. On y entretenait quatre-vingts filles;

3° Maison des Orphelins, dite de la Mère-de-Dieu, fondée en 1678, pour trente-huit filles et six garçons;

4° Filature de la paroisse Saint-Sulpice, pour seize orphelins;

5° Orphelines du Saint-Enfant-Jésus et de la Mère-de-Pureté, fondé en 1700, pour quinze orphelins;

6° L'Hospice de M. de Beaujon, fondé en 1784, pour douze orphelins et douze orphelines;

7° L'Hôpital du Saint-Esprit, fondé en 1362, pour cent orphelins des deux sexes;

8° L'Hôpital des Enfants-Trouvés, dit de la Couche. Le nombre de ces enfants et des nouveau-nés monte assez généralement à cent soixante;

9° L'Hôpital des Enfants-Trouvés du faubourg Saint-Antoine, contenant trois cent quatre-vingt-seize enfants.

Les enfants admis dans cet hôpital partageaient le sort commun des malades ordinaires ; comme eux, ils étaient répartis indistinctement dans toutes les salles ; comme eux aussi, ils subissaient la terrible influence du mélange des maladies contagieuses (1).

En 1786, Tenon, reconnaissant les inconvénients de cette confusion de tous les âges, recommandait que, dans les nouveaux hôpitaux à construire, on réservât des salles particulières « aux enfants de chaque sexe au-dessous de douze ans. »

Quelques années plus tard, Larochefoucauld-Liancourt, dans son 5e rapport, constatait qu'à l'Hôtel-Dieu on recevait « tout malade attaqué d'un mal curable, « quel que fût son pays, son âge, sa religion (2). »

Le même auteur, en parlant de la maison de la Pitié, dit :

« La gale et la teigne sont les seules maladies traitées dans la maison. Les enfants malades « sont envoyés à l'Hôtel-Dieu. Ceux qui n'y meurent pas en rapportent la gale, qui paraît perpé- « tuelle dans ce grand hôpital. Le scorbut est très-commun dans la maison de la Pitié... Les « fièvres rouges y sont aussi des maladies habituelles; *mais elles sont, ainsi que les petites vé- « roles, portées à l'Hôtel-Dieu; et l'on sent bien que leur danger augmente et de cette trans- « portation forcée et du traitement qu'elles y reçoivent* (3). »

Puis, plus loin, en parlant des jeunes filles recueillies à la Salpêtrière, il ajoute :

« La salle la plus horrible que l'on puisse présenter aux yeux de celui qui conserve quelque « respect pour l'humanité est celle où près de deux cents filles, jeunes et vieilles, attaquées de « la gale, des écrouelles et de la teigne, couchent pêle-mêle, quatre et cinq dans un lit, se com- « muniquant tous les maux que la fréquentation peut donner. Combien de fois, en parcourant « tous ces lieux de misère, ne se dit-on pas avec horreur qu'il serait presque moins cruel « de laisser périr l'espèce humaine que de la conserver avec aussi peu de ménagements...

Ces deux dernières maisons avaient à leur charge quinze mille enfants, soit en nourrice, soit en sevrage, soit à la campagne.

10° La Maison de l'Enfant-Jésus, fondée en 1751, pour vingt-huit jeunes demoiselles ;

11° L'Ecole d'Orphelins, fils d'officiers ou de soldats invalides, pour deux cents jeunes gens;

12° La Pitié et la Salpêtrière, qui servaient d'asile à des enfants des deux sexes, de six à dix-huit ans.

(1) Il ressort d'un document des archives hospitalières qu'il y avait au seizième siècle, dans une salle de l'Hôtel-Dieu quelques lits réservés à ces enfants en bas âge, et que l'air que ces malheureuses créatures y respiraient n'en laissait échapper aucune. « En l'enfermerie qui est de six toises de largeur seullement, y a six rangées de « lictz, chacun lict de troys piedz de largeur ou environ, en chacun desquelz il y a troys ou quatre malades qui « nuysent fort les uns aux aultres; et en ladite enfermerie *y a septs ou huit lictz où se couchent vingt-cinq ou trente petitz enffans de deux anz et d'un an*, lesquelz enffans qui sont tendres et délicatis à cause du gros ayr qui est « en ladite enfermerie, meurt la pluspart, tellement que de vingt n'en réchappe pas ung. » (Archives de l'Assistance publique. Hôtel-Dieu. Lettres patentes du roi François Ier.)

En 1679, les Administrateurs de l'Hôtel-Dieu se plaignaient de ce qu'il y avait jusqu'à huit ou neuf enfants dans un même lit, « ce qui cause la mort de plusieurs qui ne mourraient pas s'ils étoient couchés plus au large. » (Délibér. du Bureau de l'Hôtel Dieu, du 15 décembre 1679.)

(2) Annexe au Rapport des membres du Comité de mendicité (visites faites dans divers hôpitaux), par La Rochefoucauld-Liancourt, 1791, page 5.

(3) Id., page 12.

« L'oisiveté énerve les hommes à Bicêtre, le travail forcé tue les enfants de la Salpê-
« trière (1). »

Ces derniers mots sembleraient indiquer que les enfants recueillis dans les hospices n'étaient guère plus favorisés sous le rapport des soins, que les enfants traités pour cause de maladie dans les salles de l'Hôtel-Dieu. Disons-le cependant, l'hospice de la Pitié était une exception : les enfants recueillis dans les asiles de la charité, le plus souvent à titre gratuit, quelquefois moyennant pension, étaient généralement mieux partagés que ces pauvres créatures si impitoyablement transférées, en cas de maladie, de Bicêtre, de la Salpêtrière ou de la Pitié, dans les salles encombrées de l'Hôtel-Dieu. Plusieurs de ces asiles avaient du moins des infirmeries à l'usage exclusif de leurs jeunes administrés, qui y recevaient tous les soins désirables (2).

Sans se prononcer explicitement sur les abus que peut engendrer le mélange des âges et des sexes dans une même salle de malades, Tenon et Larochefoucauld-Liancourt avaient suffisamment indiqué ce que l'humanité et la morale réclamaient à cet égard. Le Conseil général des hôpitaux pouvait d'autant moins hésiter à prendre l'initiative de la réforme à introduire, surtout en ce qui concernait les enfants, que, dans son discours d'installation de l'administration nouvelle, le Préfet de la Seine, M. Frochot, la lui avait en quelque sorte indiquée comme une des nécessités impérieuses de la situation :

« Si, au lieu d'une indication générale des principaux vices à réparer dans le régime intérieur
« de nos hôpitaux, j'avais le projet de vous les détailler un à un, je n'aurais qu'à parcourir
« l'hospice du Nord (Saint-Louis); et, sans en sortir, il me serait facile d'y puiser tous mes exem-
« ples, parce que c'est là que tout désordre, toute insouciance dans le régime intérieur, prenant,
« à raison de la destination du lieu, un caractère plus grave, présente aussi plus de danger.
« C'est là notamment que l'on trouve à blâmer le mélange établi depuis longtemps d'enfants,
« d'adultes, d'hommes, de femmes, dont les mœurs, le caractère, et les habitudes désordonnées
« triomphent de tous les moyens de discipline, et transforment une maison de bienfaisance en
« un lieu de scandale (3). »

La question une fois posée ne devait pas tarder à être résolue, et la maison de l'Enfant-Jésus située rue de Sèvres fut, à partir du 18 floréal an X, spécialement affectée au traitement des enfants des deux sexes, de deux à quinze ans, atteints de maladies aiguës.

En 1804, Corvisart, dont nul, à coup sûr, ne contestera l'autorité en pareille

(1) Annexe au Rapport des Membres du Comité de Mendicité, par La Rochefoucauld-Liancourt, page 83.

(2) Il y avait des infirmeries à l'Hôpital du Saint-Esprit et à l'Hôpital de la Trinité. L'Hôpital d'Enfants-Trouvés du Faubourg Saint-Antoine renfermait deux infirmeries, contenant chacune dix-huit lits, l'une pour les garçons, l'autre pour les filles.

(3) Discours prononcé par M. Frochot, le 5 ventôse an IX en installant le Conseil général des hospices.

matière, appréciait ainsi la nouvelle institution, vieille déjà de quatre années : c'est aujourd'hui un jugement bon à noter (1).

« .... Il n'existe nulle part une réunion aussi considérable d'enfants malades : on ne peut « donc étudier nulle part aussi complétement que dans cet hôpital la nature, la marche et le « traitement des affections nombreuses et graves auxquelles on sait qu'ils succombent souvent : « on pourrait même annoncer qu'on est déjà parvenu à y recueillir sur divers points des notions « plus exactes et plus certaines que celles qu'on se procure dans les auteurs.

« Les enfants, mieux surveillés dans cette maison qu'ils ne pourraient l'être dans les hôpitaux « d'adultes, ne se trouvent point, lorsqu'ils en sortent, corrompus comme ils l'étaient souvent « en quittant ces établissements.

« En se rappelant qu'on voyait, il n'y a pas vingt ans, entassés dans le même lit, à l'Hôtel-« Dieu, salle Saint-François, jusqu'à huit enfants ou six adultes, attaqués de la petite vérole, on « rend grâce au Gouvernement et au Conseil général qui, en secondant ses vues, a fait suc-« céder à cette horrible insouciance une sollicitude active et éclairée, s'est vraiment intéressé « au sort des malades pauvres, et spécialement à celui des enfants, qui semblent être encore, « parmi les malheureux, ceux qui ont le plus de titres à la commisération publique (1). »

Il doit nous être permis d'opposer ce jugement d'un homme qui tient un rang éminent dans l'histoire médicale de notre pays aux assertions contraires qui se sont produites récemment sur la question. Mais cette appréciation d'un praticien si compétent n'est pas la seule que nous puissions citer; M. le docteur Larrey, dont l'esprit judicieux et progressif est bien connu dans le corps médical et dans l'Administration, confirmait récemment en ces termes l'opinion de Corvisart :

« Je disais tout à l'heure que dans les hôpitaux de l'Algérie on admettait les enfants : ce simple « fait nous rappelle la question incidemment soulevée par M. Gosselin et controversée par « M. Davenne. La séparation des enfants malades dans des hôpitaux spéciaux est un principe que « l'on peut adopter sans doute d'après les considérations émises par l'honorable ex-directeur de « l'Assistance publique, et j'en citerais plus d'un exemple pris dans l'ordre militaire.

« Le plus marquant de tous est l'asile royal des enfants de troupe de l'armée anglaise à « Chelsea, où 1,500 lits leur sont affectés; mais il faut dire aussi, avec Roux, que cet établisse-« ment, si bien organisé qu'il puisse être, a été envahi par des épidémies assez graves, notam-« ment depuis 1804, époque à laquelle l'ophthalmie, importée d'Egypte par la flotte anglaise, « atteignit une multitude de ces enfants. L'asile royal se trouvait cependant alors sous la direc-« tion habile de l'un des médecins les plus éminents de l'armée, sir James Mac Gregor, dont le « nom se rattache à d'utiles institutions pour le service de santé.

« Ne pourrait-on, à l'égard des enfants, concilier les intérêts de la science et de la pratique « avec ceux de l'habitude et de la morale, en réservant, pour ces petits malades, une salle à part « dans chaque établissement? C'est ce qui existe en grand et au complet, pour les enfants de la

(1) Description topographique de l'Hôpital des Enfants-Malades, par MM. Corvisart, premier médecin de l'Empereur; Leroux, médecin ordinaire de S. A. I. le prince Louis, et Boyer, premier chirurgien de l'Empereur, extraite du *Journal de Médecine, Chirurgie, Pharmacie*, page 14.

« marine anglaise, dans le magnifique hôpital de Greenwich ; c'est ce qu'on essaie de faire quel-
« quefois en petit dans les hôpitaux militaires de France, lorsque plusieurs enfants de troupe
« peuvent être réunis et surveillés dans la même salle ou dans la même chambre, si ce n'est
« dans une division à part, comme à la caserne occupée au Louvre par la gendarmerie de la
« garde (1). »

Bien que l'opinion de M. le baron Larrey semble se restreindre à l'organisation de services spéciaux aux enfants dans les hôpitaux d'adultes, elle n'en est pas moins contraire à la prétention des praticiens qui, plus soucieux des convenances particulières de la profession que du bien-être physique et moral des enfants, voudraient, comme autrefois, répartir ces derniers dans les salles avec les autres malades adultes. A ce compte, et si l'on considérait seulement l'avantage résultant pour les chefs du service médical de la variété des maladies offertes à leur observation, ne faudrait-il pas supprimer, avec toutes les grandes classifications, les hôpitaux particuliers à certains malades et en revenir à l'ancien mode qui confondait à peu près toutes les maladies, non-seulement dans le même hôpital, mais encore dans les mêmes salles ? C'est d'ailleurs une question de savoir si l'étude spécialisée des maladies de l'enfance, comme de plusieurs autres affections graves, n'a pas fait faire de plus rapides progrès à la science, que le régime du mélange des maladies, préconisé dans ces derniers temps par des partisans inattendus.

A un point de vue plus général, celui de la morale et de l'éducation, M. le comte de Pastoret, jugeant le nouvel hôpital de l'Enfant-Jésus, d'après une expérience de quatorze ans, applaudit sans réserve à la séparation des âges et aux bons résultats obtenus :

« Les enfants ont trouvé, dans un asile qui leur était exclusivement destiné, des soins parti-
« culiers qu'ils ne trouvaient guère dans les maisons où se réunissaient des malades plus âgés;
« des médecins instruits se sont voués avec zèle à cette partie importante de l'art de guérir, et
« ont déjà rassemblé une foule d'observations journalières dont la médecine s'enrichira pour le
« soulagement des hommes. Les Français auront eu la gloire d'en donner l'exemple aux autres
« peuples. Les étrangers venus à Paris depuis quelques années se sont empressés de voir cet
« hôpital; ils ont été touchés de l'ordre qui y règne, de sa propreté, de sa salubrité, de tous les
« moyens pris pour que ces enfants deviennent des hommes utiles à la patrie; ils ont regretté
« que leur pays n'ait pas un établissement semblable (2). »

Passant ensuite à la séparation des maladies chroniques et des maladies contagieuses, M. de Pastoret continue ainsi :

« La séparation des enfants suivant leur sexe, celle des maladies chroniques et des maladies
« aiguës entre elles, ont encore amené d'heureux résultats.

---

(1) M. le baron Larrey, Bulletin des séances de l'Académie impériale de médecine (1861-1862, page 424).
(2) Rapport précité de M. le comte de Pastoret, page 56.

« Les maladies chroniques exigent un long séjour des enfants dans la maison. Nous avons « pensé que quelque emploi du temps devait leur être prescrit, soit comme une barrière à tous « les vices qu'amènerait une constante oisiveté, soit comme pouvant leur offrir à jamais les « avantages d'une instruction morale et liée à toutes les actions de la vie. Un instituteur a été « attaché à l'hospice : il fait sa classe tous les jours, il y reçoit tous les enfants que leur état « n'oblige pas d'être alités; il leur apprend à lire, à écrire, à calculer, il leur rappelle ou leur « enseigne les principes de la religion. Ainsi le temps du traitement n'est pas seulement em- « ployé à guérir leur maladie; ils en retirent d'utiles leçons (1). »

C'était là le beau côté du tableau, et nous ne serions qu'à demi véridiques si nous laissions dans l'ombre les dangers, encore plus grands pour les enfants que pour les adultes, de la confusion des maladies, et l'imperfection que présentaient autrefois quelques-uns de nos services d'enfants. Il importe à l'étude des questions de cet ordre que toutes les circonstances et tous les jugements susceptibles d'éclairer les opinions soient fidèlement recueillis. En exposant à notre tour les conséquences si souvent funestes de l'agglomération d'un certain nombre d'enfants malades dans une même salle, nous pouvons dire que rien n'a été négligé ou omis pour y remédier, et il nous est permis de croire que les mêmes résultats se fussent produits, si des services d'enfants avaient été établis dans les hôpitaux d'adultes.

Les Commissions médicales des années 1833, 1835, 1838 et 1839 ont, presque sans interruption, étudié, à ce point de vue de l'hygiène et de la contagion, le régime de notre hôpital des Enfants; mais, tout en signalant les nombreuses imperfections qu'il offrait dans ses dispositions ou son régime intérieur, aucune n'a eu la pensée de proposer la dispersion de ces malades comme un remède efficace à la mortalité que l'on y constatait.

On lit dans le rapport de la Commission médicale de 1833:

« Les médecins de l'hôpital des Enfants-Malades se plaignent aussi de la facilité avec laquelle « on admet dans leurs salles des enfants que la misère de leurs parents et un sentiment de com- « passion y font entrer journellement. L'encombrement qui en résulte est pernicieux, même « lorsqu'il ne se développe point, parmi ces enfants entassés, de maladies contagieuses. On en « voit promptement survenir d'autres chez les enfants convalescents... »

Le même rapport se fait l'écho de plaintes nombreuses sur le défaut de salubrité de différentes parties des bâtiments destinés aux divers services, sur l'encombrement de certaines salles, sur des agrandissements projetés, commencés et non terminés, sur le chauffage, la construction et la police des salles de bains, sur l'emplacement des latrines et des salles d'autopsie, enfin sur l'urgence de certaines réparations.

---

(1) Rapport précité de M. le comte de Pastoret, page 62.

Le rapport de 1835 signale l'inconvénient de la confusion des maladies contagieuses en ces termes :

« Nous faisions sentir l'utilité qu'il y aurait à consacrer à l'hôpital de la Pitié un local particu-
« lier aux malades atteints de variole, et déjà il a été fait droit à cette demande.
« A aucun âge, les maladies contagieuses ne sont aussi fréquentes que dans l'enfance, et ce-
« pendant il n'existe à l'hôpital des Enfants aucun moyen d'isolement pour les maladies; car on
« ne peut regarder comme tel ce qui a été fait pour la variole. Les mêmes salles reçoivent tous
« les malades, quelle que soit la nature de leur maladie! Aussi la variole, la rougeole, la scarla-
« tine sont-elles endémiques dans cet hôpital. On y est continuellement affligé par la vue d'enfants
« qui, ayant été admis pour des maladies peu graves, contractent l'une ou l'autre, et quelque-
« fois successivement plusieurs de ces fièvres éruptives auxquelles ils finissent par succomber. »

Classement des maladies dans les hôpitaux d'enfants.

Le rapport de la Commission médicale de 1839, résumant l'opinion des Commissions précédentes, décrit à son tour les effets désastreux de la confusion des affections aiguës de l'enfance :

« En 1835, la Commission médicale nous donnait un renseignement non moins important; elle
« disait que, faute de salles destinées à isoler les maladies contagieuses, l'hôpital des Enfants
« offrait chaque jour le spectacle d'enfants qui, entrés, la plupart, pour une maladie légère,
« venaient y chercher non la guérison, mais la mort. Elle exposait que dans une période de six
« mois, depuis le 1er octobre 1833 jusqu'au 1er avril 1834, on avait observé dans l'hôpital
« 155 fièvres éruptives; que, sur ces 155 cas, 88, c'est-à-dire plus des trois cinquièmes, avaient
« été contractés dans l'hôpital; que, sur ces 88 malades, 52 avaient succombé, tandis qu'on n'en
« avait perdu que 21 sur les 77 autres venus du dehors. En résumé, ajoutaient nos confrères,
« plus du cinquième de la mortalité à l'hôpital des Enfants est dû à cette cause que l'Admi-
« nistration peut facilement détruire. Cette cause, Messieurs, existe encore en 1839, avec ses
« funestes conséquences. Nous devons ajouter, car telle est notre conviction, que vous seriez
« aussi affligés que surpris, si nous déroulions devant vous le tableau des maladies conta-
« gieuses ou non contagieuses contractées dans les hôpitaux : et cependant, c'est au milieu des
« conditions qui donnent naissance à tant de maladies que nos malades doivent guérir!
« Lorsque plus haut nous vous entretenions des maladies contagieuses, nous n'entendions
« parler que des fièvres éruptives; nous laissions à l'écart la syphilis, la gale et les dartres, qui,
« à Paris, ont leurs hôpitaux spéciaux.... »

Il est bien certain que nos hôpitaux d'enfants, malgré leur bonne tenue, ne réalisaient pas à cette époque les progrès que nous y avons introduits depuis, et dont les pavillons élevés, de 1840 à 1843, à l'hôpital de la rue de Sèvres, sous le nom de fondation Bilgrain (1), marquent le point de départ. (Voir la planche 4.) Nous manquons encore, il est vrai, de moyens suffisants d'isolement, soit pour les fièvres érup-

(1) La division des scrofuleux, insuffisante aux besoins du service, étant surtout signalée pour son insalubrité, le Conseil décida sa reconstruction sur un plan nouveau, avec des salles bien aérées, de vastes cours pour l'été, des promenoirs couverts et fermés pour l'hiver.

Une somme de 150,000 fr. léguée, en 1858, par M. Bilgrain, qui avait laissé à l'Administration la faculté d'en déterminer l'emploi, fut consacrée à la réalisation de ce projet, dont la dépense totale n'a pas dépassé 230,000 fr.

Les pavillons de la fondation Bilgrain renferment aujourd'hui 160 lits.

tives, soit pour les ophthalmies; mais les médecins eux-mêmes reconnaissent combien il serait difficile de soustraire, par la séparation, les enfants non atteints, à l'influence de quelques maladies, lorsqu'elles sévissent avec une certaine intensité. Nous croyons pourtant que, sous ce rapport, d'utiles changements peuvent encore être ajoutés à ceux que l'Administration a déjà apportés dans les services d'enfants, malgré les obstacles attachés à l'existence de constructions anciennes, souvent mal appropriées. Et nous ajouterons que l'institution du traitement externe qui permet aux familles de la classe ouvrière de conserver et de soigner, loin de toutes les éventualités de contagion, l'enfant dont l'état n'exige pas impérieusement le traitement même de l'hôpital, ne constitue pas la moins importante de ces améliorations.

Le principe de la séparation des âges, adopté depuis soixante ans, est aujourd'hui passé dans la pratique des hôpitaux de Paris. Pendant cette longue expérience, il a été admis tour à tour par des savants, des administrateurs et des médecins, et jusqu'à ces derniers temps il n'avait encore rencontré qu'une approbation unanime. Que si cependant des voix isolées, obéissant à un intérêt scientifique mal entendu, venaient réclamer, comme un avantage, le rétablissement de ce qui a été si énergiquement condamné, l'Administration, puisant de nouveaux arguments dans l'exemple même que l'on prétend emprunter à l'Angleterre, ne pourrait que leur opposer les graves considérations invoquées autrefois par le Conseil général des hospices et l'autorité de ces praticiens illustres dont elle n'a pas encore désappris les excellents préceptes.

L'Administration, nous l'avons dit, a tout fait dans les hôpitaux généraux, comme dans les hôpitaux d'enfants, pour enrayer le développement des affections contagieuses.

Hôpitaux de Forges et de Berck-sur-Mer.

La fondation toute récente des hôpitaux de Forges et de Berck-sur-Mer (1), les nombreuses maisons de convalescence sur lesquelles les enfants sont dirigés dès que la maladie a pu être vaincue, ont fait disparaître une grande partie des inconvénients de l'agglomération. L'hôpital de Forges, où sont traités chaque année un certain nombre d'enfants scrofuleux autrefois condamnés à rester indéfiniment dans les services de chroniques, et continuellement exposés, par conséquent, aux atteintes des affections contagieuses, permet de les rendre à leurs parents complétement guéris ou grandement améliorés : la mortalité s'élève à peine à un pour cent dans ce petit hôpital. Tout nous porte à présager que l'hôpital de Berck, dont l'heureuse influence peut être déjà constatée, et qui recevra bientôt une extension considérable, contribuera, dans une large mesure, à éloigner les enfants scrofuleux de nos hôpi-

(1) Le village de Forges, situé à 40 kilomètres de Paris, dans le département de Seine-et-Oise, est ouvert, abrité du vent du nord et largement exposé au soleil. L'hôpital a été inauguré le 15 octobre 1859; il peut recevoir 112 enfants des deux sexes.

L'hôpital de Berck est situé sur la plage de ce nom, à 15 kilomètres de Montreuil-sur Mer (Pas-de-Calais). Commencé le 14 avril 1861, il a été inauguré le 8 juillet suivant. Comme celui de Forges, il compte 100 lits affectés, partie aux enfants scrofuleux des deux hôpitaux Sainte-Eugénie et des Enfants, partie aux élèves de l'hospice des Enfants-Assistés affectés de la même maladie.

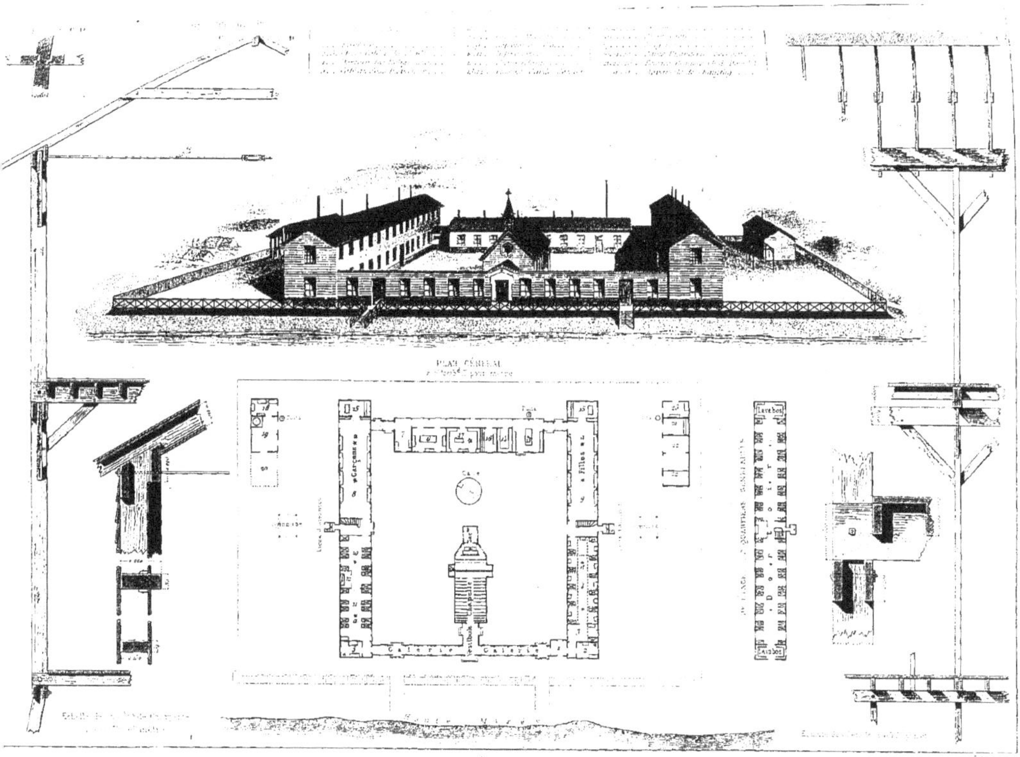

HÔPITAL
pour les Enfants Scrofuleux
à BERCK-SUR-MER (PAS-DE-CALAIS)

taux et les soustraira aux influences morbifiques qui règnent nécessairement dans toute réunion de malades.

En résumé, il ressort de tout ce qui vient d'être dit, concernant les tentatives faites depuis 1802 jusqu'à ce jour, en vue de l'installation des malades, du classement des maladies et de l'assainissement des salles :

1° Que les services de chirurgie ont reçu toutes les améliorations qu'ils comportaient alors, et que toutes les salles, aussi bien celles de médecine que celles de chirurgie, repeintes aussi fréquemment que les ressources de l'Administration le lui permettaient, ont vu s'amoindrir sensiblement les causes de contagion (1);

2° Que les efforts du Conseil général des hôpitaux ont eu plus spécialement pour but de séparer d'avec les malades en traitement les convalescents, les aliénés, les enfants et les infirmes, reçus aujourd'hui dans des établissements ou des services distincts;

3° Que les mesures prises pour procurer l'isolement des affections aigües contagieuses, telles que les fièvres éruptives, se sont bornées aux essais faits à l'hôpital de la Pitié pour les individus atteints de variole, et à la séparation, dans quelques hôpitaux seulement, des individus atteints de choléra;

4° Enfin que l'Administration, à défaut de mesures plus efficaces, s'est, dans la limite de ses ressources, constamment appliquée à entretenir la salubrité de ses salles, en employant tous les moyens de propreté et d'assainissement qui lui étaient indiqués par l'hygiène, et nous ajouterons, à ce point de vue, que la substitution des parquets aux anciens carreaux, supprimant l'habitude autrefois générale de laver les salles à grande eau, n'a pas été un des progrès les moins importants qu'elle ait réalisés (2).

---

(1) A la peinture à la détrempe, d'abord exclusivement en usage, a été substituée la peinture à l'huile, et, depuis 1845, l'Administration a employé le stuc, dont les surfaces polies retiennent moins encore qu'une bonne peinture la poussière et les particules plus ou moins infectées en mouvement dans les salles. C'est à l'hôpital de la Pitié que le stuc a été employé pour la première fois.

(2) On lit, en effet, dans le rapport des médecins de l'Hôtel-Dieu, présenté en 1756, le passage suivant, relatif à la propreté des salles :

« Il n'y a rien à ajouter à l'exactitude de balayer, de nettoyer et de changer les lits et les tours de lits et de sabler « les salles, aussi bien qu'à l'attention de gratter et de blanchir tous les ans, tous les plafonds et les murailles. C'est « un moyen si efficace de prévenir la corruption de l'air que la maison ne doit rien économiser sur cette dépense. »

« Il ne faudrait pas laver les salles aussi souvent qu'on le fait. Ces lavages faits par inondations, dans des temps « froids et humides, sont très-préjudiciables aux malades. D'ailleurs l'eau qui se ramasse sous les lits et dans les « inégalités des planchers, s'insinue entre les carreaux, y croupit, pourrit les solives et envoie des exhalaisons « putrides. Il devrait suffire de nettoyer avec une éponge, ou avec des linges mouillés les endroits du plancher qui « auraient été gâtés, et jeter ensuite du sable par-dessus.

« Les lavages généraux pourraient se pratiquer deux ou trois fois par an, en choisissant les jours et les saisons. »

Soixante-dix ans après, ces mêmes remarques étaient encore faites à l'Hôtel-Dieu par Desault et Dupuytren.

« A ces inconvénients il faut encore ajouter la funeste pratique du lavage des salles, qui continue à être en vigueur « dans plusieurs départements de la chirurgie, malgré tous les efforts que fit autrefois Desault et malgré tous ceux « que M. Dupuytren a tentés depuis quelques années pour la faire cesser. Il n'existe pas dans les hôpitaux de ques« tion de salubrité qui soit plus importante et plus digne de fixer l'attention des administrateurs.

« Le lavage des salles, en mettant en évaporation une plus ou moins grande quantité d'eau, produit précisément « cette constitution froide et humide, et ramène les dangers qu'elle fait courir aux malades chaque fois qu'elle est

Il reste maintenant à examiner si les dispositions indiquées par Tenon, en ce qui concerne le classement et l'isolement des maladies, sont susceptibles d'être développées et étendues à toutes les affections contagieuses ou seulement endémiques.

Maisons ou services affectés aux femmes en couches.

Mais c'est surtout sur la situation des femmes en couches, dont la mortalité atteignait à l'Hôtel-Dieu un chiffre alarmant, que Tenon et La Rochefoucauld appelaient plus particulièrement l'attention des Administrateurs et du Gouvernement (1).

Le premier, après avoir démontré comment étaient reçues et traitées les femmes enceintes, ajoute, en parlant de ce qu'il appelle l'emploi des accouchées à l'Hôtel-Dieu :

« La situation des accouchées à l'Hôtel-Dieu est encore plus déplorable; elles sont de même « deux, trois, quelquefois quatre dans le même lit, les unes à une époque de leur couche, les « autres à une autre époque; leurs évacuations naturelles les infectent d'autant plus que ces lits « sont plus échauffés dans cet état de pression, que la santé de ces femmes est plus détruite, « que leurs humeurs sont plus corrompues; les tourments qu'elles endurent sont accrus par les « circonstances qui accompagnent les suites de couches; la tension et la douleur au sein, à la « tête, au ventre, la fièvre de lait, une sueur aigrelette qui survient, les augmentent encore. « N'est-ce pas dans ces lits que sont confondues les accouchées saines avec les malades, avec « celles qui sont atteintes de cette fièvre puerpérale, qui en fait tant périr? etc (2).

« opérée. Est-il fait dans les jours pluvieux, les malades ne sauraient l'éviter au dehors non plus qu'au dedans des « salles; est-il fait dans les jours secs, on détruit l'influence salutaire de cette dernière constitution, et on prolonge « au dedans des salles la constitution humide avec tous ses inconvénients.

« Nous nous sommes vingt fois assurés que le thermomètre baisse constamment de trois degrés centigrades dans « les salles où le lavage vient d'être pratiqué; que l'hygromètre s'y élève tout à coup de quinze ou vingt degrés. Cette « influence du lavage des salles sur la température de l'air, qu'il abaisse, et sur son humidité, qu'il augmente, se « prolonge constamment pendant deux, trois ou un plus grand nombre de jours.

« Mais nulle part l'influence pernicieuse de ces lavages n'est aussi grande que dans les salles consacrées au service « de la chirurgie, où les pansements, répétés deux fois par jour, obligent à mettre et à tenir pendant quelque temps « à découvert des parties plus ou moins grandes du corps des malades. Ni les rideaux dont les lits sont environnés, « ni les couvertures, ne sauraient les en préserver......... Médecins et observateurs, tout le monde s'accorde à « dire que le froid uni à l'humidité forme la plus incommode et la plus nuisible de toutes les constitutions, et met les « corps sains dans un état de malaise, qu'elle les expose à un grand nombre de maladies, et surtout qu'elle aggrave « toutes celles qui existent déjà. Il est rare que pendant la durée de cette constitution, tout artificielle, plusieurs « malades n'éprouvent pas des douleurs internes suivies de frissons de fièvre, et de tout l'appareil des symptômes « propres aux inflammations des organes renfermés dans la tête, le ventre ou la poitrine. Mais c'est surtout chez les « malades qui ont subi de grandes opérations, et au moment de la fièvre traumatique, chez ceux qui sont affaiblis « par des pertes de sang ou par des suppurations abondantes, que ces accidents se manifestent, et avec le plus de « violence.

« Il n'y a qu'un seul moyen de faire cesser ces inconvénients, c'est qu'un arrêté du Conseil général des hôpitaux « ordonne de mettre en couleur et de frotter les salles. Forts de cet arrêté, les chefs auxquels le service de santé est « confié sauront bien empêcher les lavages, et si, malgré cet arrêté et leurs remontrances, l'abus se reproduisait, il « faudrait le réprimer par un exemple sévère. »

(*Compte rendu du service de la chirurgie de l'Hôtel-Dieu, pendant l'année* 1818, par M. le docteur Marx, pages 12 et suiv.)

(1) Dans son rapport sur les visites faites dans les hôpitaux de Paris, Larochefoucauld-Liancourt ne dit, sur les accouchements pratiqués à l'Hôtel-Dieu, que ces quelques mots, qui peignent assez la situation : « Sur le nombre « des femmes en couches, il meurt dans les hôpitaux à peu près le cinquantième; à l'Hôtel-Dieu, il en périt une « sur treize. »

(2) Tenon donne sur les périodes de 1664, 1746, 1774-1786, pendant lesquelles la fièvre puerpérale enleva une quantité considérable d'accouchées, des détails intéressants : « En l'année 1664, M. de Lamoignon, premier pré-

« La raison d'État, et je dirai même l'intérêt des hôpitaux, se réunissent pour accorder un lit « particulier à chaque femme enceinte, à chaque accouchée; pour leur procurer des salles mieux « entendues, plus saines, qui ne communiquent point entre elles, où l'on accumule moins de « monde, où l'on sépare les femmes grosses des accouchées, les femmes grosses et les accouchées « malades des saines; qu'on éloigne surtout les différentes classes de maladies qui peuvent ou « se répandre ou irriter d'autres maux; qu'on accorde à ces accouchées des salles de quinze à « seize pieds de haut; qu'on ne les couche point sur des salles de fiévreux, sur des salles de bles- « sés, dans le voisinage de pièces de *dessertes* ou d'autres emplois d'où il émane des miasmes « infects et contagieux, et où elles puissent être tourmentées du bruit (1). »

Examinant ensuite la manière dont on pourrait former, dans les nouveaux hôpitaux, les services des femmes enceintes et des accouchées, Tenon se demande s'il convient ou non de leur affecter un hôpital particulier, et, dans le cas où l'Administration se déterminerait à les rassembler toutes en un seul hôpital, quelles seraient les dispositions les plus commodes et les plus avantageuses pour cette réunion.

« D'après ces considérations et ces résultats, je proposerai, dit-il, de faire de l'emploi des « accouchées une espèce d'hôpital, non séparé, mais distinct..... On y placerait 3 à 400 lits à « une personne, on les distribuerait par salles de quatre, de dix et de vingt-quatre lits, pour « séparer les femmes enceintes des accouchées, les accouchées à leur première semaine de celles « à la seconde, les femmes enceintes et les accouchées saines des malades, les malades de ma- « ladies qui ne se gagnent point de celles dont les maladies se communiquent. On séparerait « encore chaque espèce de contagion; on retirerait surtout les femmes atteintes de fièvre puer- « pérale de la présence des femmes grosses et des accouchées (2). »

Mais comme tous ces objets demandent des distributions soignées, un service

---

« sident, touché de la prodigieuse quantité de femmes qui mouraient à l'Hôtel-Dieu, manda Vesou, médecin de « cette maison, pour en savoir la cause : elle provenait, selon ce dernier, de la situation de la salle des accou- « chées sur les salles de blessés, d'où il s'élevait des vapeurs malfaisantes; ces accouchées étaient sujettes à un « flux de sang, qui les conduisait au tombeau : on en ouvrit, il s'y trouva des abcès....... »

Vesou proposa de mettre ces accouchées dans un lieu particulier où elles fussent exemptes de la communication d'un air contagieux..... « A Paris, l'hiver de 1746 fut meurtrier pour les accouchées: elles y mouraient entre le « cinq et le sept de l'accouchement. L'épidémie attaqua les indigentes, mais moins celles qui accouchaient dans « leur maison que les pauvres femmes qui accouchaient à l'Hôtel-Dieu.

« Dans le mois de février, de vingt de ces femmes malades en couches, à peine en échappait-il une......

« Celles qui en étaient attaquées en 1774 et 1775 périssaient du quatre au sept, et sur douze accouchées, sept « au moins en étaient attaquées. On remarqua successivement deux espèces de cette maladie, l'une simple, qu'on « guérit avec l'ipécacuanha; l'autre compliquée, pour laquelle on n'a pas encore trouvé de remèdes. De vingt « femmes avec la fièvre puerpérale à l'Hôtel-Dieu, trois ou environ sont sujettes à cette fièvre compliquée : de « sorte qu'il périt encore, au moment où j'écris, une accouchée sur sept, de celles qui sont surprises de fièvre puer- « pérale; elles meurent du 6 au 8 de la couche, souvent plus tôt. »..... « A l'Hôtel-Dieu de Paris, ayons le courage « d'en faire l'aveu, la mortalité des accouchées est effrayante : elle n'est dans aucune proportion avec tout ce que « nous venons de voir : elle est dans le rapport d'un à 15 2/3 ou environ.....

« Ainsi, des événements désastreux, accumulés depuis plus d'un siècle, ne justifient que trop nos remarques sur « l'insalubrité de l'emploi des accouchées. »

(1) Tenon, 4e Mémoire, page 269.

(2) Tenon, idem, page 277.

intérieur parfaitement réglé, Tenon prend soin de nous faire connaître, dans son cinquième mémoire, la répartition des femmes enceintes et des accouchées dans l'hôpital modèle qu'il décrit.

« On devait encore plus d'attention au classement des femmes enceintes : nous les avons « placées au-dessus du vent des malades, afin qu'elles fussent plus sainement à l'exposition du « midi : car nous nous sommes convaincus de plus en plus, tant à l'Hôtel-Dieu qu'en Angleterre, « que l'humidité et le froid leur sont infiniment préjudiciables.

« Leur emploi serait de 26 salles, savoir : 9 pour les femmes enceintes saines, pour les « accouchées bien portantes, parvenues au commencement de la seconde semaine de leurs « couches; on placerait les unes et les autres, au nombre de 216, au rez-de-chaussée; ci. 216 lits.

« On ménagerait 4 salles à 90 femmes, depuis l'instant de leurs couches jusque vers le huitième « jour suivant; on mettrait celles-ci au premier étage, à proximité des salles des accouchements « et des nourrissons : elles souffriront moins lorsque, accablées de faiblesse et de maux, on les « transportera de la salle des accouchements dans les lits qu'elles doivent occuper pendant le « cours de cette première semaine. Ajoutez que si elles allaitent, il sera plus facile de leur porter « les enfants; ci.. 96

« Quant aux femmes grosses et aux accouchées malades, nous les distinguerions en malades « de maladies ordinaires et qui ne se communiquent point, de maladies contagieuses et de maladies « chirurgicales; elles auraient 110 lits et 13 salles que nous distribuerions de la manière sui- « vante :

« Une pour fièvres ordinaires de..	24 lits.
« Deux de fièvres puerpérales, de chacune 10 lits..........................	20
« Deux de galeuses, de 4 lits chaque......................................	8
« Deux de petites véroles, chacune de 4 lits..............................	8
« Une de rougeole de..	4
« Une autre pour mal vénérien de..	4
« Une pour maladies contagieuses compliquées de maladies chirurgicales, de.....	4
« Une destinée aux plaies, ulcères, tumeurs, de...........................	20
« Une aux préparées à des opérations, de..................................	10
« Une enfin, pour des opérées, de...	8
	110 lits.

« Ainsi, on ne se borne pas seulement à prévenir la surcharge dans les salles : on se précau- « tionne encore contre la forte insalubrité de quelques-unes, contre le danger imminent attaché « à certaines maladies, la terreur disposée par une mortalité trop fréquente dans une même « infirmerie (1). »

Dans son rapport de l'an XI, M. Camus, parlant de la mortalité des femmes en couches et des moyens déjà adoptés pour arrêter les effets de la contagion puerpérale, s'exprime ainsi :

---

(1) Tenon, 5e Mémoire, page 383.

« Ce n'est pas au Conseil à disserter sur les remèdes propres à arrêter la fièvre puerpérale,
« mais il est de son devoir de donner toutes les facilités, soit pour la prévenir, soit pour la guérir.
« Un des moyens préservatifs et curatifs paraît être de tenir les femmes en couches dans des
« salles où l'air soit abondant, pur, et les lits écartés les uns des autres. Ce motif fait désirer
« l'établissement que le Conseil sollicite, d'une grande infirmerie, dans l'église de l'ancienne
« institution de l'Oratoire.

« L'intention du Conseil général a été que tous les accouchements se fissent à la Maternité :
« c'est la seule maison salubre et pourvue abondamment de tout ce qui est nécessaire pour cet
« objet. Par suite, il a ordonné la suppression de la salle des femmes en couches à l'Hôtel-Dieu :
« Cependant il accouche toujours dans cet hôpital un certain nombre de femmes. Sur les plaintes
« que le Conseil en a fait faire à l'officier de santé chargé de la réception, cet officier de santé a
« assuré qu'on ne recevait à l'Hôtel-Dieu de femmes grosses qu'autant qu'elles étaient attaquées
« de maladies graves, ou tellement sur le point d'accoucher, que le travail était commencé (1). »

Nos services d'accouchement ont eu, dans ces derniers temps, le triste privilége d'occuper l'attention publique, et leur mortalité, un instant diminuée par le soin qu'avait eu l'Administration de répartir les femmes enceintes entre les différents hôpitaux, reprend, de temps à autre, une certaine intensité. Mais il faut bien reconnaître que le mal, lorsqu'il sévit dans les deux maisons spéciales (la Maternité et la Clinique d'accouchement), et dans les services d'accouchement des hôpitaux, s'y présente avec des allures bien différentes et toujours inexplicables (2) : ici la mortalité s'élève tout à coup d'une manière alarmante, là elle se fait sentir à peine, et ce ne sont pas les services les plus aérés et les mieux installés qui sont le moins éprouvés.

Par suite de quelles circonstances, la Maison d'Accouchement, si longtemps épargnée, s'est-elle fait remarquer, depuis 1840, parmi les établissements les plus accessibles à la contagion et malgré sa situation exceptionnelle sur l'un des points réputés les plus salubres de Paris, malgré ses vastes jardins? C'est là une question à laquelle ni la science, ni l'Administration n'ont encore pu répondre. On sait à quel point elle nous préoccupe et quels efforts ont été faits déjà pour en expliquer et en prévenir les causes.

L'Administration provisoire de 1848, se saisissant de la question avec un louable empressement, dressa, dès son entrée en fonction, une liste d'observations critiques auxquelles le Directeur de la Maternité fut invité à répondre.

Cette enquête, qui concluait à la reconstruction de la Maison d'accouchement,

(1) Rapports au Conseil général des Hospices sur les hôpitaux et hospices, les secours à domicile, la direction des nourrices, par Camus. Hospice de la Maternité, page 150.

(2) Onze hôpitaux renferment des services d'accouchement ou de nourrices, c'est-à-dire des services où l'accouchée malade est reçue seule ou avec son enfant ; ce sont l'Hôtel-Dieu, la Pitié, la Charité, Saint-Antoine, Necker, Cochin, Beaujon, Lariboisière, Saint-Louis, les Cliniques et la Maison d'accouchement. (Voir, pour le nombre de lits et de berceaux, les notes relatives à ces établissements, pages 8 et 9.)

sur le modèle des établissements de ce genre existant à Vienne et à Dublin, ne pouvait, à raison de la dépense énorme qu'eût entraînée le projet, amener un résultat utile ; et, en effet, il ne s'agissait de rien moins que de créer un établissement double, dont une partie occupée et l'autre vide aurait permis, en cas d'épidémie, de transférer immédiatement dans la seconde moitié le service établi dans la première.

En 1855, l'Académie de médecine intervenait à son tour dans le débat, et bien qu'elle ait depuis consacré de nombreuses séances à disserter sur la fièvre puerpérale, elle n'est pas encore parvenue à se mettre d'accord sur les causes de la contagion ni sur les moyens de la prévenir. D'après les procès-verbaux des conférences où ces questions ont été traitées, la généralité des praticiens voit l'origine du mal dans une lésion anatomique qu'ils désignent, suivant le cas, des noms ci-après : péritonite, métro-péritonite, métrite ou phlébite utérine : quelques-uns ne jugent pas la maladie essentiellement contagieuse ; d'autres, au contraire, croient à l'existence d'une fièvre particulière aux femmes en couches, éminemment infectieuse et contagieuse, procédant par intoxication, et la nomment conséquemment fièvre puerpérale, typhus puerpéral, infection purulente, etc., etc.

Mesures prises par l'Administration pour prévenir les épidémies puerpérales.

Dans l'impossibilité de reconstruire la maison actuelle d'accouchement, en présence surtout de l'incertitude des moyens préventifs, l'Administration n'a pas laissé d'user des ressources dont elle disposait pour combattre la contagion et en restreindre les ravages. C'est ainsi qu'à partir de 1854 elle a établi dans les salles d'accouchées une meilleure ventilation et qu'elle a pris le parti de les faire évacuer aussitôt que l'épidémie s'y manifestait, répartissant alors les femmes en douleur dans les hôpitaux les plus rapprochés, l'Hôtel-Dieu, la Pitié, Cochin.

Éclairée par sa propre expérience et par les conseils de ses meilleurs praticiens, elle a fait diviser les longues salles de la maison d'accouchement au moyen de doubles cloisons vitrées, et, grâce à cette disposition nouvelle, il a été possible d'alterner l'occupation de chaque division et de réaliser en petit le programme d'un établissement double. La division infectée n'est jamais réoccupée qu'après aération parfaite et complet nettoiement.

Malheureusement, cette disposition n'a pu encore être généralisée dans les infirmeries.

Dans sa séance du 15 décembre 1860, le Conseil général de la Seine a confirmé et renouvelé une précédente délibération au sujet des mesures à prendre pour faire cesser les causes présumées des affections épidémiques qui sévissent sur les femmes en couches.

Consultée sur la question de savoir où en étaient les travaux de la Commission de l'Académie de médecine chargée d'étudier l'organisation des maisons d'obstétrique, l'Administration de l'Assistance n'a pu que constater les divergences d'opinion qui s'étaient produites, et elle a dû faire observer à cette occasion que si cette cruelle maladie, qui atteint les femmes du monde aussi bien que les indigentes recueillies dans ses établissements, peut, en ce qui touche ces dernières, avoir sa cause dans la débilitation propre aux femmes de la classe ouvrière, plus exposées aux privations et à la misère, dans les fatigues qui accompagnent la grossesse, et enfin, dans l'affaiblissement qui est la suite de certaines tentatives d'avortement, il n'est pas moins vrai qu'elle est, pour toutes, le fait d'une diathèse générale et commune, dont on pourrait peut-être retrouver le principe dans l'influence pernicieuse des variations atmosphériques.

Ainsi, depuis soixante ans, tous les efforts combinés de l'Administration et des chefs du service de santé n'ont pu conjurer le fléau de la contagion puerpérale, et le seul palliatif un peu efficace qu'on ait trouvé à opposer au mal a été, jusqu'à ce jour, l'évacuation momentanée des salles infectées (1). Les chiffres qui se rapportent à la situation actuelle des services d'accouchement accusent encore une mortalité assez considérable pour solliciter les investigations et pour engager les amis de la science et de l'humanité à rechercher, de concert avec nous, par quelles dispositions il serait possible d'arrêter les progrès d'une maladie terrible qui a déjoué jusqu'ici tous les calculs.

Difficulté de généraliser à Paris le service des accouchements à domicile.

On a pensé, s'appuyant en cela de l'exemple de l'Angleterre, que tous les accouchements pratiqués aujourd'hui dans les hôpitaux pourraient être confiés soit aux médecins, soit aux sages-femmes du traitement à domicile. Nous admettrons volontiers qu'il y a des chances plus nombreuses en ville que dans les hôpitaux d'échapper à la contagion puerpérale ; mais, quelque disposés que nous puissions être à développer le service du traitement à domicile, même au prix des plus grands sacrifices (car dans la majorité des cas il serait nécessaire d'ajouter aux dépenses obligées de linge et de médicaments la dépense d'une garde-malade), il faut bien reconnaître, cependant, qu'il est à peu près impossible de retenir dans les maisons particulières la population qui forme notre clientèle. Il résulte de recherches spéciales, entreprises récemment, que cette population se compose généralement de domestiques, de filles logées en garni, de femmes isolées, toujours empressées de déserter leurs chambres, au moment de l'accouchement, afin d'éviter toute publicité, ou bien encore de femmes légitimes qui ne viennent dans nos hôpitaux que pour se soustraire à l'ivrognerie ou aux brutalités d'un mari. L'examen attentif

(1) L'invasion cholérique de 1849 a fourni la preuve qu'en temps d'épidémie l'évacuation partielle ou même totale des salles de malades est le moyen extrême qui doit être adopté. L'Administration, effrayée de la mortalité qui sévissait à la Salpêtrière (plus de 75 0/0 de la population cholérique), prit le parti de renvoyer dans leurs familles ou chez des amis, avec une pension en argent, toutes les indigentes qui pouvaient s'y procurer un asile; sur environ mille femmes ainsi déplacées, dix seulement furent atteintes du choléra. L'épidémie cholérique de 1853-1854 ayant été beaucoup moins meurtrière, l'Administration put se contenter d'isoler, dans des salles spéciales, les personnes atteintes de la maladie.

que nous avons fait de ces diverses catégories de femmes et des motifs qui les amènent dans nos établissements nous a convaincus que le traitement à domicile le plus libéralement organisé ne saurait diminuer sensiblement le nombre des accouchées qui fréquentent nos services d'obstétrique.

Malgré les vices d'un état de choses qui sollicite, des efforts combinés de la science et de l'Administration, un remède efficace, on peut se demander si la charité que nous exerçons vis-à-vis des femmes en couches n'est point préférable à celle de l'Angleterre, où les malheureuses filles, généralement repoussées des établissements spéciaux d'accouchement qui n'admettent que les femmes légitimes, n'ont, dans ces mêmes conditions, d'autre alternative que le workhouse ou l'infanticide (1). Ce crime, en effet, est bien plus commun à Londres qu'à Paris. Les statistiques officielles du ministère de la justice n'accusent, pour le département de la Seine, qu'un infanticide sur 157,474 habitants, tandis que dans la capitale de la Grande-Bretagne le nombre des infanticides est relativement beaucoup plus considérable. Ne faut-il pas attribuer, du moins en partie, ce résultat aux facilités que notre

---

(1) Il existe à Londres quatre hôpitaux spéciaux d'acccouchement, savoir:

British lying-in H. (H. Britannique d'accouchement) et *City of London lying-in H.* (H. d'accouchement de la Cité de Londres), qui ne reçoivent que les femmes mariées, avec ou sans recommandation, après qu'elles ont justifié, par serment ou par certificats, de leur qualité d'épouses légitimes; *Queen Charlotte's lying-in H.* (H. d'accouchement de la reine Charlotte) et *General lying-in H.* (H. Général d'accouchement), destinés également aux femmes mariées, mais où les filles-mères sont exceptionnellement reçues *une première fois seulement.*

Le plus grand nombre des accouchements se fait toutefois *à domicile* et par les soins des hôpitaux généraux, qui ne reçoivent jamais directement de femmes enceintes. *Guy's H.*, *St-George's H.*, *London H.*, *Middlesex H.*, *University College H.* et *St-Mary's H.* font pratiquer par leurs élèves en chirurgie l'accouchement des femmes mariées indigentes, domiciliées dans un certain rayon. Les workhouses reçoivent donc forcément toutes les filles-mères indigentes tombées en récidive et trop pauvres pour pouvoir être accouchées à domicile. On peut voir à l'appendice 4 quelle est la règle des hôpitaux russes et italiens en matière d'accouchement, et combien elle est plus libérale et plus chrétienne que celle des établissements anglais.

L'opinion généralement accréditée est que le nombre des naissances illégitimes, qui a été, en 1858, de 26.75 0/0 pour le département de la Seine, et de 7.53 pour la France entière, est infiniment moindre à Londres; les statistiques anglaises accusent, en effet, pour 1859, 4.2 naissances illégitimes sur cent naissances constatées dans la capitale britannique, et 6.5 pour l'Angleterre. Mais ce fait, vraiment incroyable pour qui connaît la population indigente de Londres, s'explique naturellement, dès l'instant que l'on sait que la mère n'est tenue de produire aucun acte justifiant de son mariage et qu'elle est crue sur parole, lorsqu'elle affirme qu'elle est mariée légitimement. Nous lisons à ce sujet dans le dernier numéro du *Journal de la Société de Statistique de Londres*, juin 1862, vol. XXV, partie II, page 220:

« Il est impossible de déterminer avec une exactitude complète le nombre des naissances illégitimes en Angle-« terre et dans le pays de Galles. Les rapports de l'inspecteur général des registres de l'état civil donnent un « compte très-complet des enfants naturels depuis 1842, *de ceux du moins qui sont enregistrés comme tels.* Mais « il est certain qu'un grand nombre naissent sans être enregistrés, et que nombre d'autres qui sont adultérins sont « déclarés et enregistrés comme légitimes. Il arrive aussi fort souvent que les enfants de parents non mariés, « mais vivant ensemble, sont inscrits comme légitimes.......... Lorsque la personne qui déclare l'enfant ne « donne pas le nom du père, on laisse en blanc les colonnes destinées à recevoir les nom et prénoms de celui-ci. « Partout où ces colonnes sont en blanc, on conclut à l'illégitimité des enfants. Mais s'il arrive que la mère a « pris le nom de l'homme avec lequel elle vit, comme cela a lieu souvent, *il n'y a rien qui puisse empêcher « l'enfant d'être enregistré comme légitime.*

« S'il était possible d'approfondir tous ces faits, on trouverait probablement une addition considérable à faire « au nombre d'enfants illégitimes. »

Administration offre généreusement pour la délivrance de toutes les femmes enceintes, et aux soins qu'elle met à ne jamais les interroger sur leurs antécédents ou leur manière de vivre. Sa sollicitude à cet égard est allée jusqu'à établir à l'hôpital de Lourcine un service d'accouchement exclusivement réservé aux femmes atteintes d'affections vénériennes.

Améliorations réalisées et proposées dans les services d'accouchement.

Quelles que soient les difficultés considérables qu'elle éprouve, en présence surtout du silence gardé par les corps scientifiques à organiser d'une manière efficace ses services d'accouchement, l'Administration ne reste pas inactive. Déjà, outre les améliorations réalisées à la Maternité, les services d'accouchement de Lariboisière et de Saint-Louis sont installés dans de bonnes conditions : dans ce dernier hôpital il existe, indépendamment des salles communes, qui sont elles-mêmes de petite dimension, huit chambres de deux lits chacune, où l'on peut isoler les femmes accouchées et les garantir, dans une certaine mesure, de l'influence des autres malades. Mais puisque ces arrangements mêmes ne suffisent pas pour soustraire les femmes à la contagion, l'Administration ira plus loin et ne reculera devant aucun sacrifice. Aujourd'hui, l'opinion qui recommandait le système des services doubles, comme à Dublin, semble perdre du terrain ; quelques médecins paraissent croire que l'isolement des femmes est indispensable pour prévenir le mal ou le combattre avec succès. Nous sommes donc disposés à essayer, dans les dépendances des hôpitaux pourvus de vastes espaces, un système qui consiste à placer les femmes en couches dans un bâtiment spécial, où elles seraient elles-mêmes séparées, et dès lors inaccessibles aux influences directes de la maladie. Cette disposition entraînera sans doute, pour les travaux à faire et pour le service journalier, des sacrifices notables ; mais une telle tentative, si elle n'amène pas de résultats décisifs, attestera du moins le soin religieux avec lequel l'Administration s'applique à sauvegarder la vie des femmes en couches, et aussi l'importance qu'elle attache à la solution de questions qui déconcertent la science elle-même.

§ VI. — DU MODE D'ADMISSION ET DES MESURES GÉNÉRALES D'ORDRE ET DE POLICE DANS LES HOPITAUX.

En France, lorsque des indigents en état de maladie ou d'infirmité ont besoin d'être secourus, c'est, à défaut de la famille, la commune de leur domicile qui en a la charge (1). Voilà pourquoi, dans notre pays, les grandes villes et un certain nom-

(1) Le titre V de la loi du 24 vendémiaire an II, toujours en vigueur, dispose :

« Art. 1er. Le domicile de secours est le lieu où l'homme nécessiteux a droit aux secours publics......

« Art. 4. Pour acquérir le domicile de secours, il faut un séjour d'un an dans une commune......

« Art. 8. Tout malade, domicilié de droit ou non, qui sera sans ressources sera secouru ou à son domicile de fait « ou dans l'hospice le plus voisin...... »

La loi du 7 août 1851 sur les hospices et hôpitaux, confirmant ces dispositions, prévoit, en outre, le cas où la commune serait privée d'établissement hospitalier. Elle porte :

bre de communes moins importantes possèdent des hôpitaux et des hospices créés par elles ou fondés par des bienfaiteurs dans lesquels peuvent être admis les malades et les vieillards indigents.

Règles de l'admission dans les hôpitaux de Paris.

D'après ce principe, les hôpitaux de Paris devant être consacrés uniquement aux malades de cette ville, l'Administration aurait le droit d'en refuser l'entrée à cette foule de malades étrangers qu'attirent incessamment vers elle la réputation de ses praticiens et la supériorité justement appréciée de son installation hospitalière. Nous verrons, en parlant des services cliniques de la Faculté, quelles larges concessions l'Administration des hôpitaux de Paris fait encore à cet égard aux intérêts de l'humanité et aux progrès des études médicales.

Tout en réservant les droits de la commune en matière d'admission, la loi générale du 7 août 1851 sur les hôpitaux et hospices, de même que celle du 24 vendé-

---

« Art. 1er. Lorsqu'un individu privé de ressources tombe malade dans une commune, aucune condition de « domicile ne peut être exigée pour son admission dans l'hôpital existant dans la commune......

« Art. 3. Les malades et incurables indigents des communes privées d'établissements hospitaliers pourront être « admis aux hospices et hôpitaux du département désignés par le Conseil général sur la proposition du préfet, sui- « vant un prix de journée fixé par le préfet, d'accord avec la Commission des hospices et hôpitaux......

« Art. 4. Les communes qui voudraient profiter du bénéfice de l'article 3 supporteront la dépense nécessaire « pour le traitement de leurs malades et incurables......

« Art. 5. L'Administration des hospices et hôpitaux peut toujours exercer son recours, s'il y a lieu, contre les « membres de la famille du malade, du vieillard ou de l'incurable désignés par les articles 205 et 206 du « Code civil. »

Un arrêté du Directeur de l'Administration de l'Assistance publique, pris en conformité des dispositions qui précèdent, règle, ainsi qu'il suit, le mode et les conditions de l'admission des malades dans les hôpitaux de Paris :

« 1° Les admissions dans les hôpitaux de Paris sont prononcées, soit d'office, soit sur l'avis des médecins de « l'Administration, par le Directeur de l'Assistance, ou par les directeurs qui le représentent dans les établissements « hospitaliers.

« 2° Tout individu qui réclamera son admission dans les hôpitaux, soit au bureau central, soit dans les hôpi- « taux, devra déclarer s'il est domicilié dans cette ville et depuis combien de temps.

« 3° L'attestation de la maladie continuera d'être délivrée par les médecins et chirurgiens de l'Administration, « soit au bureau central, soit dans les hôpitaux. En l'absence des médecins et chirurgiens, les directeurs pourront « prendre l'avis des élèves de garde.

« 4° Tous les individus que les médecins ne jugeront pas assez sérieusement malades pour être admis dans les « hôpitaux seront renvoyés au traitement à domicile. Toutefois, s'ils ont un besoin immédiat de médicaments, ils « pourront recevoir des médecins une première prescription qui sera exécutée gratuitement dans les pharmacies « des hôpitaux et dans celles des bureaux de bienfaisance.

« 5° Des lits seront, autant que possible, établis dans les divers hôpitaux pour les malades qui demanderont à « être admis en payant.

« 6° Les frais de traitement devront être acquittés d'avance par huit jours. Ils seront calculés sur le prix moyen « de la journée, tel qu'il est établi par le compte du dernier exercice.

« 7° L'Administration fera faire des enquêtes au domicile des malades admis gratuitement dans les hôpitaux, à « l'effet de s'assurer s'ils appartiennent à la ville de Paris et s'ils sont hors d'état de pourvoir aux frais de leur « traitement.

« 8° M. le Préfet de la Seine sera prié d'exiger des communes rurales, par voie d'abonnement, le remboursement « de tout ou partie de la dépense du traitement de leurs malades dans les hôpitaux de Paris.

« 9° Tous les règlements antérieurs qui seraient contraires au présent sont et demeurent rapportés. » (Arrêté du 29 avril 1854, approuvé par le Préfet de la Seine le 10 juin suivant.)

miaire an II, a dû prévoir le cas où un indigent serait fortuitement atteint par la maladie hors de la commune de son domicile, et elle a voulu lui assurer alors, sans condition de résidence, les secours médicaux.

Mais, évidemment, cette exception ne saurait s'étendre aux individus tombés malades dans leur propre localité et qui, profitant de la facilité et du prix réduit des transports, souvent avec la connivence des autorités locales ou de leurs familles, essaient de transférer à l'hôpital d'une autre commune et de préférence aux hôpitaux de Paris la charge de leur traitement, et cela au grand dommage des habitants exposés à ne plus trouver place suffisante dans les établissements qui leur sont spécialement destinés. Aussi, est-ce pour diminuer l'affluence des malades de la province vers les hôpitaux des grandes villes et laisser à chacun ses légitimes obligations que le législateur, en offrant aux indigents la faculté de se faire traiter dans l'hôpital d'une commune voisine, a imposé à leurs familles, et dans certains cas à la commune du domicile, le remboursement des frais de leur séjour. Mais telle est sur ce point encore la libéralité de notre Administration, que plus de 1329 étrangers indigents, venus à Paris pour se faire traiter, ont pu en 1859, pour la plupart, trouver dans nos établissements une assistance gratuite (1). C'est qu'en effet justement préoccupée de sa mission d'humanité, l'Administration consent à recueillir, en

---

Dans la pensée qu'il ne serait pas sans intérêt de connaître comment avait lieu l'admission des malades dans les anciens hôpitaux de Paris, nous reproduisons, d'après les documents des archives de l'Assistance, quelques-unes des dispositions en usage aux XVIe et XVIIe siècle.

Les statuts de la réformation de l'Hôtel-Dieu, en 1535, s'expriment ainsi :

« Avant que aucun mallade, soit homme ou femme, y soit receu, il confessera ses péchés au prebtre à ce dé-
« putté et après sera mené le mallade à la salle et lict convenable à sa malladie, par la sœur a ce députtée, ou il
« sera porté si mestier est...... et seront mis les vestemens dicelluy mallade en seure garde, affin que ils lui
« soient renduz si vient à convalescence et santé. »

Les formalités à remplir pour la réception des malades se bornaient, comme on le voit, à l'accomplissement d'un acte religieux ; il n'y avait pas de registre d'entrée, et il n'y eut même de registres mortuaires à l'Hôtel-Dieu qu'à partir de 1559, de sorte qu'avant cette époque il ne restait aucune trace du passage des malades.

Le 1er juin 1594, il fut pris une délibération conçue en ces termes : « Ce jourd'huy a esté ordonne que le
« maistre et la prieure ensemble, le portier du coste du parvys Nostre-Dame ne permecteront entrer aucun mallade
« audict Hostel-Dieu qu'il ne soit veu et visité par le chirurgien dicelluy Hostel-Dieu, ores que le dit malade fust
« envoye par quelcung de la compaignye. »

Cette décision fut confirmée en 1601, en 1609 et en 1616 ; d'après la délibération du 19 décembre 1601, le portier était responsable des infractions à ce règlement, « à peine de punition corporelle et d'être chassé. »

Le règlement du 8 mars 1621 contient les deux articles suivants :

« Celluy des chirurgiens qui sera commis par sepmaine pour visiter les malades à l'entrée sera assidu et de-
« mourera continuellement à la porte pour faire sa charge, affin que les pauvres ne soient incommodez à
« attendre.

« Comme au semblable, le chappelain en charge se tiendra au bureau où est le registre et ne desemparera sans
« occasion urgente et sans laisser un autre à sa place. »

Une délibération du 19 juillet 1628 dit que les chapelains devaient inscrire au registre des malades leur nom, leur pays et leur demeure.

Les règlements anciens ont été confirmés par les délibérations des 12 mars 1666 et 21 avril 1717.

(1) Ces 1,329 malades ont donné 44,335 journées qui, au prix moyen de 2 fr., 4267, ont occasionné à l'Administration une dépense de 107,587 fr. 15.

dehors des obligations légales qui lui incombent, l'étranger qui ne pourrait sans péril être reconduit dans sa commune, la femme près d'accoucher et enfin ces malades atteints d'affections exceptionnelles dont l'unique espoir est dans l'habileté traditionnelle du corps médical de Paris.

Le mode suivi pour les admissions de malades dans les hôpitaux de Paris est, à peu de chose près, ce qu'il était au commencement de ce siècle (1). Aujourd'hui, comme alors, les admissions sont prononcées sur l'avis préalable d'un médecin ou d'un chirurgien du Bureau central qui dirige les malades admis sur les hôpitaux où ils peuvent être reçus et traités utilement ; mais il est aussi un nombre assez considérable d'admissions qui, sous le titre d'admissions d'urgence, ont lieu directement dans les hôpitaux sur l'avis des médecins et chirurgiens qui y sont attachés.

Dans le principe, la règle exigeait que tous les malades admis à réclamer leur entrée dans un hôpital se présentassent préalablement à la consultation du Bureau central, seul autorisé pour délivrer les billets d'admission ; mais les cas d'urgence qui se présentent chaque jour ont amené l'usage de recevoir immédiatement les malades auxquels il est nécessaire d'éviter de longs parcours. D'un autre côté, le développement des consultations externes données dans les hôpitaux a fait contracter aux chefs du service de santé l'habitude d'admettre souvent, sous prétexte d'urgence, des malades qui s'y présentent et qui assurément pourraient, sans aucun inconvénient, être soumis à la loi commune.

---

(1) « Le Bureau central d'admission a été créé par un arrêté du Conseil du 13 frimaire an x ; le but que s'est « proposé le Conseil général des hospices était d'empêcher que l'on ne reçût dans les hôpitaux les individus qui « ne sont pas malades, ou qui ne le sont pas assez gravement ; une foule de fainéants, surtout à l'entrée de l'hiver, « se faisait admettre dans les hôpitaux, non pour se faire traiter, mais pour y vivre sans rien faire ; refusés quel- « quefois à la porte d'un hôpital, ils en trouvaient presque toujours un plus facile. Suivant le même arrêté du « 13 frimaire, tout individu est tenu de se présenter au Bureau central, qui le visite et lui remet, s'il y a lieu, le « bulletin d'admission pour l'hôpital consacré à son genre de maladie ; lorsque cette maladie n'est pas assez « grave, il est renvoyé au traitement à domicile des bureaux de bienfaisance, ou bien on lui donne une consulta- « tion écrite. Les personnes attaquées de maladies graves, ou qui viennent de recevoir quelques blessures, sont « admises sur-le-champ dans les hôpitaux, sans être tenues de se présenter au Bureau général ; mais le médecin « ou chirurgien de l'hôpital doit être consulté par urgence. » (Notice insérée au compte administratif de l'an XI.)

Le Bureau central, placé à la proximité de l'Hôtel-Dieu et du chef-lieu de l'Administration, était alors composé de deux médecins et de deux chirurgiens ; il compte aujourd'hui douze médecins et six chirurgiens. Tous les jours, de dix heures à quatre heures quatre médecins, et de onze heures à une heure un chirurgien, font alternativement le service du Bureau central, qui est également ouvert les dimanches et jours fériés, de dix heures à midi.

L'arrêté du 13 frimaire an x, dont les dispositions essentielles sont encore en vigueur, avait été provoqué par M. Frochot. On lit dans un discours qu'il prononça, le 5 ventôse an IX, en installant le Conseil général des hospices : « Aujourd'hui que les circonstances deviennent plus favorables, il sera sans doute plus facile d'établir une « juste sévérité, et, pour y parvenir, il faut que le service des admissions soit bien réglé, que l'exercice en soit « confié à des hommes assidus et instruits, non comme aujourd'hui à de simples élèves qui s'en acquittent avec « une indifférence funeste à l'Administration et des lenteurs pénibles pour les malades ; enfin, qu'un local com- « mode et bien disposé pour ce genre de service ôte à la négligence tout prétexte et toute excuse. »

Sur 34,788 personnes visitées par le Bureau central dans les 18 premiers mois de son existence, 22,470 furent admises dans un hôpital ; 3,000 environ furent refusées comme n'étant pas malades ; 7,626 furent renvoyées après des consultations verbales ou écrites.

C'est pour assurer aux malades pauvres de Paris les places que les envahissements de la province tendent sans cesse à leur disputer, que l'arrêté du 29 avril 1854, pris en exécution de la loi du 7 août 1851 et de la circulaire ministérielle du 31 janvier 1840, a réglementé l'admission des malades dans les hôpitaux (1).

Le nouvel arrêté fait à chacun la part qui lui revient légitimement. L'homme de l'art constate la maladie, donne un avis purement médical, et le directeur de l'établissement juge des ressources qu'il offre, ainsi que du droit du malade à l'assistance, et effectue, s'il y a lieu, l'admission.

Cette règle découle d'un principe ancien; elle se trouve rappelée et confirmée dans la circulaire ministérielle du 30 janvier 1840, applicable à tous les hôpitaux de France.

L'article 8 de cette instruction porte en effet: « L'admission des indigents malades à l'hôpital est prononcée par l'administrateur de service. Il prend, autant que possible, *l'avis* du médecin de l'établissement. »

Aussi, en notifiant aux directeurs des hôpitaux l'arrêté relatif aux admissions, l'Administration s'exprimait-elle ainsi :

« La disposition du nouvel arrêté n'est qu'un retour aux véritables principes, ou plutôt c'est « l'application à la ville de Paris d'un règlement qui s'exécute dans tous les autres hôpitaux de « l'Empire. Il sera dès lors bien entendu, désormais, que l'Administration seule dispose des lits « existants dans ses établissements, et que la mission de MM. les médecins consiste à signaler les « maladies qui leur paraissent devoir être traitées à l'hôpital.

« Je n'ai pas besoin de vous dire que vous ne devez faire usage qu'avec prudence du droit de « prononcer les admissions. Ainsi, quand un malade réclamera une admission d'urgence, vous « ferez sagement de prendre l'avis d'un des médecins de service, ou, à défaut, de l'élève de garde.

« L'interne de garde devra aussi vous indiquer si le malade est atteint d'une affection du res- « sort de la médecine ou de la chirurgie; mais c'est à vous de désigner, d'après cette indication, « la salle dans laquelle le malade devra être placé.

« Dans ces derniers temps, il s'est introduit un usage abusif qui consiste à admettre, comme « malades, des individus qui n'ont que des infirmités ou des affections chroniques. Ces admissions « ont pour but de faire prononcer, par voie de translation, l'évacuation de ces infirmes des hôpi- « taux sur les hospices, en forçant pour ainsi dire la main à l'Administration. Lorsque vous croi- « rez reconnaître des individus de cette catégorie, vous n'hésiterez pas à refuser l'admission. « Vous préviendrez par là une sorte de fraude, et vous économiserez à l'Administration des frais « de journées et d'hôpital qui seraient en pure perte (2). »

Ainsi, la condition essentielle, indispensable, de l'admission du malade dans l'hô-

(1) Pour éviter à l'Administration de l'Assistance publique la douloureuse nécessité de fermer l'entrée de ses hôpitaux aux malades étrangers et épargner à ces derniers les frais et la fatigue d'un voyage inutile, une circulaire fut adressée, le 19 mars 1855, par M. le Ministre de l'Intérieur aux préfets des départements, dans le but de mettre obstacle à l'affluence considérable d'étrangers malades se rendant dans la capitale. Cette circulaire invitait les préfets à porter à la connaissance des maires des communes le règlement du 29 avril 1854 sur l'admission des malades dans les hôpitaux de Paris; mais elle ne donna pas tous les fruits qu'on en devait attendre. Il y a eu depuis cette époque une atténuation réelle dans l'abus signalé; mais il n'a jamais complétement disparu.

(2) Circulaire aux directeurs du 28 juillet 1854.

pital, c'est qu'il soit atteint d'une affection curable. Par la même raison, il ne saurait y être conservé après son admission du moment que toute chance de guérison a disparu. C'est alors qu'il y a lieu, soit de le renvoyer chez lui ou dans sa famille, soit de l'admettre dans un hospice, après l'accomplissement des formalités réglementaires.

« Toutes les fois qu'un malade ne sera pas jugé admissible à l'hôpital, mais que le médecin « chargé de la consultation reconnaîtra qu'il peut être traité à domicile, ce malade sera renvoyé « par vous au bureau de bienfaisance de son arrondissement.

« Si le médecin juge qu'il soit urgent de prescrire des médicaments, l'article 4 du nouvel « arrêté vous autorise à les faire délivrer par la pharmacie de l'hôpital, mais pour une fois seu- « lement; la délivrance s'en fera immédiatement, afin que le malade ne soit pas obligé de revenir « pour les prendre...

« Mais je répète ici que les prescriptions ne doivent être servies par les pharmaciens des hôpi- « taux que lorsque la nécessité du médicament est immédiate, afin de ne pas surcharger le ser- « vice des pharmaciens au point d'être dans l'obligation d'en augmenter le personnel. Dans tous « les autres cas, les malades doivent être renvoyés, avec les ordonnances médicales, aux phar- « macies des bureaux de bienfaisance.

« Pour prévenir toute fraude, vous aurez soin de faire apposer sur chaque ordonnance le ca- « chet de l'hôpital.

« Vous accueillerez les malades qui se présenteront pour être admis en payant, et vous leur « ferez connaître le prix de journée de votre hôpital, d'après le dernier compte rendu par l'Adminis- « tration. Les frais de traitement devront être acquittés d'avance par huitaine. Quelle que soit « la durée du séjour du malade, le prix des huit premières journées reste acquis à l'Administra- « tion. Il ne sera fait de décompte que sur les journées qui excéderaient la première huitaine. Le « jour de l'entrée donne lieu à payement, mais non celui de la sortie.

« Les malades admis moyennant payement seront soumis au même régime alimentaire « et réglementaire que les malades traités gratuitement; mais vous les placerez, autant que « possible, dans le service des médecins ou chirurgiens par lesquels ils demanderont à être « traités (1)... »

Les dispositions relatives à l'admission des malades dans les hôpitaux sont trop intimement liées à leur organisation pour que nous en laissions aucune en oubli. Nous avons vu dans le paragraphe précédent que les hôpitaux généraux devaient refuser d'admettre au traitement les malades atteints d'affections chroniques ou spéciales; que les enfants âgés de deux à quinze ans ne pouvaient être reçus qu'à l'hôpital de la rue de Sèvres et à celui de Sainte-Eugénie, et, enfin, que la plupart des hôpitaux possèdent des salles spéciales où les mères-nourrices malades sont admises avec leurs enfants. Quelquefois encore il arrive qu'un malade entrant à l'hôpital amène avec lui un ou plusieurs enfants dont il n'a pu trouver à confier la garde à personne; dans ce cas, l'Administration les recueille et les place en dépôt à l'hospice des Enfants-

---

(1) Circulaire aux directeurs du 28 juillet 1854.

Assistés, pour être rendus à la sortie du malade, ou conservés définitivement s'ils sont abandonnés par leur famille.

Malades prévenus ou condamnés.

En dehors de ces différentes catégories, il est des admissions de malades qui se font directement à la réquisition de M. le Préfet de Police; nous voulons parler de celles des prévenus ou condamnés qui ne peuvent être maintenus dans les infirmeries souvent insuffisantes des prisons, et que l'autorité compétente consigne dans les hôpitaux, pour y être traités de maladies ou de blessures graves.

Bien que, dans l'état actuel de nos mœurs, le voisinage de ces malades soit assez facilement toléré, l'Administration subit, plutôt qu'elle n'accepte, ces sortes d'admissions; non pas qu'elle ait jamais entendu refuser à des malheureux un soulagement qu'elle veut procurer à tous, mais parce que la surveillance que leur présence rend fréquemment nécessaire peut devenir dans les salles une gêne pour les autres malades et entraîner, dans une certaine mesure, pour les agents hospitaliers, une responsabilité qu'ils ne sauraient, à raison de la nature même de leurs fonctions, assumer justement. Au surplus, dans les facilités qu'elle accorde à cet égard, l'Administration s'écarte de ses anciennes traditions, d'après lesquelles, avant la Révolution, on refusait absolument à l'Hôtel-Dieu tout malade prévenu ou condamné (1).

Les précautions que l'Administration est obligée de prendre dans le cas exceptionnel dont nous venons de parler concordent peu en effet avec la liberté dont jouissent les malades dans nos hôpitaux; ils ont toujours la faculté de quitter l'hôpital, alors qu'il ne leur convient plus d'y rester; qu'ils soient ou non guéris, leur indépendance

---

(1) Extrait d'une délibération du Bureau de l'Hôtel-Dieu, en date du 16 juillet 1755 :

« Lecture faite par M. Vigneron, doyen des administrateurs en service et président des trésoriers de France, « d'une lettre qui lui a été écrite par M. Augrand Dalleray, procureur général du grand Conseil, dont la te- « neur en suit :

« Je vous demande, Monsieur, comme une grâce toute particulière de vous charger du nommé Peroche, mar- « chand épicier, détenu pour dettes au for l'Evêque. Vous ferez une grande charité; c'est un homme incapable « de faire scandale dans l'Hôtel-Dieu; mais je ne puis me dispenser de le tenir en maison de force; c'est sur ce « pied que je vous propose de le faire recevoir. Tâchez, je vous prie, de faire pour lui ce que vous ne feriez pas « pour d'autres prisonniers. Vous m'obligerez sensiblement. Je suis, etc. Le 14 juillet 1755.

« A laquelle lettre M. Vigneron a fait la réponse suivante :

« Monsieur, pour répondre à la lettre que vous m'avez fait l'honneur de m'écrire, je vous observe que l'Hôtel-Dieu « n'est point et ne peut être une maison de force; il n'a été établi que pour soulager les pauvres malades de bonne « volonté, et tous y sont reçus sans exception; mais leur entrée et leur sortie doivent être libres, et dans cette « maison de charité, tout doit respirer la liberté; ce qui serait force et contrainte ne pourrait s'accorder avec des « religieuses dévouées au soulagement de ces malades, ny avec la confiance qui attire les pauvres citoyens à venir « chercher du secours dans leurs infirmités, seurs d'y trouver la tranquillité convenable à leur situation; confiance « qu'il est de l'intérêt public d'entretenir. D'ailleurs introduire des gens de force dans l'Hôtel-Dieu, ce serait ex- « poser et la maison et les malades, et les personnes employées à les servir, à des inconvénients sans nombre qui « ne pourraient avoir que des suites très-fâcheuses. Je suis, etc. A Paris, ce 16 juillet 1755.

« Laquelle réponse a été approuvée par la Compagnie. »

Cette délibération a été approuvée et confirmée en Assemblée générale tenue à l'Archevêché, le 26 février 1756, à à laquelle étaient présents le premier président de Maupeou et le Lieutenant général de police.

est absolument respectée, et les directeurs des établissements, qui ne manquent jamais de leur donner de paternels avis sur les dangers auxquels les exposerait une sortie prématurée, se rendent à leurs désirs aussitôt qu'ils insistent.

Dans les circonstances ordinaires, les malades, à moins d'actes de violence ou d'insubordination qui rendraient leur renvoi indispensable, sont conservés et soignés jusqu'à leur entière guérison. La sortie n'est jamais ordonnée que sur l'avis du médecin, chef de service. Toutefois, les directeurs ont ordre de veiller avec le plus grand soin à ce que les convalescents ne prolongent pas indûment leur séjour dans les salles, et soient renvoyés chez eux en temps opportun, ou dirigés sur les asiles impériaux de Vincennes et du Vésinet, pour y achever leur rétablissement.

Mesures générales d'ordre et de police en vigueur dans les hôpitaux.

Des dispositions que nous venons d'exposer, nous passerons sans transition aux mesures générales d'ordre et de police adoptées par l'Administration, à l'effet de régler la condition du séjour des malades à l'hôpital et les obligations auxquelles ils peuvent être tenus envers l'Administration et envers eux-mêmes; les secondes découlent forcément des premières. Mais contrairement à celles-ci, elles sont plutôt de tradition que la conséquence d'une réglementation précise. Il n'existe que fort peu de dispositions écrites touchant le service intérieur de nos salles de malades. La règle, ou plutôt l'usage actuel, procède de nos plus anciens règlements et s'inspire exclusivement de l'intérêt du malade auquel il accorde toute la part d'indépendance et de liberté que comportent les exigences du traitement.

Pour retrouver l'origine de ces usages, il faudrait recourir aux procès-verbaux de l'ancienne administration de l'Hôtel-Dieu, et notamment à la délibération du 20 décembre 1752, qui, reproduisant et confirmant des dispositions antérieures, traçait à un employé nouvellement créé, sous le titre d'inspecteur des salles, la conduite qu'il devait tenir dans l'exercice de ses fonctions (1).

(1) « Il y aura dans l'Hôtel-Dieu un inspecteur des salles qui sera chargé de la police intérieure. Cet officier sera « complétement entretenu à l'Hôtel-Dieu et touchera 500 fr. d'appointements; il ne pourra être marié...... Il comptera « tous les jours les malades de l'Hôtel-Dieu, et, en s'acquittant de ce devoir dans la salle des accouchées, il usera « d'une très-grande discrétion...... Si par hazard il en apercevait quelqu'une qu'il connût, il ne fera pas « semblant de l'avoir vue et gardera un secret inviolable......

« En faisant le compte des malades, il aura soin de mettre les enfants à part...... L'inspecteur des salles fera cinq « listes du nombre des malades : pour la mère de la cuisine, pour la mère de la boulangerie, pour le sommelier, le « greffier du bureau, et une qu'il conservera...... Il aura autorité sur tous les domestiques, et sera chargé de les « payer. Il aura un registre destiné à l'inscription des renseignements au sujet des domestiques, et aucun d'eux ne « pourra être reçu au réfectoire qu'avec un billet signé de l'inspecteur, constatant qu'il est reçu par le bureau au « service de l'Hôtel-Dieu. Il surveillera le réfectoire des domestiques...... Il ne souffrira pas que les malades, les « domestiques et les autres vendent, ny qui que ce soit achèptent pain, vin, viande, œufs, beurre, chandelle ni aucune « autre denrée dans l'Hôtel-Dieu...... L'inspecteur des salles a la surveillance des chirurgiens de l'Hôtel-Dieu, et il « doit rendre compte au bureau de l'exactitude des médecins et de la manière dont ils se comportent envers les « malades...... Il empêchera de fumer dans l'Hôtel-Dieu et il punira les blasphémateurs et les joueurs...... Il ne souf- « frira pas pareillement qu'aucuns vagadonds et gens de dehors viennent dans les offices et dans les étuves ni autres « endroits de la maison sous prétexte de s'y chauffer, ni sous tel autre prétexte que ce puisse être...... Il ira souvent « à différentes heures de la journée et les soirs dans les salles pour examiner s'il ne s'y passe rien contre la discipline « et le bon ordre...... S'il s'introduisait dans les salles et autres endroits de l'Hôtel-Dieu des femmes ou autres,

Malgré l'apparente sévérité de ces règlements, la police intérieure s'exerçait moins efficacement autrefois qu'aujourd'hui. Les abus et les désordres que l'on rencontrait si fréquemment alors dans les salles de l'Hôtel-Dieu provenaient surtout de cette conviction traditionnelle, encore exagérée dans la pratique, que les mesures de contrainte étaient inconciliables avec les principes de l'assistance hospitalière, et que l'enceinte de l'hôpital devait être pour le malade, quel qu'il fût, vagabond ou même criminel, un refuge inviolable.

La législation moderne, nous venons de le dire, ne comporte plus de pareilles tolérances; mais si son action s'exerce également partout et sur tout, elle semble, dans les cas bien rares où elle atteint le malade en traitement dans l'hôpital, emprunter à nos anciennes immunités (1) une partie des formes qu'elles avaient consacrées.

« avec des fruits, de la pâtisserie, du tabac et autres choses nuisibles aux malades, il les fera chasser, avec me- « nace, en cas de récidive, de leur ôter leur marchandise et de les faire mettre dans la prison de l'Hôtel-Dieu, au « pain et à l'eau pour toute nourriture, ce qu'il ne manquera pas d'exécuter..... L'inspecteur fera arrêter par le « suisse et les portiers les personnes qui auraient volé dans la maison. Il fera transporter les vénériens à Bicêtre, « et si parmi les malades de l'Hôtel-Dieu il s'en trouvait d'incurables, il les ferait transporter, les hommes à Bicê- « tre, les femmes à la Salpêtrière, et les enfants à la Pitié. Il assistera à la vente des hardes des individus décédés « à l'Hôtel-Dieu, et il en recevra l'argent, qu'il remettra au receveur général de l'Hôtel-Dieu... Il gardera pendant « la nuit les clefs des portes des cours d'approvisionnement..... Il visitera, suivant la règle et l'usage, les hardes, « coffres et cassettes des prêtres, des officiers, des chirurgiens et des domestiques et autres personnes qui quitteront « ou qui seront renvoyées de l'Hôtel-Dieu.

« L'inspecteur tiendra la main à l'exécution de tous les règlements...... S'il recevait des lettres ou ordres des « ministres ou autres personnes concernans de l'Hôtel-Dieu, il en informera aussitôt le bureau ou MM. les com- « missaires avant de les mettre à exécution...... S'il se présentait des personnes de robes, commissaires, huissiers, « ou autres gens de justice pour instrumenter dans l'Hôtel-Dieu, il leur demandera ce qu'ils y désirent faire et « pour quelles causes, dont il informera le bureau ou MM. les commissaires pour prendre leurs ordres avant de « laisser instrumenter ces officiers...

« Quand les religieuses auront besoin de son secours pour choses qui concerneront la discipline et le bon ordre « dans la maison, il s'y prêtera aussitôt, et dans toutes les occasions il se comportera envers elles avec douceur et « politesse, sans néanmoins, sous quelque prétexte que ce puisse être, se départir des règles. »

(Règlement du 20 décembre 1752.)

(1) Au moyen âge, les Administrateurs de l'Hôtel-Dieu avaient droit de moyenne et basse justice. Nous avons vu qu'aux termes de l'article 37 du règlement du 20 décembre 1752 aucun officier de police ou ministériel ne pouvait pénétrer et instrumenter dans l'hôpital sans y avoir été préalablement autorisé par le bureau des directeurs, dont M. le premier président était le chef-né. Encore à cette époque, toutes les décisions importantes du bureau recevaient l'homologation directe du Parlement.

Un extrait de l'inventaire de P. Poignant, chartraire de l'hôpital Sainte-Catherine, nous fait savoir combien les communautés hospitalières étaient jalouses des franchises et immunités dont la piété et la confiance des souverains les avaient investies.

« Une sentence rendue sous le scel de la Cour de l'officialité de Paris en la cause meüe entre les maître, frères et sœurs de l'hôpital Sainte-Catherine et Clément d'Orly, et Jehan de Saint-Just, sergents du Chastelet de Paris, sur ce que lesdits sergents avaient violé le droit de franchise dudit hôpital, étant entrés avec plusieurs autres leurs complices dans l'infirmerie dudit hôpital où était Jacques d'Horet, clerc, entre les autres malades, et de violence et contre la volonté et défiance, et à main armée, auraient tiré et mené prisonnier ledit d'Horet, et parce que lesdits sergents n'avaient pu restituer le clerc, lequel était mort, condamne lesdits d'Orly et de Saint-Just, de raporter en la dite maison et hôpital Sainte-Catherine son effigie en cire, et qu'en la présence des personnes nommées par ledit official et commises pour y assister, lesdits sergents reconnaîtront avoir mal fait, ladite maison ayant des franchises et immunités, et que pour les avoir violées ils avaient perdu leurs charges. Année 1308—Vendredy après la fête de saint Matthieu. »

L'ordre introduit dans le mode des admissions et la surveillance incessante qui s'étend discrètement sur tous les malades, ne laissant parvenir dans nos hôpitaux que des souffrances réelles, il nous est plus facile d'y faire régner le calme et la décence; le malade s'y sent véritablement protégé; il sait que le secret de sa position est religieusement gardé, et qu'il n'est exposé lui-même à aucune des investigations oiseuses qui pourraient le froisser dans ses intérêts ou dans son amour-propre.

En ce qui touche l'exécution du service intérieur de l'hôpital, tout a été prévu, combiné dans l'intérêt du traitement des malades et, autant que possible, de l'apaisement immédiat des souffrances souvent intolérables qu'ils endurent. A cet égard, il est évident que la règle écrite n'a pas pu tout prévoir; mais là où elle se tait, on peut s'en rapporter aux religieuses surveillantes des salles, pour trouver dans les inspirations de la religion et la compassion naturelle à leur sexe ce qu'il est utile et convenable de faire.

Jamais les malades ne restent un instant abandonnés à eux-mêmes. Dès six heures du matin et jusqu'à ce que le service de veille vienne les relever, les sœurs et les infirmiers sont en permanence dans les salles. Pendant la nuit, un service spécial d'infirmiers ou d'infirmières, choisis parmi les plus robustes et les plus dévoués, fonctionne sous la surveillance et la direction d'une ou de plusieurs sœurs, suivant l'importance de l'hôpital. Ces veilleurs doivent se tenir constamment dans les salles, visiter alternativement tous les lits, s'enquérir des besoins de chacun et distribuer aux malades qui leur sont particulièrement désignés les remèdes prescrits par le chef de service.

Rapports des malades à l'hôpital avec leur famille.

Les malades qui viennent chercher dans nos hôpitaux l'assistance médicale ne se séparent nullement pour cela de leurs familles; ils y jouissent, au contraire, de la plus grande latitude pour les voir aussi souvent qu'ils peuvent le désirer, pendant la durée du traitement et jusqu'au moment de la sortie. On comprend cependant que l'Administration ne saurait, sans exposer les malades eux-mêmes à de sérieux inconvénients, autoriser des rapports journaliers et permanents avec le dehors: aussi a-t-elle fixé deux jours par semaine pour les relations de famille ou d'amitié, et ces jours là, pendant *deux heures*, toutes les salles de malades sont accessibles au public. En dehors des jours d'entrée, l'hôpital ne s'ouvre aux visiteurs que dans les circonstances graves, lorsque le malade est en danger, ou que ses intérêts personnels l'exigent. Le directeur de l'établissement juge de l'opportunité de ces entrevues et use libéralement du droit qu'il a de les autoriser (1).

---

(1) Autrefois, l'entrée de l'Hôtel-Dieu était complètement libre, et la seule restriction apportée à cette disposition a été de réduire, aux heures de jour, la faculté de visiter les malades.

Nous trouvons, à cet égard, quelques considérations dans un document de l'époque, qu'il nous paraît intéressant de citer.

« Du samedi, vingt-sept may mil sept cent soixante-quinze.

« En l'Assemblée générale tenue à l'archevêché.

Le seul contrôle exercé par l'Administration dans ces sortes de visites porte sur l'introduction abusive de vivres ou de liquides interdits par le régime. Ces aliments, toujours inutiles aux malades, puisque le médecin pourvoit, dans les conditions précises du traitement, à tous les besoins de leur alimentation, sont quelquefois dangereux, et il importe d'autant plus de se montrer sévère à cet égard, que trop souvent les chefs du service de santé ont signalé des rechutes et même des accidents mortels survenus à la suite d'infractions de ce genre.

Les obligations personnelles des malades, dans les salles ou hors des salles, ressortent de leur situation même et des nécessités du service. A l'intérieur, l'intérêt de tous exige que le silence soit observé, ou tout au moins que les conversations des malades entre eux aient lieu à voix basse, de manière à ne pas troubler ceux qui reposent; aucun malade ne peut fumer ou jouer dans les salles, couloirs, corridors et

---

« Assistants; Monseigneur l'Archevêque; Monseigneur d'Aligre, premier président; Monseigneur Joly de « Fleury, procureur général; M. d'Albert, lieutenant général de police; MM. Durand, Delambon, etc...

« Sur ce qu'il a été dit par l'un de MM. les administrateurs, que, bien qu'il ait été nécessaire au maintien du bon « ordre et au repos des malades de désigner au public les heures de la journée où il pourrait sans inconvénient « visiter les malades de l'Hôtel-Dieu, tant par devoir de la nature, de la société, que de la religion; néanmoins, « les bornes qui ont été mises au temps de cette visite se trouvent trop resserrées, eu égard soit aux différentes « professions des ouvriers, soit au besoin des gens de campagne ou des affaires des personnes de la ville qui, « par quelque motif ci-devant énoncé, sont dans le cas de venir à l'Hôtel-Dieu;

« Que depuis trois ans le public a pu souffrir de la gêne mise à son devoir ou à son inclination et être exposé « à des refus d'entrée affligeants pour l'humanité; que le bon ordre qui s'observe depuis dix heures du matin « jusqu'à quatre heures du soir, temps où la maison demeure ouverte, semble inviter le bureau à procurer plus « de liberté et lui répondre qu'il ne s'en suivra aucuns inconvénients, pourvu qu'on observe de suivre le cours « des saisons pour avancer ou retarder les heures d'entrée et de sortie et toujours en plein jour, en sorte que les « heures soient plus proportionnées aux besoins des malades et aux occupations des différentes classes des « Citoyens;

« Qu'en conséquence, il seroit à propos que la Compagnie fît un Règlement en la forme suivante:

« Article premier. — Qu'à l'avenir, le public aura la liberté d'entrer dans l'Hôtel-Dieu, le matin, au grand « jour, et sera tenu de se retirer avant le coucher du soleil dans l'ordre qui suit:

	Entrées du matin.	Sorties du soir.
« Octobre, novembre, décembre, janvier et février	8 h.	4 h.
« Mars et avril	7	6
« May, juin et juillet	6	7
« Août et septembre	7	6

« Art. 2. — Hors les heures cy-dessus désignées personne ne sera admis que les gens nécessaires, ceux de la « maison et les malades.

« Art. 3. — L'Inspecteur et les sous-Inspecteurs auront soin aux heures désignées pour sortir de faire retirer « les étrangers.

« Art. 4. — Les personnes qui porteront des pacquets, tant en entrant qu'en sortant, en souffriront la visite; « il continuera d'être étroitement défendu de porter aux malades aucun aliment ny boisson du dehors.

« Art. 5. — Il est aussi défendu, à toutes personnes, de troubler l'ordre de la maison ny causer le moindre « bruit ou scandale, à peine d'être mis entre les mains de la police pour en être ordonné.

« Sur quoi la matière mise en délibération, la Compagnie a approuvé ledit Règlement pour être exécuté en « tout son contenu selon sa forme et teneur, et a prié M. le Procureur général d'en requérir l'homologation, « impression, affiches et publication par arrêt du Parlement; ce que M. le Procureur général a accepté. »

escaliers ; aucun ne doit en sortir sans être revêtu de la capote et du bonnet délivrés par l'établissement. Les jours où le public est admis, les malades sont invités à se tenir près de leurs lits, afin d'éviter des recherches qui ne feraient que jeter le trouble et la confusion dans le mouvement général des visiteurs ; dans aucun cas, et par les motifs que nous avons fait connaître, il ne leur est permis de vendre ou d'acheter des aliments ou des boissons provenant du dehors ou de la maison même.

Témoins des efforts constants de l'Administration pour améliorer leur sort, les malades traités dans les salles communes sentent bien qu'ils sont solidaires les uns des autres, qu'ils doivent s'entr'aider, et que le premier devoir de chacun est de respecter la souffrance de tous. De là leur soumission à se conformer aux mesures d'ordre prescrites, et l'empressement qu'ils mettent à faire eux-mêmes leur police propre; cela est si vrai, que l'Administration, avec une population aussi considérable et composée d'éléments si divers, se trouve bien rarement dans l'obligation de réprimer ou de sévir, c'est-à-dire de prononcer le renvoi du malade avant le terme du traitement (1).

Hors des salles, les malades peuvent fumer dans les cours et dans les promenoirs. Chaque sexe a ses promenoirs particuliers, et la surveillance dont les malades y sont l'objet n'a d'autre but que d'empêcher des communications dont la morale aurait à souffrir, ou de prévenir les contestations qui s'élèvent parfois à la suite des jeux ou des distractions dont ils font leur passe-temps habituel. A mesure que le malade reprend ses forces, l'oisiveté dans laquelle il vit devient un écueil pour l'ordre et souvent même pour la santé. La femme trouve aisément à s'occuper avec les travaux d'aiguille, et beaucoup dans le nombre consacrent les loisirs de l'hôpital à visiter et à raccommoder les hardes de la famille. L'homme n'a pas les mêmes facilités, car l'hospice seul comporte le travail régulier et permanent des ateliers; aussi l'Administration s'efforce-t-elle d'encourager parmi eux le goût des lectures utiles. Des bibliothèques se forment à cet effet dans chaque hôpital, et le développement qu'elles prennent nous fait déjà prévoir les heureux résultats qu'elles produiront.

nstitution de gymnases dans les hôpitaux d'enfants.

Dans les hôpitaux d'enfants, où des affections chroniques retiennent trop souvent, pendant des mois et des années, de pauvres enfants généralement voués à l'ignorance et au désœuvrement, l'Administration a su non-seulement utiliser le repos auquel la maladie les contraint, pour leur donner un commencement d'instruction primaire et morale; mais encore, par l'institution d'un gymnase, elle a pu faire servir leurs récréations au développement de leurs forces physiques (2).

---

(1) Il est entendu qu'en aucune circonstance le malade ne serait renvoyé, si cette mesure pouvait avoir pour résultat de compromettre sa santé.

(2) En 1847, le Conseil général des hôpitaux, cédant au désir de MM. les médecins de l'hôpital des Enfants, décida qu'un gymnase serait installé dans cet établissement.

Des enfants atteints de scrofules y furent conduits les premiers et on les soumit à des exercices progressifs

C'est cette absence de contrainte et de mesures répressives, cette sécurité que les malades trouvent dans nos hôpitaux, qui les ont rendus si populaires, et qui y attirent non pas seulement les indigents, mais des personnes que leur position relativement aisée nous commanderait peut-être d'en écarter, si les souffrances qu'elles endurent et l'impossibilité où elles seraient d'être traitées ailleurs pour certaines affections ne nous engageaient à les admettre, moyennant un prix de journée.

Liberté de conscience assurée aux malades.

Une autre disposition, qui, appartenant à l'ère moderne de nos règlements, contribue peut-être autant que les soins et la liberté personnelle accordés aux malades à leur parfaite sécurité, c'est la liberté de conscience dont ils jouissent en matière de religion. Tandis que, dans l'ancien Hôtel-Dieu, le prosélytisme entrait dans les devoirs réglementaires des religieuses, l'Administration actuelle l'a expressément interdit, et elle veille attentivement à ce que le malade qui appartient à un culte dissident, mais légalement reconnu, puisse, aussitôt qu'il le réclame, recevoir les consolations et l'assistance des ministres de sa communion.

Au surplus, toutes ces dispositions inspirées par un même sentiment d'humanité et de charité découlent si naturellement de la situation, elles cadrent si bien avec les mœurs de notre époque et les usages des classes nécessiteuses et souffrantes, que

---

dont les heureux effets se trouvent constatés dans un rapport du 11 novembre 1847, adressé par les chefs du service de santé de l'hôpital des Enfants aux membres du Conseil général; nous en extrayons le passage suivant :

« On s'aperçut bientôt que la voix gagnait de la force; l'état général de la santé s'améliorait à vue d'œil; le « teint était plus animé; les chairs devenaient plus fermes; la maigreur disparaissait; le mal total subissait en « même temps une influence favorable; on voyait de même et bientôt disparaître les engorgements glanduleux qui « résistaient depuis longtemps aux médications ordinaires; se tarir et se fermer des trajets fistuleux qui duraient « depuis des années; deux ankyloses de l'articulation du coude ont été presque entièrement guéries dans « l'espace de six semaines. »

Ces résultats engagèrent les médecins à donner aux essais de traitement par la gymnastique de plus larges développements, en les étendant aux affections nerveuses, aux paralysies partielles, au rachitisme et surtout à la chorée.

L'Administration attacha, à titre définitif, à la direction du gymnase des Enfants, le professeur qu'elle avait provisoirement chargé des essais.

Suivant le rapport de M. le docteur Blache, de 1847 à 1851, 93 enfants atteints de chorée furent guéris de cette affection, quelquefois si rebelle aux traitements les plus variés, par l'emploi des exercices gymnastiques.

Étendu aux sections d'idiots et d'épileptiques de Bicêtre et de la Salpêtrière, ce mode de traitement a procuré des résultats également sastisfaisants.

Il est inutile d'ajouter que, dès la création de l'hôpital Sainte-Eugénie, l'Administration s'est empressée d'y établir un service complet de gymnastique. Dans cet établissement, comme à l'hôpital des Enfants, les malades externes, ont été, depuis 1854, admis aux exercices et le nombre de ceux qui y ont pris part dans ces conditions jusqu'à 1862 s'élève à 10,390, dont 6,245 filles et 4,145 garçons.

Ce chiffre joint à celui des malades internes donne un total de 549,516 enfants traités pendant cette période.

nous les retrouvons, écrites ou non, dans la plupart des hôpitaux modernes. Le règlement de l'hôpital de Guy, à Londres, n'est, dans ses dispositions relatives aux malades, que la reproduction presque textuelle des mesures dont nous venons d'indiquer l'origine et le but (1).

---

(1) 1° Lorsqu'un malade est admis à l'hôpital, la sœur doit veiller à ce qu'il soit baigné et nettoyé avant son entrée dans la salle, et s'informer s'il est muni de linge blanc.

2° Pendant leur séjour à l'hôpital, les malades doivent se conformer aux règles prescrites par la sœur de leur salle; ils sont, pour toutes choses, placés sous les ordres de cette sœur, et s'ils ont quelque sujet de plainte, ils doivent s'adresser au surintendant au moment de sa visite journalière.

3° Aucun malade ne peut quitter l'hôpital, sous quelque prétexte que ce soit, sans la permission écrite du surintendant; il est bien entendu que cette permission n'est accordée qu'avec l'assentiment préalable du médecin ou du chirurgien aux soins duquel le malade est confié.

4° Les malades ne doivent dissimuler aucune maladie ni aucune des circonstances qui s'y rapportent; ils sont tenus de prendre les médicaments aux heures indiquées et de la manière prescrite. Ceux qui refuseront de se conformer aux prescriptions des médecins seront renvoyés sur-le-champ.

5° Les malades en état de le faire sont tenus de se laver régulièrement tous les matins, avant le déjeuner, dans les lavabos ou bassins disposés à cet effet; ils doivent apporter les plus grands soins à leur propreté personnelle.

6° Il leur est formellement interdit de troubler la salle par une conduite inconvenante ou par leur conversation; il leur est défendu de jurer, de susciter des querelles, de causer à haute voix et de fumer.

7° Les malades déjeuneront à huit heures, et dîneront à midi et demi; tous ceux qui seront en état de se lever prendront place à la table commune de la salle. Ils devront se tenir décemment pendant le repas, et on les engage à faire dire régulièrement les grâces par un d'entre eux.

8° Si quelque malade ne peut consommer toute la ration qui lui est attribuée, il doit rendre à la sœur ce qui en reste. Quiconque donnera ou échangera les vivres alloués par l'hôpital sera immédiatement renvoyé.

9° Les malades qui, au moment de leur admission, seront porteurs de quelque argent, devront le déposer aux mains de la sœur de leur salle, afin qu'il puisse leur être rendu à leur sortie.

10° Les malades seront tenus d'être couchés à 8 heures en hiver, et à 9 heures en été.

11° Ils doivent garder le silence et se montrer respectueux lorsque les autorités ou les médecins visitent les salles.

12° Si leur état le permet, ils devront faire leurs lits et tenir en ordre les meubles à leur usage; ils doivent venir en aide à leurs camarades, et exécuter toute espèce de travail qui leur sera commandé par la sœur, pourvu, toutefois, que, de l'avis du médecin, il ne soit pas incompatible avec le traitement.

13° Ils devront être soigneux du matériel de l'hôpital, et ils seront responsables vis-à-vis de la sœur de tous les objets perdus ou brisés.

14° Lorsqu'ils aideront les infirmières dans le transport des mets de la cuisine dans les salles, ils devront prendre garde de souiller les planchers; ils devront également se montrer soigneux du mobilier des salles.

15° Il est défendu aux malades d'offrir ou de promettre aucune rémunération aux gens de service, pour quelque cause que ce puisse être. Toute infraction à cette règle sera suivie, pour l'employé, de la perte de son emploi, et pour le malade de son renvoi immédiat.

16° Il sera permis de visiter les malades de 2 à 4 heures, pourvu toutefois que le médecin ne soit pas occupé dans la salle; deux personnes seulement seront admises au chevet d'un malade. Les heures de visite, le dimanche, sont de 4 à 5; les visiteurs ne peuvent introduire ni provisions, ni liqueurs, ni spiritueux.

17° En règle générale, les visiteurs ne sont admis qu'aux heures indiquées précédemment, à moins d'une permission spéciale du surintendant; mais en cas de mort, ou dans les circonstances graves, le portier devra laisser entrer les amis ou les parents des malades dont les noms lui auront été remis par la sœur.

18° Les autorités espèrent que tous les malades qui, de l'avis des médecins, seront en état d'assister au service divin célébré dans la chapelle de l'hôpital, ne manqueront pas de le faire. »

Extrait du Règlement de l'hôpital de Guy, pour ce qui concerne les malades. — 1860.)

§ VII. DES HOPITAUX SPÉCIAUX OU DES SALLES POUR LA CONVALESCENCE.

La construction des nouveaux hôpitaux, les projets d'amélioration dont les anciens sont susceptibles, et enfin les dispositions à prendre pour procurer la meilleure installation du service des malades, ramènent naturellement la question des salles spéciales de convalescence, qui autrefois étaient généralement en usage dans les hôpitaux de Paris.

Si, malgré leur utilité incontestable et le désir qu'avait l'Administration de les conserver, elles ont fini par disparaître de nos établissements, il faut en chercher la cause, moins encore dans les désordres qu'avait amenés l'augmentation incessante du nombre des convalescents de l'Hôtel-Dieu (1), que dans l'impossibilité où l'on s'était trouvé, dès le commencement de ce siècle, de donner asile à tous les vrais malades.

« On estime, disait Tenon, qu'il y a dans les hôpitaux deux tiers de malades, un tiers de « convalescents. Nous avons trouvé à l'hôpital de la Charité que les convalescents étaient aux « malades comme deux sont à cinq.....

« Combien de gens paresseux fuyant le travail, s'enveloppant de la foule, ne vont-ils pas,

---

(1) Le bureau de l'Hôtel-Dieu fut souvent obligé de prendre des mesures sévères contre les convalescents valides qui encombraient l'hôpital et y causaient mille désordres.

Le règlement du 24 mai 1560 menaçait de peines corporelles les convalescents qui y exerceraient des fonctions domestiques sans l'agrément du Bureau, ou qui, sortis de l'Hôtel-Dieu, voudraient y rentrer sans nouvelle maladie. (Archives de l'Ass. publ.) Le 13 janvier 1578, il fut interdit de donner aux convalescents d'autre nourriture que du pain et de l'eau, et quatre jours après il fut ordonné au maître de l'Hôtel-Dieu de faire, toutes les semaines, une visite des salles, en compagnie de la prieure, du médecin et du chirurgien, pour reconnaître les hommes, femmes et enfants convalescents « lesquels consomment leurs jeunesses aud. Hostel-Dieu à rien faire « et enfin en danger destre larrons, » et les renvoyer de l'Hôtel-Dieu.

Le grand nombre des convalescents obligea le Bureau de réclamer plusieurs fois l'aide de la force publique, pour faire exécuter les règlements. Le 25 janvier 1584, les Administrateurs présentèrent requête au Parlement pour faire sortir les convalescents; en 1536 on fut obligé de les faire mettre hors par des archers. A ce moment il y avait dans l'hôpital plus de 300 convalescents valides.

Les 8 juillet 1598, 23 juillet 1604, 16 mars 1612, 1er avril 1615, 8 mars 1621, etc., etc., nouvelles dispositions réglementaires au sujet des convalescents qui épuisaient les ressources de l'Hôtel-Dieu.

En 1660, le Parlement rendit un arrêt par lequel il remettait en vigueur le règlement de 1560.

Les religieuses qui employaient les convalescents à divers travaux, et qui, sans l'assentiment des Administrateurs, en faisaient des espèces de serviteurs, s'opposèrent d'abord à l'exécution de cet arrêt; mais elles se rendirent aux représentations du Bureau. A cette époque, non-seulement les religieuses nourrissaient des convalescents valides, mais elles donnaient à manger à des vagabonds qui venaient à l'Hôtel-Dieu tous les jours aux heures des repas. Cet abus motiva un règlement, aux termes duquel tous les vagabonds trouvés dans l'Hôtel-Dieu devaient être mis au carcan, dans les salles, trois heures durant (8 avril 1661).

En 1683, on nomma un inspecteur des salles, qui avait pour mission de faire sortir de l'Hôtel-Dieu les convalescents et les bouches inutiles; en 1703, on créa une place de sous-inspecteur; on a vu dans le paragraphe précédent que ces deux officiers étaient spécialement chargés de la police des salles.

« abusant de la commisération, accroître le nombre des convalescents à charge à l'Hôtel-« Dieu (1) ! »

« Plusieurs des individus admis dans l'hospice, dit de son côté Camus, s'efforcent par tous « les moyens possibles d'y perpétuer leur séjour. Ils intéressent la compassion en montrant que « la faim, la nudité, les besoins de toute espèce les attendent à la porte de l'hôpital, pour « éteindre le souffle de la vie que les bons soins qu'ils ont reçus leur ont conservé. L'humanité les « écoute; elle doit leur représenter les influences funestes qu'un séjour trop prolongé dans les « hôpitaux exerce, sur les hommes, tant pour le moral que pour le physique. La justice est là « aussi, et elle prononce que le lit est la propriété d'un malade ; qu'un indigent qui a recouvré la « santé et qui continue à l'occuper fait tort au nouveau malade qui a droit d'occuper ce lit, d'y « être traité, et d'être arraché à la mort, avec le même empressement que le malade qui a été « guéri (2). »

Faute d'une réglementation nette et précise du mode d'admission des malades, aussi bien que des conditions de leur séjour, des circonstances de leur renvoi, toutes les salles de l'Hôtel-Dieu se trouvaient tellement encombrées de fainéants, de parasites et d'infirmes, qu'il fallut, pour ainsi dire, recourir de nouveau à la force pour les en expulser. Mais les dispositions peut-être trop radicales prises pour empêcher le retour des abus auxquels les convalescents avaient donné lieu, et réglementer désormais leur position dans les hôpitaux, eurent pour effet de modifier complétement leurs habitudes. Moins nombreux qu'autrefois, ils réussirent, malgré les décisions du Conseil, à se maintenir dans les salles, où ils se confondirent avec les malades (3). Les convalescents cessèrent ainsi d'avoir dans les hôpitaux des services particuliers. Deux causes ont surtout contribué à ce résultat : le règlement du 13 frimaire an X sur les admissions, qui, réduisant aux seuls cas d'urgence les admissions d'office, renvoyait tous les malades ordinaires à la consultation du Bureau Central (4) ; et, faut-il le dire, l'insuffisance de l'installation et du régime : les véritables convales-

---

(1) Tenon, 4e Mémoire, page 295.

(2) Rapport sur l'état des hôpitaux et hospices, fructidor an XI, page 28.

(3) L'article 77 du règlement du 4 ventôse an X est ainsi conçu : « Les officiers de santé désigneront à leur « visite les malades qui devront être placés dans les salles de convalescents et le temps qu'ils devront y passer. « Aucun individu ne pourra y être conservé plus de dix jours. » On lit à ce sujet dans le rapport général de M. le comte de Pastoret : « La convalescence est fixée à dix jours. Il est utile de la borner; sans cela il y aurait « bientôt plus de convalescents que de malades; les premiers consommeraient sans nécessité ce qui appartient aux « seconds, et il ne nous resterait plus que de faux calculs sur la durée de la maladie...... Quelquefois aussi, la « guérison terminée, un dénûment absolu, joint à un âge avancé, ne laissent à la personne qui doit sortir que « de trop faibles espérances pour sa subsistance à venir. Dans des cas semblables, le Conseil place dans des « hospices les hommes que tant de malheurs atteignent; mais ce moyen n'est pas sans inconvénient. » (Rapport sur l'état des hôpitaux et hospices de 1804 à 1814, page 258.)

(4) Ce règlement dont les dispositions essentielles sont encore en vigueur avait été provoqué par M. Frochot. On lit dans le discours qu'il prononça le 5 ventôse an IX, en installant le Conseil général des hospices : « Aujourd'hui que les circonstances deviennent plus favorables, il sera sans doute plus facile d'établir une juste sévérité, « et, pour y parvenir, il faut que le service des admissions soit bien réglé, que l'exercice en soit confié à des

cents, n'obtenant qu'une alimentation trop peu abondante dans les allocations réglementaires qui ne différaient en rien de celles des malades, réclamaient eux-mêmes leur sortie, pour peu qu'ils espérassent trouver des ressources en dehors de l'hôpital. Ceux qui, au contraire, s'efforçaient de s'y faire conserver, désignés sous le nom de *piliers d'hôpital*, exploitaient la confiance des sœurs et la crédulité des malades, et parvenaient encore facilement à se créer, au moyen de leur position interlope, une sorte de bien-être qu'ils n'auraient certainement pu se procurer ailleurs.

« Un usage contraire au bon ordre de nos établissements, à l'économie des finances et à la
« dignité de l'administration, s'est depuis longtemps introduit et perpétué dans les hôpitaux; je
« veux parler de la présence des individus qui, sous la dénomination de convalescents, y pro-
« longent indéfiniment leur séjour. Auxiliaires des employés des bureaux, serviteurs officieux
« des religieuses, domestiques même des gens de service, il en est qui vivent ainsi plusieurs
« années de suite aux dépens de l'Administration, recevant d'abord la ration qui leur est allouée
« par le cahier de visite, et, en outre, des suppléments provenant des économies réalisées sur les
« malades....... leur industrie consiste à étudier les localités, les habitudes et les caractères, à
« capter la bienveillance des sœurs, à s'insinuer auprès des parents pour en obtenir quelque
« gratification par l'importunité ou par la ruse; obséquieux et empressés auprès des malades
« dont ils connaissent les ressources, ils épient leurs derniers moments pour s'approprier le petit
« pécule qu'ils savent déposé sous l'oreiller du mort. Cette espèce de parasites, hôtes nuisibles et
« dangereux, doit disparaître de nos établissements (1). »

On voit combien la présence des convalescents dans les hôpitaux peut entraîner d'inconvénients. Il est bien certain cependant que des soins d'une nature particulière doivent être donnés à cette catégorie de malades. Examinons donc, avec les différentes autorités qui se sont occupées de cet objet, quelle solution réellement utile et pratique la question des convalescents est susceptible de recevoir.

Idées de Tenon sur la nécessité des salles de convalescents.

Tenon reconnaît que les salles de convalescents et de convalescentes sont indispensables, « surtout dans un grand hôpital », et il nous apprend qu'en 1786 il en existait dans beaucoup d'hôpitaux.

« On s'est appliqué, dit-il (2), à séparer les convalescents des malades, soit en leur procurant
« des salles particulières, soit en les rassemblant dans un hôpital uniquement à leur usage. La
« première de ces méthodes est reçue dans beaucoup d'hôpitaux.

« hommes assidus et instruits, non comme aujourd'hui à de simples élèves qui s'en acquittent avec une indifférence funeste à l'Administration, et des lenteurs pénibles pour les malades; enfin, qu'un local commode et bien disposé, pour ce genre de service, ôte à la négligence tout prétexte et toute excuse. »

Sur 34,788 personnes visitées par le Bureau central dans les dix-huit premiers mois de son existence, 22,470 furent admises dans un hôpital, 3,000 environ furent refusées comme n'étant pas malades; 7,626 furent renvoyées après des consultations verbales ou écrites.

(1) Circulaire aux Directeurs, du 28 novembre 1849.

(2) Tenon, 4e Mémoire, page 285.

« L'hôpital des convalescents à Paris offre un exemple de la seconde (1). » ....

....

« Après avoir pris une certaine force à l'hôpital de la Charité, quelques-uns de ses conva-
« lescents se rendent à son annexe, où ils achèvent de se rétablir. On les reçoit sur un billet de
« l'infirmier-major de l'hôpital de la Charité. Trois sortes de personnes en sont exceptées : les
« prêtres, les soldats, les domestiques en maison : les premiers, parce qu'ils ont les honoraires
« de leurs messes; les seconds, parce qu'ils ont leur paie; les troisièmes, parce qu'ils peuvent
« se retirer chez leurs maîtres.

« Ceux principalement qui ont droit à l'hôpital des convalescents sont les compagnons et les
« ouvriers sans asile; ils y restent huit jours; ils ont la liberté de sortir pour chercher de l'ou-
« vrage, afin qu'ils ne soient pas dénués de secours après leur rétablissement, et que, quand les
« forces leur seront revenues, ils trouvent en elles des moyens légitimes de subsister; autrement
« il serait à craindre que, nuisibles à la société, ils ne se compromissent : excellente institution,
« trop peu étendue pour les hommes, et qui manque absolument pour les femmes.

« La vie y est abondante; on y donne une livre de viande, deux livres de pain, une bouteille
« de vin par jour.

---

(1) Il y avait à Paris, au XVIIe siècle, deux hôpitaux de convalescents : les convalescents de l'Hôtel-Dieu, et ceux de la Charité.

L'hôpital des convalescents de l'Hôtel-Dieu fut fondé vers 1640 par M. et Mme de Fieubet, qui avaient loué une maison rue de la Bûcherie pour y recueillir les femmes et les filles convalescentes qui sortaient de l'Hôtel Dieu

En 1645, M et Mme de Fieubet achetèrent la maison de la rue de la Bûcherie, et en firent don à l'Hôtel-Dieu avec les douze lits garnis, et les ustensiles de ménage qui s'y trouvaient déjà, à la charge par les Gouverneurs, « de nourrir et coucher les pauvres femmes et filles après icelles sorties durant trois jours et trois nuicts « au moyns afin que pendant ledict temps, elles se puissent blanchir, nettoyer et essayer à se pourvoir d'une « condition honneste ou se retirer avec leurs parens. Et en outre de fournir auxd. femmes et filles les meubles « et ustancilles nécessaires comme licts pour leur coucher, feu, bois, chandelles et autres choses nécessaires aux « dépens d'iceluy Hostel-Dieu...... » (Contrat de donation, 29 mars 1645, Arch. de l'Ass. publ.)

Louis XIV, par lettres patentes de 1647, ratifia cette donation. En 1648, Mme de Fieubet, devenue exécutrice testamentaire de son mari, fit l'abandon aux gouverneurs de l'Hôtel-Dieu de 3000 livres tournois de rente des tailles qu'il leur avait léguées, pour la nourriture et l'entretien des convalescentes placées dans la maison de la rue de la Bûcherie.

Le nombre des lits de l'hôpital fut porté à 30 en 1659 et la durée du séjour fixée à 30 jours...... C'est évidemment sous l'empire de cette idée dominante alors que chaque hôpital devait avoir sa maison de convalescence, que le prieuré de Saint-Julien-le-Pauvre fut réuni à l'Hôtel-Dieu. (Acte du 30 avril 1655.) Le Cardinal Mazarin, général de l'ordre de Cluny, de qui dépendait le prieuré, spécifia dans l'acte de réunion, que l'Hôtel-Dieu établirait en ce lieu un hôpital de convalescents qui s'appellerait l'hôpital de Saint-Julien-le-Pauvre, et en même temps il donna 40,000 fr. pour aider à la fondation.

Mazarin reconnaissait qu'il valait mieux établir un hôpital de convalescents hors Paris, car il disait qu'il donnerait une somme beaucoup plus considérable « si le Bureau voulait avoir un plus haut dessein pour ledict « hospital de convalescents en l'establissant au-dessoubs de Paris. » Par son testament, il légua encore 30,000 fr. pour le même objet.

Aux libéralités de Mazarin vint s'ajouter, en 1674, le don de 60,000 fr. fait par le sieur Berthelot, contrôleur des salpêtres et son épouse, pour commencer l'établissement d'un hôpital de pauvres convalescents sortant de l'Hôtel-Dieu.

Divers plans furent conçus et discutés; dès 1663, les Administrateurs de l'Hôtel-Dieu, s'appuyant sur ce que le prieuré de Saint-Julien-le-Pauvre était situé dans un lieu trop bas et trop humide et qu'il recevait le mauvais air de l'Hôtel-Dieu, décidèrent que l'hôpital des convalescents, qui figure en projet dans le plan général de l'Hôtel-Dieu dressé à cette époque (voir à la fin du volume la planche n° 1), serait établi au faubourg Saint-Germain, près de l'hôpital des Incurables.

Ce projet ne reçut pas d'exécution, et on en revint plus tard au plan primitif. Le Bureau, voulant posséder

« Il n'y a point de chaises de garde-robe dans les ruelles des lits, tout convalescent pouvant « aller aux commodités; ce qui rend les salles plus saines (1). »

Les motifs qui, dans le dernier siècle, ont déterminé la création des hôpitaux spéciaux de convalescents, sont exposés dans une ordonnance royale, en date de 1781, concernant les hôpitaux militaires. Cette ordonnance est citée en partie par Tenon :

« Elle veut, pour obvier à la prolongation des convalescences, occasionnée par la qualité de « l'air que l'on respire dans les hôpitaux; qu'on établisse, à portée des principaux hôpitaux mili- « taires, et surtout de ceux situés dans les villes dont l'air est humide, des dépôts de convales- « cents qui seront placés soit dans d'autres villes voisines, soit à la campagne dans des lieux « dont l'air soit pur et salubre...... »

« Dans les hôpitaux qui doivent remplacer l'Hôtel-Dieu de Paris, poursuit Tenon (2), je pla- « cerais les convalescents au rez-de-chaussée, les malades au premier, les serviteurs au second...... « Il faut, pour l'installation de ces sortes de salles, consulter le climat, la saison, ce que demande « la convalescence...... se procurer des promenoirs secs, chauds pour l'hiver..... donner de bons « vêtements aux convalescents qui ont peu de force, peu de chaleur...... »

La Commission de l'Académie des sciences exprime une opinion identique :

« Un hôpital où on se propose de guérir doit soigner ses convalescents : ce sont des victimes « arrachées en partie à la maladie; et c'est un ouvrage d'humanité qu'il ne faut pas commencer « sans le finir.... Le rez-de-chaussée, suffisamment élevé au-dessus du sol, sera particulièrement

---

un espace assez grand vers Saint-Julien-le-Pauvre, s'occupa d'acquérir successivement toutes les maisons de l'îlot enclavé entre la rue Galande, la rue du Fouarre, la rue de la Bûcherie et la rue Saint-Julien-le-Pauvre; mais avant que ces acquisitions fussent complètes, l'existence de l'Hôtel-Dieu lui-même était mise en question.

La fondation de l'hôpital des convalescents de la Charité date de l'année 1650. Par contrat du 25 juin 1650, Pierre Camus, évêque de Bellay, agissant pour Mme Angèle de Faure, qui ne voulait pas rendre public cet acte de charité, fit acquisition, moyennant la somme de 27,000 fr., d'une maison située rue du Bac, et confia à André Gervaise, ancien chanoine de Reims, le soin de commencer et d'achever l'établissement de l'hôpital.

Le chanoine Gervaise résolut de remettre entre les mains des religieux de l'hôpital de la Charité le gouvernement et l'administration de la maison des convalescents. Aidé par quelques personnes pieuses qui joignirent leurs aumônes aux siennes, il donna l'argent nécessaire pour la fondation de huit lits et la nourriture et l'entretien de deux religieux et d'un serviteur. (Contrat du 30 mars 1652, Arch. de l'Ass. publ.)

Le prieur des Religieux de la Charité, au nom de son couvent, accepta la donation à perpétuité, et s'engagea envers le chanoine Gervaise à faire toujours observer les stipulations suivantes.....

« Il y aura toujours à perpétuité huict places en la maison et hospital, pour huict malades convalescents...... « qui sera admis audit hospital aucuns malades mais seulement ceux qui seront en convalescence et hors la « nécessité des remèdes et non infectez de maladies contagieuses...... Aucuns convalescents ne demeureront en « ladite maison plus longtemps que quinze jours, afin de pouvoir assister les autres qui y viendront en leur lieu. « Et outre qu'il n'y aura médecin, chirurgien ny apothiquaire aud. hospital des convalescents qui est seulement « institué pour donner moyen auxd. convalescents de reprendre leurs forces, et sy aucuns des convalescents « avoient besoin de remèdes ou retombassent en malladies, ils retourneroient audit hospital de la Charité......... » (Contrat du 30 mars 1652.)

(1) Tenon, 2e Mémoire, page 41.

(2) Tenon, 4e Mémoire, page 193.

« réservé aux convalescents, qui sont à peu près un tiers des malades. Il n'y aura donc jamais « qu'un petit nombre de malades proprement dits dans le rez-de-chaussée; et cet arrange- « ment facilitera aux convalescents la promenade et l'exercice de leurs premières forces en « plein air (1). »

Dans sa sollicitude pour les malades, le Conseil général des hospices s'occupa, de son côté, des moyens de soustraire les convalescents à l'action pernicieuse des miasmes morbifiques qui chargent souvent l'air des salles. L'arrêté du 23 février 1802, qui d'ailleurs ne reçut jamais une complète exécution, et nous en avons dit le motif, contient les dispositions suivantes :

« Il y aura des salles séparées pour les maladies susceptibles de se propager par communi- « cation et pour les convalescents. Les convalescents ne pourront, sous aucun prétexte, être « conservés dans les salles de malades. »

Projet d'un hôpital de convalescents en 1824.

En 1824, au moment où il fut question de déterminer l'application des abondants secours dont M. de Montyon avait confié la distribution à l'Administration hospitalière, l'idée d'un hôpital de convalescents se présenta tout d'abord à la pensée; ce projet mis en discussion fut écarté par le double motif qu'il eût excédé les ressources de la fondation, et qu'un tel établissement ne rentrait pas dans les intentions manifestement exprimées par ce bienfaiteur.

En présentant le compte moral et administratif de la fondation Montyon, de 1825 à 1828, M. de la Bonnardière a retracé, dans les lignes que nous allons reproduire, les idées du Conseil général sur la construction d'une maison spécialement destinée aux convalescents sortant des hôpitaux :

« L'idée d'un hôpital de convalescents devait naturellement se présenter : la proposition en « fut faite au Conseil, et écartée après avoir été examinée et discutée.

« Il ne sera pas inutile de consigner ici les motifs qui ont déterminé son opinion, soit pour la « justifier aux yeux des personnes qui ne la partageraient pas, soit pour éclairer celles qui « pourraient en reproduire le projet.

« Le Conseil l'a considérée sous deux points de vue : la dépense et l'intérêt des malades.

« Un hôpital de convalescents, pour remplir sa destination, doit être vaste, bien aéré, disposé « pour recevoir séparément des hommes, des femmes, des enfants; il exige, par conséquent, un « grand terrain, des bâtiments étendus, des cours et des promenoirs proportionnés.

« Ainsi, première dépense : acquisition de terrain; seconde dépense : bâtiments à construire, « mobilier à fournir. Deux ou trois millions ne suffiraient pas pour les frais de premier établis- « sement d'une maison qui devrait être en rapport avec le nombre des malades et les conve- « nances d'une ville comme Paris.

(1) Rapport de la Commission de l'Académie des sciences, pages 34 et 109.

« Viendrait ensuite la dépense de l'état-major et de tout le service, et enfin la nourriture des « convalescents.

« Mais, aurait-on les fonds nécessaires pour acheter, construire, meubler et entretenir un pareil « établissement, serait-il ce qui conviendrait le mieux aux convalescents?

« Vous ne l'avez pas ainsi jugé, Messieurs; vous avez pensé qu'il n'aurait aucun avantage et « qu'il présenterait de grands inconvénients pour eux et pour l'Administration.

« Quelque soin que l'on prît pour entretenir la propreté, la salubrité et l'ordre dans cette « maison, il serait difficile d'y parvenir, avec des gens qui s'y regarderaient comme dans « une hôtellerie qu'ils peuvent quitter quand il leur plaît. S'ils étaient tenus renfermés, ils ne « trouveraient aucun avantage dans le séjour qu'ils y feraient. D'abord, il ne serait pas favorable « au rétablissement de leur santé, parce que la grande réunion de personnes non accoutumées « à la propreté entretiendrait dans cette maison un air qui serait contraire au but proposé.

« Puis, quand ils en sortiraient, ils ne seraient pas plus avancés qu'en quittant l'hôpital où ils « auraient été malades. Pour remédier à ce second inconvénient, il conviendrait de les laisser « sortir, afin qu'ils puissent chercher de l'ouvrage, et commencer même à travailler, s'ils étaient « en état. Mais qu'arriverait-il? Ils iraient chez leurs parents, chez leurs amis, ou dans les caba- « rets, et seraient exposés à se livrer à des excès nuisibles à leur santé. Souvent ils reviendraient « à l'hôpital, pris de vin, et n'auraient gagné à leur sortie qu'une rechute ou une maladie plus « grave que celle dont ils étaient convalescents. Comment maintenir l'ordre et la police dans « une maison ainsi composée? Enfin, la plupart des gens du peuple sont en général impré- « voyants, et vivent au jour le jour; logés et nourris dans un hôpital, ils ne s'embarrasseraient « pas de ce qu'ils deviendraient le lendemain de leur sortie. Ils ne gagneraient rien à cette pro- « longation de séjour, et les grandes dépenses faites pour l'institution d'un hôpital de conva- « lescents seraient perdues pour l'Administration et pour les pauvres.

« Vous avez pensé, Messieurs, qu'un établissement de ce genre, bien loin d'être un perfec- « tionnement, comme on l'a prétendu, depuis votre décision, dans un mémoire qui a été soumis « à votre examen, serait un pas rétrograde.

« Dans une grande ville, il faut des hôpitaux pour recevoir les malades qui ne peuvent être « traités chez eux; mais il serait plus avantageux qu'ils pussent l'être dans leur domicile, « au sein de leur famille. A plus forte raison, convient-il mieux d'y renvoyer les convalescents « avec des secours, que de les réunir dans une maison commune.

« Telle était aussi l'opinion de M. de Montyon, qui l'avait assez manifestée par les dons qu'il « avait faits de son vivant (1). »

A part l'absence des ressources considérables qui étaient en effet nécessaires pour la création d'un hôpital de convalescents, la plupart des raisons alléguées au nom du Conseil n'avaient pas, il faut le reconnaître, une grande force. Dans beaucoup de cas, sans doute, un secours en argent accordé au convalescent qui rentre dans sa famille peut remplir, mieux que tout autre mode, le but d'humanité qui doit guider l'Administration. Mais il est aussi des circonstances où l'isolement du malade à la sortie de l'hôpital et l'impossibilité dans laquelle il est encore de se procurer par le travail des ressources suffisantes pour une nourriture substantielle, rendent indis-

(1) Compte moral et administratif de la fondation Montyon, de 1825 à 1828, page 11.

pensable la continuation des prestations directes et des soins appropriés qui ne peuvent être obtenus que dans un établissement public.

Aussi, dix ans après cette résolution du Conseil général des hospices, la commission médicale de 1838 exprimait-elle l'avis que, si l'Administration décidait la création d'un nouvel hôpital, il devrait être exclusivement destiné à recevoir les convalescents des hôpitaux.

Ce nouvel appel fait à la sagesse et à la prévoyance du Conseil, la commission médicale le justifiait par les raisons suivantes :

« Conserver les convalescents dans les mêmes lits où ils ont subi une maladie plus ou moins « grave, dans des salles renfermant des malades ou des mourants, dans un hôpital, enfin, où « tous les objets ne peuvent avoir qu'une action fâcheuse sur le physique et le moral du « pauvre qui vient d'échapper à la mort, c'est mal comprendre les intérêts de l'humanité et de « l'économie.

« Dans l'hôpital, le convalescent récupérera plus lentement ses forces, et restera fort exposé « à des rechutes, surtout s'il ne respire pas un air sec et pur, s'il n'est pas vêtu chaudement, si « son régime est peu soigné et peu fortifiant.

« Le passage dans la maison de convalescence, que nous supposons parfaitement appropriée à « sa destination, serait vivement désiré par les malades, et le moment où il se réaliserait serait « pour eux une occasion de bonheur et d'espérance.

« De leur côté, les médecins éprouveraient beaucoup moins de répugnance à renvoyer de « l'hôpital l'indigent qui n'aurait plus besoin que d'un bon régime pour rétablir ses forces......

« Enfin, les vieillards et les incurables, qui occupent toujours un si grand nombre de lits dans « nos hôpitaux, pourraient aussi être dirigés sur la maison générale de convalescence, et, « pendant le court séjour qu'ils y feraient, on déciderait, après un examen attentif, s'ils « devraient être remis à leurs familles, s'ils devraient être recommandés aux bureaux de « bienfaisance, qui leur délivreraient des secours, ou bien s'ils auraient droit à être admis dans « les hospices...............

« Quels immenses avantages résulteraient pour les hôpitaux de la création d'une maison « générale de convalescence ! Les malades jouissent de plus de tranquillité. Moins nombreux, « ils sont beaucoup mieux soignés. Les salles, mieux aérées, plus propres, ne sont plus sujettes « à être encombrées de lits suplémentaires. L'été, elles peuvent être successivement vidées et « remises à neuf aussi souvent que la salubrité l'exige. Le nombre des malades étant diminué, « tous les services, la cuisine, la pharmacie, la lingerie sont notablement plus faciles, plus « réguliers............

« La maison générale de convalescence, non-seulement ferait cesser l'encombrement qui se « renouvelle chaque hiver, mais encore préparerait des ressources certaines pour les épidémies « à venir et que l'Administration doit prévoir.

« La dépense serait sans doute considérable, mais de courte durée. La maison de convalescence une fois construite et garnie de tout ce qui lui serait nécessaire, les frais annuels « qu'elle entraînerait seraient plus que compensés par les économies qu'on réaliserait dans les « hôpitaux (1). »

---

(1) Rapport de la Commission médicale de 1838.

Ces observations étaient judicieuses, et, pour la plupart, concluantes; mais le Conseil général des hôpitaux, trop préoccupé peut-être des abus qu'il avait eu à combattre, se croyait le droit de condamner *à priori* tout retour aux traditions du passé : selon lui, les avantages hygiéniques sur lesquels insistait la commission n'auraient jamais profité aux véritables malades convalescents, et il demeurait convaincu que l'artisan ou l'ouvrier dont le travail fait vivre la famille s'efforcerait toujours d'abréger son séjour à l'hôpital pour reprendre ses occupations habituelles.

Depuis 1838 jusqu'à ces dernières années, la situation faite aux convalescents dans les hôpitaux ne reçut point de modification; ils restèrent confondus avec les autres malades, et ceux qui, à leur sortie, étaient dans les cas prévus par les règlements, continuèrent à jouir des secours alloués sur la fondation Montyon, pour aider à leur complet rétablissement dans leur domicile.

Création de deux asiles impériaux pour les ouvriers convalescents de blessures ou de maladies.

Mais, en 1855, l'Empereur, par une généreuse initiative, décida la construction de deux asiles pour les ouvriers convalescents ou ceux qui auraient été mutilés dans le cours de leurs travaux. Le rapport qui précède le décret du 8 mars de cette même année explique comme il suit le but de l'institution :

« Aujourd'hui, l'attention de Votre Majesté se porte vers la réalisation d'un nouveau bienfait. « En pensant à nos glorieux blessés des camps, vous avez songé que l'industrie a ses blessés « comme la guerre. Le chantier, l'atelier, qui, pour l'ouvrier, sont le vrai champ d'honneur, le « renvoient bien souvent malade ou mutilé; l'hospice le reçoit à l'égal du soldat, et la caisse de « secours mutuels l'aide momentanément à soutenir sa famille. Mais quand il sort de l'hospice, « assez rétabli pour ne plus y rester, trop faible cependant pour reprendre son travail, il traîne « sa convalescence dans la misère; ou bien même, s'il en sort mutilé, pas assez vieux pour avoir « conquis par ses économies une pension suffisante sur la caisse de la vieillesse, impuissant cependant désormais pour tout travail qui suffise à le nourrir, il reste condamné au plus affreux « dénûment. Votre Majesté voudrait alors pour lui une sorte d'asile, où il pût venir, soit définitivement prendre une retraite accordée à une grave blessure, à la perte d'un membre, soit, en « passant, recouvrer toutes ses forces, pour mieux rentrer ensuite dans sa vie de travail.

« Une telle œuvre, Sire, attirerait sur l'Empereur les bénédictions du peuple, et, par vos « ordres, elle va être tentée. La grande, la principale difficulté qui s'y rencontre est, comme pour « toutes les fondations de bienfaisance, la difficulté financière; mettre cette nouvelle institution, « comme les invalides de la guerre, à la charge du trésor, n'eût pas été possible; demander à « l'ouvrier, en prévision des accidents qui peuvent l'atteindre, un prélèvement sur son salaire « journalier, ce serait faire à l'excellente institution des secours mutuels une concurrence fâcheuse; la pratique de cette mesure offrirait, d'ailleurs, de grandes difficultés de détail; mais « la caisse des invalides de la marine s'alimente, pour une forte part, d'un prélèvement fixe sur « le prix des marchés qui concernent la flotte, et déjà l'on a essayé en faveur des ouvriers blessés « ou malades le prélèvement de 1 % sur le prix des travaux publics adjugés à des entrepreneurs. Il y a là un principe dont on peut, au profit de l'institution nouvelle, singulièrement « féconder l'application (1). »

(1) Rapport du 10 mars 1855. *Moniteur* du 11 mars.

Les deux asiles ainsi créés, au moyen de ressources spéciales qui semblaient devoir limiter le secours aux seuls ouvriers blessés sur les chantiers publics, n'ont pas tardé à subir dans la pratique d'importantes modifications.

L'impossibilité d'alimenter l'asile de Vincennes avec les seuls ouvriers convalescents de blessures, leur nombre étant très-minime, a décidé le Ministre de l'Intérieur à y admettre les convalescents de toute maladie, sans distinction aucune de l'origine du mal.

Un second décret, en date du 28 août 1858, changeant l'affectation primitive de l'asile du Vésinet, en a fait une maison de convalescence pour les femmes malades.

Les deux établissements sont aujourd'hui particulièrement, sinon exclusivement, fréquentés par les malades des hôpitaux; les convalescents des bureaux de bienfaisance envoyés par le service du traitement à domicile, et les membres des sociétés de secours mutuels abonnées, ne forment, relativement au contingent des hôpitaux, qu'une imperceptible partie de leur population.

L'asile de Vincennes affecté aux hommes convalescents a reçu, pendant l'année 1861, 7,852 malades des hôpitaux; l'asile du Vésinet a admis, pendant la même année, 3,722 de nos femmes convalescentes. Les versements faits par l'Administration en faveur des deux asiles, à l'aide de prélèvements sur les fonds de la fondation Montyon, se sont élevés, l'année dernière, à 99,360 fr.

Bien avant l'ouverture des deux asiles, et alors que leurs dotations, plus larges aujourd'hui, n'étaient pas encore assurées, l'Administration de l'Assistance publique, voulant, autant qu'il dépendait d'elle, contribuer à leur prospérité, avait consenti à ce qu'une somme de 15 francs, prélevée sur les revenus de la fondation Montyon, fût versée dans la caisse des asiles, pour chaque convalescent qui serait envoyé par les hôpitaux de Paris.

Par suite du nombre limité des convalescents qui étaient dirigés sur l'asile de Vincennes, cette allocation, pendant les deux premières années, ne donna lieu qu'à des sacrifices peu importants que la fondation pouvait aisément supporter. Mais l'ouverture de l'asile du Vésinet, consacré aux femmes, et l'extension des limites de Paris, qui permettait à tous les indigents des quartiers annexés d'invoquer le domicile de secours dans la capitale, et, partant, de participer aux avantages de la fondation Montyon, vinrent bientôt lui imposer une surcharge au-dessus de ses ressources, et mettre l'Administration dans la nécessité de restreindre ses envois. C'est pour obvier à ces inconvénients que, d'accord avec Son Exc. le Ministre de l'Intérieur, elle a proposé de substituer le système d'un abonnement fixe et annuel à l'allocation individuelle de 15 francs par malade.

Désormais elle pourra, moyennant une somme annuelle de 75,000 francs, prélevée jusqu'à concurrence de 50,000 francs sur les revenus de la fondation Montyon, et de 25,000 francs sur les fonds généraux, diriger indistinctement tous les malades désignés par les chefs de service sur l'asile de Vincennes ou sur celui du Vésinet.

L'accroissement de la population de Paris, par suite de l'agrandissement de son territoire, n'a pas seul influé sur l'augmentation des envois de convalescents dans les asiles : une autre cause a contribué sensiblement à y faire affluer les malades.

Dans les premiers temps de la fondation des asiles, leur bon régime intérieur et les autres avantages qu'ils procurent n'étaient point connus de la population qui fréquente les hôpitaux ; les directeurs de ces Etablissements, se conformant en cela aux instructions de l'Administration hospitalière, et au désir qu'elle avait de seconder les vues du Gouvernement, étaient obligés, afin de peupler les maisons nouvellement fondées, de faire, soit près des chefs du service médical, soit auprès des malades eux-mêmes, une sorte de propagande, pour déterminer ceux-ci à réclamer le bénéfice de l'envoi aux asiles.

Aujourd'hui, il n'en est plus de même : les asiles impériaux sont connus et appréciés de la population, qui s'y porte d'elle-même avec un empressement dont il faudrait s'applaudir si, outre les vrais malades, beaucoup d'individus paresseux ou sans énergie ne cherchaient à s'y faire une vie douce et oisive. Déjà, en effet, nous voyons se former, à l'ombre de la charité hospitalière qu'il est si facile d'abuser, une classe de parasites habiles à simuler la souffrance et dont l'unique préoccupation est de se faire admettre dans les hôpitaux pour des affections légères, afin d'acquérir la faculté d'aller, au bout de quelques jours, passer, sans motif sérieux, deux ou trois semaines dans les asiles.

Tenon réclamait pour les convalescents des promenades où ils pussent respirer un air pur et recevoir l'impression des rayons du soleil : objet essentiel à la suite des grandes maladies des vieillards et dans le principe de certaines convalescences (1). Ces conditions hygiéniques sont largement remplies dans les asiles de Vincennes et du Vésinet : des jardins spacieux et le voisinage des bois offrent aux convalescents des promenades où ils peuvent réparer leurs forces par un exercice salutaire. Disons-le, cependant, l'expérience de tous les jours montre que la création des deux établissements, d'ailleurs si complets, n'a pu entièrement suppléer l'ancienne institution des salles de convalescence. L'éloignement du Vésinet, et les frais qu'entraînent les communications avec Paris, aussi bien que l'empressement plus marqué des femmes admises à l'hôpital à rentrer dans leur domicile, sont, pour les mères de famille, un motif de préférer à la douce et salutaire oisiveté qui leur est si largement offerte, une prolongation de quelques jours dans l'hôpital même, où elles sont du moins plus facilement visitées, et d'où leur surveillance s'étend encore sur tout le ménage. Il est même de simples ouvrières logées en chambre qui partagent ce désir de reprendre au plus tôt leurs habitudes de travail. Enfin,

---

(1) Tenon, 4e Mémoire, page 290.

il n'est pas rare aussi de voir un certain nombre d'ouvriers mariés se décider, par les mêmes considérations, à ne point aller à Vincennes.

C'est dans l'intérêt de ces diverses classes de malades qu'il nous paraît utile d'examiner s'il n'y aurait pas lieu de rétablir, dans nos hôpitaux, les anciennes salles de convalescence dont les Anglais et, nous dit-on, les Italiens paraissent retirer tant d'avantages.

Mais, à ce point de vue, il y aurait encore à étudier les conditions particulières d'installation et de régime, qui peuvent rendre plus efficace le traitement de la convalescence, et à rechercher si les salles exclusivement réservées aux convalescents doivent faire l'objet d'une construction entièrement isolée des autres bâtiments de l'hôpital; ou s'il suffirait de leur affecter les salles du rez-de-chaussée, en les empêchant de communiquer avec les autres malades.

Le régime alimentaire qu'il y aurait lieu d'appliquer aux malades convalescents placés ainsi dans des salles particulières ne présenterait, à notre avis, aucune difficulté. Seulement, il conviendrait de l'établir sur des principes différents de ceux qui ont servi de base au régime actuel des hôpitaux. L'alimentation n'a ordinairement, dans l'état de maladie, qu'une importance secondaire, puisqu'elle n'est, en quelque sorte, que l'auxiliaire de la médication ; mais elle devient, dans la convalescence, le principal agent de la guérison : il est donc indispensable qu'elle soit graduée, et rendue plus substantielle, à mesure que le malade approche du terme où il peut être rendu au travail. Or, on obtiendrait facilement ce résultat en affectant, dans un réfectoire spécial aux convalescents, deux ou trois tables suivant le nombre de catégories à déterminer, et en faisant observer à chacune un régime particulier. Il est certain que dans ces conditions, et surtout s'il avait la possibilité de voir tous les jours sa femme et ses enfants, le père de famille se trouverait jouir de toutes les douceurs de la convalescence, sans leur en faire supporter les charges, et qu'il pourrait achever ainsi son séjour à l'hôpital dans le calme et le repos d'esprit si nécessaires à la complète guérison.

La police intérieure de l'hôpital, en ce qui concerne les convalescents, offrirait peut-être moins de facilité. Placés à raison de leur état de santé en dehors des règlements ordinaires, les convalescents, tout en jouissant d'une plus grande liberté d'action que les autres malades, ne devraient cependant pas outre-passer certaines règles conservatrices du bon ordre et de la discipline, dont l'observation est d'autant plus nécessaire que, dans certains cas, la convalescence peut se prolonger bien au-delà du terme normal que le Conseil général des hôpitaux, par une sage prévoyance, avait fixé à dix jours.

« Il est des maux, dit à cette occasion le comte de Pastoret, qui peuvent réclamer un terme plus « long : les maux, par exemple, qui, ayant donné lieu à de grandes opérations chirurgicales, ne « donnent pas aussitôt à la personne guérie la faculté de reprendre les travaux auxquels sa sub- « sistance est attachée. C'est pour qu'on puisse trouver d'avance les moyens d'y fournir par le

« travail quand on sera hors de l'hospice que les règlements accordent le droit d'en sortir, pendant la journée, dans les trois derniers jours de convalescence (1)... »

Cependant, tout en admettant que le malade puisse être autorisé, pendant la dernière période de sa convalescence, à sortir chaque jour, afin de s'assurer à l'avance des moyens de travail et de subsistance, on doit comprendre que l'Administration tienne la main à ce que les heures accordées pour la sortie ne soient jamais dépassées, et à ce que le malade qui aurait profité d'une pareille autorisation pour commettre des excès de nature à retarder la fin de sa convalescence soit ou renvoyé ou réintégré dans un service de traitement. Le désir d'user de la santé, d'essayer ses forces affaiblies, avant même que le principe du mal ait complétement disparu, sera toujours, pour l'ouvrier convalescent, une cause d'entraînement difficile à contenir. Aussi, est-ce pendant l'état de convalescence que la condition du séjour du malade dans l'hôpital a surtout besoin d'être réglementée. L'Italie, l'Allemagne et l'Angleterre peuvent sur ce point nous fournir d'utiles indications, en tenant compte toutefois de la différence des populations et des mœurs. On ne lira sûrement pas sans intérêt les règles spéciales que le comte Petitti di Roreto a tracées pour les salles de convalescence dans les hôpitaux d'Italie (2) et celles qui sont encore suivies dans la plupart des établissements allemands ou anglais.

A en juger par les dispositions existantes dans les établissements anglais, l'idée

---

(1) Rapport sur l'état des hôpitaux et hospices de Paris de 1804 à 1814 par M. le comte de Pastoret, page 238.

(2) « Chaque hôpital, lorsqu'il est destiné à recevoir un nombre considérable de malades, devrait avoir une « succursale peu éloignée, située dans un lieu très-salubre, et consacrée aux convalescents.

« Toutefois, comme il est difficile de trouver un édifice qui réunisse toutes ces conditions, il est du moins « nécessaire de réserver dans chaque hôpital, au rez-de-chaussée, une salle pour ceux qui relèvent de maladie.

« Il n'est pas de coutume plus pernicieuse que celle qui est admise dans certains hôpitaux où le malade est congédié aussitôt que son état de santé permet de l'admettre au traitement appelé la portion entière.

« Les malades admis dans les hôpitaux appartiennent à une classe pauvre, affaiblie par les maux et la misère, « mal nourris, et encore plus mal vêtus et logés. En rentrant dans leur intérieur, ils reviennent endurer de nouveaux « besoins, et, n'ayant pas encore assez de force pour résister à de telles privations, ils retombent bientôt, et « retournent à l'hôpital pour faire une plus grave et plus longue maladie, quand toutefois ils n'y laissent pas la vie.

« De ces observations qui exposent la vérité des faits observés chaque jour, là où un système aussi déplorable « se trouve en vigueur, il résulte, en laissant de côté ce qu'il a de contraire à l'humanité, qu'il est, de « plus, opposé aux intérêts mêmes de l'établissement auquel incombe en définitive une plus grande dépense.

« Il importe donc que les administrateurs soient convaincus de la nécessité d'abandonner cet usage, et de suivre « les règles suivantes :

« 1° Lorsqu'un malade est, depuis un jour, admis au traitement de la portion entière, parce qu'il est considéré « comme étant en état de convalescence, si cet état est jugé permanent par le médecin de service, il doit se faire « transporter dans la salle respective de convalescence.

« 2° Là, il devra suivre le traitement prescrit par le médecin dans les visites quotidiennes qui lui seront faites; « il sera tenu en outre d'observer les règlements qu'il trouvera établis relativement au lever et au coucher, de ne « sortir qu'aux heures fixées pour la promenade, ou de rester au contraire dans l'intérieur; en un mot, il se conformera à toutes les prescriptions sanitaires faites dans le but d'amener la prompte guérison des convalescents.

« 3° A la tête de chacune des salles de convalescents sera attachée une sœur de charité, qui veillera pendant le « jour à l'observation des règlements précités, et qui maintiendra l'ordre et la discipline. Dans le cas où survien-

que l'on s'y ferait des conditions de la convalescence s'écarterait notablement de celle que nous pouvons en avoir en France ; il semblerait, en effet, d'après la manière dont procèdent leurs praticiens, que tout malade en position de se lever et de marcher est, par cela seul, rangé dans la catégorie des convalescents. Ainsi à *Kings'College h*[s], comme à *Saint Georges h*[s], les salles de convalescence sont des pièces communes complétement dépourvues de lits et servant alternativement de parloir, de réfectoire, de bibliothèque, au besoin même de cuisine ; c'est là que se tiennent, une partie de la journée, les malades levés ; ils vont et viennent, de la salle de traitement à la salle de convalescence, mais ne rentrent jamais dans la première que lorsqu'ils sentent le besoin de rester couchés (1). Assurément, ce n'est pas là ce que nous appellerions des convalescents, et surtout ce que nous ferions pour établir dans nos hôpitaux des services qui leur seraient affectés.

On nous assure, et c'est sans doute une des conséquences de leur manière d'envisager la convalescence, que les gouverneurs de la plupart des établissements anglais laissent librement sortir les malades qui sont en état de marcher, et qu'il n'est

---

« draient des contraventions ou des désordres, un rapport en sera fait à la supérieure, afin qu'elle prenne de concert « avec l'administrateur de service les mesures nécessaires pour rétablir l'ordre, en prononçant, s'il le faut, l'expul- « sion de l'hôpital. S'il est question d'un établissement où l'on admette aussi les militaires, il en sera référé à leur « supérieur.

« 4° Les convalescents doivent avoir des habits spéciaux et uniformes, donnés par l'Administration, et adaptés « à chaque saison, toujours propres, et, pour cela, changés aussitôt que le besoin s'en fait sentir.

« 5° Les vêtements qui leur appartiennent ne doivent leur être rendus nettoyés et réparés que lorsqu'ils sortent « de la maison pour retourner chez eux.

« 6° Enfin, le temps de la convalescence sera limité par l'entier rétablissement du malade. On devra pourvoir à « ce qu'il soit, pendant cet intervalle, convenablement occupé tantôt à la prière, tantôt à la lecture ou à quelque « travail sédentaire et analogue. (*Saggio sul buon governo della mendicità*, del conte Potitti di Roreto; Turin, 1837, tome I, pages 325 et suiv.)

(1) « La pyohémie (résorption purulente), je suis heureux de le dire, a été beaucoup moins fréquente que d'ordi- « naire dans les salles de Saint-Georges. Cette plaie de la chirurgie a beaucoup diminué depuis deux ou trois ans ; il « n'est pas douteux que cette amélioration ne doive être attribuée à nos salles de convalescents, vastes chambres « bien aérées, contruites depuis peu de temps *dans le haut de l'hôpital*.

« Je considère ces salles comme extrêmement utiles, non-seulement pour les malades qui peuvent ainsi, par tous « les temps, sortir de leurs chambres, mais encore pour ceux qui sont obligés de rester dans leur lit. Les chambres « communes se dégarnissent ainsi d'une certaine quantité de malades pendant une grande partie de la journée, et « tous, de cette façon, peuvent respirer un air plus pur. » (Rapport de M. Prescott Ewet aux gouverneurs de l'hôpital Saint-Georges, 1861.)

Le service des convalescents est loin d'être établi à Londres d'une manière régulière. Il n'y a qu'une importance très-restreinte : le nombre des lits de convalescents ne dépasse pas 8 0/0 dans les hôpitaux généraux ; il est même pour quelques-uns inférieur à 6 0/0.

L'hôpital des fiévreux, *London fever h*[s], fait toutefois exception à cette règle. Les convalescents occupent exclusivement le premier étage de l'établissement et sont très-nombreux relativement au nombre total des lits, à peu près comme 25 est à 100. Les malades en traitement sont installés dans les salles du rez-de-chaussée.

Les véritables, et nous dirons même les seuls asiles de convalescents qui existent en Angleterre, sont l'institution métropolitaine de convalescence, *Metropolitan convalescent institution*, fondée, en 1840, pour 134 malades, et l'hospice des convalescents de Seaford, près Londres. Cet établissement est situé sur le bord de la mer et compte 300 lits. L'un et l'autre reçoivent, moyennant un prix de journée, les convalescents que les médecins des hôpitaux de Londres désignent aux surintendants comme n'ayant plus besoin pour compléter leur guérison que de l'air pur de la campagne et d'une nourriture spéciale et abondante.

pas rare d'en rencontrer se promenant par groupes dans les rues et dans les jardins publics avoisinant les hôpitaux.

Cette faculté, qui nous paraîtrait excessive à Paris et qui serait certainement chez nous la cause de rechutes fréquentes, tient-elle à l'absence presque générale de jardins et de promenoirs dans les hôpitaux de Londres, ou simplement au tempérament des malades anglais, moins enclins que les nôtres à abuser de leur indépendance? Peut-être en doit-on faire remonter l'origine aux deux causes réunies.

Grâce à la supériorité de notre installation, presque tous nos hôpitaux renferment des jardins ombragés et soigneusement entretenus : nos malades, dès qu'ils sont en état de se lever, ont toute faculté d'y venir, sans crainte des accidents, respirer une partie de la journée l'air pur et frais qui manque aux établissements anglais. Ils n'ont donc aucun intérêt à s'en éloigner même momentanément, et de fait ils ne sollicitent jamais la permission de sortir, que dans les circonstances exceptionnelles où des affaires majeures réclament impérieusement leur présence hors de l'hôpital.

En résumé, l'Administration a le devoir de rechercher si, avec les deux asiles de Vincennes et du Vésinet ouverts aux seuls convalescents désignés par les médecins, et avec les secours à domicile accordés sur les fonds de la fondation Montyon aux individus qui rentrent chez eux au sortir de l'hôpital, des services spéciaux de convalescents organisés dans chaque hôpital suivant les indications qui viennent d'être données, ne compléteraient pas très-heureusement l'institution destinée à procurer l'entière et efficace guérison des malades confiés à l'assistance publique.

§ VIII. DU PERSONNEL EMPLOYÉ AU SERVICE DIRECT DES MALADES.

Réorganisation du personnel administratif des hôpitaux et hospices, en 1802.

Un des premiers soins du Conseil général des hospices, à l'expiration des engagements contractés avec les entreprises, fut de placer à la tête de chaque établissement un préposé responsable qui, sous le nom d'Agent de surveillance, eut pour mission exclusive de diriger l'application du régime paternel, et d'assurer, en matière d'ordre et de discipline, la bonne et ponctuelle exécution des décisions de l'autorité centrale (1).

(1) Il ne sera pas sans intérêt d'établir ici, d'après les documents authentiques que possèdent les archives de l'Assistance publique, la filiation de l'Administration hospitalière de Paris, depuis son origine jusqu'à l'institution du Conseil général des hôpitaux et hospices civils.

L'Administration intérieure de l'Hôtel-Dieu, placée d'abord sous la dépendance spirituelle et temporelle du chapitre de Notre-Dame, était confiée dans l'origine à des frères et à des sœurs qui, sous la surveillance d'un maître ou proviseur, se partageaient les soins à donner aux malades.

Vers la fin du XVe siècle, il s'introduisit dans l'Hôtel-Dieu, des abus et des désordres tellement graves que le Parlement fut obligé d'intervenir. L'arrêt du 2 mai 1505 confia à huit commissaires laïques l'administration de l'hôpital, et enjoignit au chapitre de Notre-Dame de prendre les mesures nécessaires pour réformer les mœurs des frères et des sœurs. L'arrêt du Parlement s'exprime ainsi :

« Sur ce qu'il est venu à la congnoissance de la court que, en l'Hostel-Dieu de Paris, a eu et a de présent

L'arrêté du 20 fructidor an II stipulant « qu'il y aura dans chaque maison « hospitalière un agent de surveillance et un économe » n'est que la régularisation d'une disposition due à l'initiative du Conseil, et appliquée par lui, dès son entrée en fonction, à mesure du remplacement des entrepreneurs.

L'économe était, comme aujourd'hui, sous la surveillance et le contrôle de l'agent principal, préposé à l'entretien du matériel et à l'approvisionnement général de l'établissement.

D'autres employés, toujours en très-petit nombre, un ou deux, suivant l'importance de l'établissement, furent mis à la disposition de l'agent de surveillance, pour tenir les registres d'admission des malades, du mouvement de la population, et des consommations. Il était expressément recommandé à l'agent de surveillance d'assister à la réception des fournitures et d'en vérifier la quantité et la qualité.

Dans son instruction générale du 6 brumaire an X, qui est beaucoup plus un exposé du plan de la nouvelle administration qu'un règlement proprement dit, M. Frochot, qu'il faut toujours citer lorsqu'il s'agit de l'organisation des grandes administrations parisiennes, s'était complu à tracer les devoirs de chacun. Ce document, empreint d'un rare esprit de sagesse, touche à tous les points du service ; à soixante ans d'intervalle, il n'a rien perdu de son autorité :

« mauvais ordre tant au spirituel que temporel, et mesmement en ce qui concerne les povres malades que « l'on dit ny estre receuz et traictez comme il appartient...... »

A partir de cette époque, le chapitre de Notre-Dame ne conserva plus qu'une autorité toute spirituelle sur les frères et les sœurs, et sur les administrés.

La réunion des huit commissaires laïques chargés de l'administration fut l'origine du bureau de l'Hôtel-Dieu. Leur nombre s'accrut avec l'étendue du ressort de l'Hôtel-Dieu, lorsqu'il comporta une grande partie des hôpitaux de Paris. Jusqu'à Louis XIV, la direction du bureau de l'Hôtel-Dieu avait été confiée seulement au premier président au Parlement, à un président de cette Cour, au premier président de la Cour des Aides, et à un conseiller au Parlement. Les lettres patentes de 1690 nomment chefs de la direction de l'Hôtel-Dieu l'archevêque de Paris, les premiers présidents du Parlement, de la Chambre des Comptes et de la Cour des Aides, le procureur général au Parlement, le lieutenant général de police et le prévôt des marchands, ayant sous leur surveillance seize notables bourgeois qui portaient le titre d'administrateurs.

Au-dessous des administrateurs, qui se partageaient toutes les branches du service, après le receveur général spécial, ayant voix délibérative, et le greffier chargé de la rédaction des minutes de tous les actes, plusieurs commis ou officiers du bureau concouraient à l'expédition des affaires.

D'après un état dressé en 1655, le greffier recevait comme gages ou récompense 320 l., l'agent d'affaires chargé du contentieux 700 l., deux commis, l'un 400 l. et l'autre 300 l., enfin un huissier de bureau 36 l. (*Extrait d'un état dressé par Sébastien Cramoisy, et Jean de Gomont, administrateurs, le 17 février 1655.*)

A l'hôpital général, la déclaration de 1690 adjoint au premier président au Parlement, au président de la Chambre des Comptes et au procureur général nommés chefs de la direction par l'édit d'établissement de 1656, l'archevêque de Paris, le premier président de la Cour des aides, le lieutenant général de police et le prévôt des marchands.

Ainsi qu'à l'Hôtel-Dieu, les administrateurs nommés par arrêt du conseil d'État avaient la direction des affaires.

Le personnel des bureaux dans les différentes maisons de l'hôpital général se composait également d'un économe, du receveur et de plusieurs commis chargés des entrées, du travail des vivres, etc.....

Dans les autres hôpitaux que renfermait Paris avant la Révolution, à Saint-Gervais, Saint-Jacques aux Pèlerins, Sainte-Catherine, etc., les maîtres et gouverneurs nommés par les édits royaux ou par les confréries dont ils étaient membres, constituaient l'administration supérieure de l'hôpital.

Ils surveillaient la gestion des recettes et des revenus et ordonnaient la dépense. Ils avaient sous leurs ordres

Devoirs des agents de surveillance à l'égard des malades.

« Le devoir des agents de surveillance dans les hospices est d'être continuellement dans la « maison; d'en connaître parfaitement les locaux, leur distribution, le nombre et la qualité des « personnes qui doivent y être reçues; de voir souvent les malades et les indigents; de ne rien « ignorer de ce qui les concerne, enfin d'être accessible à tous les instants pour recevoir les « plaintes ou les demandes, apercevoir les désordres, en découvrir les causes, y porter le remède « convenable.

« Ces devoirs permettent difficilement aux agents de surveillance de s'absenter. Ils ne décou-« cheront pas de l'hospice sans en avoir obtenu la permission de la Commission administrative; « et de jour même, lorsqu'une véritable nécessité les appellera hors de l'hospice, ils ne sorti-« ront qu'après avoir laissé les instructions nécessaires à l'un des employés sous leurs ordres, « ou à une autre personne qui soit connue. Leur absence ne doit pas arrêter l'expédition des « affaires urgentes, et il faut que l'on sache, en toute circonstance, à qui l'on s'adressera au « défaut de l'agent de surveillance.

« Les fonctions des employés au bureau de réception exigent leur présence dans ces bureaux, « à toutes les heures de la journée. Le transport d'un malade dans le lit qui lui est destiné ne « saurait être trop prompt.

« A l'Hôtel-Dieu, il y aura constamment, la nuit et le jour, un employé présent au bureau de « réception; et, dans le cas où l'officier de santé ne se trouverait pas présent à l'instant de l'ar-« rivée d'un malade, l'employé en fera prévenir sur-le-champ l'agent de surveillance. »

Intermédiaire obligé entre l'administration et les administrés, l'agent de surveil-

---

dans la plupart des hôpitaux une principale maîtresse chargée de faire la dépense, et de diriger les domestiques et gens de service.

Sous la surveillance des maîtres et gouverneurs, était placé un receveur, qui était ordinairement ou procureur au Châtelet ou conseiller de l'Hôtel-de-Ville. Cet emploi d'économe ou de comptable est celui que l'on retrouve dans les comptes des hôpitaux au moyen âge et pendant la renaissance. Dans les hôpitaux de passants, ce fut d'abord un religieux ou un prêtre qui l'exerça; plus tard, ce fut un laïque.

Quant au personnel des serviteurs et servantes, il était le plus généralement composé d'ouvriers et d'ouvrières payés à la journée. Dans d'autres maisons, Saint-Gervais, Sainte-Catherine, Saint-Jacques-l'Hôpital, le personnel se réduisait à quelques serviteurs strictement nécessaires, les religieuses faisant elles-mêmes la plupart des gros ouvrages.

En 1801, M. Frochot, Préfet de la Seine, voulant réorganiser l'administration hospitalière de Paris, tombée, on le sait, dans le plus profond désarroi, présenta à cet effet au Gouvernement un projet de règlement dont l'économie reposait sur la reconstitution du grand Bureau des pauvres assisté d'une Commission exécutive de trois membres.

« En ramenant toutes les fonctions dans des mêmes mains, toutes avaient été négligées. La force et le temps « avaient manqué au zèle et au talent.

« Pour remédier à cet état de choses il fallait diviser des opérations qui se confondaient et se nuisaient, les « rendre simples et claires pour les rendre faciles...... Il fallait surtout acquérir une force centrale, aussi inal-« térable dans ses éléments que la faiblesse humaine peut le permettre...... Pour obtenir cette force, il fallait que « le présent prît conseil du passé. En administration, le meilleur raisonneur c'est l'expérience. Il fallait rendre aux « hôpitaux ce Conseil paternel et municipal, qui, inaccessible à l'intrigue comme à l'intérêt, eût pour garant les « lumières, les vertus, la probité, et pour salaire, l'estime, la gloire, et le bien qu'il aurait fait. Il fallait enfin lui « adjoindre une Commission exécutive chargée de la direction du mouvement journalier et de l'exécution de « toutes les mesures préparées par le Conseil et ordonnées par l'autorité. » (Mémoire de M. Frochot, Préfet de la Seine, 1801.)

Ces diverses propositions ayant été adoptées, aboutirent à l'arrêté des Consuls du 27 nivôse an IX, portant réorganisation de l'Administration des hôpitaux et hospices civils de Paris.

lance était donc, dans l'ordre hiérarchique, l'expression la plus élevée du service direct des malades. C'est lui qui donnait l'impulsion aux agents secondaires, veillait à l'application rigoureuse des prescriptions médicales, s'assurait qu'aucun soin ne manquait aux malades; c'est lui enfin qui, présidant aux détails les plus intimes du service et offrant à tous l'exemple de l'abnégation et du dévouement, pouvait le mieux contribuer à la marche régulière des services ainsi qu'à l'amélioration du régime hospitalier.

Sa mission envisagée à ce point de vue avait une importance d'autant plus grande que les malades ne voyaient et ne connaissaient que lui; le Conseil général des hospices qui s'était réservé le droit supérieur de direction et de contrôle l'exerçait de trop haut et à de trop longs intervalles; la Commission exécutive elle-même était trop divisée dans ses moyens d'action pour exercer une influence réellement efficace sur la tenue et la moralité des subalternes (1). De fait, le personnel des infirmiers était tout entier à la discrétion des agents de surveillance, et suivant que ceux-ci se montraient plus ou moins aptes ou plus ou moins attachés à leurs devoirs, on voyait aussitôt le service des malades se relever ou s'affaiblir dans leurs mains.

Loi du 10 janvier 1849 portant réorganisation de l'administration des hôpitaux et hospices civils de Paris.

Telle était au commencement de ce siècle, et telle est encore, au moins dans son ensemble, la composition du personnel administratif des hôpitaux et hospices. Elle s'est longtemps maintenue dans ces conditions sans autre changement que la substitution du titre de directeur (2) à celui d'agent de surveillance, mesure qui avait pour but de relever aux yeux du public et des malades le caractère et l'autorité du représentant de l'Administration dans les établissements. La loi du 10 janvier 1849, introduisant un principe nouveau dans l'organisation hospitalière, est venue modifier profondément l'ordre ancien. En réunissant le pouvoir administratif et exécutif de l'ancien Conseil général des hospices entre les mains d'un Directeur unique mais responsable, la loi du 10 janvier 1849 a, de droit et de fait, attribué à ce fonctionnaire cette action permanente et directe qui est la condition vitale du service hospitalier, et que la

---

(1) « Le ministre de l'Intérieur voulut bien lui-même prendre part aux travaux du Conseil: il eut plusieurs « conférences avec ses membres; il visita avec eux la plupart des hospices. Ce fut lors de ces visites que l'on « reconnut que la surveillance des membres du Conseil serait plus directe, plus immédiate, plus active, s'ils « partageaient entre eux les hospices, pour visiter habituellement les maisons confiées à leurs soins. En effet, les « hospices étant au nombre de 19, une personne qui destinerait 3 jours par mois à les visiter ne verrait chacun « d'eux que tous les 6 mois : sa surveillance étant concentrée sur un seul établissement, cette même personne « verra la même maison trois fois dans un mois.

« C'est une époque mémorable pour les hospices que celle du 14 nivôse an X, à laquelle les membres du « Conseil se sont partagé la surveillance directe des hospices. Les membres de la Commission ont fait la même « répartition entre eux. Les membres du Conseil et les membres de la Commission administrative qui donnent « leurs soins à la même maison confèrent d'abord entre eux sur le service de cette maison; ils préparent, de concert, « les propositions à porter au Conseil, lequel prononce et fait exécuter par la Commission. On peut assurer que « toutes les améliorations qui ont été faites dans les hospices sont dues à cette forme de travail. »

(Rapports au Conseil général d'administration des hospices civils de Paris, par Camus, page 17.)

(2) Arrêté du 27 avril 1830.

force des choses avait si fâcheusement reléguée dans les établissements, où elle s'exerçait sans préoccupation d'une règle commune, sans unité ni esprit de suite. Le Directeur de l'Assistance publique, ainsi investi de tous les pouvoirs d'administration qui appartenaient à l'ancien Conseil, remplace à Paris, pour tout ce qui est action, les commissions hospitalières des villes de province, et reste soumis comme elles à l'autorité du Préfet du département et du Ministre de l'intérieur, représentants du gouvernement dans la localité et au centre. (Loi du 10 janvier 1849, art. 1er.)

Aujourd'hui, comme autrefois, un Conseil, éminent par sa sagesse et ses lumières, étend sa haute surveillance sur toutes les parties du service; il éclaire, juge et modère au besoin, dans les limites de sa compétence, les actes directoriaux, sans cependant pouvoir jamais y substituer ses propres actes; le Directeur seul agit, parce que seul il est responsable; il a reçu des règlements toute latitude de pourvoir aux besoins impérieux et incessants du service; mais s'il centralise toutes les forces vives de l'Administration, c'est à la condition expresse de les faire concourir toutes au même but : le soulagement efficace et prompt des malheureux (1).

Ces explications étaient indispensables pour la juste appréciation des faits qui vont suivre.

Les religieuses et les infirmiers.

Pendant longtemps, à l'Hôtel-Dieu, les services de l'hôpital étaient confiés direc-

(1) L'Administration centrale, où réside l'autorité dirigeante, n'étend pas seulement son action sur les hôpitaux et hospices, mais encore sur tout ce qui se rattache aux secours publics, assistance et traitement à domicile, bureaux de bienfaisance, service extérieur des aliénés et des Enfants assistés.

Elle est organisée de manière à imprimer à toutes les parties de ce vaste ensemble une action permanente et immédiate; les besoins des malades ou des indigents ne pouvant se concilier avec l'accomplissement de longues formalités.

Son personnel comprend tous ceux qui, sous les ordres du Directeur responsable, concourent à cette tâche; savoir :

Administration centrale. — 2 Inspecteurs chargés de la surveillance générale des Établissements et des Services. — 4 Chefs de division. — 1 Receveur. — 1 Contrôleur. — 1 Directeur de la perception du droit des Indigents et 2 Contrôleurs adjoints. — 12 Chefs de bureaux. — 11 Sous-chefs. — 8 Commis principaux. — 35 Commis. — 36 Expéditionnaires. — 57 Visiteurs.

Agences diverses. — 1 Architecte en chef. — 6 Architectes inspecteurs. — 11 Piqueurs. — 1 Ingénieur en chef. — 1 Commis inspecteur.

Hôpitaux, hospices et Établissements de service général. — 35 Directeurs. — 21 Économes. — 1 Caissier (direction des nourrices). — 1 Inspecteur (service des nourrices). — 5 Commis principaux. — 48 Commis. — 56 Expéditionnaires.

Bureaux de bienfaisance. — 20 Secrétaires-Trésoriers. — 20 Commis principaux. — 24 Commis. — 29 Expéditionnaires.

Service extérieur des Enfants assistés. — 2 Inspecteurs. — 31 Sous-Inspecteurs. — 3 Commis.

Ce qui donne un total de 487 personnes réparties de la manière suivante :

Personnel administratif	171	487
Agences diverses	20	
Personnel des Établissements	167	
Bureaux de bienfaisance	93	
Service extérieur des Enfants assistés	36	

tement à des religieux et à des religieuses; mais les soins matériels à donner aux malades étaient remis exclusivement à ces dernières. Tenon dit, nous ne savons d'après quelle autorité, que les infirmières ont, sous le nom de filles de chambre, précédé les religieuses à l'Hôtel-Dieu (1). Au XIIe et au XIVe siècle nous trouvons bien, il est vrai, des servantes laïques, obligées en cas de mariage de quitter l'hôpital; mais elles étaient placées sous la direction et la dépendance absolue des religieuses. Celles-ci ayant, à ce qu'il paraît, abusé de la faculté d'avoir des domestiques, l'autorité religieuse dut, au XVIe siècle, les rappeler à l'obédience de l'ordre et leur interdire de se faire aider, même pour les travaux de lessive, les plus pénibles de tous (2). Il ne paraît pas, toutefois, que cette interdiction ait duré bien longtemps; car, à partir de 1562, nous constatons de nouveau, à l'Hôtel-Dieu, la présence de serviteurs laïques; à la fin du XVIIe siècle, ces serviteurs étaient au nombre de 14 pour les trois maisons qui constituaient le ressort de l'Hôtel-Dieu (l'Hôtel-Dieu, l'hôpital St-Louis, et la Maison des incurables); aujourd'hui on en compte, à l'Hôtel-Dieu seulement, 134.

En parlant de l'installation des services, nous avons fait connaître quelles étaient les fonctions de l'inspecteur des salles. Placé par le règlement de 1752 à la tête des domestiques, il avait une autorité presque absolue sur eux, et était, mais seulement en ce qui les concernait, l'instrument direct des ordres du bureau. Les religieuses comme les médecins ne relevaient que des administrateurs.

A en juger par les observations que les médecins de l'Hôtel-Dieu présentèrent en novembre 1756, et dans lesquelles ils passent en revue les différents services de l'Hôtel-Dieu, le personnel des serviteurs devait être encore peu nombreux à cette époque, puisque d'une part, les médecins se plaignaient de la nécessité où se trouvaient les religieuses d'employer aux gros ouvrages de l'Hôtel-Dieu des malades à peine convalescents; et que, de l'autre, ils réclamaient, comme une amélioration, qu'il y eût, y compris les sœurs et les novices, un infirmier pour vingt malades ou pour douze blessés (3).

---

(1) Tenon, page 234, note 3.

(2) « Nous ordonnons jouxte les statutz anciens que pour servir aux pauvres mallades y aura en cest Hostel-Dieu « quarente sœurs religieuses professes de l'ordre Sainct-Augustin et autant de filles blanches...... A iceulx services « des mallades ne seront permises aucunes personnes séculières de quelque sexe qu'elles soient, soubs couleur de « faire quelque service aux sœurs ou aux mallades...... Doresnavant, pour esviter les occasions de mal, se trouveront et n'y aura aucune personne séculières de quelque sexe ou condition qu'elles soient, au lavoir, à aider à « faire ou à laver la lexive du linge ou aultres quelzconcques mundations de choses, que soit mesmes à porter « les charges des draps, linges, boys ou aultres choses; mais soit pourveu de aide suffisant de sœurs et de filles « blanches pour seurvenir à celles qui auront la charge des dictes lexives, lotions, mundations, et choses prédictes « en cest article. » Statuts de l'Hôtel-Dieu de Paris, 1536. (Arch. de l'Ass. Pub.)

(3) « Pour faire les gros ouvrages de l'Hôtel-Dieu, les dames religieuses sont obligées de prendre des hommes « et des femmes qui relèvent de maladies, et que pour cette raison on appelle des convalescents.

« On récompense ces gens de leur travail, en leur donnant un surcroît d'aliments, en pain, en viande, et en « vin, ce qui entraîne les plus grands abus :

Tenon, dans ses mémoires, consacre tout un chapitre au personnel hospitalier. Il dit à cette occasion :

« Les officiers et les serviteurs d'un hôpital en sont la partie active. On remédie jusqu'à un « certain point à l'imperfection des bâtiments d'un hôpital, non-seulement par un ameublement « plus ample et une distribution de malades mieux entendue, mais surtout par des serviteurs « plus instruits et plus nombreux. On considère dans les officiers, les serviteurs, leur nombre « et leurs fonctions ; car on essaie dans tout hôpital d'en proportionner le nombre aux besoins « et d'y porter toutes les branches du service à une certaine perfection : *le terme de la perfec-* « *tion en ce genre est l'économie jointe au succès* (1). »

Du temps de Tenon, le recrutement des infirmiers était devenu une des grandes difficultés du service :

« Il est difficile de trouver de bons infirmiers, de bonnes infirmières. Cette classe de servi- « teurs manque dans beaucoup d'hôpitaux. Elle est essentielle et mérite une grande attention. « L'ordonnance du roi pour les hôpitaux militaires leur accorde des gratifications à proportion « de ce qu'on est satisfait de leurs services : ils reçoivent pareillement des récompenses à l'hô- « pital des Gardes-Françaises. La croix que portent les infirmiers et les infirmières de Lyon est « un objet d'émulation ; outre qu'elle leur attire les égards de leurs concitoyens, qui ne voient « dans ces utiles serviteurs que des personnes d'une vertu éprouvée et constante, ceux ou celles « qui la possèdent ont encore l'avantage d'être attachés pour la vie à la maison : les priver de « cette croix pendant quelque temps, ce qui s'appelle décroiser, serait une grande punition (2). »

L'autorité presque illimitée accordée aux différentes congrégations religieuses

---

« 1° Pour avoir plus d'aliments, on voit des gens encore malades ou trop faibles se mettre à travailler dans « l'Hôtel-Dieu, ce qui les fait récidiver.

« 2° L'excès d'aliments joint au travail est une autre source de récidive.

« 3° Les convalescents vendent aux malades partie de ces aliments qui sont le fruit de leur travail, ce qui sert « encore à prolonger les maladies. Enfin l'on voit ces convalescents se perpétuer dans les salles pendant des années « entières et être alternativement malades et infirmiers, ce qui est fort à charge à la maison et aux malades.

« Il est incontestable que les D. D. religieuses et les sœurs ne peuvent pas faire tout ce qu'il y a à faire dans les « salles : il est donc très-juste de leur accorder des infirmiers ou des infirmières.

« On emploie ordinairement dans les hôpitaux réglés un infirmier pour vingt malades, ou pour douze blessés. Il « en faudroit beaucoup davantage dans les salles des fous et des folles où l'on amarre souvent des personnes en- « ragées furieuses qui exigent beaucoup de monde pour les contenir, pour les veiller et pour les baigner.

« Il seroit juste de comprendre dans le nombre des infirmiers et des infirmières, MMes les novices et les sœurs « qui en font les fonctions dans les salles, mais les infirmiers et les infirmières que l'on ajouteroit pour com- « pléter le nombre, devroient être des gens sains et forts que l'on payeroit en argent, ainsy que de raison, que « l'on nourriroit bien, mais sans excès, et que l'on entretiendroit en nombre suffisant dans chaque salle, pour « qu'il ne soit absolument pas besoin de ce qu'on nomme des convalescents.

« Les salaires que l'on paye en aliments paroissent ne rien coûter à la maison, et cependant rien n'est réelle- « ment si dispendieux, par la prolongation des maladies, par les récidives qu'ils occasionnent et par la gesne que « causent aux autres malades des gens qui restent des années entières à l'Hôtel-Dieu, qui y occupent des lits, et « que la facilité d'y trouver des aliments entretient dans la paresse. » (Arch. de l'Ass. Pub.)

(1) Tenon, 4e Mémoire, page 299.

(2) Tenon, 4e Mémoire, page 328.

dans les diverses maisons hospitalières avait, s'il faut en croire La Rochefoucauld-Liancourt, qu'on ne peut suspecter d'exagération en pareille matière, engendré de nombreux abus. Dans son septième rapport, il dit, en parlant de l'Hôtel-Dieu :

« Les religieuses hospitalières ont la direction de toutes les salles, et sont chargées de presque « tous les départements de l'intérieur; elles président au traitement des malades, à l'adminis-« tration des remèdes et à la distribution des aliments. Tous les domestiques de la maison leur « sont subordonnés; elles sont maîtresses absolues de la police des salles, sous la direction « néanmoins du bureau de l'administration, et la conduite des médecins. Elles sont sans « doute respectables par leur zèle, leur piété et leurs soins assidus auprès des malades; mais, « quelque mérité que puisse être cet éloge, nous ne pouvons pas nous dispenser d'y mêler quel-« ques observations moins favorables, d'après des faits récents et bien avérés........... « Nous ne pouvons pas nous empêcher de croire que c'est principalement à l'empire qu'exercent « les religieuses dans l'Hôtel-Dieu et à leur résistance à toute autorité que l'on doit attribuer la « perpétuité de plusieurs abus et de très-grands inconvénients dont nous n'hésitons pas de « dénoncer ici les fâcheux effets (1). »

Et plus loin :

« Les indigents sont également mécontents du service des sœurs et des domestiques attachés « à la maison; ils accusent les premières de dureté et de despotisme, les seconds de négligence « et de mauvaise volonté. »

En 1815, M. de Pastoret jette à son tour un regard rétrospectif sur ce qu'était le personnel des hôpitaux sous les anciens administrateurs, et le compare à ce qu'il était devenu sous l'administration nouvelle du Conseil général des hospices :

« On a quelque peine à concevoir, dit-il, jusqu'à quel point on avait autrefois multiplié les « personnes employées au service des hôpitaux. Il y en avait une pour moins de trois malades « à la Charité et à l'Hôtel-Dieu, une sur cinq et un quart environ à l'hôpital Necker, celui de « tous où le nombre en était le moins grand dans la proportion du nombre des malades. Il y a « aujourd'hui dans le même hôpital un employé sur six malades, un sur cinq à peu près à « l'hôpital Beaujon, à l'hôpital Cochin, à l'hôpital Saint-Antoine, et un peu moins à la Charité. « La proportion est un sur cinq à l'Hôtel-Dieu. Mais il faut dire, pour le présent comme pour « l'avenir, que, dans le nombre des personnes employées au service des pauvres, sont com-« prises celles qui veillent à leur santé, qui président à l'administration de la maison, qui y « exercent les fonctions du culte, comme celles des devoirs plus ordinairement caractérisés par « les mots d'employés, d'infirmiers, de gens de service, etc., etc....... En défalquant à l'Hô-« tel-Dieu les personnes qui n'y sont pas nourries, comme les médecins, les chirurgiens, les

(1) Rapport fait, au nom du Comité de mendicité, des visites faites dans les divers hôpitaux de Paris, par M. le duc de La Rochefoucauld-Liancourt, page 3.

« pharmaciens, la proportion est à peu près de 1 sur 6 3/4. Elle ne serait plus que de 1 sur 12, « si l'on ne voulait compter que ceux ou celles qui sont plus directement attachés au personnel « des malades (1). »,

Nombre des personnes attachées au service direct des malades.

Le tableau ci-après, dressé d'après des renseignements authentiques, donnera une idée de l'importance du personnel des établissements, pris à quatre époques différentes, dans l'espace de 75 ans. D'après Tenon, La Rochefoucauld-Liancourt et Pastoret, le calcul est établi sur la totalité du personnel des établissements; mais en 1862 les états d'organisation nous permettent d'établir une distinction entre le personnel total et celui des religieuses, infirmiers et filles de service chargés directement du soin des malades.

NOMS DES HÔPITAUX.	1786. — D'APRÈS TENON.	1790. — D'APRÈS LA ROCHEFOUCAULD-LIANCOURT.	1814. — D'APRÈS PASTORET.	1862. — D'APRÈS LES ÉTATS D'ORGANISATION.	
	Nombre d'employés, médecins, chirurgiens, pharmaciens, élèves, religieuses ou serviteurs par rapport au nombre des malades.	Nombre d'employés, médecins, chirurgiens, pharmaciens, élèves, religieuses ou serviteurs par rapport au nombre des malades.	Nombre d'employés, médecins, chirurgiens, pharmaciens, élèves, religieuses ou serviteurs par rapport au nombre des malades.	Nombre d'employés, médecins, chirurgiens, pharmaciens, élèves, religieuses ou serviteurs par rapport au nombre des malades.	Nombre de religieuses, surveillants ou surveillantes, et des serviteurs des salles par rapport au nombre des malades.
Hôtel-Dieu	1 sur 4 75	1 sur 2 93	1 sur 3 50	1 sur 4 26	1 sur 8 49
Pitié	» »	» »	9 »	4 36	8 45
Charité	2 »	2 03	5 »	4 23	9 »
Saint-Antoine	4 75	» »	5 »	5 32	8 42
Necker	5 75	5 »	7 »	4 47	7 87
Cochin	4 »	2 92	4 »	2 58	6 61
Beaujon	3 75	» »	7 25	4 48	9 77
Lariboisière	» »	» »	» »	3 78	9 62
Saint-Louis	4 75	4 11	7 25	4 07	8 90
Midi	8 50	» »	9 »	6 10	15 27
Lourcine	8 50	» »	» »	5 25	13 80
Enfants-Malades	4 25	» »	6 »	4 44	9 22
Sainte-Eugénie	» »	» »	» »	3 69	7 87
Maison d'accouchement	» »	» »	6 »	4 46	12 86
Cliniques	» »	» »	» »	2 98	7 60
Maison de Santé	» »	» »	3 »	3 34	6 66

A l'exception de l'hospice des Enfants-Assistés, où le service seul de la crèche exige un nombre considérable de nourrices et de serviteurs, la proportion des religieuses,

(1) Rapport de M. le comte de Pastoret, page 216.

surveillants, surveillantes et gens de service est, et doit être bien inférieure pour les hospices; cela résulte du tableau ci-après dressé pour les mêmes époques.

NOMS DES HOSPICES.	1786. — D'APRÈS TENON.	1790. — D'APRÈS LA ROCHEFOUCAULD-LIANCOURT.	1814. — D'APRÈS PASTORET.	1862. — D'APRÈS LES ÉTATS D'ORGANISATION.	
	Nombre d'employés, médecins, chirurgiens, pharmaciens, élèves, religieuses ou serviteurs par rapport au nombre des malades.	Nombre d'employés, médecins, chirurgiens, pharmaciens, élèves, religieuses ou serviteurs par rapport au nombre des malades.	Nombre d'employés, médecins, chirurgiens, pharmaciens, élèves, religieuses ou serviteurs par rapport au nombre des malades.	Nombre d'employés, médecins, chirurgiens, pharmaciens, élèves, religieuses ou serviteurs par rapport au nombre des malades.	Nombre de religieuses, surveillants ou surveillantes et des serviteurs des salles par rapport au nombre des malades.
(1)	1 sur	1 sur	1 sur	1 sur	1 sur
Vieillesse-Hommes........	» »	» »	13 87	7 96	13 10
Vieillesse-Femmes........	11 »	» »	13 15	8 02	13 64
Incurables-Hommes........	» »	6 02	11 36	10 09	24 70
Incurables-Femmes........	5 »	6 02	9 61	10 52	22 86
Ménages..................	9 25	4 06	14 25	16 42	28 31
La Rochefoucauld.........	7 25	» »	8 82	7 93	20 50
Sainte-Périne............	» »	» »	7 89	10 33	58 60
Enfants-Assistés.........	» »	» »	4 »	4 32	10 84

Ainsi donc Tenon, La Rochefoucauld-Liancourt, Pastoret, et, après eux, tous ceux qui se sont occupés des questions hospitalières reconnaissent également que le personnel attaché au service direct des malades (les infirmiers, en un mot) a toujours été, et est encore, pourrions-nous ajouter, malgré tout le soin apporté à son recrutement, le côté faible du service des hôpitaux. C'est à tort que l'on penserait pouvoir suppléer par le nombre à la qualité. On aura beau multiplier les serviteurs autour des malades, s'ils manquent de zèle et de dévouement, ils se déchargeront les uns sur les autres des soins à leur donner, et ne seront eux-mêmes, dans le service, qu'une cause nouvelle d'encombrement et de désordre. Les malades n'ont jamais été l'objet de moins de surveillance et de soins que pendant la période révolutionnaire où l'Hôtel-Dieu, par exemple, a compté un moment 1 employé ou serviteur pour moins de 3 malades.

(1) Nous avons opéré à l'égard des hospices comme nous l'avons fait pour les hôpitaux, et calculé, d'après le nombre des lits de chaque service, la proportion du nombre des serviteurs attachés à la personne des administrés. Il est à remarquer toutefois que chaque hospice a une infirmerie particulière desservie par des serviteurs attachés également au service des dortoirs. Les seuls hospices de la Vieillesse-Hommes et de la Vieillesse-Femmes et l'Institution de Sainte-Périne ont un personnel spécial attaché au service de l'infirmerie. En ne tenant compte que des lits d'infirmerie et des serviteurs attachés aux administrés en traitement, nous obtenons :

Vieillesse-Hommes....	166 lits d'infirmerie,	20 personnes	ou	1 personne pour	8.30 lits.
Vieillesse-Femmes....	291	—	47	—	ou	—	6.18 —
Sainte-Périne.........	25	—	5	—	ou	—	5.00 —

Il est vrai d'ajouter que les serviteurs des pauvres à cette époque étaient encore moins dignes d'intérêt qu'ils ne le sont aujourd'hui. Il régnait dans cette partie du service des abus criants que la licence du temps n'avait fait que développer et dont une longue impunité avait consacré l'usage. Le Conseil général des hôpitaux, trouvant la situation pire qu'elle n'avait jamais été, fit d'inutiles efforts pour y remédier. Les infirmiers, aussi peu scrupuleux que par le passé, continuèrent leurs exactions habituelles à l'égard des malades ou des familles; et tel était encore sur ce point l'état des choses en 1819, que l'Administration eut un moment la pensée de supprimer complétement les serviteurs à gages, et de les remplacer par les orphelins des deux sexes recueillis dans ses hospices (1).

« Il est bien reconnu pour nous tous, lit-on dans un rapport de 1819, que le service des ma-« lades n'est nulle part fait avec autant de soins et de bienveillance que dans celles de vos mai-« sons où les sœurs peuvent s'y livrer entièrement elles-mêmes; mais peu de vos maisons ont cet « avantage, et à quelques-unes près, les sœurs sont obligées d'être aidées par les personnes sa-« lariées qui, surveillées sans doute par elles, sont chargées du service immédiat des malades « et des blessés. Plus le nombre des malades rassemblés dans la même maison est grand, plus « le nombre des infirmiers et des infirmières est proportionnellement considérable. Depuis long-« temps on se plaignait de leur mauvais service, de leur négligence, de leur indifférence pour « le bien-être des malades : défauts que les réprimandes continuelles des sœurs ne pouvaient ni « corriger, ni souvent même affaiblir. Renvoyés, leurs successeurs ne satisfaisaient pas davan-« tage, et les mutations multipliées et nécessaires dans cette classe d'employés étaient, pour « ainsi dire, un mal de plus, puisqu'il n'en résultait pas un mieux. Le Conseil a décidé qu'à « l'avenir ce service serait donné à des orphelins des deux sexes sortant de la maison où ils « sont élevés. Ainsi, en ouvrant un débouché pour le placement des enfants abandonnés confiés « à vos soins, vous avez pour garantie de leur bonne conduite la surveillance immédiate et « continuelle des sœurs sous l'autorité desquelles vous les placez ; vous faites de ces orphelins, « que vous choisissez avec discernement, une sorte de congrégation destinée secondairement au « service des hôpitaux; vous assurez aux malades des soins attentifs et assidus; enfin, par une « idée à la fois heureuse et touchante, vous employez à l'exercice de la charité les individus qui « doivent eux-mêmes à la charité la conservation de leur existence (2). »

Au moment d'appliquer la mesure qu'il avait déjà validée par un acte, le Conseil, se trouvant arrêté par les difficultés de l'exécution, remit le projet à l'étude, et finit, non sans regret et sans hésitation, par l'abandonner complétement.

On était alors généralement convaincu que les malades de nos hôpitaux étaient à la merci de leurs infirmiers ou veilleurs. L'opinion publique s'en était émue, et l'on ne craignait pas d'affirmer que les malheureux indigents étaient tourmentés jusque

(1) Résumé des comptes moraux et administratifs des hôpitaux et hospices de Paris pour l'année 1819, sans nom d'auteur, page 11. (Ces résumés étaient présentés au Conseil par *l'un de ses membres* en vertu des arrêtés des 31 janvier 1816 et 3 janvier 1817.)

(2) Rapport fait au Conseil général des hospices, par l'un de ses membres, sur les comptes moraux de son administration pendant l'année 1819.

sur le lit de mort que leur prête la charité publique, et que le produit des impositions forcées entrait en ligne de compte dans le budget des appointements des gens de service.

Appelé à s'expliquer à ce sujet, le Conseil s'exprima ainsi :

« La taxe dont il a été parlé n'a jamais existé.

« Aucune exaction de ce genre n'a été reprochée aux employés des hospices.

« Si des faits analogues à ceux dont on s'est plaint ont été commis de temps à autre par des
« infirmiers ou gagistes des services les plus inférieurs, ces faits ont été immédiatement signalés
« par les médecins, constatés par les employés, réprimés par les administrateurs et suivis du
« renvoi des coupables.

« Sur la demande du conseil des hospices, le conseil municipal a voté un crédit annuel de
« 30,000 francs, pour augmenter le salaire des plus bas emplois, à dater du 1er janvier 1833. »

Dispositions prises par le Conseil général des hospices pour l'amélioration du personnel secondaire. (Règlement du 27 avril 1836.)

On voit qu'à cette époque le Conseil général des hospices avait été amené par la force des choses à porter toute son attention sur les serviteurs et sur leurs rapports avec les malades, et qu'il avait compris la nécessité d'améliorer leur position, afin de pouvoir plus facilement écarter et remplacer les sujets défectueux.

Un arrêté du Conseil, en date du 27 avril 1836, divisant les surveillants et gens de service en huit classes et fixant un maximum de traitement pour chacune d'elles, marque la première tentative faite en vue d'une meilleure organisation du personnel secondaire : il fut le complément heureux, sinon entièrement efficace, de l'élévation des salaires, qui avaient été augmentés en 1834, et dont le maximum se trouvait alors porté aux chiffres ci-après :

1re Classe.		Surveillants et surveillantes	360	francs.
2e	—	Sous-surveillants et sous-surveillantes	250	»
3e	—	Portiers, garde-magasins	300	»
4e	—	Infirmiers	150	»
5e	—	Infirmières	120	»
6e	—	Garçons de service	150	»
7e	—	Filles de service	120	»
8e	—	Ouvriers	300	»

Nous ne voyons pas toutefois que cette mesure ait eu une influence bien satisfaisante sur la composition du personnel secondaire, s'il faut s'en rapporter aux appréciations des commissions médicales.

En effet, ces commissions n'ont jamais manqué, dans leurs rapports annuels de 1833 à 1845, de faire de l'insuffisance du personnel attaché au service des malades et de la mauvaise composition de ce personnel le sujet de doléances sans cesse renouvelées.

Opinion des commissions médicales sur la composition et les services du personnel des infirmiers.

« ..... Les infirmiers, en général, méritent peu de confiance; ils ne sont là, pour la plupart, « que parce qu'ils n'ont point d'autres ressources et parce qu'ils espèrent y trouver les occasions « de s'indemniser de la modicité de leurs gages; bien loin que l'on puisse compter sur leur zèle, « attendre d'eux un effort extraordinaire dans des circonstances pressantes, on peut à peine, à « force de surveillance et d'avertissements, en tirer les services les plus indispensables...

« Pour prévenir ces inconvénients et beaucoup d'autres que nous ne pouvons vous signaler « ici, il faudrait augmenter le nombre des gens de service, les mieux payer et les mieux nourrir. « Quelques moyens pourraient aussi être tentés pour exciter leur émulation et pour les mora- « liser (1). »

« La commission médicale de 1838, de même que plusieurs de ses devancières, s'était plainte « de l'insuffisance du nombre des infirmiers et des infirmières; cette dénomination, qui ne paraît « être consacrée dans aucun des actes écrits de l'administration des hôpitaux, n'a pas, il est vrai, « un sens tellement précis, qu'elle ne puisse se prêter à une assez grande extension; mais tou- « jours est-il qu'il suffit d'avoir eu des rapports même très-passagers avec le service intérieur « d'un hôpital, pour savoir que l'on n'y appelle infirmiers que les personnes qui remplissent au- « près des malades le service le plus direct et le plus intime.

« La commission n'admet pas, en conséquence, que des sœurs, des novices, des garçons de « pharmacie puissent être assimilés à des infirmiers; elle détermine quelles sont, suivant elle, les « seules obligations imposées aux sœurs, et déclare que la réclamation des médecins était par- « faitement fondée en l'espèce. Elle engage le Conseil à réclamer du ministre une augmentation « de personnel.

« Il est bien probable que ses réclamations ne seraient pas infructueuses; mais en admettant « qu'elles le fussent, elles ne seraient point regrettables; l'Administration aurait du moins rempli, « auprès du ministre, le devoir consciencieux que nous remplissons auprès d'elle depuis plusieurs « années (2)... »

« .... La modicité des gages n'amène près des malades que des gens incapables d'avoir pour « eux les égards et les soins que réclame leur état; aussi regardent-ils ces sortes de places comme « un état transitoire, ils sont infirmiers en attendant mieux, et n'ayant aucun désir de se fixer « dans les maisons hospitalières, ils ne font rien pour acquérir la dextérité que réclament leurs « fonctions. Pour augmenter leurs appointements, tous les moyens leur sont bons; ce sont eux « qui apportent et vendent aux malades des aliments et des boissons que les chefs du service de « santé jugent convenable de leur refuser..... Presque tous exigent ou des pauvres malades, ou « de ceux qui viennent les visiter, des gratifications plus ou moins considérables. Le malheu- « reux qui ne peut payer reste privé de soins, sans que le directeur le plus actif, ou la surveil- « lante la mieux intentionnée puisse parer à ces inconvénients. Mais si ces graves désordres sont « dans les hôpitaux ordinaires des plaies effrayantes, que sera-ce donc, Messieurs, si vous jetez « les yeux sur les maisons spéciales destinées aux aliénés? Le récit tracé par l'un de nos con- « frères de la Salpêtrière est vraiment déplorable (3). »

---

(1) Rapport du 28 mars 1839.
(2) Rapport du 14 avril 1841.
(3) Rapport du 10 mai 1843.

Dirons-nous que ces griefs étaient partout également justifiés? Non, assurément : car si la conduite et le dévouement des infirmiers laissaient à désirer, d'heureuses exceptions se rencontraient, qui auraient dû porter les chefs du service de santé à faire une distinction utile et juste dans l'accusation générale de vénalité qu'ils adressaient à la classe tout entière des serviteurs.

En définitive, les plaintes dénoncées, pendant plus de vingt années, pouvaient se résumer dans ces deux griefs :

Insuffisance des salaires du personnel secondaire.

Insuffisance, comme nombre, de ce même personnel.

Le règlement de 1836, introduisant dans la pratique une classification plus rationnelle des sous-employés et des serviteurs, a fait cesser l'arbitraire qui avait jusqu'alors présidé à la fixation des salaires; c'était, au point de vue des principes, une notable amélioration; mais l'insuffisance des crédits alloués mit l'Administration dans l'impossibilité d'appliquer immédiatement et à chacun la quotité de son nouveau traitement, et elle dut attendre le budget de 1838 pour réaliser les ressources que réclamait l'exécution de cette mesure.

A cette même époque, une disposition du règlement sur le régime alimentaire vint également assurer aux infirmiers des allocations plus abondantes et mieux réglées.

L'extension à donner au personnel des infirmiers, dont les commissions médicales ne cessaient de demander l'augmentation numérique, rencontrait au contraire de sérieuses objections dans le sein même du Conseil général des hospices. Placée entre le Ministre qui jugeait ce personnel et la dépense qu'il entraînait trop considérables, et ses médecins et chirurgiens qui trouvaient au contraire le nombre des infirmiers insuffisant, l'Administration ne pouvait que se renfermer dans l'exécution scrupuleuse des instructions, et veiller à ce qu'il y eût toujours, partout où les localités le comportaient, un serviteur pour douze malades (1). Quelques lacunes existant encore sur ce point, plusieurs créations d'emploi vinrent, cette année même, compléter utilement l'organisation du personnel des infirmiers.

Ainsi, l'augmentation successive et du nombre et des salaires des serviteurs, leur répartition mieux entendue dans les services consacrés au traitement des affections aigües, le soin enfin que l'Administration s'efforçait d'apporter dès ce moment à leur recrutement, disent assez combien elle a été toujours pénétrée de la nécessité d'asseoir sur des bases meilleures et plus stables le service direct des malades. Si les ré-

---

(1) « On ne saurait trop se prémunir contre l'abus d'employer à salarier des préposés inutiles des revenus destinés « à soulager le pauvre; l'expérience a prouvé que, dans les hôpitaux de malades, il suffit en général que le « nombre des employés et servants attachés au service direct des malades soit réglé à raison d'un pour dix malades, « et que, dans les hospices de valides, il peut n'être que d'un pour quinze indigents. » — Instruction ministérielle du 8 février 1823.

formes ne furent pas alors plus radicales, c'est moins le fait de l'Administration que celui des circonstances, et elle le comprenait si bien que le seul regret qu'elle exprimât à cette occasion, c'était de n'avoir pas à sa disposition les ressources nécessaires pour faire mieux.

Cependant, soit que la vigilance du Conseil général des hospices et du corps médical, se portant plus particulièrement sur le choix des serviteurs, eût réellement amélioré la composition du personnel secondaire, soit que les augmentations de salaire, réparties avec discernement entre les infirmiers les plus méritants, aient été pour les autres un stimulant salutaire, toujours est-il qu'à partir de 1844 un changement sensible se manifesta dans le service des malades fait autrefois avec tant de négligence ; s'il ne s'exécutait pas encore avec tout le zèle et tout le désintéressement désirables, il avait gagné du moins visiblement sous le rapport de la régularité et des soins.

Encouragé par ces premiers résultats, le Conseil se décida bientôt à restreindre davantage la limite dans laquelle les choix s'étaient effectués jusqu'alors. Un double intérêt justifiait cette mesure ; la nécessité d'écarter de nos hôpitaux, d'une part, les coureurs de place, et, de l'autre, une foule de serviteurs déjà affaiblis par l'âge et qui, ne trouvant pas à se placer ailleurs, offraient leurs services à l'Administration, dans l'espérance de pouvoir plus tard se faire servir et soigner par elle. Ce moyen détourné de s'assurer un abri pour ses vieux jours était tellement connu et exploité par les anciens domestiques, que l'Administration en était arrivée à n'avoir pour infirmiers et infirmières que des personnes caduques ou percluses, qu'elle était, après quelques années de service seulement, obligée d'admettre au repos ou à la pension représentative.

Prime accordée à l'ancienneté des services.

Une décision en date du 7 mars 1845 vint donc régler sous le rapport de l'âge, en même temps que de la moralité, les conditions d'admission des sous-employés et serviteurs, jusque-là laissées à la discrétion des directeurs des établissements. Ce même arrêté accorde, mais seulement en faveur des infirmiers et infirmières, veilleurs, veilleuses, garçons et filles de bains, une augmentation de 60 francs, proportionnelle à la durée de leurs services, « afin, y est-il dit, de les rattacher davantage à leurs fonctions quelquefois si rebutantes » (1).

C'étaient là certainement de sages et prévoyantes mesures, et elles auraient donné les meilleurs résultats, si elles avaient pu être corroborées par une nouvelle augmentation des salaires ; mais toujours limité dans ses moyens d'action, le Conseil

(1) « Art. 1. A l'avenir, nul ne pourra être admis après l'âge de 45 ans révolus aux emplois de gens de service, « sous-surveillants, etc. etc.

« Art. 5. Il leur sera alloué successivement (aux infirmiers et infirmières) une augmentation de 60 francs proportionnelle à la durée de leurs services, savoir : 20 francs après 5 ans de service, 20 francs en sus après 10 ans et « encore 20 francs après 15, de manière à porter les gages des hommes à 210 et ceux des femmes à 180 après 15 ans « de service. » (Arrêté du 7 mai 1845.)

général des hospices se trouvait forcément amené à limiter dans l'application ces mêmes améliorations dont il comprenait si bien la nécessité.

Les serviteurs partagés en deux catégories recevaient alors, les femmes 10 et 12 fr. 50 par mois, les hommes 12 fr. 50 et 15 fr. Les meilleurs d'entre eux, c'est-à-dire ceux auxquels précisément il aurait répugné de chercher un dédommagement illicite dans les abus que nous avons fait connaître, n'obtenant pas de gages rémunérateurs de leurs peines dans les hôpitaux, les désertèrent de nouveau pour les établissements privés et les maisons bourgeoises, où le taux des salaires tendait au contraire à s'élever constamment.

En se bornant à des mesures palliatives, le Conseil n'avait donc résolu aucune des difficultés de la situation.

L'exemple des serviteurs du dehors. non moins que la nature des fonctions hospitalières, aussi pénibles que rebutantes lorsqu'elles ne sont pas relevées par le sentiment chrétien du devoir et de la charité, étaient, il faut le reconnaître, un sérieux obstacle à l'efficacité des efforts du Conseil. Le service se trouvait toujours menacé d'une désorganisation prochaine et rapide.

Ainsi s'explique comment le personnel des infirmiers, qu'on avait pu croire un moment en voie de régénération, n'avait pas tardé à retourner à ses anciennes habitudes, et comment, malgré une sollicitude constante, sa composition en 1860 laissait encore tant à désirer, sous le rapport de la moralité et de la subordination.

Dès qu'il a été donné à l'Administration actuelle de connaître les conditions dans lesquelles fonctionnait ce service important, elle n'a point hésité, non-seulement à remettre la question à l'étude, mais à la trancher dans le sens le plus large et le plus favorable aux infirmiers (1).

(1) Un mémoire en date du 17 juillet 1860 expose ainsi qu'il suit la nécessité de procéder à la réorganisation du personnel secondaire des hôpitaux et hospices : « .... L'arrêté du 7 mai 1845, qui alloue aux infirmiers seulement une augmentation de 60 francs, proportionnelle à la durée de leurs services, et qui ne les appelle à en profiter qu'après trois périodes de cinq années, ne leur offrait un intérêt ni assez important ni assez rapproché « pour les décider à vaincre la répugnance que leur service inspire au début. » Il en est de même de l'allocation exceptionnelle de 4,000 francs que mon honorable prédécesseur vous demandait au budget de 1854, « afin d'essayer de stimuler l'émulation et le zèle...... » Cette allocation, votée tous les ans depuis cette époque, et répartie entre plus de 2,500 individus, représente pour chacun d'eux une part à la fois trop faible et trop éventuelle pour contribuer à fixer dans nos établissements ceux que d'anciennes habitudes et un bon naturel n'y retiennent pas.

« Ces mesures, quoiqu'elles fussent inspirées par une excellente pensée, devaient être et sont, il faut bien le reconnaître, restées sans résultat.

« Dans toutes les carrières, l'insuffisance des salaires est devenue un empêchement sérieux au recrutement des serviteurs utiles. Aussi ne doit-on pas hésiter à s'attaquer à cet obstacle, afin de le surmonter, s'il est possible, par des mesures assez libérales pour qu'elles remplissent le but désiré, et assez prudemment combinées pour qu'elles ne constituent pas une charge trop lourde. Le Gouvernement est entré dans cette voie depuis plusieurs années, en s'occupant avec un intérêt soutenu d'améliorer le sort des agents inférieurs des grandes Administrations de l'État. Lors donc que je porte tout d'abord mon attention sur les conditions dans lesquelles se trouve notre personnel secondaire, et que je propose de remédier à une situation qui, suivant moi, réclame un prompt remède, je ne

Toutefois, avant d'aborder l'organisation actuelle et définitive du personnel secondaire, il convient de dire quelles mesures avaient été prises à l'effet de régulariser le recrutement des serviteurs, et de l'entourer des garanties qui lui manquaient encore, lorsque la gestion des intérêts hospitaliers fut, en 1849, confiée aux soins d'un directeur responsable.

Modifications apporté dans le recruteme des serviteurs.

Jusque-là, nous l'avons dit, le Conseil s'était borné à recommander aux directeurs des établissements, maîtres absolus de choisir leurs serviteurs suivant les convenances du service, de s'enquérir, avec plus d'attention qu'ils ne le faisaient généralement, des antécédents de chaque postulant. Tandis que la plupart d'entre eux admettaient sans enquête préalable le premier individu venu, d'autres, inspirés par un sentiment exagéré de commisération, se contentaient, lorsqu'après des actes graves d'insurbordination ou d'inconduite ils se trouvaient dans la nécessité de renvoyer de mauvais serviteurs, de mentionner cette expulsion comme étant le fait d'une sortie volontaire, si bien que les mêmes individus, passant successivement d'un établissement dans un autre, finissaient par se perpétuer dans nos hôpitaux.

L'instruction du 8 novembre 1849, centralisant dans les bureaux de l'Administration les renseignements relatifs à tous les agents inférieurs, a mis un terme à ces abus (1).

Au moyen d'un répertoire général formé de fiches mobiles indiquant les anté-

---

« fais que suivre l'impulsion donnée d'en haut, et cette impulsion, ai-je besoin de le dire, répond à la sollicitude « du Chef de l'État même pour tout ce qui intéresse le bien-être et la moralisation des classes laborieuses.

« Ce qui m'a encouragé, d'ailleurs, à ne mettre aucun retard à formuler la proposition d'une organisation « nouvelle, c'est qu'une étude approfondie de la question m'a convaincu qu'elle pouvait être résolue favorablement « sans augmentation de dépense, au moyen d'une meilleure répartition des crédits budgétaires. »

(Mémoire au Conseil de Surveillance sur le budget du personnel, pour l'exercice 1861, page 6.)

(1) « Rien n'importe plus au bien-être des vieillards et des malades que le choix des serviteurs appelés à leur « donner des soins. Dans toutes les familles, avant de louer les services d'un domestique, on s'enquiert de sa mo- « ralité, de ses antécédents, et on ne l'admet qu'après avoir obtenu sur son compte des renseignements favorables. « Il n'en a pas été ainsi jusqu'à ce jour pour les serviteurs de la grande famille des pauvres : on n'a exigé d'eux, la « plupart du temps, aucune des garanties qui peuvent seules prévenir de mauvais choix. Il est résulté de là que des « repris de justice, que des individus condamnés pour vol par les tribunaux, ou qui avaient commis des méfaits « punissables par la loi, ont obtenu sans difficulté, et souvent sous des noms supposés, des emplois dans les éta- « blissements de l'Administration, où ils parviennent à se soustraire aux recherches dont ils sont l'objet......Chaque « jour aussi m'apporte la preuve que des serviteurs renvoyés d'un hôpital ou d'un hospice pour inconduite, insu- « bordination, ivrognerie ou détournement au préjudice des administrés, vont immédiatement se faire recevoir dans « un autre sans qu'on s'enquière des motifs de leur sortie ou de leur expulsion. Il résulte de là qu'en général la « composition du personnel de ces établissements est mauvaise; que les cadres sont souvent remplis par des indi- « vidus tarés, et qui ne pourraient trouver à se placer ailleurs, et que les pauvres ou les malades ne sont pas « l'objet des soins que l'Administration aurait à cœur de leur procurer.

« Il importe de mettre immédiatement un terme à cet état de choses...... Vous aurez soin de n'admettre que des « serviteurs valides et dont la constitution soit en rapport avec les devoirs qu'ils auront à accomplir. Cette recom- « mandation a surtout pour objet de prévenir les admissions d'individus qui, après un court séjour et des services « de quelques années, invoquent abusivement, pour être placés comme indigents, les infirmités qu'ils avaient dissi- « mulées à leur entrée......

« Je vous invite à m'adresser dès à présent, jour par jour, les fiches des serviteurs actuellement présents dans

cédents, le zèle et l'aptitude de chacun des serviteurs des hôpitaux et hospices, l'Administration est parvenue à les suivre dans tous les établissements où ils vont s'offrir, et à épurer, d'une manière, sinon complète, du moins plus satisfaisante, la composition jusqu'alors si négligée du personnel.

Nouvelle et dernière organisation du personnel secondaire. (Arrêté du 18 Janvier 1851.)

Le Gouvernement, sans cesse préoccupé d'améliorer le sort des agents inférieurs des grandes administrations de l'État, nous offrait, quant aux réformes à introduire dans notre organisation hospitalière, un exemple que l'Administration s'est empressée de suivre.

Convaincue qu'une augmentation de salaire ne saurait avoir, pour les individus, qu'elle défraie d'ailleurs des besoins matériels de la vie et de l'entretien, la même importance que pour le chef de famille obligé de pourvoir à toutes les dépenses du ménage, l'Administration a voulu que la nouvelle organisation s'adressât autant à l'amour-propre qu'à l'intérêt de ceux qu'elle tenait à s'attacher. Le caractère officiel de son institution et la diversité des emplois dont elle dispose lui en fournissaient les moyens : il est certain que la perspective d'arriver, par un avancement régulier, à une position relativement importante et considérée, sera toujours, pour le serviteur intelligent qui aspire à sortir de sa condition, un stimulant autrement puissant que le seul intérêt pécuniaire.

Partant de ce principe que l'organisation hiérarchique est le lien le plus solide des agrégations individuelles, elle s'est d'abord appliquée à classer méthodiquement, et suivant les attributions de chacun, les 2,600 sous-employés et serviteurs que comporte le cadre budgétaire, et à faire cesser la disparate des dénominations et des traitements antérieurs.

Deux grandes sections ont été formées : l'une, sous la dénomination de personnel administratif, comprend les personnes qui, remplissant des fonctions analogues auprès des malades, ou dans les services économiques des établissements, peuvent être réunies dans un classement hiérarchique ; la seconde, sous le titre de personnel professionnel, se rapporte aux emplois qui exigent la connaissance particulière d'une profession, d'un art ou d'un métier, et ne pourraient, en raison même de leur nature, se classer dans l'organisation hiérarchique du personnel administratif (1).

« l'hôpital, et dans le plus bref délai possible celles relatives aux individus précédemment sortis ou renvoyés, en « remontant jusqu'à la 3e année......

« A l'aide de ces précautions, nous parviendrons, j'espère, à épurer le personnel, et comme l'Administration a « l'intention d'améliorer successivement le sort des serviteurs, sa bienveillance courra moins le risque de s'égarer « sur des personnes qui en seraient indignes. »

(Circulaire aux directeurs des hôpitaux et hospices, en date du 7 novembre 1849.)

(1) « Au contraire du personnel hospitalier, le personnel professionnel s'immobilise dans ses différentes spé- « cialités; il fonctionne isolément en dehors de toute hiérarchie relative, et comporte deux corps d'ouvriers dont « les émoluments, imputés sur le chapitre du matériel auquel profite leur travail, varient suivant les corps d'état « auxquels ils appartiennent et l'aptitude industrielle de chacun.

« On comprend que si l'uniforme est pour les premiers une nécessité de position, en ce sens qu'il marque la

Ce personnel administratif se divise en sous-employés et serviteurs, et chacune de ces deux subdivisions comporte elle-même une première et une deuxième classe. Personnel administratif.

A la première classe des sous-employés appartiennent ceux qui sont chargés d'un service important d'administrés, ou de la tenue d'un service général dans un grand établissement (1).

A la seconde correspondent les sous-employés adjoints aux mêmes services, et ceux qui surveillent des services analogues, mais d'une moindre importance (2).

La première classe des serviteurs comprend ceux auxquels l'Administration confie un détail de service qui exige des garanties particulières d'intelligence et de moralité, et l'exercice d'une certaine autorité (3).

La seconde classe renferme tous les autres serviteurs attachés, à un titre quelconque, aux salles et aux services généraux des établissements (4).

Les religieuses forment, comme par le passé, une classe distincte de l'organisation du personnel secondaire administratif; elles sont régies, tant par les traités passés avec les communautés que par les règlements particuliers de l'Administration (5). Leur emploi, dans les deux grands hospices de la Vieillesse et dans quelques services spéciaux, est rempli par des surveillantes laïques, autant que possible célibataires ou veuves (6).

Bien que les religieuses soient assimilées dans le nouveau classement aux sous-employés de 1re classe, on ne pouvait prévoir, et l'on n'a en effet prévu pour elles

---

« différence du rang et ajoute à l'autorité de celui qui en est revêtu, il devienne complétement inutile pour « l'ouvrier qui ne saurait le porter dans son travail, et n'a, en dehors de ce travail, ni service à faire, ni comman- « dement à exercer. Aussi l'allocation de l'habillement a-t-elle été retirée à toute cette catégorie du personnel « secondaire de nos établissements. » (Mémoire au Conseil de surveillance sur le budget du personnel, pour l'exercice 1861, page 9.)

(1) Religieuses, surveillants, surveillantes.

(2) Sous-surveillants, sous-surveillantes, garçons de bureau des établissements, commissionnaires, portiers-principaux, et, généralement tous les agents du service administratif.

(3) Portiers d'intérieur. Premiers garçons des services généraux, ventouseurs ou panseurs.

(4) Infirmiers, infirmières, brancardiers, veilleurs, baigneurs, garçons de consultation ou de propreté, garçons de chantier, garçons de cuisine et autres serviteurs des deux sexes.

(5) L'article 16 du décret du 18 février 1809 dispose : « Les dames hospitalières seront, pour le service des « malades, tenues de se conformer, dans les hôpitaux ou dans les autres établissements d'humanité, aux règlements « de l'administration. Celles qui se trouveront hors de service par leur âge ou par leurs infirmités seront entre- « tenues aux dépens de l'hospice dans lequel elles seront tombées malades, ou dans lequel elles auront vieilli. »

Les hôpitaux et les hospices de Paris sont desservis aujourd'hui, savoir :

1° L'*Hôtel-Dieu*, la *Charité*, *Lariboisière* et *Saint-Louis*, par les dames hospitalières, dites sœurs de Saint-Augustin.

2° Les hôpitaux *Necker* et *Sainte-Eugénie*, les deux hospices des *Incurables*, les *Ménages* et les *Enfants assistés*, par les sœurs de charité, dites de Saint-Vincent-de-Paul.

3° La *Pitié*, *Beaujon*, *Saint-Antoine* et *Cochin*, par les sœurs de Sainte-Marthe.

4° L'hôpital des *Enfants* est confié aux soins des sœurs de Saint-Thomas-de-Villeneuve.

5° *Lourcine*, aux sœurs de la Compassion.

(6) L'arrêté du 16 fructidor an IX (3 septembre 1801) dispose que « les femmes et les enfants des serviteurs à « gages ne peuvent habiter dans les hôpitaux et hospices. »

aucune augmentation pécuniaire. Aux termes de leurs statuts, toutes les religieuses hospitalières font vœu de pauvreté et doivent servir gratuitement les malades. L'Administration, qui est liée à cet égard par des traités spéciaux, ne leur doit que le vestiaire. Un acte capitulaire en a fixé la valeur représentative à 200 francs.

rsonnel professionnel. Le personnel professionnel, à son tour, se compose d'individualités groupées par catégories, d'après la nature des fonctions, mais sans hiérarchie entre les catégories, ni même le plus souvent entre les individus. Il se divise en personnel *permanent*, comprenant quatre catégories (1), et en personnel *temporaire* (2).

Au moyen de cette division, le personnel hospitalier conservant son caractère propre et ses conditions de dignité, dont la considération hiérarchique est la base, se trouve débarrassé d'éléments étrangers qu'il eût été impossible de lui assimiler, et peut désormais être réglementé et rémunéré d'une manière uniforme.

Une expérience de cinq années avait permis à l'Administration de reconnaître tout ce que le système des augmentations périodiques, appliqué à ses employés proprement dits, a d'avantageux, au point de vue de l'émulation. Elle n'a pas hésité à en étendre le bénéfice à ses sous-employés et serviteurs des deux classes : elle a voulu ainsi les appeler à jouir, dès le début, des avantages qu'il leur assure, afin de les attacher plus fortement à des fonctions dans lesquelles ils acquièrent, chaque année, une rétribution meilleure.

Le tableau ci-après résume, à ce dernier point de vue, les dispositions dont l'arrêté du 18 janvier 1861 a eu pour effet de régler l'application.

		ANCIEN maximum.	ORGANISATION DE 1861.			
			MINIMUM actuel.	AUGMENTATION annuelle.	NOMBRE D'ANNÉES nécessaires pour atteindre le Maximum.	MAXIMUM.
		fr.	fr.	fr.		fr.
Sous-Employés........	1re Classe.	360	380	24	5 ans.	500
Id.	2e —	250	320	12	5 ans.	380
Serviteurs............	1re —	180	252	12	4 ans.	300
Id.	2e —	150	180	18	4 ans.	252

Non contente d'assurer à ses sous-employés et serviteurs une plus équitable rémunération de leur travail, l'Administration a compris qu'il fallait encore exciter

(1) Première catégorie. — Instituteurs, organistes, maîtres de chant, conducteurs et conductrices d'ateliers, etc.
Deuxième catégorie. — Cuisiniers, chefs de manutention, sacristains, mécaniciens, chauffeurs de machines ou d'usines, etc.
Troisième catégorie. — Chaudronniers, jardiniers, ouvriers de bâtiments employés à l'année, etc.
Quatrième catégorie. — Ouvriers divers et ouvrières attachés d'une manière permanente aux services généraux.

(2) Ouvriers et ouvrières pris à la journée pour un service temporaire ; journaliers et journalières employés dans les mêmes conditions.

en eux l'émulation par la perspective d'un avancement offert au zèle, au dévouement éprouvé et à la bonne conduite. Les articles 9 et 10 du Règlement du 18 janvier 1861 posent donc en règle générale que les emplois dont dispose aux termes de l'article 6 de l'arrêté du Gouvernement du 24 avril 1849, le Directeur de l'Administration, seront accordés hiérarchiquement aux agents et serviteurs, possédant les connaissances exigées, qui les auraient mérités par l'ancienneté et la valeur de leurs services (1).

Là cependant ne se bornent pas les avantages concédés au personnel secondaire. Outre l'avancement dont nous venons de faire connaître les conditions, et qui devient, par cela même, une prime réservée au vrai mérite, une somme assez importante est affectée chaque année à récompenser les services hors ligne et les dévouements exceptionnels, Dieu merci, encore fréquents dans nos hôpitaux. Le chiffre de ces gratifications, qui descend rarement au-dessous de 50 francs, s'élève pour quelques-uns à 150 francs ; elles ont occasionné en 1861 une dépense totale de 11,750 francs, répartie entre 248 sous-employés ou serviteurs.

Grâce à cet ensemble de dispositions, tout porte à croire que le but que nous nous sommes proposé se réalisera avec le temps, et que les serviteurs, rattachés à leurs humbles fonctions par un intérêt plus grand, et l'espoir d'un avancement hiérarchique, se montreront de plus en plus dévoués à l'Administration et aux malades confiés à leurs soins. Celle-ci, de son côté, par cette juste satisfaction accordée à des intérêts respectables, pourra se montrer plus ferme, et sera plus autorisée encore pour le redressement des abus qui viendraient à s'introduire dans les services (2).

Nous avons dit que les anciens domestiques recherchaient de préférence le service de l'Administration dans l'espoir d'y gagner facilement une pension de retraite ou un

---

(1) « Art. 9. — Les sous-employés de 1re et de 2e classe sont nommés par le Directeur de l'Administration. Ceux « de 1re classe ne peuvent être choisis que dans la deuxième. Ceux de la 2me classe seront pris de préférence parmi « les serviteurs de 1re classe qui réuniraient les conditions d'instruction et de moralité désirables.

« Art. 10. — Les serviteurs de 1re classe sont nommés par le Directeur de l'Administration, sur la présentation « des directeurs des établissements; ils doivent être choisis exclusivement parmi les serviteurs de 2e classe.

« Les serviteurs de 2e classe sont nommés par les directeurs des établissements; mais ils sont agréés par le Direc- « teur de l'Administration. A cet effet, toute nomination de serviteur de 2e classe continuera de donner lieu à l'envoi « d'une fiche nominative contenant les renseignements propres à faire apprécier le mérite du titulaire. »

(2) Les hôpitaux de Londres n'ont pas, comme les nôtres, des infirmiers chargés d'aider au service des salles. A part quelques hommes de peine, répartis dans les services généraux, le personnel secondaire se compose presque exclusivement de femmes dans la proportion générale de 3 pour 30 malades; l'une d'elles remplit les fonctions de veilleuse; dans certains hôpitaux, chacune des filles de service remplit alternativement ces fonctions pendant une semaine.

Dans les établissements où il n'y a qu'une fille de service, les gros ouvrages, tels que le lavage des planchers, les travaux de cuisine, etc., sont dévolus à des femmes de ménage prises en dehors de l'hôpital et payées à la journée.

A la tête du service de chaque salle est placée une garde-malade en chef (head nurse) dont les attributions correspondent exactement à celles de nos religieuses.

asile pour leurs vieux jours. L'Administration en effet n'abandonne jamais ceux qui la servent honnêtement.

Ces avantages que les administrations publiques sont seules en position d'offrir, compensent bien l'infériorité relative qu'elles présentent en ce qui touche le taux des salaires; il n'est point douteux que, s'ils étaient plus généralement connus des domestiques de louage, ces derniers ne fussent attirés en plus grand nombre vers le service de nos établissements. Comme les employés de nos administrations publiques, les sous-employés et les serviteurs de l'Assistance acquièrent donc, après une certaine période d'années, le droit d'être admis au repos, c'est-à-dire de prendre leur retraite en nature dans un hospice désigné à cet effet, à moins toutefois qu'ils ne préfèrent la pension représentative dont nous indiquerons plus loin la quotité. Ces droits ont été reconnus en principe par le décret impérial du 7 février 1809 et réglementés par l'arrêté du Conseil du 12 février 1845.

Règlement du 12 février 1845 touchant l'admission au repos ou à la pension représentative des sous-employés et serviteurs.

Aux termes de ce dernier règlement, tout sous-employé ou serviteur, ayant au moins 15 ans de services et que ses infirmités mettent hors d'état de continuer ses fonctions, peut être admis au repos; il en est de même de celui qu'une blessure ou un accident, survenu dans l'accomplissement de son travail, réduit à une inaction complète. Dans ce dernier cas, l'admission au repos est prononcée, sans qu'il soit nécessaire de justifier des conditions imposées par le règlement relativement à l'âge et à la durée des services.

Le repos en nature est divisé en trois classes, et comporte le logement, la nourriture, le chauffage, l'éclairage et l'habillement, plus un secours en argent réglé de la manière suivante:

	1re classe.	2e classe.	3e classe.
Au-dessus de 30 ans de services...	72	50	30
— 25 — ...	36	25	15
— 20 — ...	15	12	10

Cette allocation est augmentée, pour chaque année excédant la période réglementaire de 30 ans, d'une gratification de 3 fr. pour la 1re classe, de 2 fr. pour la 2e, et de 1 fr. pour la 3e.

Après 20 ans de services, les ayants droit ont le choix entre le repos en nature et la pension représentative à laquelle vient s'ajouter le secours annuel tel qu'il est ci-dessus indiqué.

La quotité de la pension en argent varie suivant les classes de pensionnés et la durée des services, depuis 160 jusqu'à 350 francs. Nous nous bornons à indiquer ces deux chiffres extrêmes pour faire comprendre combien la retraite dans l'un des établissements de l'Administration est plus avantageuse et par conséquent plus sollicitée que la pension en argent. Sur environ 1500 sous-employés ou serviteurs retraités, on n'en compte pas moins de 1100 admis au repos en nature; aussi l'Administration en est-elle venue à se demander si, tout en restant dans la limite des sacrifices actuels, il ne serait pas préférable, et pour ses serviteurs et pour elle-même, de traiter ses agents subalternes à l'instar des employés et de les mettre en position d'aller au dehors, à la campagne, ou dans leur famille, chercher le repos auquel ils aspirent. Or c'est là ce qu'elle ne peut tarder de faire, car il entre dans ses idées de substituer à peu près généralement la pension représentative au repos en nature, sauf, bien entendu, à élever le taux de cette pension en raison des nouvelles exigences de la vie.

Il nous reste à compléter toutes ces mesures, si favorables à la bonne tenue des établissements et au bien-être des malades, en recherchant le meilleur mode de recrutement à adopter pour nos serviteurs. Il est essentiel, en effet, d'écarter de nos hôpitaux des individus qui, jusqu'en ces derniers temps, n'y ont été acceptés que faute de mieux, et d'assurer à l'Administration le concours d'individus plus jeunes, plus valides et mieux pénétrés de leurs devoirs envers les malades et les administrés.

§ IX. — DU PERSONNEL MÉDICAL DES ÉTABLISSEMENTS.

Si, du personnel administratif et secondaire, chargé d'assurer dans les hôpitaux le fonctionnement régulier du service matériel, nous passons au personnel médical qui procure aux malades l'assistance la plus directe et la plus essentielle que l'Administration puisse leur donner, nous verrons bientôt combien l'organisation actuelle de cette partie du service diffère de ce qu'elle était autrefois, et quelles importantes améliorations a reçues, avec le temps, la pratique des hôpitaux, alors si limitée dans ses moyens d'action (1).

---

(1) Avant 1629, il n'y avait à l'Hôtel-Dieu qu'un seul médecin, bien que le nombre des malades eût souvent dépassé 2,000. Le service de la chirurgie était confié à un premier chirurgien, aidé de deux compagnons.

Un personnel aussi peu nombreux était insuffisant; deux délibérations du bureau de l'Hôtel-Dieu, du 18 juillet 1629 et du 30 avril 1636, nous apprennent qu'on avait adjoint au sieur Moreau, médecin ordinaire, un autre médecin qui n'était que médecin *expectant*, et qui ne touchait point de *gages*.

Le 10 décembre 1638, il fut décidé qu'il y aurait à l'Hôtel-Dieu trois médecins ordinaires, touchant chacun 600 francs par an.

Pendant les guerres de la Fronde, le nombre des malades augmenta dans de telles proportions que, sur la demande des administrateurs, Guy Patin, doyen de la Faculté de médecine, envoya, pour aider les trois médecins ordinaires de l'Hôtel-Dieu, quatre médecins qui s'offrirent pour visiter et soigner « gratuitement et charitablement les pauvres. » En ce moment l'Hôtel-Dieu renfermait 2,200 malades.

Le nombre des médecins, réduit à 4 en 1656, fut porté à 6 en 1661. Jusqu'à la fin du XVIIIe siècle, le nombre des médecins ordinaires varia, mais ne fut jamais au-dessous de 5; le nombre des expectants, au contraire, augmenta progressivement. On en comptait 2 en 1684, 3 en 1687, dont 1 destiné particulièrement à l'hospice des Incurables. En 1710, il y avait 4 expectants, par suite de l'ouverture de l'hôpital Saint-Louis. En 1721, 7 expectants et 7 médecins ordinaires.

Quant aux chirurgiens, les gouverneurs et administrateurs de l'Hôtel-Dieu recrutaient les compagnons, dont le nombre restait illimité, parmi les apprentis des jurés-chirurgiens et des barbiers tenant boutique ouverte et bassins.

Ce fut seulement en 1654 que les administrateurs reconnurent, par expérience, qu'il était à propos de choisir un

Médecins et chirurgiens des hôpitaux. — Exécution du service.

Avant l'institution du Conseil général des hospices, et pendant tout le temps que dura la tourmente révolutionnaire, l'exécution du service médical, ou plutôt l'entretien et le soulagement des malades, faisait partie de ces marchés à forfait dont nous avons fait connaître l'origine. Les médecins eux-mêmes furent un moment placés sous la dépendance des entrepreneurs; et ceux-ci, déjà chargés de pourvoir à l'alimentation, ainsi qu'aux autres dépenses du matériel, étaient également tenus de fournir les médicaments et les ustensiles nécessaires au traitement et aux préparations pharmaceutiques.

Le 5 ventôse an IX, le Préfet de la Seine, M. Frochot, installant les membres de la nouvelle administration, faisait entendre, au sujet du service médical des hôpitaux et hospices de Paris, ces paroles qui marquent le point de départ des réformes alors réclamées par l'opinion, et les bases sur lesquelles allait bientôt s'asseoir l'organisation moderne du service de santé:

---

maître-chirurgien. Jusqu'à cette époque, le premier chirurgien de l'Hôtel-Dieu n'était, le plus souvent, qu'un simple compagnon qui avait été admis à gagner la maîtrise. Le service de la chirurgie, depuis 1654 jusqu'en 1753, ne paraît pas avoir été sensiblement modifié.

« En 1753, il y avait 100 chirurgiens (y compris, sans doute, les compagnons, les commissionnaires et les « apprentis chirurgiens ou élèves) dans l'Hôtel-Dieu. A leur tête était 1 chirurgien-major, et sous lui 12 com« pagnons, dont les deux premiers gagnaient la maîtrise.

« Après les 12 compagnons, il y avait 12 commissionnaires. Tous les autres, appelés externes, étaient distri« bués par le chirurgien-major, pour travailler sous chacun des 12 compagnons. Les externes parvenaient au rang « de commissionnaires, les commissionnaires au rang de compagnons, et les compagnons à celui de gagnant « maîtrise, par ancienneté. » (Note de M. de Tillière, administrateur de l'Hôtel-Dieu, pour M. le procureur général, janvier 1753.)

Les médecins furent autorisés en 1677 à se faire accompagner, dans leurs visites, par trois ou quatre étudiants du dehors.

A la suite de l'édit de mars 1707, qui assujettissait les jeunes médecins à fréquenter l'Hôtel-Dieu pendant deux ans, afin de se perfectionner dans leur art, il fut décidé que 5 étrangers pris parmi les étudiants en médecine pourraient suivre la visite de chacun des médecins.

Toutes ces différentes dispositions furent confirmées par le règlement du 18 mai 1735, qui arrête d'une manière définitive les devoirs et les obligations des médecins de l'Hôtel-Dieu.

Voici quelques passages de ce règlement :

« Les visites ne pourront durer moins de deux heures. Ils (les médecins) les feront tous les jours, sans aucune « exception, même le jour de Pâques et autres fêtes solennelles, et ils ne pourront se dispenser de les faire que « pour cause de maladie seulement, dont ils feront avertir l'un de MM. les commissaires et le médecin expectant « qui aurait dû accompagner le médecin ordinaire, et qui fera, en ce cas, la visite seul.

« Chacun desdits médecins observera exactement dans chaque visite ce qui lui paraîtra extraordinaire et singu« lier par rapport à la nature des maladies et au succès des remèdes. Il mettra journellement ses observations « par écrit... Même inviteront chacun d'eux tous leurs confrères dans ledit cas et dans les maladies épidémiques « de voir les malades et de consulter ensemble sur les remèdes : et sera tenu en outre, tous les mois, à jour et « heures fixes, une assemblée de tous les médecins pour, par eux, réunir toutes leurs observations, et en être « dressé un recueil par un des expectants qui sera par eux choisi, lequel sera remis au bureau........... »

Le règlement du 3 juin 1750 concerne exclusivement les médecins expectants : il dispose que s'ils ne sont point tenus d'accompagner les médecins ordinaires dans les visites du matin, ils doivent visiter tous les jours, le soir, à cinq heures, non-seulement les malades amenés à l'Hôtel-Dieu depuis la visite du matin, mais ceux qui, ayant été visités le matin, se trouveront avoir besoin de secours pressants.

L'institution des cahiers de visite remonte à cette époque. On trouve, en effet, dans un mémoire des observations présentées en 1756 aux administrateurs par les médecins de l'Hôtel-Dieu, les lignes suivantes :

« Il serait difficile de quitter les hôpitaux pour vous entretenir des hospices sans vous avoir « parlé du service de santé; cependant, j'ai peu à vous dire à cet égard, et il me suffira de vous « apprendre que ce service est fait selon le zèle des officiers qui en sont chargés et d'après les « règles qu'ils jugent à propos de se prescrire chacun dans son hospice. Je ne doute pas que, « soit pour l'amélioration du service, soit pour les officiers de santé eux-mêmes, un règlement « commun ne fût très-avantageux; mais, jusqu'à ce jour, on a douté à qui appartenait le pouvoir « de le faire et, en conséquence, personne ne l'a tenté. Cet objet pourtant importe trop à la ré- « génération des hôpitaux pour être ajourné plus longtemps et vous ne tarderez pas, je pense, à « reconnaître la nécessité de vous en occuper, ne fût-ce que sous le rapport des nominations dont « la forme est actuellement tout arbitraire, et peu propre à encourager les jeunes élèves (1). »

Cet appel ne s'adressait pas en vain à la sollicitude des nouveaux administrateurs. Avant tout, cependant, il fallait soustraire le service médical à l'influence des entreprises, non moins funestes aux malades qu'aux finances hospitalières; ce fut là pré-

---

« ..... Les médecins demandent que, pour la visite de chacun d'eux, il y ait deux cahiers sur lesquels on « écrira alternativement ce qu'ils prescriront chaque jour aux malades, afin qu'ils puissent tenir à leurs mains et « avoir devant les yeux en faisant leurs visites, le cahier de celle du jour précédent, et par ce moyen observer « plus sûrement si les malades ont été traités, tant pour les aliments que pour les remèdes, ainsi qu'il avait été « ordonné, et juger de leur effet.

« Indépendamment de l'apothicaire qui suit le médecin à sa visite pour écrire tout ce qu'il ordonne, il est d'u- « sage, dans tous les hôpitaux, qu'il y ait pareillement un chirurgien qui suive le médecin pour écrire les saignées « et ce qui concerne l'application des remèdes topiques ou extérieurs. Il paraît même que ç'a été de tout temps « l'usage et la règle de l'Hôtel-Dieu de Paris. La dénomination de topique que l'on donne encore aujourd'hui à « celui des garçons chirurgiens qui écrit la visite du médecin est une preuve du fait, dont par abus et par négli- « gence il n'est resté que le nom. Il serait très à propos de rétablir cet usage......»

Un dernier règlement, fait en 1787, à l'occasion de l'ouverture des nouvelles salles élevées par ordre du roi, fournit de curieux détails sur la manière dont les cahiers de visite étaient alors tenus :

« Le chirurgien du département et l'apothicaire ou le topique auront chacun un cahier de six colonnes; la 1re « contiendra le numéro du lit, la 2e le nom du malade, la 3e les topiques ou les saignées, la 4e les remèdes in- « ternes, la 5e le régime à observer par le malade pendant la journée, et la 6e la sortie ou la mort.

« L'apothicaire ou le topique écrira tout ce que les 6 colonnes doivent contenir, et le cahier qu'il tiendra sera « double; il écrira alternativement sur l'un des deux. Le médecin aura toujours à la main celui de la veille lors « de sa visite, comme cela se pratique ordinairement. Lesdits trois cahiers seront cotés ou parafés par un de « MM. les administrateurs, conformément aux anciens règlements, et le médecin signera chaque jour les deux « cahiers tenus par le chirurgien et par l'apothicaire ou le topique. » (Extrait du Registre des délibérations de l'Hôtel-Dieu.)

Le nombre des médecins ordinaires, qui avait été porté à 8 en 1782, assistés d'un médecin expectant, était en 1787 de 11 : il y avait alors 2 expectants.

Aujourd'hui, l'Hôtel-Dieu compte, pour 864 lits :

8 Médecins;
3 Chirurgiens;
2 Chefs de clinique;
16 Élèves internes;
47 Élèves externes;
49 Stagiaires;
Et un nombre illimité d'étudiants bénévoles.

(1) Discours de M. Frochot, préfet de la Seine, prononcé à l'occasion de l'installation du Conseil général d'administration des hospices civils de Paris (5 ventôse an IX.)

cisément le premier acte du Conseil, et un an ne s'était pas écoulé depuis son installation, qu'il se trouvait en mesure de pourvoir à toutes les exigences de la situation.

Règlement du 4 ventôse an x, sur le service de santé.

Les deux arrêtés du 4 ventôse an x (23 février 1802) sont les premiers documents sur la matière : l'un a trait au service médical et chirurgical des hôpitaux, l'autre au service pharmaceutique : ils en règlent, avec une rare prévoyance, les moindres détails, et ne comptent pas moins de 121 articles. — On y retrouve, en germe, toutes les pratiques actuelles du service. Parmi les nombreuses dispositions qu'ils renferment, nous nous bornerons à analyser celles qui ont particulièrement trait au personnel.

Il y est dit én substance :

« Le service médical sera fait par des médecins en chef et des médecins ordinaires, le service « chirurgical, par des chirurgiens en chef, ordinaires et de seconde classe : les médecins et chi- « rurgiens en chef auront chacun respectivement dans leur partie la direction et la surveillance « du service ; les médecins et chirurgiens en chef, ordinaires ou de seconde classe, seront nom- « més par le ministre de l'intérieur sur une triple liste de candidats. Pour être portés sur cette « liste, les médecins en chef devront être âgés au moins de cinquante ans, avoir été employés dans les « hôpitaux militaires ou civils de la France, et y avoir au moins dix années de service ; les mé- « decins ordinaires, avoir quarante ans et douze années de réception ; les chirurgiens en chef « et ordinaires, être âgés au moins de trente ans et avoir dix années de service.. Le nombre des « médecins est réglé à raison d'un par cent cinquante à deux cents malades. Il y aura un chirurgien « en chef dans les grands hospices, et un chirurgien ordinaire dans les petits hospices, quel que « soit d'ailleurs le nombre des malades...

« Les places de chirurgiens de deuxième classe, ainsi que celles d'élèves internes et externes, « seront données au concours ; considérées, les unes et les autres, comme moyens d'instruction, « elles seront temporaires et soumises à un passage successif de ceux qui les occuperont par les « hospices de différentes classes. Le temps d'exercice pour tous ces chirurgiens sera de six « années ; la durée de l'internat ne pourra excéder quatre années ; celle de l'externat, trois « années...

« Le chirurgien en chef ou ordinaire fera lui-même les opérations majeures ; il pourra cepen- « dant en confier quelques-unes au chirurgien de seconde classe ; il pourra même faire pratiquer « les opérations simples par les élèves internes ; mais, dans tous les cas, il désignera celui qui « opérera, sera présent à l'opération et surveillera le traitement du malade. Il y aura dans cha- « que hospice une salle particulière destinée aux opérations, et pareillement, un local toujours « garni d'une quantité suffisante d'appareils chirurgicaux, bandages, linges à pansement prépa- « rés d'avance pour servir au besoin...

« Les élèves ne quitteront point les salles que les visites ne soient terminées...

« Tous les élèves devront être présents, dans leurs services respectifs, à la distribution des « aliments et veiller, en appelant les malades par leur nom, à ce qu'elle soit faite conformément à « ce qui sera porté pour chacun d'eux sur le cahier de visite. Les élèves de division (internes) « tiendront, chacun pour sa partie, un registre dans lequel il leur est enjoint d'écrire les noms, « prénoms, âge, pays et profession de chacun des malades reçus dans leurs salles, le caractère « général de la maladie, le genre de sa terminaison, l'indication du traitement, le relevé des opé- « rations et le résultat de l'ouverture du cadavre. Il sera fait tous les trois mois, sous la direc-

« tion des officiers de santé, un relevé de ces feuilles, de manière à obtenir la description de la « constitution médicale de l'année... »

Le service de la pharmacie, dont l'importance est si grande dans nos établissements, et qui, faute d'ordre et de surveillance, était devenu la source de dépenses énormes, sans utilité pour les malades, réclamait une réorganisation radicale ; voici les dispositions essentielles que le Conseil prit à cet effet :

Règlement spécial sur la pharmacie des hôpitaux et hospices civils de Paris.

« Un pharmacien en chef sera chargé de la direction et de la surveillance, tant de la pharmacie « centrale (1) que des pharmacies particulières des hôpitaux et hospices, et des comités centraux de

(1) La réunion des hôpitaux et des hospices civils de Paris sous une seule administration fit naître l'idée de centraliser dans un établissement unique le service des pharmacies de ces différentes maisons. Avant la Révolution, on avait établi à la Salpêtrière une pharmacie qui fournissait des médicaments aux diverses dépendances de l'Hôpital général, et cette mesure avait amené de très-bons résultats, au point de vue de l'économie.

Le Mémoire des médecins de l'Hôtel-Dieu de l'année 1756 fournit de précieux renseignements sur l'organisation de l'apothicairerie de cet établissement :

« Le service de la pharmacie, étant en même temps un des plus dispendieux de l'Hôtel-Dieu et l'un des plus « intéressants pour les malades, mérite les plus sérieuses attentions... Tous les médicaments, tant simples que « composés, doivent être mis en bon ordre et tenus en bon état, dans des bouteilles, boîtes, pots et bocaux bien « fermés, et chaque vaisseau doit porter une étiquette contenant le nom de la drogue, la quantité et l'année « qu'elle y aura été déposée... La résolution que MM. les administrateurs ont prise d'avoir dans la maison un « apothicaire-major habile et intelligent doit infiniment contribuer au bon état de la pharmacie. A l'égard de la « distribution des médicaments, elle est susceptible d'une infinité d'abus, les choses restant sur le pied où elles « ont été jusqu'à présent.

« Le premier, et celui qui donne naissance à une infinité d'autres, est que les apothicaires se figurent qu'ils ont « rempli tous leurs devoirs lorsqu'ils ont fait porter dans les salles et mis sur les tablettes des malades une partie « des médicaments ordonnés... Cet abus est porté à un tel excès qu'il y a certains apothicaires de l'Hôtel-Dieu de « Paris qui, à neuf heures et demie du matin, prétendent avoir fini leur journée... Il est nécessaire qu'ils les por- « tent tous eux-mêmes, de quelque espèce qu'ils soient, bols, boissons, cordiaux, purgatifs, bouillons, alté- « rans, etc., etc., et qu'ils les fassent prendre eux-mêmes aux malades... Un autre abus des plus singuliers, c'est « celui de ne point purger les malades les fêtes ni les dimanches... Il s'ensuit qu'il y a quelquefois des semaines « presque entières, telles que celles de la Passion, de la Toussaint, de Noël, de la Pentecôte, du carnaval, etc., « où l'on cite qu'il n'est pas d'usage de purger les malades. C'est un abus insigne, on le répète, qui ne peut être « toléré, etc., etc. »

L'apothicairerie de l'Hôtel-Dieu fournissait des médicaments aux hôpitaux Saint-Louis et Sainte-Anne, qui n'étaient occupés qu'en temps d'épidémie. Une délibération du 16 avril 1767 nous apprend que l'hôpital Sainte-Anne ayant été prêté pour y loger des prisonniers de Bicêtre atteints du scorbut, tous les médicaments furent fournis par l'Hôtel-Dieu, et le prix en fut remboursé par le Gouvernement.

Aux termes d'un rapport présenté en prairial an III à la Commission des hospices, la comptabilité de la pharmacie de l'Hôtel-Dieu avait toujours été extrêmement négligée, et n'était soumise à aucun compte régulier.

Bien que, dès l'an III, la Commission des hospices ait été saisie d'un projet de règlement tendant à la création d'une pharmacie centrale, ce projet ne fut mis à exécution que deux ans plus tard. La Pharmacie centrale, installée en 1796 dans l'ancien bâtiment des Enfants-Trouvés, fut, par arrêté du 4 août 1812, transférée dans l'ancienne maison des Miramiones, quai de la Tournelle, où elle est encore aujourd'hui. Non-seulement la Pharmacie centrale fournit de médicaments les établissements de l'Administration et les bureaux de bienfaisance, mais encore les prisons de la Seine, les établissements généraux de bienfaisance, différentes administrations d'utilité publique et plusieurs institutions de charité privée. Le montant des médicaments qu'elle cède ainsi chaque année au prix de revient dépasse 230,000 fr. Les dépenses de la Pharmacie centrale se sont élevées, en 1861, à la somme de 782,432 fr. 72 c.

« bienfaisance; les pharmacies des hôpitaux et hospices seront dirigées par des chefs de service,
« assistés d'élèves internes... Le pharmacien en chef sera choisi et nommé suivant le mode adopté
« pour les médecins et chirurgiens; il devra être membre du collége de pharmacie de Paris et
« âgé au moins de trente ans; les pharmaciens et les élèves seront choisis au concours. Un pharma-
« cien, quel que soit son grade, ne pourra être employé à la pharmacie centrale ni dans les hos-
« pices, lorsqu'il aura un établissement de pharmacie ou de droguerie... il y aura toujours à la
« pharmacie un élève de garde qui ne pourra quitter son poste pendant les vingt-quatre heures;
« les pharmaciens ne délivreront ni vin, ni eau-de-vie, ni lait, ni huile, ni sucre, ni miel, à moins
« que ces objets ne soient sous forme de médicaments. Tous les vases, boîtes et bocaux contenant
« des drogues simples seront étiquetés en français, taxés et numérotés; les ustensiles affectés au
« service de la pharmacie ne pourront jamais être employés à aucun usage domestique; les balan-
« ces et les poids devront toujours être parfaitement ajustés et étalonnés; aucun médicament, de
« quelque espèce qu'il soit, ne sortira de la pharmacie sans avoir été pesé ou mesuré et étiqueté.
« Les pharmaciens ne pourront se permettre aucune substitution en médicaments, dans aucune
« formule, sans le concours de l'officier de santé qui l'a prescrite, et, lorsque celui-ci croira de-
« voir demander un médicament non porté sur le formulaire pharmaceutique, il devra en décla-
« rer par écrit la nécessité et soumettre sa demande à la commission, pour être approuvée s'il y
« a lieu.

« Les chefs de service des hospices et ceux du laboratoire et du magasin de la pharmacie cen-
« trale seront comptables et responsables. Les premiers seront tenus de présenter chaque mois
« l'état rigoureux des médicaments et substances délivrés par la pharmacie centrale et d'en jus-
« tifier l'emploi en produisant les cahiers de visites à l'appui. Aucun procédé, aucun traitement,
« aucun remède nouveaux ne seront introduits dans les hospices sans une autorisation du
« Conseil.

« Le service de la pharmacie centrale sera réglé de la manière suivante:

« Le chef de service du laboratoire préparera les médicaments sous l'inspection du pharmacien
« en chef; les drogues lui seront remises par le chef de service du magasin (aujourd'hui l'éco-
« nome). Il tiendra note des déchets ou avaries survenus dans les opérations, ainsi que des
« différents résidus susceptibles d'être employés, et les remettra avec les médicaments confec-
« tionnés au chef de service du magasin qui lui en donnera un reçu visé par le pharmacien en
« chef qui en aura reconnu la bonté et le produit. Le chef du service du magasin sera chargé,
« sous l'inspection du pharmacien en chef, de la conservation des drogues simples et des médi-
« caments composés; il les distribuera aux chefs de service des divers établissements, sur les états
« visés par la commission administrative (1). »

Le règlement de 1802 n'a pas seulement considéré le service de santé dans ses rapports avec les malades ; l'instruction des élèves y tient une large place. Outre le cours d'anatomie et d'opérations que faisait, à l'Hôtel-Dieu et à la Charité, le chirurgien en chef de l'établissement, assisté du chirurgien de seconde classe, il stipulait l'ouverture, à la Maternité, d'une instruction pratique sur les accouchements; enfin, il créait à l'hospice des vénériens un enseignement relatif à la connaissance et au traitement des affections syphilitiques. Le premier de ces cours subsiste encore aujourd'hui, mais il est exclusivement affecté aux élèves sages-femmes de notre école d'accou-

(1) Arrêté du Conseil général des hospices, du 23 février 1802 (4 ventôse an x).

chement (1) ; le second, perdant son caractère administratif et obligatoire pour les chefs de service, s'est continué cependant jusqu'à ce jour, sous la forme de leçons cliniques très-appréciées et très-suivies.

Une dernière disposition du règlement de 1802 porte que, tous les six mois, les officiers de santé devront se réunir auprès du Conseil général pour lui communiquer leurs vues sur les améliorations à introduire dans le service de santé des hospices, et lui indiquer les élèves qui se seront distingués par leur zèle et leurs connaissances. Trois médailles, une d'or et deux d'argent, étaient destinées aux élèves les plus méritants.

Origine des concours, des prix de l'internat et de l'externat.

C'est là l'origine des différents concours de l'Administration, et de ces séances publiques annuelles dans lesquelles sont proclamés le nom des lauréats qui ont obtenu les prix accordés aux élèves internes et externes, et celui des candidats admis à l'internat et à l'externat.

---

(1) Plusieurs fois déjà nous avons parlé de la *Maison d'accouchement*, sans indiquer, comme nous l'avons fait pour tous les autres Établissements de l'Administration, son origine et son but.

Confondue jusqu'en 1814 avec la *Maison d'allaitement* sous le nom d'hospice de la Maternité (voir Enfants-Assistés, Appendice n° 1), elle n'a, comme hôpital spécial, rien qui la distingue des autres Établissements.

Comme école d'accouchement, elle mérite ici une mention particulière. Ce fut le ministre Chaptal qui conçut le premier le projet de fonder une grande école d'accouchement destinée à recruter et à former des élèves pour toute l'étendue du territoire français, et il s'empressa, par ses deux circulaires aux préfets, des 28 juillet 1802 et 17 septembre 1803, de leur annoncer la création, à l'hospice de la Maternité, d'une école théorique et pratique d'accouchement où des élèves seraient admises, soit à leurs frais, soit aux frais des départements.

Tout ce qui concerne l'École d'accouchement a été prévu et réglé par les arrêtés ministériels des 30 juin 1802, 17 janvier 1807, 8 septembre 1810 et par un arrêté du Conseil général des hospices, du 26 juin 1811.

Confiée, dès son origine, à la sollicitude d'une Administration éclairée, l'École d'accouchement ne tarda pas à réaliser les vœux de son illustre fondateur.

En 1814, une modification eut lieu dans l'organisation de l'hospice de la Maternité.

La maison de la rue de la Bourbe, aujourd'hui rue de Port-Royal, fut destinée aux femmes enceintes et à l'École d'accouchement, et la section de l'allaitement, transférée rue d'Enfer, prit la dénomination d'hospice des Enfants-Assistés.

Suivant son organisation actuelle, la Maison d'accouchement est destinée à recevoir dans le neuvième mois de leur grossesse les femmes résidant à Paris depuis une année et dans l'impossibilité d'accoucher à domicile.

Ces femmes doivent allaiter pendant quelques jours leur enfant et l'emporter à leur sortie.

A l'École annexée à la Maison, on enseigne la théorie et la pratique des accouchements, la vaccination, la saignée, la connaissance des plantes usuelles plus particulièrement destinées aux femmes enceintes et en couches.

Les élèves doivent, pour obtenir leur admission, être âgées de 18 ans au moins et de 35 ans au plus; savoir lire, écrire et orthographier correctement, et enfin produire :

1° Leur acte de naissance, l'acte de leur mariage, s'il y a lieu ; ou, si elles sont veuves, l'acte de décès de leur époux :

2° Un certificat de bonne vie et mœurs, dûment légalisé ;

3° Un certificat constatant qu'elles ont été vaccinées ou qu'elles ont eu la petite vérole.

Les élèves ne doivent jamais arriver à l'École avant le 1er juillet ni après les dix premiers jours de ce mois. Elles ne peuvent y résider moins d'un an. L'année scolaire commence toujours le 1er juillet et finit le 30 juin. Les examens, les réceptions et la distribution des prix n'ont lieu qu'à la fin du mois de juin. Les élèves ne peuvent sortir que six fois avec leurs père et mère et mari, ou avec des personnes expressément désignées par eux. Aucune femme enceinte ne peut être admise comme élève.

Moyennant le prix total de la pension, fixé, avec les frais accessoires, à 697 fr., les élèves sont nourries, logées, éclairées, chauffées en commun, fournies de linge de lit et de table, et de tabliers.

M. Camus, entrevoyant déjà l'heureuse influence des réformes qu'il avait concouru à établir, en a consigné les premiers résultats dans son rapport de l'an XI :

« On se plaignait, par le passé, dit-il, du changement trop fréquent des médecins pour la visite
« des salles: il est réglé que, dans tous les hospices où il y aura plusieurs médecins, l'alternat
« des visites, s'il a lieu, ne pourra s'effectuer, pour les salles de maladies aiguës, qu'à la révolution
« de chaque année, et que tous les six mois pour les maladies chroniques.
« Les moyens d'instruction ont été combinés avec ceux de curation, soit pour former les élèves,
« soit pour fournir des observations aux personnes qui méditent sur la perfection de l'art. On
« s'est attaché à fermer, autant que possible, l'entrée dans ces places aux protégés dont l'inca-
« pacité est ordinairement en raison de la puissance des recommandations qu'ils emploient. Les
« places de chirurgiens de seconde classe et d'élèves, soit en médecine, soit en chirurgie, ne
« peuvent être obtenues que par un concours dont le juge est un jury composé de cinq officiers
« de santé choisis par le Conseil dans le nombre de ceux qui sont attachés aux hospices. Cette
« institution est certainement la plus propre à assurer le choix de personnes capables, pourvu
« néanmoins que le jury, lorsqu'il opine, oublie les noms des concurrents et ne se souvienne ja-
« mais que des talents; autrement, il manquerait à sa conscience, il ruinerait l'effet du concours,
« et bientôt les jurés seraient eux-mêmes honnis par les élèves qui appelleraient de leurs déci-
« sions au public, témoin de l'ineptie des réponses du concurrent favorisé (1). »

En même temps que M. Camus, un autre membre du Conseil, le savant et modeste Parmentier, apportait, lui aussi, sa quote-part dans l'œuvre commune, et rédigeait, à l'usage des hôpitaux et hospices, une pharmacopée nouvelle, qui fut appliquée dès 1803. Restreinte à un petit nombre de médicaments consacrés par l'expérience, elle est restée en usage jusqu'en 1836, époque à laquelle le Conseil en ordonna la révision, afin d'y introduire diverses substances dont l'action thérapeutique venait d'être révélée, et afin aussi d'apporter plus de régularité et d'harmonie dans la comptabilité des pharmacies (2).

Formulaire magistral à l'usage des hôpitaux et hospices.

Dans le préambule du nouveau formulaire, le Conseil général des hôpitaux explique ainsi les motifs de cette dernière révision :

« La pharmacopée de 1803 avait été rédigée dans un esprit tout à fait opposé à celui qui anime
« l'administration actuelle. Aujourd'hui, l'administration entend laisser aux médecins une pleine
« latitude sur le choix des moyens dont ils croient devoir faire usage. Si le nouveau formulaire

(1) Rapport sur les hôpitaux et hospices, pages 31 et 32.

(2) « Une pharmacopée, publiée en 1803, par ordre du Conseil général des hospices et rédigée par un homme « dont les travaux ont tant de droits à la reconnaissance publique, Parmentier, renferme les principales ressources « que la nature et l'art peuvent offrir à la médecine dans les établissements hospitaliers. C'est aux élèves « qu'elle est surtout destinée; mais elle est utile encore aux hommes plus instruits. Les médicaments de tout genre « sont également compris dans cette pharmacopée, où se trouvent d'abord présentées les substances qui doivent « former toute la matière médicale des pharmacies des hospices. Un formulaire particulier à l'usage de l'hôpital des « vénériens a été publié aussi par son chirurgien en chef, M. Cullérier. » (Rapport de M. de Pastoret.)

« est obligatoire pour le pharmacien, toutes les fois qu'il n'y est pas dérogé par une prescription « spéciale, il ne limite en rien le médecin dans son droit de modifier ou de changer tout à fait les « formules qui y sont consignées ; il ne lui impose que l'obligation de faire inscrire chaque jour « sur le cahier de visite les prescriptions spéciales qui lui paraîtront nécessaires (1). »

L'étude que nous faisons du personnel de santé et des circonstances qui ont pu influer sur le développement de la pratique médicale de nos hôpitaux ne saurait accorder une grande place aux constitutions successives du service. Nous devons donc écarter bon nombre de détails, sans doute intéressants au point de vue historique, mais complétement étrangers à l'organisation actuelle. Pour ne parler que des faits relatifs aux malades, ou qui ont modifié la composition primitive du personnel médical, nous dirons que huit ans après l'homologation du règlement de 1802, un arrêté ministériel (règlement du 21 avril 1810) consacrait des dispositions importantes que l'usage avait fait prévaloir dans l'intervalle.

Des médecins suppléants, nommés, comme les médecins en chef et ordinaires, par le Ministre de l'intérieur, mais sur une liste quintuple de candidats, furent attachés, à titre gratuit, à chacun des hôpitaux et hospices.

C'est parmi ces derniers que le Gouvernement se réservait de choisir les praticiens « qu'il deviendrait nécessaire d'envoyer dans les départements pour cause « d'épidémies extraordinaires (2). »

Il n'y eut plus de chirurgiens en chef que pour les grands hôpitaux. Dans les établissements de moindre importance, le service devait être fait par un chirurgien ordinaire, ou même par celui de l'établissement le plus voisin. Dans le cas où ce double service eût présenté quelques difficultés, un chirurgien spécial également nommé par le Ministre, sous le titre de chirurgien adjoint, en était chargé.

Ces dernières dispositions étaient réclamées depuis deux ans par M. Frochot.

De 1810 à 1829, d'autres modifications furent encore apportées aux règlements qui précèdent. Il nous suffira d'indiquer celles dont le principe a contribué à faire progresser le service, ou qui, maintenues jusqu'à nous, n'ont varié que dans le mode d'exécution.

La première, dans cet ordre d'idées, se rapporte à la création de cinq emplois de médecins internes, dits médecins surveillants des élèves (3).

Placés entre les chefs de service et les élèves ordinaires, tant internes qu'externes, les nouveaux docteurs étaient appelés à exercer un contrôle permanent sur le

(1) Formulaire magistral des hôpitaux et hospices (1836). L'article 16 du règlement sur le service de santé dispose : « Aucun médicament non compris dans le Codex ne peut, sans l'autorisation du Conseil général (du Direc- « teur de l'Administration), être préparé ni administré...
« Le formulaire sera revu tous les dix ans au moins... »
(2) Arrêté du ministre de l'intérieur, du 24 avril 1810, articles 4 et 7.
(3) Arrêté du Conseil général des hospices, du 11 février 1818.

service des étudiants dans les hôpitaux, et à maintenir l'ordre et la discipline, là où il eût été dangereux, à raison du nombre et de l'inexpérience de ces élèves, de les abandonner à leurs seules inspirations. De célèbres praticiens ont débuté dans ces modestes fonctions : elles étaient surtout nécessaires alors que les épreuves du concours, beaucoup moins sérieuses qu'aujourd'hui, ouvraient un accès peut-être trop facile à l'internat. Mais, à mesure que s'élevait le niveau des études médicales, l'Administration, recrutant ses internes parmi l'élite des écoles, put reporter sur eux la confiance qu'elle avait longtemps accordée aux médecins surveillants, et s'en remettre, pour l'exécution du service, à l'aptitude et au dévouement professionnel dont ils lui fournissaient chaque jour de nouvelles preuves.

Institution de la Commission spéciale des médicaments et remèdes nouveaux.

La seconde modification apportée dans le service médical se rapporte à l'institution de la commission spéciale des médicaments et remèdes nouveaux. En confiant à ses praticiens les plus éclairés le soin d'examiner, préalablement à leur introduction dans les hôpitaux, les systèmes préconisés en dehors du formulaire légal, l'Administration a voulu donner aux malheureux qui se confient à ses soins la garantie qu'ils ne seraient, en aucun cas, le sujet d'essais hasardeux (1).

L'inamovibilité des fonctions de médecin et de chirurgien en chef des hôpitaux était un des principes consacrés par le règlement du 4 ventôse an x. On comprend facilement que l'Administration, qui avait rencontré tant de difficultés à reconstituer à cette époque son personnel médical, n'ait pas songé alors à en préparer le renouvellement régulier.

Depuis quelques années cependant l'autorité se préoccupait de cette situation, qui lui paraissait contraire aux véritables intérêts des malades. Dans un rapport sur la question, M. le comte Chaptal, qui siégeait alors dans ce même Conseil qu'il avait organisé comme ministre, faisait entendre ces paroles :

« L'article 35 a établi à vie les fonctions de médecins et de chirurgiens ordinaires : c'est demander que le vieillard conserve toute l'ardeur de sa jeunesse; c'est exiger du praticien qui a une clientèle lucrative qu'il la sacrifie aux soins gratuits d'un hôpital, ou qu'il emploie au service de cet hôpital le même temps que le médecin qui commence à exercer son art; c'est, en un mot, vouloir l'impossible et l'absurde. C'est cependant ce qu'on fait en établissant sur les mêmes têtes la perpétuité d'emplois qui ne sont que temporaires. La violation de ce principe a introduit tous les abus dont on se plaint. »

---

(1) « Le Conseil général des hospices, considérant que les établissements hospitaliers sont spécialement consacrés au soulagement des pauvres infirmes ou malades; qu'il est du devoir de l'Administration d'en écarter tout ce qui pourrait altérer la confiance et troubler la sécurité des individus qui y sont admis;

« Qu'il est néanmoins dans l'intérêt de la société et des pauvres eux-mêmes de ne point repousser sans examen tout ce qui peut contribuer aux progrès de la science et au plus grand soulagement des malades et des infirmes;

« Arrête : Aucun essai, en médecine ou en chirurgie, ne pourra être fait dans les hôpitaux et hospices sans une autorisation spéciale du Conseil général, qui prendra, avant de prononcer, l'avis d'une commission de médecins et chirurgiens, désignée par lui, et présidée par le membre du Conseil chargé du service de santé. »

(Arrêté du 19 octobre 1825.)

« Dans nos grandes villes, les fonctions de médecins et de chirurgiens des hôpitaux ressem- « blent beaucoup à ce qu'elles sont à Paris. A Lyon, ces fonctions sont à temps, et cette seule « circonstance est peut-être la cause du grand nombre d'habiles et de grands chirurgiens qui ont « illustré cette ville. L'état contraire met, à Paris, le Conseil général dans l'impossibilité de pour- « voir aux besoins du service, lorsque, par son âge ou par ses infirmités, un officier de santé n'est « plus capable de remplir ses fonctions. Le Conseil général peut alors provoquer sa destitution, « conformément à l'article 35 du règlement, lui donner une retraite, ou lui conserver le titre et « le traitement de sa place en lui nommant un successeur.

« La première mesure révolte tellement, que sûrement personne ne songera jamais à la propo- « ser; la seconde est formellement interdite par le décret du 18 mars 1813 (1), et ce décret est « fondé en principe; la troisième s'exécute au détriment du service qui devient ainsi bien plus « coûteux sans être meilleur. Où seront d'ailleurs les médecins et chirurgiens qui conviendront de « n'être plus en état de servir? Le Conseil général se rappelle trop bien toutes les difficultés qu'il « a éprouvées à retirer le service à des officiers de santé qui ne pouvaient plus s'en acquitter, pour « ne pas désirer de se mettre, une fois pour toutes, à l'abri de retomber en un pareil embarras.

« Je propose donc comme changement essentiel et indispensable la rédaction suivante de l'ar- « ticle 35 du règlement :

« Les places de médecins et chirurgiens ordinaires sont temporaires. Tout médecin quittera « nécessairement ses fonctions en arrivant à l'âge de cinquante-cinq ans; il en sera de même pour « les chirurgiens qui auront atteint l'âge de cinquante ans.

« Les médecins et chirurgiens actuels ayant été nommés à vie prendront leur retraite, les pre- « miers à l'âge de soixante-cinq ans, les seconds à l'âge de soixante ans (2). »

Ce principe de la limitation de la durée des fonctions médicales, si nettement formulé, ne devait cependant trouver place que dans le règlement du 9 décembre 1829. Ainsi tout en s'efforçant de maintenir, à raison de leur efficacité reconnue, les prescriptions fondamentales des règlements des 4 ventôse an x et 21 avril 1810, le Conseil général des hôpitaux ne cessait cependant d'y ajouter les développements que lui suggérait l'expérience. Mais ces additions au texte primitif, contre lesquelles le Ministre s'était plusieurs fois prononcé (3), entraînaient forcément des coupures, des transpositions, souvent même des exceptions.

Ce que le règlement de l'an x gagnait au point de vue administratif, il le perdait souvent comme précision et clarté. Tout le monde était d'accord sur la nécessité

---

(1) Aux termes du décret du 18 mars 1813, les médecins et chirurgiens des hôpitaux et hospices n'ont pas droit à une pension de retraite.

(2) Rapport au Conseil, 3 juillet 1816.

(3) « Paris, le 23 février 1819.

« Je n'ignore pas qu'on a pensé qu'il pourrait être utile de refondre les règlements actuels et d'y apporter les « modifications conseillées par l'expérience; mais, depuis plus de deux ans, le Ministre de l'intérieur a demandé « au Conseil des hospices un projet de règlement général pour la réorganisation du service de santé, et le Conseil « ne l'a pas encore présenté. Jusqu'à ce qu'un nouveau règlement ait été adopté, les règlements précédents doi- « vent être observés et ce serait les détruire que d'y faire sans cesse des modifications et des exceptions.

« D'après ces considérations, Monsieur le préfet, je vous prie de faire connaître au Conseil général d'Adminis-

qu'il y avait de procéder à sa refonte complète, et ce fut à M. le comte Chaptal que fut encore dévolu le soin d'en préparer une nouvelle rédaction.

Cette tâche laborieuse abandonnée et reprise tour à tour, suivant les incidents qu'elle soulevait à chaque instant, ne devait aboutir que dix ans plus tard. Le Conseil général des hospices, par une concession facile à comprendre, puisqu'il n'avait en vue d'autre intérêt que celui des malades, le Conseil, disons-nous, avait voulu, avant de proposer l'adoption du nouveau règlement à l'autorité supérieure, le communiquer au corps médical des hôpitaux, dont les observations amenèrent, en effet, un remaniement partiel du projet primitif (1).

Le règlement du 9 décembre 1829, approuvé le 30 janvier 1830, supprime les différentes classes de chirurgiens et de médecins, ainsi que les titres de chef, d'ordinaire, d'adjoint ou d'agrégé, affectés aux différentes catégories établies par les règlements antérieurs; il ne reconnaît plus que des médecins et des chirurgiens pris parmi les membres anciens ou en exercice du bureau central; il consacre le principe du concours pour la nomination de ces derniers, attribuée jusqu'alors au Ministre seul, et soumet tous les chefs de service à la réélection quinquennale.

« tration des hospices de Paris que, jusqu'à ce qu'un nouveau règlement pour le service de santé de cet « établissement ait été arrêté, je n'admettrai plus aucune disposition qui ne soit entièrement conforme aux principes « établis par les règlements des 4 ventôse an x et 21 avril 1810.

« Le Ministre, secrétaire d'Etat de l'intérieur, »

« Signé : Comte DECAZES. »

(1) Les réclamations du corps médical sont développées dans un Mémoire au Conseil, en date du 17 mars 1829, dont nous détachons les passages ci-après :

« Les médecins, chirurgiens et pharmaciens soussignés, se sont réunis, suivant le vœu du Conseil général, « exprimé dans un arrêté du 17 décembre 1828, à l'effet de donner leur avis sur un projet de règlement relatif « au service de santé des établissements hospitaliers de la ville de Paris... Ce n'est pas sans une vive satisfac- « tion qu'ils voient se rétablir enfin, entre eux et le Conseil, des communications trop rares... Nous n'examine- « rons pas si le règlement projeté est effectivement nécessaire, et si celui du 19 ventôse an x, revu avec soin, « exécuté avec intelligence et fermeté, ne suffirait pas pour assurer le service de santé dans les hôpitaux et hos- « pices... La question de la supériorité nous a paru pour le moins indécise, et, dans plus d'une circonstance, « nous avons dû accorder à l'ordre établi une prééminence incontestable sur l'ordre projeté...

« Une première modification porte sur les titres : elle supprime ceux de médecins et chirurgiens en chef con- « sacrés par le règlement du 19 ventôse an x... Il est possible, à la rigueur, d'enlever ces titres à la médecine où « les services sont distincts et séparés, où les fonctions sont indépendantes les unes des autres, et exercées par « chacun des médecins isolément, où les rapports sont rares et peuvent être réglés une fois pour toutes.

« Il n'en est pas de même pour la chirurgie, où les services sont souvent confondus, où les rapports sont jour- « naliers, nécessaires, où le besoin d'un conseil, d'une coopération d'intentions, d'efforts et de moyens se fait « sentir à chaque instant, où dans le cas de divergence d'opinions, il est nécessaire, sous peine d'anarchie, qu'il « se trouve un avis prépondérant.

« L'agrégation, la translation et la réélection, voilà les idées-mères du projet;

« Le but des mesures est, sans aucun doute, d'assurer le service et de le mettre à l'abri de toute négligence en « menaçant ceux qui se rendraient coupables d'être transférés dans un autre hôpital, ou de n'être point réélus à « l'expiration des cinq ans.

« Nous rendrons justice, s'il le faut, aux intentions des auteurs du projet, mais nous déclarons que ces mesures « ne sont pas nécessaires.

« Les fonctions attribuées dans le projet aux agrégés ne sont pas de nature à relever l'éclat de ce titre : ces

Cette dernière disposition, contre laquelle la majorité du corps médical s'était prononcée, maintenue à la fois par le Conseil et par le Ministre, formait l'article 26 du nouveau projet et était ainsi conçue :

« Les médecins et chirurgiens des hôpitaux et hospices sont nommés pour cinq années, et « peuvent être réélus toutes les fois qu'à l'époque de la réélection ils n'ont pas accompli, savoir : « les médecins leur soixantième année et les chirurgiens leur cinquante-cinquième année. »

En établissant que le recrutement du corps médical aurait lieu par voie de concours, le Conseil général des hôpitaux n'avait fait à cet égard que reprendre, en les appropriant aux besoins et aux mœurs de son époque, les traditions de l'ancien Hôtel-Dieu et de l'Hôpital général (1).

Mais il faut reconnaître que les concours furent loin d'être, à l'origine, ce qu'ils sont aujourd'hui, l'institution et le perfectionnement du service médical ayant subi

---

« fonctions consisteraient à suivre, le matin, les visites des médecins et chirurgiens ordinaires, et à faire, en leur « absence, la visite du soir. Or, où trouverait-on des médecins et des chirurgiens qui voulussent suivre, comme « simples spectateurs, les visites faites par un médecin ou chirurgien ordinaire, se remettre sur les bancs ; et « pourquoi ? pour un titre sans rétributions, sans emploi, et borné à la courte durée de cinq ans... »

« Un médecin, un chirurgien ont un domicile, une clientèle, qu'ils établissent, qu'ils forment, en général, à « portée de l'hôpital auquel ils se consacrent ; ils arrangent, ils disposent toutes choses de manière à ce que « leurs obligations se concilient, ou du moins de manière à ce qu'elles ne se nuisent pas ; et c'est après qu'ils au- « raient, laborieusement et dispendieusement, disposé leur domicile et leurs affaires, qu'ils se verraient envoyés, « au moment où ils s'y attendraient le moins, de Beaujon à Bicêtre, de la Charité à Saint-Antoine ou à Saint- « Louis ! et que pense-t-on que deviendraient le service et les malades par suite de ces bouleversements ? et qui « croirait-on capable de s'exposer à de pareils désagréments ?

« Mais poursuivons : le projet ne se borne pas à des mutations de siége d'une année et même d'un instant à « l'autre ; il veut établir en principe que les fonctions seront temporaires, et que leur durée ne sera que de cinq « ans.

« Nous ne connaissons dans les hôpitaux aucun médecin ou chirurgien qui ne mette au rang de ses devoirs les « plus sacrés les soins qu'il a promis aux pauvres malades ; s'il en existait, contre toute probabilité, on serait « obligé du moins de convenir que le nombre doit en être bien petit ; et c'est pour atteindre un individu ou deux, « tout au plus, sur cent qui se vouent au traitement des malades dans les hôpitaux, que serait prise une mesure « dirigée contre les bons aussi bien que contre les mauvais ; qui les maintiendrait tous dans un état continuel « d'humiliation et d'angoisse, et qui, comme l'épée de Damoclès, incessamment suspendue sur leur tête, les « menacerait au milieu des fonctions les plus utiles et les plus désintéressées !...... »

(1) Le concours appliqué au recrutement du corps médical n'est pas un fait moderne. On lit dans les délibérations du bureau de l'Hôtel-Dieu, à la date du 12 mai 1666 :

« Aucun chirurgien ne pourra travailler dans l'Hôtel-Dieu qu'il n'ait été examiné, savoir : ceux qui voudront « se faire recevoir pour compagnons, par les six médecins et le maître chirurgien et les compagnons gagnant la « maîtrise, et les externes et les pensionnaires du maître chirurgien par deux médecins et les deux dits maîtres « chirurgiens.

« L'examen se fera tous les premiers mardis de chacun mois, s'il n'est point feste, en la chambre et en la pré- « sence de M. l'Administrateur résidant dans l'Hôtel-Dieu et un autre de MM. du bureau nommé à cet effet... »

Du 6 décembre 1750 :

« S. M. a bien voulu maintenir les Administrateurs (Hôpital général) dans la possession de choisir les aspirants « pour le concours de chirurgiens et de nommer aux places vacantes, ensuite de l'examen qui se fera de la capa- « cité des sujets, en la forme ordinaire... »

(Extrait d'une lettre de M. Voyer d'Argenson à l'archevêque de Paris.)

l'influence du temps et de l'expérience, à travers les mêmes phases que les autres branches du service. Aujourd'hui, les médecins et chirurgiens des hôpitaux ne peuvent être pris que parmi les membres du Bureau central, dont l'organisation comporte douze places de médecins et six places de chirurgiens données au concours.

A part quelques modifications de détail sans importance réelle et sur lesquelles il serait oiseux d'insister, le règlement de 1839 n'est que la reproduction de celui qui porte la date du 13 juillet 1830.

Règlement actuel sur le service de santé approuvé par décision ministérielle en date du 26 août 1839.

Il est toujours en vigueur dans la généralité de ses dispositions; le seul changement notable que lui ait fait subir la loi du 10 janvier 1849 est le retrait des dispositions relatives à la réélection quinquennale. Assurément, il n'était pas entré dans la pensée du Gouvernement de rétablir la pérennité des fonctions médicales; mais comme le silence de la loi, quant à la durée des fonctions, pouvait jusqu'à un certain point le laisser supposer, l'Administration, usant des nouveaux pouvoirs que lui conférait la loi du 7 août 1851, dut en rétablir la limitation (1). Aux termes de l'arrêté du 3 mars 1853, les fonctions de médecin et de chirurgien des hôpitaux cessent de plein droit lorsque les médecins ont accompli leur soixante-cinquième année et les chirurgiens leur soixantième.

En augmentant le nombre des praticiens, en les appelant tous à concourir également au traitement des malades, en laissant à chacun d'eux son initiative et son indépendance, enfin, en préparant le renouvellement régulier du corps médical, le règlement de 1839 a mieux servi les intérêts de la science et de l'humanité que le

---

(1) « La loi générale du 7 août 1851 (art. 8, paragraphe 6) porte que les commissions administratives arrê- « tent, avec l'approbation des préfets, les règlements du service de santé. Or, la limitation du service des médecins, « pour raison d'âge ou d'infirmités, est un acte de pure réglementation qui tombe sous l'application de cet « article; c'est ce qui est admis dans la pratique pour tous les établissements hospitaliers. A ce titre donc « les dispositions que l'Administration générale de l'Assistance publique a proposé d'introduire dans le règle- « ment du service de santé des hospices de Paris rentrent dans les limites de votre compétence. Quant à l'objection « qu'on pourrait tirer du caractère spécial de la loi du 10 janvier 1849, elle ne saurait avoir de valeur qu'à l'égard « des objets qui sont expressément réglés par cette loi. Or, celle-ci ne contient aucune disposition qui soit « virtuellement contraire à la limitation du service des médecins et des chirurgiens. Si elle a rétabli l'inamovibilité « de leurs fonctions, elle ne l'a fait que d'une manière implicite, en ce sens que les médecins et chirurgiens ne « seraient plus soumis à la réélection quinquennale; mais elle n'a pas entendu, elle n'a pu entendre que, sauf « le cas de révocation, qui est une mesure de rigueur, ces praticiens resteraient en fonction jusqu'à leur mort, « quand bien même l'âge ou les infirmités, venant trahir leur zèle, les mettraient dans l'impossibilité absolue de « rendre aucun service. Cette interprétation serait contraire à la pratique générale. Elle blesserait la raison et les « intérêts des pauvres malades ainsi que ceux du corps médical dans lequel l'avancement se trouverait presque « immobilisé. On ne voit pas d'ailleurs pourquoi les praticiens nommés postérieurement à la loi du 10 janvier 1849 « seraient placés, sous ce rapport, dans une position beaucoup plus favorable que ceux dont la nomination est « antérieure à cette loi. Je conclus de ce qui précède, Monsieur le préfet, qu'il s'agit ici d'une simple question « de réglementation de service, parfaitement conciliable avec la loi du 10 janvier 1849, et sur laquelle il vous « appartient de statuer, aux termes de l'article 8 de celle du 7 août 1851. »

(Lettre ministérielle du 19 novembre 1852.)

principe unitaire et hiérarchique du règlement de 1802, qui avait placé un médecin et un chirurgien en chef à la tête de chaque établissement; c'est sans contredit au dernier acte que l'on doit la forte organisation du service actuel de santé.

Élèves internes et externes des hôpitaux.

Après avoir fait connaître ce qu'a été, dans son expression la plus élevée, l'organisation médicale des hôpitaux, nous ne saurions oublier les auxiliaires temporaires que fournit à nos chefs de service la jeunesse studieuse des écoles, les uns en qualité d'élèves réguliers, sous le titre d'élèves internes et externes, les autres comme simples étudiants, tenus d'accomplir dans les hôpitaux un stage déterminé avant de pouvoir aspirer au doctorat.

Sur ce point encore, notre service de santé a reçu d'importantes améliorations : il suffit, pour s'en convaincre, de se reporter au jugement qu'émettait en 1829, sur l'institution de l'internat, la commission médicale, tout en se plaignant du peu de soins que les élèves externes apportaient à l'accomplissement de leurs devoirs :

« Nous devons principalement, disait cette commission, attirer l'attention du Conseil sur la « manière dont se fait le service des externes. Nous ne saurions dissimuler qu'il laisse beaucoup « à désirer.

« A peine entrés en fonctions, un grand nombre les néglige, et plus de la moitié les a désertées « sous mille prétextes avant la fin de l'année; et ce qu'il y a de plus affligeant, c'est qu'on voit re- « paraître presque tous ces déserteurs aux concours pour l'internat.

« Les fonctions des externes étant gratuites, il sera toujours difficile d'obtenir d'eux autant « d'exactitude que des internes; cependant, comme ils paraissent n'avoir d'autre but, en se fai- « sant recevoir externes, que d'acquérir le droit de concourir pour l'internat, c'est en se mon- « trant difficile sur les preuves de leur service qu'on pourra obtenir d'eux plus d'exactitude.

« Et qu'on ne s'apitoie pas sur cette sévérité; car, en excluant du concours les élèves négli- « gents, on assure une récompense à ceux qui ont montré du zèle et du dévouement dans l'exer- « cice de leurs devoirs, et l'exclusion des uns multiplie les chances que le concours offre aux « autres.

« Il n'existe qu'un seul moyen d'obliger ces élèves à être exacts. C'est, s'ils ne le sont pas, de « constater leur inexactitude; c'est de substituer aux feuilles de présence des feuilles d'appel « sur lesquelles les chefs mettraient chaque jour leurs absents, et qui, envoyées tous les mois à « l'Administration, seraient conservées soigneusement et relevées à la fin de l'année pour établir « le degré d'exactitude de chaque élève.

« Cette mesure, employée avec le plus grand avantage dans quelques hôpitaux, mettrait les « chefs à l'abri des sollicitations importunes auxquelles ils cèdent trop souvent par faiblesse ou « par bonté, et elle ne leur laisserait à certifier qu'une seule chose à la fin de l'année, savoir la « moralité et la subordination de leurs élèves.

« D'autres motifs viendront encore entraver le service. D'après l'article 110 du projet, aucune « punition ne peut être infligée aux élèves que par le Conseil. Cet article, qui ne laisse rien aux « chefs et transporte devant une cour supérieure le jugement de toutes les questions de discipline « présente de graves inconvénients. Il ôte aux chefs tout moyen d'action : car, en les obligeant « à faire de quelques manquements au service ou à la subordination une affaire qui peut déci- « der de l'existence d'un jeune homme, il paralyse dans leurs mains tous les moyens de « répression.

« Il y a mieux, c'est qu'en transportant toutes les questions de discipline devant le Conseil, il « met les chefs en cause avec les élèves, position inconvenante et dans laquelle les chefs éviteront « toujours de se placer. Telle est, il n'en faut pas douter, la raison pour laquelle les chefs tolè- « rent si souvent la négligence pour n'avoir pas à la dénoncer au Conseil. Telle est encore la rai- « son pour laquelle ils ne poursuivent jamais l'effet de leurs plaintes, lorsqu'ils sont obligés d'en « faire, dans la crainte d'aggraver la position d'élèves, aujourd'hui leurs subordonnés, demain « leurs confrères et après-demain leurs successeurs.

« L'institution des internes est sans contredit la plus belle et la plus utile dont les hôpitaux « puissent se glorifier: c'est là que se forment à la pratique les jeunes médecins auxquels la « science et l'humanité applaudissent le plus. Cette institution semble toucher à la perfec- « tion... »

A dix ans d'intervalle, nous retrouvons cette même opinion formulée par une commission médicale, celle de 1839 :

« L'institution des internes est sans contredit la plus belle et la plus utile dont les hôpitaux « de Paris puissent se glorifier. C'est là que se forment à la pratique les jeunes médecins sur « lesquels la société fonde ses plus chères et ses plus solides espérances. Nous sommes heureux « de pouvoir dire au Conseil que le service des élèves internes est aussi satisfaisant que celui « des élèves externes l'est peu. »

Toutes les dispositions que réclamaient les différentes commissions médicales sont aujourd'hui inscrites dans nos règlements : les désertions dont elles se plaignaient ont été rendues sinon impossibles, du moins plus difficiles et par conséquent moins fréquentes. Grâce aux mesures prises récemment pour régulariser la tenue des feuilles de présence et faire cesser les fraudes auxquelles donnait lieu la signature des élèves (1), il nous est possible aujourd'hui d'établir rigoureusement le degré d'exactitude de chacun , et de pourvoir, avant que le service ait eu à souffrir de leur absence, au remplacement de ceux qui, malheureusement trop nombreux encore, désertent les fonctions confiées à leurs soins.

L'Administration a fait tout ce qui dépendait d'elle pour obtenir de ses élèves externes un bon et utile service, et elle y a réussi en partie. Les moyens d'instruction qu'elle leur offre, joints aux avantages matériels qui leur sont assurés, en

(1) « ... Il importe, Monsieur, que vous exerciez par vous-même une surveillance active, incessante, sur le personnel « des élèves ; que vous consigniez sur un carnet spécial les renseignements que vous recueillerez sur leur con- « duite dans le service, et surtout que vous veilliez à ce qu'ils ne trompent pas la confiance de l'Adminis- « tration ni ne puissent faire croire à leur assiduité, en signant les uns pour les autres la feuille de présence. Cette « fraude, malheureusement trop fréquente, sera rendue impossible, si vous tenez la main à ce que les signatures « soient recueillies individuellement, au bureau de l'hôpital, par un employé que vous chargerez spécialement de « ce soin. Si, cependant, nonobstant vos précautions à cet égard, de pareilles substitutions vous étaient encore « signalées, vous auriez à interdire immédiatement l'entrée de l'hôpital à l'élève qui s'en serait rendu coupable, et « à me mettre en position de déférer sa conduite au jugement de la Faculté..... » (Circulaire du 19 avril 1860 adressée aux directeurs des hôpitaux et hospices.)

dédommagement du temps consacré par eux à son service (1), ramènent chaque année en plus grand nombre les élèves de la Faculté à ses concours; et, cette affluence même autorisant une plus grande sévérité, elle a pu déjà relever le niveau des connaissances exigées des candidats pour prendre rang dans le service des hôpitaux.

Les conditions générales des concours de l'externat et de l'internat, les formes suivies quant à la composition des jurys, à l'ordre des épreuves, etc., etc., se rapprochent beaucoup des règles tracées pour les concours supérieurs du Bureau central; mais les connaissances que l'Administration exige de ses élèves sont exclusivement théoriques : elles se renferment dans les généralités de la médecine et de la chirurgie, s'élevant graduellement des rudiments de l'art de guérir, qui sont la base des concours de l'externat, aux questions les plus complexes de la pathologie, sur lesquelles roulent les épreuves des prix de l'internat, cette première manifestation du talent et de la réputation future de nos jeunes élèves.

Il y a longtemps déjà que les règles relatives aux concours laissent peu de chose à désirer, tant en ce qui touche l'impartialité qui doit présider aux jugements, qu'en ce qui regarde la solidité des études qu'ont faites les concurrents. Cependant l'Administration, fidèle au plan de perfectionnement qu'elle s'est proposé d'étendre à tous ses services, a plusieurs fois adopté de nouvelles mesures pour écarter les effets de la prévention ou de la faveur, et assurer le juste classement des candidats. C'est le corps médical lui-même qui a demandé, avec raison, que la désignation des juges fût confiée au sort, qu'aucun jury ne pût compter plus de deux membres appartenant au même établissement, que le concours de l'externat fût exclusivement confié aux médecins et chirurgiens du Bureau central, et enfin que des séries de questions permissent aux concurrents de connaître sur quelles parties des sciences médicales ils pourraient être interrogés.

Il est un fait à signaler, c'est que plus le niveau des études médicales tend à s'élever, plus nous remarquons d'assiduité et de subordination chez nos élèves. Cette sévérité que les commissions médicales réclamaient, comme un moyen de maintenir dans la ligne du devoir les externes défaillants, ne trouve plus que de rares occasions de s'exercer. Le nombre des peines disciplinaires que l'Administration se voit encore dans la nécessité d'infliger pour manquements graves au service a notablement diminué dans ces dernières années. Il est vrai de dire que sa surveillance, à la fois

(1) Arrêtés du 24 février 1841, nº 86,889, et du 9 juin 1841, nº 87,994 qui mettent une somme de 300 fr. à la disposition des chefs de service, pour être répartie entre les élèves externes de leurs services chargés de la tenue des cahiers.

Arrêté du 9 juin 1841, nº 87,994, qui décide qu'une médaille de satisfaction sera accordée à tous les élèves externes qui auront fait exactement leur service pendant trois années.

Arrêtés des 28 décembre 1855, 9 février et 15 février 1856, qui accordent le déjeuner aux élèves externes des établissements situés loin du centre.

attentive et paternelle, suivant de plus près aujourd'hui la conduite des élèves dans l'hôpital, est en position de prévenir des écarts qu'elle n'était appelée autrefois qu'à réprimer (1).

Depuis deux ans, le nombre des élèves externes que les règlements attachent à chaque chef de service a pu être complété, et, depuis cette même époque, on a constaté, de leur part, une plus grande exactitude, en même temps qu'une coopération plus active aux diverses parties du traitement. Ce retour salutaire à la pratique trop longtemps négligée des hôpitaux est d'un heureux augure pour l'avenir. Rien, en effet, ne saurait remplacer pour les étudiants les avantages de l'instruction pratique et de l'expérience qu'ils acquièrent au lit du malade. L'observation journalière des affections les plus diverses, et la participation directe, sous la direction de maîtres habiles, à tous les devoirs de la profession médicale, constituent le véritable noviciat propre à former les jeunes gens qui se vouent à un art aussi élevé que difficile.

Élèves stagiaires.

Longtemps avant l'ordonnance du 3 octobre 1841 (2) sur le stage, la Faculté de médecine de Paris avait pu constater que, parmi les élèves des écoles, ceux qui avaient été appelés à remplir les fonctions d'internes et d'externes dans nos hôpitaux montraient, à tous égards, une supériorité incontestable sur leurs jeunes condisciples.

C'est en effet parmi les anciens internes des hôpitaux que se recrutent généralement les chefs de clinique, les agrégés de la Faculté, les médecins du Bureau central; aussi le titre d'interne est-il devenu, dans la pratique privée de Paris et des villes de la province, une recommandation aussi utile qu'honorable. Il nous est permis d'espérer que, dans la nouvelle et plus forte direction donnée aux études médicales, l'externat, étant, après l'internat, la meilleure école où puissent se former nos jeunes docteurs, deviendra également, pour les praticiens qui en auront rempli les fonctions d'une manière assidue et fructueuse, un titre réel à la considération et à la confiance du public.

L'ordonnance de 1841, promulguée dans un moment où les hôpitaux n'obtenaient pas le nombre nécessaire d'élèves réguliers, fut provoquée par le Conseil général des hospices, et elle parut tout d'abord produire les heureux effets qu'on s'en était promis : pendant quelques mois, les élèves stagiaires affluèrent dans les

(1) ..... « Je vous prie de ne pas oublier que vous suppléez, en quelque sorte, à l'égard de nos élèves réguliers, non pas seulement l'Administration, mais encore leur famille absente, et qu'un conseil bienveillant donné « en temps utile peut prévenir bien des fautes. » (Circulaire du 24 octobre 1861 à MM. les directeurs des hôpitaux et hospices.)

(2) L'ordonnance royale du 3 octobre 1841 dispose qu'à partir du 1er janvier 1843, nul ne pourra obtenir le grade de docteur dans l'une des Facultés de médecine du royaume s'il n'a suivi pendant une année au moins soit en qualité d'externe, soit comme simple élève en médecine, le service d'un hôpital.

services, et l'Administration put croire au succès définitif de ses efforts. Malheureusement, cette première ardeur une fois passée, l'indifférence et la mollesse reprirent le dessus, et les nouveaux élèves, désertant insensiblement le service des malades, purent encore, grâce à de regrettables tolérances, se procurer le certificat réglementaire du stage sans en avoir rempli les obligations.

L'exemple des stagiaires arrivant au doctorat, nous ne dirons pas sans travail, mais sans avoir acquis les connaissances pratiques qui sont l'une des bases essentielles de l'éducation médicale, ne pouvait manquer d'être contagieux. L'influence qu'il eut sur la conduite des élèves externes fut aussi prompte que funeste; certains d'arriver au même résultat que les stagiaires, sans s'astreindre aux règles quelquefois assujettissantes du service hospitalier, ces jeunes gens abandonnèrent en grand nombre l'externat, qui d'ailleurs commença à se recruter de plus en plus difficilement. C'est ainsi que l'Administration avait vu tourner contre elle les mesures mêmes qu'elle avait si instamment sollicitées.

Dans cette situation, le Conseil général des hospices n'hésita pas à demander le rappel de l'ordonnance royale du 3 octobre 1841, et il proposa de substituer au stage, tel qu'elle le réglait, l'obligation pour tous les étudiants en médecine de faire trois années consécutives d'un service non interrompu dans les hôpitaux. Le Conseil de l'Université ne crut pas devoir se ranger à cette opinion : plaçant en première ligne les études théoriques naturellement appelées à précéder les travaux cliniques, mais croyant à tort qu'un stage prolongé pouvait leur être nuisible, il parut penser qu'une année de pratique bien employée était suffisante pour préparer les jeunes docteurs à l'exercice de leur art. Persuadé d'ailleurs que chaque stagiaire faisait un service effectif et non interrompu d'une année, il proposa le maintien pur et simple des dispositions en vigueur. Cette prépondérance accordée trop absolument aux études théoriques n'était point faite pour assurer à l'éducation pratique de la jeunesse médicale la faveur dont elle a besoin, et il ne pouvait en résulter qu'un nouveau dommage pour nos services.

Le stage ne fut plus considéré bientôt que comme une obligation gênante dont la plupart des élèves s'appliquèrent à éluder l'accomplissement; aussi les jeunes gens, trop disposés à jouir des facilités qui leur étaient offertes, négligeaient-ils les devoirs de l'externat, et telle était la situation, en dernier lieu, que l'Administration constatait, à l'issue du concours de 1860, une insuffisance de plus de 200 élèves, eu égard au nombre strictement nécessaire.

Nouvelle et dernière organisation du stage dans les hôpitaux.

Son Exc. le Ministre de l'Instruction publique eut connaissance de cet état de choses, et il n'hésita pas à penser avec nous qu'il était aussi dommageable aux progrès des études placées sous sa haute direction qu'aux intérêts hospitaliers. Aussi s'empressa-t-il de promettre une prompte révision de l'ordonnance du 3 octobre 1841, et cette promesse a été tenue. Un décret, dont l'application ne se fera pas attendre et que l'Empereur s'est empressé de signer (1), va restituer aux études pratiques l'importance qu'elles avaient perdue et ramener à l'externat beaucoup de jeunes gens qu'une réglementation insuffisante et la faiblesse des pères de famille tendaient à en éloigner.

Par cet acte important, dont les heureuses conséquences se feront bientôt sentir, et que nos successeurs compléteront sans doute par de nouvelles exigences, M. Rouland a rendu un grand service à la science médicale et à l'Administration des hôpitaux de Paris.

---

(1) Ce décret, qui vient d'être promulgué, porte la date du 16 juin 1862 : il dispose qu'à partir du 1er novembre 1862 le stage commencera après la huitième inscription, et se continuera, sans interruption, jusqu'à la seizième inscription inclusivement, c'est-à-dire pendant au moins deux années consécutives. Un arrêté ministériel en date du 1er juillet 1862 en règle, ainsi qu'il suit, l'application :

« Art. 1er. Chacune des années du stage dans les hôpitaux imposé par le décret du 18 juin 1862 aux étudiants « des Facultés de médecine et des Écoles préparatoires de médecine et de pharmacie se composera, déduction faite « des vacances, de dix mois complets de service effectif, et commencera régulièrement le 1er novembre pour se « continuer sans interruption jusqu'au 31 août inclusivement.

« Les stagiaires seront libres de tout service dans les hôpitaux pendant les mois de septembre et d'octobre, « de telle sorte que le premier trimestre de l'année régulière de stage comprendra seulement les mois de novembre « et de décembre, et le dernier trimestre les mois de juillet et d'août.

« Art. 2. Tout étudiant en médecine ne pourra, dans la période de ses études, pendant laquelle il est soumis « à l'obligation du stage, être admis à prendre, au commencement de chaque trimestre, une inscription près la « Faculté ou l'École préparatoire à laquelle il appartient que sur le vu des pièces suivantes :

« 1° Un certificat de l'Administration des hospices constatant que l'étudiant a été inscrit dans les dix derniers « jours du mois précédent comme stagiaire dans un hôpital pour y commencer son service au premier jour du « présent trimestre ;

« 2° Les deux certificats du directeur de l'hospice et du chef de service prescrits par l'article 4 du décret du « 18 juin 1862 et constatant l'accomplissement régulier du stage pendant le trimestre écoulé.

« Les deux derniers certificats, qui doivent rester au dossier de l'étudiant, seront adressés directement, à la fin « de chaque trimestre, par l'Administration des hospices, au doyen de la Faculté ou au directeur de l'École pré- « paratoire, avec la liste complète des élèves stagiaires attachés aux hôpitaux pendant le trimestre dont il s'agit.

« Le certificat du chef de service attestera la manière dont le service a été rempli au point de vue médical. Le « certificat du directeur de l'hospice constatera que l'élève a rempli son service avec assiduité et exactitude et « s'est conformé aux dispositions d'ordre intérieur déterminées par l'Administration des hospices.

« En cas d'interruption de service pendant le cours du stage pour cause de maladie ou d'empêchement légitime, « le Ministre statuera sur les rapports simultanés de l'Administration des hospices et du doyen de la Faculté ou « du directeur de l'École préparatoire, rapports qui lui seront transmis par le recteur de l'Académie avec son « avis personnel.

« Art. 3. Les dispositions de l'article précédent sont rigoureusement applicables aux internes et aux externes « en cours d'études, en tenant compte toutefois des dispositions de l'article 5 du décret du 18 juin 1862, spéciales « à cette catégorie d'étudiants.

« Art. 6. Conformément à l'arrêté, ci-dessus visé, du directeur de l'Administration générale de l'Assistance « publique, les établissements spécialement désignés pour le stage des élèves de la Faculté de médecine de « Paris sont les hôpitaux suivants : Hôtel-Dieu, Pitié, Charité, les Cliniques, les Enfants malades, Necker, Cochin « et l'hôpital du Midi.

« Toutefois les élèves pourront, *sur leur demande expresse et motivée*, être attachés en qualité de stagiaires « par l'Administration de l'Assistance publique aux hôpitaux de Lourcine, Sainte-Eugénie, Saint-Antoine, Saint- « Louis, Lariboisière, Beaujon et à l'infirmerie de l'hospice de la Vieillesse-Femmes.

« Art. 7. Pour leur première année de stage, les élèves de la Faculté de médecine de Paris qui auront obtenu « à leur examen de fin de deuxième année la note *extrêmement* ou *très-satisfait* seront appelés à choisir, parmi

Enseignement pratique de la médecine et de la chirurgie dans les hôpitaux de Paris.

De cette obligation imposée aux étudiants en médecine de suivre la pratique des hôpitaux découlait nécessairement l'institution d'un enseignement pratique : cet enseignement a existé de tout temps à l'Hôtel-Dieu et à la Charité, et nous voyons, en 1729, les étudiants en médecine, s'appuyant sur les dispositions de l'édit de 1707, revendiquer le droit que leur contestaient les chirurgiens de l'Hôtel-Dieu, de suivre les premiers les visites de cet établissement (1).

Mais longtemps avant cette époque, les médecins de l'Hôtel-Dieu, communiquant déjà aux élèves qu'ils s'empressaient d'accueillir, leurs vues sur la nature et le trai-

---

« tous les établissements spécifiés au 1er et au 2e paragraphe de l'article précédent, celui auquel ils désirent être « attachés.

« Ceux qui auront eu une note inférieure à la note *très-satisfait* seront distribués par l'Administration de « l'Assistance publique suivant les besoins du service; et, *autant que possible, suivant la valeur de leur note « d'examen*, dans les établissements spécialement désignés au 1er paragraphe de l'article précédent. Ils pourront, « d'ailleurs, *s'ils le demandent*, être attachés aux établissements compris dans le 2e paragraphe.

« Pour leur deuxième année de stage, les élèves de la Faculté de médecine de Paris qui auront obtenu dans « leur examen de fin de troisième année une note supérieure à la note *passable* pourront choisir, parmi tous les « établissements spécifiés au 1er et au 2e paragraphe de l'article précédent, celui auquel ils désirent être attachés. « Les élèves qui n'auront eu que la note *passable* resteront à la disposition de l'Administration de l'Assistance « publique pour être distribués dans les établissements spécialement désignés au 1er paragraphe de l'article pré- « cédent et pourront, *s'ils le demandent*, être attachés aux établissements compris dans le 2e paragraphe. »

Nous reproduisons ici la lettre que S. Exc. le ministre de l'instruction publique a bien voulu nous adresser en nous transmettant ces deux documents :

« Paris, le 4 juillet 1862.

« Monsieur le directeur, j'ai l'honneur de vous adresser des exemplaires du décret du 18 juin 1862, déterminant « les nouvelles conditions du stage dans les hôpitaux, imposé désormais aux étudiants de nos écoles médicales, « ainsi que de l'arrêté portant règlement pour l'exécution de ce décret.

« Je n'ai pas besoin d'entrer près de vous dans le développement des dispositions de ces documents, qui ont « été concertées avec votre Administration, et qui sont d'ailleurs entièrement conformes aux propositions que vous « aviez faites vous-même, dans l'intérêt du succès des études médicales, aussi bien que pour satisfaire d'une « manière plus large et plus complète aux besoins du service des hôpitaux. Vous trouverez d'ailleurs, dans les « deux circulaires, dont je vous adresse ci-joint plusieurs exemplaires, toutes les instructions propres à faire « comprendre les dispositions dont il s'agit, et à en assurer la scrupuleuse exécution.

« Je vous remercie du concours si empressé et si éclairé que vous avez prêté en cette circonstance à mon Admi- « nistration.

« La nouvelle extension donnée à l'institution du stage est certainement une des plus sérieuses améliorations « qui aient été apportées à l'organisation des études de nos écoles médicales; je ne doute pas qu'elle ne porte les « plus heureux fruits, en ce qui concerne les Administrations des hospices, auxquelles elle assurera des auxiliaires « plus nombreux et plus expérimentés. Recevez, etc.

« Signé : ROULAND. »

(1) « Les jeunes médecins qui suivent les médecins de l'Hôtel-Dieu dans leurs visites étant venus se plaindre de « ce que les chirurgiens leur disputent les premières places et qu'ils se sont attroupés plusieurs fois menaçant ceux « des jeunes médecins qui voudraient leur contester le pas; et pour faire cesser ces désordres et pour en prévenir « la suite, ils ont prié le bureau de faire un règlement par lequel il sera dit qu'ils occuperont les premiers rangs et « les places les plus proches du malade et du médecin. » (Délibération du 31 août 1729.)

L'enseignement officiel des cours cliniques dans les hôpitaux remonte au 18e siècle. Un édit de Louis XV, en date du mois de décembre 1774, fonda les 6 premiers lits de l'hospice du collége de chirurgie destiné à recevoir les malades attaqués d'affections chirurgicales graves et extraordinaires pour lesquelles, suivant l'expression de Tenon (2e Mémoire, page 52), on n'a pas encore de traitement ouvert. La Martinière, qui a donné tant de preuves de son zèle pour les progrès de la médecine opératoire, contribua, en 1783, à l'agrandissement de cette première clinique. Tenon en fait mention dans ses Mémoires; il représente l'hospice des cliniques comme un établissement unique et

tement des maladies, leur en faisaient reconnaître la justesse ou l'erreur dans les résultats du traitement, soit que les malades obtinssent leur guérison, soit qu'on pût, par l'autopsie de ceux qui succombaient, vérifier le diagnostic porté par le médecin professeur.

Dans le dernier siècle, Baron, Fontaine, Le Hoc, Bourdelin, Belleteste, Cochu et Majault faisaient des cours cliniques à l'Hôtel-Dieu; un pareil enseignement était donné à la Charité par Verdelet, Maloët, Macquart, Thierry de Bussy et Desbois de Rochefort (1).

Ainsi, lorsque parut la loi du 14 frimaire an III, qui instituait une clinique interne à l'hôpital de la Charité, une clinique externe à l'Hôtel-Dieu et une clinique dite de perfectionnement à l'hospice de la Faculté, l'enseignement clinique existait de fait et depuis longtemps déjà dans les hôpitaux. S'il a acquis de nouveaux développements qui en ont fait une des premières écoles pratiques de l'enseignement médical, il serait injuste de ne pas reconnaître la part que l'Administration hospitalière a eue à ce résultat.

Premiers cours cliniques institués à l'Hôtel-Dieu et à l'hôpital de la Charité.

Les premiers cours de clinique interne et externe furent inaugurés par deux des membres les plus éminents du corps médical des hôpitaux : Desault à l'Hôtel-Dieu et Corvisart à la Charité. Après eux, Dupuytren, Récamier, Magendie, Chomel, Boyer, Roux etc., etc., continuèrent avec éclat cet enseignement si fécond. D'autres cliniques, dues à l'initiative des chefs du service de santé des hôpitaux, s'organisant

---

précieux, où l'on ne recevait que les maladies peu connues et pour lesquelles il n'y avait pas encore de traitements ouverts.

Dans l'ardeur qu'elle développait contre les anciennes institutions, la Révolution de 1789 n'avait pas toujours respecté le domaine de la science, et Fourcroy, chargé au nom du Comité d'Instruction publique de présenter un projet de décret sur la réorganisation de l'enseignement médical, put dire avec raison dans la séance de la Convention du 7 frimaire an III que « l'Ecole de Paris était entièrement détruite et les scellés encore placés sur les lieux « qui renfermaient le dépôt littéraire consacré à l'étude de l'art de guérir. »

C'est de la loi du 14 frimaire an III (4 décembre 1794) portant création de chaires spéciales pour l'enseignement séparé de l'anatomie, de la physiologie, de l'hygiène, de toutes les branches de la pathologie et de la thérapeutique, que date en France l'enseignement public et régulier de la médecine et de la chirurgie cliniques.

(1) Les médecins et les chirurgiens de Paris ne commencèrent à démontrer l'anatomie que vers l'année 1494; les progrès de cette science furent d'abord très-faibles. La tradition nous apprend que l'Hôtel-Dieu est le premier des établissements hospitaliers qui ait autorisé la dissection de l'homme sur des individus autres que des criminels, et qui ait inauguré, en France, l'étude pratique de l'anatomie, en accordant quelques sujets à Sylvius, qui l'enseigna d'abord au collége de Tréguier, puis au collége de France, de 1545 à 1554. — Le chirurgien de l'Hôtel-Dieu dirigeait non-seulement les dissections, mais il était chargé de faire des démonstrations d'anatomie sur le cadavre.

« Le maître chirurgien commencera tous les ans les exercices d'anatomie, immédiatement après la Toussaint, « et les finira la veille du dimanche des Rameaux.

« Les cadavres seront pris dans la salle des morts, sur le consentement par écrit de la mère prieure.

« Les préparations des parties se feront de 8 à 11 heures du matin, et les démonstrations de 2 à 3 heures de « l'après-midi.

« Les compagnons assisteront aux préparations faites par le maître chirurgien et le compagnon gagnant maî- « trise; et les externes seront présents aux démonstrations faites par le maître et le gagnant maîtrise... »

(Délibération du Bureau de l'Hôtel-Dieu, du 31 décembre 1706.)

dans chacun des Établissements où les maladies spéciales étaient plus particulièrement traitées, formèrent un enseignement libre qui complétait l'enseignement officiel et n'était pas suivi avec moins d'empressement.

Plus tard, lorsque des considérations étrangères à la question médicale, provoquant la suppression des amphithéâtres particuliers des hôpitaux et des hospices, vinrent forcer l'Administration à les centraliser d'abord à l'hôpital de la Pitié et ensuite au cimetière de Clamart, elle ne négligea rien de ce qui pouvait contribuer aux progrès des études médicales.

On connait l'organisation de son école actuelle d'anatomie (1), et il serait superflu d'insister ici sur les services qu'elle rend tous les jours à ses nombreux élèves.

La constante sollicitude du Conseil général des hospices, faisant servir le traitement des malades à l'instruction des élèves qui lui prêtaient leur concours, s'efforçait d'encourager les divers modes d'enseignement officiel ou particulier. Dans sa pensée, les attributions de ses praticiens, loin d'être limitées aux soins matériels du traitement, impliquaient forcément, au contraire, l'explication des moyens curatifs et l'exposé des observations recueillies. A ce point de vue, chaque chef de service était tenu d'être et devenait en effet le professeur de ses propres élèves.

Nous n'insisterons pas ici sur les motifs qui déterminèrent le Gouvernement à porter de trois à huit, le nombre des cliniques de l'enseignement officiel des hôpitaux de Paris (2).

Il est évident que ce précieux enseignement n'a pu se développer et prospérer à ce point, qu'avec le concours empressé que lui prêtait l'Administration hospita-

---

(1) L'Amphithéâtre d'anatomie établi sur l'ancien cimetière de Clamart, entre les rues Fer-à-Moulin, des Fossés-Saint-Marcel, la place Scipion et l'ancien cimetière Sainte-Catherine, peut assurer l'instruction de plus de 600 élèves qui y sont admis moyennant un droit d'assistance de 10 francs par an, pour les élèves attachés aux hôpitaux, et de 20 fr. pour les personnes étrangères.

Il y a quatre grands pavillons pour l'étude spéciale de l'anatomie, des cabinets pour les professeurs qui veulent se livrer à des recherches anatomiques ou autres, des amphithéâtres pour les leçons, des laboratoires pour les préparations, une bibliothèque, une salle des morts et enfin un musée destiné à la conservation des pièces sèches anatomiques représentant les systèmes osseux, musculaire, artériel, veineux, lymphatique et nerveux. Cette collection composée de plusieurs centaines de pièces est une des plus remarquables en ce genre.

L'établissement est dirigé par un professeur, chef des travaux anatomiques, qui a sous ses ordres deux prosecteurs nommés au concours; ces derniers sont chargés de suppléer le professeur en chef dans l'enseignement du manuel opératoire et de l'histiologie.

(2) La création, en 1834, d'une 4e clinique chirurgicale porte à 9 le nombre des cliniques de la Faculté. Elles sont ainsi réparties :

HÔTEL-DIEU.	2 Cliniques médic. 2 id. chirurg.	CHARITÉ.	2 Clin. médic. 1 id. chirurg.	HÔPITAL DES CLINIQUES.	1 Clin. médic. 1 id. chirurg.

Les cliniques officielles sont régies par l'ordonnance royale du 2 février 1823 et par l'arrêté ministériel du 3 juillet 1824.

Par arrêtés en date des 14 et 26 août 1862, M. le Ministre de l'instruction publique a établi, à titre d'enseignement auxiliaire, six cours complémentaires des études pratiques, savoir : 1° cours cliniques des maladies de la peau ; 2° des maladies des enfants; 3° des maladies mentales et du système nerveux ; 4° des maladies syphilitiques ; 5° des maladies des voies urinaires, et 6° ophthalmologie.

lière, et parce que, en même temps que l'enseignement officiel, l'enseignement libre, s'élevant et grandissant à ses côtés, continuait à former et à désigner pour ainsi dire au choix de l'autorité les maîtres parmi lesquels la Faculté pouvait se recruter. Et n'est-ce pas, en effet, au milieu de ce double enseignement que se sont formés la plupart des professeurs actuels de la Faculté de Paris et quelques-uns de ces praticiens étrangers dont la science opératoire est justement appréciée en France (1) ?

Cette extension donnée à l'enseignement clinique des hôpitaux a, il est vrai, soulevé parfois des réclamations, et, en quelques circonstances même, l'Administration a dû se justifier des reproches qui lui étaient trop légèrement adressés, de sacrifier l'intérêt de ses malades à celui des études médicales. Il suffit d'avoir suivi les visites de nos praticiens pour reconnaître l'injustice d'une pareille imputation, et pour constater, au contraire, que l'exécution du service médical repousse, à l'égal des méthodes empiriques, toute dissertation pénible ou blessante pour le malade. Dans ce vaste champ de l'observation clinique dont les limites reculent à mesure qu'on l'explore, l'humanité a eu rarement à souffrir du zèle scientifique : dans l'application du traitement, l'intérêt et avant tout la volonté du malade sont consultés : non-seulement il reste toujours libre de se soustraire aux investigations qui lui sembleraient trop pénibles, en refusant de répondre, ou en réclamant son changement de service ; mais, même en matière de thérapeutique et d'opération, son libre arbitre est absolument respecté. Tel est à cet égard le scrupule de l'Administration et du corps médical, que, devant un refus obstiné et notoirement déraisonnable, l'on n'a jamais eu recours qu'aux conseils et à la persuasion.

Tout en reconnaissant l'importance des observations cliniques et en les encourageant là où elles avaient leur utilité réelle, l'Administration n'a point dû perdre de vue les limites dans lesquelles il est nécessaire et convenable de les maintenir. De même qu'elle s'est appliquée à écarter de la pratique des hôpitaux jusqu'à l'apparence même de l'expérimentation, elle est dans l'habitude de ne point autoriser plus de deux cliniques particulières dans le même établissement, et c'est également

---

(1) « ...... Considérez seulement, Monsieur le Préfet, tout ce grand mouvement des médecins étrangers qui « viennent puiser à Paris la science et l'expérience, rendant à notre capitale ce tacite et unanime hommage que, « pour la médecine comme pour les autres sciences, elle est restée la capitale du monde. Vous-même, vous nous « avez dit, et nous sommes heureux de vous emprunter cet argument, que partout, dans les hôpitaux d'Angleterre, « vous aviez remarqué des médecins parlant français, qui avaient été nourris dans les écoles françaises, qui avaient « suivi les hôpitaux français. Demandez-leur si, après les cliniques officielles, ils n'ont pas puisé aux cliniques des « hôpitaux des enseignements précieux. Demandez-leur si certains noms que nous ne voulons point prononcer et « qui ne figurent point sur les listes officielles, n'ont pas jeté en Europe et plus loin encore, un éclat qu'aucun « autre n'a fait pâlir, et qui entre pour une grande part dans la haute renommée de la Faculté de Paris. Regardez « même parmi les professeurs justement célèbres de cette Faculté, où ils ont puisé leur habileté dans l'art de guérir « et d'enseigner à la fois, et si l'enseignement libre n'a pas été la pépinière la plus féconde où se soit recruté « l'enseignement officiel....... »

(Mémoire du corps médical des hôpitaux au préfet de la Seine, sur la nécessité de maintenir l'enseignement clinique libre des hôpitaux, 10 février 1846.)

afin d'être à même d'en modérer au besoin l'usage, qu'elle a décidé que toutes les permissions de cette nature seraient subordonnées à l'obligation d'une confirmation annuelle.

Quant à ce qui est de l'exécution du service, du traitement proprement dit des malades, l'Administration devait se borner et elle se borne, en effet, à une surveillance générale portant sur l'observation des règlements et des devoirs respectifs des médecins et de ses agents, et elle n'a point, on le conçoit, à s'immiscer dans les méthodes thérapeutiques.

Service des consultations. — Traitement externe.

Mais il ne nous suffit pas de tracer les règles qui s'appliquent au traitement des malades admis dans nos hôpitaux. Ce n'est là qu'une partie des attributions du personnel médical dont l'action s'étend également à toute une classe d'individus malades qui ne réclament d'autre assistance, en cas de maladie, que les conseils éclairés de nos praticiens (1). De temps immémorial, les chefs du service de santé des hôpitaux sont dans l'usage de donner des consultations aux malades indigents du dehors; mais c'est seulement à partir de 1802 que cet usage a commencé à être réglementé, et que l'Administration a autorisé ses médecins et ses chirurgiens à faire délivrer aux personnes nécessiteuses, les médicaments ou secours du moment, c'est-à-dire ceux qui sont impérieusement et immédiatement applicables (2).

« Quand la maladie, dit M. le comte de Pastoret, n'a pas besoin d'un lit, d'une visite de tous « les jours, de remèdes chauds et continus; quand elle n'empêche pas celui qui en est atteint de « sortir, de vaquer à ses travaux, le traitement externe peut suffire. Il réunit l'avantage d'écono- « miser beaucoup les revenus des établissements hospitaliers, celui de laisser des places toujours « libres pour les maladies qui, par leur caractère ou leur gravité, ne peuvent recevoir que dans « un hôpital les remèdes et les soins assidus dont elles ont besoin... (3) »

Le double service des consultations et du traitement externe est étroitement lié à l'histoire hospitalière. Presque tombé en désuétude pendant la Révolution, on le voit renaître en 1802 et 1804; mais il reste incomplet et mal exécuté jusqu'en 1817,

(1) L'usage des consultations externes paraît remonter aux origines mêmes de l'Administration et n'avoir varié que dans les moyens d'exécution. En 1561, dans un petit bâtiment dépendant de l'église Saint-Côme, les chirurgiens venaient visiter les lundis de chaque semaine les pauvres blessés auxquels ils donnaient des consultations gratuites; ils avaient succédé aux chanoines qui exerçaient cet office à l'entrée de la cathédrale.

En 1788, la Commission chargée d'examiner le projet de translation et de reconstruction de l'Hôtel-Dieu, faisant allusion à cette tradition maintenue jusqu'à elle, constatait, en ces termes, l'utilité des consultations gratuites et du traitement externe :

« De temps immémorial la Faculté de Médecine donne des consultations gratuites : au collége de chirurgie, on « panse, à des heures marquées, les pauvres qui se présentent. Les chirurgiens de nos grands hôpitaux donnent « des consultations et pansent gratuitement les malades, mais il serait aussi d'humanité d'y joindre une distri- « bution de remèdes aux malades munis d'un certificat de pauvreté. Nous en avons un exemple à citer : à l'hôpital « de Lyon, il y a une distribution gratuite de remèdes aux pauvres externes. » (Rapport des Commissaires chargés par l'Académie des sciences de l'examen des projets relatifs à l'établissement des quatre hôpitaux, page 12.)

(2) Arrêté du 6 frimaire an x.

(3) Rapport sur l'état des hôpitaux et hospices, par M. le comte de Pastoret, art. 4. Admission dans les hôpitaux, page 235.

époque à laquelle l'usage des consultations est régulièrement rétabli à l'Hôtel-Dieu, à la demande même des chefs de service de l'Établissement (1).

Étendu successivement aux autres hôpitaux de l'Administration, il impliquait, presque dans tous, la délivrance des médicaments indispensables et les pansements de la petite chirurgie. Il est en effet si naturel d'appliquer le remède que l'on a sous la main, qu'avant même que le traitement externe fût régulièrement organisé (et nonobstant le règlement de 1825 (2), il ne l'est encore que dans quatre de nos établissements), jamais les chefs du service de santé ne se refusaient à l'exécution immédiate des opérations et des pansements qu'ils pouvaient pratiquer sur place.

Le *General dispensary* est peut-être l'établissement qui fixa le plus l'attention des commissaires de l'Académie des sciences, lors de la visite qu'ils firent, en 1786, des institutions charitables de l'Angleterre. Aussi, s'empressèrent-ils, à leur retour en France, d'en signaler l'existence au Gouvernement :

« Un établissement anglais qu'il serait peut-être bon d'imiter chez nous, est le *General Dispen-* « *sary*. On appelle ainsi une maison entretenue par des souscriptions volontaires. Il y a un mé- « decin, un chirurgien, un accoucheur, un apothicaire. On y donne des consultations, on y panse « les pauvres, on va accoucher les femmes chez elles, on donne à tous gratuitement les médica- « ments dont ils ont besoin. Il y a, en effet, une espèce de pauvres qui, sans être dans le dénû- « ment absolu qui conduit à l'hôpital, manquent cependant dans certaines maladies, et des avis « éclairés et des secours qui leur seraient nécessaires... »

Relevé des opérations du bureau central d'admission.

Le bureau central d'admission institué à Paris en 1802, et dont nous avons dit ailleurs l'organisation (voir page 142), remplit, sous plusieurs rapports, l'office du dispensaire anglais. Il n'y est pas délivré de médicaments, mais tous les malades y trouvent des conseils éclairés ; on y traite spécialement la teigne et les affections de la vue et on y panse les ulcères. Un jour par semaine est affecté à la délivrance et

---

(1) Arrêté du 20 août 1817.

« Le Conseil général, vu la lettre de ce jour de MM. les médecins de l'Hôtel-Dieu, reçoit avec une vive satisfaction « ce nouveau témoignage du zèle de MM. les médecins de cette maison pour le plus grand bien des pauvres ; et, « considérant les bons effets qui doivent résulter de ces consultations gratuites dont le but tend tout à la fois à « servir les infortunés et à diminuer le mouvement des hôpitaux, le Conseil remercie MM. les médecins de l'Hôtel- « Dieu et, sur leur proposition, ordonne que des consultations gratuites seront données à l'Hôtel-Dieu, tous les « jours, dans l'ordre ci-après, par MM. Montaigne, Asselin, Petit, Borié, Récamier, Husson, Bourdier ou Caillard « et Geoffroy. »

(2) Arrêté du 14 décembre 1825. Il porte ce qui suit :

« Art. 1er. Des consultations gratuites et des traitements externes seront établis dans tous les hôpitaux où il n'en « existe pas encore et dans les hospices où les localités le permettent....

« Art. 4. Les consultations gratuites ne pourront, sous aucun prétexte, être confiées à des élèves, et les bulletins « de consultations seront toujours délivrés par les médecins et chirurgiens qui, en cas d'absence ou de maladie, ne « pourront se faire remplacer que par leurs collègues du même établissement, ou par l'un des membres du bureau « central d'admission. Les élèves pourront être chargés du soin des pansements dans les cas ordinaires.

« Art. 5. Les consultations gratuites auront lieu après la visite des malades de l'établissement et avant neuf « heures du matin. Elles seront données dans un local séparé et disposé de manière que ceux qui y sont admis ne « puissent s'introduire dans les autres parties de la maison.

« Art. 6. Dans les bâtiments où ils existe des salles de bains simples et de vapeur, des douches et des boîtes à « fumigations, ces secours pourront faire partie du traitement externe.

« Art. 7. Les linges et médicaments nécessaires aux pansements seront fournis par le pharmacien de chaque « maison sur un ordre écrit du médecin ou du chirurgien. »

à l'application des bandages, et tous les huit jours, il y a des consultations et un traitement spécial pour l'orthopédie.

Le relevé des consultations gratuites données par les médecins et les chirurgiens du bureau central, pendant la période décennale de 1852 à 1861, en porte le nombre à 120,334; ce qui donne par année une moyenne de 12,043 consultations ou près de 33 par jour.

Pendant cette période, 17,870 malades ont été admis à suivre le traitement externe des mêmes praticiens et à participer à la délivrance des bandages et appareils orthopédiques de toutes sortes donnés gratuitement par l'Administration aux indigents de la capitale et dont le chiffre, pour les dix années, s'élève à 57,592.

Le tableau qui suit nous présente, année par année, les travaux accomplis par le bureau central.

ANNÉES.	CONSULTATIONS				TRAITEMENT EXTERNE. MALADES TRAITÉS POUR						Observations.
	verbales.	écrites.	Prescriptions de saignées.	Applications de ventouses.	la teigne.	les maladies des yeux.	les voies urinaires.	les ulcères.	l'orthopédie	Délivrance de bandages.	
1852	4,317	7,624	1,259	588	421	467	99	673	726	4,944	
1853	3,524	7,936	1,172	741	371	547	106	753	674	5,088	
1854	3,853	11,266	1,634	1,909	400	135	119	514	671	5,534	
1855	2,520	10,299	889	1,565	315	162	»	619	664	6,110	
1856	2,705	10,261	407	1,151	344	516	»	471	621	5,373	
1857	1,859	7,047	324	1,061	277	492	»	317	545	5,793	
1858	1,729	6,151	182	1,046	155	416	»	207	692	5,447	
1859	1,220	6,298	67	924	302	312	»	448	450	5,244	
1860	1,799	5,626	25	671	263	373	»	361	354	6,262	
1861	1,307	6,339	22	985	376	211	»	402	529	7,997	
	24,842	78,850	6,001	10,641	3,224	3,631	324	4,765	5,926	57,592	
	120,334				17,870						

C'est au développement progressif des consultations et du traitement externe que les indigents sont redevables des services établis à Saint-Louis et dans les hôpitaux d'enfants pour le traitement de la teigne et de la scrofule, et surtout de la méthode si expéditive que M. le Dr Bazin a instituée, en 1850, à Saint-Louis, pour le traitement de la gale. Mais les affections qui affligent l'enfance exigent encore de nouveaux efforts, et en même temps que l'administration s'occupe des moyens de traiter plus efficacement à la campagne les enfants atteints de maladies chroniques, elle étudie l'organisation plus large d'un traitement externe de la teigne qui devra un jour, comme la gale, on est fondé à l'espérer, disparaître devant un ensemble de mesures de prévoyance et de curation suivies avec une persévérance soutenue.

Les renseignements nous manquent pour établir, d'une manière même approximative, le nombre des consultations données dans les hôpitaux antérieurement à 1859; mais toutes les dispositions ayant été prises à cette époque, en vue de la surveillance régulière du service et d'une constatation plus exacte de ses résultats, nous pouvons faire connaître aujourd'hui le mouvement complet des personnes qui sont venues, pendant ces trois dernières années, prendre les conseils de nos praticiens.

Le nombre des consultations gratuites données dans les hôpitaux et dans quelques hospices, qui était en 1859 de 226,659,
s'est élevé en ......1860 à 243,124,
et il a atteint en.....1861 ....268,300.

Le tableau qu'on va lire en donne la décomposition par établissement.

ÉTABLISSEMENTS.	NOMBRE DE CONSULTATIONS.		
	1859.	1860.	1861.
Hôtel-Dieu...........	11,492	10,804	11,006
Pitié.................	13,520	12,248	12,689
Charité..............	23,991	22,632	23,324
Saint-Antoine.........	15,960	16,968	20,842
Necker...............	14,138	9,223	10,803
Cochin..............	3,098	3,976	6,420
Beaujon..............	17,023	13,981	12,796
Lariboisière...........	27,280	29,656	30,160
Saint-Louis...........	60,084	65,967	70,278
Midi................	»	17,486	19,011
Lourcine............	6,804	2,169	2,329
Enfants-Malades.......	10,990	11,125	15,102
Sainte-Eugénie........	17,983	17,382	20,090
Cliniques............	3,244	3,496	3,083
Vieillesse (Hommes)....	1,052	5,812	9,493
Vieillesse (Femmes)....	»	199	256
La Rochefoucauld......	»	»	618
	226,659	243,124	268,300

A part donc l'hôpital Saint-Louis et les deux hôpitaux d'enfants, qui, aux termes de l'arrêté réglementaire du 14 décembre 1825, ont seuls continué à délivrer des médicaments et du linge aux malades de l'extérieur, les autres établissements, limitant l'assistance externe aux consultations et aux pansements usuels de la petite chirurgie, n'ont plus à faire de dépense de médicaments que dans le cas prévu par le § 2 de l'article 4 de l'arrêté du 29 avril 1854, c'est-à-dire dans les cas d'urgence et pour une première prescription seulement. En effet, si formelles que puissent être les dispositions de l'arrêté précité en ce qui concerne la délivrance gratuite des médicaments prescrits, il est évident qu'il n'a jamais pu entrer dans la pensée de l'ancien Conseil général des hospices d'y faire participer d'autres personnes que les indigents ; or, le jour où il lui a été donné de s'apercevoir que ces médicaments, détournés de leur véritable destination, devenaient une source de fraude et d'abus, il a dû nécessairement en suspendre la distribution.

Lorsque le traitement porte sur des affections chroniques, l'application des remèdes prescrits n'a jamais un tel caractère d'urgence qu'elle ne puisse être différée jusqu'à ce que l'Administration ait pu se convaincre de l'indigence relative du malade, et c'est ce qu'elle fait pour les consultants des hôpitaux Saint-Louis et des Enfants ; mais il ne saurait en être ainsi dans les autres établissements, où les malades, attirés par la réputation de nos sommités médicales, viennent de tous les points de Paris réclamer, pour des affections souvent très-graves, des conseils qui doivent être suivis d'un traitement immédiat. Si, à la suite de ces consultations, l'on s'abstient de délivrer des médicaments aux malades, c'est que la plupart d'entre eux sont en position de s'en procurer, et que les malades pauvres peuvent les obtenir gratuitement par une autre voie.

Disons-le cependant, l'Administration examine s'il ne serait pas possible d'étendre, dans une limite convenable, l'action du traitement externe des hôpitaux, sans pour cela s'exposer à voir renaître les abus qui ont fait abandonner l'exécution pleine et entière du règlement de 1825. Elle y serait d'autant plus disposée, que la force irrésistible des choses tend à convertir en véritables services de traitement les consultations médicales données par les praticiens qui s'en occupent avec zèle.

Mais, en présence de l'extension considérable que prend, depuis quelque temps, le traitement à domicile, elle a dû se demander si les mesures qu'elle pourrait prendre à cet effet, seraient bien nécessaires, et si elles ne tendraient pas à ramener vers l'hôpital les ouvriers et les chefs de famille qui, dans les cas de maladie, s'abstiennent de solliciter leur admission, et se bornent à réclamer le bénéfice du traitement à domicile (1).

---

(1) Le service du traitement des malades à domicile n'est que l'exécution, sous une autre forme, du traitement externe proprement dit. Il fonctionnait, depuis soixante ans, mais d'une manière tout à fait incomplète, lorsque l'arrêté du 20 avril 1853 est venu le réorganiser sur de nouvelles bases. En le plaçant sous la surveillance et le contrôle directs de l'Administration, l'autorité a assuré le succès de cette institution éminemment bienfaisante et morale. Son but, en effet, est de secourir et de traiter à demeure tous ceux que de légitimes intérêts rattachent à la famille : le père ou la mère de famille malade, l'indigent qui répugne à se présenter dans nos hôpitaux. A l'instar de ce qui a lieu dans les hôpitaux, ce service a des consultations gratuites données par les médecins des Bureaux de Bienfaisance, à la mairie ou dans les maisons de secours. Le chiffre de ces consultations atteste l'extension de plus en plus grande qu'a prise le traitement à domicile ; mais, pour ne parler que des résultats constatés en 1861, nous dirons que le nombre des personnes qui ont été traitées à domicile s'est élevé à 49,084, celui des journées de maladie à 658,123 et la dépense totale à 88,215 fr. 99 c.

Nous croyons néanmoins qu'un traitement externe fortement organisé peut mieux que le traitement à domicile, qui s'adresse seulement à certaines catégories de personnes, diminuer la fréquentation des hôpitaux. L'Angleterre nous offre à cet égard de bons exemples à suivre. Déjà, en 1786, comme on l'a vu, l'organisation du traitement externe annexé aux hôpitaux de Londres avait fixé l'attention des commissaires de l'Académie des sciences. Aujourd'hui, ce service en s'étendant s'est encore perfectionné. Sans se faire d'illusions sur la possibilité de modifier des habitudes enracinées dans la population, et tout en tenant le plus grand compte des différences profondes qui existent sous divers rapports entre les deux pays, l'Administration recherchera si nous avons quelque chose à emprunter à nos voisins. Chez eux, une médication très-simple prévient les plus graves abus du traitement externe, et si, avec le concours sans réserve du corps médical, nous pouvons approcher de cette simplicité et amener tout le monde à mettre de côté les questions personnelles, nous réussirons sans doute à introduire des améliorations considérables dans un service auquel on doit, selon nous, attacher une importance capitale.

Personnel médical des hôpitaux et hospices.

Il nous reste à faire connaître sommairement l'organisation du service médical des hôpitaux à un dernier point de vue, celui de son personnel et des accroissements qu'il a reçus, depuis l'installation du Conseil général des hospices jusqu'à ce jour.

En 1803, alors que le nombre des lits des hôpitaux s'élevait à 5,870, dont :

3,818 lits de médecine,
et 2,052 — de chirurgie,

le personnel médical comptait :

35 médecins,
26 chirurgiens,
11 pharmaciens,

Total... 72

soit, en moyenne, un médecin par 109 lits de médecine et un chirurgien par 78 lits de chirurgie.

De 1802 à 1849, c'est-à-dire en l'espace de quarante-sept ans, ce personnel s'est accru de 62 praticiens, en tout 134 chefs de service, se répartissant ainsi qu'il suit :

83 médecins,
34 chirurgiens,
17 pharmaciens.

Total... 134

Depuis dix années, l'établissement de nouveaux hôpitaux, l'extension donnée à quelques hôpitaux anciens ont nécessité la création de quatorze nouveaux services. Mais, par contre, la suppression des deux établissements de Bon-Secours et de Sainte-Marguerite, et quelques modifications plus récemment opérées, ont fait disparaître dix de ces mêmes services (1) et ramené le personnel médical des hôpitaux à peu près à ce qu'il était en 1849; l'Administration compte, en effet, aujourd'hui :

	87 médecins,
	34 chirurgiens,
	18 pharmaciens,
Total..	139

c'est-à-dire 67 praticiens de plus qu'en 1803.

Ainsi, dans l'espace de soixante ans, le personnel médical s'est à peu près doublé; mais il est vrai de dire que le nombre des lits s'étant en même temps accru, le rapport du nombre des chefs de service aux malades n'a éprouvé que des variations peu importantes.

Il y avait ainsi, en 1849, pour les hôpitaux et les infirmeries des hospices :

1 médecin pour 84 lits,
1 chirurgien pour 87.

En 1861 :

1 médecin pour 79 lits,
1 chirurgien pour 86.

En 1862, après l'établissement des nouveaux services de l'hôpital Saint-Antoine, on compte :

1 médecin pour 78 lits,
1 chirurgien pour 86.

En résumé, le dernier état de nos ressources pour le traitement des malades nous donne :

Pour les hôpitaux généraux..	Services de médecine.........	2,556 lits.
	Services de chirurgie..........	1,182
Pour les hôpitaux spéciaux ..	Services de médecine.........	1,930
	Services de chirurgie.........	1,288
Pour les hospices : Lits d'infirmerie.	....	602
	Total............	7,558

Les services d'accouchement sont compris pour 433 lits dans les chiffres qui viennent d'être indiqués.

(1) Les 14 services créés se décomposent ainsi:

6 à Lariboisière...............	hôpital créé.
3 à Sainte-Eugénie............	—
1 à Necker.....................	Augmentation de lits.
1 à Saint-Louis...............	Service payant.
1 aux Enfants-malades.........	—
2 à Saint-Antoine.............	Augmentation de lits.

§ X. — DU RÉGIME ALIMENTAIRE DES MALADES.

De tout temps l'alimentation des malades a été considérée avec raison comme l'un des objets les plus dignes de fixer l'attention de l'Administration et des médecins; mais ce n'est qu'à partir de 1806 que cette partie du service a reçu dans les hôpitaux de Paris une réglementation définitive. Jusqu'alors, elle était à peu près abandonnée au bon vouloir et à l'intelligence des administrateurs et des religieuses ou cheftaines placées à la tête des établissements. Quelques documents authentiques permettent de se rendre compte de ce que pouvait être autrefois le régime des malades dans les hôpitaux et celui des administrés dans les hospices.

Historique du régime alimentaire des hôpitaux et hospices, avant la réglementation de 1806.

L'un de ces documents, qui remonte à 1535, indique les allocations en denrées auxquelles avaient droit les malades de l'Hôtel-Dieu (1). Nous voyons qu'il y fut consommé, pendant cette même année (1535), 3,779 moutons, 9 bœufs, et pour 223 livres de veau ou de volaille.

	kilog.
Ces 3,779 moutons, au poids moyen de 20 kilog. peuvent représenter en viande, environ	75,580
Les 9 bœufs, au poids moyen de 300 kilog	2,700
Les 223 livres dépensées en veau et volailles, à 5 kilog par livre argent	1,115
Les issues de moutons, à 1 kilog par mouton	3,779
Les issues des 9 bœufs à 10 kilog par bœuf	90
Total	83,254

Les 10 services qui ont disparu par la force même des choses, ou que l'expérience a fait supprimer, sont les suivants :

4 à l'Hôpital de Bon-Secours.
3 à Sainte-Marguerite.
1 à l'Hôtel-Dieu.
1 à la Maison d'accouchement.
1 à la Vieillesse-Hommes.

(1) « Ung chacun paouvre mallade gisant en la Maison aura pour sa pitance ung morceau de mouton, dont il y « aura cinquante telz en ung mouton de moyenne sorte. Et quand on baillera ung pied de mouton pour ung mor- « ceau, la frassoure avec les autres intestins sera divisée en douze parties qui seront baillées avec douze piedz de « mouton à douze paouvres mallades. Et si les mallades demandent du beuf ou autre grosse chair, alors en sera « baillé à ceux qui l'auront demandé, à l'équivalensce des morceaulx de mouton, s'il y en a.

« Et aux jours meigres, c'est assavoir le mercredy, vendredy et sabmedy et les jours de jeusnes, sera baillé por- « tion de pitance aux paouvres mallades en poisson ou en oeuf à l'équivallant de la pitance de chair, selon le « cours du marché à la discrétion du maistre et du despencier.

» Les mallades qui labeureront en griesve malladie, auront au dimanche, mardy et jeudy, pitance de veau ou « vollailles pour leur récréation et substantacion, et si iceulx mallades ne peuvent manger de chair, les officieres

Le régime gras était appliqué quatre jours par semaine, soit 208 jours gras dans l'année. Si donc on divise le poids de 83,254 kilog. par 208 jours, on trouve une consommation journalière de 400 kilog. 26.

On comptait, en 1535, 900 malades dans l'établissement, plus 80 religieuses et 20 religieux, ensemble 1,000 personnes; la consommation moyenne en viande était donc de 40 décag. par individu.

Sous le rapport de la quantité d'aliments, les malades de l'Hôtel-Dieu étaient, comme on le voit, suffisamment pourvus.

Quant à la préparation des denrées, il n'en est question dans aucun des documents de l'époque; mais si on en juge par ce que dit Tenon dans ses Mémoires, il est permis de croire qu'elle devait laisser beaucoup à désirer.

« Dans chaque emploi, la mère d'office raccommode le bouillon en le faisant bouillir avec des « os restés de la distribution du jour précédent, des oignons et des poireaux, etc. Elle prépare « à ses frais les collations, qui consistent en bouillie, soupe au lait, pruneaux, pommes cuites, « raisins, cerises, abricots, biscuits, suivant la saison; ces collations se distribuent à une heure « après midi et à dix heures du soir: celles-ci consistent en œufs à la coque, biscuits, confitures. « Le bureau d'Administration n'entre que pour dix liards par jour dans les frais de ces raccom- « modages de bouillon et de collation.

« On doit être touché du zèle qui anime ces vertueuses filles et qui leur fait prodiguer et les se- « cours et les aliments aux malades confiés à leurs soins; en leur rendant ce juste tribut d'éloges « et de reconnaissance, il n'en est pas moins vrai que c'est un grand défaut pour un hôpital « d'avoir dans son sein autant de petits hôpitaux, autant de cuisines, de buanderies particu- « lières, etc.; que c'est multiplier la consommation et la main d'œuvre, détourner les officières, « les infirmiers et infirmières de leurs véritables fonctions; que c'est enfin envelopper les salles « d'une quantité de pièces aussi incommodes que préjudiciables à leur salubrité (1). »

Cet usage de *raccommoder* le bouillon existait encore en 1850 dans l'un des hôpitaux d'une grande ville de France.

La nourriture a-t-elle toujours été aussi abondante à l'Hôtel-Dieu qu'en 1535? On n'en saurait douter, car tous les documents sont à peu près d'accord sur ce point.

La parcimonie que l'on a reprochée depuis aux distributions alimentaires de l'Hôtel-Dieu ne commence guère qu'après 1793, et La Rochefoucauld-Liancourt nous en montrera tout à l'heure l'origine et la cause. Mais, outre que les aliments étaient

---

« chevetaines leur feront quelques brouetz à humer ou quelques couliz d'icelle chair qui leur seront administréz « selon leur appétit.

« Et seront interrogéz les mallades s'ils ayment mieulx de la chair boulye ou rôstie; et aux jours de poisson « il leur sera pourveu de petit poisson friz selon le cours du temps, ou cuitz autrement selon leur appétit ou « d'autres doulceurs ainsi que les officieres cognoistront être meilleur et plus profistable aux mallades dessus ditz.

« A chascun mallade sera baillé tant à disner que à soupper demyon de vin entier et sain et au desjeusner la « moitié de demyon, et aux griesvement mallades sera pourveu de meilleur vin en ensuyvant l'intention des bien- « ffaicteurs qui a celle fin ont laissé les vignes à la Maison. »

(Reiglements cartulaire du statud de l'hostel Dieu de Paris. 1535. (Arch. de l'Ass. pub.)

(1) Tenon, 4e Mémoire, page 131.

mal préparés, la distribution en était faite sans discernement à tous les malades, quelle que fût la gravité de leur état.

Dans leur mémoire de 1756 (1), les médecins de l'Hôtel-Dieu consacrent de longs développements au régime alimentaire. Ce document, aussi curieux qu'instructif, donne bien l'idée de ce qu'était à cette époque la nourriture des malades indigents. On y retrouve, en le lisant, l'origine de la plupart des dispositions introduites dans les régimes de 1792 et 1806, et plusieurs des pratiques actuelles du service. Sur différents points, Tenon n'a fait que reproduire et s'approprier les observations qu'il renferme, et nous ajouterons que nous-mêmes nous avons pu nous y reporter utilement, lorsqu'il s'est agi de modifier la formule si défectueuse que le règlement de 1845 indiquait pour la préparation du bouillon.

« La qualité du pain, de la viande, du vin, des volailles, etc., que l'on fournit aux malades de « l'Hôtel-Dieu ne laisse rien à désirer; mais la distribution des aliments présente un vaste champ « à un grand nombre de réflexions intéressantes.

« Il serait nécessaire de fixer la ration qui devrait être distribuée à chaque malade convalescent « et de la mettre, par exemple, à vingt onces de pain par jour, à une chopine de vin et à une « livre de viande, qui, par la cuisson, est réduite environ à 10 onces. Cette quantité serait la plus « grande qui se puisse donner par jour à chaque malade. On la diviserait en 2 distributions, qui « se feraient, l'une sur les dix heures du matin pour le dîner, l'autre entre quatre et cinq « heures après midi pour le souper.

« Cette ration, cependant, ne doit être ainsi évaluée que par rapport aux hommes et aux « femmes adultes, et c'est à la prudence de mesdames les religieuses d'office dans chaque salle « à la réduire suivant l'âge, le sexe, le tempérament et la complexion des malades........ Il est « indispensable que mesdames les religieuses continuent de donner leurs soins, pour que les « aliments soient distribués relativement aux différentes constitutions des malades. — Mais il est « absolument indispensable qu'elles veuillent bien s'en rapporter à ce que les médecins pres- « crivent par rapport au régime........ Il faut que la distribution des aliments soit faite avec la « plus grande circonspection et qu'elle ne contrarie point les effets des remèdes. C'est une vé- « rité incontestable sur laquelle il est inutile d'insister davantage.

« D'après ces principes, il serait nécessaire que tous les grands malades fussent absolument « à la diète, c'est-à-dire qu'on leur donnât seulement un bouillon de trois heures en trois heures... « Lorsque la violence de la maladie serait passée, on commencerait, de l'avis du médecin, à « ajouter un œuf à leur bouillon et successivement une soupe légère le matin, ensuite une autre « soupe le soir, on en viendrait par gradation à leur donner le quart de la portion entière,... « ensuite la demi-ration,... et enfin la ration entière... Lorsqu'un malade aurait été jugé en état « de manger soir et matin la ration entière pendant trois jours, ce serait la preuve d'une par- « faite convalescence et en conséquence il serait forcé de sortir de l'hôpital..... Aux malades qui « mangent le quart ou la moitié de la portion entière, on leur distribuerait en outre deux ou trois « bouillons pendant les vingt-quatre heures;... on pourrait ajouter de la gelée de viande pour « les plus malades, des œufs à la coque... aussi bien que des biscuits légers, des confitures, des

(1) Observations intéressantes concernant le service de l'Hôtel-Dieu de Paris, communiquées à MM. les Administrateurs par les médecins de cet hôpital, au mois de novembre 1756.

« pruneaux cuits en forme de collation... mais il faut absolument proscrire toutes les pâtisseries « et les gâteaux qu'il est d'usage de distribuer aux malades, ainsi que toute espèce de ratafia.

« On doit absolument supprimer tout aliment solide pendant la nuit. Il est absurde de réveiller « des malades pour leur donner des œufs et autres espèces de nourriture. Le bouillon doit suf- « fire pendant la nuit, lorsqu'il est nécessaire de faire prendre quelque chose à un malade.

« Il faut penser la même chose de la grosse soupe qui se distribue aux malades dès cinq « heures du matin; elle doit être absolument supprimée. Les malades qui commencent à manger « une ou deux soupes par jour, suivant l'avis du médecin, peuvent attendre les distributions or- « dinaires, et il ne leur faut que du bouillon dans les intervalles, aussi bien qu'à ceux qui com- « mencent à manger de la viande. Pour ceux qui ont des rations plus fortes, ou la ration entière, « ils n'ont point besoin de cette soupe du matin, qui est un aliment superflu.

« En général, les soupes qui se distribuent toutes faites aux malades sont très-mal entendues « et très-mal ordonnées. Ce sont de gros morceaux de pain qui, à force de bouillir dans de mau- « vais bouillon, sont devenus racornis et gluants comme de la colle. Souvent ces soupes sont « composées avec des légumes ou de l'oignon, et pour comble de malheur, la distribution de « cette soupe dégoûtante est ordinairement confiée à une dame novice, qui ne connaît pas ou « qui ne distingue pas assez les malades, ou bien à une sœur ou un infirmier peu intelligents, « qui donnent indistinctement de la soupe à tous les malades qui en demandent, et même à ceux « qui n'en demandent pas, et qui en mettent dans toutes les écuelles qu'on leur présente.

« Il y a si peu d'ordre dans la distribution de la soupe, que les mêmes malades trouvent souvent « le moyen d'en avoir deux ou trois écuellées dans leurs salles; encore vont-ils ensuite en prendre « d'autres portions aux salles Saint-Antoine et du Rosaire, où elle a la réputation d'être meilleure « et où on a la mauvaise coutume d'en distribuer aux malades des autres salles; de sorte que les « médecins peuvent certifier qu'ils ont vu plusieurs fois arriver qu'un convalescent eût mangé « dans la même matinée six à sept écuellées de soupe et qu'il soit mort dans la journée, ou du « moins soit tombé grièvement malade.

« Pour réformer ces abus, il serait nécessaire de ne plus préparer aucune soupe dans les salles « de l'Hôtel-Dieu, mais les dames religieuses d'office feraient distribuer le matin et le soir aux « malades, selon qu'ils doivent manger une ou deux soupes par jour, des morceaux de pain « d'une once et demie ou deux onces. On couperait ces morceaux de pain par tranches minces « dans les écuelles, et aux heures des distributions on apporterait aux malades le bouillon bien « chaud au moyen des chariots roulants garnis de leurs brasiers, on verserait sur le pain coupé « dans chaque écuelle une cuillerée de bouillon gras, observant de ne faire cette distribution « qu'aux malades qui seraient à leur lit, et à leur place. Par ce moyen, les malades mangeraient « des potages très-sains et très-nourrissants, ainsi qu'il se pratique dans les hôpitaux mili- « taires, et il n'y aurait que ceux à qui cette nourriture convient qui la recevraient. On tremperait « dans le même temps la soupe de la même manière aux malades qui mangeraient le quart, la « demie ou la portion entière, mais seulement à la distribution du matin, qui est le dîner des « malades.

« Un article très-essentiel et sur lequel il y a sans doute bien des abus à réformer, est la façon « de faire le bouillon à l'Hôtel-Dieu; en général il est très-mauvais; cependant il est possible de « le faire bon, à en juger par ce qui se pratique dans les hôpitaux du Roi. Les dames religieuses « d'office raccommodent le bouillon dans certaines salles; on leur donne à cet effet à la cuisine « des os dégarnis de viande, ou même une certaine quantité de viande; ce sont des abus qu'il « est absolument nécessaire de réformer. Il ne faut point raccommoder le bouillon, il faut, au « contraire, s'appliquer à le faire bon, et que ce soit le même bouillon bien fait qui se distribue « également dans toutes les salles.

« Lorsque la quantité de la viande relative au nombre des malades est déterminée sur le pied « d'une livre par jour pour chaque malade, c'est-à-dire une demi-livre pour chaque distribution, « il faut que cette viande, dont deux tiers de bœuf et un tiers de mouton ou de veau, soit toute « mise très-fidèlement dans les marmites, sans souffrir qu'il en soit fait aucune déduction, sous « quelque prétexte que ce soit; il ne faut même en laisser ôter ni les os qui auraient été compris « dans la pesée, ni la graisse. Se pourvoir d'une personne très-entendue à faire le bouillon, « mettre la marmite au feu très-régulièrement à quatre heures du matin, pour la distribution « de dix heures, et à dix heures du matin pour celle de cinq heures après-midi, faire cuire la « viande à petit feu dans des marmites bien couvertes, ne point permettre que l'on dégraisse le « bouillon à la cuisine, ni que l'on y trempe des morceaux de pain, ni que l'on en tire aucun « morceau de viande à demi cuite, enfin faire passer le bouillon tout chaud par des tamis de « crin; avec toutes ces attentions, on peut être assuré que le bouillon des malades de l'Hôtel-« Dieu sera constamment et uniformément très-bon.

« Mais cette bonne qualité du bouillon exigera que les sœurs donnent toute leur attention pour « le ménager pour les malades qui sont à la diète, sans le prodiguer comme il se pratique ordi-« nairement à tous ceux qui en demandent, et qui présentent leurs écuelles à toutes heures, « quoiqu'ils aient déjà reçu des aliments solides lors des distributions ordinaires, tandis que les « malades, absorbés et affaiblis par leurs maux, se trouvent privés du seul aliment qui leur con-« vient, uniquement parce qu'ils n'ont pas la force de le demander ou de se le faire donner.

« Il serait néanmoins juste, sur la pesée de la viande de chaque distribution, d'en retrancher « une certaine quantité, à raison des volailles que l'on met dans les marmites, par exemple, « deux livres de viande pour chaque poule, une livre pour chaque poulet, une demi-livre pour « chaque pigeon; mais à l'égard des déductions qui se font pour le rôti, les médecins observent « que cette sorte d'aliment n'est pas aussi essentiel pour les malades que l'est le bon bouillon, « lequel doit nécessairement beaucoup perdre de sa qualité par la déduction du rôti. D'ailleurs « les pauvres malades de l'Hôtel-Dieu peuvent fort bien se passer de rôti et mesdames les reli-« gieuses d'office savent très-bien y suppléer au moyen des petites sauces préparées avec du « bouillon, du petit haché, du sel et un peu de poivre, ce qui fait de la viande bouillie un ali-« ment assez gracieux et très-sain pour les malades.

« Lorsqu'après la distribution faite dans les salles, il reste de la viande, c'est un abus que de « donner des rations superflues à certains malades des autres salles, c'est le moyen de pervertir « tout l'ordre de la distribution des aliments et de produire tous les inconvénients dont il est « parlé ci-dessus.

« Il est nécessaire que la viande superflue soit très-fidèlement et très-exactement renvoyée à la « cuisine, où elle sera sur-le-champ mise dans les marmites pour perfectionner le bouillon.

« A l'égard des aliments des infirmiers, on observe que la viande qui leur est destinée ne doit « point être confondue avec celle des malades. Le travail violent de ces sortes de gens qui pas-« sent leur vie dans un hôpital exige que leurs aliments soient préparés d'une autre façon, soit « en ragoût, soit en rôti, et qu'en général leur régime de vie soit plus fortifiant et plus aromati-« que. Il est à propos de prendre des arrangements pour faire préparer d'une façon convenable « les aliments des infirmiers.

« Suivant l'état de la distribution journalière du vin de l'Hôtel-Dieu, tant aux malades qu'aux « personnes employées à leur service, il n'y a d'autres distinctions que de donner aux malades « de certaines salles deux poissons de vin par jour (1), et dans d'autres salles un poisson, ou demi « seulement; cela est ainsi réglé par une délibération du bureau du 10 janvier 1747.

(1) Un poisson représentait 0 litre 1.164.

« Mais cet arrangement trop général est sujet à bien des inconvénients...

« Dans une maison bien réglée, il semble que l'on ne devrait point admettre de cote aussi « mal taillée, mais que les fournitures de vin devraient être proportionnées aux besoins spécifi- « ques des malades. Ainsi, au lieu de donner à tous les malades indistinctement la même quantité « de vin, il serait beaucoup plus convenable de n'en point accorder du tout à ceux que les mé- « decins jugent à propos de tenir à la diète, et qui sont en grand nombre; on en donnerait un « poisson par jour à ceux qui, de l'avis des médecins, commencent à prendre quelque nourriture « solide, et à ceux à qui on accorderait le quart de la portion; ceux qui auraient la demi-portion « recevraient deux poissons de vin par jour; et enfin la ration entière serait d'une chopine (1) « pour les malades convalescents, suivant ce qui est expliqué ci-dessus. A l'égard des infirmiers, « on leur donnerait à chacun une pinte (2), ou même cinq demi-septiers (3) par jour...

« Mais il serait également nécessaire de consigner au suisse de ne permettre à aucun mar- « chand de fruits, ni à aucune laitière, l'entrée de l'Hôtel-Dieu. On voit tous les jours ce gardien « de la porte refuser ou renvoyer un père, une mère, un mari, une femme qui apportent à leurs « enfants ou à leurs pères des bas, des culottes et d'autres vêtements, pour les garantir du froid, « parce que cela lui est ainsi consigné, mais qui laisse très-facilement entrer des femmes char- « gées de hottes de cerises, de groseilles, de raisins, etc., etc., lesquelles vont, sans que per- « sonne s'y oppose, s'établir aux portes des salles, et vendent du lait ou des fruits en détail aux « malades convalescents qui viennent les acheter, tant pour eux que pour les plus malades qui « n'ont pas la force de se transporter à la porte de la salle. Il suffit d'exposer ces abus pour dé- « terminer MM. les administrateurs à les réformer.

« C'est une régularité mal entendue et un abus considérable que de donner des légumes, de « la bouillie et des aliments maigres les vendredis et samedis, et les autres jours d'abstinence, « aux malades convalescents; car, si on les juge en état de faire maigre, ils sont encore plus en « état de sortir de l'Hôtel-Dieu. Il faut dans un hôpital ne s'occuper que de bien et promptement « guérir les malades, en écartant toutes les occasions de récidives. Le goût que les malades con- « valescents ont pour le maigre les détermine à se gorger de ces aliments. Les malades mêmes « emploient toutes sortes d'artifices pour s'en procurer. Il faut retrancher tous ces prétextes en « retranchant toutes distributions d'aliments maigres, même à l'égard des femmes enceintes, à « raison des abus qui peuvent en résulter.

« Un abus encore plus préjudiciable, c'est celui de donner dans toutes les salles de l'Hôtel- « Dieu, le vendredi saint, des harengs, de la morue, de la carpe et des légumes préparés avec du « beurre ou en fricassée. Bien loin que ce soit pour les malades un jour de mortification, ils le « regardent, au contraire, comme un jour de plaisir et de bonne chère. On voit des gens qui sor- « tent des maladies les plus dangereuses, des pulmoniques, des dyssentériques, etc., etc., dont on « a eu toutes les peines du monde à calmer les accidents, se gorger avidement de ces fricassées, « et retomber dans des accidents encore plus cruels et plus obstinés. Les médecins attestent « qu'il n'y a point de salle dans l'Hôtel-Dieu où cette dévotion mal entendue ne fasse périr cha- « que année plusieurs malades de la façon la plus marquée, sans compter les récidives nombreuses « qui deviennent fort à charge pour la maison... »

Le régime des administrés de Bicêtre en 1763 était loin de cette abondance re-

(1) 0 litre 465.
(2) 0 litre 0,305.
(3) 0 litre 2,326 pour le demi-setier.

lative dans laquelle vivaient les malades de l'Hôtel-Dieu. Une lettre de la supérieure de cet établissement aux administrateurs de l'Hôpital général peut permettre de s'en faire une idée (1).

Si nous passons maintenant au régime alimentaire des malades pendant la Révolution, nous voyons que la commune de Paris, par délibération du 13 messidor an II, avait réglé l'alimentation dans les hôpitaux de la manière suivante :

1° La diète absolue ;

2° La diète au bouillon ou à la soupe (chaque bouillon ou soupe était de six onces (180 gr.) ; le médecin en déterminait le nombre ;

3° La portion entière qui consistait, pour le régime gras, en 20 onces de pain, y compris celui des soupes, 10 onces de viande cuite et désossée, 2 soupes et une chopine de vin (0 litre, 465) ;

4° La demi-portion qui se composait de 2 soupes, 10 onces de pain, 5 onces de viande cuite et désossée et un demi-septier de vin (0 litre, 2.326) ;

5° Le quart de portion qui se composait de 2 petites soupes, 5 onces de pain, 2 onces et demie de viande et un poisson de vin.

Ce régime était plus que suffisant pour l'alimentation des malades, mais il ne put être longtemps suivi.

La Rochefoucauld-Liancourt nous explique comment l'application en était faite aux malades et quelles successions de désordres et d'abus ne tardèrent pas à convertir

---

(1) « Messieurs, La sœur supérieure de ladite maison a l'honneur de vous représenter que de tout temps il a été « accordé par le bureau, tant pour la nourriture des premiers et seconds réfectoires, pauvres et prisonniers, la « quantité de 4 minots de sel, 16 pots de beurre, 450 livres de fromage de gruyère, 75 morues et un septier de fèves « par semaine. Alors, non-seulement la maison ne renfermait point tant de personnes, et avec cette provision il « était aisé de comprendre que les pauvres ne souffraient point du côté de la nourriture : mais aujourd'hui ils « sont au plus mal : l'humanité et la charité de ceux qui sont préposés et chargés d'en prendre soin souffrent trop « pour rester muets plus longtemps.

« Le bouillon qu'on donne ici aux pauvres n'est, à proprement parler, que de l'eau chaude, où il n'y a presque « point de sel, pourquoi ? parce que le sel qui nous est donné à cet effet, nous sommes forcés de nous en servir pour « saller la fricassée du dîner et du souper des pensionnaires au nombre de 381, et cela tous les jours. Il est d'usage, et « on ne peut pas faire autrement (afin de venir à bout de couper près de 4,000 portions), qu'on tire la viande de ce « bouillon avant qu'elle soit tout à fait cuite et avant d'y mettre des légumes ; mais après la viande tirée on mettait « autrefois du beurre avec les légumes, comme choux, poireaux, oseille etc. ; cela bouillait 3 à 4 heures ensemble avant « de servir la soupe des pauvres, et cette soupe n'était point mauvaise. Aujourd'hui on n'y met plus de beurre.

« Voilà l'état des choses actuelles, voilà celui de nos pauvres. Le détail en est vrai ; et la cause que je soutiens, « les représentations que j'ai l'honneur de vous faire sont détachées de tout intérêt particulier ; je parle pour tous, « par devoir, par état et par inclination, et j'en espère les moyens de votre clémence et de votre justice. Quels sont-« ils, ces moyens ? C'est d'accorder à la maison de Bicêtre toutes les semaines : 1° 5 minots de sel au lieu de 4 ; — 20 « pots de beurre au lieu de 16 ; — 550 livres de fromage de gruyère au lieu de 450 ; — 85 morues au lieu de 75 ; — et « un septier et demi de fèves au lieu d'un septier.

« La demande est modérée vu le grand nombre des pensionnaires, mais aussi à l'hôpital on ne doit demander « que ce qui est absolument nécessaire, j'agis en conséquence et je promets aussi de redoubler de soins, d'attention « et d'économie, pourvu que la sœur officière de la cuisine en fasse, comme cela doit être, son principal objet, et « qu'elle suive à ce sujet mes intentions, mes avis et mes conseils... Bicêtre, le 26 novembre 1763. »

cette abondance relative en une parcimonie qui eût été sordide si elle n'avait eu pour excuse la profonde détresse de l'Administration.

« Parmi ceux que l'on traite à l'Hôtel-Dieu, il en est un grand nombre à la diète; c'est cepen-
« dant un fait avéré que tous les jours le nombre des portions entières préparées dans les cuisines
« est égal au nombre d'individus qui se trouvent réellement dans l'hôpital. L'usage de nourrir
« ainsi et si mal à propos les malades est souvent suivi des plus funestes effets. Il en résulte
« pour l'hôpital un gaspillage intolérable dans la dépense. La consommation, se faisant arbitrai-
« rement et sans mesure, devient immense, et la comptabilité ne peut plus remédier à rien, parce
« que dans un pareil état de choses elle ne porte sur aucune base certaine. Mais deux choses
« sont évidentes, la première que les malades de l'Hôtel-Dieu sont toujours exposés à un grand
« danger par le traitement même qu'ils reçoivent, si les ordonnances des médecins ne sont pas
« régulièrement observées; la deuxième, que la déprédation et le gaspillage continueront de dé-
« ranger les affaires de cet hôpital tant que l'ordonnance du médecin ne sera pas l'unique règle de
« la distribution des remèdes et des aliments et tant qu'on allouera, dans la reddition des comptes,
« des articles de dépenses faites pour les malades qui ne seront pas justifiées par des feuilles
« du jour dressées d'après la visite des lits et signées exactement par celui qui seul est compétent
« pour ordonner; à l'exemple des hôpitaux militaires, où l'ordre est si essentiel et où l'intérêt des
« Directeurs répond de l'économie qui y règne (1). »

Au sortir des terribles secousses de 1793, l'Administration reposait sur des bases si peu stables, les ressources étaient si faibles et le prix de toutes les denrées si élevé que les infortunés recueillis dans nos hôpitaux purent ressentir quelquefois les atteintes de la faim.

On a déjà dit que le Directoire, cherchant à remédier à ce triste état de choses, confia l'entretien et, par conséquent, l'alimentation des malades à des entrepreneurs adjudicataires.

Suivant le cahier des charges, le régime des hôpitaux et des hospices était divisé en régime gras et en régime maigre.

Dans les hôpitaux, les aliments devaient chaque matin être indiqués pour la journée par les chefs de service, par portion entière, 3/4 de portion, 1/2 portion, 1/4 de portion, soupes, bouillon ou diète.

La portion entière se composait, pour le régime gras, de 2 soupes au pain ou à l'orge ou à la fécule de pommes de terre, de 25 décagrammes de viande cuite et désossée; et, pour le régime maigre, de 2 soupes ou bouillons et de 2 décilitres de légumes secs ou frais, c'est-à-dire de pommes de terre, de carottes ou de navets, jamais de légumes de saison.

Les portions décroissantes des 3/4, 1/2 et 1/4 étaient établies proportionnellement à la portion entière.

---

(1) Larochefoucauld-Liancourt, 7e Rapport, page 13.

Le vin, réputé alors contraire à certains malades, ne faisait pas partie des allocations règlementaires. Cependant, il pouvait en être ordonné par les chefs de service dans la proportion de 1/4 de litre aux malades et de 1/2 litre aux convalescents.

Ce vin était payé à part.

Dans les hospices, le régime gras était appliqué vingt jours par mois et le régime maigre dix jours.

A Bicêtre, il se composait, pour les indigents, les jours gras : de 2 soupes grasses de 48 décagrammes chacune, et de 15 décagrammes de viande cuite et désossée, et pour les aliénés, de 2 soupes grasses et de 18 décagrammes de viande cuite et désossée.

Les jours maigres, les indigents devaient recevoir : 2 soupes maigres de 48 décagrammes et 2 décilitres de légumes secs, ou le double en racines et pommes de terre, ou le quadruple en plantes potagères, plus 1 hareng ou 3 décagrammes de fromage.

Les indigents âgés de soixante-dix ans révolus avaient seuls droit à 1/4 de litre de vin.

Ce système de régie donna bientôt lieu aux plaintes les plus graves et les mieux motivées. On a vu que les adjudicataires mal payés s'efforçaient par tous les moyens possibles d'échapper aux clauses trop onéreuses de leur marché, et que le Conseil général des hospices, à peine installé, dut replacer nos établissements sous le régime paternel.

C'était là un premier pas de fait dans la voie de l'ordre et de la régularité : il n'y avait plus à redouter la parcimonie intéressée des entrepreneurs ; mais il était à craindre que les subalternes, autorisés par l'usage à vivre sur la masse des malades, ne détournassent à leur profit la plus grande et la meilleure part des aliments destinés à ces derniers. D'un autre côté, on ne pouvait laisser à la discrétion des économes le soin de fixer la nature et la quantité des denrées à allouer à chaque catégorie de consommateurs.

La surveillance plus rigoureusement exercée alors sur les distributions fit bientôt sentir la nécessité de régler, d'une manière distincte et rationnelle, l'alimentation jusque-là commune des serviteurs et des malades. Les abus existant à cet égard étaient criants ; le Conseil voulut y mettre un terme : il y réussit en partie par son arrêté du 9 juillet 1806, portant règlement sur le régime alimentaire. C'est le premier document de ce genre qui puisse nous fournir des indications nettes et précises sur les allocations respectives des malades et des serviteurs.

Règlement sur le régime alimentaire du 9 juillet 1806.

Le règlement de 1806, allant d'un extrême à l'autre, prévoyait un grand nombre de classes d'individus à nourrir. Les employés et sous-employés étaient partagés en cinq réfectoires, et il y avait autant de régimes particuliers que d'hospices ou de maisons de retraite.

Le régime des malades, le seul dont nous ayons à nous occuper ici, se divisant, comme par le passé et dans le même but d'économie, en régime gras et en régime maigre, établissait six degrés d'alimentation:

la diète;
les soupes et bouillons;
le quart de portion;
la demi-portion;
les trois-quarts de portion;
la portion entière.

« Il est mis dans la marmite générale de chaque établissement 25 décagrammes de viande « crue par chaque malade, soit au régime gras, soit au régime maigre, et 18 décagrammes aussi « par chaque malade de l'hôpital des enfants; il est ajouté dans la marmite de la Maison de santé « seulement une poule du poids de 1 kil. environ par 40 malades (1). »

Ainsi, l'usage de la volaille et du poisson, si général dans l'ancien régime de l'Hôtel-Dieu, et dont les circonstances seules avaient amené la suppression en 1793, se trouvait définitivement exclu de l'alimentation des malades indigents.

Voici, pour le surplus, l'économie du régime de 1806 en ce qui concerne les malades:

Malades à la diète: de 1 à 6 bouillons de 20 centilitres;

Malades aux soupes: 12 décagrammes de pain ou 6 de riz ou de vermicelle;
2 soupes de 30 centilitres de bouillon chacune;
3 bouillons de 25 centilitres chacun.

MALADES A LA PORTION.	1/4 DE PORTION.	1/2 PORTION.	3/4 DE PORTION.	PORTION ENTIÈRE.
Vin	12 cent.	25 cent.	36 cent.	50 cent.
Pain blanc	12 déc.	24 déc.	36 déc.	48 déc.
id. pour soupe	12 —	12 —	12 —	12 —
ou riz ou vermicelle	6 —	6 —	6 —	12 —
2 soupes de 25 centilitres de bouillon..	50 —	50 —	50 —	50 —
2 ou 3 bouill. de 25 centilitres chacun.	75 cent.	50 cent.	»	»
Viande bouillie	12 déc.	24 déc.	36 —	50 —
Légumes secs	1 cent.	2 cent.	3 cent.	5 cent.
ou id. frais (cuits)	2 déc.	4 déc.	6 déc.	10 déc.
ou pruneaux	2 —	3 —	4 —	6 —
ou raisiné	2 —	3 —	4 —	6 —

Le régime maigre n'indique d'autre changement que la substitution de 1, 2 ou 3 œufs, suivant le degré d'alimentation, à la viande bouillie.

(1) Règlement du 9 juillet 1806, art. 3.

Ainsi, ce régime, qui ne prévoyait jamais de viande rôtie, comportait, mais seulement pour les malades payants de la Maison de santé, une part de poule bouillie susceptible d'être donnée, en remplacement de bœuf, aux malades que désignait spécialement le médecin. Quant aux administrés ordinaires des hôpitaux, les plus gravement atteints et les plus débilités ne recevaient jamais, au premier comme au dernier degré de l'alimentation réglementaire, que du bœuf bouilli et des légumes secs.

Les résultats obtenus en 1814 dans le traitement des soldats russes admis dans nos hôpitaux par suite de blessures ou de maladie avaient été trop différents de ce qu'on avait constaté ailleurs relativement aux autres malades, pour ne pas fixer l'attention. Les Russes, comptant un chiffre double de guérisons, le Conseil voulut en rechercher la cause. Sans aller cependant jusqu'à affirmer, ainsi que l'ont fait depuis plusieurs médecins, que ce succès tenait exclusivement au régime particulier des malades russes, il crut devoir mentionner dans le compte rendu de l'année 1814 et le fait de cette alimentation si nouvelle pour nous et les résultats constatés :

« Le régime prescrit aux malades russes par leurs médecins est si différent de celui usité dans « nos hôpitaux, que nous avons pensé que l'on ne verrait pas sans intérêt quelques détails à ce « sujet. Le régime des Russes est essentiellement tonique; il se divise en deux parties: portion et « demi-portion. Rarement, les malades sont mis au régime du bouillon seul, plus rarement encore « à celui de la diète absolue.

« La portion se composait de:

1 kilogramme de pain de munition;
2 soupes;
48 décagrammes de viande;
2 décilitres de légumes ou 12 décagrammes de riz;
1 demi-litre de vin;
1 décilitre d'eau-de-vie;
1 décilitre de vinaigre.

« L'eau-de-vie était servie les matins et à deux heures, quelle que fût la blessure ou la « maladie. Les malades attendaient l'heure de cette distribution avec une ardente impatience.

« La boisson ordinaire est l'eau mêlée au vinaigre; elle plait beaucoup aux Russes, qui ne « veulent pas de tisane. Les bouillons et les légumes ne leur sont donnés que très-épais ; ils n'en « veulent pas autrement.

« Les bains de vapeur sont d'un grand usage pour les malades russes; on n'a pu en établir « qu'à Montmartre et à Courbevoie; dans les autres hôpitaux, les Russes se sont contentés de « bains ordinaires.

« La mortalité des malades traités dans les hôpitaux n'a été que d'un sur seize.

« Les malades allemands ont suivi le régime ordinaire de nos hôpitaux (1). »

---

(1) Compte rendu par le Conseil général du service de ces établissements pendant le 1er trimestre de 1814, et jusqu'au 5 janvier 1815. Note 2, page 34.

L'attention des médecins avait été également frappée de ces faits ; aussi, à partir de ce moment, les voyons-nous se préoccuper davantage du régime alimentaire des malades, au sujet duquel ils n'avaient jusqu'alors élevé encore aucune plainte.

Les comptes de 1817 et de 1828, en signalant les améliorations à introduire successivement à l'Hôtel-Dieu, s'expriment ainsi :

« L'uniformité du régime actuel est une chose mauvaise... Il aurait besoin de comprendre des « aliments plus délicats pour les malades auxquels une nourriture plus légère est nécessaire. »

Le régime ne fut pas modifié, mais on y introduisit dans la pratique une certaine variété. Le poisson frais vint de temps à autre remplacer la viande bouillie; des légumes de saison, des fruits et des confitures, quelquefois du chocolat étaient achetés par les sœurs à qui des charités discrètes et connues d'elles seules fournissaient l'argent nécessaire.

Chaque jour, on prélevait sur la pesée générale de la viande une quantité de veau ou de mouton destinée à faire face à quelques prescriptions particulières dont les opérés étaient généralement l'objet. Bref, il n'y avait plus ni régime, ni règlement, ni même de comptabilité journalière ; les comptes annuels et les prix de journée établis en fin d'exercice, étaient les seuls documents où l'on pût se reporter utilement pour connaître ce qu'avait été le régime des malades, dont l'alimentation se trouvait de nouveau abandonnée à la discrétion et aux soins plus ou moins intelligents des économes et des sœurs.

Cette situation, qui présentait de graves inconvénients et ouvrait la porte à tous les abus, se continua cependant jusqu'en 1839.

Révision du règlement de 1800 sur le régime alimentaire.

Le compte de l'exercice 1841 explique comment l'Administration se trouva amenée à une révision radicale du régime alimentaire, et quelle fut l'économie des nouvelles dispositions adoptées :

« L'expérience avait fait reconnaître depuis longtemps la nécessité d'apporter des modifications « essentielles à ce règlement, dont plusieurs dispositions avaient été changées ou étaient « tombées, avec le temps, en désuétude. Depuis quelques années aussi, les Commissions « médicales, dans leurs rapports annuels, s'étaient successivement rendues auprès de vous les « organes des plaintes et des réclamations diverses des chefs du service de santé.

« Pour répondre à ces différents besoins, un projet de règlement vous fut présenté à la fin « de 1839 : ce projet de régime a subi l'examen d'une Commission spéciale, composée de six chefs « du service de santé; il a été communiqué à tous les directeurs et économes des établissements « et enfin mis à l'essai par les médecins de l'Hôtel-Dieu qui, satisfaits d'une expérience de « douze mois, se sont prononcés unanimement pour son adoption. Après ces diverses épreuves, « ce règlement revu, élaboré avec le plus grand soin par une Commission de six membres du « Conseil, a reçu votre approbation, celle de l'autorité supérieure et l'assentiment du Conseil « municipal.

« Le nouveau régime alimentaire est divisé en trois parties, parce qu'il s'applique à trois « classes de personnes bien distinctes par leur position, par les soins qu'elles exigent, et par « conséquent par les aliments qu'elles réclament.

« 1° Les malades.
« 2° Les administrés valides, indigents ou pensionnaires.
« 3° Les employés et serviteurs, qui se divisent en plusieurs catégories.

« Le régime des malades était autrefois divisé en régime gras et régime maigre, à l'exclusion « l'un de l'autre; vous avez autorisé un régime mixte, à la volonté des chefs de service, qui atta- « chaient le plus grand prix à cette concession.

« Quelle que fût la nature des aliments, ils étaient distribués entre tous les malades dans la « proportion même de la portion qui leur était prescrite, il n'y avait de différence que pour la « quantité et non pour la qualité; vous avez adopté une base tout-à-fait différente pour les « distributions. Vous conformant aux vœux et aux demandes bien des fois exprimés par MM. les « médecins, vous avez varié l'alimentation suivant les phases de la convalescence; vous avez « réservé les aliments les plus légers et les plus délicats pour les plus grands malades, pour ceux « qui commencent à peine à manger. Ceux-ci reçoivent des potages, du poisson, de la volaille, « des légumes de saison, des pommes cuites ou des confitures; la viande de boucherie n'entre « pas dans leur régime.

« Vous accordez, au second degré, du veau ou du mouton rôti et grillé, des légumes de saison « et des œufs frais. Ce n'est qu'au troisième degré que paraît la viande bouillie; au quatrième « et cinquième degré les malades retrouvent l'ancien régime des hôpitaux, le bouilli, les légumes « frais et secs, suivant la saison et le prix.

« Au moyen de cette combinaison, les grands malades reçoivent exclusivement des aliments « délicats; puis, à mesure qu'ils reprennent des forces, qu'ils avancent dans leur convalescence « et qu'ils approchent du moment où ils doivent quitter l'hôpital, ils reçoivent des aliments plus « substantiels, toujours très sains, et qui les rapprochent de plus en plus de ceux qu'ils devraient « avoir et que malheureusement ils n'auront pas toujours à leur disposition quand ils auront « quitté l'hôpital.

« L'empressement avec lequel tous les médecins ont accueilli ce nouveau régime, l'importance « qu'ils lui ont attribuée pour le bien-être des malades, ne vous ont pas permis d'hésiter à « l'adopter. Il ne pouvait y avoir qu'une difficulté, c'eût été celle de la dépense; mais le résultat « de douze mois d'expérience à l'Hôtel-Dieu n'a élevé la dépense que d'une somme bien « minime. Il est vrai de dire cependant que le régime suivi à l'Hôtel-Dieu était supérieur à celui « des autres établissements et que ces derniers avaient beaucoup à faire pour s'en approcher.

« Le nouveau règlement traite aussi des différents modes d'approvisionnements, des limites « et des conditions dans lesquelles doivent être faits les achats de denrées et la latitude accordée « pour les remplacements. Les mesures importantes que vous avez adoptées pour le service des « adjudications et des réceptions ont eu pour résultat, ainsi que nous l'avons dit plus haut, « d'améliorer cette partie du service.

« La substitution de la portion la plus faible d'aliments à la portion la plus forte, comme unité, « en faisant disparaître les fractions pour les remplacer par des unités d'une même nature, a « simplifié la tenue des cahiers de visite, le travail des additions, le contrôle de la comptabilité « et a rendu possible la vérification des comptes des vivres (1). »

Parmi les améliorations réalisées en 1841, il en est une qui apparaît pour la première fois dans le système alimentaire de l'Administration, et qui n'est pas à beaucoup près la moins importante au point de vue du bien être du malade : nous

(1) Compte de l'Exercice 1841, page LVIII.

voulons parler de la faculté attribuée à tous les chefs de service d'ajouter à la portion réglementaire soit une portion de viande ou de volaille rôtie, soit toute autre espèce de denrée plus appropriée au traitement :

« Les prescriptions extraordinaires que réclame l'état exceptionnel de certains malades sont « faites par les médecins et chirurgiens sur des bons personnels, motivés et spéciaux » (art. 120, § 4).

Dans la pratique, cette exception a bientôt dégénéré, et dans quelques services elle s'étend abusivement à un grand nombre de malades.

La révision de régime de 1806 impliquait forcément une réforme radicale du mode d'approvisionnement. Nous dirons plus loin comment cette réforme, commencée en 1818, n'a été complétée qu'en 1851.

Sous l'ancienne Administration, c'est-à-dire avant 1789, l'Hôtel-Dieu, exploitant ses nombreux domaines, en recevait la plupart des produits nécessaires à sa consommation : blé, vin, viande, légumes, etc.; il exerçait, en outre, sur le poisson de mer un droit de prise et un prélèvement en argent (1). Il avait sa boulangerie spéciale, et la bergerie d'Aubervilliers lui fournissait cette multitude de moutons qui, pendant des siècles, ont pourvu presque exclusivement à l'alimentation des malades de l'Hôtel-Dieu.

Ses frères dépensiers n'avaient donc à faire que des achats très-limités et, à cet égard encore, ils jouissaient sur toutes les halles et marchés de droits et de privilèges étendus. Dans ces conditions, le choix et la qualité des denrées se trouvaient parfaitement garantis.

Centralisation des différentes fournitures relatives à la consommation alimentaire des hôpitaux et hospices.

Sous le régime nouveau et après le système des entreprises, l'Administration, placée désormais sous l'empire du droit commun, affermant les propriétés rurales qu'elle possédait encore, n'en tirait plus que quelques redevances en blé, et comme elle achetait directement elle-même, aux conditions ordinaires du commerce, les denrées qui lui étaient nécessaires, elle ne pouvait plus guère aborder que les qualités secondaires. Livré à l'appréciation et aux soins exclusifs des agents de surveillance ou

(1) Philippe IV, en 1308, reconnaît à l'Hôtel-Dieu le droit de prise de poisson de mer. L'Hôtel-Dieu pouvait prendre un panier de poisson par voiture; l'évêque de Paris jouissait du même privilége.

Ce privilége fut confirmé par Jean II, par Charles V et par Charles VI.

(Voir, pour les lettres patentes de ces rois, Arch. de l'Ass. publ. — Hôtel-Dieu.)

En 1532, la veuve Fragier, née de Neuville, légua à l'Hôtel-Dieu la moitié du fief d'Helbic, sis aux halles de Paris. Les revenus de ce fief consistaient en droits prélevés sur le poisson de mer, à savoir : une maille sur chaque panier de marée; un denier parisis sur chaque millier de harengs venant par voitures, et un denier tournois sur chaque caque de harengs venant par eau; six sous tournois sur chaque chariot de morue.

En 1719, les vendeurs de marée payaient par abonnement pour ce droit à l'Hôtel-Dieu 500 l. t. par an.

(Arch. de l'Ass. publ.)

des économes, l'approvisionnement des établissements se faisait séparément, n'avait rien de fixe ni d'assuré, et était insensiblement descendu au-dessous du médiocre.

Boulangerie centrale. En 1818, la fabrication du pain consommé dans les hôpitaux et hospices était encore confiée à un manutentionnaire; remise alors en administration paternelle, elle est entrée aussitôt dans une voie d'améliorations et de progrès dont elle n'a jamais dévié. La Boulangerie centrale des hôpitaux s'est accrue depuis cinq ans d'un service complet de minoterie. C'est aujourd'hui un établissement modèle dont les produits sont généralement très-appréciés, parce qu'ils sont égaux en qualité à ceux des premières boulangeries de Paris. Elle fabrique 23,000 kilogrammes de pain par jour (1).

---

(1) La Boulangerie centrale des hôpitaux et hospices civils de Paris est établie dans l'ancien hôtel de Scipion Sardini.

Cet immeuble fut acquis, le 30 avril 1639, par le premier président du Parlement, le procureur général et les autres administrateurs des pauvres enfermés, les établissements destinés à recevoir ces derniers étant devenus insuffisants. L'hôtel Scipion fut, sous le nom de maison de Sainte-Marthe, annexé à l'Hôpital général par l'édit de 1656.

Vers 1670, on établit à Sainte-Marthe ou Scipion la boulangerie et la boucherie de tous les établissements dépendant de l'Hôpital général.

« A Scipion, on a établi paneterie, boulangerie, boucherie, chandellerie; ce lieu d'exploitation fournit farine, « pain, viande, chandelle à toutes les maisons de l'Hôpital général qui sont encore approvisionnées de médica- « ments et de bois par la Salpêtrière. » — (Tenon, 5e Mémoire sur les hôpitaux de Paris, page 253.)

En l'an III de la République, les boulangeries des Incurables et des Petites-Maisons furent réunies à Scipion, et, le 12 thermidor an V, un arrêté de la Commission des hospices civils de Paris y transféra la boulangerie de l'Hôtel-Dieu. Voici les principales dispositions de cet arrêté :

« ART. 1er. — Il n'y aura plus à l'avenir qu'une seule boulangerie pour le service des hospices.

« ART. 2. — La Boulangerie générale sera établie à la Maison de Scipion, et la manutention du pain s'y conti- « nuera provisoirement pour le compte de l'Administration.

« ART. 3. — La boulangerie du Grand-Hospice d'humanité (Hôtel-Dieu) demeure supprimée, à compter du pre- « mier fructidor prochain. »

Le 9 ventôse an IX, un arrêté du préfet de la Seine disposa qu'il serait pourvu à la fourniture du pain des prisons de Paris par la boulangerie de Scipion.

Un arrêté du Conseil général des hospices, en date du 8 thermidor an IX, assura à un manutentionnaire entrepreneur la fabrication du pain des hospices et des prisons, et il fut décidé en même temps, sur la demande du Ministre de l'intérieur, que la boulangerie des hospices fabriquerait le pain nécessaire à la consommation de l'hospice des Quinze-Vingts et de l'Institution des sourds-muets.

Plus tard (délibération du 4 juin 1817), le Conseil général des hospices, ayant sollicité et obtenu l'autorisation de se charger, à titre d'essai, de l'exploitation directe de l'établissement, et ayant constaté les avantages de ce mode d'opérer, prit, le 14 juin 1820, un arrêté à l'effet de supprimer définitivement l'entrepreneur manutentionnaire et de mettre la fabrication du pain en administration paternelle comme les autres branches des services hospitaliers.

Jusqu'en 1856, l'Administration faisait confectionner le pain destiné à l'alimentation de ses établissements avec des farines achetées dans le commerce; à cette époque, l'opération de la minoterie fut réunie, à la Boulangerie même, à celle de la confection du pain. Depuis lors, de nouvelles machines à vapeur et des pétrins mécaniques ont été construits, et l'Administration s'est constamment appliquée à apporter dans sa double fabrication tous les perfectionnements amenés par les découvertes industrielles. L'organisation actuelle de la Boulangerie centrale permet de moudre 210 sacs de blé et de fabriquer 25,000 kilog. de pain par jour. C'est aujourd'hui une véritable usine modèle, et souvent le Gouvernement et la Ville de Paris ont profité de son large outillage pour expérimenter des procédés nouveaux. Toujours prompte à s'approprier ceux qui lui paraissaient offrir des avantages certains, elle est arrivée à fabriquer, à un prix de revient peu élevé, comparativement à celui du commerce, un pain de première

L'institution d'une cave centrale date à peu près de la même époque (1). Cave centrale.

« Il sera formé dans les caves de l'ancien bâtiment des Enfants-trouvés, Parvis-Notre-Dame, « une cave générale pour la réception, manutention et distribution des vins nécessaires à la « consommation des hôpitaux et hospices civils de Paris (2).

« L'Administration de la cave au vin, l'une de vos plus récentes améliorations, a continué ses « avantages. Ceux que vous en retirez par une moindre dépense sont indubitables, mais ils « peuvent être moins précisément appréciés que ceux de la boulangerie, parce que la cave au « vin n'a point à offrir des points de comparaison aussi précis que ceux de l'autre administration « qui succède à une entreprise et qui ne porte que sur la manutention. L'avantage de l'économie, « dont il n'est pas permis de douter, est encore, dans l'administration du vin, surpassé à vos « yeux par la certitude que vos malades, que vos administrés, reçoivent une boisson toujours la « même, exempte de tout mélange malfaisant, inconvénients graves et dont, malgré la surveil- « lance de votre Commission, vous ne pouviez jamais être assurés de vous préserver sous le « régime des fournisseurs (3). »

---

qualité que les commissions administratives et scientifiques, instituées à différentes époques pour étudier les questions se rattachant à la boulangerie parisienne, ont généralement classé au premier rang.

Les dépenses de la Boulangerie centrale se sont élevées en 1861 à 3,063,756 fr. 71 c. pour une fabrication de 7,351,238 kilog. 62 déc. de pain.

Ce chiffre de..	3,063,756 71
représente le total général de la dépense effectuée. Si l'on voulait avoir seulement la dépense afférente à l'Administration, c'est-à-dire le montant du pain, de la farine et des issues consommées dans les hôpitaux et hospices, il faudrait retrancher de cette somme le produit des ventes aux divers établissements qui remboursent. Ce produit s'étant élevé en 1861 à..........................	1,955,133 08
Il reste pour dépense à la charge de l'Administration une somme de.............	1,108,623 63

Outre la consommation des hôpitaux et hospices, la Boulangerie centrale est chargée d'approvisionner les débits établis sur les marchés publics; elle fournit également les troupes municipales, les colléges Rollin et Chaptal et plusieurs établissements de bienfaisance publics ou privés.

(1) La cave centrale a été créée par un arrêté du Conseil général des hospices du 31 janvier 1816. Elle fut d'abord établie dans les bâtiments de l'ancien chef-lieu de l'Administration, rue Neuve-Notre-Dame. Depuis 1848, elle a été transportée à l'entrepôt général des vins, quai Saint-Bernard, dans un magasin loué à cet effet.

C'est là que sont livrés et reçus tous les vins et liquides destinés à la consommation des hôpitaux et hospices, pour être ensuite dirigés, au fur et à mesure des besoins, sur les divers établissements.

Cette nouvelle disposition a eu les plus heureux résultats : elle a facilité la concurrence pour les approvisionnements, en procurant aux fournisseurs une économie sur les frais de transport et en les affranchissant de l'obligation d'avancer les droits d'octroi, qui sont acquittés directement par l'Administration; le travail dans un magasin dont toutes les parties sont de plain-pied est devenu plus facile. Les vins, collés au moment du coupage, sont remis sur chantier, puis soutirés avant d'être envoyés aux établissements; ceux-ci reçoivent ainsi un liquide parfaitement pur et qui n'est plus exposé à être altéré, au moment de la distribution, par le mélange du vin provenant du filtrage des lies déposées dans les pièces.

La cave centrale se charge aussi de la confection de certains objets de boissellerie pour l'usage des hôpitaux et hospices.

Les quantités de vin consommées en 1861 ont été de 1,890,503 litres, ayant occasionné une dépense de 1,288,500 fr. 49 c.

(2) Arrêté du 31 janvier 1816.

(3) Résumé des comptes moraux et administratifs pour 1818, page 10.

Le compte de 1818 établit que 536,723 litres de vin, achetés en nature, ont procuré par les coupages et additions alors en usage 955,545 litres de vin de malade ; c'est-à-dire que le vin des hôpitaux contenait, en 1818, près de 45 0/0 d'eau. Plus tard la proportion de l'eau fut réduite à 20 0/0. C'est seulement en 1848 que ces additions ont définitivement disparu des coupages de l'Administration. La fourniture des vins nécessaires au service a lieu tous les six mois, d'après un mode d'adjudication particulier; il n'y a pas de type arrêté d'avance : ce sont les soumissionnaires qui, en indiquant leurs prix sous enveloppes cachetées, fournissent eux-mêmes les échantillons des vins qu'ils auront à livrer s'ils sont déclarés admissibles. Des experts sont appelés à classer et à estimer, après dégustation, ceux de ces échantillons qui leur paraissent susceptibles de se combiner entre eux de manière à constituer un vin parfaitement pur et sapide. Le produit de ce coupage de vins tous naturels, bien choisis, amendés avec intelligence, est certainement préférable à ce qui se débite dans le commerce de détail. La consommation annuelle de l'Administration s'élève à 1,885,750 litres, ce qui représente, à raison de 272 litres, par fût de Bourgogne, 6,932 pièces.

Boucherie centrale.

Cette même année 1818 a vu naître les projets de réforme réalisés plus tard dans le service de la boucherie.

« Toutes les espèces de fournitures faites aux hôpitaux ont été généralement bonnes. Les « marchés, soigneusement faits, sont suivis avec exactitude. La fourniture seule de la viande « occasionne de fréquents reproches. Le cahier des charges autorise les maisons à rejeter les « viandes mauvaises, à les remplacer même par d'autres de meilleure qualité achetées au compte « du fournisseur. Mais cette sévérité ne s'exerce que difficilement et à la dernière extrémité. « L'opinion de votre Commission administrative est que vous n'aurez des fournitures constam« ment acceptables qu'en obtenant la faculté de faire abattre les animaux dans des échaudoirs « qui vous soient particuliers. Vous avez à la Salpêtrière la preuve du bon résultat de cette « mesure, et tous les animaux destinés à la nourriture de vos établissements pourraient y être « également abattus. La construction d'un hangar serait la seule dépense que vous auriez à « faire. C'est une négociation à ouvrir avec M. le Préfet, et il paraît qu'elle ne présenterait pas « de grandes difficultés (1). »

---

(1) Résumé des comptes moraux et administratifs pour 1818, page 11.

La boucherie centrale de l'Assistance publique a été établie à l'abattoir Villejuif, boulevard de l'Hôpital, 151, où elle occupe 7 échaudoirs; c'est là que se centralise la fourniture de viande nécessaire au service des hôpitaux et hospices, situés soit à l'intérieur, soit à l'extérieur de Paris, à l'exception des hospices Saint-Michel et de la Reconnaissance. Le directeur de la boucherie expédie chaque jour, sur les demandes qui lui sont faites, les quantités réclamées par chaque établissement.

La viande à fournir est, pour le bœuf, celle qui est connue dans le commerce sous la désignation de troisième catégorie, première sorte ; celle de veau et de mouton est de deuxième catégorie, troisième sorte. Elle doit être bien saignée, livrée froide et sans issues, dans la proportion de quatre cinquièmes en bœuf, et d'un cinquième en veau et mouton.

Cependant l'Administration se réserve la faculté de prendre, en sus du cinquième ci-dessus fixé et jusqu'à concurrence de 25,000 kilogr., le veau et le mouton nécessaires à la consommation de certains établissements spéciaux, moyennant une bonification de 20 centimes sur le prix d'adjudication.

Mais la centralisation, qui était l'objet des vœux du Conseil général des hospices, n'a été réellement effectuée que le premier janvier 1849. Elle a eu pour résultat immédiat d'améliorer la qualité de la viande et d'introduire dans la consommation des établissements une uniformité qui n'existait pas auparavant. L'obligation imposée aux adjudicataires de livrer les bestiaux vivants et de n'abattre dans les échaudoirs toujours surveillés de l'Administration que ceux qui ont été préalablement acceptés par le directeur de la boucherie, assisté d'experts compétents, a fait disparaître de cette fourniture les viandes inférieures et d'origine suspecte. Le premier examen qui a lieu des bêtes sur pied n'exclut pas celui dont les viandes abattues sont encore l'objet de la part des mêmes juges. Les viandes consommées annuellement s'élèvent à 1,332,520 kilog.; elles représentent en moyenne 4,000 bœufs, 3,000 veaux, 7,000 moutons.

Le système de centralisation, jusqu'alors limité à la fourniture du pain, du vin et de la viande, avait laissé en dehors des mesures prises cette multitude de denrées de consommation qui, sous le nom général de comestibles, complètent l'alimentation des malades.

Bureau central d'approvisionnement.

Entre autres inconvénients, le mode des achats particuliers par établissement obligeait les directeurs et les économes à se rendre chaque jour sur le carreau des halles au moment où leur présence était le plus nécessaire dans l'Établissement; il en résultait des pertes de temps considérables et une sorte d'abandon momentané du service de surveillance.

La création, en 1853, d'un emploi de pourvoyeur a amélioré d'une manière notable le service de l'approvisionnement, en apportant une plus grande régularité dans le régime, et a permis de distribuer à nos malades des aliments toujours frais et variés (1).

La dépense de la boucherie s'est élevée en 1861 à la somme de 1,533,950 fr. 30 c. pour une consommation de 1,358,118 kilogr. ainsi répartie :

Viande de bœuf..............	1,057,696 kilogr.
— de veau et mouton.......	300,422

(1) L'approvisionnement, à proprement parler, n'est pas un établissement : c'est un service centralisé.

Précédemment, les directeurs comptables ou les économes étaient chargés de l'acquisition des denrées de halle. Chacun faisant le marché de son côté, il arrivait presque toujours que les mêmes denrées étaient payées, le même jour, à des prix fort différents, suivant l'aptitude des comptables, suivant l'heure plus ou moins matinale de leur arrivée sur le marché. Lorsqu'ils s'y présentaient en même temps, il n'était pas rare qu'ils s'y fissent concurrence, surtout aux ventes à la criée.

Pour mettre un terme à ces inconvénients, l'Administration, après des essais préalables et des avantages bien constatés, a organisé le service de l'approvisionnement. La centralisation des achats de halle a permis d'imprimer à cette branche du service hospitalier une régularité qu'elle ne pouvait avoir alors que chacun agissait isolément et suivant ses propres inspirations.

Le pourvoyeur central est chargé de l'achat du poisson, de la volaille, des œufs, du beurre, des fruits et légumes de saison, des diverses espèces de fromage dont la consommation doit être immédiate. L'achat des denrées

Préparation du bouillon.

Le bouillon gras, dont les hôpitaux font une si grande consommation, et qui joue un rôle si essentiel dans l'alimentation des malades, a été longtemps la partie, sinon la plus négligée, du moins la plus défectueuse de notre régime. Cela tenait à des difficultés pratiques qu'il est utile de faire connaître; car malgré l'incontestable amélioration que l'Administration a réalisée à cet égard, elles sont encore l'obstacle le plus grand qu'elle rencontre aujourd'hui pour arriver à le donner à tous les malades en quantité suffisante et dans les conditions d'une qualité parfaite.

Les anciens règlements sur le régime alimentaire des hôpitaux prescrivaient d'employer une livre de viande pour obtenir un litre de bouillon; mais cette disposition était, par le fait, impraticable dans les hôpitaux généraux, où la quantité de viande que le régime accordait aux différentes classes de consommateurs était insuffisante pour confectionner tout le bouillon nécessaire aux malades. A l'Hôtel-Dieu, par exemple, la consommation journalière du bouillon s'élevant à environ 700 litres et les prescriptions de viande à 125 kilogrammes, ce qu'on aurait mis dans les marmites, en sus de cette quantité, n'aurait pu trouver son emploi dans le service. Or, le bouillon produit avec des éléments aussi insuffisants devait manquer nécessairement de substance et de qualité.

Cet inconvénient avait été à plusieurs reprises signalé au Conseil général des hos-

---

qui se vendent à la criée s'effectue au cours moyen du jour; les autres objets s'achètent à prix débattu. Les marchands qui amènent une grande quantité de denrées, trouvant auprès du pourvoyeur un écoulement prompt et facile, sont moins exigeants, et c'est à cette considération que ce pourvoyeur doit de pouvoir presque toujours acheter à bon compte des quantités considérables de légumes ou de fruits qui, n'ayant été ni déchargés, ni manipulés, ont conservé toute leur fraîcheur.

Une expérience de près de dix années a pleinement confirmé tous les avantages qu'on était fondé à espérer de l'organisation de se service.

La dépense spéciale à l'approvisionnement s'est élevée, pendant l'exercice 1861, à la somme de 906,442 fr. 73 c., répartie ainsi qu'il suit :

93,417k.	85	Poisson.........	au prix moyen de........		89 c.	82	=	83,910	66
42,399	51	Volaille..............	*Id.*	2	03	44	=	86,260	38
1,626,434		Œufs................	*Id.*	0	06	43	=	104,729	47
18,580k.	40	Triperie..............	*Id.*	1	»	»	=	18,592	86
105,344	»	Beurre................	*Id.*	2	45	79	=	258,930	78
78,124	»	Fromages divers.......	*Id.*	1	24	87	=	98,585	45
400,757	75	Légumes de saison....	*Id.*	»	33	38	=	133,703	16
149,083	»	Légumes frais........	*Id.*	»	10	69	=	15,943	85
14,212	35	Plantes de haut goût...	*Id.*	»	43	45	=	6,175	54
278,041	»	Pommes de terre......	*Id.*	»	10	64	=	29,605	59
15,002	40	Confitures............	*Id.*	»	76	78	=	11,519	68
83,499	50	Fruits de saison.......	*Id.*	»	43	93	=	36,686	02
11,481	55	Fruits secs...........	*Id.*	»	72	36	=	8,308	20
11,179	50	Pâtes féculentes.......	*Id.*	»	68	66	=	7,676	06
855	»	Chocolat.............	*Id.*	3	05	17	=	2,609	22
16,285	douz.	Biscuits..............	*Id.*	»	10	13	=	3,115	81
						TOTAL.............		906,442	73

pices par les chefs du service de santé. Chargé par lui d'étudier la question, Magendie avait tenté de rehausser la qualité du bouillon en y introduisant diverses espèces de gélatine (1), mais il n'avait pas tardé à reconnaître que ces substances ne renferment aucun des principes nutritifs que l'on recherche dans le bouillon.

D'autres praticiens avaient proposé d'augmenter la quantité des plantes potagères qui entrent dans sa confection. Mais tous ces essais n'avaient eu pour résultat que d'établir l'impossibilité de faire un bouillon convenable en dehors de la formule réglementaire (2).

Parmi les établissements de l'Administration, les hospices consomment peu de bouillon gras et beaucoup de viande; les hôpitaux, au contraire, consomment peu de viande et une quantité considérable de bouillon. Le problème à résoudre était

---

(1) Les principes discutés par Magendie ont été aussi l'objet des observations de plusieurs autres savants; le *Traité de physiologie humaine*, par M. Béclard, contient, page 99, la note suivante :

« Le pouvoir nutritif de la gélatine a été contesté, et même formellement nié par un certain nombre de physiologistes. La gélatine ne peut pas entretenir la vie des animaux, lorsqu'on leur donne cette substance isolément. « En cela, elle ne se distingue pas des autres matières azotées, qui, données seules, ne peuvent pas nourrir non « plus. La gélatine, associée à d'autres aliments, jouit-elle, comme d'autres substances azotées, du pouvoir « nutritif? Des animaux ont été soumis à des expériences nombreuses et continuées pendant longtemps; l'homme « s'est pris lui-même (M. Donné en particulier), comme sujet d'expérience; or, il résulte de tous ces faits que « la gélatine du commerce, associée à d'autres aliments, non seulement ne concourt point à la nutrition, mais « encore qu'elle agit à la manière d'une substance purgative et qu'elle est plutôt nuisible qu'utile.

« Mais tel n'est point l'effet réel de la gélatine que nous prenons quotidiennement en assez grande quantité « avec le bouillon, avec la viande, avec les os, avec la partie soluble des tendons, des ligaments, de la peau, du « tissu cellulaire. Ces substances nourrissent à la manière des autres substances azotées. Si la *gélatine du commerce* (ou colle forte), obtenue à l'aide de la vapeur surchargée, ou par les acides, à l'aide d'os puants et fétides (comme il est aisé de le voir dans les fabriques), si cette gélatine, dis-je, ne nourrit point, et si elle agit « plutôt comme médicament que comme aliment, en passant presque entièrement par les urines et dans les « fèces, c'est qu'elle est profondément altérée dans sa nature. La gélatine obtenue par la coction des pieds de « veau (tendons) ou par celle des os frais est une substance réellement nutritive; les expériences de M. Bernard « sont positives à cet égard. »

(2). On a parlé souvent du bouillon obtenu, dans les hopitaux d'Angleterre, au moyen de *viandes perdues*, c'est-à-dire qui, complètement épuisées de leurs sucs nutritifs, ne sont pas susceptibles d'entrer dans l'alimentation des malades.

Des essais en ce genre furent tentés, il y a plus de dix ans, par l'Administration hospitalière de Paris, et dans plusieurs hôpitaux ou hospices les trois procédés suivants furent expérimentés pour la préparation du bouillon :

1° Joues ou têtes de bœufs, cuites à un degré convenable pour obtenir une viande bonne à manger en même temps qu'un bon bouillon.

2° Joues de bœufs, cuites jusqu'à épuisement de leurs sucs et par conséquent inutilisables pour la consommation.

3° Viande ordinaire combinée avec une certaine quantité de joues.

Le résultat de ces expériences fut de prouver que les joues de bœufs pouvaient produire d'excellent bouillon, au prix de 21 centimes le litre par le 1er procédé.

de 18	—	par le 2e
et de 17	—	par le 3e

Le plus élevé de ces prix était bien inférieur à celui que l'Administration payait au commerce; aussi, certains établissements mirent-ils en pratique cette méthode si avantageuse sous le rapport de l'économie et de la qualité.

donc celui-ci : établir une fabrication commune qui distribuerait à chaque établissement la viande et le bouillon dans la proportion de ses besoins.

Après en avoir vainement cherché la solution, soit en employant un système de marmites de moyenne grandeur, où la viande, subdivisée, rendait une plus grande quantité de sucs nutritifs, soit en modifiant ses anciens procédés de cuisson et en établissant des fourneaux spéciaux pour la fabrication du bouillon, l'Administration, pressée par des besoins impérieux, dut enfin, et en désespoir de cause, se décider à recourir à une intervention étrangère pour se procurer les quantités de bouillon indispensables à sa consommation, qu'elle ne pouvait tirer de ses cuisines.

Elle s'adressa alors à une compagnie fondée, depuis quelques années, par deux négociants hollandais qui s'engagèrent à lui fournir, à un prix qui a varié de 22 à 30 c. le litre, tout le bouillon qui pourrait lui être nécessaire.

Ce marché passé le 21 janvier 1835 durait encore en 1851. Les produits fournis par la Compagnie hollandaise n'étaient pas, à beaucoup près, aussi satisfaisants que l'Administration aurait pu l'espérer, d'après l'expérience faite dans les premières années; et, comparant le bouillon qui lui était fourni à celui qu'elle fabriquait elle-même, elle pouvait journellement en constater l'infériorité (1).

« Les médecins, est-il dit dans un des rapports précités, se plaisent à reconnaître les très-« grandes améliorations obtenues, notamment dans la confection du bouillon qui est presque « toujours supérieur à celui de la Compagnie hollandaise.

« Il serait à désirer qu'on pût faire dans chaque hôpital la totalité du bouillon nécessaire au « service des malades qu'il contient. Le transport décompose le bouillon préparé par la Compa-« gnie hollandaise, altère ses propriétés, et il arrive dans les Établissements de l'Administration « dans un état d'aigreur d'autant plus grand que l'éloignement de la Compagnie hollandaise « est plus considérable et la chaleur atmosphérique plus élevée (2). »

Ces achats au commerce avaient atteint une proportion considérable, et il suffira de rappeler que les quantités de bouillon achetées par les hôpitaux, qui ne s'élevaient

---

(1) Rapports de la commission médicale des 30 novembre 1836 et 10 mai 1843.

(2) « L'aliment le plus utile aux malades, le bouillon, n'est rien sans une bonne préparation. Depuis quelques « années, une entreprise particulière est venue nous démontrer que nous pouvions obtenir un meilleur bouillon « en abandonnant l'usage immémorial des grandes marmites, et nous apprendre à ménager et à distribuer le calo-« rique d'une manière plus méthodique. Ces enseignements nous ont profité : presque tous les fourneaux ont été « reconstruits, les grandes marmites ont été remplacées par de plus petites, et l'on ne cherche plus à faire du « bouillon en quatre ou cinq heures. La viande reste huit heures sur le feu, elle y cuit lentement, et les résul-« tats sont bien préférables. Le nouveau règlement sur le régime contient une instruction détaillée sur les pré-« cautions qu'il est utile de prendre pour obtenir une bonne qualité de bouillon et une viande cuite à point.

« Le nouveau règlement a maintenu les quantités d'eau à mettre dans la marmite, telles qu'elles avaient été « fixées par le règlement du 9 juillet 1806, c'est-à-dire 240 litres d'eau par 100 kilog. de viande, devant produire, « au minimum, 200 litres de bouillon.

« Le Conseil municipal, en donnant son adhésion au nouveau régime alimentaire, a remarqué que les prescrip-« tions de l'Administration, relativement aux quantités de viande et d'eau employées à la confection du bouillon,

en 1835 qu'à 79,700 litres, s'étaient accrues graduellement d'année en année, et avaient atteint, en 1849, le chiffre de 746,810 litres.

Cependant des essais partiels, tentés dans quelques hôpitaux, et notamment à Beaujon, en 1841 et 1849, pour la confection du bouillon (1), avaient démontré d'une part que, sans augmentation de dépenses, l'Administration pouvait arriver à produire du bouillon supérieur à celui de la Compagnie ; d'autre part, que le rendement en bouillon, loin d'être inférieur à la quantité d'eau employée, devait, au contraire, déduction faite de l'évaporation, dépasser de 10 à 15 °/₀ cette quantité, si l'opération était conduite avec le soin nécessaire.

Ces expériences condamnaient absolument le mode alors suivi pour la préparation du bouillon et qui, basé sur l'évaporation d'une partie de l'eau, diminuait considérablement le rendement sans rien ajouter à la qualité.

M. le Préfet de la Seine, dans son rapport à la Commission municipale sur le budget de l'Assistance publique pour 1849, établissait en ces termes l'infériorité du bouillon fourni par la Compagnie hollandaise :

« s'éloignaient singulièrement de celles suivies dans les hôpitaux militaires. Sur les observations qui vous ont « été adressées à cet égard par M. le préfet, vous avez chargé les membres de la commission administrative de « faire, sous la surveillance d'une commission composée de deux de vos membres et du docteur Magendie, des « expériences pour déterminer la proportion de viande, d'eau et d'accessoires qui doivent être employés à la « préparation du bouillon. »

(Rapport au Conseil général des hospices sur le compte administratif des recettes et dépenses de l'exercice 1841, page 62.)

(1) Les résultats obtenus depuis quelques années à l'hôpital Beaujon et acceptés par divers médecins, intendants et comptables, étant encore révoqués en doute par M. Bégin, membre de l'Institut et du Conseil supérieur de santé militaire, ce savant voulut suivre par lui-même les opérations de la fabrication du bouillon dans cet établissement. Nous donnons ici la copie textuelle des notes tenues par lui et qui sont devenues la base des formules adoptées par l'Administration militaire.

« 8 h. du matin : deux marmites, 88 litres d'eau, 35 k. 75 viande et os adhérents; 0 k. 74 sel; en tout 176 litres « d'eau et 71 k. 50 viande, 1 k. 48 sel. Le chef ajoute, dans chaque marmite, 1 k. 25 os étrangers à la viande em- « ployée et que cependant il compte comme viande dans le rapport des 88 litres d'eau.

« Dans les deux marmites le niveau s'élève à 124 litres, d'où il résulte que la viande occupe à peu près son « volume d'eau.

« Le feu est allumé à 8 h. 35 minutes.

« Ébullition, 9 h. 15.

« On commence d'écumer à 9 h. 40 ; on finit à 10 h. 55.

« L'eau mesurée alors donne 129 litres; augmentation constatée : 5 litres par marmite.

« 11 heures : 7 k. 50 de légumes et 30 décag. d'oignons brûlés sont introduits dans chaque marmite. Le niveau « s'élève à 135 litres pour l'une et 136 pour l'autre. La variation provient sans doute de quelque différence dans la « proportion de certains légumes.

« 2 heures : Le niveau donne 134 et 135.

« 3 heures 1/2 : L'opération est arrêtée.

« Sortie générale : Écume, 0k 90. — Légumes cuits et oignons brûlés, 13,60. — Viande cuite, 35,50. — Os, 11.

« J'estime l'évaporation pour chaque marmite à environ 1 litre par heure.

« Résultat avant dégraissement : 1re marmite.............. 96 litres.
2e marmite.............. 102 litres.

« Conclusion : 176 litres d'eau ont produit 194 litres d'excellent bouillon, plus 4 litres graisse liquide pure. Soit « une augmentation de 10 p. °/₀. »

« Il est hors de doute, pour toutes les personnes qui connaissent le régime alimentaire des « hôpitaux, que le bouillon de la Compagnie hollandaise est bien inférieur, pour le goût et la qualité « nutritive, à celui qui est confectionné dans les Établissements. Il y aurait donc intérêt pour les « malades à ce que tout le bouillon fût fait dans les marmites des hôpitaux.

« Deux moyens se présentent qui peuvent être employés simultanément : l'un consiste à aug- « menter le rendement du bouillon fait dans les établissements, en apportant tout le soin possible « à sa confection. Le second consiste à faire verser, des hospices sur les hôpitaux, la quantité de « bouillon qui excède, chaque jour, les besoins dans les premiers de ces établissements.

« Par cette double mesure exécutée avec intelligence, on parviendrait facilement à diminuer « considérablement, sinon à supprimer entièrement, les achats de bouillon à la Compagnie hol- « landaise. Alors le bouillon serait meilleur et d'une qualité égale pour les divers établissements « et pour tous les employés et administrés de chaque maison ; à ces avantages se joindrait une « économie importante, puisque l'achat du bouillon figure pour 176,000 fr. dans le crédit « demandé.

« Persuadé que l'Administration entrera bientôt dans cette voie d'amélioration, je propose une « réduction de 30,000 fr., égale au sixième environ de la dépense (1). »

La Commission municipale, dans son avis du 9 décembre de la même année, adoptait la proposition de M. le Préfet.

Mise en demeure d'étudier simultanément les deux moyens qui lui étaient indiqués, l'Administration, qui venait de remplacer l'ancien Conseil général des hospices, se mit à l'œuvre avec un louable empressement. Les expériences faites à Beaujon et confirmées par des résultats analogues obtenus dans plusieurs autres maisons avaient, en matière de rendement, donné la solution d'un problème, longtemps mise en doute : « A principes nouveaux, définitions nouvelles, avait dit M. Bégin; le bouillon n'est « et ne doit être désormais qu'une macération à chaud. »

Plusieurs projets ayant tous pour base première le rendement du bouillon élevé, par kilog. de viande, de 2 litres 16 cent. à 2 litres 40 cent., au minimum, furent mis à l'essai ; l'un d'eux, consistant à utiliser tous les excédants de bouillon ou de viande que produisent plusieurs des établissements, au moyen d'échanges combinés, présentait la plus large économie (34,626 fr.) ; mais les divers traités existant avec la Compagnie hollandaise étant un obstacle à l'application générale et complète de cette mesure, l'Administration dut, pendant quelque temps encore, se borner à des versements partiels des excédants de viande cuite.

Ces premiers versements furent ainsi réglés : la Maison de santé et l'hôpital Cochin cessèrent les premiers de recourir à la Compagnie hollandaise. L'hospice des Incurables-Hommes et l'hôpital Saint-Louis furent chargés de compléter, pour le premier de ces établissements, la quantité de bouillon qui lui était nécessaire ; quant

---

(1) Rapport du 3 novembre 1848.

à l'hôpital Cochin, chargé de confectionner tout le bouillon dont il avait besoin, il dut verser son excédant de viande à l'hôpital du Midi, qui reçut autant de moins de viande crue.

Appliquée successivement à tous les autres établissements hospitaliers pendant les années 1851 et 1852, cette mesure, sur les avantages de laquelle aucun doute n'est plus possible, a permis à l'Administration de réaliser une économie totale de plus de 100,000 fr., et a considérablement aidé à améliorer le régime alimentaire de nos malades.

Règlement du 23 février 1853 sur le régime alimentaire.

Le régime de 1841 a été revisé en 1853. Il eût été bien difficile, en effet, que l'Administration arrivât d'emblée à une évaluation exacte des rendements, c'est-à-dire des modifications que la cuisson apporte dans le volume et le poids des denrées. A cette heure encore, elle est loin d'être complétement fixée sur l'importance des déperditions résultant de la préparation des aliments, et elle se livre à cet égard à de nouvelles études.

Avant de songer à arrêter, d'une manière rigoureuse et définitive, la quotité des allocations par nature d'aliment, il y avait donc toute une série d'expériences à faire.

Complétement favorable à l'économie du régime de 1841, cette expérience, suivie avec attention pendant dix ans, ne pouvait et ne devait amener que des modifications de détail; certaines allocations reconnues insuffisantes furent augmentées, tandis que d'autres, au contraire, évidemment trop copieuses, durent subir une réduction; la délivrance des bons supplémentaires, réglementée dans l'intérêt de l'ordre et des malades eux-mêmes qui ne profitaient pas toujours de cette allocation extraordinaire, a été maintenue.

Nous reproduisons, dans les deux tableaux ci-après, les prescriptions du régime alimentaire de 1853, telles qu'elles sont encore en vigueur; le premier concerne les malades des hôpitaux, le second les administrés indigents des hospices de la Vieillesse et des Incurables.

RÉGIME ALIMENTAIRE DES MALADES.

« Les malades à la diète absolue ne reçoivent aucun aliment, ni bouillon, ni aucune espèce « de boisson alimentaire.

« Malades à la diète, pour vingt-quatre heures :

De un à quatre bouillons gras de	25 centil.
De une à quatre portions de lait de	20 id.
Ou de une à deux portions de vin de	8 id. pour les hommes. 6 id. pour les femmes.

« Pour vingt-quatre heures, malades aux potages ou aux soupes :

Deux bouillons gras de		25 centil.
Et un ou deux potages composés ainsi	Bouillon	30 id.
	Riz	2 décag. 50.
	ou Vermicelle	2 id. 50.
	ou Semoule.	2 id. 50.
Ou une ou deux soupes	Bouillon	30 centil.
	Pain blanc	4 décag.
Les potages au lait se composent ainsi	Lait	30 centil.
	Farine	2 décag.

MALADES AUX ALIMENTS SOLIDES :

			1 Portion.	2 Portions.	3 Portions.	4 Portions.
1re *Distribution*	Pain blanc	aux Hommes	12 décag.	24 décag.	36 décag.	48 décag.
		aux Femmes	10 —	20 —	30 —	40 —
	2 potages ou soupes au gras de		30 cent.	30 cent.	»	»
	ou 2 id. au lait de		30 —	30 —	»	»
	id. id. au maigre de		»	30 —	»	»
	Une soupe grasse et une soupe maigre ou au lait	Bouillon gras	»	»	30 cent.	30 cent.
		id. maigre	»	»	30 —	30 —
		Lait	»	»	30 —	»
	Volaille ou viande rôtie		12 décag.	»	»	»
	ou Poisson frais		12 —	»	»	»
	ou Œufs frais		1 nombre.	»	»	»
	ou Œufs au lait		10 cent.	»	»	»
	Viande rôtie		»	15 décag.	»	»
	Viande bouillie		»	»	30 décag.	40 décag.
2e *Distribution*	Légumes de saison		15 décag.	30 décag.	»	»
	ou Riz au lait		1 décag. 50	3 —	4 décag. 50	6 décag.
	ou Fruits cuits		12 décag.	24 —	»	»
	ou Gelée de groseille		3 —	»	»	»
	ou Œufs		»	2 nombre.	2 nombre.	»
	ou Pruneaux		»	8 décag.	12 décag.	»
	Légumes frais		»	»	36 —	48 décag.
	ou Pommes de terre		»	»	36 —	48 —
	ou Légumes secs en purée		»	»	9 cent.	12 cent.

« Le régime de 1853 alloue aux malades à une et à deux portions, de une à trois portions de
« vin, de .... 8 cent. pour les hommes.
« et de .... 6 cent. pour les femmes.
« et aux malades à trois et quatre portions, de une à cinq portions
« de vin de .... id.

« Les médecins peuvent, au lieu de vin, prescrire à tous les malades de une à cinq portions « de lait de 20 cent.

« La première distribution a lieu de dix à onze heures du matin, immédiatement après la « visite des chefs de service et la distribution des médicaments; la seconde à quatre heures de « l'après-midi. Les directeurs ont la faculté d'intervertir l'ordre des distributions, c'est-à-dire de

« donner l'aliment principal le soir et l'aliment accessoire le matin ; mais l'ordre indiqué ci-dessus « est le plus généralement suivi.

« Les deux potages ou soupes sont répartis sur chacune des distributions. »

RÉGIME DES VALIDES ET INFIRMES DES HOSPICES DE LA VIEILLESSE ET DES INCURABLES.

		HOSPICES			
		DE LA VIEILLESSE		DES INCURABLES	
		Hommes.	Femmes.	Hommes.	Femmes.
Pour la Journée.	1° Pain blanc pour soupe aux hommes et femmes.	10 décag.	10 décag.	»	»
	2° Pain blanc	»	»	60 décag.	50 décag.
	2° Pain moyen	50 —	40 —	»	»
	3° Vin aux Hommes	14 cent.	»	32 cent.	»
	3° Vin aux Femmes	»	12 cent.	»	12 cent.
	JOURS GRAS.				
Au Déjeuner.	Bouillon maigre	50 cent.	50 cent.	50 cent.	50 cent.
	ou Lait	25 —	25 —	25 —	25 —
Au Dîner.	1° Légumes secs	10 —	10 —	10 —	10 —
	ou Légumes frais	33 décag.	33 décag.	33 décag.	33 décag.
	ou Pommes de terre	33 —	33 —	33 —	33 —
	ou Riz	4 —	4 —	4 —	4 —
	2° Fromage	4 —	4 —	4 —	4 —
	ou Pruneaux	10 —	10 —	10 —	10 —
	ou Raisiné	6 —	6 —	6 —	6 —
Au Souper.	1° Bouillon gras pour soupe	45 cent.	45 cent.	45 cent.	45 cent.
	2° Viande bouillie	25 décag.	25 décag.	25 décag.	25 décag.
	JOURS MAIGRES.				
Au Déjeuner.	Bouillon maigre	50 cent.	50 cent.	50 cent.	50 cent.
	ou Lait	25 —	25 —	25 —	25 —
Au Dîner.	1° Légumes secs	10 —	10 —	10 —	10 —
	ou Légumes frais	33 décag.	33 décag.	33 décag.	33 décag.
	ou Pommes de terre	33 —	33 —	33 —	33 —
	2° Fromage	4 —	4 —	4 —	4 —
	ou Pruneaux	10 —	10 —	10 —	10 —
	ou Raisiné	6 —	6 —	6 —	6 —
Au Souper.	1° Bouillon maigre	50 cent.	50 cent.	50 cent.	50 cent.
	2° Légumes secs	18 —	18 —	18 —	18 —
	ou Légumes frais	66 décag.	66 décag.	66 décag.	66 décag.
	ou Pommes de terre	66 —	66 —	66 —	66 —
	ou Poisson salé (morue)	13 —	13 —	15 —	15 —
	ou Œufs .... nombre.	»	»	2 —	2 —

Ici se place une observation essentielle touchant la mauvaise habitude qu'ont encore les malades de nos hôpitaux de prendre leurs repas assis ou même couchés dans leur lit, alors qu'ils pourraient faire autrement ; il y a là assurément un usage fâcheux qui se produit plus rarement en Angleterre que chez nous. On remarque, en effet, dans quelques-uns des hôpitaux de Londres, des tables disposées dans les salles ou dans les offices pour les repas des malades.

Un ancien article de notre règlement sur le régime alimentaire (art. 118, § 2) prescrit que les distributions de vivres se fassent toujours au lit du malade et à l'aide du cahier de visite, afin sans doute d'éviter toute confusion dans les personnes ou dans les prescriptions; mais cet article n'est pas toujours scrupuleusement observé; l'Administration a fait, à plusieurs reprises, mais sans résultats, des efforts suivis pour substituer à cet usage l'obligation, pour les malades en état de se lever, de se rendre, aux heures des repas, dans un réfectoire commun, indépendant des salles de traitement.

Le rétablissement, effectué en 1849, des anciens réfectoires de la Salpêtrière et le succès qu'ils obtinrent dès le début, avaient engagé l'Administration à essayer la même mesure dans quelques hôpitaux, notamment à l'hôpital Beaujon en 1850, à l'hôpital Saint-Antoine en 1854, et enfin à l'hôpital Lariboisière, au moment de son ouverture. On sait que la mesure a échoué et nous pourrions ajouter : un peu par suite de l'indifférence des médecins moins portés alors qu'aujourd'hui aux innovations, un peu aussi par l'opposition routinière et passive des religieuses qui craignaient de se voir privées de ces réserves extraréglementaires, si fâcheusement prélevées sur la masse des aliments et conservées à tout événement, au risque même de ne pouvoir être utilisées le lendemain.

Mais l'habitude de manger en commun dans un réfectoire, pour les individus qui peuvent se lever, est trop favorable à l'hygiène des salles et au bien-être des malades eux-mêmes, pour que l'Administration renonce à l'introduire dans les hôpitaux. Nous reprendrons donc le projet des réfectoires, et nous ferons en sorte qu'ils soient fréquentés. Si dans les hôpitaux, où l'espace nous manque encore, l'Administration réussit, comme elle en a l'espoir, à créer, à portée des salles, de petits locaux qui puissent servir à la fois pour les repas et la distraction, elle aura réalisé une amélioration très-désirable.

Au surplus, si les repas des malades ont encore lieu dans les salles, on n'y tolère plus ces débris accumulés sur la planchette des lits. La surveillance des directeurs, stimulée par la visite fréquente des inspecteurs de l'Administration, a modifié le service des distributions et les habitudes des religieuses; aucun aliment ne séjourne plus dans les salles : sous ce rapport, du moins, l'état de choses dont on était si fondé à se plaindre n'est plus qu'un souvenir de ce qui a existé.

Une nouvelle et prochaine révision du règlement sur le service alimentaire ne tardera pas à faire disparaître tous les vestiges qui pourraient encore subsister d'une organisation surannée; elle aura pour effet d'introduire dans la nourriture des malades et dans la préparation des aliments une variété désirable et des soins dont l'efficacité est toujours difficile à obtenir, lorsqu'il s'agit de quantités considérables. Nous avons notamment étudié les moyens de faire rôtir économiquement les viandes, telles que côtelettes, poulets, etc., qui aujourd'hui sont généralement servies aux malades, après cuisson à la poêle ou au four. Ce mode défectueux a, nous le savons, l'inconvénient de diminuer la digestibilité et la sapidité de ces aliments réparateurs.

Quelques essais pratiques, faits depuis un an, en vue d'une nouvelle révision du régime alimentaire, ont donné des résultats satisfaisants; mais, comme ils impliquent une augmentation sensible de la dépense, l'Administration cherche, par de nouvelles combinaisons, à en atténuer les conséquences, et à concilier dans une juste mesure l'intérêt de ses finances avec celui de ses administrés. Elle voudrait notamment, après s'être assurée des avantages de la mesure, par une application plus large ordonnée dans plusieurs hôpitaux, augmenter les portions de viande et de vin et, en offrant un choix approprié d'aliments toniques ou légers, supprimer les bons supplémentaires. Mais, pour cela, il sera nécessaire de renoncer à l'usage des tisanes vineuses, inconnues naguère dans la pratique des hôpitaux, complétement inconnues en ville, et qui ont pris et prennent chaque jour une extension abusive dans nos établissements. Le nouveau régime donnerait aux malades, en vin pur servi au repas, ce qui est mêlé aux tisanes, et ne sert le plus souvent qu'à entretenir chez eux le goût des boissons fortes.

Au surplus, il est aisé de voir combien, depuis 1806, le régime alimentaire des malades s'est amélioré.

Pour en trouver la preuve, il suffit de mettre en parallèle le montant successif des dépenses faites en comestibles divers, non compris le pain, le vin et la viande qui forment les trois principaux articles de l'alimentation.

Or, la journée alimentaire du malade, pour les seuls comestibles divers, qui

n'était en 1806 que de..............................F.	0,07.95
s'élevait en 1810 à..................................	0,10.08
En 1840, elle était de........	0,13.82
En 1843, après l'application du nouveau régime, de........	0,19.63
En 1855, avec le régime actuellement en vigueur, elle montait à.	0,22.27
Et enfin, en 1860, elle a atteint..................	0,30.47

Si l'augmentation du prix des denrées est pour quelque chose dans cet accroissement de dépenses, il n'est pas moins certain qu'il faut en chercher la cause principale dans l'amélioration effective du régime de nourriture.

§ XI. — DE LA STATISTIQUE MÉDICALE DES HOPITAUX.

Après avoir fait une étude attentive de toutes les améliorations matérielles que l'Administration a introduites dans ses services, il nous reste à examiner à quels résultats ont abouti tant d'efforts et tant de sollicitude pour la guérison de nos malades.

Des chiffres rigoureusement exacts pourraient seuls nous éclairer à cet égard; mais il est un fait malheureusement trop certain, c'est qu'en dehors des tableaux de mortalité que fournissent annuellement nos comptes moraux et qui présentent, sous une forme abstraite, le rapport du nombre des décès à celui des admissions, les hôpitaux de Paris n'ont jamais possédé aucun des éléments indispensables à l'établissement d'une statistique raisonnée et concluante.

Depuis 1837, il est vrai, l'Administration fait recueillir dans chaque hôpital le relevé des grandes opérations chirurgicales et de leurs résultats. Mais ce n'est là qu'un côté spécial de la question, et, à cet égard, nous verrons plus loin combien ces relevés, objet d'un examen particulier dans ce travail, offrent encore d'incertitude.

C'est donc avec la plus grande réserve qu'il faut consulter les tableaux que l'Administration publie depuis 1804, pour en dégager le chiffre de la mortalité dans les hôpitaux et celui de la durée moyenne du traitement. Ces documents peuvent être interrogés avec fruit, à la condition de n'y voir que des faits généraux et sommaires auxquels manque la lumière des circonstances et des détails (1).

Cette observation faite, il ne sera pas sans intérêt de jeter un coup d'œil rapide sur les résultats constatés ainsi dans nos comptes moraux.

Un premier dépouillement des tableaux de la mortalité que renferment les comptes annuels de l'Administration a été fait en 1814 par les soins de M. le comte de Pastoret et s'applique à la période décennale de 1804 à 1813 (2).

Pour les services de médecine et de chirurgie réunis (car la distinction n'a été réellement appliquée qu'à partir de 1837), M. de Pastoret accuse une mortalité moyenne de 1 sur 7.43 (13.45 0/0) et une durée moyenne de séjour de 40 jours 10. Ces deux chiffres se décomposent ainsi qu'il suit :

		Mortalité.	Durée de séjour.
Adultes.....	Hommes......	1 sur 7.73 (12.93 0/0)..........	36 j. 40
	Femmes......	1 — 6.97 (14.34 0/0)..........	42 — 50
Enfants.....	Garçons......	1 — 7.22 (13.85 0/0)..........	47 — 51
	Filles........	1 — 7.92 (12.62 0/0)..........	47 — 50

Mortalité dans les hôpitaux d'après les chiffres des comptes annuels

Ainsi que M. de Pastoret, nous avons essayé à notre tour de dresser, par périodes décennales, des relevés de nos comptes annuels, pour en dégager les chiffres de la mor-

(1) Le dépouillement des tables de mortalité n'ayant jamais été fait d'une manière complète jusqu'à ce jour, nous avons cru utile de réunir dans le tableau synoptique placé à la suite de ce paragraphe tous les renseignements qu'il nous a été donné de recueillir à ce sujet. On verra qu'il présente encore de nombreuses lacunes, quant aux distinctions établies depuis entre les services de médecine et les services de chirurgie.

(2) Rapport au Conseil général des hospices, page 306.

talité générale de nos hôpitaux. A ce point de vue, les résultats sont rigoureusement exacts; car, grâce à la régularité avec laquelle nos registres d'admission ont toujours été tenus, nous sommes certains qu'on ne peut relever ni erreur ni lacune dans les chiffres bruts des entrées, des sorties et des décès.

Ce travail, étendu aux périodes décennales ci-après indiquées, donne les chiffres qu'on va lire :

MORTALITÉ DANS LES HOPITAUX GÉNÉRAUX ET SPÉCIAUX,

DE 1804 A 1861.

PÉRIODES	HOPITAUX GÉNÉRAUX MORTALITÉ 0/0			HOPITAUX SPÉCIAUX MORTALITÉ 0/0			MORTALITÉ générale 0/0	DURÉE du Traitement
	Médecine	Chirurgie	Médecine et Chirurgie réunies	Médecine	Chirurgie	Médecine et Chirurgie réunies		jours.
De 1804 à 1813..	»	»	18.26	»	»	7.35	13.45	40.10
— 1814 — 1819..	»	»	20.27	»	»	8.59	14.48	38.24
— 1820 — 1829..	»	»	14.61	»	»	8.97	12.44	33.56
— 1830 — 1839..	»	»	11.43	»	»	7.63	10.10	25.46
— 1840 — 1849..	12.89	5.85	11.37	8.09	4.66	7.06	9.87	25.63
— 1850 — 1859..	12.94	5.11	11.13	10.26	4. »	8.03	10.15	25.31
1860.........	13.63	6.46	11.97	11.86	4.19	9.29	11.10	27.65
1861.........	14.21	6.72	12.51	12.52	4.29	9.77	11.63	27 32

Le chiffre de la mortalité constatée dans la période de 1804 à 1813 (13.45 0/0 ou 1 sur 7.43) laisse déjà pressentir l'heureux effet des premiers efforts tentés pour mettre les malades à l'abri des chances fatales, dont la proportion effrayante avait dû vivement émouvoir les administrateurs de l'époque. Avant cette période, en effet, la mortalité de l'Hôtel-Dieu était rarement descendue au-dessous de 1 décès sur 4 1/2 ou 22.22 0/0 (1).

De 1814 à 1819, la mortalité, s'élevant subitement, atteint le chiffre de 1 décès sur 4.93 malades (20.27 0/0) dans les hôpitaux généraux, et de 1 sur 11.64 (8.59 0/0) dans les hôpitaux spéciaux, tandis que la durée de séjour tombe à 38 j. 24.

Mais cette augmentation s'explique par le séjour des alliés à Paris, par le grand

(1) En 1786, Tenon constatait (4e Mémoire, page 280) « que la mortalité était plus forte à l'Hôtel-Dieu que le nombre avoué et déjà excessif, d'un malade sur quatre malades et demi. » Le compte de l'an XI, qui donne le mouvement exact des malades entrés et décédés, accuse encore à cette époque une mortalité de 1 sur 4.14 %, ou 22.51 0/0.

nombre des blessés que l'Administration eut à soigner dans ses hôpitaux, où ils apportèrent le typhus, enfin par la misère qui suit toujours les grandes commotions politiques, et qui s'était aggravée par l'influence de mauvaises récoltes (1).

Un fait acquis depuis longtemps, c'est qu'en dehors des épidémies qui viennent, sans causes appréciables, déplacer inopinément le niveau moyen de la santé publique, la mortalité diminue à mesure que la situation se calme et que le travail reprend; aussi ne trouvons-nous plus, pour la période décennale suivante (1820 à 1829), que 1 décès sur 8.03 malades, c'est-à-dire une proportion de 12.44 0/0 au lieu de 14.48 (2). Il semble que le mal qui vient de sévir ait laissé debout la portion la plus valide de la population, et qu'il s'établisse, entre les deux périodes, une compensation en quelque sorte providentielle.

Pendant l'invasion cholérique de 1832, le nombre des décès atteint le chiffre de 1 sur 5.95 malades (16.79 0/0), dans les hôpitaux réguliers, de 1 sur 4.15 (24.09 0/0) dans les hôpitaux temporaires, et la durée du traitement se trouve réduite à 22 j. 11. L'année suivante (1833) nous ramène à une proportion de 1 décès sur 10.49 ou 9.52 0/0.

---

(1) La mortalité pendant cette période de six années se répartit de la manière suivante entre les hôpitaux généraux, les hôpitaux spéciaux et les hôpitaux temporaires :

	ÉTABLISSEMENTS	1814	1815	1816	1817	1818	1819	
		1 Décès sur :						
HÔPITAUX GÉNÉRAUX	Hôtel-Dieu	3.90	6.67	8.57	4.42	5.35	6.07	4.93 ou 20.27 0/0.
	Pitié	3.57	6. »	10. »	7.82	7.06	7.42	
	Charité	5. »	4.13	4.64	4.95	5.20	5.70	
	Saint-Antoine	3.52	5.47	5.29	5.20	4.81	5.63	
	Necker	4.15	6.63	4.70	4.53	5.21	5.34	
	Cochin	4. »	6.58	6.58	6.43	6.35	5.74	
	Beaujon	4.32	5.55	5.55	5.05	4.21	5.10	
HÔPITAUX SPÉCIAUX	Saint-Louis	8.66	33.83	24 22	14.92	14.01	16.55	11.64 ou 8.59 0/0.
	Vénériens	13.88	9.39	50. »	22. »	17. »	16.22	
	Enfants-Malades	6.25	6.31	8.35	4.33	4.74	5.06	
	Accouchements	28.44	14.96	57.10	48. »	17. »	14.72	
	Maison de Santé	5.22	5.19	6.67	5.33	4.78	4.92	
HÔPITAUX TEMPORAIRES	Montmartre	Du 1er avril 1814 au 31 décembre de la même année.						11.89 ou 8.41 0/0.
	Ménilmontant	Id.		id.		id.		12.61 ou 7.93 0/0.
	Roule	Id.		id.		id.		10.06 ou 9.94 0/0.

(1) Cette proportion (1 sur 8.03 ou 12.44 %) se décompose ainsi :

Hôpitaux généraux, 1 sur 6.84 ou 14.61 0/0.
Hôpitaux spéciaux, 1 sur 11.14 ou 8.97 0/0.

Malgré l'épidémie cholérique de 1832 (1), dont nous venons de montrer l'influence meurtrière, la période décennale 1830-1839 accuse, par rapport à celles qui précèdent, une diminution sensible de la mortalité : pour les hôpitaux généraux, elle est de 11.43 0/0; pour les hôpitaux spéciaux de 7.63 0/0 ; c'est donc pour la généralité de nos hôpitaux une mortalité moyenne de 1 sur 9.90 ou 10.10 0/0.

Pendant cette même période (1830-1839), la durée du séjour descend de 33 j. 56 à 25 j. 46 ; ce qu'il faut attribuer à la rapidité trop souvent foudroyante avec laquelle le choléra de 1832 avait frappé ses victimes.

La période suivante (1840-1849) est traversée, elle aussi, par une seconde épidémie, moins meurtrière toutefois que la précédente (2), puisque la mortalité moyenne, constatée dans la proportion de 16.79 0/0 en 1832, n'atteint que le chiffre de 13.21 0/0 en 1849. En dégageant les résultats de la période entière, nous voyons, dans les hôpitaux généraux, la proportion des décès s'arrêter à 12.89 dans les services de médecine, et à 5.85 dans les services de chirurgie, soit une moyenne pour les deux services de 11.37 0/0, un peu inférieure

---

(1) La mortalité en 1832 se répartit ainsi :

Hôpitaux.		Hôpitaux temporaires.	
Hôtel-Dieu	1 sur 5.12	Bons-Hommes	1 sur 16.31
Pitié	— 7.38	Clichy	— 4.53
Charité	— 5.30	Lazaristes	— 2.72
Saint-Antoine	— 4.49	Leprince	— 2.24
Necker	— 4.23	Orphelins (hôpital)	— 1.82
Cochin	— 6.60	Picpus	— » »
Beaujon	— 4.72	Réserve	— 2.66
Saint-Louis	— 5.70	Saint-Sulpice	— 5.03
Vénériens	— 19.78	Orphelins du choléra	— » »
Enfants malades	— 4.41		
Maison de Santé	— 6.28		
Maison d'accouchement	— 21.63		
	1 sur 5.95 ou 16.79 0/0		1 sur 4.15 ou 24.09 0/0.

(2) La mortalité des hôpitaux en 1849 est ainsi répartie :

Hôpitaux généraux.		Hôpitaux spéciaux.	
Hôtel-Dieu	1 sur 5.91	Saint-Louis	1 sur 9.51
Pitié	— 7.29	Midi	— 122.44
Charité	— 6.50	Lourcine	— 13.86
Saint-Antoine	— 9.61	Enfants malades	— 5.66
Necker	— 6.53	Accouchement	— 21.35
Cochin	— 8.43	Clinique	— 23.15
Beaujon	— 6.15	Maison de Santé	— 5.27
Sainte-Marguerite	— 10.05		
Bon-Secours	— 10.52		
	1 sur 6.71 ou 14.89 0/0		1 sur 10.29 ou 9.71 0/0

1 sur 7.56 ou 13.21 0/0

à celle de la période précédente, qui est de 11.43 0/0. Dans les hôpitaux spéciaux, on remarque en médecine une mortalité de 8.09 0/0 ; en chirurgie, elle est de 4.66 0/0 ; ce qui donne, pour l'ensemble des services, une mortalité moyenne de 7.06 0/0.

Si l'on réunit les deux classes d'hôpitaux, on obtient une mortalité générale de 9.87, légèrement inférieure au chiffre qu'avait donné la période précédente (10.10 0/0). Au contraire, la durée du traitement remonte de 25 j. 46 à 25 j. 63.

Dans la période 1850-1859, la mortalité s'élève de 9.87 0/0 à 10.15. Mais l'augmentation porte exclusivement sur les services de médecine, les services de chirurgie ayant au contraire offert une légère diminution.

Il est probable que l'épidémie cholérique de 1853-1854 (1), l'invasion de la fièvre typhoïde en 1853, la création de l'hôpital Sainte-Eugénie, qui a mis au compte de la mortalité hospitalière les décès d'une foule d'enfants soignés autrefois dans les familles (2), ont contribué pour une large part à cette situation.

Mais, en dehors de ces trois points, nous ne pouvons que former des conjectures, et tous les moyens nous échappent pour reconnaître la cause d'une recrudescence, qui, après une amélioration soutenue pendant plus de vingt années, nous ramène presque aux chiffres constatés par M. de Pastoret : non-seulement l'année 1860, comparée à l'année 1859, comporte, dans les mêmes conditions, pour les hôpitaux généraux, une augmentation sensible de mortalité (11.97 0/0 au lieu de 11.43 0/0) ; mais cette mortalité s'accroît encore en 1861 (12.51 0/0). Sans être beaucoup plus explicites quant à la nature des affections et à la cause des décès, dont elles se bornent égale-

(1) La mortalité de nos hôpitaux généraux en 1853 et 1854, dans les services de médecine, rapprochée de celle de 1852, par exemple, offre une augmentation sensible.

	1852.	1853.	1854.
		1 décès sur :	
Hôtel-Dieu	7.35	5.85	5.65
Pitié	9.33	7.90	7.42
Charité	8.75	7.11	5.46
Saint-Antoine	9.71	7.75	6.64
Necker	8.44	8.10	6.71
Cochin	11.31	9.42	6.31
Beaujon	8.13	6.90	5.92
Lariboisière	»	»	6.69
	8.74 ou 11.44 0/0.	7.34 ou 13.62 0/0.	6.36 ou 15.70 0/0.

(2) Les décès des jeunes malades atteints de fièvre typhoïde en 1853 ont donné une proportion de 21.74 0/0.

ment à donner le chiffre brut, les statistiques spéciales que l'Administration a établies pour ses services d'accouchement offrent cependant plus d'intérêt, en ce sens qu'elles ne présentent aucune lacune depuis l'époque où Tenon constatait, pour le département des accouchées de l'Hôtel-Dieu, une mortalité moyenne de 1 accouchée sur 15.66, environ 6 0/0.

Au nombre des épidémies les plus meurtrières que les services d'accouchement aient eu à enregistrer, on doit citer :

1° Celle de 1829, qui, sous le nom de péritonite, emportait, dans le seul mois de janvier, 43 femmes, à la Maison d'accouchement ;

2° Celle de 1831 (typhus puerpéral ou fièvre puerpérale) emportant, dans le même établissement, 135 femmes en trois mois (janvier, février et mars) ;

3° Celle de 1841 (péritonite) emportant 46 femmes dans le mois d'avril ;

4° Celle de 1843 (métropéritonite et fièvre puerpérale) emportant 67 femmes en un mois (octobre) ;

5° Enfin celle de 1860-1861, qui, sévissant alternativement pendant ces deux années dans nos onze services d'accouchement, y faisait 438 victimes en 1860, et 577 en 1861 (1).

---

(1) De 1802 à 1861, la moyenne de la mortalité dans les différents services spéciaux d'obstétrique a été de 4.68 0/0; mais comme le point de départ des observations n'est pas le même pour tous les établissements, un relevé particulier fera mieux apprécier leur part réciproque dans la mortalité commune.

Ainsi, par exemple, de 1802 à 1862, la Maison d'accouchement et l'Hôtel-Dieu ont compté :

Le 1er 155.105 accouchements, 7.373 décès. — Mortalité 4.75 0/0.
Le 2e 22.363 accouchements, 721 décès. — Mortalité 3.22.

De 1808 à 1862,	Saint-Louis compte :	15.719 accouchements,	— 628 décès.	— Mortalité	3.98 0/0.
De 1811 à 1862,	Saint-Antoine —	3.979 —	— 278 —	— —	6.98.
De 1835 à 1862,	les Cliniques —	21.957 —	— 1,002 —	— —	4.56.
Et enfin de 1854 à 1862,	Lariboisière —	5.022 —	— 393 —	— —	7.86.

Disons tout de suite que l'hôpital Lariboisière, ouvert seulement en 1854, a compté dans le court espace de huit années, plusieurs épidémies, ce qui a eu pour conséquence d'y élever la moyenne générale de la mortalité; cet établissement, en effet, n'a point profité, comme les autres hôpitaux que nous citons, d'une longue série d'années de mortalité faible, et doit nécessairement donner des résultats moins favorables.

Nous aurions d'ailleurs voulu pour les hôpitaux, comme pour la maison d'accouchement, pouvoir dégager de la mortalité générale, le chiffre spécial aux épidémies puerpérales; mais des données précises manquent sur ce point. Cependant, si, comme il est permis de le supposer d'après les constatations plus récentes, les maxima et les minima de la mortalité générale correspondent à la recrudescence ou à l'absence de l'infection puerpérale dans les établissements hospitaliers de Paris, on trouve les moyennes suivantes pour chacun des services d'accouchement précités dans les années où la mortalité a sévi le plus ou le moins ; savoir :

	Années maxima	Moyenne	Années minima	Moyenne
Maison d'accouchement..	1860............	11.62 0/0. —	1837..............	1.61 0/0.
Hôtel-Dieu............	1819............	10.25 — —	1834..............	3 décès sur 318 accouchées.
Saint-Antoine...........	1822............	10. — —	1860..............	0.97 0/0.
Saint-Louis.............	1833............	12.46 — —	1827..............	pas de décès sur 145.
Cliniques...............	1837............	12.50 — —	1848..............	2.13 0/0.
Lariboisière............	1855............	10.50 — —	1854..............	2.14 0/0.

Nous avons dit plus haut que les épidémies les plus meurtrières appartenaient aux années 1829-1831, 1841-1843

Ainsi dans les services d'obstétrique, de même que dans ceux de médecine, il y a eu recrudescence, et tandis que la mortalité générale des accouchées n'avait été, de 1802 à 1861, que de 4.68 0/0, elle s'élevait de 1850 à 1861 à 5.21 0/0.

L'établissement le plus attaqué au point de vue de la mortalité se trouvant être précisément la Maison d'accouchement, il ne sera pas sans intérêt de montrer ici quelle y a été la proportion des décès pour chacune des périodes décennales écoulées depuis le 1er janvier 1802.

PÉRIODES DÉCENNALES.	NOMBRE des ACCOUCHEMENTS	DÉCÈS.	MORTALITÉ POUR CENT.
De 1802 à 1809	15,307	610	3.92
— 1810 à 1819	23,481	1,114	4.74
— 1820 à 1829	25,895	1,293	4.99
— 1830 à 1839	26,538	1,125	4.23
— 1840 à 1849	34,776	1,458	4.19
— 1850 à 1859	24,944	1,298	5.20
— 1860 à 1861	4,161	475	11.41
	155,105	7,373	4.75

Ces chiffres, on le voit, justifient complétement l'hypothèse avancée tout à l'heure, à savoir :

---

et 1860-1861. Voici comment se répartit, pour ces deux dernières années, la mortalité des femmes accouchées. Ces chiffres sont significatifs :

	1860	1861
Maison d'accouchement	11.59 0/0	11.24 0/0
Hôtel-Dieu	6.26	5.83
Saint-Louis	6.07	7.23
Cliniques	5.74	10.97
Lariboisière	10.23	8.43

Par une anomalie singulière, l'hôpital Saint-Antoine, qui avait eu jusqu'en 1850 la mortalité la plus forte, ne compte plus pour cette année que deux décès sur 298 accouchées.

Le commencement de l'année 1862 nous révèle une certaine recrudescence de mortalité qui, heureusement, tend chaque jour à diminuer. Elle a été moins considérable en mars qu'en février, et ce dernier mois se présentait déjà dans une situation plus favorable que janvier.

Février	1862	613 accouchements,	52 décès..	Mortalité	8.48 0/0.
Mars	1862	705 —	45 —	—	6.38 —

Ainsi, à un plus grand nombre d'accouchements en mars correspond un moins grand nombre de décès, et la mortalité de 8.48 0/0 descend à 6.38.

Il est vrai que les derniers mouvements (mai) de nos services d'accouchements semblent accuser une certaine recrudescence.

1° Que c'est aux deux périodes de 1831 et de 1861 qu'appartiennent les épidémies les plus intenses dont les résultats aient été constatés;

2° Que la moyenne générale (4.75 0/0) des décès survenus à la Maison d'accouchement est en définitive de beaucoup inférieure à celle qui nous est fournie pour les hôpitaux généraux et spéciaux dans un espace de 58 ans (11.04 0/0).

Il serait superflu d'ajouter que les décès d'enfants sont en dehors de la mortalité à imputer à la Maison d'accouchement. La proportion de ces décès de nouveau-nés (environ 8 0/0 en temps ordinaire) étant grossie de plus de 6 0/0 d'enfants nés non viables, il ne serait ni judicieux ni juste de porter au passif des services de la Maternité cette dernière perte, à peu près inévitable.

A quelle cause faut-il attribuer la double augmentation afférente aux deux périodes que nous venons de citer? Il serait puéril de la chercher dans la disposition de nos salles de malades mieux aérées, mieux ventilées aujourd'hui qu'elles ne l'étaient de 1835 à 1844, époque remarquable par l'abaissement du chiffre des décès.

« Mortalité ne signifie pas toujours insalubrité (1) » a dit M. le docteur Tardieu, et nous ajouterons avec lui que, tant que la science ne sera pas en possession de la seule base de discussion admissible en pareille matière, c'est-à-dire d'une statistique complète et suffisamment détaillée des services de médecine, la recherche des principes morbides de nature à élever d'une manière insolite le niveau de la mortalité restera un problème à résoudre.

Examen comparatif de différentes statistiques médicales présentées par quelques administrations hospitalières de Londres.

Les statistiques médicales de l'Angleterre que l'on a essayé de nous opposer dans ces derniers temps, et sur lesquelles on s'appuie encore pour démontrer la prétendue insalubrité des hôpitaux parisiens, reposent-elles donc sur des faits tellement précis et concluants que l'on doive accepter comme irrévocablement acquises les conséquences que quelques personnes veulent en tirer? Il serait difficile de l'admettre après ce que l'on connaît déjà et tout ce que nous avons dit nous-mêmes, dans cette étude, de l'installation des hôpitaux anglais; nous inclinons au contraire à penser que si, dans la comparaison qu'on peut en faire, les établissements de Londres et de Paris étaient les uns et les autres ramenés, quant à la nature des affections traitées, à des conditions identiques, la mortalité dans les hôpitaux de Paris serait peut-être inférieure à celle des hôpitaux anglais.

Le journal de la Société royale de statistique de Londres, qui vient de publier un état très-circonstancié, pour la période septennale de 1854 à 1861, de la mortalité de l'hôpital de Guy, nous fournit la preuve irrécusable de ce que nous venons d'avancer.

---

(1) Séance de l'Académie de médecine du 15 avril 1862.

L'hôpital de Guy, à part la disproportion du nombre de ses lits de chirurgie (1), est certainement de tous les hôpitaux anglais celui qui offre le plus d'analogie avec nos hôpitaux généraux, et celui aussi dont les statistiques soient faites avec le plus de scrupule et de soin ; à ce titre, nous ne pourrions choisir un meilleur exemple ni présenter, à l'appui de notre opinion, d'arguments plus décisifs que les tableaux ci-après des maladies qui y ont été traitées de 1854 à 1861.

Tableau sommaire des maladies traitées à Guy's hospital pendant la période septennale de 1854 à 1861 (2).

MALADIES	TOTAUX.	GUÉRIS.	SOULAGÉS ou AMÉLIORÉS.	NON SOULAGÉS.	MORTS.	MORTALITÉ pour cent.
1° Du système nerveux........	2,520	869	1,028	441	182	7.2
2° Des organes de la respiration.	3,202	875	1,239	275	813	25.3
3° Des organes de la circulation.	1,343	416	459	157	311	23.1
4° Des organes de la digestion...	2,222	1,058	518	215	431	19.3
5° Des organes génito-urinaires..	3,025	1,532	903	363	227	7.5
6° Vénériennes..............	3,608	2,862	610	121	15	0.4
7° Hydropisies..............	949	279	371	108	191	20.1
8° Mal^ies ou accid^ts des os......	2,904	2,092	440	157	215	7.4
9° Id. id. des articul^ns.	3,055	1,853	868	231	103	3.3
10° Contusions, brûlures, etc....	1,736	1,321	167	40	208	11.9
11° Abcès, tumeurs, ulcères.....	3,037	2,067	578	261	131	4.3
12° Maladies des yeux.........	1,853	1,283	375	194	1	»
13° Id. de la peau........	872	598	198	50	26	2.9
14° Fièvres..................	1,118	959	50	18	91	8.1
15° Affections diverses.........	876	527	234	82	33	3.7
	32,320	18,591	8,038	2,713	2,978	9.2

La répartition de ces maladies par services de chirurgie et de médecine (tableaux 3 et 4, page 394 de l'écrit anglais), donne une différence de 40 malades en plus qui n'est pas justifiée ; mais c'est là une erreur peu importante dans l'ensemble des résultats.

(1) Sur 575 lits que compte l'hôpital de Guy, 300 sont affectés à la chirurgie. Il en est de même dans les autres hôpitaux anglais, qui tous comptent autant et quelquefois plus de lits de chirurgie que de lits de médecine. Chez nous, la proportion des lits de chirurgie est moitié moindre que celle des lits de médecine (55 lits de chirurgie contre 100 lits de médecine). On sait que la mortalité spéciale aux services de chirurgie est de beaucoup inférieure à la mortalité constatée dans les services de médecine.

(2) Numerical analysis from 1854 to 1861, by J. C. Steele M. D. from the Journal of statistical society of London. — September 1861 ; — page 395.

HOPITAL DE GUY.

	NOMBRE DE MALADES TRAITÉS.		NOMBRE DE DÉCÈS.		MORTALITÉ pour cent.		MORTALITÉ pour cent.
	Hommes.	Femmes.	Hommes.	Femmes.	Hommes.	Femmes.	Hommes et Femmes réunis.
Services de médecine.	8,015	6,286	1,268	746	15.80	11.80	14.08
Id. de chirurgie..	11,109	6,950	671	293	6. »	4.20	5.33
Totaux.........	19,124	13,236	1,939	1,039	10 13	7,80	
	32,360		2,978		9.20		

Pendant la même période et comparativement à l'hôpital de Guy, nous trouvons pour l'Hôtel-Dieu, Lariboisière et les six autres hôpitaux généraux réunis (Charité, Pitié, Necker, Beaujon, Saint-Antoine et Cochin) les résultats ci-après :

HOPITAUX GÉNÉRAUX DE PARIS.

	NOMBRE DE MALADES TRAITÉS.		NOMBRE DE DÉCÈS.		MORTALITÉ pour cent.		MORTALITÉ pour cent.
	Hommes.	Femmes.	Hommes.	Femmes.	Hommes.	Femmes.	Hommes et Femmes réunis.
Services de médecine.	159,022	165,843	23,229	20,694	14.60	12.47	13.52
Id. de chirurgie..	75,382	32,041	4,054	1,842	5.37	5,74	5.48
Totaux.........	234,404	197,884	27,283	22,536	11.63	11.38	
	432,288		49,819		11.52		

Dans ces chiffres, l'Hôtel-Dieu et l'hôpital Lariboisière, qui présentent ordinairement une forte mortalité, figurent : l'Hôtel-Dieu pour 92,124 admis et 10,752 décès, soit une mortalité générale de 11.67 0/0 ; et Lariboisière pour 63,174 admis et 7,722 décès, soit une mortalité de 12.22 0/0.

La mortalité de l'hôpital de Guy, mise en regard de celle de nos hôpitaux généraux, présente ce fait singulier, qui ressort des tableaux ci-dessus, que, bien que la mortalité soit plus forte dans les services de médecine de l'hôpital anglais (14.08 0/0 contre 13.52), qu'elle soit presque égale dans les services de chirurgie (5.33 contre 5.48), elle est, et c'est le fait du nombre beaucoup plus considérable des cas de chirurgie, sensiblement inférieure pour les deux services réunis (9.20 contre 11.52).

Si donc, sans aller au fond des choses, on prend à la statistique de *Guy's hospital* ses résultats généraux pour les opposer aux nôtres, on arrive forcément à des conséquences fausses et trompeuses (1).

On vient de voir qu'avec l'Hôtel-Dieu l'hôpital Lariboisière concourait pour une part importante dans la mortalité de nos hôpitaux généraux; mais il faudrait être bien étranger à l'étude des vrais éléments de la statistique pour y trouver, en dehors de causes appréciables, une preuve de l'insalubrité de cet hôpital.

L'hôpital Lariboisière réalise, nous l'avons vu, tous les progrès rêvés depuis plus d'un demi-siècle pour la construction et l'aménagement d'une maison modèle; il présente, avec le confort le plus complet qu'il soit possible de donner aux malades, les meilleures garanties d'aération et de salubrité; comment donc se fait-il qu'il soit précisément, parmi tous les établissements hospitaliers, celui où les décès se révèlent dans la proportion la plus considérable, et quel peut être le secret de ce vice latent où l'on prétendrait trouver une raison de condamner le système qui a présidé à l'économie générale de ce bel établissement?

---

(1) La comparaison de ces différents tableaux explique complétement l'espèce d'anomalie que semblent impliquer les résultats constatés ci-dessus.

1° Le nombre des cas de chirurgie dans les hôpitaux anglais étant supérieur de près d'un tiers au nombre des cas de médecine et donnant une mortalité 2 fois 1/2 moindre, la mortalité constatée pour la médecine diminue en raison directe du plus grand nombre des cas de chirurgie. C'est précisément le résultat contraire qui se produit pour nos hôpitaux, où les cas de médecine, qui sont d'un tiers plus nombreux que les cas de chirurgie, donnent une mortalité 2 fois 1/2 plus forte. Ceux qui, armés de ces chiffres, ont argumenté sur cette prétendue infériorité de mortalité dans les hôpitaux anglais, n'ont évidemment pas tenu compte de cette circonstance.

2° Les hôpitaux généraux en Angleterre recevant certains malades traités chez nous dans des maisons spéciales, et par contre refusant d'autres malades que nous recevons dans nos hôpitaux généraux, la moyenne générale de la mortalité dans les hôpitaux des deux capitales doit nécessairement se trouver modifiée en raison de la mortalité afférente à chacune de ces natures d'affections : ainsi, d'une part, la mortalité des services d'accouchement qui n'existent pas dans les hôpitaux de Londres, et qui, dans une période de quarante années, est entrée pour 2.85 0/0 dans la mortalité générale de nos établissements, et, d'autre part, la mortalité produite par la variole, la rougeole, la fièvre scarlatine et la fièvre typhoïde, affections exclues des hôpitaux généraux de Londres, et qui s'élève chez nous en temps ordinaire à 1 0/0, augmentent d'autant (3.85 0/0) notre mortalité générale; tandis que la mortalité des vénériens et galeux qu'admettent les hôpitaux de Londres, ne dépassant pas 0.01 0/0 de leur mortalité générale, vient en alléger sensiblement le chiffre. Et cela est si vrai que, même en laissant de côté l'énorme avantage que procure à la statistique de *Guy's hospital* le nombre de ses cas de chirurgie, il suffit d'en distraire les admissions et les décès afférents aux affections chroniques pour rétablir l'égalité entre les deux chiffres de mortalité. Si, des 32,360 malades traités à l'hôpital de Guy dans la période qui nous occupe, nous retranchions les 6,333 individus atteints d'affections syphilitiques ou cutanées, ainsi que les décès qui les concernent, nous arriverions à une mortalité générale de 11.30 0/0, laquelle se rapproche sensiblement, comme on peut le voir, de celle qui nous est propre.

M. le docteur Tardieu, placé mieux que personne pour étudier et résoudre la question, nous a démontré, avec l'autorité qui s'attache toujours à ses paroles, que ce n'est pas à un principe d'insalubrité, mais bien à la situation particulière dans laquelle il se trouve placé, que l'hôpital Lariboisière doit le chiffre, en apparence anormal, de sa mortalité.

Les maladies aiguës observées jusqu'à présent dans cet établissement y offrent une gravité exceptionnelle, et les maladies chroniques s'y rencontrent en nombre véritablement excessif.

Les phthisiques y abondent surtout et semblent choisir de préférence cet hôpital, d'où notre Administration, moins exclusive que celle de *Hospital for consomption*, ne les bannit pas dans l'intérêt purement spéculatif de la meilleure des statistiques (1).

Au mois d'avril dernier, on en comptait 137 sur 448 malades, c'est-à-dire plus de 30 0/0.

Ce n'est pas seulement la nature des maladies, c'est encore celle des malades qui offre à Lariboisière quelque chose de particulier :

« Le recrutement des malades, a dit M. Tardieu, se faisant à l'hôpital Lariboisière presque « exclusivement par la consultation, celle-ci fournit nécessairement des cas que les médecins, « par un sentiment d'humanité, choisissent eux-mêmes parmi les plus graves; et l'on sera frappé « de ce fait, que c'est précisément dans les deux dernières années, où le chiffre des admissions « par le bureau central tombe pour notre hôpital à 1,000 et au-dessous, que le chiffre de la mor- « talité s'élève et que Lariboisière occupe le dernier rang dans le tableau que nous avons dressé.

« Placé en effet sur les limites de l'ancienne banlieue de Paris, l'hôpital Lariboisière est confiné à « des quartiers qui s'étendent chaque jour avec une prodigieuse rapidité et dans lesquels la « quantité d'usines et d'établissements industriels qui s'y fondent appelle une population de « plus en plus considérable. Cette population elle-même a quelque chose de spécial : la Villette « et les quartiers voisins sont remplis d'ouvriers non acclimatés, étrangers, allemands pour la « plupart, qui, sans guides, sans conseils, sans notions de nos habitudes hospitalières, laissent le « mal, auquel ils offrent une proie si facile, s'aggraver avant de réclamer des secours et de se « présenter à nous. Ce sont eux qui défrayent de maladies aiguës la consultation de l'hôpital « Lariboisière.

« Mais à côté d'eux nous voyons venir à nous une autre clientèle certainement plus malheu- « reuse et plus cruellement éprouvée, qui nous apporte les suites de longues misères silencieuse-

(1) « Attendu qu'un certain nombre de malades sont morts peu de jours ou même peu d'heures après leur admis- « sion dans l'hôpital, il est du devoir de votre comité de persévérer énergiquement à représenter aux gouverneurs « l'importance d'un choix attentif des personnes qu'ils recommandent ; mais plus spécialement à ce point de vue, « que l'admission des cas désespérés ou à peu près désespérés n'allége en aucune façon la situation des malades, « tandis qu'elle retarde ou empêche complétement l'entrée de sujets encore susceptibles de guérison, *en même « temps qu'elle augmente les dépenses et grossit défavorablement le chiffre de la mortalité de l'établissement* « (adds greatly to the expenditure and swells unfairly the table of mortality of the hospital. » — Note extraite d'un rapport annuel sur l'hôpital connu à Londres sous le nom de « Hospital for consumption and diseases of « the chest. »

« ment supportées. Ces malades ont épuisé leurs dernières ressources; beaucoup sont des « transfuges de la Maison municipale de Santé où ils n'ont plus le moyen de faire un long « séjour. Ce sont de pauvres artistes, des gens de lettres malheureux; il y a peu de temps que, « dans mon service même, mourait un de nos confrères, un médecin.

« D'où vient donc la préférence que nous donnent les malades de cette classe? C'est, je ne « crains pas de le dire, que chez nous ils ne se croient pas tout à fait à l'hôpital, et que Lari- « boisière les attire précisément par ce luxe qui a blessé M. Malgaigne et qu'il a si amèrement « dénoncé à l'opinion publique : le Versailles de la misère! Mais que voulez-vous dire? N'est-ce « pas là un de ces mots qui portent plus loin que juste; qui, comme un écho des époques néfastes, « peuvent bien passionner et soulever une assemblée, mais peuvent aussi faire bien du mal?

« Nous l'acceptons cependant ce mot, s'il veut dire palais ouvert par la charité aux pauvres « malades. Ce luxe qui vous paraît un scandale, le mot a été dit, et il semble qu'il ait fait fortune, « car des écrivains l'ont répété après vous; ce luxe n'est-il pas plutôt une des formes les plus « délicates peut-être de la charité?

« Il est bon que le pauvre qui souffre voie qu'il a, lui aussi, sa part de ce luxe qui grandit « partout autour de lui, de ce bien-être qu'il pourrait envier chez les autres. C'est là une in- « fluence saine et moralisatrice. Soyez sûr que l'empressement des malades les plus désespérés à « se faire admettre chez nous n'a pas d'autre cause. L'assistance hospitalière dans cet asile riant « leur paraît moins rebutante; pour les familles la séparation est moins cruelle; pour les malades « l'isolement moins triste, l'approche même de la mort moins lugubre (1). »

Certes, ce sont là de nobles paroles, qui font bonne justice des exagérations d'une critique passionnée, et qui ont été accueillies avec faveur par l'opinion, parce qu'elles sont vraies et sincères.

Il est évident que les malades mourraient en beaucoup moins grand nombre à l'hôpital Lariboisière, si, parmi ceux qui remplissent chaque matin les salles de consultation (en moyenne 80), les médecins savaient, comme à l'hôpital des poitrinaires de Londres, « faire un choix attentif des sujets susceptibles de guérison. »

Ainsi, et il importe de bien l'établir, tandis qu'à Paris nous recevons sans distinction de classe et sans préoccupation aucune de la statistique tous les individus qui se présentent et de préférence les malades désespérés ou à peu près désespérés, la plupart des hôpitaux de Londres, tenant à honneur de ne pas être des maisons de pauvres (*our hospital is not poor-house*, comme disent leurs règlements), repoussent généralement les indigents à la charge des paroisses, qui, placés dans des conditions déplorables de santé, « ne manqueraient pas de grossir défavorablement le chiffre de « leur mortalité. » Les phthisiques, toujours assurés de trouver dans nos hôpitaux un dernier abri contre les atteintes du mal et de la misère, n'ont à Londres qu'un seul établissement, *the for consumption Hospital and diseases of the chest*, dont nous avons fait connaître le singulier système d'admission. A l'inverse des hôpitaux anglais qui font pratiquer les accouchements à domicile, ce qui décharge leurs

(1) Bulletin de l'Académie de médecine, séance du 15 avril 1862 (tome XXVII, pages 684 et suiv.)

statistiques de ces nombreux décès occasionnés dans nos services d'obstétrique par les affections puerpérales si souvent et si cruellement endémiques, onze établissements sur quinze sont, à Paris, constamment ouverts aux indigentes sur le point d'accoucher. De même que les phthisiques, les malades atteints de petite vérole, de rougeole, de fièvres scarlatine et typhoïde n'ont accès à Londres que dans deux ou trois maisons spéciales; et enfin tous ou presque tous les hôpitaux de cette ville traitent, comme l'hôpital de Guy, les affections cutanées ou syphilitiques qui ne donnent qu'une mortalité insignifiante, ou bien encore abritent, comparativement au chiffre des véritables malades, un nombre considérable de vieillards et d'infirmes que les règlements de notre Administration renverraient dans les hospices de la Vieillesse ou des Incurables.

On voit donc qu'il n'est point possible, si l'on veut être sérieux et vrai, en présence de données si différentes, de rapprocher les chiffres rudimentaires de nos tables de mortalité des statistiques de la médecine anglaise, pour établir un parallèle entre les hôpitaux des deux nations et prouver la supériorité des uns sur les autres.

Si du domaine de la médecine nous transportons la question sur le terrain de la chirurgie, d'autres arguments se présentent : on a dit, notamment, que les opérations chirurgicales réussissaient mieux chez nos voisins que chez nous. Cela est vrai, si l'on doit s'en rapporter exclusivement aux renseignements que nous fournissent sur les grandes opérations les statistiques chirurgicales anglaises, plus exactes, nous voulons le croire, ou moins chargées d'éléments divers que celles de la médecine. Elles accusent un chiffre de mortalité légèrement inférieur au nôtre.

Faut-il voir dans ce fait une preuve de la supériorité des praticiens anglais, ou un avantage dans les procédés de la chirurgie et dans le mode de l'organisation médicale?

C'est là un point qu'il importe d'éclaircir.

Opinion du docteur T. Holmes sur les résultats statistiques de certaines opérations spéciales pratiquées dans les hôpitaux de Londres.

Or, les renseignements de la statistique chirurgicale, à Londres, se trouvent souvent contredits par certains praticiens anglais qui, dégagés des préoccupations particulières propres à influer sur l'ensemble des résultats publiés par les gouverneurs, se font un devoir de ramener les chiffres officiels dans les limites de la vérité.

Nous trouvons un exemple de cette impartialité dans une note publiée par M. T. Holmes (1), chirurgien de l'hôpital des Enfants et chirurgien-assistant de *Saint-George's hospital* à propos de l'opération de la résection du genou.

« Les résultats statistiques pour cette opération, dit ce praticien, sont effrayants et ils for-
« ment un triste contraste avec les affirmations de succès qui ont été faites par les partisans de

(1) *The british and foreign medico-chirurgical review.* — N° LIV. Juillet, page 225. Londres. John Churchill, new Burlington street.

« la résection. Un tiers des opérés succombent, en général ; dans plus de la moitié des cas, l'opé-
« ration ne réussit pas et il n'y a réellement succès que pour un tiers des opérations, ceci en
« acceptant même comme exacts les renseignements suivants, donnés par les opérateurs :

« Sur 208 opérations, 69 ont été fatales, dont 9 après amputation consécutive, que l'on a été
« obligé de pratiquer dans 33 autres cas ; 41 ont été suivies de guérison, mais le malade est
« resté plus ou moins infirme ; enfin 65 ont complètement réussi.

« Mais le nombre des opérations suivies de succès doit être considéré comme un maximum, vu
« la tendance des opérateurs à *affirmer la guérison là où il n'y a qu'une amélioration*
« *passagère* (1). »

Il n'entre pas dans le cadre que nous nous sommes tracé d'examiner la question à son point de vue technique ; toutefois, si l'ensemble des faits recueillis dans nos services de chirurgie nous permet d'écarter, *à priori*, tout ce qui tendrait à infirmer le savoir et l'habileté pratique de nos chirurgiens, il nous autorise également à affirmer que les insuccès constatés pour certaines opérations, ne sauraient être imputés au régime intérieur de nos hôpitaux, et par conséquent à l'Administration elle-même.

L'honorable M. Davenne, justement ému de voir dans les discussions récentes de l'Académie de médecine se produire une pareille imputation, a donc pu dire avec raison, en s'autorisant de ses observations personnelles, que si, en France, la proportion des décès, par rapport au nombre des opérés dépasse le chiffre de la mortalité accusée par les hôpitaux de Londres, la véritable cause de cette infériorité, si toutefois elle existe, pourrait bien tenir à la manière différente de panser les opérés et aux soins consécutifs de l'opération, trop souvent abandonnés chez nous au zèle inexpérimenté d'un simple élève (2).

---

(1) A l'appui de cette assertion, M. T. Holmes cite, en note, un malade qui, suivant les gazettes médicales anglaises, avait, après l'opération de la résection, recouvré le parfait usage de sa jambe, et que l'on a été obligé toutefois d'amputer peu de temps après.

« Je désirerais, ajoute-t-il, avoir des indications précises sur la suite des résections et m'assurer si les
« 65 cas de réussite complète que je viens de citer sont bien réels et durables, mais la mauvaise méthode
« statistique de la plupart des hôpitaux de Londres et l'absence même de toute constatation dans plusieurs
« d'entre eux m'empêchent d'arriver à ce but. »

« Mon intention, conclut M. T. Holmes, n'est pas de décrier une méthode nouvelle ou de bannir de la pratique
« une opération appelée à rendre de vrais services dans certains cas bien choisis, mais seulement de faire voir
« combien les résultats donnés précédemment sont trompeurs. »

(2) « Faut-il attribuer exclusivement cet insuccès aux mauvaises conditions de nos hôpitaux et de nos salles
« de chirurgie ? M. Lefort qui s'est posé cette question répond avec une parfaite bonne foi (page 44) : « Je ne le
« pense pas ». Si l'on ne peut, ajoute-t-il, trouver la cause unique de cette différence dans la construction et
l'aménagement de nos hôpitaux, « il faut bien la chercher dans une observation plus stricte de ces mille pré-
« cautions, insignifiantes séparément, mais qui, réunies, acquièrent une grande importance. Le traitement, après
« tout, doit y avoir aussi sa part.... La solution du problème ne me paraît donc pas appartenir seulement à
« l'Administration..... »

« L'Académie comprendra qu'il ne peut m'appartenir, à aucun titre, de discuter les points scientifiques que
« présente la question, et que je suis forcé, dans mon ignorance des nécessités de la pratique de l'art, de recou-
« rir à des lumières d'emprunt. Je prends donc les choses telles qu'elles me sont révélées par les deux documents

Tenon nous apprend, d'après Dionis, que l'opération du trépan et d'autres opérations importantes réussissaient plus généralement à Versailles qu'à Paris, et que, dans l'état d'encombrement qui existait à cette époque à l'Hôtel-Dieu, elles y avaient toutes une issue funeste :

« Dionis, dit-il, avait raison quand, le siècle dernier, il demandait que l'on transportât les « salles de blessés hors de Paris; un siècle de plus, et des pertes sans nombre ont prouvé « combien on a eu tort de s'y refuser (1).... »

Un médecin, non moins célèbre par ses écrits que par la variété de ses connaissances, et dont le nom se trouve, pour la première fois, sous notre plume, Cabanis, adoptant sans réserve l'opinion des commissaires de l'Académie des sciences, quant aux dangers d'une trop grande agglomération de malades, et à la préférence qu'il y a lieu d'accorder aux petites salles, confirme, en ces termes, l'avis de Tenon sur la nécessité de réduire à une pratique modérée l'étendue des services de chirurgie :

« Dans les grands hôpitaux, les plaies les plus simples deviennent graves, les plaies graves « deviennent mortelles, et les grandes opérations ne réussissent presque jamais. Voilà des faits « reconnus de tous ceux qui ont vu avec leurs yeux, et qui parlent avec leur conscience. Pendant « près de cinquante ans que M. Moreau a rempli la place de chirurgien en chef de l'Hôtel-Dieu,

---

« que j'ai sous les yeux, et j'y suis d'autant plus porté que j'y trouve la confirmation ou plutôt l'explication de « certains faits qui m'ont frappé dans le cours de mon administration comme Directeur de l'Assistance publique.

« J'avais remarqué, en effet, avec quelque surprise, que le nombre des insuccès, dans nos services de chirur- « gie, variait non-seulement d'hôpital à hôpital, mais de service à service, dans le même établissement. Un de « nos plus illustres praticiens, je crois pouvoir le dire ici sans manquer au respect dû à une grande mémoire, « en comptait plus que n'auraient pu le faire supposer sa haute science et sa rare habileté comme opérateur, « tandis que ses collègues du même hôpital, quoique placés dans des conditions identiques, sinon moins favo- « rables, obtenaient beaucoup plus de guérisons. A quoi pouvait tenir un résultat si contradictoire? MM. Lefort « et Topinard se sont chargés de la réponse. C'est que le succès dépend moins encore peut-être de l'opération « elle-même que des soins minutieux qu'exige le traitement qui la suit.

« Messieurs, je ne saurais pousser l'anglomanie au point de croire que nos chirurgiens, dont la réputation « est européenne, puissent rencontrer à Londres des rivaux plus savants et plus habiles. Il se peut que, secon- « dés par des circonstances propres au climat et, comme je l'ai dit plus haut, particulières aux dispositions « mêmes du sol, ainsi qu'aux habitudes de la population, ils réunissent plus de conditions de succès que les « nôtres; mais ce n'est pas seulement, croyez-le bien, dans les mauvaises dispositions de nos hôpitaux qu'il « faut chercher la cause de notre infériorité; comme le dit fort sensément M. Lefort, le traitement y a sa part.

« Si donc l'Administration de l'Assistance publique doit tenir grand compte et faire son profit des améliora- « tions que l'Angleterre a successivement introduites dans la construction de ses nouveaux hôpitaux depuis que « nous lui en avons donné les premiers l'exemple, de même aussi, peut-être, nos chirurgiens ont-ils à profiter de « l'expérience que leurs confrères d'outre-Manche ont acquise dans le mode de traitement des opérés, en les imi- « tant dans la simplicité de pansement, dans l'emploi des méthodes réputées les plus salutaires, dans l'obser- « vation du régime le mieux approprié à l'état de chaque individu. C'est de ces soins, pour ainsi dire personnels, « de la part du praticien d'hôpital, que dépend le plus souvent le salut du malade; on l'affirme, du moins, et tout « me porte à le croire. Il y a donc là une question de conscience et jusqu'à un certain point de responsabilité « morale dont je ne puis que laisser juges ceux-là mêmes qu'elle intéresse..... » (Bulletin de l'Académie impériale de médecine, tome XXVII, page 346.)

(1) Tenon, 4e Mémoire, page 227.

« l'opération du trépan n'a réussi qu'un très-petit nombre de fois. Aujourd'hui l'on n'y trépane « plus; et si l'issue le plus souvent funeste des autres opérations suffit pour les proscrire, il « ne s'en fera bientôt aucune importante dans cet hôpital.

« Sans doute, il est digne de la charité publique de ne confier le soin des pauvres qu'à des « chirurgiens habiles; mais c'est avec une pratique modérément étendue qu'ils deviennent et de- « meurent tels, et non dans le tumulte d'une pratique immense, où l'observateur n'a pas le temps « de voir, et où les choses, s'effaçant les unes les autres de sa mémoire, n'y laissent que des « images confuses. Qui ne sent d'ailleurs que, pour augmenter le nombre des grands artistes, « il n'y a qu'à multiplier les objets de leurs espérances et les théâtres de leurs talents (1). »

La même observation est faite aujourd'hui en ce qui concerne l'ablation des kystes de l'ovaire, souvent couronnée de succès en Angleterre, et que nos chirurgiens les plus habiles ont à peine osé tenter ici. Les résections pratiquées en ville n'ont pas de meilleurs résultats que celles qui ont lieu dans nos hôpitaux. Évidemment, il y a là des causes générales d'insuccès indépendantes de l'organisation hospitalière, puisqu'elles agissent également au dedans et en dehors de nos établissements; or, il ne dépend pas plus de l'Administration de changer ces conditions que de soustraire ses malades aux influences climatériques de Paris. D'un autre côté, on ne saurait nier que la différence de race et de tempérament qu'on observe dans les opérés des deux pays n'exerce une influence marquée sur les résultats. L'Anglais, froid, flegmatique, opposant à la douleur comme une espèce de force d'inertie, résistera évidemment mieux aux suites d'une opération grave que le Français, dont la nature plus impressionnable et plus nerveuse subit si facilement les influences morales.

Les hommes les plus compétents et les plus autorisés pour juger la question exprimaient, il y a vingt-cinq ans, une opinion analogue quant à l'influence des affections morales sur l'issue des opérations chirurgicales; car, il faut bien le reconnaître, ce n'est pas d'aujourd'hui seulement que l'attention de l'Administration est appelée sur la mortalité relativement plus considérable de ses services de chirurgie. L'arrêté du Conseil général des hospices du 23 décembre 1835 n'avait d'autre but que d'arriver à la constatation plus rigoureuse des faits propres à éclairer son opinion sur les résultats souvent affligeants des opérations graves (2).

(1) Œuvres complètes de Cabanis (tome II, page 327).

(2) « Le Conseil général,

« Vu son arrêté, sous la date du 26 août dernier, portant nomination d'une Commission chargée d'étudier les « causes susceptibles d'aggraver l'état des malades qui ont subi des amputations ou d'autres opérations dans les « hospices et hôpitaux;

« Après avoir entendu les observations de la Commission spéciale;

« Arrête :

« 1° Chaque mois il sera placé sur le bureau du Conseil un état indiquant, pour chaque service chirurgical, le « nombre et la nature des amputations et autres opérations importantes qui auront été faites pendant le mois « précédent, ainsi que le résultat qu'elles auront obtenu.

« 2° La rédaction de cet état, qui sera dressé conformément au modèle annexé à la minute du présent arrêté,

Aussi le Conseil général des hôpitaux, en prescrivant ces constatations, confiait-il aux chefs de service de santé réunis en commission médicale le soin de rechercher les causes du mal et les moyens d'y remédier, et il posait ainsi la question à résoudre :

1° Quelles sont les causes qui influent dans les hôpitaux sur les suites des amputations et autres opérations graves qui s'y pratiquent?

2° Quels seraient les moyens de remédier aux résultats souvent affligeants qu'on a remarqués en semblables circonstances?

La réponse faite à ces questions par la Commission médicale mérite aujourd'hui encore de fixer l'attention.

Rapport de la Commission, instituée par l'arrêté du 26 août 1833, à l'effet d'étudier les résultats des grandes opérations chirurgicales, dans les hôpitaux de Paris.

Sans entrer dans des développements scientifiques qui eussent presque changé son travail en un traité complet de chirurgie, la Commission, se bornant à indiquer les causes les plus capables de nuire au succès des grandes opérations chirurgicales, les attribuait aux cinq chefs suivants :

1° Les fâcheuses dispositions physiques du sujet;

2° L'air plus ou moins miasmatique qu'il continue à respirer après l'opération;

3° Les affections morales;

4° Le défaut de soins;

5° L'inopportunité des opérations.

« Tous ceux d'entre nous, disait le rapport, qui ont pratiqué la grande chirurgie dans les hô-
« pitaux militaires ou dans les armées ont pu constater que les opérations y entraînent la mort
« de beaucoup moins de sujets que dans les hôpitaux civils; et ils sont les premiers à reconnaî-
« tre qu'une foule de désavantages, inséparables du régime des camps, sont, en définitive, très-
« avantageusement remplacés par le bon état de la constitution physique des opérés. En cela
« rien d'étonnant pour quiconque sait que les sujets réduits à subir de graves opérations chirur-
« gicales dans les hôpitaux des grandes villes présentent, pour la plupart, la fâcheuse condition
« d'un physique détérioré par la prolongation du mal, la négligence à le soigner à temps, la mi-
« sère, les excès de travail, et souvent encore des excès bien plus nuisibles; en un mot, portant
« avec eux tout ce qui peut le plus entraver la réussite des grandes opérations.

« L'atmosphère au milieu de laquelle ils restent plongés après les avoir supportées présente
« presque toujours des qualités nuisibles. L'air, mal renouvelé, se charge plus ou moins d'émana-

---

« aura lieu tous les jours par les soins de MM. les chirurgiens et de MM. les agents de surveillance, qui se concer-
« teront à cet effet. Les instructions nécessaires seront données dans les établissements par la Commission admi-
« nistrative.

« 3° Les malades sur l'état desquels l'Administration ne serait pas fixée dans l'intervalle du mois qui suivra
« la présentation du 1er tableau seront rappelés de nouveau dans l'état subséquent, et ainsi de suite, jusqu'à leur
« sortie de l'établissement.

« 4° MM. les chirurgiens seront invités à fournir à cet effet à MM. les agents de surveillance tous les rensei-
« gnements nécessaires. »

« tions ordinairement sans influence fâcheuse sur les individus en bonne santé, mais très-capa-
« bles d'affecter, de la manière la plus funeste, ceux chez lesquels le trouble que de grandes opé-
« rations ne manquent jamais d'apporter dans l'économie a développé une impressionnabilité
« toute spéciale. Que si, pour rendre à l'air sa pureté, on emploie une large ventilation, les cou-
« rants qui en résultent ne manquent presque jamais d'avoir de graves inconvénients pour des
« individus disposés comme nous venons de le dire. Ils souffrent même souvent encore beaucoup
« par des variations de température et dont tout autre qu'eux ne s'apercevrait pas, ou au moins
« ne serait incommodé en aucune façon.

« On conçoit aisément que, lorsqu'en pareilles circonstances de vives affections morales vien-
« nent à avoir lieu, elles ne peuvent manquer d'exercer une influence des plus redoutables; et
« comment pourraient-elles ne pas atteindre des malades qui, privés tout à coup des soins affec-
« tueux, des encouragements, des consolations de leurs parents ou de leurs amis, se trouvent
« dans un isolement presque complet? Alors de sombres pensées s'emparent d'eux et les domi-
« nent; leur tête se monte, et, en peu de temps, un mal, souvent irréparable, est fait. Plus d'une
« fois il est encore aggravé par les procédés brusques et même pires des gens de service, plus
« d'une fois aussi par l'omission ou le retard de soins qui devraient être ponctuels. Enfin l'inop-
« portunité des opérations forme une dernière cause d'insuccès dont nous n'aurions pas parlé
« si des bruits auxquels il nous a été impossible de fermer l'oreille ne l'avaient présentée comme
« ayant récemment entraîné un certain nombre de fâcheux résultats.

« Mais en admettant qu'il puisse se pratiquer quelquefois des opérations contre-indiquées, car
« toute la maturité de l'âge et du savoir n'est pas une garantie infaillible contre l'erreur, ces cas
« sont assurément fort rares, et, nous n'hésitons pas à l'affirmer, n'ont eu qu'une bien petite part
« dans les insuccès qui ont pu attirer l'attention du Conseil (1). »

Cherchant ensuite à déterminer par quels moyens on peut combattre efficacement l'action de ces causes, la Commission, après quelques considérations préliminaires sur les avantages qui doivent résulter de l'emploi des mesures qu'elle propose, formule ainsi son jugement :

1° Placer les opérés dans des salles de médiocre grandeur, convenablement chauffées et aérées;

2° Les laisser librement recevoir les visites des personnes qui leur sont chères;

3° Améliorer leur régime alimentaire, et surtout placer auprès d'eux des gens de service jaloux de bien remplir leurs devoirs.

On sait si, depuis la rédaction de ce rapport, c'est-à-dire depuis 1836, l'Administration a négligé de pourvoir, dans la limite de ses moyens, aux améliorations qui lui étaient signalées; les détails dans lesquels nous sommes entrés, en parlant de l'installation des services, de l'organisation du personnel, et enfin du régime alimentaire des malades, ne sauraient laisser subsister de doute à cet égard (2).

---

(1) Rapport présenté, à la date du 15 octobre 1836, par MM. Velpeau, Louis, Cruveilhier, Rochoux, Soubeyran et Orfila.

(2) Voir page 118 ce qui a été dit de la création de salles spéciales pour l'isolement des opérés.

Désireuse de s'assurer si l'ovariotomie, toujours mortelle à Paris, peut être enfin pratiquée avec quelques chan-

Que si maintenant on nous demande quelle a été l'influence de ces mesures sur l'issue des opérations pratiquées par nos chefs de service, la nature des opérations effectuées pendant ces vingt-cinq années, et enfin le rapport exact du nombre des décès à celui des opérés, nous ne pourrons, comme pour les services de médecine, que présenter des hypothèses, car, jusqu'à l'établissement de la statistique médicale, qui ne date que de l'année dernière, l'Administration n'avait même jamais songé à dégager le chiffre général des opérés du nombre total des malades admis dans ses services de chirurgie.

Certes, si l'absence d'une statistique raisonnée des affections traitées dans nos hôpitaux est un fait regrettable pour le progrès des études médicales, combien, à plus forte raison, ne devons-nous pas déplorer aujourd'hui l'impuissance où nous sommes de produire un mouvement circonstancié de nos services de chirurgie? Sur ce point encore, les comptes administratifs ne présentent qu'une mortalité brute, dans laquelle entrent au même titre l'amputation et l'opération la plus simple et un nombre beaucoup plus considérable encore de décès survenus par le fait seul de lésions ou de complications internes, sans qu'aucune opération ait été pratiquée.

Il est vrai que les relevés chirurgicaux dont l'arrêté précité du 23 décembre a prescrit la tenue peuvent, bien que portant seulement sur les opérations graves, être consultés utilement; mais, pas plus que les résultats généraux constatés dans nos comptes, ils ne méritent une confiance absolue; il est malheureusement certain qu'une grande négligence a souvent présidé à leur confection et qu'ils peuvent être légitimement soupçonnés d'être inexacts ou incomplets. Un de nos chirurgiens constatait, il y a quelques jours, que, dans le courant de l'année 1854, il avait pratiqué 115 opérations diverses, tandis que le registre de l'hôpital n'en mentionnait que 50.

Deux autres chirurgiens se refusaient récemment à signer la feuille des opérations, parce que, entre autres inexactitudes, on avait omis, sur trois amputations de cuisse pratiquées dans le mois, d'en signaler une précisément suivie de guérison. Que de pareils oublis se soient produits ailleurs sur une échelle d'autant plus grande que les chefs de service apportaient eux-mêmes moins de soin à vérifier le résumé de leurs opérations, cela ne saurait être douteux; et certainement ces faits regrettables, qui ont fait l'objet d'une circulaire qu'il n'est pas inutile de rappeler ici, suffiraient pour infirmer toutes les conséquences que l'on prétendrait tirer de nos relevés chirurgicaux (1).

---

ces de succès dans un autre milieu, l'Administration a mis à la disposition de ceux de MM. les chirurgiens qui voudraient tenter cette opération ou toute autre opération grave, loin des influences délétères de Paris, une maison située à Bellevue (Seine-et-Oise) dans les meilleures conditions d'aération et de salubrité. Mais aucune opération n'y a encore été faite.

(1) « Monsieur, l'arrêté du Conseil général des hospices du 26 août 1835 prescrit d'établir un état quinquennal « des amputations ou autres opérations graves pratiquées dans les hôpitaux de Paris. A cet effet, les directeurs « des Établissements doivent faire relever chaque jour, sur un registre spécial établi par service, les noms des

Ainsi donc, il ressort de tout ce qui vient d'être dit que les statistiques de mortalité n'ont donné, jusqu'à présent, que des résultats abstraits, d'une interprétation aussi difficile que peu féconde pour le médecin comme pour l'observateur; des résultats où, par suite de la confusion qui a été faite de toutes les affections, il serait impossible de puiser des enseignements vraiment sérieux.

Nécessité et objet du service de statistique médicale organisé le 1er janvier 1861.

Ce qui importe le plus à une Administration préposée, comme celle de l'Assistance publique, à la direction d'un vaste ensemble d'hôpitaux dont tous les mouvements doivent se centraliser entre ses mains, c'est de pouvoir, au moyen de relevés spéciaux à chaque nature d'affections, remonter aux sources du mal pour l'étudier et le combattre, préparant ainsi à l'avenir le fruit d'une expérience acquise par une suite d'études raisonnées.

Tel est le but de la Statistique médicale qui a été organisée récemment avec le concours du corps médical, et qui, depuis le 1er janvier 1861, recueille, dans les hôpitaux et dans les infirmeries des hospices, les faits propres à fournir à l'Administration et à la science des lumières dont elles sont aujourd'hui privées (1).

« malades opérés, en indiquant les motifs de leur admission, les accidents extraordinaires qui auraient pu survenir pendant l'opération et les différentes causes du décès.

« J'ai remarqué que les copies de ces registres, qui me sont envoyées mensuellement sous forme d'états, présentent des lacunes considérables et sont loin de répondre à la pensée qui a dicté l'arrêté du 26 août 1835.

« Plusieurs directeurs, en effet, se contentent de faire remplir à peu près les colonnes de l'état imprimé sans « s'inquiéter des observations et des renseignements intéressants que fournissent presque toujours les différentes « opérations dont il s'agit de constater le nombre et la nature. Au lieu de contenir scrupuleusement et avec « exactitude toutes les indications qui peuvent mettre sur la trace d'une découverte scientifique, et en particulier « les différentes causes qui ont déterminé l'affection dont le malade est atteint, ces mouvements mensuels ne « présentent, pour la plupart, que des notes défectueuses dans lesquelles les noms des malades et des opérations « chirurgicales sont dénaturés d'une façon regrettable.

« Ces graves inconvénients ne se produiraient pas si, au lieu d'être abandonnés, comme cela existe dans plusieurs Établissements, aux soins d'un garçon de bureau, dont les connaissances en pareille matière ne peuvent être suffisantes, la rédaction de chaque état était confiée à un employé de l'Établissement; et surtout si, « avant d'être envoyé à l'Administration centrale, cet état était soumis au visa ou à la signature du chef de « service, qui serait ainsi à même de rectifier les erreurs ou de compléter, dans certains cas, l'indication des « accidents survenus pendant l'opération et de ceux qui pourraient être de nature à entraver la guérison.

« Mon intention étant de faire des mouvements mensuels des grandes opérations le complément utile et obligé de la « statistique médicale, j'attache la plus grande importance à ce qu'ils soient établis avec le soin le plus minutieux. »

(Circulaire du 10 janvier 1862 aux directeurs des hôpitaux.)

(1) « Nous soignons chaque année dans les hôpitaux de Paris et dans les infirmeries des hospices près de « 100,000 malades des deux sexes; nous pouvons donc fournir à l'enseignement et aux études médicales l'une « des plus riches collections de faits qui existent au monde.

« Pourtant ces faits n'étaient point recueillis, et la science se trouvait privée des utiles indications qu'ils renferment lorsqu'ils sont réunis en faisceau et soumis par grands nombres à une classification méthodique.

« C'était une lacune dans la série des observations numériques que nous publions tous les ans.

« J'ai voulu la combler en créant la Statistique médicale des hôpitaux de Paris. L'entreprise n'était point sans « difficulté; bien que l'importance des données numériques judicieusement recueillies et soigneusement « épurées par une critique sévère, soit aujourd'hui généralement reconnue, la cause de la statistique rencontre « encore, même parmi les hommes éclairés, des convictions rebelles ou des esprits sceptiques. J'avais à tenir compte « de cette circonstance au moment où je voulais tenter d'amener à une action commune des volontés qui pouvaient « être divergentes. Aussi me suis-je empressé de faire connaître individuellement aux membres du corps médical

Une immense quantité de documents, dont le classement méthodique se poursuit sans relâche, ont déjà été rassemblés, et bientôt nous serons en mesure de présenter, pour l'année 1861, le premier mouvement nosocomial des hôpitaux de Paris, avec des tableaux de mortalité autrement concluants que ceux qu'on a pu invoquer jusqu'à ce jour.

Au lieu de ces chiffres arides que l'Administration elle-même ne savait ni ne pouvait expliquer, les hommes qui font de la pratique de la charité l'objet de leur constante étude, les praticiens que l'intérêt de leur art entraîne dans la voie des investigations, trouveront désormais, les uns et les autres, dans nos comptes annuels, un précis exact de chaque catégorie de maladie, et à côté des calculs de population, des observations relatives à la nature des diverses affections morbides, aussi bien qu'à l'influence qu'exercent sur leur terminaison l'âge, le sexe, la profession, les habitudes, l'alimentation, en un mot l'hygiène physique et morale des individus confiés à nos soins.

Mais, pour assurer à ce service toute l'exactitude désirable et en même temps une plus grande régularité dans le mode des constatations, il fallait d'abord s'entendre sur la nomenclature des maladies que la science peut avoir à combattre dans nos Établissements, c'est-à-dire créer pour tous nos hôpitaux une langue nosocomiale uniforme.

Ce travail, base nécessaire de nos opérations, a été accompli sous la direction des praticiens qui ont présidé à l'organisation de la statistique ; c'est dire assez qu'il répond à tous les besoins de la science et du service médical.

Le dépouillement des bulletins statistiques peut donc désormais s'opérer sans hésitation, et déjà, à mesure qu'elle avance dans son œuvre, l'Administration comprend mieux les fruits de tout genre qu'elle est appelée à en retirer.

Vienne donc le moment où il nous sera donné de mettre ces résultats sous les yeux du corps médical, et nos praticiens, reconnaissant alors qu'une telle statistique était seule capable de fournir des renseignements exacts sur la situation de nos hôpitaux, y trouveront la preuve incontestable que notre régime hospitalier ne le cède

---

« mes vues à cet égard, et de leur demander un concours indispensable pour une œuvre qui ne pouvait les trouver « indifférents, puisqu'elle devait servir la science.

« Mon appel a été entendu, et j'ai dû prier les chefs du service médical des hôpitaux de tracer eux-mêmes le « cadre des observations qu'ils allaient être appelés à recueillir, et de déterminer la mesure de leur concours « dans un travail dont le but était exclusivement scientifique.

« J'ai donc formé, pour l'étude de la question et l'organisation des moyens, une Commission spéciale : M. le pro- « fesseur Grisolle, dont tout le monde connaît l'esprit élevé et conciliant, a bien voulu en accepter la présidence. « Pour la composer, je devais éprouver quelque embarras, ayant à choisir entre tant d'hommes distingués ; mais, « en désignant ceux d'entre eux que leur position spéciale dans les divers services de l'Administration ou que « leurs travaux particuliers appelaient naturellement à s'occuper d'études de ce genre, j'étais bien assuré de « former une représentation qui serait agréable au corps médical tout entier. »

(Extrait du Compte moral de 1860, page 27.)

en rien aux institutions de même nature des pays les plus avancés, et que ce n'est pas en vain que toutes les administrations charitables de l'Europe viennent chercher auprès de la nôtre des exemples et des conseils.

Ici se termine la partie principale de l'étude que nous avons entreprise il y a quelques semaines, et à laquelle nous aurions voulu pouvoir consacrer plus de temps. Elle se ressentira sans doute de l'empressement que nous avons mis à recueillir et à livrer à la publicité les documents et les détails qu'elle renferme; mais il nous semble qu'elle pourra jeter quelque lumière sur des questions encore obscures pour beaucoup d'esprits. En tout cas, elle fournira, sur chaque partie de nos services hospitaliers, des renseignements généralement ignorés, même des hommes les plus compétents. Si nous ne nous trompons, la comparaison du présent avec le passé, l'exposé des projets conçus à diverses époques et des projets réalisés, peuvent éclairer utilement l'opinion sur l'opportunité des mesures déjà prises, sur la nécessité qu'il peut y avoir de les étendre, de les modifier ou de les compléter.

Nous n'avons point dû nous borner, quoique le champ fût vaste, à parler de tout ce qui se rattache à nos hôpitaux : dans plusieurs appendices développés, nous avons donné sur les hospices et maisons de retraite, sur les hôpitaux militaires français, sur les hôpitaux civils de l'étranger, sur l'ancien Hôtel-Dieu et les constructions hospitalières du moyen âge, enfin sur quelques autres objets d'administration, des renseignements complémentaires qui ne paraîtront au lecteur ni sans utilité ni sans intérêt.

Il nous eût été difficile de passer sous silence les hôpitaux anglais dont il a été souvent question en ces derniers temps; dans le cours de ce travail, nous avons eu quelquefois l'occasion de les comparer aux hôpitaux parisiens. Mais pour dégager notre examen du cercle restreint des généralités et ne pas nous en tenir à des témoignages superficiels, nous avons pensé que c'était sur place qu'il fallait étudier ces établissements; l'inspecteur principal et l'ingénieur de l'Administration se sont donc rendus à Londres et ils les ont visités avec le plus grand soin. Leur rapport qui va être publié fera connaître l'installation de ces hôpitaux, leur organisation et leur hygiène; il montrera, par un exposé complet et des indications positives, en quoi l'institution diffère de la nôtre et par quels côtés elle lui ressemble; il nous dira enfin si en quelques points les Anglais font mieux que nous, et si nous avons des emprunts à leur faire.

Nous aurons ainsi contribué à mettre en lumière beaucoup de faits peu connus, rendu justice au passé et apporté notre contingent de matériaux à l'étude des questions hospitalières. Il restera aux hommes éclairés en qui l'Administration a placé sa confiance à l'aider de leur expérience et de leurs conseils, à la diriger dans les voies progressives où elle s'est engagée avec réserve, mais avec une inébranlable résolution.

L'Administration pourra alors préparer avec sûreté, dans la mesure de ses ressources, les améliorations propres à perfectionner encore nos services, et formuler des propositions qui obtiendront toujours l'appui de son Conseil de surveillance et l'approbation de l'Autorité supérieure, si elles ont pour objet de pourvoir, avec plus d'efficacité, au soulagement des classes souffrantes.

QUESTIONS.

HOPITAUX A CRÉER.

1° Quelles sont les considérations qui doivent déterminer le choix des emplacements destinés à la construction des hôpitaux?

2° Y a-t il lieu d'adopter le système des grands ou des petits hôpitaux? Quel est, dans les cas ordinaires, le nombre maximum de lits qu'ils doivent contenir?

3° Comment doivent être disposés les bâtiments? Doit-on, lorsque la configuration de l'emplacement le permet, employer exclusivement soit le système des bâtiments continus, soit celui des pavillons isolés?

4° Quel est le nombre maximum des étages à ménager dans les bâtiments de malades?

5° Quelle dimension convient-il de donner aux salles? Quel est le nombre maximum de malades à réunir dans chacune d'elles? Quel est le cube d'air à déterminer pour chaque malade?

6° Quelles dépendances y a-t-il lieu de ménager pour l'usage spécial des malades? Y a-t-il lieu de former, soit en contiguïté des salles, soit pour tout ou partie de chaque bâtiment, une pièce commune destinée à l'usage de réfectoire et de lieu de réunion, ainsi qu'un cabinet pour les soins de la toilette et de la propreté?

7° Comment doivent être disposées les fenêtres? Quelle largeur faut-il donner aux trumeaux et quel est le meilleur mode de placement des lits?

8° Quel est le système le plus convenable à adopter pour la peinture des murs des salles de malades?

9° Quel est le meilleur mode d'entretien et de nettoyage des parquets?

10° Quels moyens ou quels systèmes convient-il d'appliquer pour le chauffage et la ventilation des salles de malades ?

11° Quelle serait la meilleure installation des cabinets d'aisances?

12° Y a-t-il lieu d'avoir dans les hôpitaux des salles spéciales pour les opérés, pour les maladies contagieuses et pour les convalescents?

13° Convient-il de ménager dans les hôpitaux nouveaux, et, autant que possible, dans les anciens hôpitaux, une ou plusieurs salles de rechange, pouvant faciliter l'évacuation des salles trop longtemps occupées ou mises en réparation, et former ressource en cas d'épidémie?

14° Dans quelles limites y a-t-il lieu d'appliquer aux anciens hôpitaux les dispositions qui auront été reconnues les meilleures en ce qui touche les hôpitaux à créer?

15° Faut-il, là où il existe de grandes salles, en réduire les dimensions par des séparations destinées à diminuer le nombre des malades réunis?

16° Quelles dépendances utiles aux malades pourraient être ménagées à l'intérieur ou aux abords des salles, sans réduire trop sensiblement le nombre des lits?

TRAITEMENT EXTERNE.

17° Y a-t-il lieu de réorganiser sur de nouvelles bases le traitement externe institué près des hôpitaux?

POPULATION ET MORTALITÉ

Constatées dans les Hôpitaux de Paris, du 1er janvier 1804 au 31 décembre 1861, avec distinction des Hôpitaux généraux et spéciaux.

	HOPITAUX GÉNÉRAUX.								
	MÉDECINE.			CHIRURGIE.			MÉDECINE ET CHIRURGIE RÉUNIES.		
	Admissions	Décès.	Mortalité p. 0/0.	Admissions	Décès.	Mortalité p. 0/0.	Admissions	Décès.	Mortalité p. 0/0.
De 1804 à 1813	»	»	»	»	»	»	198,881	36,332	18.26
1814	»	»	»	»	»	»	15,429	3,735	»
1815	»	»	»	»	»	»	14,963	3,010	»
1816	»	»	»	»	»	»	17,314	3,649	»
1817	»	»	»	»	»	»	18,153	3,688	»
1818	»	»	»	»	»	»	19,589	3,784	»
1819	»	»	»	»	»	»	21,747	3,868	»
	»	»		»	»	»	107,188	21,734	20.27
1820	»	»	»	»	»	»	23,487	3,958	»
1821	»	»	»	»	»	»	24,257	3,720	»
1822	»	»	»	»	»	»	26,039	3,996	»
1823	»	»	»	»	»	»	25,583	4,071	»
1824	»	»	»	»	»	»	26,918	3,910	»
1825	»	»	»	»	»	»	33,115	4,875	»
1826	»	»	»	»	»	»	30,594	4,501	»
1827	»	»	»	»	»	»	30,634	4,209	»
1828	»	»	»	»	»	»	34,508	4,389	»
1829	»	»	»	»	»	»	33,662	4,575	»
	»	»	»	»	»	»	298,797	42,194	14.61
1830	»	»	»	»	»	»	35,129	4,973	»
1831	»	»	»	»	»	»	37,564	4,385	»
1832	»	»	»	»	»	»	42,730	7,967	»
1833	»	»	»	»	»	»	41,807	4,309	»
1834	»	»	»	»	»	»	42,030	4,017	»
1835	»	»	»	»	»	»	43,515	4,382	»
1836	»	»	»	»	»	»	43,988	4,360	»
1837	36,563	4,358	»	9,734	524	»	40,297	4,882	»
1838	34,647	4,143	»	10,619	596	»	45,266	4,739	»
1839	35,383	3,940	»	11,428	635	»	46,811	4,575	»
	106,593	12,441	11.66	31,784	1,755	5.52	425,137	48,619	11.43
1840	39,048	4,416	»	10,963	664	»	50,011	5,080	»
1841	37,100	4,174	»	11,509	594	»	48,609	4,768	»
1842	39,985	5,098	»	11,765	651	»	51,750	5,749	»
1843	39,534	4,972	»	12,214	692	»	51,748	5,664	»
1844	40,244	4,969	»	11,279	617	»	51,523	5,586	»
1845	38,854	4,615	»	12,070	642	»	50,924	5,257	»
1846	41,001	5,165	»	11,484	628	»	52,485	5,793	»
1847	42,623	5,649	»	12,964	715	»	55,587	6,364	»
1848	37,891	4,936	»	13,370	1,014	»	51,261	5,950	»
1849	45,182	7,768	»	13,780	895	»	58,962	8,663	»
	401,462	51,762	12.89	121,398	7,112	5.85	522,860	58,874	»
A déduire pour admissions par changements de service							5,203		
Reste pour admissions réelles							517,657		11.37
1850	42,848	4,525	»	14,934	660	»	57,782	5,185	»
1851	41,192	4,749	»	14,636	691	»	55,828	5,440	»
1852	43,134	4,935	»	14,939	648	»	58,073	5,583	»
1853	45,619	6,214	»	14,107	742	»	59,726	6,956	»
1854	49,467	7,771	»	15,448	873	»	64,915	8,644	»
1855	48,162	6,782	»	15,581	812	»	63,743	7,594	»
1856	46,696	5,325	»	15,304	775	»	62,000	6,100	»
1857	45,779	6,231	»	15,338	838	»	61,117	7,069	»
1858	43,712	5,924	»	14,799	863	»	58,511	6,787	»
1859	44,562	5,966	»	15,240	780	»	59,802	6,746	»
	451,171	58,422	12.94	150,326	7,683	5.11	601,497	66,104	»
A déduire pour admissions par changements de service							8,085		
Reste pour admissions réelles							593,412		11.13
1860	42,670	5,820	13.63	14,762	955	6.46	57,432	6,775	11.97
1861	45,030	6,403	14.21	14,922	1,003	6.72	59,952	7,406	12.31
	87,700	12,223	13.93	29,684	1,958	6.59	117,384	14,181	»
A déduire pour admissions par changements de service							1,618		
Reste pour admissions réelles							115,766		12.24

	HOPITAUX SPÉCIAUX.									HOPITAUX GÉNÉRAUX ET SPÉCIAUX.			DURÉE DU SÉJOUR.		
	MÉDECINE.			CHIRURGIE.			MÉDECINE ET CHIRURGIE RÉUNIES.			MÉDECINE ET CHIRURGIE RÉUNIES.					
	Admissions	Décès.	Mortalité p. 0/0.	Admissions	Décès.	Mortalité p. 0/0.	Admissions	Décès.	Mortalité p. 0/0.	Admissions	Décès.	Mortalité p. 0/0.	Médecine.	Chirurgie.	Services réunis.
De 1804 à 1813	»	»	»	»	»	»	156,781	11,529	7.35	355,662	47,861	13.45	»	»	40.10
1814	»	»	»	»	»	»	17,364	1,426	»	32,793	5,161	»	»	»	30.50
1815	»	»	»	»	»	»	18,774	1,636	»	33,737	4,646	»	»	»	35.62
1816	»	»	»	»	»	»	19,062	1,061	»	36,376	4,710	»	»	»	38.48
1817	»	»	»	»	»	»	18,234	1,622	»	36,377	5,310	»	»	»	43.33
1818	»	»	»	»	»	»	15,667	1,689	»	35,256	5,473	»	»	»	42.87
1819	»	»	»	»	»	»	16,160	1,612	»	37,907	5,480	»	»	»	39.59
	»	»	»	»	»	»	105,261	9,046	8.59	212,446	30,780	14.48	»	»	»
1820	»	»	»	»	»	»	16,173	1,475	»	39,660	5,433	»	»	»	38.31
1821	»	»	»	»	»	»	17,336	1,622	»	41,593	5,342	»	»	»	37.28
1822	»	»	»	»	»	»	17,367	1,632	»	43,406	5,628	»	»	»	35.15
1823	»	»	»	»	»	»	17,643	1,635	»	43,226	5,706	»	»	»	35.14
1824	»	»	»	»	»	»	17,464	1,540	»	44,382	5,450	»	»	»	34.15
1825	»	»	»	»	»	»	18,421	1,785	»	51,536	6,660	»	»	»	30.36
1826	»	»	»	»	»	»	18,634	1,587	»	49,228	6,088	»	»	»	32.01
1827	»	»	»	»	»	»	18,553	1,521	»	49,187	5,730	»	»	»	31.38
1828	»	»	»	»	»	»	19,573	1,675	»	54,081	6,064	»	»	»	30.12
1829	»	»	»	»	»	»	19,120	1,711	»	52,782	6,286	»	»	»	31.73
	»	»	»	»	»	»	180,284	16,183	8.97	469,081	58,377	12.44	»	»	»
1830	»	»	»	»	»	»	20,115	1,865	»	55,244	6,838	»	»	»	30.15
1831	»	»	»	»	»	»	20,834	1,769	»	58,398	6,154	»	»	»	29.78
1832	»	»	»	»	»	»	22,451	2,951	»	65,181	10,918	»	»	»	23.52
1833	»	»	»	»	»	»	19,958	1,577	»	61,765	5,886	»	»	»	23.61
1834	»	»	»	»	»	»	20,102	1,288	»	62,132	5,305	»	»	»	25.88
1835	»	»	»	»	»	»	22,584	1,570	»	66,099	5,952	»	»	»	25.13
1836	»	»	»	»	»	»	23,471	1,390	»	67,459	5,750	»	»	»	21.28
1837	17,099	1,331	»	9,027	353	»	26,126	1,684	»	72,423	6,566	»	21.27	29.79	23.47
1838	17,317	1,310	»	8,359	319	»	25,676	1,629	»	70,943	6,368	»	22.64	30.38	24.63
1839	18,276	1,385	»	8,846	342	»	27,122	1,727	»	73,933	6,302	»	22.14	29.77	24.22
	52,692	4,026	7.64	26,232	1,014	3.86	228,439	17,450	7.63	653,576	66,069	10.10	»	»	»
1840	19,532	1,594	»	9,166	415	»	28,698	2,009	»	78,709	7,089	»	22.58	31.31	24.82
1841	17,242	1,256	»	8,881	347	»	26,123	1,603	»	74,732	6,371	»	23.67	30.29	25.48
1842	20,243	1,554	»	8,503	374	»	28,746	1,928	»	80,496	7,677	»	22.76	30.80	24.94
1843	19,372	1,569	»	7,915	379	»	27,287	1,948	»	79,035	7,612	»	23.28	31.68	25.61
1844	19,524	1,546	»	8,321	380	»	27,845	1,926	»	79,368	7,512	»	23.14	33.37	25.87
1845	18,238	1,251	»	8,116	366	»	26,354	1,617	»	77,278	6,874	»	23.46	31.16	25.97
1846	19,642	1,564	»	8,702	348	»	28,344	1,912	»	80,829	7,705	»	23.06	32.10	25.99
1847	19,422	1,541	»	8,526	412	»	27,948	1,953	»	83,535	8,317	»	23.73	31.81	26.07
1848	19,300	1,462	»	8,800	445	»	28,100	1,907	»	79,361	7,857	»	26.06	30.95	27.95
1849	19,199	2,181	»	8,901	534	»	28,100	2,715	»	87,062	11,378	»	21.60	28.60	23.68
	191,714	15,518	8.09	85,831	4,000	4.66	277,545	19,518	»	800,405	78,392	»	»	»	»
A déduire pour admissions par changements de service							1,230			6,433	»	»	»	»	»
Reste pour admissions réelles							276,315		7.06	793,972	»	9.87	»	»	»
1850	17,159	1,279	»	9,103	391	»	26,262	1,670	»	84,044	6,855	»	23.56	28.18	25.18
1851	17,285	1,357	»	9,200	389	»	26,495	1,746	»	82,323	7,186	»	23.62	29.02	24.87
1852	17,871	1,286	»	9,816	332	»	27,687	1,618	»	85,760	7,201	»	22.71	27.63	24.39
1853	16,997	1,835	»	10,382	442	»	27,379	2,277	»	87,105	9,233	»	22.19	27.67	23.96
1854	19,396	2,708	»	10,504	439	»	29,900	3,147	»	94,815	11,791	»	21.93	28.33	23.67
1855	17,885	2,188	»	11,181	466	»	29,066	2,654	»	92,809	10,248	»	24.41	29.06	25.77
1856	15,962	1,788	»	11,142	398	»	27,104	2,186	»	89,104	8,286	»	25.18	29.45	26.45
1857	18,029	1,851	»	9,091	363	»	27,120	2,214	»	88,237	9,283	»	24.97	30.99	26.64
1858	17,411	1,839	»	9,494	383	»	26,905	2,222	»	85,416	9,009	»	25.59	30.68	27.09
1859	18,453	1,985	»	9,602	383	»	28,055	2,368	»	87,857	9,114	»	25.50	30.49	25.17
	176,448	18,110	10.26	99,515	3,986	4. »	275,963	22,102	»	877,460	88,206	»	»	»	»
A déduire pour admissions par changements de service							1,046			9,131	»	»	»	»	»
Reste pour admissions réelles							274,917		8.03	868,329	»	10.15	»	»	»
1860	18,030	2,130	11.86	9,361	393	4.19	27,391	2,532	9.29	84,823	9,307	11.10	26.20	31.32	27.65
1861	18,381	2,303	12.52	9,650	415	4.29	28,040	2,718	9.77	87,992	10,124	11.50	25.83	31.21	27.32
	36,411	4,442	12.19	19,020	808	4.24	55,431	5,250	»	172,815	19,431	»	»	»	»
A déduire pour admissions par changements de service							387			2,005	»	»	»	»	»
Reste pour admissions réelles							55,044		9.53	170,810	»	11.37	»	»	»

RÉSUMÉ RÉCAPITULATIF.

PÉRIODES.	ADMISSIONS dans LES HÔPITAUX généraux et spéciaux.	DÉCÈS.	MORTALITÉ POUR CENT.
De 1804 à 1813	355,662	47,861	13.45
— 1814 à 1819	212,446	30,780	14.48
— 1820 à 1829	469,081	58,377	12.44
— 1830 à 1839	653,576	66,069	10.10
— 1840 à 1849	793,972	78,392	9.87
— 1850 à 1859	868,329	88,206	10.15
1860 et 1861	170,810	19,431	11.37
	3,523,876	389,116	11.04

OBSERVATIONS. — Dans les comptes annuels rendus par l'Administration de 1833 à 1830, deux formules sont parallèlement employées pour déterminer la proportion de la mortalité dans les hôpitaux.

Par la première, on ajoute au nombre des *existants* le 1er janvier de chaque année les malades *entrés* pendant tout le cours de l'année, et l'on divise le total obtenu par le nombre des *morts*.

Par la seconde, on réunit le nombre des *existants* le 1er janvier à celui des *entrés* pendant l'année; on déduit de ce total les *restants* au 31 décembre, et l'on divise le reste par le nombre des *morts*; ou, ce qui revient au même, on ajoute le nombre des *sortis* à celui des *morts*, et l'on divise le tout par le nombre des *morts*.

Ces deux formules diffèrent entre elles uniquement en ce que, dans la seconde, on déduit, du total des *existants* et des *entrés*, les *restants* au 31 décembre. Les résultats qui en dérivent ne peuvent par conséquent être identiques à ceux que l'on obtient par la première formule; ils en diffèrent d'autant plus que le nombre des restants au 31 décembre est plus considérable.

De ces observations il résulte : 1° que la première formule n'est tout au plus admissible que pour un exercice isolé; que, dans son application au calcul de la mortalité pour une certaine période, elle a l'inconvénient de comprendre deux fois les existants d'un exercice qui figurent déjà comme restants dans l'exercice précédent, d'affaiblir sensiblement par ce moyen la mortalité proportionnelle, et de donner à la fin de la période des résultats qui ne sont pas en concordance avec la moyenne des années calculées isolément; 2° que l'emploi de la deuxième formule, qui convient en même temps à un exercice isolé et à une période de plusieurs années, et donne des résultats parfaitement identiques, est préférable.

Or, c'est précisément cette formule, la seule adoptée dans nos comptes depuis 1850, que nous avons suivie pour la période entière dont nous nous occupons. Seulement, au lieu de calculer d'après le nombre des individus sortis par guérison ou mort, divisé par le nombre des morts, ce qui donne 1 décès sur X malades, nous avons préféré, ne considérant que les individus traités et les décédés, comme cela se pratique à l'étranger et notamment en Angleterre, établir le percentage, en d'autres termes, la proportion des décès sur 100 malades traités.

En opérant ainsi, nous avons eu pour but de donner plus d'unité à un travail d'ensemble qui, en substituant le percentage à une formule peut-être trop abstraite, permet d'établir une prompte comparaison entre notre statistique médicale et celle des pays voisins.

D'ailleurs, nous le répétons, nous obtenons par cette méthode un même résultat, sous deux formes différentes. En effet, il est constaté au tableau ci-joint :

Qu'il existait, au 1er janvier 1804, dans les hôpitaux de Paris .... 2,749 malades.
Que, depuis cette époque au 31 décembre 1861, il en est entré 3,521,127
Soit un total de .... 3,523,876 malades.

Qui, diminué des restants au 31 décembre 1861 et divisé par le chiffre des décès (389,116) donne une mortalité de 1 sur 9.05 malades, exactement conforme à celle de 11.04 0/0 indiquée au présent tableau.

C'est seulement à partir de 1837 que les comptes administratifs mentionnent la mortalité afférente à chacun des services de médecine et de chirurgie. On pourra remarquer également que le chiffre réel des admissions est généralement inférieur aux admissions dans le service de médecine et dans le service de chirurgie, prises isolément. Pour se rendre compte de ce fait il ne faut pas oublier que, dans le cours de chaque exercice, un certain nombre de malades, admis dans un service, sont, après un certain temps et sur l'avis du médecin, transférés dans l'autre service. A ce titre, un malade de cette catégorie doit figurer nécessairement et en médecine et en chirurgie; mais, dans le calcul fait sur le chiffre réel des admissions, le même malade, à moins de fausser les éléments vrais de ce calcul, ne doit plus être considéré que comme un seul individu. Aussi, le nombre 3,523,876 représente-t-il exactement le chiffre des malades admis au traitement dans nos hôpitaux depuis le 1er janvier 1804.

MORTALITÉ CONSTATÉE, DANS CHACUN DES HOPITAUX DE PARIS

Du 1er janvier 1804 au 31 décembre 1861.

HOPITAUX GÉNÉRAUX.

HOTEL-DIEU.

	Mortalité. Médecine. 1 sur	Médecine. 0/0	Chirurgie. 1 sur	Chirurgie. 0/0	Services réunis. Admissions.	Décès.	Mortalité. 1 sur	Mortalité. 0/0
à 1813	»	»	»	»	102,137	20,623	4.95	20.19
à 1819	»	»	»	»	48,636	9,083	4.69	21.29
à 1829	»	»	»	»	117,760	18,006	6.54	15.29
à 1839	»	»	»	»	159,083	19,526	8.15	12.27
à 1849	5.99	16.69	14.69	6.80	117,997	16,695	7.06	14.16
à 1859	7.08	14.10	20.56	4.88	130,197	15,528	8.38	11.92
et 1861	6.94	14.40	17.89	5.58	23,709	2,894	8.19	12.20
	»	»	»	»	693,519	102,347	6.77	14.76

PITIÉ.

	Mortalité. Médecine. 1 sur	Médecine. 0/0	Chirurgie. 1 sur	Chirurgie. 0/0	Services réunis. Admissions.	Décès.	Mortalité. 1 sur	Mortalité. 0/0
à 1813	»	»	»	»	10,149	1,708	5.94	17.72
à 1819	»	»	»	»	12,632	2,130	5.93	16.86
à 1829	»	»	»	»	50,111	6,463	7.72	12.90
à 1839	»	»	»	»	84,071	7,673	10.96	9.13
à 1849	9.59	10.43	19.59	5.01	104,722	10,119	10.35	9.63
à 1859	8.06	12.41	19.56	5.11	100,716	11,121	9.05	11.04
et 1861	6.75	14.93	12.90	7.48	18,443	2,490	7.40	13.50
	»	»	»	»	380,844	41,704	9.13	10.95

CHARITÉ.

	Mortalité. Médecine. 1 sur	Médecine. 0/0	Chirurgie. 1 sur	Chirurgie. 0/0	Services réunis. Admissions.	Décès.	Mortalité. 1 sur	Mortalité. 0/0
à 1813	»	»	»	»	27,758	4,006	6.93	14.43
à 1819	»	»	»	»	16,534	3,632	4.55	21.96
à 1829	»	»	»	»	42,668	6,402	6.66	15.00
à 1839	»	»	»	»	69,285	7,521	9.21	10.86
à 1849	7.57	13.19	27.15	3.68	74,536	8,012	9.29	10.74
à 1859	7.23	13.81	27.10	3.68	77,911	8,271	9.41	10.61
et 1861	7.82	12.78	22.20	4.50	14,855	1,557	9.54	10.48
	»	»	»	»	323,547	39,400	8.21	12.17

SAINT-ANTOINE.

	Mortalité. Médecine. 1 sur	Médecine. 0/0	Chirurgie. 1 sur	Chirurgie. 0/0	Services réunis. Admissions.	Décès.	Mortalité. 1 sur	Mortalité. 0/0
à 1813	»	»	»	»	22,004	3,963	5.55	18.01
à 1819	»	»	»	»	13,842	2,679	5.16	19.35
à 1829	»	»	»	»	28,082	4,301	6.52	15.32
à 1839	»	»	»	»	34,436	4,726	7.28	13.72
à 1849	8.35	11.97	16.07	6.17	44,843	4,827	9.21	10.07
à 1859	8.72	11.24	18.66	5.35	54,172	5,661	9.56	10.45
et 1861	8.86	11.35	17.36	5.75	11,426	1,294	8.83	11.32
	»	»	»	»	208,805	27,451	7.57	13.14

NECKER.

	Mortalité. Médecine. 1 sur	Médecine. 0/0	Chirurgie. 1 sur	Chirurgie. 0/0	Services réunis. Admissions.	Décès.	Mortalité. 1 sur	Mortalité. 0/0
à 1813	»	»	»	»	11,176	1,869	6.03	16.72
à 1819	»	»	»	»	6,541	1,335	4.89	20.40
à 1829	»	»	»	»	14,875	2,102	7.08	14.19
à 1839	»	»	»	»	22,957	2,890	7.94	12.59
à 1849	7.49	13.34	18.20	5.49	43,722	5,058	8.64	11.56
à 1859	7.98	14.53	17.02	5.87	59,723	6,859	8.70	11.66
et 1861	8.45	11.82	17.69	5.67	13,323	1,446	9.21	10.85
	»	»	»	»	172,317	21,556	7.99	12.52

COCHIN.

	Médecine. 1 sur	Médecine. 0/0	Chirurgie. 1 sur	Chirurgie. 0/0	Admissions.	Décès.	Mortalité. 1 sur	Mortalité. 0/0
à 1813	»	»	»	»	11,814	1,651	7.15	13.98
à 1819	»	»	»	»	7,858	1,317	5.95	17.90
à 1829	»	»	»	»	16,185	1,962	8.25	12.12
à 1839	»	»	»	»	20,430	2,056	9.93	10.06
à 1849	9.34	10.70	14.10	7.09	20,832	2,079	10.02	9.97
à 1859	9.25	10.81	13.62	7.36	19,549	1,912	10.22	9.78
et 1861	7.61	13.12	14.80	6.75	3,472	399	8.70	11.49
	»	»	»	»	100,137	11,376	8.80	11.36

BEAUJON.

	Médecine. 1 sur	Médecine. 0/0	Chirurgie. 1 sur	Chirurgie. 0/0	Admissions.	Décès.	Mortalité. 1 sur	Mortalité. 0/0
à 1813	»	»	»	»	13,846	2,513	5.50	18.14
à 1819	»	»	»	»	7,142	1,558	4.58	21.81
à 1829	»	»	»	»	19,116	2,958	6.49	15.47
à 1839	»	»	»	»	30,141	3,992	7.55	13.24
à 1849	6.62	15.12	15.83	6.32	52,639	6,420	8.19	12.22
à 1859	7.17	13.94	15.29	6.54	62,682	7,430	8.44	11.85
et 1861	7.26	13.81	12.03	8.30	12,316	1,507	8.17	12.23
	»	»	»	»	197,882	26,387	7.49	13.35

LARIBOISIÈRE (1).

	Médecine. 1 sur	Médecine. 0/0	Chirurgie. 1 sur	Chirurgie. 0/0	Admissions.	Décès.	Mortalité. 1 sur	Mortalité. 0/0
à 1813	»	»	»	»	»	»	»	»
à 1819	»	»	»	»	»	»	»	»
à 1829	»	»	»	»	»	»	»	»
à 1839	»	»	»	»	»	»	»	»
à 1849	»	»	»	»	»	»	»	»
à 1859	6.92	14.46	19.51	5.18	54,374	6,464	8.41	11.88
et 1861	5.61	17.81	12.00	8.33	18,222	2,594	7.02	14.23
	»	»	»	»	72,596	9,058	8.01	12.48

BON-SECOURS (1).

	Médecine. 1 sur	Médecine. 0/0	Chirurgie. 1 sur	Chirurgie. 0/0	Admissions.	Décès.	Mortalité. 1 sur	Mortalité. 0/0
à 1813	»	»	»	»	»	»	»	»
à 1819	»	»	»	»	»	»	»	»
à 1829	»	»	»	»	»	»	»	»
à 1839	»	»	»	»	»	»	»	»
à 1849	9.35	10.68	23.87	4.19	15,563	1,497	10.39	9.61
à 1859	10.55	9.38	23.68	4.22	13,123	1,092	12.02	8.32
et 1861	»	»	»	»	»	»	»	»
	»	»	»	»	28,686	2,589	11.07	9.03

SAINTE-MARGUERITE (2).

	Médecine. 1 sur	Médecine. 0/0	Chirurgie. 1 sur	Chirurgie. 0/0	Admissions.	Décès.	Mortalité. 1 sur	Mortalité. 0/0
à 1813	»	»	»	»	»	»	»	»
à 1819	»	»	»	»	»	»	»	»
à 1829	»	»	»	»	»	»	»	»
à 1839	»	»	»	»	4,734	235	20.14	4.96
à 1849	10.18	9.81	23.69	4.22	52,803	4,161	10.31	9.95
à 1859	8.52	11.74	24.71	4.05	20,965	1,774	11.82	8.46
et 1861	»	»	»	»	»	»	»	»
	»	»	»	»	68,502	6,170	11.11	9.01

HOPITAUX SPÉCIAUX.

SAINT-LOUIS.

	Mortalité. Médecine. 1 sur	Médecine. 0/0	Chirurgie. 1 sur	Chirurgie. 0/0	Services réunis. Admissions.	Décès.	Mortalité. 1 sur	Mortalité. 0/0
à 1813	»	»	»	»	57,605	2,161	26.65	3.75
à 1819	»	»	»	»	29,889	1,452	20.58	4.85
à 1829	»	»	»	»	49,180	3,131	15.70	6.36
à 1839	»	»	»	»	69,325	4,770	14.53	6.89
à 1849	22.92	4.55	11.15	8.97	79,402	4,498	17.63	5.67
à 1859	23.37	4.27	16.26	6.15	76,083	3,738	20.35	4.91
et 1861	23.25	4.29	13.32	7.50	15,973	810	19.71	5.07
	»	»	»	»	377,457	20,564	18.35	5.45

MIDI (3).

	Mortalité. Médecine. 1 sur	Médecine. 0/0	Chirurgie. 1 sur	Chirurgie. 0/0	Services réunis. Admissions.	Décès.	Mortalité. 1 sur	Mortalité. 0/0
à 1813	»	»	»	»	27,304	1,158	23.57	4.24
à 1819	»	»	»	»	16,515	1,177	14.06	7.12
à 1829	»	»	»	»	28,805	872	33.04	3.02
à 1839	»	»	»	»	31,604	503	57.39	1.74
à 1849	10.72	9.33	144.79	0.70	31,951	270	118.34	0.84
à 1859	»	»	206.02	0.48	34,819	169	206.02	0.48
et 1861	»	»	358.61	0.27	7,531	21	358.61	0.27
	»	»	»	»	181,529	4,270	42.51	2.35

LOURCINE (3).

	Mortalité. Médecine. 1 sur	Médecine. 0/0	Chirurgie. 1 sur	Chirurgie. 0/0	Services réunis. Admissions.	Décès.	Mortalité. 1 sur	Mortalité. 0/0
à 1813	»	»	»	»	»	»	»	»
à 1819	»	»	»	»	»	»	»	»
à 1829	»	»	»	»	»	»	»	»
à 1839	»	»	»	»	7,083	164	43.18	2.32
à 1849	5.34	0.18	24.58	4.06	17,209	683	25.32	3.94
à 1859	»	»	32.97	3.03	13,958	422	32.97	3.03
et 1861	»	»	32.06	3.12	2,309	72	32.06	3.12
	»	»	»	»	40,649	1,341	30.31	3.30

ENFANTS-MALADES.

	Mortalité. Médecine. 1 sur	Médecine. 0/0	Chirurgie. 1 sur	Chirurgie. 0/0	Services réunis. Admissions.	Décès.	Mortalité. 1 sur	Mortalité. 0/0
à 1813	»	»	»	»	20,988	4,611	4.55	21.97
à 1819	»	»	»	»	18,303	3,654	5.01	19.96
à 1829	»	»	»	»	29,301	7,161	4.08	24.47
à 1839	»	»	»	»	34,955	6,867	5.09	19.65
à 1849	4.57	21.87	11.47	8.71	35,331	7,123	4.96	20.16
à 1859	4.88	20.49	14.31	6.98	34,821	6,402	5.43	13.38
et 1861	4.79	20.84	14.31	6.98	6,328	1,157	5.46	18.28
	»	»	»	»	180,025	36,975	4.86	20.57

SAINTE-EUGÉNIE.

	Mortalité. Médecine. 1 sur	Médecine. 0/0	Chirurgie. 1 sur	Chirurgie. 0/0	Services réunis. Admissions.	Décès.	Mortalité. 1 sur	Mortalité. 0/0
à 1813	»	»	»	»	»	»	»	»
à 1819	»	»	»	»	»	»	»	»
à 1829	»	»	»	»	»	»	»	»
à 1839	»	»	»	»	»	»	»	»
à 1849	»	»	»	»	»	»	»	»
à 1859	5.51	18.13	12.95	7.72	16,756	2,686	6.23	16.04
et 1861	6.49	15.38	14.63	6.83	5,684	917	6.19	16.15
	»	»	»	»	22,440	3,603	6.22	16.08

MAISON D'ACCOUCHEMENT (4).

	Médecine. 1 sur	Médecine. 0/0	Chirurgie. 1 sur	Chirurgie. 0/0	Admissions.	Décès.	Mortalité. 1 sur	Mortalité. 0/0
à 1813	»	»	»	»	39,454	1,478	26.74	3.73
à 1819	»	»	»	»	30,680	1,247	24.59	4.06
à 1829	»	»	»	»	53,794	2,247	23.94	4.17
à 1839	»	»	»	»	57,508	1,982	29.01	3.30
à 1849	20.98	4.76	»	»	71,935	3,428	20.98	4.76
à 1859	12.60	7.93	»	»	52,016	4,126	12.60	7.93
et 1861	7.10	14.08	»	»	8,508	1,198	7.10	14.08
	»	»	»	»	313,895	15,703	19.92	5.02

CLINIQUES.

	Médecine. 1 sur	Médecine. 0/0	Chirurgie. 1 sur	Chirurgie. 0/0	Admissions.	Décès.	Mortalité. 1 sur	Mortalité. 0/0
à 1813	»	»	»	»	»	»	»	»
à 1819	»	»	»	»	»	»	»	»
à 1829	»	»	»	»	»	»	»	»
à 1839	»	»	»	»	11,115	1,053	10.56	9.47
à 1849	24.47	4.08	16.04	6.23	25,760	1,204	21.39	4.67
à 1859	20.65	4.84	18.58	5.38	26,560	1,350	19.67	5.08
et 1861	11.18	8.94	12.76	7.83	4,821	417	11.56	8.64
	»	»	»	»	68,256	4,024	16.96	5.89

MAISON DE SANTÉ.

	Médecine. 1 sur	Médecine. 0/0	Chirurgie. 1 sur	Chirurgie. 0/0	Admissions.	Décès.	Mortalité. 1 sur	Mortalité. 0/0
à 1813	»	»	»	»	10,739	2,114	5.07	19.68
à 1819	»	»	»	»	8,006	1,502	5.33	18.76
à 1829	»	»	»	»	17,340	2,762	6.28	15.92
à 1839	»	»	»	»	13,849	2,002	6.92	14.46
à 1849	4.59	21.76	12.80	7.81	14,637	2,317	6.32	15.83
à 1859	4.89	20.41	10.85	9.21	19,904	3,209	6.20	16.12
et 1861	4.99	20.01	9.66	10.35	3,892	638	5.99	16.90
	»	»	»	»	88,367	14,564	6.06	16.50

VÉNÉRIENS (MAISON DE SANTÉ) (5).

	Médecine. 1 sur	Médecine. 0/0	Chirurgie. 1 sur	Chirurgie. 0/0	Admissions.	Décès.	Mortalité. 1 sur	Mortalité. 0/0
à 1813	»	»	»	»	691	10	69.10	1.44
à 1819	»	»	»	»	1,868	14	133.42	0.74
à 1829	»	»	»	»	1,804	10	187.00	0.53
à 1839	»	»	»	»	»	»	»	»
à 1849	»	»	»	»	»	»	»	»
à 1859	»	»	»	»	»	»	»	»
et 1861	»	»	»	»	»	»	»	»
	»	»	»	»	4,423	34	130.08	0.76

OBSERVATIONS.

(1) L'hôpital temporaire de Bon-Secours a été ouvert en 1846, et fermé lors de l'ouverture de l'hôpital Lariboisière (13 mars 1854).

(2) L'hôpital Sainte-Marguerite, désigné d'abord sous le nom d'Hôtel-Dieu (annexe), est demeuré ouvert de 1836 à 1858.

(3) En 1847 et 1848 à l'hôpital du Midi, et en 1848 à l'hôpital de Lourcine, l'Administration a établi, à titre d'essai, un service de médecine pour les maladies aiguës, abandonné deux ans après.

(4) Les chiffres de mortalité que nous donnons ici concernent également les femmes accouchées et les enfants morts-nés ou décédés dans les premiers jours de leur naissance. Il ne faut donc pas s'étonner de la différence qui existe entre ces résultats et ceux que nous consignons, page 254, en vue d'établir la mortalité spéciale aux femmes en couches, de 1802 à 1862. La proportion de cette dernière mortalité doit être nécessairement inférieure, puisqu'elle ne prend pas à son compte les nombreux décès d'enfants qui surviennent chaque année.

(5) La Maison de santé spéciale aux vénériens a été ouverte en 1810, faubourg St-Jacques, et fermée en 1826.

APPENDICES.

SOMMAIRE DES MATIÈRES.

PLANCHES.

APPENDICE N° 1.

HOSPICES ET MAISONS DE RETRAITE.

Le travail que nous avons entrepris ne serait pas complet, si, après avoir exposé tout ce qui a été fait pour améliorer les hôpitaux, nous laissions en oubli le résultat des efforts tentés dans ce même but, à l'égard des hospices et maisons de retraite dépendant de l'Administration générale de l'Assistance publique.

Ces établissements, bien que différant essentiellement des hôpitaux, quant à leur destination, et variant également entre eux, suivant la condition des individus qui y sont recueillis, intéressent aussi à un haut degré l'ensemble de notre système hospitalier.

Les nombreuses dispositions de nos règlements, qui leur sont communes avec les hôpitaux, montrent que ce que nous avons dit du matériel et de l'organisation du service dans ces derniers établissements leur est sur beaucoup de points applicable; comme les hôpitaux, ils relèvent de la même direction centrale, puisent aux mêmes sources de revenus et s'administrent par les mêmes moyens.

Ouvert à tous les indigents de la ville, que l'âge ou des infirmités prématurées, reconnues incurables, mettent dans l'impossibilité de pourvoir à leur existence, l'hospice est le complément indispensable de l'hôpital; mais, par cela même qu'il est la dernière expression de la charité légale, on comprend que les conditions à remplir, pour y être admis, soient d'autant plus sérieuses que le secours qu'il accorde est plus durable (1).

Sans partager les idées de ceux qui voudraient que les Administrations charitables s'appliquassent à rendre le séjour de l'hospice antipathique aux populations, il est certain que l'Ad-

(1) Les anciens arrêtés des 22 frimaire an XII, 8 juillet 1818, 2 novembre 1831 et 16 mars 1836, qui réglementaient les admissions aux places vacantes dans les hospices, exigeaient, comme condition nécessaire à cette admission, la désignation du candidat par une des autorités en possession du droit de présentation, c'est-à-dire, le Ministre de l'intérieur et les deux Préfets de la Seine et de police, le Conseil général des hospices et les Bureaux de bienfaisance.

L'insuffisance de ces dispositions se révélait dans les inconvénients mêmes auxquels elles donnaient naissance; la plupart des places vacantes, attribuées par l'habitude, à tour de rôle, à chacune des divisions qui partagent les bureaux de bienfaisance, n'étaient pas toujours accordées aux vieillards les plus abandonnés et les plus malheureux.

ministration ne saurait, dans l'installation de ces établissements, dépasser ce qui est rigoureusement nécessaire. Autant il convient qu'elle se montre large et facile, dans le traitement des malades qu'elle a l'espoir de rendre à la vie active du travail, autant aussi elle doit craindre, en ouvrant trop libéralement l'hospice, et en y développant outre mesure le bien-être matériel, d'encourager l'imprévoyance et les désordres de ceux qui le considéreraient comme l'abri assuré de leur vieillesse.

Nous sommes aussi éloignés que personne de l'idée de caserner les vieillards pauvres dans de vastes édifices, et nous préférerions de beaucoup pour eux, à défaut d'une place au foyer de leur propre famille, l'isolement à la campagne, dans des ménages d'artisans rangés, où ils apporteraient le secours d'une petite pension, payée régulièrement.

Mais ceux qui étudient avec attention la composition de la population parisienne, et qui la suivent dans les situations diverses où la jettent les infirmités et la misère, sont forcés de reconnaître que la suppression absolue des hospices n'est qu'une théorie impraticable. Dans une agglomération telle que Paris, il y aura toujours une masse considérable d'individus impotents ou affaiblis, à qui l'hospice est indispensable. Est-ce que l'hôpital, après le traitement des maladies aiguës, ne nous lègue pas une foule de vieillards paralytiques ou infirmes, sans asile et sans famille? Tous les grabats de la ville, tous les ménages d'ouvriers chargés d'enfants, où la misère en permanence ne laisse plus de place pour l'aïeul, toutes les mansardes que la cherté des loyers dispute à de vieilles ouvrières dont la vue s'éteint, ou dont les doigts affaiblis ne peuvent plus manier l'aiguille, ne nous envoient-ils pas, quelquefois même en passant par l'abandon de la rue, leur contingent de paralytiques, d'infirmes, d'aveugles, de cancérés? A tous ces malheureux, il faut la nourriture, un lit, des vêtements, et tous ces soins divers qui, nous devons bien le dire, ne peuvent être donnés économiquement et avec efficacité que dans des maisons spécialement organisées pour cette destination. L'hospice, ainsi envisagé, est, à proprement parler, un autre hôpital. Il ne saurait être question, sans doute, d'entreprendre d'y restituer l'activité et la santé à ceux qui les ont à jamais perdues; mais, par des soins constants, par une bonne hygiène, par des secours médicaux donnés au besoin, on s'applique du moins, dans l'hospice, à éloigner les causes de destruction qui viennent menacer sans cesse une population déjà affaiblie par l'âge et les privations.

Qu'on se garde donc de croire que les hospices de Paris aient tous, dans un esprit mal entendu, reçu de trop larges développements : c'est à peine si la moitié des individus qui viennent légitimement frapper à leur porte peuvent y entrer. Si les œuvres de la charité privée ne venaient à notre aide, si les institutions de prévoyance, qui grandissent chaque jour, ne sollicitaient à l'épargne, si enfin les secours à domicile (1), notamment ceux qui ont été institués pour remplacer l'hospice, ne retenaient dans la famille un grand nombre d'indigents, il nous faudrait, de toute nécessité, agrandir les asiles de la vieillesse, dans une proportion considérable. Or, il est un symptôme satis-

---

Le règlement du 27 août 1860 a fait disparaître ces vices, en supprimant complétement les causes qui les avaient produits : toutes les demandes d'admission, adressées à l'Administration, sont maintenant l'objet d'un examen approfondi; des enquêtes sérieuses sont faites sur la position de chaque candidat, et une Commission centrale, seule juge de la valeur des titres produits et de l'accomplissement des conditions réglementaires, procède à un classement rigoureux, où n'interviennent que les considérations relatives à l'état d'infirmité et de misère, sans avoir égard à l'ancien système de répartition proportionnelle des places vacantes entre les divers quartiers de la ville. L'Administration nomme ensuite à ces places les individus dont la situation exige le plus prompt soulagement.

(1) Pendant l'épidémie cholérique de 1849, l'Administration avait pris le parti de renvoyer momentanément, avec une pension de 1 franc par jour, tous les administrés des deux grands hospices qui avaient pu trouver un

faisant que nous pouvons constater, c'est que le nombre des lits, que nos hospices offrent à l'indigence, a pu demeurer à peu près stationnaire depuis 1820 (1). Cependant, sous l'influence de la cherté du prix des subsistances et de l'augmentation générale du bien-être, les dépenses des hospices se sont considérablement accrues depuis cette époque, et elles sont presque égales à celles des hôpitaux généraux et spéciaux dont nous avons décrit précédemment l'organisation (2).

Nous venons de dire que, grâce au concours de la charité privée, nous avions pu restreindre l'extension matérielle des maisons hospitalières. C'est ainsi que, jusqu'à ce jour, il nous a été possible d'éloigner, faute d'établissement spécial, les enfants ou adultes infirmes et abandonnés, de 12 à 20 ans, et cela parce que deux institutions privées les recueillent aujourd'hui; mais il est sage de prévoir l'époque où ces maisons, dont les ressources sont éphémères, auront disparu, et alors il faudra bien que nous pourvoyions nous-mêmes, dans la mesure du nécessaire, à ce nouveau besoin.

Mais, toute ingénieuse et féconde qu'elle soit dans ses moyens d'assistance, la charité privée cependant ne saurait nous donner toujours une aide efficace : ainsi, en dehors de l'asile de la Providence (3) et de quelques maisons de secours, elle n'a, que nous sachions, aucune maison de retraite à offrir à Paris aux vieillards pauvres, qui peuvent néanmoins payer, ou pour lesquels on paye soit une petite pension, soit un capital minime. Ici, il y a une notoire insuffisance, puisque, malgré les conditions restrictives prescrites par les règlements, nous devons imposer une attente de trois à cinq années aux postulants qui se font inscrire pour être admis soit aux Ménages, soit à La Rochefoucauld. Les nouvelles institutions de prévoyance, le goût de l'épargne qui se répand avec le bien-être, appellent à cet égard de nouveaux moyens.

« Si les libéralités de nos bienfaiteurs, avons-nous dit quelque part (4), nous mettaient quelque jour

---

asile dans leurs familles. Encouragée par les bons résultats de cette mesure, elle a eu la pensée de la rendre définitive, et, à cet effet, un arrêté du 23 janvier 1850 a décidé :

1° Que le nombre des lits serait réduit à la Salpêtrière de 3548 à 3048 et à Bicêtre de 2176 à 1876;

2° Que l'économie résultant de cette réduction serait employée à la création de 853 secours, dits d'hospice, savoir : 320 secours de 253 francs pour les hommes et 533 secours de 195 francs pour les femmes.

Le même arrêté a statué que pour être aptes à recevoir ces secours, les indigents devaient être âgés d'au moins 70 ans révolus, vivre autant que possible en famille, être dans leurs meubles et non en garni, et enfin, être inscrits au contrôle des indigents de la ville de Paris depuis plus d'un an.

Il a été décidé, en outre, que la répartition de ces secours serait laissée aux bureaux de bienfaisance, et qu'ils seraient par conséquent partagés, entre les bureaux, au prorata de la population indigente de chacun d'eux.

En 1860, par suite de l'annexion à la ville de Paris des communes suburbaines, une nombreuse population s'est trouvée appelée à jouir du droit d'admission aux secours d'hospice dont le nombre fut, en conséquence, porté de 853 à 1137, soit 427 secours de 253 francs pour hommes et 710 de 195 francs pour femmes.

Ces secours sont délivrés mensuellement et dans une proportion différente pour les mois d'été et les mois d'hiver. — De novembre à avril exclusivement, c'est-à-dire pendant cinq mois, ils sont payés à raison de 24 francs aux hommes et de 18 francs aux femmes; et pendant sept mois, d'avril à octobre, à raison de 19 francs aux hommes et de 15 francs aux femmes.

(1) La reconstruction de l'hospice des Ménages et des deux hospices d'Incurables, et une fondation faite à Auteuil par un généreux bienfaiteur vont nous donner quelques ressources nouvelles.

(2) La dépense des hospices, maisons de retraite et fondations s'est élevée, en 1820, à 3,062,698 fr. 09 c.; en 1860, à 3,321,851 fr. 24 c. — Le nombre des lits était, en 1820, de 11,538; en 1860, de 10,642.

(3) L'Asile de la Providence, à Montmartre, fondé le 1er décembre 1804, par M. et Mme Micault de la Vieuville, reçoit, moyennant une pension de 700 fr., plus un droit d'entrée de 90 fr., les vieillards des deux sexes, âgés d'au moins soixante ans; il dispose de 57 lits. Cet établissement est subventionné par le Ministère de l'intérieur et par la Ville de Paris.

(4) Mémoire sur le projet de budget de l'exercice 1863, page 7.

« à même de fonder hors Paris une nouvelle maison de retraite, intermédiaire entre La Rochefoucauld « et Sainte-Périne, nous pourrions procurer utilement à de dignes vieillards, pourvus d'un petit pécule, « après une vie rangée et laborieuse, les avantages, indispensables pour eux, de la vie en commun. « Cette création, qui serait comme le complément de l'institution des caisses de retraite affectées à « la vieillesse, devrait, dans ma pensée, n'entraîner pour l'administration d'autres sacrifices que la « dépense de premier établissement ; car le prix de pension, calculé à raison de 460 à 500 francs, « devrait rembourser intégralement les frais d'entretien. Un tel établissement aurait, ce me semble, une « double utilité : il rendrait les plus grands services à une classe intéressante de la société, c'est-à-dire « à ces pères de famille chargés d'enfants, qui n'ont pu réaliser que de faibles épargnes, à ces ouvriers « laborieux et à ces femmes courageuses qui ont usé leur vie dans des travaux peu lucratifs; en même « temps, il mettrait ces modestes rentiers du travail à l'abri de la nécessité d'entamer et de consommer « peu à peu un capital péniblement amassé, et il maintiendrait, dans la situation que le travail leur a « faite, un grand nombre d'individus destinés fatalement aujourd'hui à venir grossir les contrôles de « l'indigence. »

En Angleterre, l'hospice se confondant généralement avec l'hôpital, en tant qu'il se distingue du *Workhouse*, le même établissement accueille indistinctement les affections et les infirmités les plus diverses, et se borne à les répartir dans des quartiers séparés.

Cet usage existe également dans la plupart de nos villes de province : nombre d'administrations hospitalières, dont les ressources sont trop limitées pour entretenir plusieurs établissements, réunissent, dans une construction mixte, l'hôpital et l'hospice, et quelquefois même y joignent encore l'asile d'aliénés.

Nous n'avons pas à nous occuper ici de ces sortes d'établissements. A Paris, toutes les misères, toutes les infirmités, s'offrant malheureusement par groupes nombreux, l'Administration a pu les classer par spécialité, et ensuite les installer dans des bâtiments construits ou appropriés suivant le caractère que chacun de ces établissements affectait plus particulièrement ; à ce point de vue, le tableau que nous allons présenter de leur organisation offrira presque autant d'intérêt et d'utilité que tout ce que nous avons pu dire précédemment, relativement à nos hôpitaux.

Les établissements de ce genre que possède l'Administration, se divisent en hospices proprement dits, hospices fondés et maisons de retraite.

Les hospices proprement dits sont au nombre de cinq :

La Vieillesse-femmes (Salpêtrière), la Vieillesse-hommes (Bicêtre), les Incurables-hommes, les Incurables-femmes et les Enfants assistés (1).

(1) A l'exception de l'hospice des Incurables, tous les établissements de cette catégorie faisaient, avant 1789, partie de l'administration de l'Hôpital-général. En 1786, l'Administration de l'Hôpital-général se composait des 8 maisons suivantes et s'étendait sur une population de 12,000 individus, répartis ainsi qu'il suit :

A l'hôpital de la Pitié	1,300
A l'hôpital de la Salpêtrière	6,720
Au château de Bicêtre	3,124
Aux Enfants trouvés de la Maison de la Couche, rue Notre-Dame	160
Aux Enfants trouvés de la Maison du faubourg Saint-Antoine	396
A l'hospice du Saint-Esprit	100
A l'hospice de Vaugirard	128
A Scipion	72
Total	12,000

L'édit du 27 avril 1656, portant établissement de l'Hôpital-général, *pour le renfermement des pauvres men-*

Les hospices fondés sont au nombre de trois, ainsi que les maisons de retraite. Ce sont, pour les premiers :

La Reconnaissance, Devillas et Saint-Michel ;

Et pour les seconds :

Les Ménages, la Rochefoucauld et Sainte-Périne.

En retraçant l'origine et les développements successifs de ces divers établissements, nous aurons l'occasion d'étudier les conditions particulières qu'ils doivent remplir, au double point de vue de l'hygiène des bâtiments et de l'installation des administrés.

§ I. — DES HOSPICES.

I. — HOSPICE DE LA VIEILLESSE-FEMMES (Salpêtrière).

En même temps qu'était promulgué l'édit royal du 27 avril 1656, portant établissement de l'Hôpital-général pour le renfermement des pauvres mendiants de la ville et des faubourgs de Paris, des lettres patentes faisaient don au nouvel établissement des bâtiments du Petit-Arsenal, autrement dit la Salpêtrière, déjà affectés, depuis le 1er juillet 1653, à cette destination (1).

diants de la ville et des faubourgs de Paris, indique bien quel était, à l'origine, le caractère spécial de nos grands hospices et, par suite, la salutaire distinction que l'organisation moderne de l'Assistance a faite, entre la mendicité, qu'il est nécessaire de réprimer, et l'indigence que l'humanité nous fait un devoir de secourir. C'est pour distinguer les véritables indigents des mendiants et repris de justice, que Bicêtre renfermait encore en 1804, qu'on leur avait donné le nom de *bons pauvres*, sous lequel ils sont encore désignés par la population parisienne.

(1) Dans les premières années du règne de Louis XIII, Paris renfermait plus de 30,000 pauvres. Les lettres patentes du 28 mai 1612 exposent les dangers de cette agglomération et la nécessité d'y apporter un remède prompt et efficace. « Louis, par la grâce de Dieu roy de France et de Nauarre, à nos amez et féaulx conseillers « les gents tenants nostre Cour de parlement à Paris, salut : Les roys nos prédécesseurs aïants entre aultres « œuvres pieuses qui les ont rendus recommandables à la postérité, un soing particulier du bien des hospitaulx, « maladeries........ ont..... fait divers règlements et ordonnances...., et commis le soing de l'observation d'icelles « à leurs procureurs généraulx....... de quoy s'estants tousiours dignement acquittez, n'ont pu néantmoins empescher..... que la malice des mandiants n'aye surmonté leur vigilance, aimant mieux vaguer et caimander par « les villes que travailler et employer leurs forces pour gaigner leur vie, abusant de la déuotion et charité des « gens de bien......,. dont nostre très-honnorée dame et mère la royne régente, aiant eu advis par aulcuns de « nos officiers, continuant d'exercer sa bonté et piété accoustumée, a désiré, pour apporter à ce désordre ung « remède salutaire, que les pauvres de nostre dicte bonne ville de Paris soient enfermez en certains lieux « pour y estre nourris et entretenus sans vaguer aillieurs, aiant à ceste fin fait choix de quelques maisons « et donné fonds pour les meubler et accomoder. Ce qu'avons jugé debvoir estre entièrement exécuté comme « chose très-agréable à Dieu et grandement utile au public. A ces causes, désirant favoriser autant qu'il nous

Dès l'origine, la Salpêtrière fut spécialement destinée au *renfermement* des pauvres femmes. Les bâtiments, qui avaient autrefois servi à la fabrication du salpêtre, furent transformés en dortoirs : le bâtiment dit de la Vierge, qui sert aujourd'hui à loger les reposantes, est un reste de ces anciennes constructions.

Une notice faite, en 1657, pour le cardinal Mazarin, nous apprend que la Salpêtrière consistait alors :

« En un grand emplacement de 18 à 20 arpents dans lequel il y avoit divers corps de bâtiments, de « trente et quarante toises de long, en forme de grange, où se faisoit le salpêtre, et d'autres où il y avoit « une fonderie et quelques lieux propres à des magasins.

« Ces lieux, qui estoient abandonnéz et inutiles au public, adjugés au Roy sur quelques particuliers « comptables, ont esté donnéz par Sa Majesté à l'Hôspital général, et heureusement changéz en dortoirs « et retraitte des pauvres, ont cousté plus de quarante mille livres pour estre mis en éstat d'y pouvoir logez « les pauvres. Ils consistent en deux corps de logis où sont logéz les ecclésiastiques et officiers principaux « de la maison, comme œconome, sous-œconome, supérieure des mœurs, assistante, pannetière, somme- « lière et autres ; et où sont les offices, cuisines, et encore un petit corps de logis pour les portiers, et « autres ; et en quinze grands dortoirs de trente et quarante toises chacun, qui sont maintenant occupéz par « six cent vingt-huit pauvres femmes de toutes les qualitéz que la misère humaine peut faire concevoir « suivant la partition qui en sera cy-après exprimée. Cent quatre-vingt-douze enfants depuis deux ans « jusqu'à sept, légitimes et bastards exposéz et abandonnéz aux soins de la Providence, et qui sont eslevéz « par les pauvres femmes de la maison et partagés entre elles comme adoptifs avec la même affection « que s'ils estoient leurs enfants, et vingt-sept officiers et maitresses desdits dortoirs préposés pour « veiller à la conduitte des pauvres.

« sera possible *le soulagement des vrays pauvres et le chástiment des mauvais et mendiants valides qui* « *dérobent aux vrays nécessiteux le fruict de la charité de nos bons subjecs*.... Voulons..... et expresse- « ment enjoignons par ces présentes que *en la forme antienne et accoustumée nostre premier président, et* « *en son absence l'un de nos aultres présidents, et deux conseillers de la Grand'Chambre, nos advocats et pro-* « *cureur général, s'assemblent une fois chasque mois en tel lieu qu'ils jugeront le plus commode pour appeler* « *avec eux deux de nos amez et féaulx des gents de nos comptes, deux conseillers de notre Cour des aydes, nostre* « *prévost de Paris ou ses lieutenant civil et criminel, et le substitut de notre procureur général aux Chastelets,* « *ensemble le prévost des marchands de nostre bonne ville de Paris délibérer et résouldre ce qu'ils adviseront* « *estre de plus propre et convenable sur ce qui sera proposé par nostre procureur général,* voulons que ce qui « sera par eux résolu en la dicte assemblée soit exécuté réellement et de faict, et qu'ils continuent à faire la dicte « assemblée en la mesme forme une fois chasque mois, tant qu'il sera nécessaire..... »

(Extrait des lettres patentes de Louis XIII, du 28 mai 1612. — Arch. de l'Ass. pub.)

L'exécution du règlement royal fut bornée à l'entretien, dans la maison de la Pitié, d'un certain nombre d'enfants des deux sexes, de femmes vieilles et infirmes et de filles repenties. Plus tard, la maison de Scipion fut acquise pour loger les pauvres vieillards infirmes, et la Savonnerie, près de Chaillot, reçut de jeunes garçons employés aux travaux de la tapisserie.

En 1640, les désordres occasionnés par les mendiants n'ayant fait qu'augmenter et inspirant de vives inquiétudes au gouvernement, les magistrats, à la tête desquels figurait le premier président Pomponne de Bellièvre, se concertèrent de nouveau avec les bourgeois les plus influents, à l'effet de reprendre, et cette fois mener à fin, les projets conçus pour le renfermement de tous les pauvres. Sous l'impulsion du premier président, la grande question soulevée par l'édit de 1612 fut discutée avec soin ; on chercha des emplacements convenables pour construire des logements, et on n'épargna rien pour que ce projet fût ignoré des mendiants dont le nombre s'était élevé à 40,000 et dont on redoutait le mécontentement.

M. de Bellièvre présenta au cardinal Mazarin le projet d'établissement auquel il avait donné le nom d'Hôpital-

« Dans ces dortoirs, il y a quatre cent soixante-trois lits, garnis chacun de sa couverture, paillasse, « traversin et de deux paires de draps, et une infirmerie pour les infirmes; les malades de maladie « formée estants portés à l'Hôtel-Dieu.

« Partition et dénombrement des pauvres femmes selon leurs aages, dispositions et infirmités :

« Pauvres femmes aveugles	17
« Folles et imbéciles.	22
« Impotentes et estropiées.... ..	52
« Invalides, infirmes et sourdes..	72
« Malades des escrouelles.......	9
« Autres malades	34

« Le reste sont femmes qui travaillent, ou qui ont soin des enfants, en tout six cent vingt-huit.

« Et le nombre de cent quatre vingts douze petits enfants depuis l'aage de deux jusques à six « ans.

« Plus un grand bâtiment neuf qui se commence pour le logement des mendiants mariez, qui consiste « en un quarré de quatre faces de 60 toises sur 56, chacune face composée de trois estages, faisant « 82 chambres de 10 pieds sur 12, flanquée de 4 pavillons pour le logement des officiers (1). »

Toutefois, le plan entier de cette nouvelle construction ne fut pas exécuté : on édifia seulement la façade septentrionale, qui prit le nom de bâtiment Mazarin, et la façade méridionale, qui s'appelle encore le pavillon Sainte-Claire. Les travaux furent dirigés par Levau, sous la surveillance de Duval et de Le Muet. Un des pavillons du bâtiment Mazarin reçut le nom de pavillon Bellièvre, en mémoire de la coopération de ce magistrat à l'établissement de l'Hôpital-général.

Le 10 décembre 1669, Louis XIV décida que la petite chapelle de la Salpêtrière serait remplacée par une église proportionnée à l'importance de la maison. Cet édifice, construit sur les

---

général ; ce ministre, comprenant toute l'utilité de cette institution pour le gouvernement de son élève, n'eut pas de peine à vaincre les appréhensions et les scrupules que soulevait encore le renfermement des pauvres.

Il était ainsi réservé à Louis XIV d'inaugurer son règne par la plus grande institution hospitalière qui eût été fondée encore.

Le 27 avril 1656, le jeune roi signa le premier édit d'établissement de l'Hôpital-général, par lequel il unit entre elles les maisons de la Grande et de la Petite Pitié, de Scipion, de la Savonnerie et de Bicêtre, pour en former une seule administration, un seul corps, sous une même direction.

Les lettres patentes d'avril 1656 (elles n'ont pas d'autre date, mais il est probable qu'elles accompagnaient l'édit du 27) prononcent l'union de la Salpêtrière, de l'hôpital Saint-Jacques, de l'hôtel de Bourgogne et des autres maisons, revenus et dépendances appartenant à la confrérie de la Passion. Cette union n'a jamais été consommée en ce qui concerne l'hôpital Saint-Jacques.

Le 11 septembre 1656, dans la grande salle de l'hôtel du premier président, s'assemblèrent, pour la première fois, les directeurs de l'Hôpital-général nommés par l'édit d'établissement.

« Étaient présents : Monseigneur de Bellièvre, premier président; Monseigneur Fouquet, procureur général et surin- « tendant des finances; MM. Leschassier, maître des comptes; Loyseau, conseiller à la Cour des aydes; L'Hoste, « avocat; Duplessis, sieur de Montbars; De Gomont, avocat; Chomel, sieur de Villenavon; de la Place, secré- « taire du roi; de Pajot, sieur de la Chapelle; de Caumont, sieur de Chenavar; Seguier, sieur de Saint-Firmin; « Barbier ; J. Levesque, ancien consul; Bert. Drouair, maître d'hôtel du roi; Pichon, ancien consul; « Cramoisy, ancien consul et échevin ; Gillot, ancien consul; Langeois, bourgeois; Le Marchant, ancien consul ; « Pattin, ancien consul; Levieux, ancien consul et échevin; Poignant, bourgeois; Maillet, ancien consul; « Vitré, bourgeois; Belin; Burlamaquy; Collard, bourgeois de Paris. »

(Registres des délibérations du Bureau de l'Hôpital-général, année 1656; Arch. de l'Ass. pub.)

(1) Registres des délibérations du Bureau de l'Hôpital-général, année 1657; Arch. de l'Ass. pub.

plans de l'architecte Levau, rappelle par sa forme les anciennes basiliques, et se compose de quatre nefs rayonnant autour d'un dôme central. A sa droite, se trouve le bâtiment Mazarin; à sa gauche le bâtiment Lassay, ainsi nommé du nom de la marquise de Lassay qui fit les fonds nécessaires à sa construction, en 1756.

3 Chapelle.

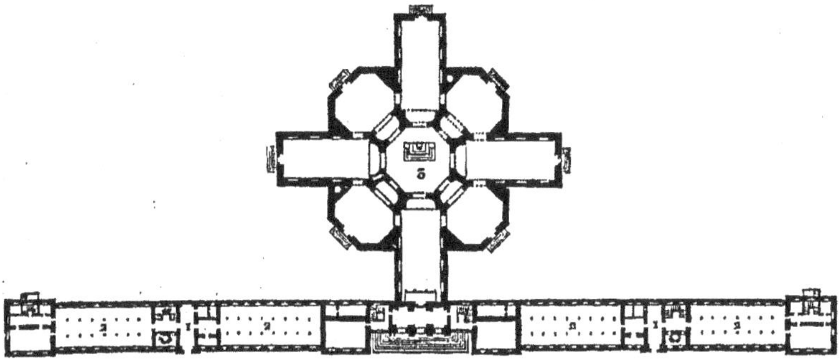

1 Passages. 2 Salles.

Vers 1684, on construisit, au centre de l'hôpital, la prison de la Force où étaient détenues les femmes et filles de mauvaise vie.

Enfin, les lettres patentes du 22 juillet 1780, ayant interdit l'admission à l'Hôtel-Dieu des malades de l'Hôpital-général, l'architecte Payen fut chargé de construire les infirmeries de la Salpêtrière, dont le pavillon central fut orienté sur la même ligne que le dôme de l'église et la porte d'entrée de l'hospice.

Tels furent, jusqu'à la fin du xviiie siècle, les principaux agrandissements de la Salpêtrière.

Tenon (1) et après lui La Rochefoucauld-Liancourt (2) font connaître comment se composait alors sa population et quel était le misérable état des bâtiments, des cours, des salles, des dortoirs, des cuisines, des bains, de la buanderie, etc., etc.

Le Conseil général des hospices, à peine installé, avait pu reconnaître, en visitant cet hospice, ce *cloaque affreux*, comme l'appelle Camus, que ce dernier et La Rochefoucauld n'avaient rien exagéré dans les descriptions qu'ils en avaient faites. Les réformes étaient urgentes : aussi le Conseil s'efforça-t-il tout d'abord de pénétrer dans les moindres détails de cet immense service,

---

(1) « La Salpêtrière est le plus grand hôpital de Paris, et peut-être de l'Europe : cet hôpital est en même temps « une maison de femmes et une maison de force ; on y reçoit des femmes et des filles enceintes, des nourrices « avec leurs nourrissons ; des enfants mâles, depuis l'âge de sept à huit mois jusqu'à quatre et cinq ans ; de « jeunes filles à toute sorte d'âges ; de vieilles femmes et de vieux hommes mariés, des folles furieuses, des im- « béciles, des épileptiques, des paralytiques, des aveugles, des estropiées, des teigneuses, des incurables de toute « espèce, des enfants avec des humeurs froides, etc., etc.

« Au centre de cet hôpital est une maison de force pour femmes, comprenant quatre prisons différentes : le « commun, destiné aux filles les plus dissolues ; la correction, à celles qu'on juge ne s'être pas autant oubliées ; « la prison, réservée aux personnes retenues par ordre du roi, et la grande force, aux femmes flétries par « la justice.

« J'ai vu à la Salpêtrière jusqu'à 8,000 personnes ; tout ce monde est distribué par dortoirs dans des bâtiments « à trois étages, sans compter le rez-de-chaussée. » (Tenon, 2e Mémoire, art. 15, p. 85.)

(2) « La Salpêtrière réunit, dans la même enceinte, tous les âges de la vie, depuis la plus tendre enfance jusqu'à

et chacune des premières années de sa gestion fut marquée par des progrès dont l'introduction du régime paternel fut le point de départ (1).

Ces progrès sont constatés dans les deux remarquables rapports de Camus et de Pastoret, présentés à onze années d'intervalle.

« Aussitôt, dit Camus, que le régime paternel a été introduit dans la maison, on s'est occupé des ré-« parations les plus urgentes..... Les locaux malsains, faute d'ouvertures suffisantes, ou parce que les « planchers étaient trop bas, ou parce que d'autres bâtiments gênaient la circulation de l'air, forment « des habitations saines. Le grand bâtiment dit de la Force, à cause de son ancienne destination, n'était « qu'un amas de petits cachots très-obscurs ; en abattant planchers et cloisons intermédiaires, on en a « formé de grands dortoirs.

« Les rues, les places, les cours sont libres; les barraques ont été démolies, les marchands renvoyés, « les plantations remises en état.

« Les deux tiers des dortoirs et des escaliers ont été grattés et couverts de trois couches de « blanc.

« La buanderie a été considérablement agrandie pour fournir à chaque partie du travail des lessi-« veurs. On a construit deux bassins pour essanger; un autre très-grand bassin pour savonner le linge « et le rincer; un bâtiment pour la coulerie; des étuves, des hangars, dont l'un pour couvrir les presses « à sécher le linge, des cuviers, un fourneau économique, un séchoir d'été très-spacieux.....

« La population de la Salpêtrière a été réduite, peu après le 1er germinal an x, à 4,000 individus, « savoir : 3,040 valides, 600 folles et 360 malades. Les enfants ont été envoyés aux Orphelines; les « ménages aux Petites-Maisons (2). »

Pastoret dit de son côté :

« On payait autrefois pour avoir seule un lit. Toutes les indigentes ont aujourd'hui cet avantage, sans « avoir rien à payer. On ne voit plus dans aucune salle ni dans aucun temps des malheureuses obligées « de partager leur couche avec d'autres. Il a fallu, pour obtenir ce résultat, détruire une infinité de « cloisons qui formaient des chambres particulières ; on a créé ainsi de vastes dortoirs dans lesquels les « lits ont l'espace suffisant pour laisser à l'air une circulation libre. Pour rendre ces dortoirs clairs et « salubres, on a renouvelé toutes les croisées qui tombaient en pourriture, et abattu de mauvaises bi-« coques et plusieurs échoppes adossées aux grands bâtiments. A la même époque, toutes les couchettes « ont été refaites; elles l'ont été en bois de chêne, et à la dimension de deux pieds et demi de large ; « on les a toutes garnies de deux matelas, d'une paillasse, d'un traversin, d'un oreiller, de deux cou-« vertures de laine.

« Les améliorations produites ont diminué de beaucoup le nombre des indigentes obligées par leur

---

« la caducité; et les intermédiaires de ces deux termes sont remplis par toutes les misères et les infirmités de la « nature humaine.....

« L'infirmerie générale, la seule qui existe encore en activité dans toutes les maisons de l'Hôpital-général, ne « manque pas absolument d'air et de propreté, mais les salles contiennent trop de lits ; les lits sont trop chargés « de bois, et sont ainsi plus susceptibles de recevoir et de conserver des miasmes putrides. Les maladies sont « confondues à peu près sans distinction dans ces salles, les âges sont encore moins séparés. Le nombre des ma-« lades est, au terme moyen, d'environ 300. Depuis que l'infirmerie est établie à la Salpêtrière, la mortalité n'est « dans la maison que d'un peu moins d'un dixième, le nombre des morts, dans les grandes et petites infirmeries, « dans les dortoirs, étant, année commune, de six cent vingt. Avant qu'elle fût établie, elle était de plus d'un « dixième. »

(Rapport de La Rochefoucauld-Liancourt sur les visites faites dans divers hôpitaux, pages 63 et 82.)

(1) Voir § 4, ce que nous disons de la mise en régie des services hospitaliers.

(2) Rapport sur les hôpitaux et hospices, par M. Camus. — Salpêtrière, page 97.

« état d'aller à l'infirmerie. Un des effets remarquables de ces améliorations a été la cessation presque « entière du scorbut que rendaient si fréquent la malpropreté et la mauvaise qualité des aliments (1). »

Les efforts du Conseil n'avaient pas seulement profité aux administrées ordinaires : les aliénées, qui formaient la partie la moins nombreuse, mais à coup sûr la plus intéressante et la plus négligée de l'hospice, en avaient eu également leur part. Jusqu'en 1791, les maladies mentales n'avaient été réellement traitées qu'à l'Hôtel-Dieu, et encore ce traitement, confié le plus souvent aux sœurs de cet hôpital, était-il commun à tous les cas, et par le fait à peu près illusoire. Déclarées incurables, les malheureuses aliénées étaient transférées à la Salpêtrière et reléguées ou plutôt entassées dans de basses loges, où elles ne recevaient de jour et d'air que par la porte. Le rapport de 1852 sur le service des aliénés nous fournit des renseignements précis, et sur le sort des aliénées avant la Révolution (2), et sur les mesures prises par le Conseil général pour assurer à ces malheureuses les secours et les soins dont elles étaient si cruellement privées.

« Le Conseil général des hospices se préoccupa d'un état de choses aussi révoltant, et qui suscitait à « tant de titres les réclamations de tous les amis de l'humanité. Il fit sentir au gouvernement la néces- « sité d'ouvrir des établissements spéciaux pour le traitement de la folie, et, dès le 9 avril 1801, de- « manda qu'on affectât à cet usage deux maisons parfaitement convenables pour une pareille destination : « les abbayes de Madelène de Trenelles et des Filles de la Croix, situées au faubourg Saint-Antoine, « alors vacantes et à la diposition du gouvernement. Malgré la puissance des motifs dont il appuyait « ses sollicitations, elles demeurèrent infructueuses ; il fallut recourir à d'autres moyens.

« Dès le 27 mars 1802, le Conseil général décida que les folles de l'Hôtel-Dieu seraient transférées « à la Salpêtrière, jusqu'à concurrence des loges vacantes, et, le 23 avril suivant, il pria le Ministre « de l'intérieur de faire disposer à Charenton trente lits d'hommes et vingt lits de femmes, à la charge « des hospices, pour le traitement de l'aliénation. Il fit établir en même temps cinquante lits de femmes « à la Salpêtrière.

« Le traitement ne fut organisé qu'à dater de 1807. A cette époque, on cessa d'envoyer à Charenton « les individus atteints d'aliénation mentale.

« Ainsi, le traitement de la folie se trouva concentré dans les deux hospices de la Vieillesse.

« Ces dispositions eurent, pour l'amélioration du sort des aliénés, des conséquences incalculables.

« A cette époque, il restait encore des chaînes, des carcans, des fers aux pieds et aux mains ; le « Conseil général les fit complétement supprimer.

« En peu d'années, on démolit les loges insalubres, celles qui étaient trop rapprochées, et qui for-

---

(1) Rapport sur l'état des hôpitaux et hospices, par M. de Pastoret, page 144.

(2) « A Bicêtre et à la Salpêtrière, où les aliénés incurables étaient enfermés, suivant leur sexe, voici l'état dans « lequel ils se trouvaient au moment de la Révolution :

« A la Salpêtrière, il y avait des loges qu'on appelait les basses loges, qui se trouvaient en contre-bas de plus « de quinze pieds par rapport aux loges neuves. Nous en avons récemment retrouvé des vestiges.

« Voici dans quels termes s'exprimait sur les unes et les autres M. Desportes, administrateur des hospices, dans « un rapport fait au Conseil, le 13 novembre 1822. Ces renseignements méritent d'être reproduits.....

« Les basses loges de la Salpêtrière ne différaient en rien de celles dont je viens de parler : adossées les unes aux « autres, elles ne recevaient également de jour et d'air que par la porte; mais ce qui en rendait encore l'habita- « tion plus funeste, et souvent mortelle, c'est qu'en hiver, lors de la crue des eaux de la Seine, ces loges, situées « au niveau des égouts, devenaient non-seulement bien plus insalubres, mais de plus un lieu de refuge pour une « foule de très-gros rats, qui se jetaient la nuit sur les malheureux qu'on y renfermait, et les rongeaient partout « où ils pouvaient les atteindre. A la visite du matin, on a trouvé des folles, les pieds, les mains et la figure dé- « chirés de morsures souvent dangereuses, dont plusieurs sont mortes. »

(Rapport du Directeur de l'Administration de l'Ass. pub. sur le service des aliénés, 1852, pages 7 et 8.)

« maient des rues étroites, où les malades manquaient d'air et d'espace. On construisit des cellules plus « convenables, des bâtiments nouveaux, des salles de bains (1). »

Le rapport de M. de Pastoret, dont nous avons, tout à l'heure, cité quelques extraits, s'arrête à 1814. Les années suivantes virent se continuer les améliorations qui devaient contribuer si heureusement au bien-être général des administrées.

En 1815, le grand bâtiment habité par les épileptiques fut complétement restauré, et, en 1818, le Conseil général des hospices fit supprimer les basses loges.

L'influence que cette mesure salutaire exerça sur la vie des folles incurables fut presque immédiate : la mortalité, qui auparavant était d'un tiers sur cette partie de la population, tomba rapidement à un quart.

Enfin, pour ne rien conserver de ce qui pouvait rappeler le passé, l'hospice prit, en 1823, le nom qu'il a conservé depuis, celui d'hospice de la Vieillesse-Femmes.

Plus tard, l'Administration fit placer les aliénées convalescentes dans un bâtiment complétement séparé des folles incurables; l'humanité non moins que la raison réclamait impérieusement cette mesure.

Quatre rangs de loges insalubres furent encore supprimés ; des salles et des pavillons reliés par de larges galeries s'élevèrent sur l'emplacement qu'elles occupaient. De petites cellules bien éclairées remplacèrent ces loges pour les malades dont l'agitation exige l'isolement. L'Administration fit planter de vastes préaux où les aliénées convalescentes jouissent d'une entière liberté.

Bien que les sections d'aliénées de la Salpêtrière soient établies, pour la plupart, dans de vieux bâtiments imparfaitement appropriés, leur installation y est en général satisfaisante. L'atelier de travail formé provisoirement, en 1834, dans le but de procurer de l'ouvrage aux aliénées, aux épileptiques et aux indigentes, a été constitué définitivement par l'arrêté du 18 février 1835.

Un quartier particulier pour le classement des malades agitées, placées sous le poids de condamnations, ou qui, à raison de leur état violent, demandent une surveillance plus active, manquait dans la division des aliénées. On commença, en 1835, entre les deux sections du traitement et des convalescentes, la construction de quatre pavillons carrés, divisés en 16 petites cellules. En 1836, les bâtiments de la nouvelle section, dite section Rambuteau, furent complétés par la construction de 14 cellules faites en forme de châlets suisses et espacées dans un vaste terrain, de manière à donner, par l'isolement complet, de nouveaux moyens d'action dans le traitement de la maladie.

Une des dernières et des plus importantes améliorations introduites à la Salpêtrière par le Conseil général des hospices est, en 1845, la construction d'un vaste réservoir, d'une capacité de 1,800,000 litres, alimenté par les eaux de l'Ourcq. Cette concession a été faite, par la ville de Paris, moyennant un prix annuel de 10,000 fr.

En 1848, les jeunes filles idiotes, jusqu'alors confondues avec les adultes et constamment reléguées dans des dortoirs où elles ne pouvaient se livrer à aucun exercice, furent placées dans un quartier séparé, où, malgré le mauvais état des constructions, elles sont l'objet de soins particuliers.

L'Administration qui a succédé à l'ancien Conseil général des hospices a continué l'œuvre qui lui a été léguée, et s'est occupée avec une sollicitude incessante de ce vaste établissement.

(1) Rapport de 1852, sur le service des aliénés, page 11.

La Vieillesse-Femmes, comme hospice et comme asile d'aliénées, a acquis aujourd'hui une réputation européenne, moins peut-être par son importance que par les services qu'elle a rendus à l'humanité (1). Sans prétendre qu'elle réalise sous le rapport des constructions, édifiées à des époques différentes et pour des destinations changées depuis, ce qui convient le mieux à ces sortes d'établissements, nous pouvons cependant, sans craindre d'être démentis, la présenter comme un remarquable ensemble d'organisation, et chacun de ses services, pris isolément, comme le modèle le plus complet qu'il soit possible de trouver en son genre. Après avoir été simultanément un dépôt de mendicité et une maison de répression, la Salpêtrière est enfin devenue ce qu'elle est aujourd'hui : le refuge de la vieillesse indigente. Les services des aliénées et des épileptiques, qui se groupent encore autour de l'hospice, en seront bientôt séparés pour être installés dans des asiles bien appropriés, dont le Conseil général des hospices réclamait la création dès 1801. L'expérience acquise dans la science, dans l'organisation des services et dans l'appropriation des constructions de ce genre, permettra de donner aux nouveaux établissements toutes les perfections désirables.

Dans les conditions actuelles, la Salpêtrière comprend 45 corps de bâtiments, percés de 4,682 croisées, et occupe une superficie de 31 hectares, dont 4 hectares 13 ares 30 centiares pour les seules constructions.

La population de l'Établissement, au 1er juillet 1862, était de 5,035, personnes, savoir :

Indigentes et épileptiques non aliénées	2,635
Aliénées	1,513 (2)
Expectantes (attendant leur tour d'admission aux hospices de La Rochefoucauld et des Ménages)	38
Reposantes	71
Employés, sous-employés, serviteurs ou parents demeurant avec eux	778
TOTAL ÉGAL	5,035

Le personnel professionnel, occupé à la journée, et qui n'est pas compris dans cette énumération, porterait à plus de 5,100 personnes la population de l'établissement.

---

(1) « C'est du célèbre Pinel que datent les premières leçons qui aient été faites en France sur les maladies « mentales; mais ce n'était qu'un enseignement théorique, circonscrit à quelques élèves privilégiés, que l'illustre « médecin réunissait chez lui, après les visites faites en commun à l'hospice de la Salpêtrière. Esquirol, l'ami « et le digne auxiliaire de Pinel, est le premier médecin aliéniste qui se soit livré à l'enseignement clinique. De « 1817 à 1826, il fit chaque année, à la Salpêtrière, un cours de maladies mentales, qui n'a pas peu contribué à « sa réputation et aux progrès de la science. C'est là que se sont formés la plupart des médecins français voués « à cette spécialité. Attirés par sa renommée, c'est là aussi qu'accouraient de toutes les parties de l'Europe des « élèves, de jeunes médecins, avides de ses doctes et précieux enseignements. Le nom du professeur était en « si haute estime qu'il suivait et protégeait les élèves jusque dans leur patrie, et plusieurs ont obtenu la « préférence sur leurs concurrents, pour diriger des asiles, sans autre preuve de capacité que d'avoir recueilli les « leçons d'Esquirol. »

(Rapport de 1852 sur le service des aliénés, page 19.)

(2) Ce chiffre dépasse les prévisions du budget. Cet excédant se compose d'aliénées qui attendent leur translation dans les asiles de province.

Le nombre des lits, fixé à 4,422 par le bugdet de l'exercice 1862, se répartit ainsi qu'il suit :

Administrées indigentes et épileptiques non aliénées....		2,644
Lits d'expectantes..............................		40
Infirmerie générale..............................		291 (1)
Aliénées..............................		1,341
Reposantes de 1re classe..................	25	106 (2)
— de 2e classe..................	20	
— de 3e classe..................	61	
TOTAL ÉGAL.............		4,422

En dehors du personnel des sous-employés et serviteurs, le personnel administratif proprement dit, appelé à diriger toutes les parties de ce vaste établissement, et le personnel médical ou religieux se composent de 56 personnes (3).

Comme dans les hôpitaux et hospices d'une moindre importance, les services de la Salpêtrière se divisent en services généraux et en service des salles.

Les premiers comprennent : la porte et le parloir, la cuisine, le magasin aux vivres, la sommellerie, les réfectoires, la pharmacie, la lingerie, la buanderie, l'éclairage, la propreté, le magasin aux successions, le magasin aux métaux, l'amphithéâtre, la cantine, les ateliers de couture, d'habillement, de raccommodage et de linge à pansement, le service des cours et des eaux, l'atelier de tapisserie, les jardins, le marais et les ouvriers de toute profession (4).

Le service des salles se compose de la division des administrées indigentes, de l'infirmerie générale et de la division des aliénées.

553 sous-employés et serviteurs, dont 47 appartiennent au personnel professionnel, sont répartis entre ces deux grands services. 120 ouvriers journaliers, sans y comprendre les

---

(1) Ces 291 lits sont affectés aux indigentes malades et font double emploi avec ceux qu'elles occupent, en état de santé, dans les diverses sections.

(2) Le chiffre de 106 lits de reposantes prévu par le budget est supérieur aux besoins actuels de l'Établissement. 71 de ces lits sont régulièrement occupés ; les autres sont utilisés provisoirement au profit des indigentes.

(3) 1 Directeur ; 1 Économe ; 11 Commis ou Expéditionnaires ; 7 Médecins ; 1 Chirurgien ; 8 Élèves internes en médecine et en chirurgie ; 1 Pharmacien ; 8 Élèves internes en pharmacie ; 14 Élèves externes ; 4 Aumôniers ; — soit 56 personnes.

(4) *Service de la porte.* — Le service de la porte d'entrée et du parloir, par exemple, est un des plus importants, si l'on considère que l'hospice est visité, en moyenne et journellement, par 1,200 personnes et par 3,000 les jours d'entrée libre.

Service de la cuisine. — En raison de l'importance de ses opérations, la cuisine occupe un personnel nombreux ; il a été consommé à l'hospice, en 1861 : 754,990 kil. de pain ; 265,862 litres de vin ; 261,552 kil. de viande ; 52,430 litres de haricots, pois et lentilles ; 205,599 kil. de légumes secs ou frais ; 179,278 litres de pommes de terre ; 196,600 œufs ; 18,157 kil. de poisson, etc., etc.

Buanderie. — La buanderie constitue l'un des services les plus actifs de la Salpêtrière ; outre le linge de l'établissement, elle blanchit encore celui de l'Hôtel-Dieu, de la Charité, de Beaujon, des cliniques et de la Boulangerie, soit environ 4,000,000 de pièces par année qu'il faut recevoir, blanchir, sécher, plier, compter et renvoyer dans ces divers établissements.

La coulerie, les bassins, les étuves sont installés avec tant de soin, que cette buanderie peut être regardée comme un modèle.

Lingerie. — La lingerie est remarquable par sa tenue et la quantité de linge qu'elle renferme. Elle contient toujours 7,000 draps, 4,000 alèzes, 10,000 chemises, 2,000 camisoles, 8,000 bonnets, 10,000 fichus, etc.

Atelier de couture. — L'atelier de couture est chargé de la confection de tous les objets confiés par les établissements hospitaliers et le commerce. Cet atelier confectionne, en moyenne, pour 74,000 francs par année, dont 44,000 pour le commerce et 30,000 pour les établissements.

indigents épileptiques et les aliénés des deux sexes, sont en outre occupés dans les ateliers.

Cette simple énumération donne une juste idée de la complication et de l'étendue des divers services, dont plusieurs, au point de vue du bon ordre, de la discipline et du bien-être des administrées, exigent de la part des personnes qui en sont chargées une aptitude spéciale et un dévoûment à toute épreuve.

Le département des indigentes comprend 3 divisions, subdivisées elles-mêmes en sections.

Chaque division ou section occupe un bâtiment dans l'ordre suivant :

1re division..........		424 lits,	bâtiment Mazarin.......	Indigentes infirmes.
2e division.	1re section	445 —	Lassay ou Saint-Charles.	Indigentes infirmes.
	2e section	202 —	Saint-Jacques...........	Indigentes infirmes.
3e division.	1re section	394 —	Saint-Léon.............	Indigentes valides.
	2e section	384 —	Sainte-Claire...........	Indigentes valides gâteuses.
	3e section	106 —	de la Vierge...........	Reposantes de toutes classes.
	4e section	211 —	Saint-Vincent-de-Paul....	Indigentes valides.
	5e section	223 —	de l'Ange-Gardien.......	Indigentes infirmes.
	6e section	321 —	Sainte-Madeleine........	Cancérées et gâteuses.
	Plus	80 —	d'épileptiques non aliénées, placées dans la division des aliénées.	
Total....		2,790 lits.		
Si l'on y ajoute.....		1,341 —	d'aliénées.	
et................		291 —	d'infirmerie.	
on obtient le nombre total prévu au bubget..		4,422.		

Les indigentes, à peine admises, éprouvent les bienfaits d'une vie régulière et paisible. Le linge blanc, qui n'est pas épargné, les bains, les soins de propreté générale, joints à l'abondance et à la régularité du régime alimentaire, sont autant de causes qui rétablissent chez elles une santé souvent ébranlée par la misère.

Le nombre des décès a été, en 1861, pour l'hospice et l'asile, de 883, dont 611 indigentes. Ce dernier chiffre, sur une population moyenne de 2,636 indigentes, donne une proportion annuelle de 23.17 0/0.

Quelques sections seulement ont des réfectoires : les valides qui peuvent y manger sont en ce moment au nombre de 849 ; toutes les autres, au nombre d'environ 1,738, reçoivent leur nourriture dans les dortoirs.

Atelier de raccommodage. — L'atelier de raccommodage et de confection de linge à pansement livre aux hôpitaux les bandes et les appareils, ainsi que la charpie qui leur sont nécessaires. Il livre par année 705,000 pièces aux hôpitaux et 2,000 au commerce, représentant une valeur de main-d'œuvre de plus de 30,000 francs.

Atelier d'habillement. — L'atelier d'habillement est chargé de la confection des vêtements destinés aux vieillards, aux aliénées et aux filles de service. Dans l'atelier de tapisserie, qui en fait partie, on carde et on confectionne environ 3,500 matelas par année ; on blanchit 1,500 couvertures, etc., etc. 1,235 administrées indigentes et 909 aliénées sont actuellement occupées par la buanderie, la lingerie et les ateliers dont nous venons de parler.

Cantine. — La cantine est ouverte deux fois par jour aux administrées et aux employés de la maison ; les jours d'entrée publique les étrangers y sont admis. On débite annuellement à la cantine environ 30,500 litres de vin, représentant une recette de 28,350 francs ; 224 consommateurs, tant employés qu'administrées, s'y présentent en moyenne les jours ordinaires.

Jardins et serres. — Le jardin fleuriste, les serres et les marais sont exploités sous la direction du jardinier chef. 60,000 kil. d'oseille, oignons, céleri, salade ou plantes potagères de toute nature sont livrés annuellement par le marais à la cuisine de l'établissement.

Les administrées font 3 repas par jour. De 7 à 8 heures, on leur distribue du lait, auquel presque toutes ajoutent du café ; de 11 heures à midi, elles reçoivent la soupe grasse et le bœuf bouilli ou accommodé, et quelquefois d'autres denrées en remplacement; enfin le soir, de 4 à 5 heures, il leur est donné un plat de légumes et un dessert (1).

Elles sortent librement les mercredis et les dimanches, de 6 heures du matin à 9 heures du soir, reçoivent des visites les jeudis et dimanches, de midi 1/2 à 4 heures, et peuvent, dans certains cas, obtenir des congés pour passer quelques jours dans leurs familles.

L'infirmerie générale, parfaitement installée, peut recevoir 223 malades dans les services de médecine, et 68 dans le service de chirurgie. Les salles en sont vastes, élevées de plafond, et on y remarque cette disposition que chaque lit est placé en face d'une croisée, ce qui permet aux malades, souvent condamnées à une immobilité absolue, de se distraire par la vue des arbres ou du mouvement extérieur. Les aliénées atteintes d'affections chirurgicales sont également admises dans l'infirmerie générale. Aucun malade étranger à l'hospice ne peut être reçu à l'infirmerie ; la seule exception à cette règle concerne les cancérées incurables des hôpitaux qui, en attendant leur tour d'entrée à l'hospice, peuvent être traitées à l'infirmerie.

La 5e division, dite des aliénées, est partagée en 5 sections, ayant chacune son médecin (2). Elles sont classées dans l'ordre suivant, et portent le nom des personnes qui ont le plus particulièrement contribué à l'amélioration des services :

1re section (ou section Rambuteau)	187 lits.
2e section (id. Esquirol)	320
3e section (id. Sainte-Laure)	271
4e section (id. Pariset)	332
5e section (id. Pinel)	231
TOTAL	1,341 lits.

La 3e section comporte, en outre, les épileptiques non aliénées, au traitement desquelles sont affectés 80 lits.

De vastes promenoirs, des salles de travail, des dortoirs bien aérés, des salles de bains, des gymnases pour les épileptiques et les enfants, tout a été réuni pour apporter quelque soulagement à la triste condition des malheureuses aliénées. L'Administration ne s'est pas contentée de pourvoir à ce qui pouvait leur être utile ; elle s'est en même temps occupée de ce qui pouvait les amuser, les distraire et rompre la monotonie de leur séjour. Des jeux ont été établis dans plusieurs sections. Des promenades à l'extérieur, accordées à titre d'encouragement ou de récompense, sont souvent devenues, entre les mains du médecin, d'utiles moyens d'action.

Des maîtres de chant viennent plusieurs fois par semaine donner des leçons aux aliénées. Des fêtes, des bals sont organisés, à certaines époques de l'année, et ces distractions agréables, si elles ne peuvent être considérées comme un moyen certain de guérison, font au moins diversion aux idées délirantes ou sombres de ces infortunées.

---

(1) Une ration de pain de 40 décag. et 12 centilitres de bon vin sont alloués pour la journée à chaque administrée. Voir, au surplus, pour tout ce qui concerne le régime alimentaire des indigents, le tableau de la page 245.

(2) L'arrêté ministériel du 31 juillet 1851, portant réorganisation du service médical des asiles de la Salpêtrière et de Bicêtre, dispose :

Art. 1er. Les deux sections d'aliénés-incurables existant à l'asile de la Salpêtrière sont converties en sections de traitement.

Art. 2. Le titre de médecin en chef des aliénés dudit asile est supprimé. Il sera remplacé par celui de médecin chef de service.

Enfin l'aspect des cérémonies religieuses ne produit pas un effet moins puissant sur ces organisations maladives; et il est touchant de voir le recueillement, le silence avec lequel près de 300 aliénées assistent, chaque dimanche, à l'office divin.

Sur une population moyenne de 1,500 aliénées, 272 décès ont été constatés en 1861; c'est, comme on le voit, une proportion de 18.13 0/0.

Telle est l'organisation intérieure de la Salpêtrière. Il est permis de se demander quels règlements de police assez sévères peuvent maintenir le bon ordre dans une telle agglomération d'individus, et assurer efficacement la régularité des divers services. Ces règlements, cependant, n'ont rien qui les distingue sensiblement de ceux des autres Établissements; et, malgré les négligences ou les abus qui semblent devoir résulter d'un ensemble aussi important, il arrive bien rarement que l'Administration ait un délit à constater ou une faute à réprimer.

Le montant des dépenses spéciales à l'Établissement de la Salpêtrière (services des indigentes et des aliénées réunis) a été, en 1861, de 1,886,974 fr. 98.

L'hospice a entretenu pendant la même année 3,899 indigentes qui ont donné 940,502 journées, et 2,426 aliénées, pour lesquelles le nombre des journées a été de 513,228. Il y a eu en outre 16,671 journées applicables à 209 malades de l'extérieur, reçues dans les salles de l'infirmerie générale.

Le prix moyen de la journée, d'après le compte moral de 1861, s'élève à 1 fr. 24,22.

II. — HOSPICE DE LA VIEILLESSE-HOMMES (Bicêtre).

Le château de Bicêtre fut compris par l'édit de 1656 au nombre des maisons de l'Hôpital-général (1).

---

(1) Le château de Bicêtre fut d'abord nommé Wincestre, ou Wicestre, de Jean de Pontoise, évêque de Winchester, qui le fit bâtir vers l'an 1286. L'évêque étant mort en 1304, en Angleterre, Aimé VI, dit le Grand, comte de Savoie, acheta des héritiers du prélat le manoir de Gentilly et les terres, vignes, etc., etc., qui en dépendaient.... Il passa par suite d'échange, en 1346, dans le domaine de la maison royale de France. Pendant le règne de Charles V, le duc de Berry l'augmenta d'un grand corps de logis en forme de donjon et en fit une demeure magnifique. Pillé et incendié en 1411, ce château resta abandonné, puis fut légué en 1416 par le duc aux chanoines de Notre-Dame, mais seulement à titre usufructuaire.

Le château, toujours resté à l'état de ruines, rentra avec son enclos dans le domaine de la couronne en 1632. Par ordre du roi Louis XIII, on en augmenta l'étendue par l'acquisition de plusieurs pièces de terre voisines; dans les intentions de ce souverain, le château de Bicêtre devait servir de maison de retraite pour les officiers et soldats infirmes. Louis XIV, ayant conçu des plans plus vastes pour l'établissement de l'hôtel des Invalides, donna la maison de Bicêtre à l'Hôpital-général. Pendant tout le temps qu'il a dépendu de cette dernière administration, son histoire n'a présenté aucune particularité digne d'être notée; pourtant, il y a lieu de rappeler ici que c'est à Bicêtre que fut essayé pour la première fois, sur le cadavre, l'instrument de mort dont l'invention est généralement attribuée au docteur Guillotin. Voici la lettre que le docteur Louis, secrétaire de l'Académie de chirurgie, écrivit à ce sujet au docteur Michel Cullerier, alors chirurgien principal de l'Hôpital-général :

« Samedi, 12 avril 1792.

« Le mécanicien, Monsieur, chargé de la construction de la machine à décapiter, ne sera prêt à en faire l'expé-
« rience que mardi. Je viens d'écrire à M. le procureur général syndic afin qu'il enjoigne à la personne qui doit
« opérer en public et en réalité de se rendre mardi, à dix heures, au lieu désigné pour l'essai. J'ai fait connaître
« au Directoire du département avec quel zèle vous avez saisi le vœu général sur cette triste affaire. Ainsi donc,
« à mardi. Pour l'efficacité de la chute du couperet ou tranchoir, la machine doit avoir 14 pieds d'élévation.
« D'après cette notion, vous verrez si l'expérience peut être faite dans l'amphithéâtre ou dans la petite cour
« adjacente. Je suis, etc. LOUIS. »

Voici, d'après la notice dont nous avons déjà parlé et qui fut faite, en 1657, pour le cardinal Mazarin, ce qu'était Bicêtre à cette époque.

« Bissestre est une maison vrayement royale si elle estoit achevée. Le dessein estoit d'y accueillir les « soldats estropiéz sous le titre de commanderie de Saint-Louis, mais les fonds ayants manqué tant pour « les bastimens que la subsistance, et les désordres survenus par les misères publiques des der- « niers temps, elle a esté presque ruinée par deux campemens d'armée ; et depuis l'on en avoit donné « quelques appartements pour les enfants trouvés en attendant l'establissement de l'Hospital général ; et « enfin estant trop exposée et abandonnée de toutes parts, elle a esté jointe et unie à l'Hospital gé- « néral...

« Cette maison consiste au corps du bastiment avec un emplacement de dix-huit à vingt arpens clos « de grands murs hauts et élevés, accompagnée de quatre pavillons de cinq toises et demye de face « sur quatre toises et demye.

« Sur la face de l'enclos regardant la ville de Paris est basty un grand corps de logis de cinquante « toises de long sur six toises de large, y compris deux pavillons qui ont six pieds de saillie. Ce corps « de logis est orné à l'estage du rez-de-chaussée et à celuy de dessus de deux corridors à arcades et « croisées qui servent à dégager les dortoirs qui ont leur entrée sur iceux.

....

« Aux deux bouts de ce grand corps de logis et sur mesme allignement sont deux aisles plus basses « de vingt-quatre toises de long, chacune sur quatre toises de large, ce qui fait quatre-vingt-dix-huit « toises de long sur le tout qui montre assez la grandeur du dessein..........................

« Il y a maintenant 600 pauvres........, savoir : vieillards au-dessus de soixante-dix ans qui ne sont « incommodés que de la vieillesse ; grands garçons estropiéz ; petits enfants estropiéz ; incurables ; aveu- « gles ; paralytiques ; imbéciles ; épileptiques ; rompus (1).......................................»

Avant la Révolution, Bicêtre était à la fois hospice, hôpital, pensionnat, maison de force et de correction ; on y soignait aussi les vénériens, mais ceux-ci n'y étaient reçus qu'après avoir été préalablement fustigés (2). L'hôpital des Petites-Maisons, dont nous faisons connaître plus loin (page 321) l'origine et la destination, est le premier établissement consacré en France au traitement de la maladie vénérienne ou *grosse vérole*, comme on l'appelait alors.

En affectant le château de Bicêtre au renfermement des pauvres mendiants, l'édit de 1656 en avait formellement exclu les vénériens ; mais le nouvel hôpital était à peine ouvert que la présence du mal était constatée chez un certain nombre des individus renfermés ; ne pouvant les renvoyer dans cet état, les administrateurs de l'Hôpital-général durent se résigner à les conserver et à les faire traiter. C'est ainsi que, par la force des circonstances et malgré tous les obstacles, Bicêtre était devenu l'asile de ces malheureux (3).

---

(1) Registres des délibérations du Bureau de l'Hôpital-général, année 1657. (Arch. de l'Ass. pub.)

(2) « Ceux qui se trouveront à l'hospital attaquez du mal vénérien et qu'on y envoyera n'y seront reçuz qu'à « la charge d'estre sujets à la correction avant toutes choses et fouettez, ce qui sera certiflé par leurs billets d'en- « voy. Bien entendu à l'esgard des ceux ou celles qui auront gagné ce mal par leur désordre et débauche, et non de « ceux ou celles qui l'auraient contracté dans le mariage ou autrement, comme une femme par le mary et une « nourrice par l'enfant. » (Registres des délibérations du Bureau de l'Hôpital-général, année 1679, (Arch. de l'Ass. pub.)

(3) M. le docteur Michel Cullerier, chirurgien en chef de l'hôpital des Vénériens, et qui avant la Révolution exerçait déjà au château de Bicêtre les fonctions de chirurgien principal de l'Hôpital-général, a publié, en l'an XI, des notes historiques fort intéressantes sur les hôpitaux établis à Paris pour traiter la maladie vénérienne : nous en détachons les passages suivants, qui compléteront utilement tout ce que nous venons de dire relativement à l'ancienne organisation de Bicêtre :

« Il n'y avait pas un an que l'hôpital de Bicêtre existait et déjà il s'y trouvait plusieurs vénériens. Les com- « missaires en donnèrent connaissance à l'Administration. On distinguait alors la maladie vénérienne en maladie

Tenon n'a consacré que quelques lignes à cet établissement :

« A Bicêtre sont de pauvres hommes jeunes et vieux, valides ou invalides et malades, des fous furieux, « des imbéciles, des épileptiques, des paralytiques, des aveugles, des écrouelleux, des incurables de « toute espèce, des hommes enfin et des femmes soumis aux grands remèdes; on y a de plus des prisons « où sont détenus des gens arrêtés ou par ordre du roi, ou par la police, ou par les tribunaux (1). »

M. de Pastoret, dans son rapport sur les hôpitaux, fait connaître l'état de Bicêtre au moment où le Conseil général des hospices fut institué; et il signale les réformes qui y furent immédiatement introduites :

« La situation de Bicêtre, au milieu d'une vaste campagne et sur une élévation, devait faire croire que « ce serait un lieu salubre. Deux causes surtout produisirent un effet contraire : le grand nombre de « pauvres qu'on y entassa, le placement de l'infirmerie au milieu des salles ordinaires d'où l'air s'infec- « tait par des exhalaisons qui souvent communiquaient et propageaient les maladies. A ces causes géné- « rales s'en joignirent, avec le temps, d'autres, qui tenaient à des circonstances particulières et que « quelques soins, quelques dépenses, une police exacte, auraient bientôt fait disparaître. La permission « donnée à des marchands de vendre et faire cuire, dans les cours et ailleurs, des harengs et autres « comestibles, l'état des croisées, devenues et restées si mauvaises qu'on ne pouvait plus les ouvrir autant « que la circulation de l'air l'aurait exigé; le défaut d'armoires, de cassettes pour resserrer les effets des « pauvres, de manière qu'ils laissaient traîner sur leurs lits ou sur des tablettes voisines des hardes « dont la malpropreté réunie entretenait dans les chambres beaucoup d'insalubrité..................

« On a vu que ce que nous disions ici de Bicêtre s'appliquait également à la Salpêtrière. Une pitié mal « entendue multipliait constamment dans les deux maisons le nombre des habitants de l'infirmerie; et « dans les salles ordinaires, des personnes raisonnables et saines avaient auprès d'elles et devaient sup- « porter le spectacle affligeant et quelquefois dangereux des fréquents accès des malades attaqués d'é- « pilepsie ou frappés de démence. Un règlement du mois d'octobre 1801 défendit d'admettre à l'infirme- « rie tout indigent qui ne serait pas malade; il ordonna de séparer les fous des valides, de placer les « épileptiques dans des bâtimens séparés dont dépendent des promenoirs séparés aussi. On forma dans « les deux hospices plusieurs divisions qui classent les admis par âge et par infirmités. Les enfants furent « envoyés, suivant leur sexe, aux Orphelins et aux Orphelines. Les maladies auxquelles des Établisse- « ments spéciaux sont destinés ne furent plus admises que dans ces Établissements........... (2). »

Bicêtre, dans son état actuel, occupe une superficie totale de 21ʰ 29ᵃ 60ᶜ, dont 2ʰ 42ᵃ 85ᶜ cou-

« manifestée et maladie menaçante; ceux de la seconde classe furent conservés et traités; les autres furent envoyés « au grand bureau des pauvres; on enferma dans un local séparé ceux qu'on dut conserver, et on arrêta qu'ils « seraient *chatiés* et *fustigés* avant et après leur traitement.... (page 23). Afin d'éloigner ces malheureux de Bicêtre, « on chercha tous les moyens possibles de leur en rendre le séjour pénible. Outre la fustigation dont il a été « parlé, ils furent mis, pour toute nourriture, à l'usage d'un pain grossier d'orge. Ils étaient à cette époque (1685) « au nombre de 70 (page 29).... En 1690 le premier président du parlement et le procureur général prirent enfin « sur eux d'ordonner que, nonobstant tout règlement, tout édit contraire, tous les malades vénériens existants « dans les différentes maisons de l'Hôpital-général seraient traités dans un lieu convenable.... On ne trouva d'em- « placement qu'à Bicêtre pour les femmes de la Salpêtrière, et elles y furent transférées.... Depuis cette époque « on continua à envoyer à Bicêtre les femmes vérolées prisonnières à la Salpêtrière, et cet usage a été suivi « jusqu'en 1790 (pages 30 et 31).... Le transfèrement des malades de Bicêtre à l'hôpital des Capucins eut lieu « le 12 mars 1792 (page 51).... »

(1) Tenon, 2ᵉ Mémoire, page 88.

(2) Rapport déjà cité de M. le comte de Pastoret, page 151. Au mois de mars 1801, il y avait à Bicêtre 1,505 lits pour coucher seul, 292 pour deux personnes, 244 à double cloison, 172 lits pour coucher seul, scellés dans les murs pour les fous; 126 appelés auges pour les gâteux et 38 lits de sangle. Pendant longtemps ces lits furent tellement insuffisants que les admis étaient obligés de s'y reposer successivement. La plupart des lits se touchaient; ceux qui avaient des ruelles étaient distants l'un de l'autre de l'espace d'un pied, au plus.

verts de constructions; il comprend deux parties très-distinctes: 1° l'hospice où sont reçus, à titre gratuit, des vieillards et des infirmes indigents de la ville de Paris; 2° l'asile destiné à recueillir et à traiter, pour le compte du département, les aliénés du département de la Seine (1).

L'hospice occupe la partie septentrionale de l'Établissement, et l'asile la partie méridionale; les infirmeries et l'église élevée en 1669 (2) sont placées au centre.

Composé d'un grand nombre de bâtiments édifiés sans vue d'ensemble et à mesure que les besoins du service en révélaient la nécessité, Bicêtre, considéré d'une manière générale, présente une masse de constructions beaucoup plus imposantes par leur développement que par leur mérite architectural; il offre, ainsi que la Salpêtrière, plutôt l'image d'une ville que celle d'un hospice. Cependant, tel qu'il se compose aujourd'hui, il renferme plus d'une partie remarquable et ses bâtiments modernes, élevés en vue de leur destination actuelle, joignent à la régularité des lignes les convenances que réclamait leur usage. Si les ressources de l'Administration lui permettent de continuer les constructions projetées sans s'écarter du plan général et surtout sans en dénaturer le caractère, Bicêtre deviendra certainement un établissement modèle. Sa façade nord entièrement reconstruite dans la donnée des plans de l'ancien château, se développant en regard de Paris, au sommet du coteau de Gentilly, justifie par son bel aspect les éloges que tous les auteurs ont faits des constructions de Louis XIII. La partie qui nous en a été conservée, bien que réclamant une prochaine et complète réfection, peut nous donner une idée de ce qu'était le château de Bicêtre lorsqu'il est entré dans le domaine hospitalier.

Les bâtiments de Bicêtre se groupent autour de neuf cours la plupart rectangulaires, plantées d'arbres et ornées de jardins bien entretenus (Voir planche 7). Quatre de ces cours sont affectées à l'hospice (cours A. B. C. D.), et les autres, généralement moins vastes, à la division des aliénés (cours E. F. G. H).

Les valides et les petits infirmes occupent les bâtiments de la première cour ou cour d'entrée. Les salles habitées par les administrés de cette division laissent beaucoup à désirer sous le rapport de l'aération; les dortoirs du bâtiment Saint-Léon, construit en 1805, en face du vieux château, sont étroits, voûtés, n'ont guère de fenêtres qu'au nord et sont, il faut le dire, dans de mauvaises conditions de salubrité.

Les bâtiments des côtés est et ouest de la 2e cour (B), dite cour de l'église, et la partie nord récemment reconstruite du vieux château sont reliés, à rez-de-chaussée, par une galerie couverte garnie de bancs où les indigents se tiennent de préférence pendant les mauvais temps, ces bâti-

---

(1) L'établissement connu sous le nom de Ferme Sainte-Anne est situé à Paris, boulevard de la Santé, à 3 kilomètres de Bicêtre; c'est une succursale de l'asile. Deux cents aliénés environ, choisis de préférence parmi les malades incurables, y sont employés, partie à la culture des terrains dépendant de la ferme, partie à l'exploitation d'une vaste porcherie. La superficie de l'enclos est de 5 hectares 13 ares 96 centiares; les constructions, relativement peu importantes, ne couvrent qu'un espace de 6,700 mètres. Les corps de bâtiment principaux, au nombre de trois, sont occupés par les services généraux et par les dortoirs. Dans la partie ouest de l'enclos se trouvent la porcherie et ses dépendances. Cette porcherie est, sans contredit, ce que l'Établissement renferme de plus intéressant. Son exploitation permet d'obtenir un travail utile des aliénés qui ne peuvent être employés à la culture et d'utiliser les eaux grasses et les détritus provenant des établissements hospitaliers. La charcuterie qu'on prépare avec ses produits sert à la consommation des serviteurs et des administrés valides des hospices et maisons de retraite. Les quantités débitées en 1861 se sont élevées au chiffre de 41,646 kilog. 50. Au 30 juin dernier, la porcherie comptait environ 700 animaux à l'engrais. L'Administration se dispose à restreindre l'exploitation de la Ferme Sainte-Anne à son enclos: elle la remplacera par une vaste culture maraîchère établie sur les terrains qui environnent Bicêtre.

(2) L'église de Bicêtre, construite comme celle de la Salpêtrière par Levau, architecte du roi, est vaste et convenable, mais n'offre rien de particulier au point de vue de l'art et de la décoration intérieure.

ments sont occupés partie par des administrés valides, partie par des aveugles; les salles en sont généralement spacieuses et bien installées.

Le bâtiment des grands infirmes (n° 5), placé en avant et en contre-bas des bâtiments du château, a été construit de 1839 à 1846, et se compose seulement d'un rez-de-chaussée. Les vents du nord qu'il reçoit en plein, joints aux fréquents lavages des salles carrelées, y entretiennent une certaine humidité à laquelle un chauffage énergique ne remédie qu'imparfaitement. C'est là que sont placés les paralytiques, les gâteux et les culs-de-jatte. Leur installation est aussi bonne que le comporte leur état, et elle a du moins cet avantage que ces malheureux, incapables de se mouvoir par eux-mêmes, peuvent, dès qu'un rayon de soleil vient égayer le jardin qui longe leurs salles, être facilement transportés et promenés à l'air, au moyen de petits chariots établis dans ce but. Condamnés le reste du temps à une immobilité absolue, un grand nombre, nous pourrions presque dire la généralité, a néanmoins et, grâce à ces petites industries, qui ne se rencontrent guère que dans les grands hospices (1), pu se créer une occupation à la fois utile et salutaire. Constatons toutefois que ce travail, source de distraction et de douceurs pour les infirmes, est pour le service une cause incessante de désordre et de malpropreté; dans la nécessité d'avoir à portée de la main tout le matériel de sa profession, chacun accumule autour de son lit et jusque sur ce lit même les meubles les plus disparates et des ustensiles sans nom.

L'ancienne prison de Bicêtre a subsisté jusqu'en 1836. A cette époque, les bâtiments en furent acquis par l'Administration qui en prit possession dans le courant de décembre. Les travaux d'appropriation commencés en 1839 furent terminés en 1841 et permirent de créer de nouveaux dortoirs pour les indigents, et d'installer dans des chambres le plus grand nombre des anciens serviteurs admis au repos.

L'infirmerie est placée au-dessus de la galerie Bréton (2) terminée en 1841 (n° 20 du plan) ; les services de chirurgie et de médecine, composés chacun de deux salles, occupent le premier et le deuxième étage, les dortoirs de convalescents sont au troisième. Douze lits sont réservés aux blessés du dehors; par suite de la fréquence et de la gravité des accidents qui ont lieu dans l'exploitation des carrières qui avoisinent l'hospice, ces lits sont souvent occupés.

Le bâtiment de l'infirmerie auquel est annexé un jardin spécial pour les malades est exposé au levant et au couchant, et domine la campagne de ce dernier côté.

L'asile d'aliénés de Bicêtre est divisé en trois sections, qui occupent chacune deux cours; la première et la deuxième section sont affectées aux aliénés adultes; la troisième section est destinée au traitement des épileptiques simples et aliénés, et aux enfants épileptiques, aliénés ou idiots, pour lesquels une école spéciale a été instituée en 1842 (3). La Sûreté, lieu destiné aux malades détenus par jugement, prévenus de crimes ou de délits, ou signalés comme particulièrement dangereux, forme un quartier à part. Les cours du service des aliénés sont en général vastes, plantées d'arbres et ornées de plates-bandes. Des cellules propres et bien éclairées ont remplacé les anciens cabanons. Les deux premières sections possèdent chacune une infirmerie et

---

(1) A Bicêtre, 379 administrés exercent ces industries, soit dans les salles, soit dans les ateliers. On compte dans ce nombre 55 aveugles. — Les gains varient de 10 à 70 centimes par jour.

Les administrés travaillant pour leur compte, joints à ceux que l'administration occupe, constituent une population ouvrière de 860 individus, soit environ le tiers de la population générale.

(2) Cette galerie est ainsi appelée du nom de M. Bréton, membre de l'ancien Conseil général des hospices. Chargé de la surveillance de Bicêtre, M. Bréton s'était vivement préoccupé des améliorations que cet établissement était susceptible de recevoir; c'est par son initiative que furent exécutés les travaux d'appropriation de l'ancienne prison et que l'infirmerie des indigents malades fut transférée dans le local qu'elle occupe aujourd'hui.

(3) La première école de ce genre a été établie à l'hospice des Incurables-Hommes, le 1er octobre 1841. Cet

une salle de bains. Ainsi qu'à la Salpêtrière, l'installation des épileptiques est moins satisfaisante : celle de l'infirmerie des enfants idiots et épileptiques laisse surtout à désirer. Il y a été remédié récemment par des arrangements, qui permettent de transporter au soleil et à l'air les pauvres enfants qui étaient naguère confinés dans une infirmerie où se produisent nécessairement de mauvaises odeurs.

Les services généraux, communs à l'hospice et à l'asile, sont généralement bien placés et convenablement aménagés. Nous citerons particulièrement la lingerie, qui occupe, à la droite du bâtiment des grands infirmes, un pavillon construit en 1855, la sommellerie et la cantine placées dans les sous-sols éclairés des bâtiments neufs (1), la pharmacie établie au rez-de-chaussée de la galerie Bréton, et qui a trouvé des caves spacieuses dans les anciens cachots des condamnés à mort.

Bien qu'installés dans de vieux bâtiments, les ateliers et magasins d'habillement, de cordonnerie, de tapisserie et de matelasserie sont disposés d'une manière assez favorable ; les ateliers destinés aux ouvriers de bâtiment sont bien outillés, et permettent de pourvoir à la plupart des travaux d'entretien de l'établissement et de ses exploitations.

L'eau nécessaire à l'alimentation de Bicêtre est fournie par un vaste réservoir d'une capacité de 1,026 ^{mc} 030, divisé en deux parties : la première, qui cube 266^{mc} 690, reçoit de l'eau de Seine, et la seconde, dont la contenance est de 759^{mc} 340, est alimentée par l'eau du *grand puits*. Ce puits, que Tenon cite avec raison « pour sa beauté et le volume d'eau qu'il procure (2)... » a été construit de 1733 à 1735 par l'architecte Germain Boffrand. Il a 58^{m} de profondeur et 5^{m} de diamètre; il est maçonné jusqu'à 50^{m} environ ; la nappe d'eau est de 3 à 4^{m}, suivant la saison. L'extraction de l'eau avait lieu autrefois au moyen d'un manége, mû d'abord par des prisonniers,

---

essai ayant, dès l'année suivante, donné un bon résultat, le Conseil général des hospices décida qu'il serait continué à Bicêtre sur une plus grande échelle (arrêté du 12 octobre 1842). Le 26 novembre 1842, en effet, vingt jeunes idiots furent transférés de l'hospice des Incurables à Bicêtre et formèrent le premier noyau de cette école fréquentée actuellement par près de cent élèves. — Ce fut M. le docteur Ferrus qui forma dans son service la première école d'idiots.

Voici en quels termes le docteur Voisin, dans son ouvrage intitulé : *De l'idiotie chez les enfants*, appréciait la mesure que venait de prendre le Conseil :

« Le Conseil général des hospices, toujours préoccupé du soin d'améliorer le sort des aliénés, vient de prendre « en considération particulière la seule et dernière classe de ces malheureux qui, jusqu'à présent, fût restée en « quelque sorte dans l'oubli, je veux parler des enfants idiots. Cette Administration qui cherche et veut le bien « en toute chose, a entendu la voix des hommes qui n'ont point complétement désespéré de ces infortunés. Elle « a pensé avec eux qu'il y avait des distinctions à faire et à établir entre les individus compris sous cette fatale « dénomination, et qu'il était possible d'en appeler quelques-uns à une partie de l'existence intellectuelle et mo- « rale propre à l'humanité..... Elle a voulu que les idiots qui peuvent présenter quelque prise à l'action des « modifications externes reçussent les bienfaits d'une instruction et d'une éducation spéciales. »

(1) De 1802 à 1837, l'exploitation de la cantine a été affermée à un entrepreneur (arrêté du 17 septembre 1802), moyennant une location annuelle qui avait atteint, aux dernières adjudications, le chiffre de 18,000 francs. Ce commerce peu surveillé, mais très-lucratif, donnait lieu aux plus graves abus. Tous les entrepreneurs y ont fait fortune, et M. de Larochefoucauld-Liancourt nous apprend que, pour la seule année 1790, ce débit, qui était alors complétement libre, n'avait pas donné moins de 46,000 francs de bénéfice. A cette époque, il est vrai, les administrés, les serviteurs, les étrangers, reçus librement à la cantine à toute heure, y passaient des journées entières et en sortaient rarement sans être complétement ivres. L'Administration en prit la gestion directe en 1837, et, comme elle n'y délivre que des liquides parfaitement purs vendus au prix de revient, elle arrive à peine à couvrir ses frais d'exploitation. La cantine de Bicêtre est ouverte deux fois par jour, la première de 7 à 9 heures du matin, et la seconde de 1 à 3 heures de l'après-midi; les quantités de liquide qui peuvent être livrées à chacun sont limitées par séance. La consommation maximum a été fixée pour chaque individu à 30 centilitres de vin; le matin seulement, les administrés ont la faculté d'opter entre cette quantité de vin et 5 centilitres d'eau-de-vie. Les serviteurs ne sont plus admis à la cantine avec les administrés.

(2) Tenon, 2e Mémoire, page 88.

puis par des aliénés, dont les brigades se relayaient jour et nuit sans interruption. Depuis le mois d'août 1858, une machine à vapeur, de la force de dix chevaux, fait mouvoir trois corps de pompe, donnant ensemble 25,000 litres d'eau à l'heure.

Les parties défectueuses de l'hospice sont l'ancien bâtiment des cuisines, en partie reconstruit à l'heure qu'il est; la buanderie, où les épileptiques font l'emploi de laveuses et dont un incendie récent a détruit l'étuve; les bains, trop éloignés de l'infirmerie, et dans un état de dégradation tel qu'il y a nécessité de les reconstruire. Les égouts et les latrines, se déversant dans un puisard commun, sont encore une cause permanente d'infection (1).

Parmi les services ou les institutions de formation nouvelle, il convient de mentionner la bibliothèque, qu'un certain nombre d'administrés fréquentent d'une manière régulière (2); une école spéciale aux gens de service et où tous les soirs les serviteurs des deux sexes reçoivent séparément des leçons de grammaire et de chant; et enfin les sociétés de prévoyance, établies par les indigents entre eux, et qui, moyennant un premier versement de 3 à 8 francs, suivant l'âge des entrants, et une cotisation mensuelle de trente centimes, assurent à ceux qui en font partie des secours en cas de maladie, et, à leur décès, une sépulture particulière.

Le nombre des lits de Bicêtre affectés aux administrés, tant indigents qu'aliénés, a été réglé par le budget de l'exercice 1862 à 2,725, dont 166 lits d'infirmerie. Ces derniers faisant double emploi avec un nombre égal de lits d'indigents, l'effectif budgétaire n'est donc en réalité que de 2,559 lits, savoir :

Lits d'indigents	1,656
— de reposants	49
— d'aliénés	854
Total égal	2,559

Au 1er juillet 1862, la population de l'hospice s'élevait à 3,118 individus répartis ainsi qu'il suit :

Indigents (3)	1,534	2,528
Aliénés adultes	828	
Enfants épileptiques et idiots	111	
Reposants	55	
A ce chiffre il convient d'ajouter : Employés, sous-employés et serviteurs.		391
Personnes appartenant aux familles des employés et sous-employés...		199
Ce qui donne une population totale de		3,118 individus.

L'hospice de Bicêtre est peuplé, en partie, d'anciens artisans que la vieillesse ou les infirmités ont privés des ressources du travail et qui n'ont pu trouver d'asile dans leurs familles. Le surplus

(1) Toutes ces différentes restaurations sont ou en voie d'exécution ou à l'étude.
Le nouveau service de bains est sur le point d'être achevé; l'Administration s'occupe de reconstruire la buanderie et de remplacer le puisard par des fosses étanches; elle s'inquiète également de trouver un emplacement où elle pourrait installer des lavabos et de nouveaux ateliers pour les indigents travailleurs. Enfin, le bâtiment des cuisines, qui sera prochainement terminé, offre déjà à la cuisine proprement dite, à la boucherie et aux ateliers de charcuterie, une installation très-commode.

(2) La bibliothèque ne profite pas seulement aux administrés valides qui peuvent s'y rendre facilement; elle est encore à l'usage des grands infirmes à qui des livres sont prêtés par l'intermédiaire de leur surveillante.

(3) 50 lits d'indigents ont dû être provisoirement supprimés par suite de différents travaux de démolition et d'appropriation en cours d'exécution.

de la population se compose d'anciens militaires, au nombre d'environ 600, d'anciens domestiques; puis, pour une très-minime portion, d'individus déclassés, artistes, écrivains, professeurs, inventeurs, commerçants, fonctionnaires, que le malheur, l'imprévoyance ou l'inconduite ont réduits à la misère.

On comprend que la tenue générale des administrés se ressente de leur déchéance morale; que leur caractère, aigri par la vieillesse, l'infirmité, l'isolement de la famille, soit plus enclin à se montrer frondeur et mécontent, et, partant, qu'ils soient pour la plupart plus ou moins rebelles à la discipline (1).

Les indigents valides sont tenus de se lever à six heures en été, et à sept heures en hiver; l'heure de leur rentrée à l'hospice est fixée à huit heures en hiver, et à neuf heures en été; ils n'ont pas, on le conçoit, la faculté de conserver de la lumière pendant la nuit. Après la révolution de Février, l'Administration de l'Assistance, cédant aux sollicitations des administrés de Bicêtre, leur avait accordé la faculté de sortir tous les jours, à toute heure et sans permission. Une pareille latitude, en se perpétuant, pouvait devenir dangereuse, car elle entraînait une foule de désordres, et rendait l'autorité et la surveillance également illusoires.

Un retour aux anciennes habitudes de discipline était bientôt devenu indispensable, et l'on dut remettre en vigueur les mesures précédemment adoptées en vue de l'ordre et du travail intérieur; la réorganisation des ateliers, abandonnés depuis déjà un an, fut une des premières dispositions prises à cet égard (2).

Le travail des indigents, soit qu'ils s'occupent pour leur compte particulier, soit qu'ils prêtent

---

(1) « De toutes nos maisons de retraite consacrées à la vieillesse, l'hospice de Bicêtre ou de la Vieillesse-« Hommes est, sans contredit, le plus difficile à conduire, moins à cause du nombre d'individus qu'il renferme « qu'en raison de la composition d'une population de près de 2,000 indigents, la plupart valides, où, comme dans « toutes les agglomérations d'hommes de cette classe, une majorité honnête et animée de bons sentiments est dominée « ou pervertie par une minorité turbulente et insubordonnée. Là, plus que partout ailleurs, le frein de la discipline « est donc indispensable, et l'autorité doit se montrer ferme et vigilante. »

(Compte moral de l'exercice 1850, page 14.)

(2) « 1° Les sorties quotidiennes sont supprimées.

« 2° Une seule sortie libre par semaine est accordée de droit aux administrés.

« 3° Il pourra être accordé une seconde sortie à ceux dont la conduite pendant la semaine précédente n'aura « donné lieu à aucune observation défavorable...

5° « Le travail est obligatoire pour tous les indigents en état de s'y livrer et reconnus tels par les médecins ou « le chirurgien de l'hospice...

« 7° Le prix des divers travaux sera fixé, selon leur nature, par un tarif arrêté par le directeur de l'Administration et approuvé par le préfet.

« Un tiers de ce prix sera remis à l'indigent; les deux tiers appartiendront à l'Établissement et pourront être « employés à adoucir la position des administrés les plus dénués...

« 9° L'épluchage des légumes est une corvée obligatoire qui ne donne lieu à aucune rétribution, et pour laquelle « le remplacement est interdit.

« 10° Les fautes commises par les administrés, telles que : la désobéissance, le refus de travail, la mendicité, « soit à l'intérieur, soit au dehors, la sortie des aliments du réfectoire ou de l'hospice, le détournement ou la « vente des effets appartenant à l'Établissement, le bris du mobilier, les injures adressées aux fonctionnaires, « employés et surveillants, l'inconduite notoire, l'habitude de l'ivresse, les voies de fait et les blessures, la provocation au désordre, la rébellion, les tapages nocturnes, le vol, seront, suivant leur gravité et les circonstances « dont elles seront accompagnées, punies des peines suivantes : le privation de vin, la privation de sortie, le « séjour au quartier disciplinaire, le renvoi de l'hospice; le tout, sans préjudice des poursuites qui pourraient « être encourues devant les tribunaux...

« 13° Le renvoi de l'hospice ne pourra être prononcé qu'après enquête, et par le directeur de l'Administration « de l'Assistance, qui devra en rendre compte au préfet. »

(Arrêté du directeur de l'Administration en date du 17 janvier 1850.)

leur concours à l'Administration pour certains ouvrages, n'a pas sans doute une grande importance, mais il est un élément précieux de moralisation. Le travail modéré et proportionné aux forces du vieillard devient pour lui un exercice salutaire et une heureuse diversion aux souffrances de l'âge et à l'ennui qui les aggrave. Si minimes qu'en soient les produits, ils lui constituent une sorte d'aisance relative; et il est de fait que nos indigents, défrayés d'ailleurs de tous les besoins essentiels de l'existence, y trouvent un moyen de se procurer une foule de petites satisfactions qu'ils n'auraient pu obtenir autrement.

La création des premiers ateliers d'indigents a eu lieu à Bicêtre vers la fin de 1802 (1).

On commença par installer dans une portion du bâtiment de l'église alors abandonnée, un certain nombre de tailleurs, de cordonniers, de rubaniers et de fabricants divers ; un autre local reçut des cordeurs et des fileurs de laine, des éplucheurs de coton, etc.; dans des sous-sols qui avaient déjà servi autrefois d'ateliers de tisserands on rétablit des métiers et un certain nombre d'indigents purent y fabriquer de la toile avec le chanvre fourni par la filature.

En 1806, ces dépendances de l'église ayant été rendues à leur première destination, les travailleurs, au nombre de 200 environ, furent installés dans les anciens hangars de la buanderie où ils se trouvent encore.

Les dimensions des places laissées aux indigents varient de 1m70 à 5 mètres et le prix de location de 30 c. à 1 fr. 20 c. par mois, suivant l'importance de la place et sa situation. Le produit annuel de ces locations réunies est, on le conçoit, insignifiant.

Les travailleurs qui occupent actuellement l'atelier sont principalement des fabricants de chevilles de bois à l'usage des cordonniers, de faussets pour les marchands de vins et pour l'octroi, de tailles pour les boulangers, des râpeurs de corne, des limeurs de fer et de cuivre; d'autres, en moins grand nombre, préparent des tubes en papier destinés à la fabrication des pétards, ou font des balles de terre glaise et des épingles de blanchisseuses, etc., etc. Sous le rapport de l'étendue et de la disposition, l'atelier actuel ne répond que d'une manière insuffisante aux besoins de l'éta-

---

(1) La loi du 16 messidor an VII (4 juillet 1799) a consacré le principe de l'obligation du travail pour les indigents admis dans les hospices; elle porte :

« Art. 15. Le Directoire fera introduire dans les hospices des travaux convenables à l'âge et aux infirmités « de ceux qui y seront entretenus.

« Art. 31. Les deux tiers du produit du travail seront versés dans la Caisse des hospices; le tiers restant sera « remis en entier aux indigents. »

Pris en conformité de cette loi l'arrêté du Conseil général des hospices du 30 fructidor an X (17 septembre 1802), portant institution d'ateliers de travail à Bicêtre et à la Salpêtrière, réglementait en même temps le service intérieur de ces Etablissements sous le rapport de l'ordre et de la discipline; en voici les principales dispositions :

« Art. 31. Tout indigent valide est tenu de se livrer à un travail analogue à ses forces et à son industrie.

« Art. 32. Les indigents valides qui refusent de se livrer aux travaux auxquels ils sont jugés propres ne peuvent « obtenir de permission de sortir, et la Commission peut même, lorsqu'elle le juge convenable, les renvoyer de « la maison.

« Art. 33. L'agent de surveillance a le droit de faire faire par tous les indigents valides, non occupés à d'autres « travaux, toutes les corvées, tous les ouvrages faciles qu'il jugera convenable.

« Art. 34. On ne peut travailler ailleurs que dans les ateliers.

« Art. 35. Les indigents ne peuvent sortir de la maison plus de trois fois par mois; à cet effet, les permissions « se donnent par dixième de population dans chaque emploi.

« Art. 49. L'agent de surveillance aura droit de punir tous les indigents et employés qui contreviendraient au « présent règlement, soit en les privant d'un jour de sortie pour la première fois, de deux ou davantage s'ils « récidivent; il pourra, lorsqu'il le jugera convenable, les faire mettre, vingt-quatre heures et même quarante-huit « heures à la salle de discipline, en en donnant avis à la Commission, qui, selon les circonstances, les ren- « verra de la maison. »

blissement; car sur 379 administrés valides environ, qui travaillent pour leur compte à Bicêtre, il n'en contient que 130 ; les autres, au nombre de 249, sont obligés de travailler dans les salles, ce qui nuit à la propreté et souvent aussi à la tranquillité.

Les indigents valides mangent en commun dans des réfectoires établis de 1841 à 1850. Avant cette époque, chaque administré recevant individuellement ses vivres les consommait à son heure dans son dortoir, de la manière la plus incommode et sans souci de la propreté et de la bonne tenue des salles, dont la salubrité se trouvait ainsi compromise ; d'autres ne se faisaient aucun scrupule de vendre à vil prix le superflu de leurs rations. L'établissement des réfectoires, où les repas sont pris en commun, est venu mettre un terme à ces abus et reste encore aujourd'hui comme un progrès laborieusement mais définitivement acquis. Cette réforme, également profitable à la santé des indigents et aux intérêts de l'Administration, a permis de réaliser, dès la première année, une économie de plus de 13 fr. par administré (1).

Tel est l'ensemble des services que renferme l'hospice de la Vieillesse-Hommes, plus connu sous le nom de Bicêtre. La dépense d'entretien s'est élevée pour 1861 à 1,330,661 fr. 89 c.

Il a été entretenu dans cet Établissement, pendant cet exercice, 2,483 indigents, qui ont donné 566,260 journées, et 1,877 aliénés pour lesquels le nombre de journées a été de 336,883. Il y a eu en outre 2,809 journées applicables aux blessés de l'extérieur reçus à l'infirmerie.

Le prix moyen général de la journée, en 1861, ressort à.................. 1 fr. 46 c. 88

III. — HOSPICE DES INCURABLES (Hommes et Femmes).

L'Établissement que nous désignons aujourd'hui sous le nom d'hospice des Incurables-Hommes, et qui vient d'être installé provisoirement dans la caserne Popincourt, mise à notre disposition par l'Administration de la Guerre, moyennant un loyer de 20,000 fr., était établi précédemment dans les bâtiments du couvent des Récollets, rue du Faubourg-Saint-Martin (2).

---

(1) Cette économie, portant seulement sur les 665 administrés qui prenaient leurs repas en commun, s'élevait, dès la première année, à la somme de 8,794 fr. 62 c. Mais comme on avait en même temps augmenté de 6 centilitres par jour l'allocation de vin de chaque administré, ce qui représentait une augmentation de dépense de 2,000 fr., l'augmentation, dans les conditions anciennes du régime, eût été de 10,794 fr. 62 c. Les réfectoires installés en 1851 à la Salpêtrière, sur une plus large échelle, procuraient, de leur côté, une économie de 26,155 fr.

(2) Vincent de Paul fonda vers 1653, à l'aide de pieuses libéralités, une maison de retraite pour 40 vieillards, 20 hommes et 20 femmes. Cette maison, située au faubourg Saint-Martin, près du couvent des Récollets, était administrée par des frères de la Mission et desservie par des sœurs de la Charité.

Lorsque la Convention eut supprimé les communautés religieuses, le département des hôpitaux fut chargé de l'administration de cet établissement. Un arrêté du 22 brumaire an II en confia la direction à un proviseur ayant sous ses ordres des employés laïques. Le nombre des vieillards admis fut en même temps porté à 60, et afin de pouvoir encore augmenter le nombre des admissions, la Convention autorisa le département à transférer les habitants du petit hospice fondé par Vincent de Paul dans l'ancien couvent des Récollets. Ce fut le 9 thermidor an II qu'eut lieu la translation des 60 vieillards.

L'article 9 du règlement du 18 vendémiaire an X, rendu pour l'exécution de la loi du 8 juin 1793, prescrivit de prendre les mesures nécessaires pour la séparation des hommes et des femmes incurables. En conséquence, les hommes furent réunis dans l'ancien couvent des Récollets, et les femmes dans la maison de la rue de Sèvres; les époux vivant en ménage furent transférés à l'hospice des Ménages.

C'est à partir de ce moment que l'hospice des Vieillards de la rue du Faubourg-Saint-Martin prit le nom d'hospice des Incurables-Hommes.

En cessant d'appartenir à l'Administration de l'Assistance publique, l'ancienne maison des Récollets, transformée en hôpital militaire, est sortie du cercle des établissements qui font le sujet de notre étude. Si donc nous nous occupons de son origine et de son organisation, c'est surtout à cause des projets de reconstruction auxquels son déplacement a déjà donné lieu, et qui tendent à réunir de nouveau, dans un ensemble commun et particulièrement approprié à cette double destination, mais dans le système d'une séparation effective, les deux hospices actuellement distincts des Incurables-Hommes et des Incurables-Femmes.

On sait, en effet, que l'hospice des Incurables de la rue de Sèvres a été spécialement construit pour recevoir les incurables des deux sexes (1).

« On y reçoit, dit Tenon, pour paralysies anciennes, tremblement de tout le corps, cancers, nodus « goutteux, hydropisies, asthmes, surabondance de pituite, vieux ulcères, tumeurs d'une grosseur ex- « traordinaire, descentes habituelles et irréductibles, imbécillité.

« Sa forme et sa distribution le caractérisent; ce sont deux hôpitaux en croix, séparés par l'église, « l'un pour les hommes, l'autre pour les femmes. Les salles en croix d'en bas sont flanquées d'un cor- « ridor, elles sont voûtées, leurs croisées sont en fer, ce qui a des avantages (2). »

Les anciens règlements n'admettaient à l'hôpital de la rue de Sèvres que les indigents réduits par la maladie ou par l'âge à garder continuellement le lit ou le fauteuil. De nos jours, les hospices des Incurables peuvent être considérés comme des succursales des hospices de la Vieillesse, à cela près que les maladies mentales ou contagieuses en sont exclues, et qu'un certain nombre de leurs lits appartiennent à des fondateurs. Toutefois, les candidats présentés par ces derniers ne peuvent être admis qu'autant qu'ils réunissent les conditions exigées par les règlements.

L'hospice des Incurables de la rue de Sèvres, consacré aux femmes, et dont nous avons donné, page 31, le plan d'ensemble, est resté à peu près ce qu'il était du temps de Tenon; il présente, avons-nous dit, deux masses de bâtiments disposés en croix; les deux croix sont réunies dans leur ligne médiane par la chapelle. Les bâtiments ne sont élevés que d'un étage et chaque branche des deux croix forme, au rez-de-chaussée et à l'étage supérieur, une salle élevée et percée de larges fenêtres. Cette disposition, que le plan ci-après reproduit à l'échelle de 2 millimètres pour mètre, est très-favorable à la surveillance et facilite considérablement le service.

---

(1) Marguerite Rouillé, femme de M. Le Bret, conseiller au Châtelet, donna en 1632, à l'Hôtel-Dieu, une rente de 622 livres, et des maisons à Chaillot, à condition que cette donation servirait à fonder un hôpital, sous le titre de Pauvres Incurables de Sainte-Marguerite. Jean Joullet de Châtillon légua, dans le même but, une partie de ses biens à l'Hôtel-Dieu. Le cardinal de La Rochefoucauld, instruit des intentions de Jean Joullet, voulut contribuer à cette fondation charitable. Il donna en 1634 à l'Hôtel-Dieu 18,000 livres, à prendre sur la ferme des aides, une somme de 7,600 livres en argent, et 2,866 livres 13 sols 4 deniers de rente. L'Hôtel-Dieu, qui possédait 17 arpents de terre sur la route de Sèvres, au-delà des Petites-Maisons, en céda 10 pour y construire l'hôpital. La dame Le Bret consentit, sur les instances du cardinal, à transférer dans ce lieu la fondation qu'elle voulait faire à Chaillot.

Les bâtiments commencés en 1635, sous la direction de l'architecte Gamart, et non de Pierre Dubois, qui ne fut jamais qu'un simple entrepreneur de maçonnerie, nonobstant ce qu'en ont dit quelques auteurs, furent terminés en 1649.

Louis XIV confirma par lettres patentes d'avril 1637, l'établissement des pauvres incurables et le plaça sous la même administration que l'Hôtel-Dieu.

(2) Tenon, 2e Mémoire, page 79.

Les murs des salles sont soutenus par des contreforts dans l'espacement desquels ont été construits au rez-de-chaussée de petits cabinets, placés derrière la tête des lits ; cette addition faite après coup n'est point heureuse au point de vue de l'hygiène et de la salubrité; mais elle est

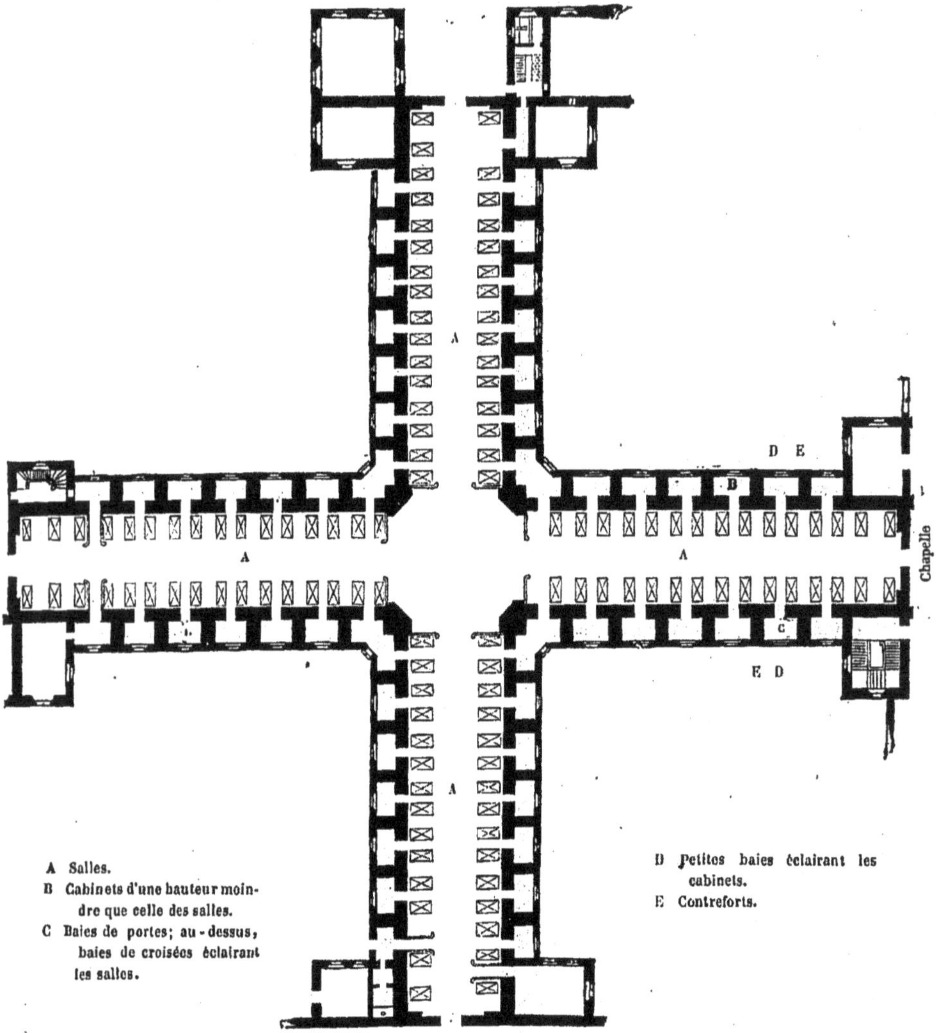

A Salles.
B Cabinets d'une hauteur moindre que celle des salles.
C Baies de portes; au-dessus, baies de croisées éclairant les salles.
D Petites baies éclairant les cabinets.
E Contreforts.

très-appréciée des administrées qui y trouvent le moyen de s'isoler, à certains moments, de la vie commune du dortoir.

A cela près, l'hospice de la rue de Sèvres est encore un type des constructions de cette nature, et nous devons reconnaître que, tout en faisant un édifice solidement groupé et parfaitement homogène, l'architecte avait pleinement réussi à séparer le bâtiment des femmes de celui des hommes.

L'ancienne caserne Popincourt, où sont actuellement installés les Incurables-Hommes, depuis l'expropriation de l'hospice des Récollets, offrait beaucoup moins d'étendue et par conséquent de ressources que l'ancienne maison : aussi l'Administration, n'ayant pu y placer que 420 lits au lieu de 555, a dû forcément envoyer en congé 135 vieillards, auxquels elle paye une pension représentative de un franc par jour.

Ces différentes circonstances jointes à l'obligation où se trouve l'Administration de remplacer, dans un temps rapproché, l'ancien hospice des Incurables-Hommes, lui ont fait concevoir la pensée de transporter à la campagne non-seulement ce dernier établissement, aujourd'hui si mal installé, mais encore l'hospice des Incurables-Femmes. Ramenée, par la force des choses, à l'organisation primitive de l'institution, elle a donc décidé que les deux établissements seraient réunis, comme autrefois, dans un ensemble de constructions disposées de telle sorte que les deux hospices, séparés de fait, puissent profiter en commun des services généraux placés au centre.

Le nouvel établissement sera édifié à Ivry dans une propriété de l'Administration, dont la contenance totale est de 176,000 mètres; le nombre des lits, qui est aujourd'hui de 1,106 dans les deux hospices, y sera porté à 2,000.

Dans l'avant-projet que vient d'en dresser l'architecte en chef de l'Administration, les bâtiments seuls couvrent une surface de 23,664 mètres.

L'aspect général du plan offre trois masses de bâtiments présentant chacune un ensemble complet, et reliées entre elles par une galerie médiane, qui règne dans toute la largeur de l'édifice et aboutit de chaque côté au porche de la chapelle.

La partie centrale encadrée elle-même à droite et à gauche par deux longs bâtiments parallèles affecte la forme d'un rectangle allongé; elle est fermée sur la rue par une grande grille; comprend au milieu et en façade sur la cour d'honneur la chapelle de l'hospice, et, au fond, le bâtiment des infirmeries; entre celui-ci et la chapelle, tous les services généraux ont été groupés de manière à pouvoir desservir également le quartier des hommes, placé à gauche, et celui des femmes, à droite. Ces deux quartiers, parfaitement symétriques, constituent, ainsi que nous l'avons dit, deux hospices distincts et complets : la disposition des bâtiments en carré rappelle celle de l'hôpital militaire de Vincennes, en ce sens que trois côtés seulement du quadrilatère sont bâtis, et que les extrémités des bâtiments latéraux sont reliées au fond par une simple galerie, au centre de laquelle se trouve, à rez-de-chaussée, une salle de réunion pour les administrés. Il est indispensable, en effet, que les vieillards, dont les dortoirs ne sont chauffés et éclairés qu'au moment de leur coucher, aient au moins un abri où ils puissent se tenir pendant les journées et les soirées d'hiver.

Les bâtiments affectés aux administrés ont chacun trois étages; ils sont divisés, dans leur longueur, par des pavillons où seront établis les escaliers. La dimension des dortoirs, ainsi réduite, offre de bonnes conditions d'installation. Chacun d'eux ne contiendra pas plus de 36 lits et possédera une petite pièce spécialement réservée aux soins personnels de propreté.

En arrière de la façade principale, un pavillon, construit perpendiculairement à celle-ci, s'avance jusqu'à la galerie centrale et forme ainsi deux cours intérieures dans le grand quadrilatère. Ces cours, qui ne sont séparées de la cour principale que par une galerie à jour, ne sont en définitive que la continuation du grand promenoir et ne gênent en rien la libre circulation de l'air.

Aucune des dispositions dont nous venons de donner un aperçu sommaire n'est encore définitivement arrêtée; aussi, nous reproduirons ci-après le programme remis par l'Administration à l'architecte en chef chargé du projet; il décrit avec plus de détails les dispositions à réaliser dans le vaste édifice destiné à réunir les deux hospices d'Incurables améliorés et agrandis.

PROGRAMME DES DISPOSITIONS A OBSERVER POUR LA CONSTRUCTION D'UN HOSPICE D'INCURABLES DES DEUX SEXES.

« L'Administration de l'Assistance publique projette la construction d'un hospice de 2,000 vieillards « des deux sexes; il y aura dans l'emplacement 2,000 lits, y compris les lits d'infirmerie, savoir : 1,000 « pour les hommes et 1,000 pour les femmes.

« L'emplacement désigné pour cette construction est un terrain que possède l'Administration sur la « route d'Ivry à Vitry, d'une étendue de 176,000 mètres.

« Les bureaux d'administration, la chapelle, la cuisine, la pharmacie, la lingerie, la buanderie, le « service des morts pourront être communs aux deux sexes.

« Les bains destinés aux valides pourront servir alternativement aux hommes et aux femmes.

« L'infirmerie devra comprendre dans deux divisions distinctes, mais contiguës, les malades des « deux sexes.

« Des réfectoires, dortoirs, salles de réunion ou de travail, s'il y a lieu, des parties de promenoirs « seront affectées spécialement à chacun d'eux.

« Les services seront, autant que possible, groupés d'après les analogies de destination et devront « prendre place dans l'ensemble des constructions, d'après les rapports qu'ils doivent avoir les uns « avec les autres.

« Ainsi, les réfectoires dans le voisinage de la cuisine, sans être trop éloignés des bâtiments d'admi- « nistrés ; les bains à côté, parce qu'ils profiteront de l'eau chaude que peut fournir le fourneau de la « cuisine.

« La pharmacie, le cabinet de consultations du médecin, les infirmeries, leurs dépendances comme « offices, cabinets de bains, etc., réunis sur un même point qu'il serait bon de trouver à proximité de « la communauté, ce service étant un de ceux que les religieuses fréquentent le plus souvent le soir « et la nuit.

« La lingerie, si cela se peut, près de la buanderie, mais surtout au centre du périmètre ; le magasin « d'effets d'habillement près des ateliers de confection.

« La communauté des religieuses, dans un point central s'il est possible, et, autant qu'on le pourra, « près des localités où les sœurs sont le plus souvent appelées.

« Les bâtiments des dortoirs doivent être disposés de manière que les admis profitent abondamment « de la lumière du soleil et de la vue de la campagne environnante.

« Les constructions destinées au personnel administratif seront placées de préférence à l'entrée, « mais le moins en évidence qu'on pourra, afin que du dehors on aperçoive d'abord et plus particulière- « ment l'objet principal, c'est-à-dire les bâtiments des administrés.

« Il en est de même de certains services généraux, comme la cuisine, la buanderie, etc., qu'il faut « chercher à dissimuler, en raison des dépendances qu'ils exigent et des malpropretés que le travail de « chaque jour y occasionne.

« On doit désirer que les bâtiments d'administrés n'aient pas plus de deux étages au-dessus du rez-de- « chaussée ; une largeur de 8 mètres dans œuvre paraît suffisante, mais il faut compter en longueur environ « 2 mètres 50 par lit, y compris la part de ruelle. Comme chaque salle aura deux rangs de lits, il faut, « pour placer 2,000 administrés, une longueur totale de 2,500 mètres ; mais, divisée en trois étages, « cette longueur se réduit à une superficie de 800 mètres environ.

« Il est désirable que les trumeaux soient assez larges pour que les lits, tout en ayant entre eux un « espacement convenable, ne fassent pas saillie sur les fenêtres.

« Si les circonstances conduisaient à faire des salles beaucoup plus larges, on pourrait réduire un peu « la ruelle, en laissant un passage entre les murs et la tête des lits.

« Les salles seront parquetées en sapin ou en chêne, peintes à l'huile à la hauteur de la frise, et à la

« celle au-dessus; elles seront garnies, pour chaque administré, d'une armoire ou d'un buffet, d'un lit, « d'une table de nuit et d'une chaise.

« Les escaliers seront larges, d'une pente douce et à marches droites.

« Des cabinets d'aisances à l'anglaise et des lavabos seront à la portée des admis.

« Le nombre des places dans les lavabos sera du tiers ou du quart des personnes occupant la salle.

« La longueur des salles peut varier suivant la distribution des bâtiments; il faut éviter seulement de « trop multiplier les très-petites et d'en faire de trop grandes.

« 100 lits d'infirmerie paraissent suffisants; on en attribuerait 60 aux hommes et 40 aux femmes. Il « serait bon, du reste, que l'arrangement des salles pût permettre, à volonté, d'en affecter une, suivant « le besoin, tantôt à un sexe, et tantôt à un autre.

« Indépendamment des malades, il faut compter sur près d'un tiers de la population qui, étant très-« infirme, a besoin d'habiter au rez-de-chaussée.

« Quelques-uns même, se servant de chariots, réclament une ou deux issues ou pentes qui leur per-« mettent de se rendre dans les promenoirs avec leurs voitures.

« Pour le personnel administratif, il faut prévoir : 1 directeur, 1 économe, 2 employés, 1 médecin, « 2 aumôniers, 1 élève interne, 70 à 80 religieuses, 1 garçon de bureau, 1 commissionnaire, 1 con-« cierge et sa femme, 1 tailleur, 1 cuisinier, 1 sacristain, 1 jardinier, 4 ou 5 serviteurs de première « classe, et, suivant que les salles devront ou non être frottées ou lavées, 50 à 60 serviteurs hommes, « et 10 serviteurs femmes de deuxième classe.

« Il faut donc cinq appartements; deux logements pour les employés, un plus petit pour l'élève; des « chambres pour les sous-employés, les serviteurs de première classe, et des dortoirs pour les autres.

« L'expérience que l'architecte a déjà des besoins des divers services généraux dispense de les dé-« tailler ici de nouveau. Il se guidera sur ceux qui existent dans les établissements analogues.

« La chapelle pourra ne contenir que les deux tiers des administrés, déduction faite des infirmiers et « des malades.

« Le réfectoire doit recevoir tous ceux qui n'appartiennent point à ces deux catégories. Les tables « peuvent n'avoir que 75 à 80c de largeur, et chaque admis y doit occuper environ 60 centimètres.

« La pharmacie doit avoir peu d'importance, attendu qu'en dehors du service des 100 lits d'infirme-« rie, elle ne délivre que des tisanes ou des potions simples à quelques admis qui ne sont pas assez « malades pour entrer à l'infirmerie.

« Le cabinet du médecin doit être auprès, et il faut ménager une salle d'attente pour les vieillards « des deux sexes qui viennent le consulter; une autre pour ceux à qui la pharmacie doit délivrer quel-« ques médicaments.

« On peut visiter, à titre de renseignements, le service des incurables femmes, sauf à donner au « niveau de plus grandes proportions.

« L'architecte étudiera la question des planchers en fer, et cherchera à éviter l'emploi des colonnes « comme moyen d'appui.

« Il s'efforcera, pour donner un aspect riant à l'édifice, de rompre la monotonie des lignes, et d'éviter « l'emploi exclusif du moellon ou de la pierre, sans toutefois perdre de vue la nécessité d'apporter le « plus d'économie possible dans le mode de construction.

« Avant d'arrêter aucun projet, il en soumettra l'esquisse comme plan et comme vue au directeur de « l'Administration, et y joindra un profil des pentes du terrain.

« Au besoin, un programme plus détaillé lui sera remis, quand l'Administration sera fixée sur un « avant-projet.

« Les vues seront prises sur plusieurs lignes tant intérieures qu'extérieures. »

Le nombre des vieillards et infirmes entretenus à l'hospice des Incurables-Hommes pendant l'année 1861 a été de 634, représentant 135,508 journées; il a été de 1,079 avec 220,482 journées à l'hospice des Incurables-Femmes.

Dans le premier de ces établissements, la dépense générale d'entretien a atteint le chiffre de

208,855 fr. 37 c., ou 1 fr. 54.13 par journée; dans le second, cette dépense s'est élevée à 304,931 fr. 81 c., ce qui ramène à 1 fr. 38.30 le prix moyen de la journée.

Le nombre des lits, fixé à 1,106 par le budget de l'exercice 1862, se répartit ainsi qu'il suit :

Incurables-Hommes	Lits d'administrés	394	420
	— d'infirmerie	26	
Incurables-Femmes	Lits d'administrés	661	686
	— d'infirmerie	25	
	Total égal		1,106

IV. — HOSPICE DES ENFANTS ASSISTÉS.

L'Administration des Enfants trouvés était, avant 1789, réunie à celle de l'Hôpital-général. Tenon, dans ses mémoires, donne un aperçu de la manière dont les services étaient distribués dans les maisons qui étaient alors spécialement affectées à ces infortunés (1).

« L'hôpital des Enfants trouvés, dit de la Couche, près Notre-Dame, maison où l'on reçoit ces enfants....
« Il en vient de l'Hôtel-Dieu de Paris, de la province, même de l'étranger; ils y demeurent en dépôt
« jusqu'à ce que les nourrices arrivent, ce qui dépend de l'accroissement des rivières, des gelées et des
« récoltes. Dans tous ces cas, il vient moins de nourrices, et le lieu de dépôt est plus chargé (2)..... »

---

(1) Tenon, 1er mémoire, page 18.

(2) Un arrêt du Parlement ayant, en 1552, imposé aux seigneurs hauts justiciers l'obligation de se charger des enfants exposés et trouvés, dans le ressort de leur justice, l'évêque de Paris fonda, pour s'acquitter de cette obligation, la maison dite de la Couche, près l'église Notre-Dame. En 1638, Vincent de Paul, ému de pitié par le sort de ces enfants, qui, abandonnés à des mercenaires, périssaient presque tous misérablement, unit ses efforts à ceux de Louise de Marillac, veuve d'Antoine Legras, et parvint à intéresser la charité publique en leur faveur. Il en recueillit quelques-uns dans une maison située près la porte Saint-Victor; Louis XIII et Anne d'Autriche accordèrent à l'œuvre naissante, en 1641 et 1644, diverses rentes formant un revenu annuel de 12,000 livres.

Bientôt la maison du faubourg Saint-Victor devint trop petite : les enfants furent transportés dans les bâtiments de la maison de Saint-Lazare, au faubourg Saint-Denis, fondée quelques années auparavant par Vincent de Paul; ils y furent suivis par Mme Legras et plusieurs autres personnes charitables, qui, sous le nom de servantes des pauvres, dames ou sœurs de charité, s'étaient, à son exemple, consacrées aux enfants abandonnés.

En 1647, la reine mère, sur les instances de Vincent de Paul, fit don à ses jeunes pupilles du château de Bicêtre; mais « l'air s'y trouvant trop vif » on fut obligé de les ramener à Paris, dans le faubourg Saint-Denis. Par lettres patentes de juin 1670, la maison des Enfants trouvés fut érigée en Hôpital, et elle fut réunie à l'Hôpital-général. En 1672 et 1688, l'Administration de l'Hôpital-général acquit, rue Neuve-Notre-Dame, devant l'Hôtel-Dieu, deux maisons qui furent réunies à celle de la Couche.

Une grande maison, située rue de Charenton, au faubourg Saint-Antoine, était devenue la propriété des enfants trouvés, en 1674.

Suivant Sauval, la maison de la rue Neuve-Notre-Dame « était destinée à servir d'entrepôt et d'hospice aux en-
« fants exposés qu'on ne peut transporter en la maison du faubourg Saint-Antoine sans quelque danger. »

« L'hôpital du faubourg Saint-Antoine était destiné aux enfants trouvés qui revenaient d'entre les mains des
« nourrices pour y être élevés jusqu'à un certain âge qu'ils sont mis à l'Hôpital-général. »

En 1748, on reconstruisit, sur l'emplacement de l'ancienne maison de la Couche, l'hospice qui devint plus tard le chef-lieu de l'Administration des hospices.

« L'hôpital des Enfants trouvés du faubourg Saint-Antoine, confié pareillement aux sœurs de la « charité.....

« On doit ajouter ici, comme étant à la charge de ces deux maisons :

« 1° Les enfants trouvés, en nourrice;

« 2° Ceux qui sont en sevrage ;

« 3° Ceux à la pension dans les campagnes. »

D'après les rapports de La Rochefoucauld-Liancourt, la sollicitude de l'Administration ne s'étendait, à cette époque, que d'une manière bien incomplète sur les enfants abandonnés.

« Une fois déposés dans les hospices qui leur étaient destinés, dit ce philanthrope, l'État cessait de s'en « occuper ; c'était aux administrations qu'ils étaient abandonnés, sans que l'on eût songé même à leur « en demander compte.....

« Ces administrations veillaient peu sur le dépôt précieux qui leur était confié. Jetés presque au hasard, « et répandus çà et là dans les campagnes, sans surveillance, sans intérêt, livrés à des nourrices mer- « cenaires, que l'appât même du gain n'attachait pas à leur conservation, ces malheureux enfants péris- « saient, dévorés, dès les premiers jours, par une effrayante mortalité.... Les meneurs, encouragés en « quelque sorte par les profits d'un transport plus considérable d'enfants, avaient à cette calamité une « sorte d'intérêt caché, auquel ils pouvaient n'être pas insensibles. Les sœurs, chargées d'ailleurs pres- « que entièrement de ce genre de secours et de soins, tendaient naturellement à ramener dans leurs « maisons tout ce qui pouvait augmenter leur autorité et agrandir leur administration. Ainsi le très-petit « nombre d'enfants qui survivaient étaient bientôt arrachés au séjour des champs. En les y conservant, « on aurait pu leur assurer des mœurs pures, une constitution robuste et saine; on ne sait quel préjugé, « qui leur faisait croire que, sous leurs yeux, ils seraient mieux instruits des principes de la religion, « portait les administrateurs à les entasser dans des hôpitaux, où, languissant bientôt, ils devenaient la « proie de tous les genres de dépravations et d'infirmités (1). »

En l'an II de la république, les enfants trouvés, appelés alors enfants de la patrie, furent, en exécution d'un décret du 7 ventôse, transférés dans les bâtiments du Val-de-Grâce; mais cette installation fut de courte durée, car, le 10 vendémiaire suivant, la Convention décréta que « l'établissement de santé commencé au Val-de-Grâce serait transporté à la maison de la Bourbe et à l'ancien Institut de l'Oratoire. » Les anciens hospices d'enfants trouvés formèrent ainsi deux sections.

Cet ordre de choses fut changé complétement en 1814 : les deux maisons devinrent distinctes; l'ancienne abbaye de Port-Royal prit le nom de *Maison d'accouchement*, et la maison de l'Oratoire fut appelée *Hospice des Enfants trouvés*.

En 1836, la réunion des orphelins et des enfants trouvés ayant été décidée, on commença la construction des bâtiments destinés à réunir les deux services. Les travaux, poussés avec activité, furent terminés au bout de deux années : le nouvel établissement, ouvert le 15 septembre 1838, constitue aujourd'hui l'hospice des Enfants assistés.

L'hospice n'est en réalité qu'un lieu de dépôt, de passage ou de traitement; il reçoit les enfants abandonnés ou trouvés, et pendant longtemps l'admission de ces derniers n'a eu pour intermédiaire et pour confident que le *tour* laissé libre et accessible à tous. Depuis 1837 cependant, le tour de l'hospice de Paris a été mis en surveillance; mais cette mesure, qui n'implique nullement l'obligation *sine quâ non* de la déclaration, a surtout pour but l'intérêt à venir du pupille dont l'Administration tient à fixer l'origine. C'est de l'hospice, toujours abondamment pourvu de

(1) Second rapport du Comité de mendicité, par La Rochefoucauld-Liancourt, page 21.

nourrices, que partent pour la campagne, aussitôt leur admission définitivement prononcée, les enfants abandonnés qui sont en état de supporter le voyage, et c'est l'hospice qui les rappelle à lui, lorsque, atteints d'affections spéciales généralement mal soignées dans les campagnes, la teigne notamment, ils ont besoin de suivre un traitement régulier ; c'est là encore qu'ils viennent attendre leur nouvelle destination, quand l'Administration se trouve dans la nécessité de les changer de résidence, dans l'intérêt de leur santé ou de leur moralité.

En dehors de ces catégories, la population habituelle de l'hospice se compose d'enfants en dépôt qui se trouvent sans moyens d'existence, soit parce qu'ils ont été recueillis sur la voie publique, soit parce que leurs parents, malades ou détenus dans les prisons, ne peuvent s'occuper d'eux.

Libérale et bienveillante envers les bons sujets, attentive et sévère à l'égard des mauvais, l'Administration exerce, sur tous ses pupilles, une surveillance active qui se continue jusqu'à leur majorité.

Parmi les élèves que leur bonne conduite recommande et qui, réellement, s'attachent à mériter la confiance et l'affection de leurs parents adoptifs, les uns sont, autant que possible, maintenus chez leurs premiers nourriciers, et appliqués aux travaux des champs ; les autres sont mis en apprentissage chez d'honnêtes artisans, où l'Administration sait d'avance qu'ils ne recevront que l'exemple du travail et de la probité (1).

Quant aux élèves vicieux, ils étaient, ou ramenés à l'hospice, pour y être détenus à titre de correction paternelle, ou placés, les garçons dans des colonies agricoles pénitentiaires, et les filles dans des maisons religieuses qui les retenaient plus ou moins longtemps, quelquefois jusqu'à leur majorité ; mais, depuis l'année dernière, l'Administration, qui n'avait pas lieu d'être complétement

---

(1) « Le placement isolé à la campagne, même dans des conditions médiocres, est préférable à tout autre mode « d'éducation pour les enfants assistés, surtout pour les garçons.

« Ils se forment de bonne heure aux habitudes simples et économiques de la vie des champs ; leurs forces phy- « siques se développent ; il s'établit entre eux et leurs nourriciers des liens d'affection mutuelle aussi solides, « aussi durables que ceux d'une parenté naturelle ; enfin, ils se fixent par le mariage dans les lieux où ils ont été « élevés, et deviennent d'utiles auxiliaires pour les travaux des champs, que tant d'ouvriers sont disposés à aban- « donner, pour aller demander aux villes un ouvrage plus lucratif et une existence plus confortable, tandis que « plusieurs y contractent des habitudes de débauche et d'ivrognerie, qui entraînent après elles de graves maladies « ou des infirmités et, enfin, la misère.

« Cette opinion en faveur du placement à la campagne des enfants assistés, que je tire des faits concluants qui « se passent journellement sous mes yeux, est partagée par des hommes bien compétents sur cette matière. « M. l'abbé Halluin, d'Arras, qui dirige avec tant de zèle et d'intelligence une institution d'apprentissage, vou- « drait que les jeunes garçons fussent envoyés à la campagne jusqu'à 13 ou 14 ans, pour fortifier leur santé, et « que l'on ne plaçât en apprentissage, dans les villes, que ceux qui ne pourraient s'habituer aux travaux des « champs ou qui seraient trop faibles pour en supporter les fatigues.

« M. l'abbé Brunauld, directeur de la colonie de Bouffarick, m'engageait dans les termes les plus formels, tout « en demandant de nouveaux élèves pour augmenter la population de son établissement agricole, à ne pas lui « envoyer ceux qui étaient convenablement placés chez des cultivateurs, parce que leur sort était bien plus heureux « que celui qui pourrait leur échoir au sortir d'une colonie.

« Enfin, M. l'abbé de Bervanger, le fondateur de l'asile de Saint-Nicolas, le plus considérable des établisse- « ments ouverts aux jeunes garçons, recommande de la manière la plus expresse de diriger la vocation des enfants « vers les campagnes, plutôt que d'en former des ouvriers pour les villes, où, par suite d'une trop grande con- « currence, ils sont exposés à des chômages fréquents, et ne peuvent compter sur des moyens d'existence assurés.

« Les filles se placent avec la même facilité que les garçons dans les campagnes ; elles y trouvent également « une famille adoptive, et s'y établissent aisément par mariage.

« Je ne repousse cependant pas d'une manière absolue l'éducation des filles dans un établissement religieux, « parce qu'elles se forment sans difficulté à une vie sédentaire, à des travaux intérieurs, et que, d'ailleurs, à me- « sure qu'elles avancent en âge, une existence libre au milieu de la population des campagnes les expose à bien « des écueils ; mais, à cause même des dangers qui les menacent, il ne convien pas de les placer dans des

satisfaite des résultats obtenus dans ces différentes institutions, a renoncé à y diriger ses pupilles, et se contente de les faire surveiller spécialement dans les placements qu'elle leur procure chez des particuliers; elle verra plus tard, dans le cas où cette dernière tentative viendrait à échouer, s'il ne serait pas préférable de fonder elle-même une colonie agricole pénitentiaire qui serait exclusivement occupée par ses élèves en correction (1).

Au point de vue des constructions, l'hospice des Enfants assistés se compose de deux parties bien distinctes : les anciens bâtiments de l'Oratoire, groupés autour de la cour d'entrée, et les pavillons élevés, en 1836, en vue de la destination spéciale de l'établissement. On conçoit que les premiers, incomplétement appropriés, laissent à désirer sous divers rapports; mais il n'en est pas de même des seconds, qui sont complétement isolés du corps principal et construits parallèlement au milieu de vastes jardins.

« ateliers où travaillent des ouvriers des deux sexes, car, quelque vigilance que l'on y apporte, la moralité des « filles s'y trouve en péril imminent. »

(Rapport sur le service des Enfants assistés en 1857, page 35.)

Le rapport que vient de présenter la commission des inspecteurs généraux chargés de l'enquête ouverte en 1860, sur le sort des enfants assistés, n'est pas moins explicite;

« L'agriculture nationale manque de bras. Le Gouvernement lui-même le reconnaît et le déplore. Il n'assiste ni « inactif, ni indifférent aux progrès du mal; pour le combattre, il multiplie les encouragements, les récompenses, « les efforts. Les campagnes, malgré tout, perdent peu à peu leurs plus habiles travailleurs. La ville offre à « l'ouvrier un salaire, des secours et des jouissances qu'il ne trouve point autre part; de plus, les familles « rurales, à l'exemple de celles des villes, apprennent à restreindre le nombre de leurs enfants. Enfin, sur « quelques points du territoire, l'émigration en pays étranger devient un fait habituel. Aussi, le mouvement de « désertion agricole continue-t-il; les champs souffrent de vides, chaque année plus nombreux, et l'on voit s'y « augmenter démesurément le prix de la main d'œuvre. Ici, l'on a dû abandonner, faute de bras, la culture de « certaines plantes qui améliorait le sol en enrichissant le cultivateur; là, sans le concours des soldats, on « n'aurait pu faire, ni rentrer la moisson. Presque partout se révèle une pénurie qui menace le paysan comme « le grand propriétaire. A cette disette d'hommes, à ce flot grossissant qu'absorbe l'industrie, le Gouvernement « ne peut opposer qu'une barrière, qu'un palliatif : qu'il appelle aux champs les élèves des hospices, ou « plutôt qu'il les y maintienne, qu'il ne les en enlève pas.....

« Que l'on écoute donc ces protestations élevées de toutes parts, du sein des campagnes, à la première an- « nonce du transport en Algérie des pupilles de l'assistance. Qu'on se rappelle surtout cette émotion profonde des « familles nourricières, qui demandaient instamment, comme lors du déplacement de 1835, à conserver gratui- « tement leurs enfants adoptifs, plutôt que de se séparer d'eux. Qu'on s'assure s'il y a quelque exagération à « dire que l'enfant assisté est aujourd'hui une des plus précieuses ressources de nos campagnes, que sa situation « de plus en plus s'y améliore, que les nourriciers voient en lui un fils, une fille de la maison. N'est-il pas vrai « que les cultivateurs recherchent les élèves de nos hospices; que les gages augmentent; que, si les commissions « administratives ne tenaient pas à conserver pour le service des établissements charitables les sujets valides et « sains, on ne verrait bientôt plus à l'hospice que des enfants infirmes ou valétudinaires?..... »

(Enquête générale sur le service des Enfants assistés en 1860, page 156.)

(1) «.... Ceux-là, chacun le reconnaît, sont aux hospices une charge très-lourde; rarement ils se ploient à « la volonté du tuteur, rarement ils s'amendent, et c'est à peine si quelques établissements spéciaux consentent « à les recevoir. Mais le nombre, heureusement, en est peu considérable; chaque année même, à mesure que la « tutelle s'exerce avec plus de soins, et que l'intervention journalière de l'inspecteur départemental la rend plus « efficace et plus sûre, les exemples de désordre et d'insubordination deviennent moins fréquents. Il y aura « toujours, cependant, des pupilles rebelles près de qui échoueront les moyens ordinaires; mais ceux-là, l'Algérie « aurait-elle intérêt à se les attacher? Les enfants confiés, en 1852, au père Brunauld, étaient tous de bons « sujets; l'éminent religieux en avait fait une condition expresse de son programme. Or, sur ces 200 élèves, on « comptait, dès 1858, 58 fugitifs. Qu'attendre alors d'adultes plus âgés, qui se seraient fait de l'insoumission une « règle d'habitude? Evidemment, ils n'accepteraient ni la règle, ni la discipline d'une maison de travail, d'obéis- « sance et de prière, et, comme ces enfants dont s'est occupée déjà l'enquête, ils n'auraient d'autre désir, d'autre « but que l'évasion.... »

(Enquête générale sur le service des Enfants assistés en 1860, page 159).

La chapelle de l'ancien institut des Oratoriens, dont on a démoli les bas-côtés, et qui se trouve à droite de la première cour, a été partagée dans sa hauteur par un plancher : la partie inférieure est restée consacrée à l'exercice du culte, et de la partie supérieure on a fait la crèche, salle vaste, élevée et dans de bonnes conditions d'aération, où les enfants nouveau-nés attendent leur départ pour la campagne.

Le grand bâtiment qui forme le fond de la cour renferme, au rez-de-chaussée, outre la salle de réunion des sœurs, dite de la Coupe, et leur réfectoire, des magasins et des ateliers d'habillement, ainsi que le réfectoire des garçons ; au premier étage, se trouvent la communauté des sœurs, le service des sevrés et la pharmacie ; l'étage supérieur est occupé par les infirmeries. Les salles d'infirmerie, surtout dans le service de médecine, laissent à désirer sous le rapport de l'élévation des plafonds et de l'aération : presque toutes ne reçoivent d'air et de jour que d'un seul côté. Il serait aussi à désirer que la salle consacrée au traitement de l'ophthalmie fût mieux isolée des autres salles. Au-dessus des infirmeries, se trouvent les dortoirs des nourrices de campagne et ceux des filles de service.

Derrière ce bâtiment, s'élèvent, des deux côtés d'une cour plantée d'arbres, les bâtiments symétriques construits de 1836 à 1838. Le bâtiment de droite est occupé par les garçons, et celui de gauche par les filles. Les classes, les ouvroirs et le réfectoire se trouvent au rez-de-chaussée; les trois étages supérieurs sont occupés par des dortoirs vastes et bien aérés : le coucher de chaque enfant se compose d'une couchette en fer, d'un sommier, d'un matelas et d'un traversin.

A la gauche du bâtiment central de l'établissement sont placés les services généraux, la buanderie, la vacherie, les écuries, etc.; enfin, au delà de la cour formée par les bâtiments neufs, s'étendent de vastes jardins, où les garçons de passage à l'hospice sont employés à des travaux agricoles.

De tout temps, l'encombrement de la crèche a été une cause de mortalité. Afin de le prévenir, l'Administration veille attentivement à ce que les nourrices qu'elle recrute en province emmènent les enfants le plus promptement possible, après que le médecin a reconnu qu'ils sont sains et en état de supporter les fatigues du voyage. Ces nourrices, qui ne font que traverser l'établissement, ne sauraient, sans inconvénient, y être utilisées, même accidentellement, à l'allaitement des autres nouveau-nés : aussi, l'Administration a-t-elle soin d'avoir toujours, dans l'hospice même, un certain nombre de nourrices à demeure, dont l'unique fonction est de donner aux enfants de la crèche, privés des soins maternels, une nourriture appropriée à leurs besoins; car on a remarqué que l'allaitement artificiel, auquel on était obligé de recourir dans les moments d'encombrement, réussissait très-rarement, et n'était pas l'une des moindres causes de la mortalité exceptionnelle qui atteint les enfants abandonnés.

Frappée de l'impuissance des efforts tentés jusqu'à ce jour pour remédier à cette mortalité, l'Administration a chargé, en 1860, une Commission spéciale de rechercher et de lui indiquer les mesures qu'il y aurait à prendre dans ce but. Or, il ressort jusqu'à présent de ses travaux, non encore achevés, que les mauvaises conditions dans lesquelles se trouvent un grand nombre d'enfants, au moment de leur admission dans l'hospice, par suite de leur faiblesse ou de leur état maladif, sont la cause principale de la mortalité qui les décime; et ici, il faut bien le reconnaître, le remède échappe à notre action. Les autres causes que la commission considère ensuite comme les plus influentes, parmi celles qu'il est en notre pouvoir de combattre, sont : 1° l'habitude qui faisait retenir à la crèche les enfants nouveau-nés, récemment vaccinés, jusqu'à la cicatrisation complète des pustules vaccinales; 2° l'agglomération d'un trop grand nombre d'enfants dans une même salle ; 3° le nombre insuffisant des nourrices sédentaires de l'hospice; 4° la qualité médiocre des nourrices de campagne.

La Commission pense que le nombre des nourrices sédentaires, qui varie de 15 à 25, devrait être porté à 40, en moyenne, et que l'Administration ne saurait faire de trop grands sacrifices pour les attacher à leur condition; elle a émis le vœu que leur dortoir, situé au-dessus de la crèche, fût agrandi; que leur ration de pain et de vin fût augmentée, et que des soins analogues fussent adoptés pour les nourrices de la campagne dont le recrutement devient chaque jour plus difficile (1). Déjà, en 1859, le régime alimentaire de ces nourrices avait reçu une notable amélioration : leur ration de vin, qui n'était encore que de 22 centilitres, a été, à cette époque, portée à 32 centilitres, et à la quantité de viande bouillie qu'elles recevaient chaque jour on a ajouté 20 décagrammes de viande rôtie.

Aux nourrices sédentaires qui lui sont signalées comme s'acquittant avec zèle de leur tâche, l'Administration continue d'accorder des gratifications, et, afin d'encourager l'allaitement des enfants atteints d'ophthalmie, elle alloue à celles d'entre elles qui consentent à s'en charger un supplément de gages de 5 fr. par mois.

Enfin, en 1861, l'organisation matérielle de ce service a été heureusement complétée par une mesure que réclamait depuis longtemps l'intérêt des enfants et des nourrices envoyés à l'hospice. La plupart de ces femmes, lorsqu'elles quittent leur pays, ne sont couvertes que d'une manière insuffisante; aussi contractent-elles, durant le voyage, des indispositions qui influent le plus souvent d'une manière fâcheuse sur la santé de leurs nourrissons. Depuis le commencement de l'année dernière, il est mis à la disposition de chaque nourrice, à son départ pour l'hospice, un manteau à capuchon, confectionné en drap dit pilote, dont le tissu, à la fois chaud et résistant, lui permet de se garantir complétement contre la rigueur du froid.

Avant l'annexion à la ville de Paris des communes suburbaines, le chiffre des dépôts d'enfants, par suite du séjour des parents dans les hôpitaux, était moindre qu'aujourd'hui, car beaucoup d'habitants de la Banlieue ne venaient pas à Paris réclamer une assistance hospitalière à laquelle ils ne croyaient pas avoir droit; malgré cette cause d'augmentation, la population de l'hospice, grâce aux promptes évacuations sur la province, est beaucoup moins élevée que par le passé; cela ressort du tableau suivant :

ANNÉES.	ENFANTS ADMIS.		JOURNÉES.		PRIX de JOURNÉE.	POPULATION DE L'HOSPICE au 31 décembre.
	EN DÉPÔT.	ABANDONNÉS.	DÉPÔTS.	ABANDONS.		
1854	2,044	3,441	59,275	120,108	1.57.12	519
1855	1,877	3,700	56,377	121,847	1.63.23	493
1856	1,890	3,943	53,570	128,072	1.68.37	477
1857	1,550	3,993	48,612	129,353	1.60.78	499
1858	1,362	3,960	53,293	124,629	2.06.27	428
1859	1,329	4,002	47,050	101,859	1.79.51	358
1860	1,366	3,799	44,211	87,291	2.03. »	360
1861	1,651	3,768	56,584	75,578	2.12.53	371

(1) « Depuis quelques années, la difficulté de se procurer des nourrices s'accroît de plus en plus, soit à cause « de la concurrence que font aux hospices les familles de condition même moyenne, soit que, les salaires ayant « partout augmenté, les gens des campagnes ne trouvent plus les tarifs suffisants. Faute de nourrices, beaucoup « d'enfants en bas âge séjournent longtemps à la maison dépositaire, ou sont rendus à la première indisposition. « D'autres sont livrés à l'allaitement artificiel, usage qui prend des proportions toujours croissantes et augmente « d'autant plus les chances de mortalité. »

(Enquête générale sur le service des Enfants assistés, pages 94 et 95.)

§ II. — HOSPICES FONDÉS.

I. — HOSPICE DE LA RECONNAISSANCE, A GARCHES (Fondation Brézin).

L'hospice de la Reconnaissance, dont nous indiquons ci-après l'origine, est le plus important des hospices fondés.

L'Administration en est redevable à M. Brézin (1). Un architecte distingué de l'époque, M. Delannoy, avait été désigné par le fondateur pour en préparer et en diriger la construction; mais celui-ci ayant été surpris par la mort, au moment où les travaux allaient commencer, il fallut lui donner

(1) M. Michel Brézin, ancien entrepreneur de fonderies et de forges, mourut à Paris, le 21 janvier 1828, laissant pour légataire universelle l'Administration des hospices civils de Paris, à la condition d'acquitter les dettes et legs particuliers de sa succession; le surplus de sa fortune devait être employé à l'établissement d'un hospice, sous la dénomination d'hospice de la Reconnaissance, en faveur des pauvres ouvriers forgerons, serruriers mécaniciens, etc., qui, disait-il dans son testament, l'avaient aidé à augmenter sa fortune.

L'acceptation de ce legs universel fut autorisée par ordonnance royale du 9 septembre 1829. Le testateur avait exprimé le vœu que le nouvel hospice fût établi, soit à Paris, dans la maison qu'il occupait, rue d'Enfer, soit dans sa propriété de Petit-Létang, située à Garches, département de Seine-et-Oise.

Le Conseil général des hospices jugea que la campagne de Petit-Létang était trop éloignée de Paris, et décida que l'hospice de la Reconnaissance serait construit sur le terrain formant le clos de la ferme de la Santé, près la barrière de ce nom; mais des contestations élevées successivement, devant les tribunaux et devant l'autorité administrative, par le département de Seine-et-Oise, par la commune de Garches et par les parents de M. Brézin, obligèrent l'Administration à ajourner la construction de l'hospice. Un arrêt de la Cour royale de Paris, du 20 août 1833, mit fin aux procès, et ordonna que l'hospice de la Reconnaissance serait établi à Petit-Létang. La même année, les bâtiments de la maison de campagne du fondateur, démolie depuis, furent appropriés à leur nouvelle destination, et, en 1834, 150 vieillards y étaient entretenus.

Cette installation n'était que provisoire. Le Conseil général fit commencer en 1836 la construction de l'hospice de la Reconnaissance: à ce moment, les ressources de la fondation s'étaient augmentées d'une somme de 1,167,886 fr. 93 c., montant des revenus accumulés depuis le décès de M. Brézin. Cette somme fut destinée aux frais de construction et de premier établissement de l'hospice.

La fortune de M. Brézin se composait de 16 maisons dans Paris, de 16 fermes, maisons ou lots de terres, situés hors Paris, de rentes sur l'Etat, d'actions sur la Banque, de créances et valeurs diverses. Une grande partie des immeubles ont été vendus, et les fonds ont été remployés par l'Administration de la manière la plus favorable aux intérêts de la fondation.

Le revenu de la fondation Brézin figure au budget de 1863 pour une somme de 189,425 fr. 92 c., qui se compose ainsi:

	fr. c.
Fermages	22,656 45
Rentes sur l'Etat (3 pour 0/0)	131,439 »
102 actions de la banque de France (dividendes à 147.)	14,994 »
Produit des jardins	16,037 92
Recettes diverses	4,298 55
Total égal	189,425 92

un successeur. L'Administration fixa son choix sur M. Gauthier, qui depuis fut l'architecte de l'hôpital Lariboisière. M. Gauthier n'a fait qu'exécuter à Garches les plans de M. Delannoy.

Commencé en 1836, l'hospice de la Reconnaissance vit, en moins de deux ans, s'élever ses quatre pavillons d'administrés, sa chapelle et les galeries qui relient ces différents bâtiments entre eux.

Dès les premiers jours de 1838, l'Administration transférait dans le nouvel hospice 150 vieillards qu'elle avait, en 1834, installés provisoirement dans l'ancienne maison de campagne de M. Brézin, et ajoutait à ce nombre 60 nouveaux administrés.

A cette époque, la plupart des services généraux, notamment la lingerie, les magasins, la cuisine et les logements des employés restaient encore à construire. Ces dernières dispositions furent exécutées de 1840 à 1843, et l'hospice de la Reconnaissance, complétement terminé alors, put recevoir une population de 300 vieillards.

Ce bel établissement est, sur une petite échelle, la première et aussi la plus heureuse application que l'Administration hospitalière de Paris ait eu l'occasion de faire des idées de Tenon. Son plan, que nous avons reproduit (planche 8), présente une certaine analogie avec celui de l'hôpital Lariboisière, édifié huit années plus tard. Il se compose de quatre pavillons de forme rectangulaire, destinés spécialement aux administrés, et élevés d'un rez-de-chaussée et de deux étages. Ces pavillons se groupent, deux à deux, de chaque côté d'une cour plantée, sur laquelle ils présentent chacun leur plus petite face. Assez distants les uns des autres pour que l'action bienfaisante de l'air et du soleil s'y fasse partout également sentir, ils aboutissent symétriquement à une belle galerie, surmontée d'un étage entre les deux pavillons et seulement d'une terrasse, aux abords de la chapelle. Un portique élégant relie les deux premiers pavillons et forme, sans masquer aucune des parties de l'ensemble, une seconde cour intérieure au fond de laquelle s'élève la chapelle. En avant, se trouve la cour d'honneur, fermée par une grille et un portail simples, mais d'un bon effet.

L'installation des bâtiments destinés aux administrés valides ne laisse rien à désirer. Les dortoirs, placés au premier et au deuxième étage, sont vastes, élevés, percés de nombreuses fenêtres; les lits qu'ils renferment sont largement espacés; de leurs salles, les vieillards ont vue sur de beaux jardins: ainsi ceux d'entre eux que l'âge ou les infirmités retiennent dans l'établissement peuvent du moins respirer l'air vivifiant de la campagne. Le réfectoire ainsi que la salle de réunion sont situés au rez-de-chaussée dans les deux pavillons de gauche. Les salles réservées aux infirmes sont au rez-de-chaussée des bâtiments de droite.

La création d'ateliers placés dans les combles de l'un des bâtiments, et où les administrés s'occupent des travaux de leur profession, est pour eux une puissante ressource contre l'ennui.

En avant de l'hospice proprement dit, deux bâtiments également à deux étages et bordant de chaque côté la cour d'honneur sont affectés aux services généraux. Celui de droite contient la direction, la communauté et des logements d'employés; celui de gauche, la cuisine, l'infirmerie, la lingerie, les bains et la pharmacie.

L'installation de ces divers services est suffisante; celle des infirmeries, situées immédiatement au-dessus des cuisines, pourrait être meilleure. La chaleur des feux constamment allumés et les émanations des préparations culinaires s'y font parfois sentir.

Le service de santé est confié à un médecin résidant, dont les soins, grâce à la consultation externe que l'Administration a établie dans l'hospice, profitent à tous les habitants pauvres des environs.

Situé sur un plateau élevé et dans un des sites les plus agréables des environs de Paris, l'hospice de Garches, entouré de bois et de verdure, offre à l'ouvrier, que les travaux pénibles de l'atelier n'ont pu garantir du besoin, un refuge salutaire, où il ne tarde pas à oublier les privations qui accompagnent souvent la vieillesse du travailleur imprévoyant ou malheureux.

L'hospice de la Reconnaissance compte aujourd'hui 316 lits, dont 16 lits d'infirmerie. Tandis que la mortalité atteint, à Bicêtre et aux Incurables, le chiffre de 1 sur 6.91, elle s'élève à Garches à 1 sur 7.10.

Conformément aux intentions de M. Brézin, la population de l'hospice se recrute de préférence parmi les commis de grosses forges, les ouvriers forgerons, fondeurs, fendeurs, mineurs, bûcherons, etc. A défaut de ceux-ci, sont admis les armuriers, charpentiers, charrons, cloutiers, ciseleurs, mouleurs, menuisiers, maréchaux, mécaniciens en métaux et en bois, tourneurs, serruriers, scieurs refendeurs de bois, et enfin tous autres ouvriers travaillant le fer, la fonte de fer, le cuivre, en un mot, maniant le marteau (1).

Des terres arables et des bois situés aux environs de l'hospice sont affermés à des prix avantageux et constituent une partie de sa dotation. Le clos lui-même au milieu duquel il est bâti ne comporte pas moins de 17 hectares, et forme une exploitation particulière pour laquelle l'Administration utilise, moyennant une modique rétribution, les vieillards les plus vigoureux; mais ce travail est complétement facultatif, et ceux qui n'ont d'autre désir que de se reposer des labeurs de leur vie passée se bornent à cultiver et à entretenir un certain nombre de petits jardins que l'Administration met à leur disposition.

Ainsi se trouve réalisé le vœu que le fondateur exprimait à ses amis, quelques jours avant sa mort, de voir « son domaine de Petit-Létang devenir un hospice où ses pauvres collaborateurs « seraient comme le riche qui se retire à la campagne après de longs et fructueux travaux. »

Le revenu de la fondation Brézin figure au budget de 1863 pour une somme de 189,425 fr. 92 c.

La dépense de l'hospice, en 1861, a été de 186,915 fr. 60 c. pour 103,318 journées; le prix moyen de la journée ressort à 1 fr. 80.91.

III. — HOSPICE DEVILLAS.

L'hospice Devillas, inauguré le 25 juillet 1835, a, suivant la volonté expresse du fondateur, été établi dans l'hôtel même qu'il possédait, rue du Regard (2). Bien que l'Administration se soit efforcée d'en tirer le meilleur parti possible, son installation, comme maison hospitalière, est restée incomplète et défectueuse sur plusieurs points.

---

(1) Tout individu qui a été repris de justice ne peut être admis à l'hospice de la Reconnaissance. Toute personne admise doit s'engager, avant d'entrer dans l'hospice, à s'y conduire honnêtement et à se conformer aux règles de la maison, consentant d'avance à être renvoyée, pour n'y plus rentrer, si elle manquait à son engagement.

Les pièces à produire pour être inscrit sur le registre des expectants sont:

1° Un acte de naissance constatant que l'expectant a au moins 60 ans;

2° Une pièce légalisée constatant que l'ouvrier a exercé, pendant cinq ans au moins, l'une des professions qui motivent l'admission;

3° Un certificat d'indigence;

4° Un certificat de bonne vie et mœurs.

(2) M. Devillas, né en 1748 à Quissac (département du Gard), entra fort jeune dans le commerce et fut l'un des fondateurs de l'entrepôt de Bercy. Il acquit ainsi des biens considérables. Resté veuf sans enfants et n'ayant plus qu'une sœur qui jouissait elle-même d'une très-belle fortune, il institua par un testament mystique, con-

Le corps de logis principal, situé entre cour et jardin, se compose d'un rez-de-chaussée et de trois étages, divisés en deux parties par un escalier central. Les deux premiers étages servent de dortoirs pour les administrés valides ; la partie droite est réservée aux hommes et celle de gauche aux femmes. Ces deux étages, qui contiennent seulement quatre chambres de six lits, ne suffisant point aux besoins de la Fondation, un dortoir de six autres lits a été établi dans l'étage supérieur. La cuisine et ses dépendances, ainsi que les réfectoires, sont placées au rez-de-chaussée, en contre-bas du sol, du côté de la rue du Regard.

Faute de locaux convenables, l'Établissement ne possède ni pharmacie, ni buanderie; le linge de ses administrés est blanchi par l'hospice voisin des Incurables-Femmes, qui leur fournit également les médicaments nécessaires en cas de maladie. Le service médical de Devillas est confié au médecin des Incurables.

L'Administration, qui avait toujours considéré cette première installation comme essentiellement provisoire, en ce sens surtout qu'elle était de beaucoup inférieure aux ressources de la fondation, beaucoup plus importantes aujourd'hui qu'elles ne l'étaient alors, avait, dès l'origine, eu la pensée de reprendre en sous-œuvre l'ancien hôtel de M. Devillas, et d'y ajouter deux pavillons en aile pour augmenter le nombre des dortoirs, installer une infirmerie commune, et enfin loger les services généraux (1).

Le devis de ces divers travaux, restés à l'état de projet, s'élevait à 80,000 francs.

L'hospice Devillas, dans les conditions où il se trouve actuellement, ne répond donc que très-incomplétement à sa destination et aux intentions du fondateur. Aussi, l'Administration, désirant donner à cette institution tout le développement qu'elle comporte, a-t-elle pris la résolution de la transférer à Issy, sur un terrain plus vaste, contigu à celui de l'hospice des Ménages.

Le plan adopté, que nous reproduisons ici, donne une idée complète de ce petit établissement. Un parallélogramme rectangulaire entoure une cour intérieure; celle-ci, plantée d'arbres, comporte une superficie de 800 mètres. Dans l'axe principal et formant façade sur une voie publique, s'élève en avant-corps un petit bâtiment réservé au bureau et au logement de l'employé qui sera

firmé par un second en la forme authentique à la date du 16 octobre 1832, l'Administration des hospices de Paris sa légataire universelle, à la charge d'acquitter ses legs particuliers et à la condition expresse d'établir, dans sa maison, située rue du Regard, nº 17, un hospice pour y recevoir des vieillards, hommes et femmes, ayant au moins 70 ans, atteints d'infirmités incurables et inscrits sur le contrôle des pauvres.

M. Devillas est décédé le 22 octobre 1832. La fortune qu'il a laissée s'élevait, déduction faite des charges, à la somme de 1,124,000 fr. Ainsi qu'il en avait exprimé la volonté, 24 lits sur 30, dont se composait alors la fondation, furent mis à la disposition des douze arrondissements, chacun d'eux nommant à un lit d'homme et à un lit de femme. Les six autres lits, formant le cinquième du nombre total, furent réservés à la nomination du consistoire protestant. Toutefois, M. Devillas n'ayant pas désigné dans son testament quelle était la confession à laquelle il désirait que les bénéficiaires appartinssent, l'Administration consulta les Consistoires, qui décidèrent, par un acte passé entre eux, le 19 septembre 1835, que le droit de nomination serait exercé par le consistoire de la communion dont faisait partie le fondateur.

Afin de se renfermer dans les prescriptions du testament, l'Administration dut s'occuper du mode de répartition des lits entre les divers arrondissements de Paris. Après l'examen de plusieurs projets, le Conseil décida et fit approuver par l'autorité supérieure que cette répartition aurait lieu au prorata de la population indigente.

Dans la séance du 1er mars 1843, le Conseil, conformément aux clauses du testament de M. Devillas, lesquelles disposaient que le nombre des vieillards admis dans l'hospice qu'il avait fondé pourrait être augmenté au fur et à mesure de l'accroissement des ressources de la fondation, et considérant qu'une augmentation de lits pouvait avoir lieu sans entraîner aucuns frais de premier établissement, arrêta qu'il serait créé cinq nouveaux lits à l'hospice Devillas, à partir du 1er juillet 1843, afin d'en porter le nombre de 30 à 35. C'est ce dernier chiffre qui figure encore au budget de 1862. Les revenus de la fondation Devillas sont aujourd'hui de 31,177 fr. 03 c., d'après le budget de 1863.

(1) L'établissement actuel n'a ni infirmerie ni service de bains.

chargé, sous la direction et l'autorité du directeur de l'hospice des Ménages, de la surveillance de la maison et de sa comptabilité spéciale. A droite et à gauche, chacun des côtés du parallélogramme renferme deux chapelles réservées, conformément aux statuts de la fondation, l'une aux administrés catholiques, et l'autre aux administrés protestants; les dortoirs, situés dans ces mêmes bâtiments, présentent une superficie de 833 mètres et pourront recevoir 80 lits, quand les ressources de la fondation seront devenues disponibles, résultat qui ne peut manquer de se produire dans un avenir très-prochain, par suite de l'extinction des derniers usufruits dont elle reste encore grevée. Le cube d'air afférent à chaque lit sera, comme pour les Ménages, de 35 mètres.

HOSPICE DEVILLAS
(EN CONSTRUCTION A ISSY).

—

Plan du rez-de-chaussée. — Échelle de 0.001m pour mètre.

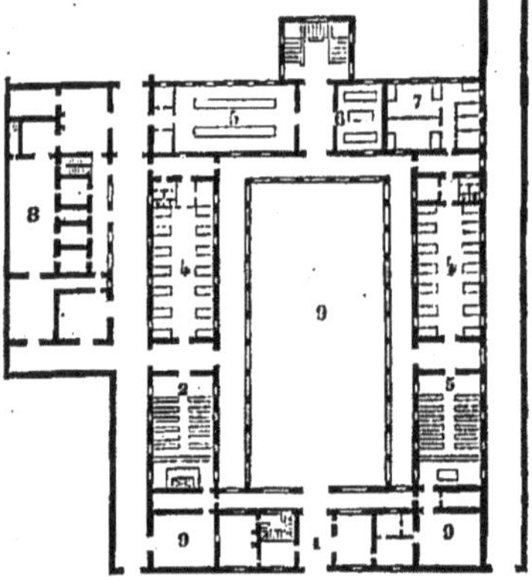

1 Entrée et bâtiment de l'Administration.
2 Chapelle.
3 Oratoire protestant.
4 Dortoirs.
5 Réfectoire.
6 Lingerie.
7 Infirmerie.
8 Cuisine et dépendances.
9 Cours.

Le quatrième côté, formant le fond de l'édifice, est affecté à l'infirmerie, qui contiendra 4 lits, ainsi qu'aux réfectoires et à la lingerie. Un escalier unique, construit dans un pavillon situé derrière l'édifice et dans l'axe de la façade, conduit à toutes les parties de l'établissement.

Dans un bâtiment séparé du corps principal, mais pouvant communiquer facilement avec les diverses salles, doivent être établies la cuisine et ses dépendances.

Les bâtiments, se développant sur une superficie totale de 1,736 mètres carrés, se trouveront, indépendamment de la cour intérieure dont nous avons parlé, entourés de jardins ou préaux mesurant 2,100 mètres.

Aujourd'hui l'hospice ne reçoit que 35 vieillards : 18 hommes et 17 femmes.

La dépense d'entretien a été, en 1861, de 22,986 francs 28 centimes, pour 10,205 journées. Chaque journée est portée au compte du même exercice pour 2 fr. 25.24. Quant à la mortalité, elle a été de 1 sur 8.

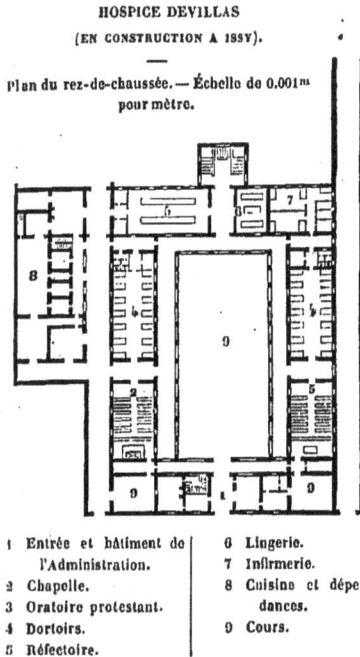

III. — HOSPICE SAINT-MICHEL (Fondation Boulard).

M. Michel-Jacques Boulard, ancien tapissier à Paris, a, entre autres dispositions, légué par testament, en date du 15 février 1825, différentes sommes s'élevant, après liquidation, à 1,127,886 fr. 91 c. (1) pour la fondation d'un hospice.

(1) La liquidation de la succession de M. Boulard a produit un actif qui est évalué au compte de 1830 (page 26) à 1,127,886 fr. 91 c.; sur cette somme, la dépense de la fondation de l'hospice est évaluée au même compte à 709,363 fr. 86 c.; il n'est donc resté pour dotation de la fondation qu'un capital de 418,523 fr. 05 c., lequel, employé en rentes 5 p. 0/0, achetées à 104 fr. 30 c. et à 106 francs, a produit un revenu total de 19,457 francs.

Cette dotation déjà bien faible se réduisait au 14 mars 1852 à 17,880 francs, et fut réduite par la conversion des rentes 5 p. 0/0 en rentes 4 1/2 p. 0/0 à 16,092 francs. La dernière conversion a diminué les revenus de 772 francs, ce qui donne pour le montant actuel des rentes de la fondation une somme de 15,320 francs.

« Mon désir est de rattacher pour l'avenir mon nom à un acte de bienfaisance qui est dans mes prin-
« cipes comme dans mon cœur ; mon intention est donc de *fonder un hospice sous la dénomination*
« *d'hospice Saint-Michel, pour vieillards-hommes ;* j'en ai arrêté le plan... Je veux que cet hospice
« soit exclusivement destiné à perpétuité à *douze pauvres* honteux, septuagénaires, à raison d'un par
« arrondissement de la ville de Paris, à la nomination du Comité de bienfaisance de chacun de ses
« arrondissements. Ces pauvres seront habillés d'une manière uniforme en entrant, puis entretenus de
« toutes choses en santé comme en maladie jusqu'à leur décès..... *A l'égard de la surveillance de cet*
« *hospice, de son administration, elles appartiendront, comme celles de ce genre, à l'Administration*
« *générale des hospices de la ville de Paris.* Si le terrain n'est acquis de mon vivant, il ne pourra avoir
« moins de trois arpents..... Il sera fait, après plans et dessins arrêtés, échantillons choisis également en
« toutes choses, des marchés bien constatés et approuvés par mon exécuteur testamentaire et les per-
« sonnes désignées ci-après, sous la surveillance de MM. les Administrateurs des hospices, chargés
« de la tenue de cette maison, et sur celle de la comptabilité, pour tous les comptes qui pourront avoir
« lieu. Mon exécuteur testamentaire et son conseil auront droit à la vérification et examen de tous les
« comptes de bâtiments.

« L'entrée sera interdite à tous parents et connaissances des personnes attachées audit hospice. Il y
« aura un parloir et un promenoir pour les visiteurs ; cependant tous les étrangers auront droit à visiter
« cette maison dans tous ses détails..... Il y aura un caveau sous le maître-autel de la chapelle pour y
« recevoir mon corps.

« Il sera élevé dans la chapelle deux petits monuments en marbre blanc, dont le dessin sera arrêté
« par moi, placés à droite et à gauche de l'entrée, l'un pour y recevoir mon cœur, et l'autre mon buste
« également en marbre blanc.

« L'on fera choix de deux peintres d'un beau talent reconnu, pour peindre deux grands tableaux,
« pour être placés de chaque côté de la chapelle ; l'un représentera Saint-Michel terrassant l'être malfai-
« sant, et l'autre la Bienfaisance consolant les malheureux par une honnête abondance..... Le grand ta-
« bleau représentant le songe de Saint-Joseph, placé dans un des salons de Ville-d'Avray, a été
« acquis il a quatre ans pour être placé sur le maître-autel ; je tiens à ce que les deux dont je parle
« ci-dessus soient aussi bien faits et encadrés de même pour l'ensemble et même proportion, si on le
« juge convenable..... Les comptes de terrain et de bâtiments seront vérifiés suivant l'usage et
« conformément aux dessins et plans, dont les doubles seront déposés à la petite bibliothèque que
« je veux avoir également à cette maison ; tous les doubles seront remis aux hospices, pour servir au
« besoin..... ».

Toutes les volontés du testateur ont été scrupuleusement exécutées. Ainsi qu'il en avait de son vivant exprimé le désir, plusieurs terrains, voisins d'une propriété qu'il avait longtemps habitée à Saint-Mandé, furent acquis par l'Administration, et M. Destailleurs, architecte désigné par M. Boulard lui-même, fut chargé d'y construire le nouvel hospice. Le plan de cet établissement nous a paru digne de trouver place dans cette étude, et plusieurs fois déjà il a servi de modèle à différentes constructions hospitalières analogues.

L'hospice Saint-Michel se présente en façade sur l'avenue de Saint-Mandé ; il est entouré de jardins et de plantations soigneusement entretenus. Sa contenance totale est de 18,040 mètres.

Au centre du bâtiment principal s'élève la chapelle. Elle renferme le buste et le cœur de M. Boulard, et, conformément au vœu du fondateur, l'Administration y a placé un tableau d'Abel de Pujol, représentant la Charité ouvrant à des vieillards les portes de l'hospice Saint-Michel, et un autre, de Meynier, montrant le démon terrassé par l'Archange.

A droite et à gauche de la chapelle s'étend le bâtiment principal, construction à un seul étage, qui renferme au rez-de-chaussée le réfectoire, la bibliothèque, la cuisine, la pharmacie, les bains, etc.

Le premier étage est traversé dans toute sa longueur par une galerie qui donne accès dans les chambres des administrés.

A chaque côté du bâtiment principal se rattache une aile formant avant-corps très-saillant. Une galerie, fermée par des arcs en pierre retombant sur des colonnes isolées, relie entre elles ces différentes constructions.

HOSPICE SAINT-MICHEL (FONDATION BOULARD, A SAINT-MANDÉ).

Plan du rez-de-chaussée (bâtiment principal).
Échelle de 0.002m pour mètre.

Jardin.

Jardin.

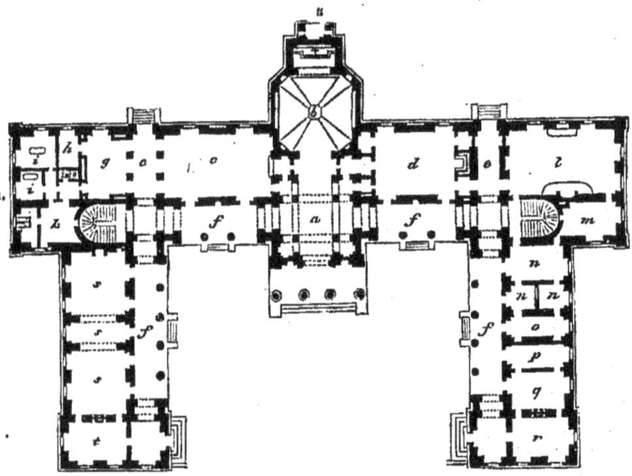

Jardin.

Jardin.

A Vestibule.
B Chapelle.
C Bibliothèque.
D Réfectoire.
E Passages.
F Promenoirs.
G Pharmacie.
H Laboratoire.
I Bains.
K Latrines.
L Cuisine.
M Lavoir.
N Dépendances de la cuisine.
O Distribution.
P Réfectoire des serviteurs.
Q Magasin.
R Cabinet du Directeur.
S Lingerie.
T Dépendances du logement du Directeur.
U Tombeau du fondateur. (Entrée du caveau.)

Dans une partie des jardins, un petit bâtiment circulaire isolé renferme la buanderie et ses dépendances.

Une colonne commémorative a été érigée en avant de la façade : on y a gravé le nom du fondateur, ainsi que les différentes clauses du testament qui s'appliquent directement à la fondation de l'hospice.

Ouvert le 4 août 1830, l'hospice Saint-Michel a été desservi dans le principe par des religieuses, assistées d'un économe; plus tard, il a été placé sous la surveillance d'un directeur comptable. Le peu d'importance de l'établissement n'a pas permis qu'un aumônier résidant y fût spécialement attaché : le service du culte est confié à un prêtre de Saint-Mandé.

Au point de vue purement architectonique, l'hospice Saint-Michel est remarquable dans son ensemble et dans ses détails; mais au point de vue pratique et hospitalier, nous devons reconnaître que le bâtiment n'est nullement proportionné aux besoins réels du service. Tout en se conformant scrupuleusement aux intentions du fondateur, l'Administration a toujours regretté que le petit nombre de vieillards qu'elle pouvait placer dans cet hospice ait entraîné des frais généraux disproportionnés. Aussi, par suite de l'augmentation du prix des denrées comme de la réduction des rentes qui constituent la dotation de l'établissement, a-t-elle été obligée de réduire à sept le nombre des lits qui avait été fixé à douze par le testament du fondateur.

Il n'y a donc pas lieu d'être surpris que le prix de journée de l'hospice Saint-Michel s'élève à 6 fr. 22,59, d'après le compte moral de 1861.

La dépense totale de l'hospice a été pour ce même exercice de 16,940 fr. 88 c. pour 2,721 journées.

Mortalité en 1861 : 1 sur 4.33.

§ III. — MAISONS DE RETRAITE.

I. — HOSPICE DES MÉNAGES.

L'hospice des Ménages a été construit sur l'emplacement de l'ancienne maladrerie de Saint-Germain-des-Prés qui fut supprimée, en 1544, à la suite d'une enquête ordonnée par le Parlement (1), et dont le terrain et les bâtiments furent cédés, dix ans plus tard, aux commissaires du Grand-Bureau des pauvres, pour y loger et nourrir les mendiants dont ils avaient la charge (2).

---

(1) « L'hospital qui est au faulx Bourg de Saint-Germain-des-Prez contient deux arpents et demy et estoit an- « ciennement Maladerie iusques en l'an 1544... Il n'y avoit point de revenus, toutesfois elle ne manquoit de ladres, « lesquels, après avoir receu la pension d'un mois, venoient sur le soir des autres maladeries loger ceans, et alle- « guans leur pauureté alloient mendier publiquement, au péril d'en infecter d'autres. » (Tableav des Antiqvitez de Paris, par Dubreul. Paris, 1612, page 387.)

(2) Des lettres patentes, en forme d'édit, du roi François Ier, données le 7 novembre 1544, attribuèrent au prévôt des marchands et aux échevins de la ville de Paris, la *surintendance* et le soin de l'entretien de la communauté des pauvres : « Ordonnons que ils commettent et deputent ainsi quilz ont acoustumé de faire pour le gouverne- « ment de Lhostel-Dieu ung certain bon nombre de notables bourgeois, conseillers de ladite ville et autres gens « de bien et charitables, lesquelz ilz presenteront d'an en an ou de deux ans en deux ans ainsi qu'ils advise- « ront à notre dicte Court de Parlement, pour illec et faire et prester le serment que font et prestent en icelle » court les gouverneurs dudit Hostel-Dieu... Et en ce faisant, appeller avec eulx ung bon nombre de conseillers de « ladite ville, et assistants aucuns de noz amez et féaulx conseillers de nostre dicte Court de Parlement, advisent « et regardent à tous les moyens et expédients convenables pour pourveoir et donner ordre au faict d'iceulx « pauvres. » (Arch. de l'Ass. pub.) Telle fut l'origine du Grand-Bureau des pauvres également appelé l'aumosne « générale.

C'est à ces commissaires qu'Henri II, par lettres patentes du 11 novembre 1554, permit de faire construire un ou deux nouveaux hôpitaux, pour y loger et nourrir les pauvres en petites loges :

« Henry, par la grace de Dieu, scavoir faisons que comme pour nourrir avec certain bon ordre et police ung « grand et merveilleux nombre de pauvres qui mendient ordinairement parmy les rues, maisons et église de nostre

Son installation ne différait guère de celle des anciennes maladreries et reposait également sur le principe de la séparation et de l'isolement des individus; de même que les anciens lépreux, les pauvres mendiants eurent, pour nous servir des expressions de la patente royale, « chacun une eschoppe de neuf ou douze pieds en carré. »

Le nom d'hôpital des *Petites-Maisons*, que l'établissement reçut dès cette époque, n'a d'autre origine que la forme toute particulière des bâtiments qui le composaient.

« ville de Paris cappitalle de nostre royaulme quelque aumosne que on leur distribue par chacune sepmaine, « ayant été pratiquez plusieurs bons moyens tant par nostre Court de Parlement que par les commissaires par « elle commis sur le faict et police desdicts pauvres et finablement estre trouvé ainsi que lesdicts commissaires « nous ont faict entendre quil est tres-nécessaire de bastir et construire ung ou deux nouveaulx hospitaulx en « certains lieulx spacieulx de nostre dicte ville et faulxbourgs segregez de voisins pour illec loger et nourrir les « dicts pauvres mendians en petites loges et eschoppes de neuf ou douze piedz en carré chacune selon les por- « traicts, dessing et modelle quilz en ont faict faire et présenter à nostre dicte Court, laquelle a trouvé ladicte « entreprinse très-bonne et l'a permis et accorde soulz notre bon plaisir. Pour ce est-il que..... donnons « en mandement par ces d. présentes à nos amés et féaulx conseillers les gens tenant notre dicte Court de Par- « lement faire les d. commissaires des pauvres joyr et user de notre d. présent octroy et permission sans « en ce leur souffrir faire aucun destourbier en empeschement. Car ainsi nous plaist-il estre faict. Donné à « Paris, etc., etc. » (Arch. de l'Ass. pub.)

Les commissaires du Grand-Bureau achetèrent le 3 février 1554 l'emplacement de l'ancienne maladrerie; l'acte de vente est ainsi conçu : « Par devant Etienne Brulé et Adrian Fournier, notaires du roy nostre sire en son « chastelet de Paris, fut présent en sa personne honorable homme Robert Fallantin, marchand bourgeois de Paris, « lequel de son bon gré et bonne vollunté recongneut et confessa..... avoir vendu a nobles hommes et saisges maistres « Loys Gayan, Me Jacques Pothier, Me Jehan Berjot, conseillers du roy nostre sire en sa Court de Parlement, « Me Paris Hesselin, aussi conseiller du roy et maistre de ses comptes, Me Etienne Dugué, chanoine en l'église de « Paris et archidiacre de Bryo, Me Claude de Verdun, aussi chanoine de Paris, une maison, court, estables, jardin, « lieux et appartenances..... Le lieu ainsi qu'il se comporte appelle la Malladrerie de Saint-Germain, situez et « assis près Saint-Germain des-prés-lez-Paris, du côté et sur le chemin par lequel l'on va dudict Saint-Germain « à Sèvre, pour estre appliquez à ung hospital. » (Arch. de l'Ass. publ.)

L'Administration de l'hôpital des Petites-Maisons appartint jusqu'à la Révolution au Grand-Bureau des pauvres, et fut toujours distincte des administrations de l'Hôtel-Dieu et de l'Hôpital-général.

Tenon dit (page 87) qu'on recevait à l'hôpital des Petites-Maisons des pauvres de toutes les paroisses de Paris.

Le Grand-Bureau des pauvres tient de trop près à l'hôpital des Petites-Maisons pour que nous ne donnions pas ici un aperçu de ses attributions. Un rapport manuscrit en date du 24 décembre 1789 (Arch. de l'Ass. pub.) nous fait connaître quelle était, à cette époque, son organisation : « L'objet du Grand-Bureau est d'assister les « vieilles gens et les petits enfants de toutes les paroisses de Paris, connus et domiciliés, et qui sont hors d'état « de gagner leur vie. Ils sont choisis par les commissaires des pauvres en exercice sur chaque paroisse.

« Les paroisses sont réunies en 33 commissariats des pauvres.

« Les commissaires des pauvres sont nommés chaque année par les curés et marguilliers de chaque paroisse.

« Les pauvres admis à l'aumosne au nombre de 1,400 reçoivent par semaine : les âgés de 60 ans 10 fr. et les « enfants 5 fr.

« La taxe des pauvres sur tous les habitants fait un objet, année commune, de 52,000 livres.

« Les communautés ecclésiastiques sont taxées particulièrement à une somme de 3,898 livres.

« Le procureur général est chef unique de l'Administration du Grand-Bureau et de l'hôpital des Petites- « Maisons.

« Il y a en outre huit anciens commissaires qui portent le titre d'administrateurs. Il y a un greffier qui est en « même temps receveur, et prête serment en cette qualité devant le Parlement..... »

Dans l'origine le Bureau s'assemblait à l'hôtel de Ville. Ses réunions eurent ensuite lieu dans deux maisons de l'hôpital du Saint-Esprit dont les loyers étaient payés par le domaine de la Ville.

« On distribue denier en plein bureau aux pauvres et aux étrangers pour passer chemin et retourner en leur « pays, » dit encore Fontanon, tome Ier, page 918.

L'Administration du Grand-Bureau avait acquis en 1613 une maison place de Grève ; le Grand-Bureau y fut

Une notice, faite en 1785, donne des détails intéressants sur le régime intérieur et les conditions d'admission à l'hôpital des Petites-Maisons (1).

« Cet hôpital dont on augmente actuellement les bâtiments renferme (2):
« 1° Les vieilles gens infirmes, hommes et femmes de toutes les paroisses et faulxbourgs de Paris, pris « par ordre d'âge dans ceux qui sont à l'aumône du Grand-Bureau, qui y sont reçus, logés, etc., et à qui « l'on fait la paie toutes les semaines pour fournir à leur subsistance;
« 2° Les insensés;
« 3° Les malades de la maladie vénérienne, qui y sont pansés;
« 4° Ceux qui sont affligés de la teigne, qui y sont guéris;
« 5° Et toutes les personnes, prêtres, religieuses et autres, employées aux différents services nécessaires « dans ledit hôpital. »

Suivant Tenon, l'hôpital des Petites-Maisons comportait en 1786, outre les places réservées aux indigents valides, 226 lits, répartis ainsi qu'il suit :

1° Pour les pauvres malades de la maison couchant seuls....................	150 lits.
2° Pour les gardes-françaises attaqués du mal vénérien....................	7
3° Pour les gardes-suisses attaqués du même mal..........................	7
4° Pour des particuliers ayant contracté la maladie honteuse..................	18
5° Pour les fous furieux des deux sexes déclarés incurables et installés dans un nombre égal de loges..	44
Total égal.............	226 lits.

M. de Pastoret, complétant ces premières indications, nous apprend qu'il y avait, en 1788, à l'hospice des Ménages, 538 places pour les indigents valides, et que les infirmeries qui figurent dans l'état de Tenon pour 150 lits pouvaient en contenir 180 au moins.

« Il y avait dès lors dans cet établissement ce qu'on appelait des ménages; mais ce mot n'exprimai « pas comme aujourd'hui l'association d'un mari et d'une femme; on désignait par là uniquement deux « personnes vivant en communauté, n'importe qu'elles fussent du même sexe ou qu'elles n'eussent entre « elles aucune parenté (3). »

établi, et y est resté jusqu'au 3 octobre 1789, époque à laquelle le district de Saint-Jean s'est emparé de la maison.

La municipalité de Paris fut chargée par la loi du 25 mai 1791 de l'administration de tous les revenus des indigents. Elle devait les distribuer, ainsi que le produit des quêtes, entre les différentes paroisses. Le 5 août, elle créa dans son sein, sous le nom de *Commission municipale de bienfaisance*, un comité, qu'elle chargea de former un état des revenus des pauvres, de les distribuer et de donner un plan d'assistance publique; c'est à lui que l'on doit l'institution des bureaux de bienfaisance fondés par la loi du 7 thermidor an v. (Rapport du Conseil général des hospices sur l'Administration des secours à domicile au 1er germinal an xi, par M. Duquesnoy, maire du Xe arrondissement et membre du Conseil.) Un arrêté des consuls du 29 germinal an ix réunit l'Administration des secours à domicile de la ville de Paris aux attributions du Conseil général des hôpitaux de la même ville.

(1) Extrait du tome Ier des registres d'inventaire du Grand-Bureau des pauvres, et de l'hôpital des Petites-Maisons, dressé en 1785. (Arch. de l'Ass. pub.)

(2) C'est à cette époque que fut construit le grand bâtiment du fond de la cour ou préau; l'architecte, nommé Buron, soumit ses plans à l'examen d'Antoine, architecte du roi.

(3) Rapport de M. le comte de Pastoret, page 194.

Le règlement du 10 octobre 1801 affecta définitivement l'hôpital des Petites-Maisons aux époux en ménage; les insensés furent, suivant leur sexe, transférés soit à Bicêtre, soit à la Salpêtrière.

Toutefois, quelques modifications ne tardèrent pas à être apportées au règlement primitif. Il fut décidé, par exemple, que l'on recevrait aux Ménages « des veufs et des veuves qui ne le « seraient pas devenus dans l'hospice, et que des places y seraient également réservées aux reli-« gieuses que la Révolution avait privées de la demeure où elles avaient compté passer leur « vie (1). »

La première de ces dispositions est restée seule en vigueur. Aujourd'hui, les religieuses âgées ou infirmes, attachées à nos services, sont admises au repos dans la Communauté même de l'établissement dont elles font partie (2). L'extrait que nous donnons en note du règlement des Ménages (3) indique suffisamment le caractère et l'organisation actuels de cette maison.

Au moment où le règlement de 1801 reçut son exécution, les bâtiments de l'hospice avaient besoin de réparations nombreuses, et l'installation matérielle était tombée dans le plus triste état.

« Il y avait à peine, dit encore M. de Pastoret, en rendant compte des améliorations effectuées en « 1814, il y avait à peine, en vieux linge, deux paires de draps et deux chemises par individu; il y a « maintenant pour chacun quatre paires de draps et cinq chemises.

---

(1) Arrêté du 5 ventôse an II.

(2) La dernière des religieuses que l'Administration avait recueillies à l'hospice des Ménages, à la suite de la Révolution, a quitté l'établissement en 1852.

(3) L'hospice des Ménages est destiné à des époux en ménage ou à des veufs ou veuves qui, sans être dans un état d'indigence absolu, n'ont cependant pas des moyens suffisants d'existence, et peuvent payer le capital fixé pour l'admission.

Nul ne peut être inscrit sur le registre d'attente avant l'âge de 60 ans.

Les pièces à produire pour l'inscription d'un ménage, sont :

1° L'acte de naissance de chacun des époux;

2° L'acte de mariage;

3° Un certificat du maire de l'arrondissement ou de la commune, constatant que le ménage habite le département de la Seine depuis plus de deux ans, qu'il est de bonne vie et mœurs, et qu'il n'a pas assez de ressources pour vivre d'une manière indépendante.

Les inscriptions n'ont lieu qu'en faveur d'époux ayant au moins 60 ans, et dont les âges réunis forment au moins 130 ans.

Les époux doivent compter au moins 15 années de mariage passées ensemble.

Le capital à payer pour l'admission est fixé à 3,200 fr.

Les époux en ménage sont placés dans des chambres particulières. Ils doivent, en entrant, fournir un mobilier composé ainsi qu'il suit :

Un lit en fer, 1 paillasse, 2 matelas, 1 traversin, 2 oreillers, 2 couvertures de laine, 2 paires de draps en toile, 2 chaises, 1 buffet ou commode, le tout en bon état.

Chaque époux reçoit les prestations suivantes :

3 francs en argent tous les 10 jours;

60 décagrammes de pain par jour aux hommes, et 55 aux femmes;

50 décagrammes de viande crue par semaine;

1 double stère de bois par an;

4 hectolitres de charbon de bois par an.

Lors du décès de l'un des époux, le conjoint survivant ne peut continuer d'occuper une chambre de ménage; il doit obligatoirement passer dans l'une de celles qui sont affectées aux veufs et veuves.

Les veufs ou veuves sont reçus, soit dans des chambres particulières, moyennant un capital de 1,600 fr., soit dans les dortoirs, moyennant un capital de 1,000 fr.

Les uns et les autres fournissent, au moment de leur entrée, un mobilier semblable à celui qui est exigé des

« Les loges occupées autrefois par des insensés et adossées au bâtiment du préau ont servi à placer « le bois et le charbon des ménages au rez-de-chaussée; des communications ont été pratiquées à cet « effet. Les anciens cabinets ou bûchers construits dans la cour ont été démolis. Les seize loges nou- « vellement bâties ont été disposées pour huit ménages. La buanderie était au milieu des dortoirs, et « elle se trouvait dans un tel état de dégradation qu'il fallait la reconstruire en entier. Elle a été reportée « dans un bâtiment dépendant de l'hospice, mais séparé de ceux qui l'habitent. La lingerie, qui tenait à « l'ancienne buanderie, a été transférée dans un local moins humide, plus clair, au centre des dortoirs, « et tout à côté de la chambre du travail des sœurs..... Les sœurs étaient autrefois confondues avec les « administrés; un bâtiment séparé des dortoirs leur a été destiné, et on y a pratiqué tout ce que le ser- « vice pouvait exiger (1). »

La démolition des loges de fous, dont parle ici M. de Pastoret, commença en 1821 et fut continuée les années suivantes. Sur l'emplacement qu'elles occupaient, on établit le long corridor qui dessert tout le rez-de-chaussée du bâtiment de droite du préau. Cette première appropriation, complétée par la restauration du bâtiment des Francs-Bourgeois, qui tombait en ruines, fit disparaître les derniers vestiges qui auraient pu rappeler la destination primitive de l'hôpital des Petites-Maisons.

La construction des vastes magasins (1828) où sont entreposés, en attendant leur vente aux enchères, tous les matériaux provenant des démolitions hospitalières, et les meubles et articles divers de literie réformés par les établissements; les travaux, entrepris en 1843, pour substituer aux anciens murs délabrés qui fermaient l'établissement du côté de la rue de la Chaise le bâtiment simple mais convenable que nous y voyons aujourd'hui; et enfin l'extension donnée, en 1847, à l'installation des dortoirs, grâce à une libéralité de 20,000 francs que M. le général de Feuchères avait faite à cette intention, auraient pu motiver de notre part quelques observations. Mais, aujourd'hui que l'Administration a décidé le déplacement de l'hospice des Ménages et que sa reconstruction, déjà bien avancée, va lui permettre d'abandonner prochainement l'établissement de la rue de Sèvres, il serait oiseux de s'étendre sur ces différentes appropriations, d'ailleurs toutes secondaires, dont il ne restera bientôt plus aucun vestige. C'est beaucoup plus pour le principe et l'économie de son institution que pour l'ensemble et la distribution de ses constructions actuelles que l'hospice des Ménages mérite d'être étudié. Aussi nous paraît-il préférable de le faire connaître ici, non pas à raison de ce qu'il a pu être jusqu'à ce moment, mais bien de ce qu'il doit être et sera désormais dans un établissement construit suivant les conditions propres à sa destination.

L'emplacement choisi pour l'érection du nouvel hospice dépend de la commune d'Issy et n'est

---

époux en ménage, à moins qu'ils ne préfèrent verser dans la caisse de l'Administration, comme valeur représentative du mobilier, une somme de 200 fr.

Les veufs et veuves admis en chambre ont droit aux mêmes prestations que chacun des époux en ménage.

Ceux qui sont admis en dortoir ne jouissent pas de ces prestations.

Ils sont tenus de prendre leurs repas en commun. Leur régime est le même que celui des autres hospices de vieillards.

L'Administration fournit le linge aux administrés des dortoirs.

Pour l'inscription sur les registres d'expectants, les veufs et les veuves doivent produire leur acte de naissance, leur acte de mariage, l'acte de décès de l'époux prédécédé, et un certificat du maire, semblable à celui qui est exigé pour les époux.

Nul n'est inscrit, comme veuf ou veuve, s'il n'a vécu au moins 10 années en ménage et s'il n'est âgé d'au moins 60 ans.

(1) Rapport sur l'état des hôpitaux et hospices, par M. de Pastoret, page 196.

pas à plus de 2 kilomètres de l'enceinte fortifiée de Paris; il fait partie du domaine hospitalier depuis 1844, et comprenait, dans le principe, une superficie de 24,754 mètres (1). Le développement que l'Administration entendait donner à l'établissement l'ayant mise dans la nécessité d'acquérir un terrain contigu à peu près d'égale grandeur, cet emplacement présente aujourd'hui une superficie de 60,636 mètres. Situé dans une position des plus heureuses et en partie planté d'arbres, il réunit toutes les conditions désirables d'une bonne installation hospitalière. Au double point de vue de l'agrément et de la salubrité, il eût été difficile de rencontrer mieux.

Les constructions du nouvel établissement sont exposées au sud-est; l'ensemble de sa façade présente sur la rue du Vivier trois corps de bâtiments, d'où la vue s'étend par delà la Seine jusqu'aux coteaux de Saint-Cloud; ils sont reliés entre eux par une galerie couverte: celui du centre, complétement isolé de l'hospice proprement dit, forme l'entrée principale; il est exclusivement affecté aux services administratifs.

Ce pavillon, élevé de quatre étages, comprend, au rez-de-chaussée, les différents bureaux de la direction et de l'économat, ainsi que les pièces réservées au service de la porterie. Aux étages supérieurs sont les logements du personnel administratif.

L'hospice, se développant à droite et à gauche, forme, derrière chacun des deux pavillons de la façade, deux grands parallélogrammes, séparés par une vaste cour rectangulaire, dite Cour d'honneur, au centre de laquelle s'élève la chapelle de l'établissement, placée dans l'axe de l'entrée principale. Cette chapelle est isolée des bâtiments de l'hospice, auxquels elle communique par un portique transversal.

Les bâtiments de la Communauté sont situés derrière la chapelle, dont ils encadrent le chevet. De ce point, une seconde galerie, parallèle à la première, met tous les services généraux en communication.

Ces galeries forment, entre la chapelle et les bâtiments de l'hospice, deux petites cours intérieures, d'où l'on aperçoit, à travers les portiques, la cour d'honneur et celle du fond; autour de celle-ci s'élèvent trois pavillons de deux étages formant entre eux un quadrilatère ouvert du côté de la chapelle. Ces constructions, qui terminent l'établissement du côté du Sud, comportent les dortoirs des grands infirmes au rez-de-chaussée, les infirmeries au premier étage et les dortoirs des valides au deuxième : un oratoire, placé au centre du dortoir des grands infirmes, leur permet d'assister à la messe et aux prières sans quitter le lit.

La cour centrale présente une superficie de 8,500^{m}; les deux cours de la chapelle, dont la Cour d'honneur n'est séparée que par les galeries déjà décrites, ne comptent pas moins de 1,200^{m}. Enfin, le préau des dortoirs, qui vient à la suite, occupe un espace de plus de 4,000^{m}.

Perpendiculairement aux bâtiments qui longent la cour d'honneur et qui forment le grand côté des deux parallélogrammes mentionnés plus haut, s'élèvent de chaque côté deux pavillons d'égale longueur, dont le premier s'aligne en façade avec le bâtiment d'administration, et le dernier avec le chevet de la chapelle.

Ces pavillons touchent à une seconde ligne de constructions longitudinales, parallèles aux deux premières, et forment avec elles, à droite et à gauche, trois cours symétriques; les deux premières comptent 1,700^{m} de superficie, et la dernière 880^{m}.

(1) Cette propriété a été léguée à l'Administration, en 1844, par M. Dumetz; c'est sur son emplacement que l'Administration provisoire de 1848 proposait de reconstruire la maison de retraite de Saint-Ferdinand, établie depuis moins d'une année dans la maison de Sainte-Marguerite. Cette maison, où l'on était admis moyennant une pension de 400 fr. ou un capital proportionné, ne comptait alors que 19 pensionnaires, dont 11 furent installés à La Rochefoucauld, et les 8 autres, hors d'état d'acquitter leur pension, dans les hospices des Incurables et à Bicêtre.

Les pavillons des deux premières cours, ou préaux, élevés de trois étages, sont affectés au logement des ménages et des veufs vivant en chambre.

Les chambres des ménages renferment chacune deux cabinets : elles ont 22m de superficie et cubent 68m ; les chambres des veufs, qui ne renferment qu'un seul cabinet, comptent 15m 40 superficiels et 48m cubes. Au centre de chacun des groupes ont été disposés les logements des surveillants et des surveillantes, dont les fonctions sont ainsi rendues plus faciles.

Les latrines, établies dans des pavillons en saillie donnant sur les préaux, sont parfaitement aérées et d'un accès commode.

Ces deux groupes latéraux, qui forment la partie principale de l'hospice, comportent, en y comprenant toutes les dépendances, escaliers, couloirs, passages, lieux d'aisances, etc., une surface bâtie de 6,093m.

Les bâtiments entourant les deux dernières cours sont occupés par les principaux services généraux. A gauche, se trouvent la cuisine et ses dépendances, le réfectoire des administrés et celui des gens de service ; à droite, la buanderie, les bains, la lingerie, la pharmacie et le service médical.

Les services généraux sont ainsi réunis presque au centre de l'édifice.

Les constructions qui se développent derrière la chapelle occupent une surface de 2,572m, et sont exclusivement réservées aux grands infirmes, aux malades, et enfin aux administrés, veufs et veuves, soumis au régime commun des dortoirs. Ces derniers habitent de belles salles, dont la contenance a été calculée de manière à ce que chaque lit ait un cube d'air de 35m, et d'où l'on découvre de vastes jardins ; chacun de ces dortoirs est pourvu d'un service de lavabos.

En dehors de ces dispositions, on a établi le service des morts, les écuries, les remises et les hangars ; placés à distance des bâtiments, ils sont néanmoins d'un accès facile, grâce aux entrées particulières qui ont été ménagées dans les murs de clôture.

Tel est dans son ensemble le plan du nouvel hospice des Ménages. Commencé le 2 octobre 1860, il est bien près d'être achevé, et tout nous permet d'espérer qu'il pourra être inauguré dans le courant de l'année 1863. Cet établissement, qui occupe un rang à part dans notre organisation hospitalière, est la première et aussi la plus modeste de nos maisons de retraite. Si modique est la somme exigée pour l'admission que les ménages les plus éprouvés peuvent facilement la prélever sur le salaire quotidien, et assurer ainsi, sans presque s'en apercevoir, la tranquillité de leurs vieux jours.

Nous avons dit ailleurs que l'institution d'hospices payants était un sûr moyen d'inspirer aux classes inférieures les habitudes d'ordre et le goût de l'épargne. A ce point de vue, l'hospice des Ménages, dont le règlement pose en principe l'obligation et la légitimité du mariage, permettant de réunir dans une dernière et commune assistance les époux qui ont travaillé et vieilli ensemble, est assurément l'institution la plus utile et la plus morale de notre organisation. Depuis longtemps déjà, ses chambres et ses lits sont recherchés, et leur nombre n'est plus en rapport avec celui des demandes d'admission : aussi l'attente des postulants inscrits est-elle rarement moindre de quatre années. Afin d'en abréger la durée, l'Administration a décidé que le nouvel hospice serait disposé de manière à recevoir 1,398 lits, ainsi répartis :

Chambres d'époux	428 lits.
— de veufs ou de veuves	454 —
Dortoirs	436 —
Infirmerie	80 —
Total	1,398 lits.

La dépense du nouvel établissement, déduction faite des rabais et y compris un devis supplémentaire de 478,726 fr. 73 c. (1), peut être évaluée à 4,446,665 fr. :

Laquelle somme, répartie sur les 1,398 lits, donne pour chacun une dépense de 3,180 fr. 73 c.

L'hospice actuel de la rue de Sèvres compte 821 lits, qui se divisent de la manière suivante :

160	Chambres d'époux	320 lits.
135	Chambres de veufs	135 —
	Dortoirs	335 —
	Infirmerie	31 —
		821 lits.

Il a recueilli, dans le cours de l'année 1861, 1,175 administrés (2), savoir : 555 dans les dortoirs, ayant donné............ 121,869 journées.
et 620 au préau............ 148,641 id.

La dépense générale d'entretien s'est élevée pour les dortoirs à... 176,856 fr. 14

Pour le préau, à............ 131,273 84

D'où ressort, pour les administrés du dortoir, un prix moyen de journée de............ 1 fr. 45.11

Et pour ceux du préau, de............ 0 88.31

La mortalité moyenne a été de 1 sur 8.04.

II. — MAISON DE LA ROCHEFOUCAULD.

La Maison de La Rochefoucauld, fondée en mars 1781, sous les auspices de Mme de La Rochefoucauld (3), fut, à l'origine, destinée à recueillir des officiers infirmes ou indigents, des ecclésiastiques sans fortune et des magistrats tombés dans la misère.

Cet hospice, ouvert au mois de juillet 1793, comptait seulement 16 lits. D'après la description qu'en donne M. de La Rochefoucauld-Liancourt, c'était, au commencement de La Révolution, plutôt un hôpital qu'une maison de retraite.

---

(1) Ce devis a été nécessité par la construction du quatrième côté du bâtiment et la surélévation des bâtiments de la pharmacie.

(2) Ce nombre se décompose ainsi:

Existants au 1er Janvier 1861	759
Admis pendant l'année	94
Rentrés par expiration de congé	322
Total égal	1,175

Il est fait mention du mouvement des entrées et des sorties d'ordre, parce que le résultat de ce mouvement agit sur les restants au 31 décembre au soir, entre dans le décompte du nombre des journées effectives, et par conséquent devient un des éléments indispensables d'après lesquels s'établit le prix moyen de la journée d'entretien.

(3) Mme la vicomtesse de La Rochefoucauld donna pour l'établissement de la Maison royale de santé une somme de 36,352 livres : elle obtint de Louis XVI, par son crédit et ses instances, une dotation de 10,000 livres de rentes sur les aides et gabelles; de la ville de Paris, 1,800 livres de rentes à perpétuité ; et du clergé, la somme de 100,000 livres.

« On y trouve au rez-de-chaussée, dit-il, une salle assez élevée, contenant 16 lits pour les malades. « Ce bâtiment a aussi plusieurs appartements commodes, destinés à loger des pensionnaires qui désirent « se retirer du monde et les religieux auxquels est confié le service de l'Établissement.

« L'état qu'on nous a fourni porte les revenus de cet hospice à la somme de 24,778 livres 4 sols, et « les charges à 4,422 livres 8 sols; mais dans ce calcul n'est pas compris l'intérêt du capital qui a été « employé en acquisition de terrain et en construction de bâtiments. Ces articles pourraient être évalués « à une somme annuelle de 5 à 6,000 livres; de manière que nous pouvons regarder les revenus de la « Maison royale de santé comme formant une somme de 25 à 26,000 livres quittes de toutes charges. Il « en résulte que le prix de la journée de chaque malade y est au moins de 4 à 4 livres 10 sols.

« En examinant cependant le traitement et la situation actuelle de ces malades, leur sort ne nous a « pas paru meilleur que celui des malades qui sont reçus à l'hôpital de la Charité ou dans les différents « hospices que nous avons visités.

« Ceux qui gouvernent cet Établissement y sont très-bien logés ; et la Maison royale de santé nous a « paru employée à l'agrément de ceux qui la desservent, plutôt qu'au véritable soulagement des ecclé- « siastiques et militaires pour qui elle a été construite à grands frais.

« Les malades y sont rarement visités par un médecin; un frère de la Charité fait les fonctions de chi- « rurgien, et soigne en cette qualité ceux qui sont confiés à son zèle. Le médecin y paraît tout au plus « une fois chaque semaine.

« En combinant ces défauts avec la cherté des journées, nous avons conclu que cet Établissement « est abusif et demande une grande réforme.

« La position de cet hôpital est saine ; les dimensions de la salle des malades assez bonnes. On s'y « sert d'eau d'Arcueil pour les usages ordinaires ; il est difficile d'en avoir de la rivière à cause de « son éloignement (1). »

En 1792, la Maison royale de santé prit le nom d'Hospice-National, et devint un hôpital pour les malades du district du Bourg-la-Reine.

Au 28 thermidor an IV, il fut transformé en succursale de l'hospice des Incurables-hommes et femmes; le nombre des lits était alors de 100. Les religieux de la Charité, qui avaient présidé à la construction de la Maison, et qui, depuis la fondation, en avaient eu l'administration exclusive, conservèrent sa direction jusqu'au 22 prairial an III.

En 1801, un arrêté du Conseil général des hospices convertit l'hospice en maison de retraite, consacrée aux personnes de l'un ou de l'autre sexe qui, sans être dans une indigence absolue, n'ont cependant pas des moyens suffisants d'existence, et aux anciens employés de l'Administration; cet arrêté exclut les fous, les imbéciles et les épileptiques.

Il exige l'âge de 60 ans pour l'admission, à moins qu'une infirmité incurable ne mette le postulant dans l'impossibilité de travailler, et, dans ce cas, il doit avoir au moins 20 ans.

Depuis lors, les conditions d'admission n'ont pas changé; le prix seul de la pension a été un peu élevé, à raison de l'accroissement successif du prix des denrées.

On est reçu dans l'établissement moyennant 250 francs de pension annuelle pour les vieillards valides, et 312 fr. 50 c. pour les infirmes incurables. La pension peut être remplacée par le versement d'un capital variant de 4,500 francs à 875 francs, et décroissant en proportion inverse de l'âge des administrés.

En 1821, le Conseil général, voulant rappeler le nom de la fondatrice de l'établissement,

(1) Rapport de La Rochefoucauld-Liancourt, au nom du Comité de mendicité, à la suite des visites faites dans les divers hôpitaux de Paris, page 35.

décida, par son arrêté du 5 décembre, qu'à l'avenir la Maison de retraite de Montrouge porterait le nom de Maison de La Rochefoucauld.

Le plan primitif de la Maison royale de santé, dû à l'architecte Antoine, constructeur de la Monnaie, et reproduit par Tenon dans ses Mémoires, n'a été exécuté que successivement; quelques-unes même de ses parties, le chauffoir et le promenoir d'hiver, sont restées à l'état de projet.

Ce plan, à peu près carré, mesurait 23m de longueur sur 20m de largeur; on construisit d'abord la façade et l'aile droite du bâtiment; la façade, terminée par deux pavillons en saillie, se développe sur des jardins, parallèlement à la route d'Orléans, à laquelle elle est reliée par une belle avenue d'arbres : c'est l'entrée principale de l'établissement.

On a élevé, en 1819, du côté du Nord, derrière l'emplacement que devait occuper l'aile gauche du plan d'Antoine, un bâtiment où ont été établies les infirmeries, la salle des grands infirmes-hommes et la lingerie.

En 1825, la construction de l'aile gauche a permis d'augmenter le nombre des lits, fixé depuis 1801 à 130, et de le porter à 210.

Le service des bains, placé en 1829 dans un pavillon adossé aux infirmeries, répond parfaitement aux besoins de la Maison.

Les hommes valides occupent le bâtiment du centre; l'aile gauche est habitée par les femmes. L'aile droite contient, au rez-de-chaussée, les réfectoires, et aux étages supérieurs, la Communauté et la salle des grandes infirmes.

Les dortoirs du rez-de-chaussée sont convenablement disposés; les lits, placés dans l'étendue des trumeaux, sont largement espacés; quelques salles du premier étage, et surtout les dortoirs établis dans les combles, laissent à désirer sous plusieurs rapports.

La chapelle de l'établissement, ménagée dans le pavillon de gauche de la façade, est exiguë et mal disposée, et elle doit être bientôt remplacée par une chapelle mieux appropriée aux besoins des pensionnaires.

Les cuisines sont à proximité des réfectoires et commodément installées.

A droite de l'avenue et contre la grille qui donne sur la route d'Orléans, s'élève un pavillon occupé par les bureaux d'administration; un corps de bâtiment très-ancien, placé de l'autre côté de l'avenue, a reçu le logement du portier et divers services secondaires.

Telle est la maison de La Rochefaucauld : par sa situation au milieu de vastes jardins et l'ordonnance généralement bien conçue de ses bâtiments, elle présente un ensemble des plus agréables, et offre plutôt l'aspect d'une maison de plaisance que celui d'un hospice.

En 1845, une portion, peu considérable il est vrai, des jardins a été expropriée, du côté de l'Est, pour la construction du chemin de fer de Sceaux.

Le nombre des lits de la maison de La Rochefoucauld est aujourd'hui de 247 : 108 lits sont affectés aux hommes et 119 aux femmes. L'infirmerie compte en outre 20 lits.

En 1861, l'Administration a donné asile dans cet établissement à 276 vieillards des deux sexes, ayant fourni 81,299 journées de présence.

Pendant cette même année, la dépense s'est élevée à 135,358 fr. 11 cent., ce qui fait ressortir à 1 fr. 66,49 le prix moyen de la journée d'entretien de chaque administré.

Mortalité en 1861 : 1 sur 8,13.

III. — INSTITUTION DE SAINTE-PÉRINE.

Au moment où l'Administration des hospices fut chargée, par décret du 10 novembre 1807, de la gestion de l'établissement de Sainte-Périne, cette utile institution allait se trouver compromise par l'impéritie et les désordres des spéculateurs qui avaient repris en sous-œuvre le plan et les projets d'un philanthrope du siècle dernier, M. de Chamousset (1).

Pendant les quatre premières années de l'administration du Conseil général des hospices, la dépense dépassa le revenu de plus de 200,000 francs, le prix de l'admission étant sans proportion avec les frais d'entretien des pensionnaires. Un décret du 1er avril 1808 essaya d'y pourvoir, et régla sur de nouvelles bases les conditions de cette admission.

---

(1) M. de Chamousset, né à Paris en 1717, mort en 1773, était maître des comptes, et fut nommé plus tard intendant général des hôpitaux sédentaires de l'armée. Il consacra la plus grande partie de sa fortune au service des pauvres et des malades, et fut l'auteur de divers projets d'utilité publique.

Il avait entre autres projets imaginé le plan d'un asile où les vieillards des deux sexes auraient eu la faculté de se préparer, moyennant des versements successifs pris sur leurs économies annuelles, un refuge pour leur vieillesse. Chaque souscripteur s'assurait ainsi une existence à l'abri des revers.

Ce projet n'ayant pu s'effectuer durant la vie de cet homme de bien, deux particuliers, MM. Duchayla et Gloux, entreprirent de le réaliser au commencement de ce siècle, et présentèrent à cet effet à l'Impératrice Joséphine le programme d'un établissement qu'ils proposaient de fonder, dans l'ancien couvent de Sainte-Périne, rue de Chaillot, pour servir de refuge aux personnes, si nombreuses alors, que la Révolution et les vicissitudes politiques avaient jetées dans l'infortune. Leurs propositions furent agréées, et l'Empereur et l'Impératrice y firent admettre, dès les premières années, 130 pensionnaires, pour lesquels la liste civile versait en 1806 un capital de 224,640 fr. Des prêtres, des religieuses dont les communautés avaient été fermées, trouvèrent également un asile dans la maison de Sainte-Périne.

Il manqua malheureusement, pour le succès de cette œuvre, une administration exacte et capable. Un décret du 17 janvier 1806, faisant revivre les principales dispositions de l'édit de 1749, destiné à réprimer les abus que peuvent faire naître les établissements de cette nature, les soumit de nouveau à la surveillance du gouvernement, et l'administration de Sainte-Périne fut l'objet d'une enquête minutieuse et sévère. D'après plusieurs rapports motivés sur l'état de l'institution, trois décrets dépossédèrent successivement ceux qui l'avaient fondée, et qui avaient cherché dans la spéculation les moyens de la soutenir. Celui du 10 novembre 1807, qui en attribue définitivement la gestion à l'Administration des hospices civils de Paris, porte entre autres dispositions :

« Les entrepreneurs administrateurs de la maison de retraite des Vieillards établie à Sainte-Périne de Chaillot « cesseront toute administration sur la notification du présent décret. (Art. 1er.) »

Un arrêté du Ministre de l'intérieur, du 13 novembre 1807, chargea le Préfet de la Seine de prendre possession de l'établissement, au nom de l'Administration des hospices civils de Paris. Tels étaient alors les désordres résultant de la gestion des entrepreneurs administrateurs que, pendant l'intervalle qui s'écoula entre la notification du décret et la prise de possession par l'Administration des hospices, les cuisines du château durent pourvoir, sur l'ordre de l'Empereur, aux repas des pensionnaires, auxquels ils étaient apportés chaque jour par les fourgons de la Maison impériale.

Le 19 août 1817, le sieur Duchayla fit assigner l'Administration des hospices en payement des sommes qu'il disait lui être dues par suite de la dépossession dont il avait été victime ; le 18 décembre suivant, il fit donner aux mêmes fins assignation à l'État en la personne du Préfet de la Seine. Un jugement rendu par défaut contre l'État, le 8 janvier 1818, joignit les deux instances ; mais l'ordonnance royale du 10 janvier 1821 décida que l'instance serait ramenée et suivie devant le Conseil d'Etat.

Ce procès, long et compliqué, ne fut définitivement terminé que par une ordonnance royale du 6 mai 1836, rendue en conformité d'une délibération du Conseil d'Etat. Cette ordonnance déclara le sieur Duchayla créancier de l'Administration des hospices d'une somme de 8,181 francs, qui devait être imputée jusqu'à due concurrence sur celle de 32,550 fr. payée aux créanciers personnels du sieur Duchayla, au procès-verbal d'ordre ouvert par-devant le tribunal de première instance de la Seine, sur l'adjudication de la maison de Sainte-Périne, en date du 5 février 1818, et dont l'estimation, d'après une expertise contradictoire, avait été fixée à la somme de 299,332 fr.

Après de nombreux efforts et d'importants sacrifices, l'Administration des hospices, devenue, presque malgré elle, propriétaire de l'institution de Sainte-Périne, qui ne rentrait qu'indirectement dans les conditions ordinaires de ses autres établissements, ne tarda pas cependant à triompher des difficultés sous lesquelles avaient succombé les premiers fondateurs : une organisation nouvelle des services et quelques constructions indispensables eurent bientôt transformé l'ancienne maison.

Comprenant toute l'importance de l'installation, lorsqu'il s'agit d'un tel établissement, le Conseil général des hospices chercha, tout d'abord, à rendre aussi commodes qu'utiles les différentes appropriations que l'accroissement de la population avait nécessitées. Le système des chartreuses ou pavillons isolés contenant, les uns 8, les autres 2 pensionnaires, fut adopté de préférence, et offrit ainsi tous les avantages de l'habitation particulière, unis à ceux de la vie en commun.

Mais ce qui préoccupait particulièrement l'administration hospitalière, c'était de rendre Sainte-Périne à sa destination primitive, en reprenant la pensée qui avait présidé à sa fondation. Les conditions d'admission, qui avaient varié depuis l'origine, furent définitivement fixées, en 1843, par une délibération du Conseil général des hôpitaux qui supprima les dispositions du règlement, en vertu desquelles on pouvait assurer son admission à Sainte-Périne, en payant, à partir de 40 ans jusqu'à 60, des annuités fixées par un tarif.

M. Ferdinand Barrot, dans un remarquable rapport fait au nom de la commission du Conseil de surveillance (1) chargée, en 1856, de la révision du règlement de l'institution de Sainte-Périne, s'exprime ainsi, au sujet de cette réforme :

« En 1843, une délibération du Conseil général des hospices a supprimé cette disposition des Statuts.
« Elle a sagement fait. Ce n'est pas, en effet, l'épargne que l'établissement de Sainte-Périne a pour but
« d'encourager. L'épargne a ses institutions spéciales : la Caisse des retraites pour la vieillesse, les assu-
« rances sur la vie, les Caisses d'épargne. Les infortunes qui doivent trouver un refuge dans la maison de
« Sainte-Périne ne se prévoient pas de si loin. Le vice du contrat fait autrefois dans de telles conditions
« était de lier l'Administration quant à l'admission. N'était-ce point, d'ailleurs, éteindre, dans le senti-
« ment d'une sécurité anticipée et d'une prévoyance égoïste, toute la vitalité, l'émulation, les efforts
« qu'on peut espérer encore de l'homme, dans cette période de vigueur comprise entre 50 et 60 ans ?
« Aujourd'hui, au moment où le pensionnaire contracte, il a donné aux luttes du monde tout ce qu'il
« avait de force ou de vie ; sa destinée est accomplie, et l'on peut apprécier équitablement la part de
« repos et d'assistance que peut lui devoir la société. »

En faisant de Sainte-Périne ce que cette maison devait être réellement, un asile ouvert à la vieillesse, il y avait encore un écueil à éviter : l'institution, essentiellement différente de l'hospice, ne devait pas admettre, sans distinction, toutes personnes âgées d'au moins 60 ans, besoigneuses, de bonne vie et mœurs.

« Votre commisération, disait encore à ce sujet M. Ferdinand Barrot, n'a point uniquement affaire
« à cette pauvreté que les longues épreuves de la vie ont pliée au joug de la misère, qui arrive à travers
« le rude travail, les privations de chaque jour et de chaque heure, aux portes des refuges que vos soins
« préparent à l'infirmité et à la vieillesse.
« Il est une autre pauvreté, née d'un revers imprévu, qui, un jour, vient inopinément s'asseoir au foyer
« d'une famille naguère prospère. C'est quelquefois cette compagne inattendue de l'artiste, dont la main
« se paralyse, dont le regard se voile, et qui tombe désarmé dans le combat où ses efforts ont plus

---

(1) Séance du 27 mars 1856.

« cherché la gloire que la fortune. C'est encore cette pauvreté qui surprend, au chevet d'un mort illustre, « une veuve ou une fille dévouée. Cette pauvreté, Messieurs, est pleine de cruelles douleurs; elle s'étonne « d'elle-même. Ses propres souvenirs sont les traits empoisonnés qui la blessent. Si elle regarde le « passé, elle n'y compte que les jours d'une vie honorée et prospère; vous la verrez se détourner avec « une sorte de terreur de ces hospices auxquels sa pensée ne s'était point habituée.... »

Il serait difficile de peindre avec plus de sensibilité et de justesse ces infortunes si fréquentes que l'administration hospitalière a mission de soulager, mais qu'elle ne saurait confondre dans une même appréciation.

Il est certain, en effet, que le même revenu, qui constituerait pour l'artisan modeste, habitué à vivre du travail de ses mains, une sorte d'aisance relative, n'assurerait pas, à un égal degré, le sort de l'homme du monde, du fonctionnaire ou du savant, chez lesquels l'éducation et l'habitude d'une position élevée ont fait naître plus de besoins. On comprend donc que l'admission aux avantages de l'institution ne puisse être exclusivement subordonnée, pour le postulant, à la possibilité d'acquitter la pension et de pourvoir aux dépenses personnelles que le règlement laisse à sa charge, mais bien à cette condition essentielle, absolue, que, sans le secours de l'institution et eu égard à sa position sociale, toutes les ressources dont il dispose le laisseraient dans un état réel de gêne et de privation (1). C'est dire assez que ni les domestiques, ni les gens à gages, quelles que soient d'ailleurs leur situation pécuniaire et leur honorabilité, ne sauraient être admis à venir y prendre place à côté de ceux qu'ils ont servis dans un autre temps.

M. Ferdinand Barrot, dans le rapport déjà cité, formulait ainsi, en la résumant, l'opinion du Conseil de surveillance sur les dispositions que devait renfermer à cet égard le nouveau règlement :

« Nous vous demandons de faire de Sainte-Périne un asile où le malheur trouve à la fois l'assistance « et la considération, où la main se tende non-seulement pour secourir, mais encore pour relever.

« Les considérations que nous venons de présenter nous interdisent précisément d'indiquer une règle « applicable d'une manière absolue à l'admission des pensionnaires à Sainte-Périne; seulement, nous ne « pensons pas qu'on doive écrire sur la porte de l'institution la formule froidement égalitaire que nous rappelions tout à l'heure. Nous pensons, au contraire, qu'il faut laisser une pleine et entière liberté d'appréciation à ceux qui seront chargés d'ouvrir cette porte aux expectants. La règle sera l'inspiration de « leur cœur..... »

Conformément à l'avis du Conseil de surveillance, un arrêté du Directeur de l'Administration, en date du 26 août 1856, approuvé par M. le Préfet de la Seine, le 11 novembre suivant, élevant le prix de la pension, qui n'était plus en rapport avec la cherté toujours croissante des denrées et objets de consommation, a substitué à l'ancienne ordonnance des dispositions nouvelles, plus en harmonie avec l'esprit de l'institution, et plus explicites quant au mode des admissions et au choix des pensionnaires (2).

---

(1) La dépense annuelle de chaque pensionnaire, en ajoutant aux frais d'entretien les dépenses extraordinaires et l'intérêt du capital engagé, ressort, d'après un calcul récent à 1,260 fr. 74 c. Or, comme le prix de la pension est de 700 fr., et de 800 fr. avec la valeur locative du trousseau, il se trouve que l'Administration prélève une somme d'environ 560 fr. sur ses ressources, pour rendre plus aisée la vie de chaque pensionnaire.

(2) L'arrêté réglementaire dont il s'agit est ainsi conçu : « Est approuvé le nouveau règlement présenté pour « l'admission à l'institution Sainte-Périne, et dont les dispositions suivent :

« L'institution de Sainte-Périne est destinée à venir en aide, sur la fin de leur carrière, à d'anciens fonctionnaires, « à des veuves d'employés, à des personnes qui ont connu l'aisance, et sont déchues d'une position honorable.

« On y est admis à partir de l'âge de 60 ans révolus, et moyennant le payement d'une pension annuelle de

Atteinte par le percement de deux nouveaux boulevards, également menacée de voir ses beaux jardins coupés par plusieurs autres voies qui ne lui auraient laissé qu'un emplacement insuffisant, la maison de Sainte-Périne ne pouvait plus être conservée à Chaillot : l'Administration dès lors a dû se résigner à quitter l'ancien couvent dont l'institution avait pris et conservé le nom, et à chercher ailleurs, pour ses nombreux pensionnaires, une installation nouvelle, plus appropriée à leur genre de vie et à leurs anciennes habitudes.

Dans la pensée d'accroître leur bien-être autant qu'il était en son pouvoir, elle a choisi, pour effectuer cette translation, une vaste propriété, sise à Auteuil, et dont la situation réunissait tous les avantages désirables au double point de vue de l'hygiène et de l'agrément.

C'est là, au point culminant d'un parc de 78,651 mètres, que s'élève la nouvelle maison de Sainte-Périne, entourée de larges pelouses et de belles futaies qui s'y développent selon les accidents du terrain.

Rien n'a été négligé dans l'architecture des constructions pour leur donner un aspect élégant quoique sans luxe, et pour réunir, dans les dispositions intérieures des bâtiments, toutes les commodités de la vie indépendante.

« 700 francs ou le versement d'un capital proportionné à l'âge. La pension se paye par trimestre et d'avance.
« Tout trimestre commencé est acquis à l'établissement.

« Les demandes d'inscription pour l'admission doivent être déposées à l'Administration centrale.

« Ces demandes d'admission doivent indiquer :

« 1° Si le postulant est marié ou veuf, s'il a des enfants; 2° les positions qu'il a occupées; 3° les moyens « actuels d'existence et les ressources à l'aide desquelles il payera sa pension; 4° son âge; 5° s'il est domicilié « depuis deux années consécutives au moins dans le département de la Seine, condition essentielle pour l'admis- « sion. L'Administration examinera soigneusement les témoignages que les postulants donneront de leurs bonne vie « et mœurs, et la solvabilité des personnes, ou la validité des titres présentés pour garantir le payement de leur « pension.

« Elle aura en même temps à juger si l'état physique des aspirants au pensionnat, ou la profession qu'ils ont « exercée, ne présente aucun obstacle à leur admission. » (Décret impérial du 1er avril 1808.)

« Les admissions sont prononcées par le Directeur de l'Administration, d'après l'ordre des inscriptions. Il ne « pourra être dérogé à cette règle d'antériorité qu'avec l'approbation de M. le Préfet de la Seine, sur la proposition « du Directeur et l'avis préalable du Conseil de surveillance, sans toutefois que l'Administration puisse être liée « par cet avis. Néanmoins, les octogénaires, c'est-à-dire, les vieillards âgés de 79 ans révolus, seront, dans l'ordre « de leur inscription, appelés de préférence à tous autres expectants, et les septuagénaires de 74 ans révolus « auront un tour de faveur sur deux admissions, dans le nombre desquelles ne compteront pas celles qui auront « été prononcées en faveur des octogénaires. Les expectants, au moment de leur admission, devront fournir un « trousseau, ou prendre l'engagement de verser, en remplacement, une somme annuelle de cent francs.

« Les pensionnaires sont logés, nourris et blanchis. Ils sont soignés quand ils sont malades. Ils jouissent du « jardin et des salles de réunion, qui sont chauffées et éclairées.

« Les repas se prennent, en commun, dans un réfectoire. Les pensionnaires infirmes ou trop âgés ont seuls « la faculté de prendre leurs repas dans leur chambre.

« Le service spécial des pensionnaires dans leur chambre, leur chauffage et leur éclairage particuliers, ainsi « que leur habillement, sont à leur charge. Le trousseau apporté en nature est entretenu par l'Administration; « mais il reste à l'établissement, en cas de décès, de sortie volontaire, ou de renvoi. Tout ce qui est apporté, en « sus du trousseau, demeure la propriété du pensionnaire. En cas de trouble, de désordres graves, d'infractions « aux règlements de la Maison, les pensionnaires peuvent en être exclus par décision de l'Administration.

« Ne pourront pareillement être maintenues dans l'Établissement, les personnes qui, depuis leur admission, « auront acquis des ressources suffisantes pour vivre en dehors de l'institution de Sainte-Périne.

« Il ne sera accordé qu'une pension viagère de 640 fr. aux pensionnaires admis moyennant capital, et qui, soit « volontairement, soit par l'une des causes exprimées ci-dessus, quitteront l'Établissement..... »

La série des capitaux à payer, à tous les âges, depuis 60 ans, soit pour admission dans l'établissement, soit pour amortissement de la pension, décroît, suivant les âges, de la somme de 6,348 fr. à celle de 990 francs.

Le système des pavillons isolés y a reçu l'application la plus heureuse. Tout en laissant aux personnes qui les habitent la liberté d'action la plus complète, l'Administration a tenu, cependant, à relier entre eux les différents pavillons, mais de manière à ce que les services dans lesquels les pensionnaires n'ont jamais à pénétrer soient pour ainsi dire en dehors de la circulation commune.

Les bâtiments, habilement groupés, d'après les plans de M. Ponthieu, architecte de l'Administration (Voir planche 10), occupent une surface de 5,332 mètres; ils sont situés en arrière d'une voie publique, sur laquelle s'ouvre une large grille, flanquée de deux petits pavillons, destinés aux bureaux de l'établissement et au logement du concierge.

Cinq pavillons, disposés parallèlement à la grille d'entrée, forment la ligne extrême des constructions. Celui du centre, placé dans l'axe de la cour d'honneur, renferme, au rez-de-chaussée, trois salons de réunion, et deux pièces consacrées à la bibliothèque; les étages supérieurs sont occupés par des logements de pensionnaires. Des logements semblables sont disposés dans les quatre autres pavillons.

Les deux bâtiments placés de chaque côté du pavillon central se répètent, vers la grille d'entrée, par deux pavillons de mêmes proportions et de même destination. Ils forment ainsi, avec les premiers, les quatre angles d'un vaste rectangle dont le centre est occupé par la cour d'honneur.

Le périmètre de cette cour est déterminé, à droite et à gauche, par deux grands bâtiments, reliés chacun à un pavillon symétrique, placé en arrière, et qui donnent à cet ensemble de constructions la forme de deux H.

Les deux pavillons de droite, réunis par la chapelle, sont affectés à des logements de pensionnaires. Les deux pavillons de gauche, reliés par la cuisine, sont occupés, le premier par un vaste réfectoire, le second par l'infirmerie, la pharmacie, le service des bains et le logement d'un élève en médecine. Des galeries couvertes établissent des communications entre les parties principales de l'édifice.

Le régime alimentaire de l'institution diffère naturellement de celui de tous les autres établissements.

Le règlement de 1853 n'accordait aux pensionnaires de Sainte-Périne que deux repas par jour: le déjeuner, qui avait lieu à dix heures du matin, et le dîner à cinq heures du soir; mais, pour ajouter à l'abondance du régime, l'Administration a décidé qu'il y aurait, à huit heures du matin, un premier déjeuner, composé d'un potage ou bien d'une tasse de café au lait ou de chocolat, et que le second n'aurait plus lieu qu'à onze heures. Les denrées allouées pour les repas principaux consistent en viande de bœuf bouillie, de veau ou de mouton rôtie; en charcuterie, le dimanche; et en œufs et poisson les jours maigres: légumes et dessert à tous les repas. C'est d'après le prix de ces denrées, qui sont désignées dans le régime spécial de l'établissement sous le titre de denrées d'allocation directe, qu'est établie réglementairement la dépense moyenne de la consommation des pensionnaires; mais, dans l'usage, et afin d'apporter une plus grande variété dans l'alimentation, elles sont fréquemment remplacées par de la volaille ou de la pâtisserie, et la seule condition que l'Administration impose à cet égard au comptable est de ne pas excéder la dépense réglementaire.

Le nombre des lits de l'institution de Sainte-Périne s'élève, en 1862, à 268, répartis à peu près dans les proportions suivantes: 2/3 pour les femmes et 1/3 pour les hommes; il y a, en outre, 25 lits d'infirmerie.

Il n'y avait, en 1861, dans l'établissement de Chaillot, que 233 lits, plus les 25 lits d'infirmerie. Pendant cette même année, l'institution de Sainte-Périne a entretenu 304 pensionnaires des deux sexes.

La dépense qu'ils ont occasionnée s'est élevée à 176,395 francs 25 centimes, ce qui donne un prix de journée de 2 francs 42 centimes 95; et, en dehors des dépenses extraordinaires et de l'intérêt du capital engagé, qui n'y sont pas compris, une dépense annuelle de 580 fr. 24 c. par pensionnaire.

La mortalité a été, en 1861, de 1 sur 7.90, pour les pensionnaires des deux sexes.

IV. — POPULATION ET MORTALITÉ DANS LES HOSPICES ET MAISONS DE RETRAITE.

Les états de mortalité que présentent les comptes moraux ne sont, en ce qui touche la population des hospices, ni plus explicites ni plus concluants que ceux que nous avons déjà analysés en parlant des hôpitaux. Cependant, comme ces derniers, ils offrent, quant à la mortalité brute, des résultats généraux qui ne sont pas sans intérêt au point de vue du régime des hospices. A ce titre, nous les donnons tels qu'ils ressortent de nos comptes annuels, en les groupant, ainsi que nous l'avons fait pour les hôpitaux, par périodes décennales.

Les comptes publiés par l'Administration, de 1803 à 1838, dégagent la mortalité dans les hospices en divisant le nombre des journées de présence par 365 ou 366 jours, et en subdivisant ce produit, qui représente le nombre moyen des lits constamment occupés, par le nombre des morts pendant le cours de l'année.

Cette formule, donnant pour dividende la population moyenne des établissements, produit pour résultat définitif une mortalité plus élevée, puisque la population moyenne, ainsi calculée, est toujours inférieure au nombre réel d'individus existant ou admis dans le courant d'une année. Aussi, a-t-elle souvent provoqué des objections auxquelles l'Administration a cru répondre en appliquant aux hospices la formule usitée pour les hôpitaux, et qui consiste à ajouter au nombre des malades existants au 1er janvier celui des malades admis dans le courant de l'année, et à diviser le total par le nombre des malades décédés, sans tenir compte ni des sorties, ni du temps que quelques administrés passent accidentellement au dehors de l'hospice, en vertu de congés plus ou moins prolongés.

Enfin, une troisième formule a été introduite pour la première fois au compte moral de 1852 : elle consiste, non plus à rechercher la mortalité moyenne, mais à connaître la vitalité moyenne, en d'autres termes, à déterminer combien vivent les individus admis dans tel ou tel hospice (1).

(1) « Je suis loin de prétendre qu'on ne puisse trouver une formule qui exprime avec exactitude la mortalité « annuelle dans les hospices, mais je dois déclarer que, peu satisfait de celles qui sont aujourd'hui en usage, je « n'ai encore trouvé, dans les formules nouvelles qui m'ont été proposées, ni un degré de certitude assez grand « pour que je les substituasse aux anciennes, ni assez de simplicité pour qu'elles fussent à la portée de tout le « monde. La principale difficulté, dans l'application d'une formule qui convienne aux hospices, consiste, à mon « avis, à saisir la population vraie dans ces sortes d'établissements, population qu'il est beaucoup plus facile de « saisir dans les hôpitaux, où le séjour est si court qu'on peut toujours, à la fin d'une année, prendre pour base « de son calcul une masse de malades sur lesquels l'expérience du traitement est terminée, savoir : les sortis et « les morts.

« L'expression de la mortalité répond alors à cette question bien simple : sur tant d'individus traités, combien « sont morts ?

« Ce n'est pas l'année qui sert de limite absolue au calcul, mais c'est dans l'espace d'une année qu'ont été « recueillis les éléments qui ont servi de base au calcul.

« Il m'a semblé qu'en raisonnant par analogie, et en tenant compte des différences essentielles qui existent

Cette moyenne s'obtient en divisant le nombre des journées d'existence par le nombre des décès; elle est par cela même de la plus grande exactitude.

Expérimentée sur deux périodes de cinq années, cette méthode a donné les résultats consignés au tableau ci-après :

		PÉRIODE DE 1844 A 1848.			PÉRIODE DE 1850 A 1854.		
		ANS.	MOIS.	JOURS.	ANS.	MOIS.	JOURS.
Vie moyenne, à partir du jour de l'admission............	A la Vieillesse-Hommes.....	5	3	21	5	6	26
	A la Vieillesse-Femmes......	4	10	1	4	5	1
	Aux Incurables-Hommes.....	5	6	18	4	11	27
	Aux Incurables-Femmes.....	8	4	29	6	10	8
	Aux Ménages..............	7	11	28	7	9	2
	A La Rochefoucauld.........	5	3	22	5	4	18
	A Sainte-Périne....	6	5	18	4	11	2
	A la Reconnaissance.........	5	11	16	7	2	4
	Moyenne générale.......	5	5	16	5	3	21
Vie moyenne, par catégories d'âge.....	De 59 ans et au-dessous.....	8	3	28	7	1	14
	Sexagénaires..............	6	4	15	6	1	11
	Septuagénaires.......	4	8	19	4	8	12
	Octogénaires..............	2	7	22	2	7	5
	Moyenne générale.......	5	5	16	5	3	21

5,874 individus, décédés dans les hospices, de 1844 à 1848, et 5471, de 1850 à 1854, ont concouru à former les moyennes exposées qu'on vient de lire. Si, d'une période à l'autre, la moyenne de la vitalité a éprouvé, dans certaines maisons, des écarts très-sensibles, toutes ces différences, confondues dans une moyenne générale, se compensent à peu de chose près, et il en

« entre un hôpital et un hospice, on pourrait dire : si, pour les hôpitaux, où le problème à résoudre est le plus grand « nombre possible de guérisons, les malades seulement sur lesquels l'expérience du traitement est terminée « doivent entrer dans ce calcul, dans les hospices, où le problème à résoudre est le plus long séjour des admis « avant la mort, ceux-là seulement sur lesquels l'expérience de l'hospice est faite, c'est-à-dire qui y sont restés jus- « qu'à leur mort, devront faire partie du calcul. Il faut dès lors laisser de côté ce calcul de la mortalité annuelle « que les sorties viennent continuellement fausser, embrasser une période pour réunir un plus grand nombre « d'individus et établir un calcul de vitalité. Le résultat à obtenir devra répondre à cette autre question : combien « en moyenne vivent les admis dans tel ou tel hospice? Alors aussi toutes les difficultés et les incertitudes dispa- « raissent, car la population, base du calcul nouveau, devient très-facile à saisir, puisqu'il ne s'agit plus que de « relever le nombre des morts pendant la période, et de supputer le nombre des journées de présence ou de vie dans « l'hospice, depuis l'époque de l'admission jusqu'à l'époque du décès. La moyenne d'existence, qui résultera pour « chaque individu de la division du nombre des journées de vie par le nombre des morts, sera incontestable, car « elle reposera sur des faits certains. »

(Rapport du Directeur de l'Administration de l'Assistance publique, en présentant le compte moral administratif de l'exercice 1852, page 29.)

résulte en définitive que la vitalité, considérée pour l'ensemble des hospices, ne subit que des variations insignifiantes : on voit, en effet, que la vie moyenne des individus admis dans ces établissements, pendant la seconde période, n'a été que d'un mois 25 jours inférieure à celle des administrés compris dans la première.

C'est précisément à cause de la supériorité de cette formule sur les deux précédentes que nous allons, avant d'indiquer les résultats moraux que nous présente la série des comptes administratifs, établir, pour la période de 1804 à 1861, les calculs de la vitalité moyenne.

Le dépouillement général auquel nous avons procédé nous fournit, sur la population et le mouvement dans les hospices, pendant cet intervalle de 58 années, les bases suivantes :

Population au 1er janvier 1804	8,568	197,340
Admissions nouvelles jusqu'au 31 décembre 1861	188,772	
Sortis définitivement avec ou sans pension	93,810	187,724
Morts	93,914	
Restants au 31 décembre 1861		9,616

Le nombre total des journées pour ces 197,340 administrés a été de 196,000,649. Malheureusement, et cette seule circonstance nous empêche de dégager, comme on a pu le faire pour les deux périodes 1844-1848 et 1850-1854, le chiffre vrai de la durée moyenne du séjour, ce nombre de journées concerne et les individus sortis définitivement et ceux qui sont décédés ou qui étaient existants au 31 décembre 1861. Dans l'impossibilité de déterminer la part de journées afférente à chacune de ces deux catégories d'indigents, examinons néanmoins dans leur ensemble les résultats généraux que nous révèle cette situation; en d'autres termes, divisons le nombre de journées constatées par le chiffre des morts.

Cette opération nous donne, pour chaque indigent, une moyenne d'existence de 2,087 jours, ou 5 ans 8 mois 18 jours.

Ces chiffres, comme on le voit, sont supérieurs à ceux que nous avons reproduits tout à l'heure, et, nous devons le dire, moins exacts que ces derniers ; la raison en est simple.

En effet, les 196,000,649 journées ci-dessus ne concernent pas seulement les 93,914 individus décédés, mais encore les individus sortis ou existant au 31 décembre 1861. Parmi nos administrés, les uns (les aliénés par exemple) sont, après un court séjour, transférés dans les asiles de province, un plus grand nombre quittent définitivement l'hospice après guérison ou au moins amélioration constatée ; d'autres, parmi les indigents, ne pouvant plier leurs habitudes passées à la discipline nécessaire dans des établissements de ce genre, préfèrent, après un temps généralement très-court, abandonner l'hospice. Enfin, un certain nombre de vieillards et infirmes, ayant obtenu un congé temporaire, meurent hors de l'hospice, et déchargent d'autant les tables de la mortalité, alors que leurs journées de présence dans l'établissement entrent en ligne de compte dans le total général que nous indiquons. Tous les administrés appartenant à ces catégories ne font qu'un séjour de peu de durée à l'hospice, et, s'il devenait possible de dégager du chiffre total des journées effectives le petit nombre des journées qu'ils ont occasionnées, la proportion de vitalité, en s'abaissant de quelques mois, se rapprocherait sensiblement de celle que constatent les calculs indiqués plus haut.

Si, maintenant, renversant la question, nous voulons appliquer à la recherche de la mortalité les éléments qui nous ont servi pour arriver à déterminer approximativement la vitalité dans nos hospices, nous retrouverons sous une autre forme les mêmes résultats.

Dire que tout individu admis dans un hospice a généralement chance de vivre cinq années et quelques mois, c'est exprimer que la mortalité, sur l'ensemble de la population des hospices, est inférieure à un cinquième, ou moindre de 20 0/0.

En adoptant la formule indiquée dans les comptes administratifs, et qui consiste à diviser le nombre des journées de présence par 365 jours et à subdiviser ce produit par le nombre des morts, nous constaterons que la moyenne des décès est, en effet, inférieure à 20 0/0.

Mais, pour rendre plus complet le travail de comparaison que nous avons en vue, nous avons cru utile d'appliquer cette méthode, également par périodes de dix années, à chaque nature d'établissements.

PÉRIODES.	HOSPICES ET MAISONS DE RETRAITE.			HOSPICES CRÉÉS A TITRE DE FONDATIONS.			ALIÉNÉS DES DEUX SEXES.			TOTAL GÉNÉRAL.			MORTALITÉ SPÉCIALE AUX ENFANTS ASSISTÉS 0/0.
	Journées de présence des individus admis.	DÉCÈS.	MORTALITÉ 0/0.	Journées de présence des individus admis.	DÉCÈS.	MORTALITÉ 0/0.	Journées de présence des individus admis.	DÉCÈS.	MORTALITÉ 0/0.	Journées de présence des individus admis.	DÉCÈS.	MORTALITÉ 0/0.	
1804—1813	32,851,054	12,577	13.98	»	»	»	»	»	»	32,851,934	12,577	13.98	(1)
1814—1819	19,286,734	9,114	17.30	»	»	»	»	»	»	19,286,734	9,114	17.30	25.30
1820—1829	34,123,563	16,418	17.57	»	»	»	»	»	»	34,123,563	16,418	17.57	25.27
1830—1839	34,132,469	18,140	19.41	319,723	106	12.12	»	»	»	34,452,192	18,246	19.34	26.28
1840—1849	29,552,355	14,852	18.34	1,118,767	391	12.77	4,973,569	2,819	20.70	35,644,691	18,062	18.51	23.39
1850—1859	24,075,594	10,676	16.20	1,151,781	517	16.39	7,871,093	4,910	22.77	33,098,468	16,103	17.76	19.48
1860	2,314,053	1,019	16.07	115,585	53	16.77	861,575	614	26.04	3,291,213	1,686	18.72	18.76
1861	2,285,479	1,091	17.45	116,244	57	17.95	850,111	560	24.02	3,251,834	1,708	19.19	18.76
	178,622,201	83,887	17.15	2,822,100	1,124	14.55	14,556,348	8,903	22.37	196,000,649	93,914	17.51	»

Il ressort des calculs résumés dans ce tableau que la mortalité générale dans les hospices est de 17.51 0/0, et qu'elle se répartit ainsi qu'il suit entre les différentes classes d'administrés.

	p. %
Vieillards et infirmes des hospices et maisons de retraite..................	17.15
Vieillards admis dans les hospices fondés..................................	14.55
Aliénés reçus dans les deux asiles annexés aux deux hospices de la Vieillesse.	22.37
Moyenne générale....................	17.51

En examinant les chiffres consignés au tableau qui reproduit, par le nombre des journées, le mouvement général de la population dans les hospices, on remarquera que la période qui donne le chiffre le moins élevé de mortalité (13.98 0/0) est celle de 1804 à 1813. Il n'est point douteux cependant que les améliorations de toutes sortes, introduites depuis 1814 dans le régime et

(1) Pendant les 25 années qui se sont écoulées, de 1789 à 1813, le chiffre des enfants reçus dans l'intérieur de l'hospice a été de 109,650, et celui des décès de 39,330. C'est donc pour cette période une mortalité moyenne de 35.86 0/0.

l'administration de ces établissements, n'aient eu pour effet d'atténuer les chances de mortalité.

Cette contradiction apparente entre des chiffres et des faits également certains trouve son explication dans la facilité avec laquelle les vieillards et les indigents étaient admis dans les hospices pendant les premières années de l'administration du Conseil général.

A cette époque, en effet, il s'agissait surtout de renvoyer de l'hôpital ces nombreux indigents, plus ou moins âgés ou infirmes, qui, depuis la Révolution, avaient réussi à s'installer dans les hôpitaux au détriment des vrais malades, et qui s'efforçaient de s'y maintenir indéfiniment. Des sentiments d'humanité peut-être exagérés, au moins pour un certain nombre d'entre eux, leur ouvrirent peut-être trop largement les portes des hospices.

Plus tard, au contraire, l'exécution plus rigoureuse des règlements sur les admissions dans les hospices n'y laissant arriver que les indigents les plus âgés et les plus infirmes, cette nouvelle classe d'administrés a dû produire nécessairement une proportion plus élevée de mortalité.

Cela est si vrai que depuis 1814 cette proportion n'a pas sensiblement varié. Elle présente son maximum (19.34 0/0) dans la période de 1830 à 1839, et son minimum (17.30 0/0) dans celle de 1814 à 1819. Si la dernière période décennale, celle de 1850 à 1859, a vu la mortalité s'arrêter à 17.76 0/0, nous ferons remarquer, ainsi que nous l'avons fait déjà en traitant de la statistique des hôpitaux, que les deux dernières années 1860 et 1861 semblent apporter une recrudescence dans les chiffres des décès, qui s'élèvent à 18.72 et 19.19 0/0. Nous en trouvons d'ailleurs le motif dans le mode actuel d'admission qui, sans tenir compte des considérations de quartier et de personnes, ne laisse arriver à l'hospice que les vieillards et les infirmes les plus abandonnés et les plus impotents.

La population des administrés et celle des aliénés, confondues jusqu'en 1814, ont formé, depuis cette époque, deux catégories distinctes. Cette division nous a permis de constater, ainsi qu'on pouvait le pressentir, que la mortalité spéciale aux aliénés des deux sexes demeure constamment supérieure à celle des vieillards et des infirmes : elle a été de 20.70 0/0 de 1840 à 1849, de 22.77 0/0 de 1850 à 1859; s'élevant ensuite à 26.04 0/0 en 1860, elle est descendue en 1861 à 24.02 0/0.

Dans les hospices fondés, au contraire, la proportion des décès est de beaucoup inférieure à celle de nos grands hospices ou maisons de retraite. Cette différence s'explique naturellement par l'organisation spéciale de ces établissements dont la population se recrute dans de meilleures conditions; une fois l'aptitude constatée, ce n'est plus le degré de gêne ou d'infirmité qui détermine l'admission dans ces hospices, mais l'antériorité de l'inscription.

On remarquera que nous avons fait figurer à part, dans le tableau de la page précédente, la mortalité spéciale aux Enfants assistés, mortalité calculée d'après la formule que nous avons adoptée pour les hôpitaux et hospices. Dans ce service surtout, la diminution des décès vient témoigner des efforts faits incessamment par l'Administration pour conserver l'existence aux malheureux qui lui sont confiés. Depuis 1814, la mortalité pour les Enfants assistés a considérablement diminué. De 35.86 0/0 qu'elle était de 1789 à 1813 (1), la proportion s'est abaissée à 25.30 et à 25.27 0/0 pour les deux périodes suivantes. Si de 1830 à 1839 cette proportion s'est exceptionnellement élevée à 26.28 0/0, elle n'a pas tardé à redescendre, pour les deux périodes décennales 1840-1849 et 1850-1859, à 23.39 et 19.48 0/0. Aux comptes moraux de 1860 et de 1861, la mortalité des enfants n'est plus que de 1 sur 6.50, soit 15.38 0/0; mais il est bon de

(1) Mémoire sur l'état des hôpitaux et hospices par M. le comte de Pastoret, page 126.

dire que l'on a fait figurer dans les éléments du calcul environ 800 réintégrations, tandis que les rapports sur le service des Enfants assistés pour ces mêmes années, n'opérant que sur le chiffre des admissions nouvelles, accusent une mortalité de 18.76 0/0, chiffre également inférieur à celui de la période précédente. C'est là sans contredit un résultat inespéré (1).

(1) Nous lisons, à la page 92 du rapport présenté à la suite de l'enquête générale de 1860 sur la situation des Enfants assistés, le passage suivant, qui nous paraît nécessiter quelques explications :

« On ne possède quelques renseignements un peu certains sur la mortalité des Enfants assistés qu'à dater de « la seconde Restauration. Suivant un calcul inséré au rapport de M. Lainé (25 novembre 1818), la mortalité des « élèves des hospices de Paris aurait été, dans la période triennale 1815-1817, de 75 0/0... »

Par élèves des hospices de Paris, M. Lainé n'a pu entendre que les enfants des deux maisons d'allaitement et d'accouchement, encore distinctes à cette époque, soit que ces enfants fussent élevés dans les deux hospices, soit qu'ils fussent placés à la campagne.

Or, en consultant les comptes administratifs des trois années spécifiées plus haut, nous arrivons à la situation suivante :

Enfants existants au 1er janvier 1815, soit à l'hospice, soit à la campagne...	11,407		
Reçus en 1815	5,441	Décédés.	4,162
— en 1816	5,465	—	3,998
— en 1817	5,890	—	4,394
Total	28,203 enfants	et	12,554 décès,

soit une mortalité de 44.51 0/0 au lieu de 75. La différence entre les deux chiffres provient de ce que M. Lainé n'a pas tenu compte des existants au 1er janvier 1815, auxquels doit nécessairement incomber un certain nombre des 12,554 décès survenus pendant les trois années.

APPENDICE N° 2.

MAISON MUNICIPALE DE SANTÉ.

La Maison de Santé est affectée au traitement des maladies; mais elle ne pouvait, à raison de son origine et de son caractère propre, être rangée dans la catégorie des hôpitaux ordinaires : nous avons donc cru devoir en faire ici l'objet d'une notice spéciale.

Ce bel établissement, sans analogue dans les créations hospitalières, répond en effet aux habitudes et aux besoins des classes moyennes. Tout en différant essentiellement des nombreuses maisons de traitement créées par la spéculation, il a pour but de procurer, à des prix modérés, une chambre particulière, ou une place dans un dortoir de quelques lits, aux malades peu fortunés qui peuvent cependant se faire soigner à leurs frais. Les personnes qui n'ont pu obtenir en province la guérison d'affections rebelles, l'étranger que la maladie a surpris loin des siens, viennent s'y confier au talent de nos médecins et de nos chirurgiens, et reçoivent également une hospitalité en rapport avec leurs moyens pécuniaires.

La création de la Maison de Santé est due à l'initiative du Conseil général des Hospices, et fait l'objet de son arrêté du 16 nivôse an x (6 janvier 1802) (1).

Placée originairement dans la Maison dite du nom de Jésus, au faubourg Saint-Martin, elle y fut inaugurée, moins de quatre mois après, dans le courant de floréal (mai) 1802. Transférée ensuite (1er février 1816) dans l'ancienne Communauté des sœurs grises de la rue du Faubourg-Saint-Denis, elle prit à cette époque, en vertu d'une autorisation spéciale du roi Louis XVIII, le titre de Maison Royale de Santé. Le nom de Maison de Santé Dubois, qui lui a été donné par le public, tient uniquement à la réputation de l'habile praticien alors chargé du service chirurgical de cet établissement (2).

Cette Maison ayant été atteinte deux fois par l'expropriation, la première, en 1853, pour l'ou-

---

(1) « Art. 5. Le petit hospice du nom de Jésus, rue du Faubourg-Saint-Martin, sera consacré à la réception des « malades en état de payer une somme déterminée, laquelle est fixée à 30 sols (1 fr. 50 c.) par journée de malade.
« La Commission présentera, à la séance du 28 nivôse, le mode d'organisation et les articles réglementaires de « cet hospice, lequel sera mis à l'entreprise et sera en activité le 1er ventôse prochain. »
(Extrait de l'arrêté du Conseil général des Hospices du 16 nivôse an x.)

(2) En l'an xi, MM. Dubois, chirurgien, et de la Roche, médecin, étaient seuls chargés du service de santé de cette Maison.

verture du boulevard de Strasbourg, et la seconde, en 1858, pour le percement du boulevard du Nord, l'Administration dut s'occuper de la remplacer; elle a acquis dans ce but, au n° 200 du même faubourg, un emplacement d'une superficie de 12,602m55, sur lequel a été édifiée la Maison nouvelle, dont nous donnons le plan. (Voir planche 11.)

Bien qu'aucune disposition utile n'ait été sacrifiée à l'effet, l'ensemble de l'édifice, confié au talent de M. Labrouste, architecte en chef de l'Administration, offre un aspect tranquille et noble, tout à fait satisfaisant.

Le premier bâtiment se développe en façade sur la rue; il est consacré uniquement à l'administration et comprend, indépendamment des bureaux et des salles de consultation, les logements des employés et les dortoirs des serviteurs. Les personnes étrangères, qui n'ont affaire qu'à la direction ou aux employés, n'ont donc point à pénétrer dans l'intérieur de l'établissement.

Pour garantir les malades des bruits de la rue, les bâtiments qui leur sont destinés ont été reportés à une certaine distance, et ils sont séparés de celui de l'administration par la cour principale, de chaque côté de laquelle s'étendent les services généraux.

A droite, se trouvent la cuisine et ses dépendances, ainsi que le réfectoire des serviteurs. Mais la cuisine, déjà insuffisante pour les besoins toujours croissants d'un service d'une nature exceptionnelle, va être reconstruite et agrandie, à côté même de l'emplacement qu'elle occupe aujourd'hui.

La pharmacie, dont la distribution intérieure ne laisse rien à désirer, est installée à gauche, parallèlement à la cuisine. Par une innovation, qui n'a présenté jusqu'à ce jour aucun inconvénient, l'Administration a complétement substitué, dans ce service, le chauffage au gaz au chauffage ordinaire. Un immense fourneau, pourvu aux quatre coins d'un certain nombre de becs, suffit à tous les besoins de l'office et des préparations pharmaceutiques. Le laboratoire, la tisanerie, sont également munis d'appareils de ce genre; leur dépense journalière ne dépasse pas 10 mètres cubes de gaz.

Le service des bains est, après celui de l'hôpital Saint-Louis, dont nous avons donné la description, page 102, le plus complet de l'Administration; et nous ajouterons qu'il comporte, dans les moindres détails, une recherche et un confort qu'explique la condition des personnes formant la clientèle de l'établissement. L'eau arrive abondamment à tous les étages, et alimente de vastes réservoirs, d'où elle se distribue dans les différents services avec la pression convenable pour les douches et l'hydrothérapie. Les bains des hommes sont placés à droite de la cour principale et ceux des femmes à gauche. Un local spécial a été ménagé dans les deux bâtiments pour recevoir des lits de repos (1).

---

(1) L'établissement délivre chaque année plus de 20,000 bains de diverses sortes.

BAINS DÉLIVRÉS AUX MALADES		BAINS SIMPLES.	BAINS de VAPEUR.	BAINS sulfureux OU COMPOSÉS.	BAINS HYDROTHÉRAPIQUES.	TOTAL.
De l'Intérieur	1859	5,081	564	8,980	2,275	16,900
	1860	5,764	585	9,679	2,908	18,936
	1861	6,592	316	9,127	2,311	18,346
De l'Extérieur	1859	308	209	343	387	1,337
	1860	2,394	431	544	338	3,707
	1861	2,347	401	403	315	3,556

Un élégant portique à jour, qui règne sur trois des côtés de la cour d'honneur, met le bâtiment d'administration en communication avec ceux des malades et des services généraux.

Les constructions affectées aux malades se composent d'abord d'un bâtiment double en profondeur, parallèle à la rue ; la lingerie occupe le rez-de-chaussée; puis de deux ailes simples, se développant dans toute la longueur de l'établissement, et dans lesquelles il a été possible d'établir un grand nombre de chambres, aux expositions si favorables du levant et du couchant. Ces bâtiments ont tous deux étages, au-dessus du rez-de-chaussée. Les appartements réservés se trouvent au rez-de-chaussée, et comportent chacun une antichambre, une chambre à coucher, un cabinet et un salon ; les chambres particulières à un lit et celles à deux lits occupent le premier étage ; le second est exclusivement affecté aux chambres communes, c'est-à-dire à trois, quatre et six lits. Chaque chambre, percée d'une ou de deux fenêtres, a son entrée sur un long corridor, qui se répète dans les bâtiments de droite et de gauche, et prend jour sur le quadrilatère central, dont la superficie forme un jardin vaste et agréable.

Le quatrième côté du quadrilatère est terminé, parallèlement au bâtiment transversal, par deux portiques, qui relient l'ensemble de l'édifice avec la chapelle, placée dans l'axe des deux cours.

A droite et à gauche de la chapelle on a disposé, pour l'usage des malades de chaque sexe, un salon de réunion. Les communications entre toutes les parties de l'établissement ont lieu de plain-pied et à couvert. Un chemin de ronde qui l'entoure a été réservé aux voitures d'approvisionnement et aux services généraux.

On voit par ce court aperçu que rien dans cet établissement n'a été négligé de ce qui peut contribuer au bien-être des malades, à la salubrité des bâtiments et aux facilités du service.

L'ouverture de la nouvelle Maison de Santé a eu lieu le 15 octobre 1858. Elle a été édifiée, meublée et occupée dans l'espace de vingt-deux mois.

La dépense occasionnée par cette translation a été de 3,915,312 fr. 41.

Cette somme se décompose ainsi :

Acquisition du terrain	517,697 fr.	81
Dépenses de construction	2,898,314	60
Ameublement	499,300	»
Total égal	3,915,312 fr.	41

Le prix de journée, pour les chambres séparées ou communes, ou pour les appartements, a été fixé par un tarif spécial (1).

(1) Ce tarif est établi ainsi qu'il suit :

Chambres à 6 lits	4 fr.	»
— à 4 lits	4	50
— à 3 lits	5	»
— à 2 lits	6 et 7	»
— particulières	8	»
Appartements avec antichambre et cabinets	10 et 12	»
— avec antichambre, cabinets et salon	15	»

Un service complet de bains de toute nature a été spécialement réservé aux personnes du dehors à des prix très-modérés:

Le prix de journée s'applique à tous les frais de nourriture, de linge, de chauffage, de pansement et de médicaments, aux bains de toute nature, ordinaires, de barèges, de vapeur, douches et fumigations, aux accouchements, à toutes les opérations, même à celles de la pierre par la lithotritie et du cancer, aux amputations, etc., etc.

Tous les soins donnés par les personnes attachées aux divers services sont gratuits; il leur est expressément interdit de recevoir aucune rétribution particulière. Des surveillantes sont placées à la tête de chacun de ces services; elles veillent à la ponctuelle exécution des prescriptions médicales et à l'observation des divers règlements administratifs. Elles visitent de temps à autre les malades, pour s'assurer de leurs besoins; elles ordonnent et contrôlent la distribution et la répartition des vivres. Indépendamment de ces surveillantes et des infirmiers, infirmières ou gens de service, chargés de les aider dans leur tâche, la Maison admet encore, sur la demande motivée de certains malades, des personnes de garde, soit pour passer la nuit auprès de ces malades, soit même pour leur tenir compagnie. Le choix de ces serviteurs étrangers est toutefois soumis à l'appréciation administrative du directeur de la Maison.

Le régime alimentaire est varié selon la saison, les prescriptions des médecins et l'état des malades; depuis la nouvelle installation de la Maison, il a encore été sensiblement amélioré (1).

Les malades ont la jouissance du jardin; il est permis de les visiter tous les jours de dix heures du matin à six heures du soir, mais on n'admet que trois visiteurs à la fois pour un même malade.

L'admission des malades dans la Maison implique pour eux l'engagement de se conformer aux règlements, dont ils peuvent d'ailleurs prendre connaissance à leur entrée, et l'obligation de sortir de l'établissement en cas d'infraction à leurs dispositions, si l'Administration le juge convenable.

Les personnes atteintes de maladies réputées contagieuses, telles que la variole et autres, ou

---

Bain simple et de pluie, douche simple avec un peignoir et deux serviettes..........	» fr.	75
Bain de vapeur en étuve, en caisse, bain russe avec immersion d'eau froide ou tiède....	1	»
Bain de vapeur particulier; bain avec addition de son, amidon, fécule, sels alcalins, barèges, sulfure; douche composée; fumigations sèches, minérales, sulfureuses, etc., fumigations aromatiques, sèches, etc., en caisse	1	50
Bains composés autres que ceux avec addition de son, amidon, fécule, sels alcalins, barèges, sulfure, bains hydrothérapiques complets....................	2	»
Lit de repos....................	»	50

(1) Les malades traités à la Maison de Santé sont, en raison des conditions exceptionnelles où ils sont placés, l'objet de dispositions particulières inscrites au règlement sur le régime alimentaire. Ces malades forment deux classes, suivant qu'ils sont placés dans des chambres particulières ou dans les chambres communes. Le régime se compose de quatre degrés d'alimentation; mais si un malade a droit à plusieurs mets au même repas, il n'en faut pas conclure que cette pluralité d'aliments lui soit invariablement acquise. Le régime détermine le maximum des quantités à allouer; mais les médecins peuvent supprimer une partie des allocations qui composent chacun des degrés.

Partout le menu a remplacé les allocations en viande bouillie qui, aux termes du règlement sur le régime alimentaire, se distribuaient encore, certains jours de la semaine, au déjeuner. Au bouillon ou potage, que chaque malade reçoit avant la visite, l'Administration a substitué, sauf l'approbation des chefs de service de santé et le bon plaisir des malades, du café ou du chocolat. Si un malade, en dehors des allocations réglementaires, vient à demander quelque aliment non prévu au régime, il lui suffit d'un bon du médecin pour l'obtenir.

Le déjeuner, jusqu'en 1858, comprenait, outre le potage et la portion de légumes, deux autres portions, l'une de viande rôtie, l'autre de viande bouillie; toutes deux ont été remplacées par une seule portion de viande rôtie double en quantité. Cette substitution a été, de l'avis des médecins, accueillie très-favorablement par la clientèle ordinaire de la Maison. Chaque malade prend ses repas dans sa chambre.

produisant quelquefois le délire, telles que les fièvres typhoïdes, etc., ne peuvent être admises ou maintenues dans les chambres communes : elles sont placées, lors de leur entrée, ou transportées, durant leur séjour, dans les chambres particulières dont elles sont tenues de payer le prix.

Les maladies mentales et l'épilepsie ne sont pas traitées à la Maison de Santé.

Pour bien faire apprécier le caractère du nouvel établissement, il est utile de rappeler que l'Administration n'a jamais entendu en faire un objet de spéculation.

Les prix du tarif sont calculés de manière à la rembourser de ses frais et à couvrir l'intérêt du capital engagé ; mais elle est loin encore d'en être arrivée à ce point.

En 1859, le produit des journées de malades s'est élevé à 313,005 fr. ; mais il n'a pu couvrir que les dépenses ordinaires d'entretien, qui ont été de 308,311 fr. 25 c. : on a donc dû imputer sur les capitaux une dépense extraordinaire de 265,302 fr. 20 c., effectuée cette même année.

Pour 1860, les dépenses tant ordinaires qu'extraordinaires, indiquées au compte moral, ne montent qu'à 293,763 fr. 30 c., tandis que la recette s'élève à 312,109 fr.

Enfin, en 1861, les dépenses ordinaires et extraordinaires ont été de 306,247 fr. 31 c., et les recettes pour le même exercice de 332,529 fr. 50 c. Il y a donc un excédant de recette de 26,282 fr. 19 c. Mais l'Administration n'a pu encore se couvrir, même en partie, de l'intérêt du capital dépensé, soit pour les constructions, soit pour le mobilier. Ce résultat pourra être atteint sans doute lorsque la plupart, sinon la totalité des lits de l'établissement, au nombre de 300, seront occupés simultanément. Dans l'état présent des choses, on ne compte guère à la Maison de Santé que 120 à 130 malades dans la belle saison, et 180 à 190 en hiver.

Le mobilier et le linge de l'établissement, complétement renouvelés à l'époque de la dernière translation, sont maintenant plus en rapport avec les habitudes des personnes admises dans l'établissement. Le personnel attaché au service des malades a été notablement augmenté.

Le service de santé, confié à d'habiles praticiens, se compose de 2 médecins, 1 chirurgien, 1 pharmacien et 13 élèves internes.

En outre, dans les cas de maladies ou d'opérations graves, des médecins et chirurgiens, choisis parmi les sommités de la science, peuvent être appelés en consultation.

On compte à la Maison de Santé un personnel de 65 serviteurs.

Nous indiquons ci-après le mouvement des malades admis dans l'établissement pendant ces trois dernières années, avec leur répartition dans les services médicaux et l'indication de leur origine.

ANNÉES.	MALADES TRAITÉS.					ORIGINE DES MALADES.				
	MÉDECINE.		CHIRURGIE.		TOTAL.	de PARIS.	du département de la SEINE.	des autres DÉPARTEMENTS	de L'ÉTRANGER.	TOTAL.
	Hommes.	Femmes.	Hommes.	Femmes.						
1859	867	498	416	234	2,015	1,301	262	385	67	2,015
1860	804	488	450	186	1,928	1,415	213	280	20	1,928
1861	780	516	448	220	1,964	1,402	203	339	20	1,964

Ces divers malades ont été placés, d'après leur volonté ou leurs ressources, dans les chambres communes, dans les chambres particulières ou dans les appartements.

ANNÉES	MALADES ADMIS TANT EN MÉDECINE QU'EN CHIRURGIE.									
	CHAMBRES de 4 à 6 lits à 4 fr.	CHAMBRES DE 3 LITS		CHAMBRES DE 2 LITS		CHAMBRES particulières à 8 fr.	APPARTEMENTS avec cabinet		APPARTEMENTS avec salon à 15 fr.	TOTAL.
		à 4 f.50.	à 5 fr.	à 6 fr.	à 7 fr.		à 10 fr.	à 12 fr.		
1859	352	476	302	306	144	373	26	35	1	2,015
1860	526	414	356	149	98	338	20	27	»	1,928
1861	472	500	448	196	90	366	11	14	»	2,097 (1)

La mortalité constatée dans nos comptes moraux accuse les proportions ci-après :

	MÉDECINE.	CHIRURGIE.	SERVICES RÉUNIS.
1859	— 1 sur 5.52 malades ou 18.11 0/0.	1 sur 12.72 ou 7.86 0/0.	1 sur 6.77 ou 14.77 0/0.
1860	— 1 sur 5.25 — ou 19.04 0/0.	1 sur 9.29 ou 10.76 0/0.	1 sur 6.16 ou 16.23 0/0.
1861	— 1 sur 4.62 — ou 21.64 0/0.	1 sur 10 » ou 10 » 0/0.	1 sur 5.69 ou 17.57 0/0.

Cette mortalité considérable tient à ce qu'un grand nombre de malades sont apportés à la Maison de Santé lorsque le mal a fait des progrès alarmants, ou même lorsqu'ils sont dans un état complétement désespéré.

(1) La différence existant entre ce chiffre de 2,097 et celui de 1,964 qui a été donné dans le tableau précédent, pour la même année 1861, provient de 133 changements de classe effectués par les malades.

APPENDICE N° 3.

NOTICE SUR L'HOPITAL LARIBOISIÈRE.

Édifié au nord de Paris, dans l'ancien clos Saint-Lazare, l'hôpital Lariboisière est, de tous nos hôpitaux, celui qui, sous divers rapports, répond le plus complétement à sa destination.

La construction de cet établissement a été entreprise, en 1846, d'après les plans de M. Gauthier, membre de l'Institut. Le programme remis par l'Administration à cet architecte lui recommandait de s'inspirer des idées émises en 1788 par les Commissaires de l'Académie des sciences et par Tenon sur la construction des hôpitaux. Aussi le projet exécuté reproduit-il dans son ensemble le plan général publié dans les Mémoires de l'Académie.

L'hôpital Lariboisière, terminé en mars 1854, a été ouvert, le 13 de ce même mois, aux malades des quartiers populeux et industriels qui l'environnent.

Cet établissement qui, en 1839, lorsque sa création fut décidée, avait été désigné sous le nom d'Hôpital du Nord, reçut, en 1841, le nom d'Hôpital Louis-Philippe, et en 1848 celui d'Hôpital de la République.

En 1852, on en revint à l'appellation primitive. Enfin, en 1853, alors que la construction était sur le point de s'achever, on donna au nouvel établissement le nom d'Hôpital Lariboisière, pour consacrer le souvenir de la pieuse libéralité de Mme la comtesse de Lariboisière, qui avait légué sa fortune en nue propriété à l'Administration de l'Assistance publique (1).

Périmètre.

L'emplacement de l'hôpital, limité aujourd'hui de toutes parts par des voies publiques, occupait à l'origine 34,585m 82 seulement. Mais, afin de dégager davantage les salles de malades et d'ajouter de vastes promenoirs aux préaux peut-être insuffisants ménagés entre les pavillons, on y ajouta, au moyen de nouvelles acquisitions, 17,287 mètres de terrain. Le périmètre de l'établissement s'est donc trouvé porté à 51,872m82. (Voir le plan général, planche 2.)

Dépenses de construction.

L'établissement, la construction et l'ameublement de l'hôpital Lariboisière ont donné lieu à une dépense de 10,445,056 fr. 06 c., suivant le détail ci-après :

(1) Le legs de Mme la comtesse de Lariboisière a produit pour l'Administration, après transaction, la somme de 2,600,000 francs.

ACQUISITION DES TERRAINS.

	fr. c.	
1er périmètre..................	1,213,224 79	
2e — (1)	1,976,705 75	3,189,930 fr. 54

TRAVAUX DE CONSTRUCTION.

PREMIÈRE PARTIE.

	fr.	c.		
Terrasse et Maçonnerie (2).........................	3,878,370	»		
Serrurerie...	566,016	»		
Charpente..	95,622	»		
Couverture et Toiture..............................	226,190	»		
Menuiserie...	264,907	»		
Peinture...	50,934	»		
Vitrerie...	13,068	69		
Vitraux de la Chapelle.............................	10,206	»		
Fourneaux et Fumisterie............................	16,451	»		
Pavage...	30,994	»		
Stucage des salles et autres localités.............	72,148	»		
Sculptures diverses................................	20,509	»		
Trottoirs..	27,528	»		
Jardinage et Plantations...........................	25,904	»		
Chauffage et Ventilation...........................	410,096	»		
Bitume...	18,545	56		
Eclairage au gaz...................................	8,125	»		
Buanderie..	58,997	»		
Pompe hydraulique..................................	9,000	»		
Service et distribution des eaux...................	67,655	03		
Travaux divers pour arrangement de service intérieur..	116,327	30		
Frais divers.......................................	7,198	07		
Frais d'agence.....................................	250,838	61	6,245,630	26

DEUXIÈME PARTIE.

Reculement des murs de clôture par suite de l'agrandissement du périmètre. — Travaux..................	82,792	»		
Frais d'agence, etc. etc...........................	4,581	45	87,373	45

TROISIÈME PARTIE.

Travaux complémentaires d'achèvement..............	310,612	26		
Frais d'agence y relatifs..........................	11,599	55	322,211	81

MATÉRIEL.

Frais de premier établissement du mobilier..............................	600,000	»
Total de la dépense........................	10,445,146	06

(1) Cette seconde acquisition, datant seulement de 1856, nous ne l'avons pas fait figurer (voir page 44) dans la première répartition qui fut faite, en 1845, entre la Ville et l'Administration, des frais du devis primitif de l'hôpital Lariboisière. Le prix en a été intégralement acquitté par l'Administration comme celui du premier périmètre.

(2) L'hôpital Lariboisière a été fondé sur une ancienne voirie à boue formée dans des vides profonds de carrières. Cette circonstance extraordinaire a entraîné des dépenses de substruction dont il ne nous est pas possible de déterminer exactement le chiffre. Par décision ministérielle du 14 août 1847, et conformément à l'avis du Conseil général des bâtiments civils, le devis des travaux relatifs au supplément de fondations à donner aux

Cette dépense considérable, répartie entre les 606 lits que renferme l'hôpital, représente pour chacun :

	5,263 fr.	92 c.	pour les terrains;
	10,982	20	pour la construction;
	990	09	pour l'ameublement.
Total...	17,236 fr.	21 c.	

Mais il ne faut pas perdre de vue que l'ensemble des dépenses comprend, outre les pavillons spécialement affectés aux malades, les frais d'édification et d'installation des nombreux bâtiments construits pour les services généraux : bâtiment d'administration, chapelle, communauté, pharmacie, cuisine, buanderie, lingerie, bains, amphithéâtres, salles des morts. La différence afférente à ces divers services peut, on le conçoit, s'augmenter ou se restreindre, selon l'importance et le développement des constructions, la nature des matériaux employés, les décorations architecturales et les perfectionnements qu'on prétend y appliquer. Nous faisons cette remarque, parce qu'il arrive souvent que, dans la comparaison des dépenses d'établissement des hôpitaux, on néglige cet élément essentiel d'appréciation, et que l'on met quelquefois en parallèle des hôpitaux pourvus très-largement de services généraux et des hôpitaux restreints où l'installation de ces services est incomplète. Il importe cependant de tenir grand compte de cette cause de dépenses, qui doit notablement influer, quelles que soient l'intelligence et l'économie qu'on y apporte, sur les frais de premier établissement; il importe aussi de ne point perdre de vue que plus un hôpital est petit, plus la dépense des services généraux vient accroître le prix de revient de chaque lit de malade.

Population, bâtiments et services.

L'hôpital Lariboisière se compose d'une série de bâtiments à deux étages chacun, séparés entre eux par des préaux ou promenoirs, et établis sur deux lignes parallèles.

Une grande cour plantée occupe le centre des bâtiments.

Une galerie vitrée règne sur les quatre côtés de cette cour, établit une communication à couvert entre tous les services et peut servir de promenoir pour les convalescents.

Les pavillons affectés aux malades sont au nombre de six, dont trois pavillons à droite et trois à gauche.

Chaque pavillon contient trois salles de 32 lits, plus 2 lits installés dans une petite chambre au bout de chacune des salles et destinés aux malades agités ou atteints d'affections contagieuses. (Voir le plan de détail, planche 2.) Mais la salle d'accouchement ne compte que 28 lits, et la petite chambre qui la termine ne reçoit de malades que pour l'opération de l'accouchement et l'ablution des enfants.

Il y a donc, dans l'ensemble des pavillons, y compris 28 berceaux, 606 lits affectés aux services de médecine et de chirurgie.

En temps d'épidémie, le nombre des lits de cet hôpital pourrait être facilement augmenté.

Les bâtiments de façade renferment, au rez-de-chaussée, les bureaux de l'administration (direction et économat), les salles de réception des malades et des consultations externes pour la médecine et la chirurgie, les services généraux de la cuisine et de la pharmacie avec leurs dépendances. Les principaux employés (directeur, économe, aumônier, pharmacien, etc.), sont logés au premier étage. Des dortoirs de gens de service sont placés à l'étage supérieur.

Huit chauffoirs sont établis au rez-de-chaussée des bâtiments qui s'élèvent sur la cour centrale.

---

pavillons de l'hôpital Louis-Philippe a été approuvé, jusqu'à concurrence de 149,280 fr. 36 c. Mais le projet primitif des ouvrages comprenait des prévisions d'une importance exceptionnelle, en ce qui concerne les fondations, à raison de la nature déjà connue du terrain.

La chapelle occupe le centre des bâtiments du fond et forme ainsi façade sur la grande cour.

A droite et à gauche de la chapelle sont établis :

1° La communauté des religieuses de l'ordre de Saint-Augustin, avec son oratoire particulier, son réfectoire, sa salle de réunion, ses dortoirs, etc.;

2° Les salles de bains simples, composés, de vapeur, etc., etc.;

3° La lingerie, la buanderie, etc.;

4° Le dortoir des filles de service.

Deux amphithéâtres pour les leçons et cours et pour les opérations existent à droite et à gauche de la chapelle.

L'amphithéâtre pour les autopsies, la salle de repos, ainsi que divers magasins et hangars, séparés par des cours de service, sont placés en arrière de la chapelle.

Les pavillons de malades comprennent huit services médicaux, savoir :

Six services de médecine, y compris un service d'accouchement,

Et deux services de chirurgie.

Les médecins et chirurgiens, chefs de ces services, ont sous leurs ordres douze élèves internes et quarante-six élèves externes.

Le service de la pharmacie est fait par huit élèves internes sous la direction et la surveillance d'un pharmacien.

Emploi du stuc en remplacement de la peinture.

Une innovation heureuse au point de vue de la salubrité (l'emploi du stuc) a été introduite, en remplacement de la peinture, dans les pavillons de malades et les bâtiments des services généraux. Les murs des salles et les escaliers sont stuqués; il en est de même pour la cuisine, la pharmacie, les bains et les dépendances de ces divers services.

La chapelle, en ce qui concerne sa décoration à l'intérieur et à l'extérieur, a pareillement été l'objet de l'attention particulière de l'Administration. Des artistes de talent ont été chargés des travaux de sculpture et d'ornementation. Les murs, dans leur partie supérieure, sont revêtus d'un stuc d'art simulant le marbre. Le plafond et les pilastres latéraux ont reçu de la dorure et de la peinture artistique. Des vitraux de couleur ont été placés dans les baies des fenêtres. Des boiseries sculptées règnent au pourtour des murs dans la partie inférieure. La chaire à prêcher et le buffet d'orgue sont aussi en bois sculpté.

L'abside et les côtés de l'hémicycle de la chapelle ont été décorés de peintures.

On remarque enfin sur les côtés, en face de la chaire, le monument en marbre élevé à la mémoire de Mme la comtesse de Lariboisière par les soins de M. le comte de Lariboisière, son mari : ce monument est dû au ciseau de Marochetti.

Chauffage et ventilation. Buanderie et séchoirs.

Deux systèmes distincts de ventilation et de chauffage fonctionnent dans l'établissement : celui de MM. Thomas et Laurens pour la ventilation, combiné avec le système de M. Grouvelle, pour le chauffage, et celui de M. Duvoir-Leblanc.

Les appareils qui les composent servent non-seulement au chauffage et à la ventilation des salles, des chambres et des réfectoires, mais encore au service des fourneaux d'office, à la distribution de l'eau chaude, au chauffage des bains et de la buanderie, à la ventilation des fosses d'aisances, et à la mise en mouvement de la pompe hydraulique.

Nous ne reviendrons pas sur l'examen de ces systèmes auxquels nous avons consacré une large place dans le § II de notre étude, spécial à la ventilation; nous nous bornerons à présenter ici, indépendamment de la dépense annuelle d'entretien et de fonctionnement des appareils, le détail des frais de leur installation, qui se sont élevés à la somme de 410,096 fr. (1), savoir :

---

(1) Ces frais considérables de première installation, et les dépenses non moins importantes de combustible et d'entretien que nécessite la marche journalière des appareils Thomas et Laurens, ont depuis longtemps décidé

SYSTÈME THOMAS ET LAURENS (Pavillon de droite).

	fr.	c.
Installation des appareils	245,370	»
Chauffage de la Communauté	12,540	»
Fondation de la grande cheminée	1,144	»
Cloisons en plâtre pour isoler les conduits de ventilation	2,375	»
Substitution des plaques en fonte aux feuilles de parquet dans les salles de malades.	4,323	»
Total de la dépense de premier établissement	265,752	»

Ce capital, à raison de 5 0/0 par année, représente un intérêt de			13,287	60
Il convient d'y ajouter la dépense, à la charge de l'Administration, pour l'entretien annuel et le fonctionnement des appareils (1), dépense évaluée à			43,440	68
Cette dernière somme se décompose ainsi qu'il suit :				
Un mécanicien au traitement de	1,800 fr. »	2,045 fr. »		
Logement (2)	200 »			
Chauffage et éclairage	45 »			
A reporter		2,045 »	56,728	28

l'Administration à étudier un autre système de ventilation mécanique, moins dispendieux, mais suffisamment efficace pour procurer un bon renouvellement de l'air des salles. On a vu dans le § II de cette étude, qui traite spécialement des différents modes de ventilation en usage dans les hôpitaux, comment l'Administration avait été amenée à donner la préférence au système du docteur Van-Hecke, à raison de sa simplicité et de l'économie que présente sa dépense journalière.

M. le docteur Grassi, dont on connaît les travaux spéciaux sur la ventilation des salles de malades, a voulu se rendre compte des effets produits par les différents appareils des systèmes Duvoir, Thomas et Laurens, et Van-Hecke, comparativement avec les dépenses de premier établissement et d'entretien afférentes à chacun d'eux. Il a présenté, à cet égard, les chiffres consignés dans le tableau suivant. Nous les produisons ici sous toutes réserves ; car de nombreuses expériences qui se poursuivent depuis près d'un an, mais dont les résultats n'ont pu encore être définitivement constatés, semblent accuser de notables différences entre les quantités d'air renouvelées et celles qui sont indiquées par M. Grassi.

SYSTÈMES.	ÉTABLISSEMENTS dans lesquels ils sont employés.	QUANTITÉ d'air renouvelé, par heure et par malade.	DÉPENSE de première installation, par lit.	DÉPENSE ANNUELLE de fonctionnement et d'entretien, par lit.	PRIX DE REVIENT de l'unité de ventilation. (1mc fourni, par heure, toute l'année.)
Duvoir	Necker et Lariboisière.	30mc (a)	480f »	51f »	3f 36c
Thomas et Laurens.	Lariboisière.	90 »	808 »	101 »	1 76
Van-Hecke	Beaujon et Necker.	97 »	236 »	28 »	0 61

(1) Cette dépense paraîtra considérable, si on la compare à la dépense correspondante du système Duvoir. Mais il convient d'observer que les appareils de MM. Thomas et Laurens, indépendamment de leur service principal, pourvoient à trois services auxiliaires : ils assurent le chauffage de la communauté et approvisionnent d'eau chaude et de vapeur les bains et la buanderie. Les frais spéciaux à ces opérations supplémentaires peuvent être évalués, d'après M. Grassi, à 17,130 fr. 50 c.

(2) La valeur représentative du logement, du coucher, du linge et du blanchissage, a été fixée conformément à

(a) L'appel de la cheminée de ventilation introduit sans doute dans les salles plus de 30mc ; mais M. Grassi n'a pas tenu compte des quantités d'air pénétrant par les portes et les fissures des fenêtres, et qu'il considère comme inefficaces pour la salubrité des salles.

	fr. c.		fr. c.	fr. c.
Report			2,045 »	56,728 28
Deux chauffeurs aux gages de 500 fr. l'un	1,000 »	}	2,890 78	
Nourriture du 1er réfectoire	1,350 78			
Chauffage et éclairage	90 »			
Linge et blanchissage	50 »			
Logement	400 »			
Un homme de peine aux gages de	240 »	}	822 81	
Nourriture	538 68			
Coucher et linge	28 03			
Blanchissage	16 10			
Charbon de terre, environ 846,000 kilog.	34,658 89	}	37,682 09	
Réparations diverses aux appareils, environ	2,100 »			
Dépenses diverses d'entretien (huile de pied de bœuf, étoupe, minium, céruse, bitord, essence, borax, axonge, lanières, charbon de bois, savon noir, vieilles graisses, etc. etc.), environ	800 »			
Éclairage des appareils	123 20			
			43,440 68	
Total de la dépense d'entretien				56,728 28

SYSTÈME DUVOIR-LEBLANC (Pavillon de gauche).

La dépense relative à l'établissement des appareils de M. Duvoir-Leblanc s'est élevée à la somme de 144,344 fr., savoir :

Installation des appareils (marché à forfait)	140,000 fr. »
Expériences pour servir à la réception des appareils	650 »
Ventilation de trois pièces destinées au dépôt du linge sale	3,203 »
Ventilation et assainissement de deux cabinets d'aisances particuliers	491 »
Chiffre égal	144,344 »

Ce capital, à raison de 5 0/0 par année, produit un intérêt de		7,217 20
Il y a lieu pareillement d'ajouter à ce chiffre les dépenses pour l'entretien et le fonctionnement des appareils, évaluées à		16,587 80
Cette dernière somme se décompose comme il suit :		
Abonnement annuel pour l'entretien des appareils, y compris la fourniture du combustible	15,703 fr. 50	
Journées de ventilation supplémentaire	567 90	
A reporter	16,271 40	23,805 »

la circulaire du 22 avril 1861, qui détermine les indemnités en argent auxquelles ont droit les sous-employés qui ne reçoivent pas les allocations en nature attachées à leur position; la nourriture, d'après les évaluations du régime, au prix moyen des denrées. Il convient d'observer, en outre, que les employés du service professionnel n'ont pas droit à l'habillement, et que les appointements des agents et serviteurs du service administratif sont portés à leur chiffre actuel et sont susceptibles d'être modifiés par suite des augmentations périodiques (voir page 186); quant aux prestations attribuées aux serviteurs logeant en dortoir, elles ont été calculées d'après les prix de revient établis par le bureau de la comptabilité en matière.

	fr.	c.	fr.	c.
Report..................	16,271	40	23,805	»
Éclairage des appareils..	166	40		
Logement d'un chauffeur......................................	150	»		
Somme égale...............	16,587	80		
Total de la dépense annuelle..			23,805	»
Or, en réunissant cette dernière somme au montant de la dépense annuelle de l'autre système, ci..			56,728	28
On trouve que la dépense annuelle pour le fonctionnement simultané des deux systèmes de chauffage et de ventilation monte à..................................			80,533	28

L'hôpital Lariboisière possède aussi une buanderie dans laquelle ont été établis une coulerie et des séchoirs à air chaud, du système Bouillon. Buanderie et séchoirs.

On y effectue l'essangeage, le lessivage, le savonnage, le rinçage et le séchage de 1,500 kilos de linge assorti, par journée de travail, en hiver et en été.

Les appareils à lessive sont chauffés ensemble ou séparément, à volonté, au moyen de la vapeur produite par les générateurs du système de MM. Thomas et Laurens.

Une machine à vapeur spéciale fait mouvoir les appareils d'arrosage du linge.

Le lavoir est divisé par des cloisons qui forment un bac à savonner autour duquel se placent les laveuses, puis un autre bassin à rincer; enfin un bac à essanger le linge.

Des brouettes tricycles aident au transport du linge là où il est nécessaire pour les diverses manipulations du blanchissage.

Un calorifère placé dans la cave, à laquelle on accède par un chemin circulaire en pente, chauffe l'étuve proprement dite ou séchoir à air chaud. Le linge est transporté dans des chariots roulant sur deux rails.

Enfin, il y a un champ d'étendage servant de séchoir à air libre.

La dépense d'installation des appareils de buanderie a été de 58,997 fr.; calculée à raison de 5 fr. 0/0 par année, elle représente un intérêt de..................................			2,949 fr.	85
Il faut ajouter :				
1° Les frais d'entretien qui s'élèvent, par abonnement annuel consenti avec M. Bouillon, à..			1,800	»
2° Les dépenses diverses (savon, sel de soude, savon noir, bleu, amidon, eau de javelle, axonge, etc.), qui peuvent être évaluées à............................			10,834	90
3° Les frais du personnel, composé de :				
Deux religieuses à 200 fr. l'une..................................	400 fr.	»		
Trois garçons de buanderie à 180 fr. l'un..........................	540	»		
Deux filles — à 180 fr. l'une..........................	360	»		
Nourriture des religieuses..	875	78		
— des garçons de buanderie..........................	1,572	75		
— des filles —	783	32		
Chauffage et éclairage..	116	80		
A reporter..............................	4,648	65	15,584	75

		fr.	c.	fr.	c.
Report		4,648	65	15,584	75
Coucher et linge		228	97		
Habillement		263	84		
Blanchissage		121	46		
Logement		300	»	6,519	79
1 sous-surveillante à		360	»		
Coucher, linge, nourriture, chauffage et éclairage		546	87		
Indemnité d'habillement		50	»		
29 laveuses à	2 fr. par jour				
10 repasseuses à	2 —	12,524	95		
6 plieuses à	2 —			13,617	05
1 homme de peine à	2 50 —	1,092	10		
1 mécanicien à	4 —				
				35,721	59

Ce chiffre de 35,721 fr. 50 c. représente donc la dépense annuelle de la buanderie. Mais il faut observer qu'on y blanchit non-seulement le linge de l'hôpital Lariboisière, mais encore celui de la Maison municipale de Santé, dont la population, y compris le personnel de service, se compose jusqu'à présent de 200 individus environ.

Organisation des services et du personnel.

L'organisation du personnel attaché aux divers services administratifs de l'hôpital Lariboisière comprend 139 personnes, dont les traitements réunis montent, d'après le Budget de 1861, à la somme totale de 43,858 fr., savoir :

Administration	6	personnes	(1 directeur, 1 économe, 2 commis, 2 expéditionnaires), pour	15,000 fr.	»
—	2	—	(1 garçon de bureau et un commissionnaire)	640	»
Culte	2	—	(1er et 2e aumôniers)	3,800	»
Communauté	3	—	(2 religieuses et une fille de service)	580	»
Cuisine, cave, réfectoires	12	—	(2 religieuses, 7 garçons et 2 filles de service, 1 sommelier)	2,272	»
Lingerie, buanderie, vestiaire.	18	—	(4 religieuses, 1 sous-surveillante, 5 garçons et 8 filles de service)	3,392	»
Pharmacie et bains	6	—	(5 garçons et une fille)	1,228	60
Transport, chantier, écurie	4	—	(2 brancardiers, 1 garçon de service et un charretier)	792	»
Consultations, amphithéâtre.	2	—	(2 garçons de service)	360	»
Propreté, éclairage, portes	9	—	(6 garçons de service, 3 portiers)	1,652	»
			Service des Malades.		
Médecine. — Hommes	24	—	(6 religieuses, 12 infirmiers et 6 infirmières)	4,503	»
— — Femmes	26	—	(6 religieuses, 6 infirmiers, 14 infirmières)	4,886	20
Chirurgie. — Hommes	12	—	(3 religieuses, 6 infirmiers et 3 infirmières)	2,293	20
— — Femmes	13	—	(3 religieuses, 3 infirmiers, 6 infirmières et une nourrice)	2,459	»
Total	139	personnes pour		43,858 fr.	»

Le personnel de l'hôpital Lariboisière, au point de vue de la classification des emplois et des traitements, des conditions d'admission, des devoirs à remplir, de l'uniforme à porter, est soumis, comme celui de toutes les maisons hospitalières, à la réglementation uniforme consacrée par l'arrêté du 18 janvier 1861 dont nous avons analysé les principales dispositions au § VIII, page 184 de cet ouvrage.

Le personnel du service de santé est rétribué au moyen d'indemnités qui s'élèvent ensemble à 24,100 fr., savoir : Personnel du service de santé.

6 Médecins, à 1,500 fr	9,000 fr. »
2 Chirurgiens, à 1,500 fr	3,000 »
6 Élèves internes logés, à 500 fr	3,000 »
6 — à 400 fr	2,400 »
1 Pharmacien logé à	2,700 »
4 Élèves internes logés, à 600 fr	2,400 »
4 — à 400 fr	1,600 »
Total	24,100 »

En résumé, les dépenses ordinaires de toute nature auxquelles a donné lieu, en 1861, l'hôpital Lariboisière, et qui déterminent le prix moyen de la journée de traitement par chaque malade s'élèvent à 579,449 fr. 09 c. Dans cette somme sont comprises les dépenses relatives au chauffage, à la ventilation et au blanchissage dont nous venons de présenter le détail dans un autre ordre. Elles se trouvent classées, au compte moral de l'exercice, dans chacun des chapitres du budget et d'après leur nature. En voici le relevé par chapitre :

ADMINISTRATION.		
Personnel des bureaux	15,042 fr.	70 c.
Frais de bureau	381	45
BATIMENTS.		
Réparations de bâtiments	13,138	03
NOURRITURE.		
Pain	40,027	98
Vin	70,248	50
Viande	92,357	26
Comestibles divers	65,983	04
TRAITEMENT DES MALADES.		
SERVICE DE SANTÉ. Médecins, pharmaciens, élèves	23,900	15
SERVICE DE SANTÉ. Dépenses accessoires	535	»
Médicaments	57,834	79
Bandages et objets de pansement	9,538	60
CHAUFFAGE ET ÉCLAIRAGE.		
Chauffage	70,907	50
Éclairage	12,590	46
A reporter	472,535	51

	fr.	c.
Report	472,535	51
ENTRETIEN DU MOBILIER.		
Blanchissage	17,798	52
Coucher	4,818	97
Linge	18,499	09
Habillement	6,621	51
Meubles et ustensiles	10,557	27
DÉPENSES COMMUNES A TOUS LES CHAPITRES.		
Frais de transport	4,469	40
FRAIS DE CULTE : Aumôniers, sacristain, etc.	3,720	»
FRAIS DE CULTE : Service du culte	823	»
Locations et indemnités	2,400	»
Service des eaux	2,323	»
Service de salubrité	8,659	60
Dépenses diverses et accidentelles	442	95
Gages et salaires des sous-employés et serviteurs de 1re et de 2e classe	25,780	27
TOTAL des dépenses servant à établir le prix moyen de la journée	579,449	09

Telles ont été pour l'année dernière les dépenses ordinaires de l'établissement. Les dépenses extraordinaires ont pour objet les achats de linge autres que ceux que nécessite l'entretien, les achats de sommiers, les grosses réparations de bâtiments, etc., etc. En 1861, ces dépenses, naturellement très-variables, se sont élevées à 81,670 fr. 84 c.

Le nombre des journées d'occupation des lits de malades a été, en 1861, de 232,187.

Si l'on divise ce nombre par celui des jours de l'année, on trouve que le nombre moyen des lits constamment occupés a été de 636, ce qui indique qu'on a dû monter et entretenir, pendant quelque temps, quelques lits supplémentaires.

La dépense moyenne annuelle de chaque lit est ressortie à 911 fr. 08 c.

Le prix moyen de chaque journée de malade à 2 fr. 49,56 ;

La durée moyenne de séjour pour chaque malade a été de 24 jours 21 ;

La dépense moyenne du traitement de chaque malade, de 60 fr. 42 c. ;

Enfin, la mortalité a été de 1 sur 7.17 malades.

Les renseignements réunis dans cette notice, joints à ceux que notre étude renferme sur l'hôpital Lariboisière, permettront d'apprécier tout le soin apporté par l'Administration à la bonne installation de cet établissement. S'il offre quelque prise à la critique, ce ne peut être, comme nous l'avons déjà fait remarquer, que sur quelques points de détail faciles à améliorer, mais qui ne touchent heureusement en aucune manière au service des malades : l'hôpital Lariboisière présente, en effet, dans son ensemble, les meilleures conditions hygiéniques que l'on puisse souhaiter, et l'on peut assurer qu'il réalise, dans son organisation, tous les perfectionnements indiqués jusqu'ici par la science et la pratique.

APPENDICE N° 4.

HOPITAUX

DÉPENDANT DES ADMINISTRATIONS DE LA GUERRE ET DE LA MARINE.

I. — HOPITAUX DÉPENDANT DE L'ADMINISTRATION DE LA GUERRE.

De tout temps, l'Administration de la guerre a su déployer dans la construction, l'aménagement et le service intérieur de ses hôpitaux, une grande intelligence des règles de l'hygiène : en 1788, Tenon signalait déjà ses établissements pour leur installation bien entendue et l'esprit d'ordre qui présidait à leur gestion.

« L'hôpital militaire des gardes françaises, disait-il, est l'hôpital de Paris où les malades soient le « mieux distribués.

« On y trouve deux appartements pour officiers malades ; une salle contenant six lits pour les ser- « gents ; une salle de blessures graves au rez-de-chaussée ; une de blessures simples ; des salles de fié- « vreux, de scorbutiques, de galeux, de variolés, de dyssentériques, de fièvres de prison et de véné- « riens.

« Deux promenoirs : un d'hiver avec un poêle ; un d'été en partie couvert d'arbres ; des commodités « à l'extrémité de ce promenoir : une sentinelle répond de leur propreté........

« On trouve dans cet hôpital deux salles de bains, une à trois baignoires et six fauteuils à cuves pour « les soldats ; l'autre salle à une baignoire, avec un lit, pour les officiers.

« Ce qui mérite surtout attention, c'est la lingerie. Les armoires y sont numérotées, ainsi que le linge « et les vêtements, pour fiévreux, blessés, galeux, vénériens, etc., etc. ; de manière que le linge, non- « seulement ne va point d'une espèce à une autre espèce, mais encore n'est pas confondu dans les « mêmes armoires.........

« L'esprit d'ordre et de bonne administration distingue cet utile hôpital (1). »

Ces dispositions, qu'il observait également dans les belles infirmeries de l'hôpital des Invalides, disposées en croix et aussi vastes à elles seules que l'hospice des Incurables de la rue de Sèvres qu'elles rappellent complétement, sont encore aujourd'hui la règle des hôpitaux militaires.

(1) Tenon, 2e mémoire, page 45.

Il ne faut pas se dissimuler toutefois qu'en 1788 l'Administration de la guerre avait déjà pour garant de la bonne exécution des règlements hospitaliers le respect de la discipline militaire, qui faisait de son personnel d'infirmiers une classe essentiellement distincte de celle des serviteurs plus ou moins valides, que recrutaient alors les administrateurs de l'Hôtel-Dieu, et qu'ils étaient trop souvent impuissants à diriger et à dominer.

Justement jalouse du rang distingué où l'opinion des savants la plaçait, à la fin du siècle dernier, l'Administration de la guerre s'est efforcée de s'y maintenir par une étude attentive de toutes les découvertes intéressant le régime hospitalier; et aujourd'hui encore elle est une des premières à rechercher ou à adopter les modifications qui peuvent avoir une influence bienfaisante sur l'économie et la tenue générale des hôpitaux dont elle dispose (1).

Les hôpitaux militaires, en France, ne fonctionnent pas, à beaucoup près, de la même manière que les hôpitaux civils et sont loin par conséquent de présenter à l'observation les mêmes éléments de comparaison et de calcul.

---

(1) « Les inspecteurs membres du Conseil de santé se réunissent tous les jours au ministère de la guerre. Ils sont « chargés de la solution de toutes les questions qui intéressent la science, de l'indication des moyens hygiéniques « qu'il importe de mettre en usage, soit pour prévenir les maladies, soit pour les combattre avec succès; ils inspec- « tent annuellement les hôpitaux militaires régis par économie et par entreprise, en France et à l'extérieur, ainsi « que les hospices civils qui admettent des militaires malades, et les corps de troupe.

« Les médecins et les pharmaciens sont placés près des hôpitaux militaires en régie ou en entreprise, et près des « corps de troupe, pour donner aux hommes tous les soins que leur état de santé réclame. Quelques-uns sont « attachés également aux salles militaires des hospices civils qui reçoivent un certain nombre de malades apparte- « nant à l'armée.

« Les officiers d'Administration sont chargés, sous la surveillance des membres du corps de l'intendance « militaire, de la gestion et de l'administration des hôpitaux en régie, ainsi que des ambulances et des magasins « d'effets.

« Les infirmiers militaires de tous grades sont attachés aux hôpitaux, magasins et ambulances en régie de l'inté- « rieur et de l'Algérie. Leur recrutement a lieu, partie dans les contingents de chaque classe et partie dans les corps « de troupe, parmi les hommes de bonne volonté sachant lire et écrire, comptant au moins une année de présence « sous les drapeaux et dont la conduite a été constamment régulière. Leur effectif varie suivant le nombre des ma- « lades admis dans les hôpitaux militaires. Ils sont habillés, équipés et armés d'après les règles applicables aux au- « tres corps de l'armée.

« Les militaires malades ont été traités, en 1859, dans 955 établissements, savoir :

	INTÉRIEUR	ITALIE.	ALGÉRIE.	TOTAUX.
« Hôpitaux et ambulances régis par économie	50	43	49	142
« Id. id. en entreprise	6	»	»	6
« Hôpitaux maritimes	4	»	»	4
« Hospices civils	663	139	1	803
« Totaux	723	182	50	955

« Dans les hôpitaux militaires régis par économie, les fournitures de denrées et d'objets de consommation ont « lieu généralement en vertu d'adjudications publiques, avec toutes les précautions nécessaires pour garantir une « concurrence utile au service et aux intérêts du Trésor. Les menues dépenses sont acquittées par les soins des « officiers d'Administration comptables, au moyen d'avances qui leur sont faites à cet effet, conformément aux dis- « positions du règlement du 1er décembre 1838 sur la comptabilité de la guerre. Les dépenses importantes et celles « résultant de marchés donnent lieu à des mandats délivrés directement par les fonctionnaires de l'intendance mili- « taire aux divers fournisseurs des établissements hospitaliers.

« Dans les hôpitaux militaires en entreprise, le service se fait moyennant un prix ferme qui varie suivant les

Tandis que, en dépit de toutes les prévisions et sous l'influence des accroissements rapides de la population générale, ainsi que d'autres causes diverses, nos établissements sont sujets à s'encombrer, la condition spéciale des hôpitaux militaires les met complétement à l'abri de pareilles complications ; leur installation, calculée en vue d'éventualités de guerre, d'état de siége, de passage de troupes ou d'épidémie, reste presque toujours au-dessus des exigences journalières, et tel hôpital qui pourrait au besoin recevoir de 1,000 à 1,200 malades n'en compte, année moyenne, que de 300 à 400 ; par contre aussi, il peut arriver que, sous l'influence de l'une des circonstances qui viennent d'être rappelées, la population, restreinte pendant quelque temps à 20 ou 30 malades, atteigne tout à coup un chiffre trois ou quatre fois supérieur.

Cette prévision d'un accroissement toujours imminent de la population malade oblige l'Administration de la guerre à entretenir dans ses hôpitaux un personnel nombreux et un matériel important, qui, maintenant le chiffre de ses charges à un taux élevé, proportionnellement au nombre des malades traités, nous met à peu près dans l'impossibilité de comparer la dépense de ses hôpitaux à celle des nôtres (1).

Il en est de même pour la mortalité respective des hôpitaux militaires et des hôpitaux civils :

« localités. Des cahiers de charges stipulent, comme pour les adjudications relatives aux hôpitaux, régis par économie, toutes les conditions qui peuvent garantir la bonne exécution du service et les intérêts du Trésor.

« En ce qui concerne les hôpitaux maritimes, les frais de traitement des militaires malades qui y sont admis sont remboursés au ministère de la marine au prix de 3 francs 60 centimes par journée d'officier et de 2 francs 35 centimes par journée de soldat. Le département de la guerre est, de son côté, remboursé aux mêmes prix du montant des journées de marins admis dans les hôpitaux militaires.

« Quant aux hospices civils, les abonnements passés par le ministre avec les commissions administratives pour le traitement des militaires admis dans ces hospices sont également fixés par journée, dont le prix varie selon les localités, en raison des droits d'octroi, du cours des denrées, etc., etc.

« En Algérie et en Italie, les malades sont traités, soit dans les hôpitaux militaires, soit dans les hospices civils. Les denrées et objets de consommation sont livrés en vertu de marchés passés par adjudications publiques, lorsque ce mode peut être employé; dans le cas contraire, les denrées nécessaires sont tirées des magasins du service des subsistances, sauf régularisation ultérieure dans les formes prescrites par les règlements. Indépendamment des établissements ci-dessus mentionnés, où sont admis les militaires malades, le service des hôpitaux possède en France des dépôts de pharmacie et des magasins d'effets d'où les hôpitaux en régie et les ambulances tirent les médicaments, le linge à pansement, le matériel d'ambulance et le mobilier dont ils ont besoin.

« Il possède en outre, en Algérie, un dépôt de pharmacie et deux magasins d'effets établis à Alger et à Oran.

« En Italie, il y avait également un dépôt de médicaments et deux magasins d'effets, l'un à Gênes, l'autre au grand quartier général.

« Les dépenses inhérentes au traitement des malades sont justifiées conformément aux dispositions du règlement spécial du 1er avril 1831, sur le service des hôpitaux et à la nomenclature qui fait suite au règlement du 1er décembre 1838, sur la comptabilité de la guerre. Ces dépenses sont acquittées sur mandats des membres de l'intendance militaire ou sur ordonnances du ministre. » (Extrait des comptes généraux présentés par le ministre de la guerre pour l'exercice 1859. — Session de 1861, page 280.)

(1) « Indépendamment du matériel affecté à chaque hôpital selon sa fixation, il est entretenu, en temps de paix, une réserve destinée à procurer les moyens d'organiser le service de campagne en cas de guerre. Cette réserve est calculée dans la proportion du septième de l'effectif de l'armée.

« Pendant la guerre, il est de plus tenu en réserve, dans les grandes places, sur les derrières de l'armée, un fonds d'approvisionnement pour parer aux consommations, aux pertes et aux chances de la guerre : cet approvisionnement peut s'élever au quart de la masse générale du matériel entretenu en temps de paix. » (Règlement du 1er avril 1831.)

Dans plusieurs des hôpitaux militaires et particulièrement à Paris, le tarif alimentaire du 7 août 1843 a été remplacé par le tarif Dubois, établi par l'intendant-général de ce nom, qui alloue des quantités moins considérables, mais qui présente plus de variété dans le choix des aliments.

elle est naturellement moins considérable dans les premiers, et cela tient à diverses causes, mais particulièrement à la condition de leurs malades, généralement jeunes, robustes, faits aux fatigues de la vie active, et n'offrant pas, comme la population de tout âge que nous avons à secourir, population souvent étiolée ou affaiblie par les privations, une prise trop facile à la maladie.

Dans la situation toute spéciale faite aux hôpitaux militaires par leur organisation même, il est un avantage dont ils pourraient tirer un grand parti au point de vue de l'hygiène : nous voulons parler de la possibilité qui leur est offerte, dans les circonstances ordinaires, à raison de la disponibilité permanente d'un certain nombre de locaux, d'alterner l'occupation des salles, d'espacer les lits, d'en isoler presque absolument quelques-uns, et de mettre à la disposition des malades levés ou convalescents des localités pour manger et prendre d'utiles distractions en dehors de l'atmosphère des salles.

Cette superfluité presque constante des lits vacants dans les hôpitaux militaires a pour effet de maintenir dans les salles un matériel inutile et de leur donner une apparence d'encombrement, quand elles ne sont que partiellement occupées. Mais ce matériel toujours en permanence devient une ressource précieuse lorsqu'une cause subite fait affluer dans l'hôpital une foule inusitée de malades ou de blessés. En peu de temps, les services s'organisent et l'Administration militaire trouve, dans la promptitude des secours et dans la régularité des soins qu'elle peut prodiguer aux soldats admis au traitement médical, la compensation des sacrifices pécuniaires qu'elle doit faire pour tenir ses hôpitaux prêts à tout événement.

Le régime alimentaire dans les hôpitaux de la Guerre ou de la Marine a toujours été l'objet d'une attention spéciale de la part de ces deux Administrations.

Sans être plus variés et plus choisis que ceux qui composent l'ordinaire de nos propres établissements, les aliments servis aux soldats malades sont répartis d'après un système moins logique peut-être, mais plus favorable aux individus en état de consommer : ainsi, par exemple, l'allocation de viande rôtie mise à la disposition de l'agent comptable est calculée d'après le chiffre de la population générale, sans que l'on tienne compte des prescriptions particulières des médecins, pour certains cas graves de leur service (1). Il en résulte que les soldats atteints d'affections légères ou qui sont en voie de guérison bénéficient de la part de ceux à qui la diète est imposée ou qui ne peuvent prendre qu'une faible portion de la nourriture qui leur est allouée.

Outre les hôpitaux que l'Administration de la guerre possède en France, elle fait traiter ses malades, moyennant un abonnement annuel, dans plus de 600 autres établissements civils (2).

« (1) Tout homme qui reçoit un bouillon ou potage gras est par cela même au régime gras. Quelle que soit la « portion de viande prescrite, il compte à la marmite pour les quantités de viande indiquées. » (Tarif E, 3— article 309 du règlement du 1er avril 1831.)

(2) Il existe dans l'armée anglaise une institution hospitalière qui ne serait pas compatible avec notre système militaire; nous voulons parler des infirmeries volantes, qui suivent les régiments et s'installent là où ils s'arrêtent, dans un lieu qu'on aménage temporairement. Nous consacrons à la fin de cet exposé quelques lignes aux hôpitaux régimentaires anglais, dont ces services provisoires reçoivent aussi le nom.

Cette méthode est justifiée par les fréquents déplacements de troupes qui ne tiennent garnison dans une ville que pendant un temps fort limité et se trouvent exposées à séjourner dans des localités dépourvues de toutes ressources.

En France, l'infirmerie volante serait une superfétation. Les villes de garnison, où les régiments font, en temps ordinaire, un séjour de plusieurs années, ont toujours un asile à offrir au soldat malade, et c'est en campagne seu-

Les dispositions générales des premiers sont toujours entendues de telle sorte qu'il y ait séparation complète entre les officiers, les sous-officiers et les soldats.

Tous les hôpitaux militaires réunissent la généralité des maladies communes dans l'armée,

---

lement qu'il devient indispensable aux troupes de se faire suivre d'un matériel et d'un personnel hospitaliers au grand complet.

Pendant la campagne de Crimée, on avait établi des hôpitaux temporaires dans des constructions turques, dans des baraques en bois ou sous des tentes. Nous ne nous arrêterons pas aux premiers, qui rentrent à peu près dans les conditions ordinaires, mais les hôpitaux baraqués et sous tentes méritent, ce nous semble, de fixer l'attention.

« Un hôpital en baraques, dit M. le docteur Lévy auquel nous empruntons cette citation (*Bulletin de l'Académie* « *de Médecine*, année 1862, page 593 et suiv.), pouvait s'élever rapidement; il nous offrait le multiple avantage de « laisser à notre choix l'emplacement, la fixation de la contenance de chaque baraque qui, limitée à un rez-de-« chaussée, représente une salle unique à deux rangées de lits, d'une aération facile en sens longitudinal par les « portes à l'opposite aux deux extrémités et en sens transversal par les fenêtres placées sur les deux façades : « orientation de ces petits pavillons, espacement des baraques entre elles, groupement des malades, tout cela res-« tait à la volonté de qui de droit.. »

« L'hôpital sous tentes, à titre permanent pendant la saison d'été, est une nouveauté de la campagne d'Orient. « De tout temps nos médecins militaires ont soigné des malades, ont opéré des blessés sous le frêle abri d'une « tente ; mais c'est à Varna, pour la première fois, qu'on a constitué régulièrement ce que l'on peut appeler désor-« mais l'hôpital sous toile, avec les doubles ressources du service de campement, en attendant l'arrivée d'un com-« plément du matériel réglementaire des hôpitaux en campagne..

« L'accroissement numérique des malades nécessita dès le mois de juin le traitement d'une partie d'entre eux « sous la tente et cette mesure donna de bons résultats..

« Voici quelles étaient les dispositions communes de ces hôpitaux : sur un sol sec et préalablement battu on « établissait à la distance de trois ou quatre mètres et plus, quand on le pouvait, des tentes marquises et à défaut « de celles-ci, des tentes turques de forme conique que l'expérience a fait prévaloir, car elles offrent moins de prise « aux vents et se laissent moins imbiber par les eaux pluviales; elles reçoivent aussi moins de malades, trois à « quatre, tandis que les premières, établies pour 16 hommes, admettaient en moyenne huit malades.

« Quels ont été les résultats comparatifs de ces trois ordres d'établissements hospitaliers?..................

« Le traitement sous les tentes, avec les précautions voulues et l'opportunité de la saison, supprime les risques « et les inconvénients de l'agglomération..

« Dans les hôpitaux sous tentes, il est entré 2,635 cholériques, qui ont donné 698 décès, c'est-à-dire 100 morts « sur 376 malades. Cette mortalité est si extraordinairement favorable, qu'en ajoutant au chiffre mortuaire les « décès survenus pendant la traversée et pendant la translation des malades du port de Varna, on la trouvera encore « d'une bénignité sans exemple.

« ..... Avec les tentes, point d'infection, point de foyers ; pas un officier de santé n'y a succombé, tandis que « 17 ont payé de leur vie leur dévouement aux cholériques dans les bâtiments clos de Gallipoli, d'Andrinople et « de Varna. La répartition de ces malades sous les tentes, par groupes de trois à huit, est une véritable dissémi-« nation ; entre deux malades, l'air sans cesse renouvelé; entre deux tentes, l'air extérieur, les grands courants « de l'atmosphère. L'hôpital-bâtiment délimite, condense, accumule les germes morbifiques quels qu'ils soient; « l'hôpital-tente les sépare, les disperse, les dissipe..

« Il est plus difficile de comparer les hôpitaux en baraques avec les bâtiments clos...... toutefois...... en « tenant compte de la gravité relative des cas, du nombre des opérations pratiquées, etc., on trouvera que l'avan-« tage reste aux baraques..

« Les Anglais abrités pendant l'hiver de 1855-56 dans des baraques planchéiées et aérées par de nombreuses « fenêtres ont joui d'une remarquable immunité. »

Nous ajouterons que ce n'est pas la première fois que l'on a observé ce phénomène de guérisons nombreuses obtenues dans des conditions d'aération exceptionnelle. Nous avons entendu M. le docteur Villermé, membre de l'Institut, qui a fait les premières campagnes de l'Empire en qualité de chirurgien-major, raconter les heureux effets du traitement des soldats blessés ou malades dans des églises ou des granges ouvertes à tous les vents et garnies de paille pour tout coucher. Mais, que conclure de ces exemples qui s'appliquent à une population spéciale, jeune, forte et animée de l'énergie morale que donne la lutte? Croit-on que les succès eussent été les mêmes si, dans de pareilles conditions, il s'était agi d'une population analogue à celle des grandes villes?

sans distinction spéciale pour aucune d'elles. Mais, dans chaque hôpital, une séparation réglementaire existe entre les services de médecine et les services de chirurgie formant les divisions de fiévreux et de blessés.

Il y a aussi une ou deux sections à part pour les vénériens, des salles isolées pour les galeux, pour les varioleux et des chambres pour certains malades atteints grièvement. On reconnaît l'opportunité de ces catégories distinctes pour l'exécution du service, pour la surveillance disciplinaire et pour la salubrité des locaux.

Les hôpitaux militaires de construction ancienne présentent en général le rectangle de Vauban, c'est-à-dire plusieurs étages de salles qui se suivent sur quatre côtés et des cours intérieures qui circonscrivent une atmosphère d'un renouvellement plus ou moins facile; pour la plupart d'entre eux, on observe encore les fixations réglementaires de cubage atmosphérique et d'espacement des lits, fixations surannées et tout à fait insuffisantes : 18 à 20 mètres cubes d'air par malade, 65 à 75 centimètres d'intervalle entre chaque lit, 2 mètres pour la circulation entre les rangées de lits. Un seul hôpital militaire est aujourd'hui pourvu d'un appareil de ventilation mécanique, celui de Vincennes, dont nous donnons plus loin une description spéciale.

Hôpital militaire de Lille.

Parmi les anciens hôpitaux, nous citerons celui de Lille, dont le bâtiment principal comprend quatre grandes salles perpendiculaires à un centre commun et offrant l'aspect général d'une croix. Au milieu de la croix est placé un vaste escalier, à noyau évidé, se prolongeant jusqu'au comble et formant un puits d'aération recouvert d'une lanterne à jour.

Hôpitaux militaires de Marseille, de Lyon, et du Val-de-Grâce à Paris.

L'hôpital militaire de Marseille et celui de Lyon, tous deux anciens, sont de forme quadrilatérale. A Marseille, un des bâtiments est surmonté de terrasses.

Ces deux établissements n'offrent rien d'intéressant à l'observateur.

L'hôpital du Val-de-Grâce, à Paris, autrefois maison conventuelle, fut converti en hôpital par décret du 7 ventôse an II; mais ce ne fut qu'en 1814 qu'on y reçut des soldats malades. Les anciens bâtiments existaient seuls à cette époque et ont subsisté seuls jusqu'en 1838. Ce fut alors que l'on construisit trois bâtiments nouveaux contenant chacun quatre salles. La dissémination des malades obtenue ainsi a eu la plus heureuse influence sur la durée du séjour des malades à l'hôpital et conséquemment sur la mortalité.

Ces trois bâtiments sont divisés au milieu par un escalier et rappellent ainsi une des dispositions de l'hôpital de Vincennes; mais ils nous paraissent contenir un trop grand nombre de lits. Les latrines sont situées dans un petit pavillon isolé auquel on accède au moyen d'un pont ou passage couvert qui le relie à l'extrémité des bâtiments de malades, système ingénieux, qui paraît avoir été appliqué avec succès dans plusieurs établissements civils.

Parmi les hôpitaux militaires dont on vante l'installation, ceux que l'on cite de préférence, après l'hôpital de Vincennes, sont les hôpitaux de Bayonne, de Sidi-Bel-Abbès, de Philippeville et enfin le nouvel hôpital du Dey, actuellement en construction à Alger. De tous les hôpitaux qui appartiennent à l'Administration de la marine, celui de Rochefort paraît être le plus vaste et le plus intéressant; ceux de Saint-Mandrier, à Toulon, et de Clermont-Tonnerre, à Brest, ne viennent qu'en seconde ligne. Nous reproduisons sur chacun de ces établissements les renseignements techniques que nous avons recueillis; il n'a pas dépendu de nous de les obtenir tous également complets.

Hôpital militaire de Vincennes.

Commencé au mois d'avril 1856, l'hôpital militaire de Vincennes (voir planche 3) a été ouvert le 1er juin 1858.

Ce bel établissement, construit en moellons et en pierres, se compose de trois corps de bâtiments principaux : celui du centre, parallèle à la route de Paris, dont il est éloigné de 120 mètres environ, contient la chapelle, la salle des conférences, les chambres de garde, les bureaux, les magasins et les logements du personnel. Au-dessus de l'horloge, s'élève un belvédère avec galerie, disposition qui offre un certain caractère d'élégance.

Les deux autres bâtiments, construits en aile, perpendiculairement aux extrémités du bâtiment central, sont plus particulièrement affectés aux malades. Cependant ils renferment au rez-de-chaussée la pharmacie, les bains, avec application de l'hydrothérapie, les cuisines et la lingerie. Les sœurs de Saint-Vincent-de-Paul occupent un pavillon spécial.

La superficie du terrain de l'établissement est de six hectares.

Les grandes salles de l'hôpital de Vincennes contiennent de 32 à 40 lits. Les officiers malades sont traités dans un pavillon distinct; les sous-officiers ont aussi des salles réservées (1).

Trois galeries à arcades, garnies de châssis vitrés, servent de promenoir aux malades dans la mauvaise saison, et relient ensemble les divers services. Ces galeries sont surmontées d'une terrasse d'un bel aspect qui offre en même temps une communication facile entre les trois bâtiments.

Ce qui distingue particulièrement l'hôpital militaire de Vincennes, c'est l'introduction qu'on a faite dans l'un de ses bâtiments d'un système régulier de chauffage et de ventilation. On y a adopté le chauffage par circulation de vapeur. Deux chaudières placées dans les sous-sol fournissent la vapeur distribuée aux divers locaux au moyen de tuyaux traversant les salles à la hauteur des planchers. Les conduits qui les renferment sont recouverts par des plaques en fonte. Des poêles à eau, chauffés par la vapeur, répandent sur tous les points une chaleur égale et douce, que l'on peut augmenter ou diminuer à volonté.

L'air vicié des salles est soustrait au moyen d'un appel énergique, puisque l'extraction est, en moyenne, de 60 mètres cubes par heure et par lit.

L'appel se fait en contre-bas au rez-de-chaussée et au deuxième étage, et en contre-haut dans l'étage supérieur.

Ce système, qui est celui de M. Grouvelle, a été installé dans le pavillon de gauche, sous la direction du génie.

L'autre bâtiment est chauffé et ventilé d'une manière différente, d'après un mode conseillé par M. Regnault de l'Institut).

Les malades ne l'ont encore occupé que pendant l'été, et les expériences faites ont été insuffisantes pour apprécier ce nouveau système.

---

(1) La direction du génie au ministère de la guerre nous a transmis, au sujet de l'hôpital de Vincennes, quelques renseignements que nous résumons ci-après :

L'hôpital de Vincennes peut recevoir 665 malades, soit 21 officiers et 644 soldats. La caserne des infirmiers n'est pas encore construite : ils occupent, en attendant, une salle des combles; la caserne projetée devra contenir 100 hommes avec les accessoires, et coûtera 100,000 fr.

Les sommes dépensées jusqu'ici pour toutes les constructions se sont élevées à 2,208,000 francs, savoir :

Bâtiments d'administration	554,000 fr.
Bâtiments de malades	1,532,000
Bâtiments funéraires	35,000
Glacière	3,500
Murs de clôture, égouts, conduites d'eau, plantations, pavage, etc	83,500
Total égal	2,208,000 fr.
Les appareils à vapeur établis dans le bâtiment des malades et chauffant en même temps les bains, les étuves, la pharmacie et la tisanerie, ainsi que les bureaux établis dans le bâtiment, ont coûté	194,000
Les appareils à air chaud chauffant la communauté	74,000
Et le calorifère de la chapelle	3,000
Total général	2,479,000 fr.

Dans la partie Sud des jardins de l'établissement, s'élève une petite chapelle en pierre, construite par les ordres de S. M. l'Impératrice; l'inscription suivante y est gravée sur le marbre :

« L'Impératrice Eugénie, dans une promenade au bois de Vincennes, ayant passé devant « cette image de la Vierge, a fait vœu, si Dieu lui donnait un fils, d'ériger en son honneur une « chapelle. Cette chapelle a été terminée en l'année 1858. »

L'hôpital militaire de Vincennes est remarquable par son mode de construction et ses dispositions générales; mais il laisse, ce nous semble, quelque chose à désirer au point de vue du matériel des salles : s'il est supérieur, comme on l'assure, aux prescriptions réglementaires, il est loin cependant de valoir celui de nos hôpitaux. L'installation et l'ameublement des chambres d'officiers, les lieux d'aisances et les dépendances de la cuisine offrent plus d'un point critiquable.

Composition du personnel :

Service de santé : — 1° Un médecin en chef, deux médecins principaux, deux aides-majors de 1re classe, trois médecins civils requis à défaut de médecins militaires ;

2° Un pharmacien en chef, un pharmacien major de 2e classe, un aide-major de 1re classe.

Service administratif : — Un officier principal d'administration comptable, deux adjudants en premier, deux adjudants en second, quatre sous-officiers, élèves d'administration.

Service religieux. — Un aumônier.

En vertu des ordres du ministre de la guerre, les ministres des différents cultes ont leur entrée libre dans l'établissement; ils y trouvent, sur un registre, le nom des malades de tous les cultes dissidents, avec indication de leurs lits.

Sœurs de Saint-Vincent-de-Paul. — Une supérieure et quatorze sœurs.

Infirmiers militaires. — L'effectif des infirmiers est de 80, tous les cadres remplis ; une section spéciale, portant le titre d'infirmiers de visite, est chargée des pansements et de la tenue des cahiers de visite.

Le règlement observé est celui du 1er avril 1831, qui régit tous les hopitaux militaires de l'Empire.

HOPITAL MILITAIRE DE BAYONNE.

Plan de masse. — Échelle de 0,0005 pour mètre.

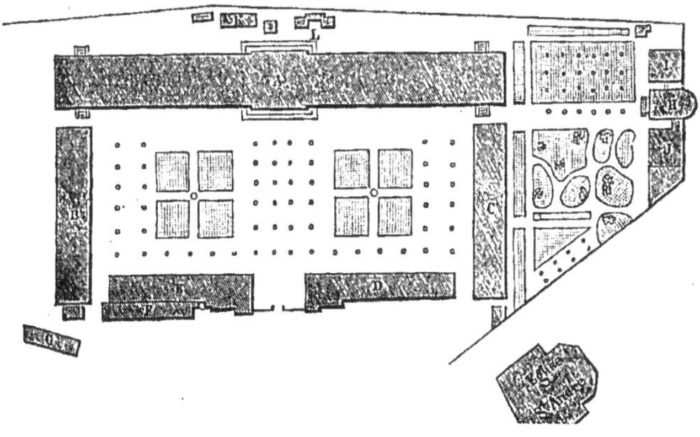

A Rez-de-chaussée, deux étages, salles de malades, bains, etc.

B Rez-de-chaussée, deux étages, officiers malades, cuisine, dépense, magasins, réfectoire des infirmiers, buanderie.

C Rez-de-chaussée, deux étages, salles de malades, tisanerie, pharmacie, bureaux, magasins, logements.

D Rez-de-chaussée, un étage, corps de garde, malades.

E Rez-de-chaussée, un étage, concierge, salle de visites, chirurgien de garde, promenoirs couverts, consignés, logements.

F Bâtiment militaire.

G Cave.

HIJ Chapelle, sacristie, service des morts, anatomie, magasins.

KL Bains de vapeur, fourneau.

L'hôpital militaire de Bayonne se compose de cinq bâtiments disposés autour d'une cour quadrangulaire et isolés les uns des autres. Hôpital militaire de Bayonne.

HOPITAL MILITAIRE DE BAYONNE.

Détail de la moitié du rez-de-chaussée du bâtiment marqué A au plan d'ensemble. — Échelle de 0,002 pour mètre.

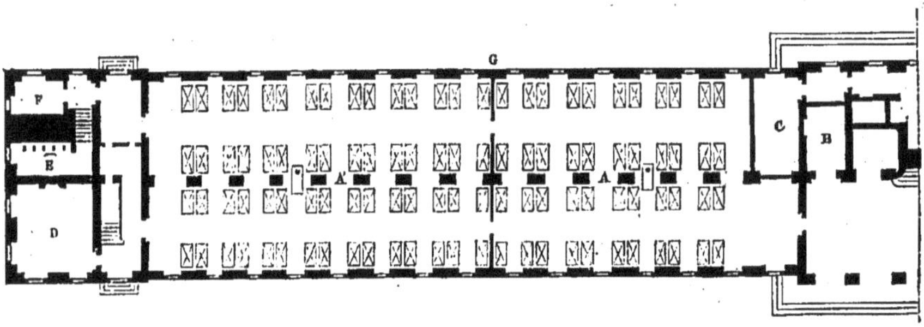

AA Salle de 110 lits.
B Bains des officiers.
C id. des sous-officiers.
D Salle de 7 lits.
E Latrines.
F Lavoir.
G Cloison mobile.

Le bâtiment principal, situé au fond de cette cour, en face de l'entrée, est élevé de deux étages sur rez-de-chaussée. Les deux grandes salles de malades qu'il renferme à chaque étage sont pourvues d'une cloison transversale mobile, au moyen de laquelle on peut les diviser en deux parties d'une longueur facultative. Au rez-de-chaussée est installé le service des bains ordinaires.

Deux autres constructions, élevées en avant de ce bâtiment principal et parallèles entre elles, contiennent les services divers de l'hôpital, que complètent deux autres bâtiments plus petits, situés à droite et à gauche de l'entrée, et qui sont affectés à l'administration, aux logements, au corps de garde, au cabinet de consultations, etc.

La chapelle est à gauche de cet ensemble de constructions, dont elle est séparée par des jardins et des promenoirs plantés d'arbres. L'amphithéâtre lui fait suite et se trouve, comme elle, complétement isolé. Le service des bains de vapeur est également installé dans cette partie de l'établissement.

Cet hôpital peut recevoir 930 malades dont 50 officiers.

Le cube d'air ménagé dans les salles de malades est, en moyenne, de 28^{m}67 par lit.

Le personnel administratif se compose d'un officier comptable et de deux officiers d'Administration. Le nombre des infirmiers est de 119.

Une note, que la direction du génie au ministère de la guerre a bien voulu mettre à notre disposition, renferme sur cet établissement les appréciations suivantes :

« L'hôpital militaire de Bayonne a été construit de 1836 à 1844, pour une somme totale, en nombres « ronds, de.. 1,200,000 fr.

« Il n'existe pas de notice sur cet hôpital, dont le dessin suffit à faire voir la belle disposition.

« M. l'Inspecteur général du service de santé, qui a visité la place en 1862, a consigné sur le registre « des observations l'opinion suivante :

« L'hôpital militaire de Bayonne, dont la construction moderne est le modèle le plus complet, le « mieux entendu et le mieux exécuté des établissements de ce genre, satisfait parfaitement à toutes

« les indications les plus essentielles de l'hygiène. Aspect d'ensemble et harmonie des détails, espace-
« ment des locaux et prévision des besoins d'aération des salles et répartition des lits, aménagement
« des dépendances et fonctionnement du service, tout a été combiné dans les plus heureuses condi-
« tions de salubrité.

« Disons toutefois que l'on a reconnu la trop vaste étendue des grandes salles, puisque l'on a divisé
« chacune d'elles en deux parties par une cloison.

« Signé : LARREY. »

(Inspection médicale de 1862.)

Les deux hôpitaux de Vincennes et de Bayonne sont les deux établissements de l'intérieur qui méritent surtout d'être signalés; mais l'Algérie nous offre d'autres exemples d'une bonne installation : ils nous sont fournis par l'hôpital de Sidi-bel-Abbès, qui est à peine achevé, par celui de Philippeville, dont la construction remonte à plusieurs années, et par l'hôpital du Dey, à Alger, dont l'édification va être entreprise. Nous donnerons sur ces établissements les renseignements sommaires que nous avons pu nous procurer.

Hôpital militaire de Sidi-bel-Abbès.

Situé dans la partie nord de l'enceinte, entre le quartier militaire et le quartier civil qu'il doit également desservir, l'hôpital militaire de Sidi-bel-Abbès est dégagé d'un côté par une belle place, et des autres par des boulevards et de larges rues. Il se compose d'un bâtiment principal contenant les salles de malades et la plupart des dépendances, et de pavillons isolés pour les logements du personnel et quelques services spéciaux, comme ceux des entrées, de la buanderie, de la chapelle et de ses annexes. (Voir planche 17.)

Le bâtiment principal, avec ailes en retour se prolongeant inégalement en avant de ses deux façades, affecte à peu près la forme de la lettre H. Au rez-de-chaussée, sur la façade sud, règne une galerie à arcades, destinée à faciliter les communications entre les diverses parties de l'édifice et à servir de promenoir couvert pour les malades pendant le mauvais temps. La construction de cette galerie a eu encore pour but de garantir les salles des malades des vents nord-nord-ouest qui, dans cette localité, amènent généralement des pluies et des intempéries. Quant aux deux étages qui surmontent le rez-de-chaussée, ils sont desservis par deux larges escaliers, établis à la jonction des ailes avec le bâtiment principal, et réunis par la galerie du rez-de-chaussée.

Aucune des salles de malades ne contient plus de 16 lits.

La superficie totale de l'établissement est de 1 hectare 87 ares.

La surface bâtie sera de 3,170 mètres, lorsque le pavillon affecté aux services administratifs aura été construit.

Le nombre des malades que peut recevoir l'hôpital est de 225.

La dépense totale à faire pour la construction de l'hôpital paraît devoir s'élever à 702,500 fr.

Chaque lit de malade reviendra à environ 3,200 fr.

Hôpital militaire de Philippeville.

L'hôpital militaire de Philippeville, entrepris vers 1840, d'après les ordres du maréchal Valée, a été établi sur un des mamelons qui dominent la plage, et dans une des positions les plus salubres de la localité.

Quatre pavillons parallèles, orientés à peu près nord-sud, distants de 11 m. 50 les uns des autres, sont destinés aux malades. En arrière de leurs pignons sud s'élève un long bâtiment qui leur est perpendiculaire, et qui, précédé sur sa façade nord par une galerie se répétant aux étages, réunit ces pavillons entre eux, et est affecté à l'installation d'une partie des services généraux ainsi qu'à l'Administration. (Voir planche 17.)

Les cours comprises entre ces pavillons servent de promenoirs aux malades; elles sont entièrement ouvertes du côté de la mer, dont elles reçoivent la brise salutaire, et sont garanties, de même que les pavillons eux-mêmes, du vent brûlant du sud, ainsi que des exhalaisons de la plaine, dont on avait surtout à redouter les effets, alors que la ville n'était pas encore développée et qu'aucune culture n'existait alentour.

Un cinquième pavillon, parallèle à ceux qui sont affectés aux salles de malades, est construit à l'est de ceux-ci ; il renferme le casernement des infirmiers et les bains.

La surface totale de l'établissement est de 60 ares.

La surface bâtie de 2,600 m.

Le nombre des lits est de 550.

L'hôpital militaire d'Alger doit être élevé sur l'emplacement des jardins de l'un des anciens palais du dey. L'étendue du terrain dont on disposait permettant une large distribution de masse des bâtiments, on a adopté une disposition générale au moyen de laquelle on pût diviser les malades par catégories, suivant la nature des affections dont ils sont atteints, et les répartir par groupes dans des pavillons-infirmeries, isolés les uns des autres, mais réunis cependant entre eux par des galeries couvertes. (Voir planche 16.) Hôpital militaire du Dey projeté à Alger.

Quatre pavillons-infirmeries, en forme de fer à cheval, et pouvant recevoir chacun 250 lits, doivent à cet effet être établis sur les deux côtés d'une vaste cour, divisée par ressauts, par suite de la forte déclivité du sol, et destinée à servir de promenoir général aux malades. Les deux autres côtés de la cour doivent être fermés chacun par une ligne de bâtiments, qui se prolongeront jusqu'à l'arrière des groupes des pavillons-infirmeries. Ces bâtiments sont destinés : 1° aux officiers et aux sous-officiers malades, ainsi qu'aux malades à isoler, comme les détenus, les galeux, les hommes atteints de maladies contagieuses; 2° au logement du personnel et à l'Administration; 3° à la chapelle; 4° enfin, à l'installation d'une partie des services généraux, dont l'autre partie trouve place dans les étages demi-souterrains des ailes-nord de chacun des différents groupes des pavillons-infirmeries. Enfin, quelques services spéciaux, comme ceux des morts, de la buanderie et de la lingerie trouveront place, soit dans des constructions neuves, soit dans des bâtiments existants, répartis sur le périmètre de l'établissement.

Une note, qui nous est fournie par le Ministère de la guerre, nous permet de donner le prix moyen général de la journée en 1860, dans les trois catégories d'établissements où sont traités les soldats malades ou blessés (1) :

Hôpitaux gérés par économie.	Intérieur	1 fr.	49
	Rome	1	11
	Syrie	1	46
	Algérie	1	41
	Armée d'Italie	1	40
	Chine	2	77
Hôpitaux en entreprise		2	05
Hôpitaux civils	Intérieur	1	23
	Rome	1	09
	Algérie	1	35
	Armée d'Italie	1	44

(1) Nous devons faire remarquer la différence qui existe, entre l'Administration de la guerre et la nôtre, dans la manière d'établir le prix de journée de chaque malade. Tandis que nous faisons entrer dans le calcul toutes

Nous ajoutons à ces renseignements généraux le tableau suivant, qui présente pour l'année 1860 le relevé officiel du mouvement des malades, du nombre de lits, du prix de journée et de la durée moyenne du séjour dans quelques hôpitaux militaires régis par économie.

DÉSIGNATION des ÉTABLISSEMENTS.	NOMBRE de lits de MALADES.	MOUVEMENT DES MALADES.					NOMBRE de JOURNÉES.	PRIX moyen de la JOURNÉE.	DURÉE moyenne du SÉJOUR.
		RESTANT au 1er janvier 1860.	ENTRÉS.	SORTIS.	MORTS.	RESTANT au 31 décembre 1860.		fr. c.	
Val-de-Grâce......	976	739	6,823	6,851	325	386	219,794	1 74	29 j.
Gros-Caillou.......	633	463	5,008	5,023	147	301	148,833	1 71	27
Vincennes.........	665	239	2,202	2,272	80	170	70,824	1 68	28
Lille.............	503	283	1,965	2,051	56	141	77,269	1 45	34
Bayonne..........	912	85	886	901	26	44	29,505	1 56	30

II. — HOPITAUX DÉPENDANT DE L'ADMINISTRATION DE LA MARINE.

Trois hôpitaux de l'Administration de la marine ont particulièrement attiré notre attention : ce sont ceux de Rochefort, de Saint-Mandrier à Toulon et de Clermont-Tonnerre à Brest.

C'est dans ces trois établissements que nous avons trouvé le mieux résumées les améliorations que l'Administration de la marine a appliquées à ses services hospitaliers. Néanmoins les renseignements que nous possédons à leur égard sont loin d'être complets, notamment en ce qui touche l'hôpital de Brest; mais les plans des trois édifices que nous avons pu joindre à notre texte faciliteront notablement l'étude de leurs dispositions.

Hôpital maritime de Rochefort.

L'hôpital de Rochefort est de beaucoup le plus intéressant des trois.

Construit vers 1780, hors de la ville, sur le glacis de l'enceinte fortifiée, l'hôpital maritime de Rochefort peut renfermer 1,050 à 1,160 malades ou employés. Il ne reçoit en temps ordinaire qu'une moyenne de 600 malades.

---

nos dépenses ordinaires, de quelque nature qu'elles soient, le Ministère de la guerre ne prend pour base que les dépenses portées aux chapitres suivants de son budget : 1° *pansements et médicaments*, 2° *sépultures*; 3° *alimentation (malades, sœurs et infirmiers)*; 4° *chauffage et éclairage*; 5° *blanchissage*; 6° *entretien, réparation du matériel, propreté*; 7° *frais de bureau*.

L'administration proprement dite des hôpitaux militaires prend à sa charge les dépenses suivantes, qui n'entrent pas dans le calcul du prix de journée : *Achat de mobilier, loyer, menues réparations et entretien de bâtiments; dépenses diverses*. Elle ne s'occupe pas des constructions ni des grosses réparations, qui sont à la charge du service du génie; ni du personnel, qui dépend directement du Ministère de la guerre.

L'établissement et ses dépendances, cours, jardins, etc., occupent une superficie de 106,064 mètres; 17,308 mètres sont couverts de constructions.

L'hôpital comprend d'abord six pavillons, dont deux isolés et quatre autres pavillons réunis par un bâtiment central dont ils forment les ailes. (Voir planche 18.)

Ce dernier bâtiment contient les services communs à tout l'hôpital; dans les ailes qui en dépendent sont les salles de malades. Les deux pavillons isolés servent, l'un à loger les forçats infirmiers, l'autre les galeux. Deux autres pavillons, tournés dans une direction parallèle à celle du bâtiment central, sont placés en avant des deux premiers et affectés à l'école de médecine et à l'administration.

Le bâtiment central est divisé au milieu par un vestibule; à gauche, au rez-de-chaussée, se trouve la pharmacie; à droite la cuisine et les pièces nécessaires au logement des sœurs chargées de la surveillance.

La pharmacie comprend : un laboratoire, une salle de pharmacie, un dépôt de remèdes préparés, un magasin aux médicaments, une pharmacie de détail, une pilerie, une tisanerie. Ces différentes pièces occupent ensemble une superficie de 350 mètres.

La cuisine avec ses dépendances se compose : de la cuisine proprement dite, de la souillarde pour les aides de cuisine, de la dépense où se délivrent les objets nécessaires pour le service de la boucherie et de la paneterie. Ces différentes pièces mesurent 175 mètres de superficie.

Le logement des sœurs comprend : une cuisine particulière, une chapelle, un réfectoire, une antichambre et un parloir. Il a une surface égale à celle de la cuisine et de ses dépendances, et occupe l'emplacement symétrique dans le côté droit du bâtiment central.

Au premier étage sont disposées au-dessus de la pharmacie les chambres pour les officiers pouvant en contenir 46; au-dessus de la cuisine, on remarque le dortoir des sœurs, et quatre chambres pour celles qui y ont droit.

Au deuxième étage sont la lingerie, le logement de l'aumônier, et neuf pièces affectées au service de la pharmacie, de la cuisine et de la lingerie.

Les salles de malades attenant au bâtiment central sont toutes quatre de même forme : un rang de poteaux placé dans le milieu supporte les poutres du premier étage disposé en mansardes et destiné, comme le rez-de-chaussée, à recevoir des malades.

L'escalier qui conduit au premier étage est ménagé dans le bâtiment circulaire, établissant la communication entre le bâtiment central et les salles. Près de l'escalier sont les latrines, à proximité de chacune des salles, tant au rez-de-chaussée qu'au premier étage.

Les bâtiments qui contiennent les salles de malades ne sauraient servir de modèle; construits à l'époque où les mansardes étaient en faveur, on a adopté ce mode pour toutes les salles du premier étage.

A Rochefort, cette disposition en mansardes peut trouver une sorte d'excuse. Le terrain sur lequel est établie la ville est un sol d'alluvion compressible, sur lequel on ne peut élever de lourdes constructions qu'en faisant de grands frais de fondations; c'est pour ce motif que l'on a placé des salles de malades au rez-de-chaussée, à 1 mètre 30 seulement au-dessus du sol; mais comme on voulait, dans l'intérêt des malades et pour ne pas donner des dimensions démesurées au plan, avoir un premier étage, on n'a trouvé rien de mieux que de le disposer en mansardes.

Aux renseignements précédents, dont nous avons emprunté la substance au *Cours d'architecture* professé à l'école centrale des Arts et Manufactures, nous ajouterons d'autres observations puisées dans un travail déjà cité de M. Angiboust, qui a publié de savantes recherches sur la ventilation et le chauffage des hôpitaux, et qui nous a donné, à ce point de vue spécial, un aperçu intéressant de l'installation de l'hôpital maritime de Rochefort.

Sans entrer dans de plus amples explications relativement au service proprement dit des malades et aux résultats de leur traitement, ce qu'il en dit occasionnellement suffit, d'après ce qu'on en sait déjà, pour faire apprécier l'organisation générale de l'établissement.

L'Administration maritime paraît, quant au classement des maladies, procéder d'après les mêmes principes que l'Administration de la guerre. Dans les hôpitaux respectifs des deux Administrations, nous trouvons des salles spéciales pour les blessés, les grands malades, les affections contagieuses, les vénériens et les consignés; les officiers, les commis de marine et les sous-officiers ont leurs salles particulières.

L'espace superficiel et le cube d'air afférent à chaque lit dans cet hôpital sont notablement moindres qu'à l'hôpital Lariboisière; mais cette insuffisance est loin de présenter les inconvénients qu'elle paraît avoir à première vue, puisque, à raison de la population spéciale que reçoit l'hôpital de Rochefort, la moyenne des lits occupés n'atteint presque jamais la moitié de leur nombre normal, et qu'il y a même par moments des salles complétement fermées. Ainsi, et bien que l'installation de l'hôpital comporte 880 lits, non compris ceux d'officiers et de sous-officiers, la moyenne des malades s'est, dans ces dernières années, constamment maintenue entre 250 et 350, chiffre maximum. Ceci dit, les considérations techniques dans lesquelles M. Angiboust entre relativement à l'application, à l'hôpital de Rochefort, des procédés de ventilation et de chauffage, dont il a développé les principes dans son ouvrage, nous ont paru avoir un intérêt particulier, et c'est à ce titre que nous les reproduisons ci-après.

« Les pavillons, qui se composent d'un rez-de-chaussée et d'un premier étage, dit M. Angiboust, « ont à peu près le même profil en travers.

« Leur largeur dans œuvre est de 12 mètres.

« La hauteur des salles du rez-de-chaussée est de 6.20.

« Les salles du premier étage sont recouvertes par un plafond courbe, dont a hauteur au sommet et « la section sont de 6m35 et de 60mq., pour les pavillons en aile; et de 5m10, et de 52mq., pour les « pavillons isolés.

« Enfin, les premiers ont, dans œuvre, une longueur de 37m60 et les seconds une de 44m40.

« Les pavillons en aile contiennent à chaque étage 60 lits; en les pressant un peu, l'on pourrait porter « ce nombre à 70; on a ainsi, pour chacun de ces pavillons :

INDICATION des ÉTAGES.	SURFACE.	CAPACITÉ.	A 60 LITS PAR ÉTAGE.		A 70 LITS PAR ÉTAGE.	
			SURFACE SPÉCIFIQUE.	ENCEINTE SPÉCIFIQUE.	SURFACE SPÉCIFIQUE.	ENCEINTE SPÉCIFIQUE.
Rez-de-chaussée.....	450 mq.	2,790 mc.	7 mq. 95	46 mc.	6 mq. 4	40 mc.
1er étage	450 —	2,256 —	7 — 5	38 —	6 — 4	22 —
Totaux et moyennes.	900 mq.	5,046 mc.	7 mq. 5	42 mc.	6 mq. 4	36 mc.

« Les pavillons isolés contiennent à chaque étage 70 lits, nombre que l'on pourrait également porter « à 80, en les pressant un peu. Pour chacun de ces pavillons on a :

INDICATION des ÉTAGES.	SURFACE.	CAPACITÉ.	A 70 LITS PAR ÉTAGE.		A 80 LITS PAR ÉTAGE.	
			SURFACE SPÉCIFIQUE.	ENCEINTE SPÉCIFIQUE.	SURFACE SPÉCIFIQUE.	ENCEINTE SPÉCIFIQUE.
Rez-de-chaussée.....	533 mq.	3,304 mc.	7 mq. 6	47 mc.	6 mq. 7	41 mc.
1er Étage..........	533 —	2,308 —	7 — 6	33 —	6 — 7	29 —
Totaux et moyennes.	1,066 mq.	5,612 mc.	7 mq. 6	40 mc.	6 mq. 7	35 mc.

« L'enceinte spécifique est partout considérable et atteint presque, pour les salles du rez-de-chaussée, « celle de l'hôpital Lariboisière; la surface spécifique est faible, au contraire, même avec le nombre de « lits le plus restreint (1).

« Les pavillons sont échelonnés trois par trois, à peu près en ligne droite sur leur longueur, et for- « ment deux groupes bien distincts situés dans les parties ouest et est de l'hôpital.

« Ces deux groupes étant à plus de 90 mètres l'un de l'autre, il serait préférable de les chauffer et de « les ventiler séparément. D'après la disposition des lieux, pour ne pas encombrer la cour centrale de « nouvelles constructions, il serait même absolument nécessaire d'agir ainsi.

« Un groupe de pavillons comprend :

	CAPACITÉ.	NOMBRE DE LITS.	
		PREMIER CAS.	DEUXIÈME CAS.
Deux pavillons en aile....................	10,092 mc.	240	280
Un pavillon isolé.........................	5,612 »	140	160
TOTAUX...............	15,704 mc.	380	440

« Dans les calculs, l'on devra se baser sur le nombre de lits le plus élevé (2).

---

(1) Nous rappellerons qu'à l'hôpital Lariboisière, en ne considérant que les grandes salles,

L'enceinte spécifique est de.... .... 55 mc.

La surface spécifique est de........................ 10 mq.

(Note de M. Angiboust.)

(2) La contenance totale, en lits, de l'hôpital maritime de Rochefort, peut s'établir ainsi qu'il suit :

Dans les 6 pavillons indiqués.................................... 880 lits.

Pavillon de l'Administration :

Dortoir des infirmiers, au premier étage.......................... 60 —

Ancienne salle du rez-de-chaussée, actuellement affectée à la salle des recettes et au réfectoire des infirmiers.......................... 50 —

Bâtiment central :

Hôtel de Mars (officiers)................................ 23 } 61 —

5 salles pour commis de marine et sous-officiers............ 38 }

Communauté. — Dortoir et infirmerie des sœurs.................. 39 —

Total général.................. 1,090 lits.

(Note de M. Angiboust.)

« L'établissement d'un système de chauffage en grand et de ventilation mécanique doit comprendre, « ainsi que nous l'avons dit, une nouvelle organisation des bains et de la buanderie. A l'hôpital de « Rochefort, il se lie, en outre, à la construction de promenoirs couverts qui manquent et qui sont « réclamés.

« Ces promenoirs, d'après les projets dressés, seraient placés dans les hémicyles formés à chaque « extrémité du bâtiment central par les pavillons en aile. Il y en aurait ainsi un par groupe de pavillons.

« Nous proposerions d'établir la cheminée de prise d'air neuf de chaque groupe à la suite de ces « promenoirs dans l'axe du bâtiment central et au milieu des cours latérales.

« Le soubassement de cette cheminée contiendrait les générateurs à vapeur, les machines et les venti- « lateurs.

« Au delà, et toujours dans l'axe du bâtiment central, on établirait en pendant à la partie saillante des « promenoirs sur les pavillons en aile deux nouvelles constructions qui s'étendraient, d'un côté, jusqu'à « la buanderie actuelle, de l'autre jusqu'au mur d'enceinte.

« La première serait affectée à la nouvelle buanderie, qui fonctionnerait avec la chaleur perdue du « groupe ouest, et la seconde aux bains, qui seraient chauffés par celle du groupe est.

« Les promenoirs seraient recouverts en terrasse au niveau du plancher, premier étage des pavillons; « les constructions ci-dessus également et au même niveau : elles présenteraient une nef centrale et « un entresol sur leur pourtour.

« C'est dans cet entresol que seraient placés les séchoirs à air chaud de la nouvelle buanderie et « les cabinets pour le linge blanchi. Par les terrasses on pourrait le porter directement à la lingerie.

« De l'autre côté, par les terrasses également, les officiers et sous-officiers pourraient se rendre direc- « tement aux bains.

« Cet ensemble de constructions accessoires, utile pour l'hôpital, qui manque de servitudes (1), déta- « cherait des cours latérales deux cours fermées de 40 mètres de côté environ; celle de l'ouest servi- « rait, comme maintenant, aux travaux de matelasserie et aux opérations du laboratoire de pharmacie « qui se font à l'extérieur; celle de l'est, où se trouve la glacière, formerait un lieu particulier de pro- « menade pour les officiers ou les sous-officiers.

« De la base de chaque cheminée partiraient trois conduits porte-vent principaux qui desserviraient « chacun un pavillon. Arrivés au milieu des pavillons, ces conduits se bifurqueraient en deux branche- « ments symétriques, aboutissant chacun à une chambre d'air, avec calorifère tubulaire, placée dans « l'axe des salles, sous un poêle-repos.

« La ventilation et le chauffage de chaque pavillon seraient ainsi effectués par deux poêles-repos qui, « d'après leurs dimensions, seraient suffisants.

« Dans toutes les salles, les fenêtres sont au-dessus des lits, et la ventilation d'été se ferait dans de « bonnes conditions. Mais, pour l'hiver, la grande hauteur des plafonds serait un désavantage. En outre, « avec les croisées à guillotine actuelles, qui closent excessivement mal, le chauffage et la ventilation « ne fonctionneraient que très-imparfaitement. Il faudrait, comme travail préliminaire indispensable, les « remplacer par de doubles croisées bien ajustées (2). Ce remplacement serait, du reste, utile, indé-

(1) L'hôpital, si grandement construit comme salles de malades, n'a que des dépôts et magasins insuffisants dont l'agrandissement est demandé. Les constructions indiquées laisseraient libres les bains actuels, une partie de la buanderie et le séchoir d'hiver qui se trouve au-dessus. Elles donneraient de nouveaux locaux, et notamment, pour les salles des pavillons en aile, des offices avec baignoires, qui manquent maintenant.

(Note de M. Angiboust.)

(2) L'hiver dernier, en voyant les poêles-calorifères de la bibliothèque de l'École de médecine, dont le plafond est bas, donner de bons résultats, le service de l'hôpital en fit placer de semblables dans la salle des blessés.

Les anciens poêles en fonte rougissaient quelquefois, et chauffaient principalement par leur chaleur rayonnante.

Les poêles-calorifères agissent, au contraire, en chauffant l'air intérieur dans le courant qui s'établit entre leurs deux enveloppes.

Mais l'air, une fois chauffé, s'élevait dans les parties supérieures de la salle; il s'écoulait à l'extérieur par les

« pendamment de la ventilation, et devrait toujours s'effectuer dans un délai plus ou moins rap-
« proché.

« Dans un climat aussi humide que celui de Rochefort, les salles doivent être préservées de l'humi-
« dité par tous les moyens possibles. Aussi nous pensons, comme autre travail accessoire, que les murs
« devraient à l'extérieur être peints à l'huile.

« Relativement à l'importance des appareils, nous estimons :

« 1° Que la ventilation exigerait une force de deux chevaux par pavillon en aile, et une de trois par
« pavillon isolé dont les conduits porte-vent ont une plus grande longueur;

« 2° Que, pour le chauffage, une puissance de générateur à vapeur de 1 cheval par 1,000 mètres cubes
« de capacité serait suffisante, les salles, par leur grande largeur, offrant proportionnellement une sur-
« face moindre au refroidissement extérieur.

« Par groupe, les appareils devraient ainsi se composer d'une machine de 7 chevaux et de deux géné-
« rateurs de huit. Il serait utile, comme rechange, d'avoir une seconde machine et une troisième chau-
« dière. La seconde machine permettrait, d'un autre côté, en cas d'épidémie, d'augmenter la
« ventilation.

« En donnant aux calorifères tubulaires un mètre carré de surface de chauffe par 50 mètres cubes de
« capacité, ceux des pavillons en aile devraient avoir chacun une surface de chauffe totale de cinquante-
« deux mètres carrés, et ceux des pavillons isolés une de 63 mètres carrés.

« Les dépenses de premier établissement, à 1,000 fr. par 100 mètres cubes de capacité, s'élèveraient,
« pour un groupe, en nombre rond, à.. 170,000 fr.

« Les dispositions du système proposé permettraient de ne l'appliquer tout d'abord qu'à un seul pa-
« villon, en donnant à la cheminée de prise d'air neuf et aux chambres de la machine et des ventilateurs
« des dimensions suffisantes pour pouvoir desservir, par la suite, le groupe entier dont il ferait partie.
« Nous proposerions d'agir ainsi et de choisir, pour une première expérience, le pavillon en aile sud du
« groupe ouest, pavillon par lequel les épidémies, à l'hôpital, ont toujours commencé.

« En présence des résultats si peu concordants obtenus dans les hôpitaux de Paris, nous n'avons pas
« besoin de faire ressortir l'importance de cette première expérience, qui fixerait sur la valeur du sys-
« tème, les détails d'exécution et les dépenses réelles.

« Les dépenses annuelles, à 120 fr. par 100 mètres cubes de capacité, seraient par groupe, en nombre
« rond, de.. 20,000 fr.

« Ce chiffre suppose que toutes les salles sont complétement occupées.

« Si cette condition est généralement remplie dans les hôpitaux civils, il n'en est plus de même dans
« les hôpitaux de la marine, qui, par leur spécialité, présentent toujours un assez grand nombre de lits
« vacants pour parer aux circonstances exceptionnelles.

« A Rochefort, la moyenne des malades a été, dans ces derniers temps, par jour, suivant les années.
« de 250 à 350.

« Leur nombre réel, par jour, varie avec les saisons de 180 à 600; c'est à la fin de l'été et à
« l'automne qu'il est le plus grand, à la fin de l'hiver et au printemps qu'il est le plus petit.

« La moyenne de la saison d'hiver, celle qui occasionne les dépenses les plus élevées, est, en général,
« la plus faible, et celle de la saison d'été, qui donne le plus de chaleur perdue, la plus forte.

« Les malades ne sont pas répartis par pavillons et par salles en les complétant avant d'en ouvrir
« d'autres.

---

larges joints des croisées, et le bas, où se trouvent les malades, restait froid; pour obtenir un peu de chaleur, on poussait le feu jusqu'à faire rougir la seconde enveloppe: en raison du courant d'air, il fallait alors beaucoup plus de combustible qu'avec les anciens poêles.

Par l'influence de croisées hautes et mal jointes, l'appareil perfectionné brûlait ainsi plus de combustible, tout en chauffant moins les malades Avec une ventilation quelconque, cette influence serait encore plus fâcheuse.

(Note de M. Angiboust.)

« D'après l'organisation du service, les salles du rez-de-chaussée des six pavillons sont toujours « occupées, et, en outre, une des deux salles du premier étage du pavillon isolé ouest (consignés).

« Ces salles contiennent actuellement 405 lits environ; dans la saison d'hiver, lorsque le nombre des « malades n'est que de 200 par exemple, elles ne sont qu'à moitié remplies.

« Chaque malade a un cube d'air double et se trouve dans des conditions meilleures, plus hygiéniques; « mais, au point de vue économique, le chauffage et la ventilation sont dans des conditions désavanta- « geuses et coûtent deux fois plus cher.

« Le chauffage d'un rez-de-chaussée seul est aussi proportionnellement plus difficile que celui d'un pa- « villon entier.

« Dans la saison d'été, malgré le plus grand nombre de malades, certaines salles, comme celles des « blessés, des grands malades, des maladies contagieuses, des vénériens, et surtout des consignés, sont « rarement pleines; or, dans cette saison, la ventilation, dont l'action est rafraîchissante, ne peut être « réduite proportionnellement au nombre de lits occupés.

« Les dépenses annuelles par malade réel seront ainsi toujours élevées en raison de l'incomplet des « salles.

« En les estimant ainsi, cet incomplet empêcherait d'obtenir des chiffres comparables à ceux des hô- « pitaux de Paris, et souvent à eux-mêmes d'une année à l'autre. Pour les hôpitaux de la marine, il « est donc surtout indispensable de calculer ces dépenses d'après la capacité occupée, sans tenir compte « du nombre des malades.

« Le système proposé permet de chauffer et de ventiler chaque pavillon séparément.

« Après son exécution, la dissémination des malades ne sera plus aussi utile, et si alors on les con- « centre, l'économie qui en résulterait compenserait, dans une certaine limite, l'augmentation des « dépenses annuelles. Dans les circonstances ordinaires, deux pavillons suffiraient, en moyenne, plus « dans la saison d'été, un peu moins dans celle d'hiver, et les dépenses annuelles ne s'élèveraient en « totalité, pour tout l'hôpital, qu'à 15,000 francs environ, en utilisant la chaleur perdue. Si, au con- « traire, en raison de la division des malades par catégories, les besoins du service exigeaient leur dissé- « mination comme avant, la plus grande partie de la capacité des deux groupes serait chauffée et ventilée « et les dépenses annuelles s'élèveraient au moins au double.

« Les dépenses annuelles seront ainsi modérées ou élevées suivant la concentration ou la dissémina- « tion des malades.

« Dans les hôpitaux civils, la chaleur perdue dépasserait les besoins pour le service de la buanderie « et celui des bains; d'après les considérations qui viennent d'être exposées, on aurait un excédant plus « considérable encore dans les hôpitaux maritimes.

« A Rochefort, cet excédant pourrait être utilisé :

« 1° En faisant faire par la buanderie de l'hôpital le blanchissage des divers corps de la marine et « celui des bureaux;

« 2° En donnant gratuitement des bains aux hommes en bonne santé de la nombreuse population de « marins, de soldats et d'ouvriers qui a droit à l'hôpital.

« Cette dernière mesure, dans un climat chaud et insalubre comme celui de Rochefort, aurait « une grande utilité hygiénique et diminuerait probablement, l'été, le nombre des entrées à l'hô- « pital.

« Les nouvelles constructions proposées permettraient facilement de donner cette extension au service « des bains et de la buanderie.

« Le projet que nous venons d'exposer d'une manière générale ne comprend ni l'hôtel de Mars, ni « les salles de sous-officiers, ni les promenoirs projetés.

« Les promenoirs ne sont que des parties accessoires de ce projet, qui peut s'exécuter sans qu'on les « établisse. Toutefois, dans ce cas, il serait nécessaire de les chauffer et de les ventiler de jour; leur « chauffage et leur ventilation s'opéreraient facilement au moyen d'un quatrième conduit porte-vent « partant du pied de la cheminée de prise d'air neuf et aboutissant, par deux branchements, à deux nou- « velles chambres d'air avec calorifère tubulaire et à deux poêles-repos sans colonnes placés dans « chaque promenoir. La ventilation n'emploierait qu'une force très-faible, 1/2 cheval au plus.

« Quant aux autres localités situées au premier et au deuxième étage du bâtiment central, leur « ventilation, si elle était prescrite, ne pourrait s'opérer qu'au moyen de canaux pratiqués dans les « planchers et par un système analogue à celui de MM. Thomas et Laurens. Elle coûterait fort cher « comme premier établissement et comme dépenses annuelles (1). »

Brest possédait au dix-huitième siècle un hôpital maritime qui fut incendié en 1776. Celui qui l'a remplacé, et dont nous avons à nous occuper, a été construit, de 1823 à 1832, par l'ingénieur Trotté-Delaroche, sous le ministère de M. de Clermont-Tonnerre. Hôpital Clermont-Tonnerre à Brest.

Il peut contenir 1,179 malades ainsi divisés :

Officiers	54	1,179
Sous-officiers	35	
Soldats et marins	1,062	
Mousses	28	

Il se compose de dix pavillons isolés, séparés par un intervalle de quinze mètres environ, et mis en communication par une galerie couverte.

HOPITAL CLERMONT-TONNERRE, A BREST.

Plan de masse. — Échelle de 0,0005 pour mètre.

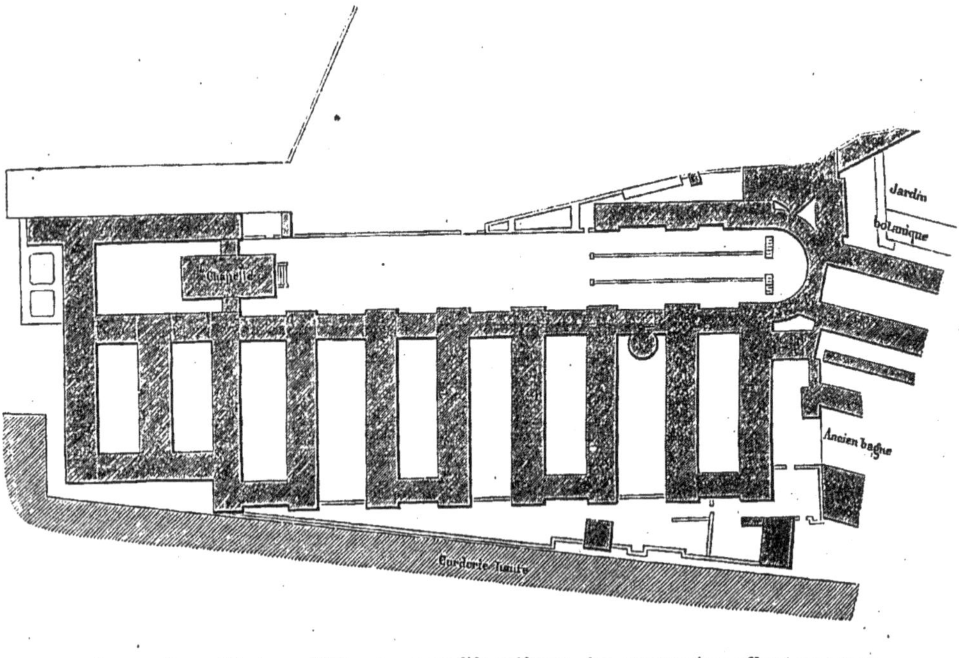

Ces pavillons n'étant pas édifiés sur un modèle uniforme, les constructions offrent un aspect général assez irrégulier; on pourra s'en convaincre en jetant les yeux sur le plan qui précède.

(1) *Mémoire sur le chauffage et la ventilation des hôpitaux*, par M. Angiboust, ingénieur des travaux hydrauliques au port de Rochefort, page 437 et suivantes.

Il faut remarquer, en outre, que les espaces ménagés autour des constructions de l'hôpital sont fort restreints, et ne répondent qu'imparfaitement aux exigences d'une parfaite hygiène.

Hôpital de St-Mandrier.

L'hôpital de Saint-Mandrier, à Toulon, se compose de trois bâtiments isolés, placés sur les côtés d'une vaste cour rectangulaire fermée vers la voie publique par une grille.

Le bâtiment du fond renferme l'administration, la pharmacie, la lingerie, et, dans les étages supérieurs, les chambres pour les officiers malades ; les deux autres sont affectés aux salles de malades. Cet établissement contient 1,300 lits.

Au rez-de-chaussée sont placés la sommellerie, les celliers et les cuisines. Les malades occupent les trois étages du bâtiment et sont répartis dans douze salles de trente-deux lits chacune.

Les bâtiments ont huit mètres dans œuvre ; originairement ils devaient rester au-dessous de cette largeur ; mais, avant que la construction fût terminée, les voûtes qui formaient les planchers des trois étages ayant exercé sur les murs latéraux une poussée inattendue, on a imaginé, pour augmenter la résistance, de construire, sur les côtés, des galeries voûtées appuyées extérieurement sur des murs d'une plus grande épaisseur.

Cette disposition a non-seulement arrêté le mouvement des voûtes, mais elle a donné le moyen de circuler facilement à couvert dans toutes les parties de l'édifice. Sous le climat chaud de Toulon, ces galeries garantissent les malades de l'extrême chaleur, et, de plus, elles leur servent de promenoirs, lorsque le temps ne leur permet pas de sortir. En un mot, elles procurent des avantages tels, que l'on ne peut regretter le vice de construction qui a forcé de les ajouter aux constructions primitives.

Quoique le bâtiment central ne fût pas édifié à l'époque où les mouvements dont nous avons parlé se manifestaient dans les bâtiments affectés aux salles de malades, on a néanmoins appliqué le même système à sa construction, excepté vers les extrémités, où une galerie extérieure n'aurait eu aucune destination utile.

HOPITAL DE SAINT-MANDRIER, A TOULON.

Plan de détail d'une des salles de malades (moitié d'un des bâtiments). — Échelle de 0,002 pour mètre.

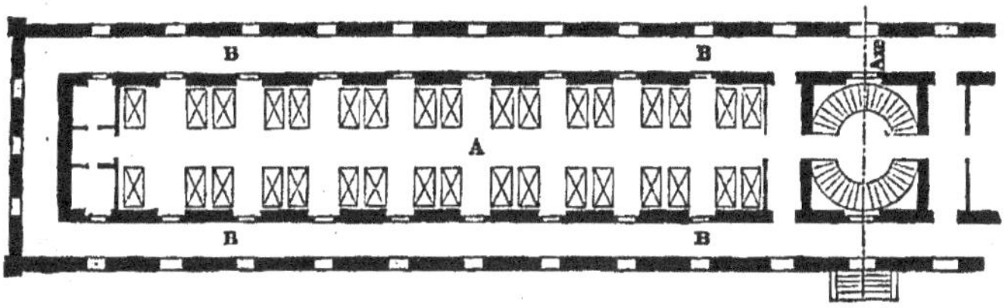

A Salle. | B Galerie régnant au pourtour du bâtiment.

Les salles de l'hôpital de Saint-Mandrier ont 36 mètres de longueur et 8 de largeur ; il n'y a que deux rangs de lits, et trente-deux lits dans chaque salle : le passage longitudinal entre les lits est de 4^m, et chacun a, en largeur, un espace de 2^m25 à occuper, de telle sorte que, si l'on place les lits deux à deux à 0^m30 de distance, l'intervalle entre les couples de ces lits sera de 2^m, chacun ayant un mètre de largeur. La capacité de chaque salle est de $36 \times 8 \times 4.60 = 1324.80$, soit, pour chaque malade, 41^m cubes d'air (1).

Trois citernes, contenant en totalité 9,000 tonnes d'eau, alimentent l'établissement.

(1) Ce volume dépasse d'un tiers le cube afférent à chaque lit de l'hôpital de Rochefort.

L'état comparatif des dépenses, par journée de malade, dans les hôpitaux de Rochefort, de Toulon et de Brest, pendant les exercices 1859 et 1860, présente les résultats suivants :

Pour les officiers, le nombre des journées de dépense générale (*personnel, vivres, médicaments, mobilier et entretien des établissements*) a été, savoir :

	1859.	1860.
A Rochefort, de	2,775	2,107
A Toulon, de	5,709	5,316
A Brest, de	7,012	5,480

Le prix moyen de la journée de traitement de chaque officier s'est élevé :

	1859.	1860.
A Rochefort, à	3 fr. 166	3 fr. 747
A Toulon, à	3 243	3 507
A Brest, à	6 030	6 988

Pour les malades ordinaires, le nombre des journées a été :

	1859.	1860.
A Rochefort, de	128,480	91,490
A Toulon, de	194,050	174,830
A Brest, de	165,234	152,924

Les prix moyens qui leur sont applicables ont été établis comme ci-après :

	1859.	1860.
A Rochefort, à	2 fr. 293	2 fr. 755
A Toulon, à	2 747	2 916
A Brest, à	2 810	2 896

Les journées de traitement simple (*vivres, médicaments et mobilier*) dans les trois hôpitaux dont il vient d'être question et dans celui de Cherbourg, calculées en bloc, donnent, pour les officiers, un prix moyen de 2 fr. 584 en 1859, et de 2 fr. 707 en 1860, et pour les malades ordinaires de 1 fr. 624 en 1859 et de 1 fr. 718 en 1860.

On trouvera dans le tableau suivant le nombre des journées de traitement dans les hôpitaux maritimes de Cherbourg, de Brest, de Rochefort et de Toulon, pendant l'exercice 1860, ainsi que la part de ces journées afférente à chaque catégorie de malades.

	NOMBRE DES JOURNÉES DE TRAITEMENT.									
	CHERBOURG.		BREST.		ROCHEFORT.		TOULON.		TOTAL.	
	Officiers.	Marins.	Officiers.	Marins.	Officiers.	Marins.	Officiers.	Marins.	Officiers.	Marins.
Marine militaire	2,031	81,410	3,444	121,670	1,622	84,000	4,480	161,105	11,586	448,365
Pensionnaires et demi-soldiers	»	3,515	684	2,931	70	1,999	105	1,094	859	8,549
Département de la guerre	551	19,376	910	26,878	327	5,012	542	11,868	2,330	64,034
Administrations publiques	»	»	»	»	»	79	53	»	53	70
Marins du commerce	»	757	»	182	»	283	»	667	»	1,859
Particuliers traités à leurs frais	»	1,216	442	1,293	88	117	127	6	657	2,632
	2,582	106,274	5,480	152,924	2,107	91,490	5,316	174,830	15,485	525,518
	108,856		158,404		93,597		180,146		541,003	
Forçats	»		»		»		45,096		45,096	
	108,856		158,404		93,597		225,242		586,099	

Nous donnons, en outre, pour ces quatre établissements, le relevé du mouvement des malades, du nombre de lits, et de la durée moyenne du séjour pendant le même exercice :

DÉSIGNATION des ÉTABLISSEMENTS.	NOMBRE de lits DE MALADES.	MOUVEMENT DES MALADES					DURÉE moyenne du SÉJOUR
		RESTANT au 1er janvier 1860.	ENTRÉS.	SORTIS.	MORTS.	RESTANT au 31 décembre 1860.	
Brest	1,200	686	5,632	5,068	227	223	26
Cherbourg	537	312	4,082	3,951	110	333	25
Rochefort	1,002	283	4,250	4,205	77	251	20.37
Toulon (Saint-Mandrier)	916	210	3,314	3,231	126	105	29

Hôpitaux militaires de l'Angleterre.

Dans l'une des notes de cet Appendice nous avons parlé des infirmeries volantes ou baraquements expérimentés en Crimée par les deux armées française et anglaise, et, bien qu'on ne puisse en faire application qu'en temps de guerre, nous avons cru devoir mentionner les résultats qu'y avaient obtenus les chefs du service de santé militaire, comme une preuve nouvelle et péremptoire que l'aération la plus large est l'un des premiers avantages que l'on doive procurer aux malades.

Partant de ce principe et reconnaissant la nécessité de transformer, en l'améliorant, le système de construction et d'installation de ses hôpitaux militaires, le Gouvernement anglais a chargé une commission (1) de rechercher quelles étaient les dispositions spéciales qu'on pouvait adopter pour l'établissement, dans certaines villes de garnison, d'hôpitaux dits régimentaires, destinés à ne contenir qu'un très-petit nombre de lits (2).

(1) Cette commission est composée de M. le docteur Sutherland, de M. W. H. Burrel et de M. le capitaine Douglas Galton.

(2) L'armée anglaise, beaucoup moins nombreuse que la nôtre, se trouve encore plus disséminée sur toute l'étendue du royaume. La garnison des villes, même les plus importantes, à l'exception toutefois de Woolwich et de Porstmouth, ne comporte jamais plus d'un régiment ; quant aux villes de deuxième et de troisième ordre, elles ne renferment qu'un seul bataillon.

La construction des hôpitaux militaires anglais se trouve donc bornée à un ou deux bâtiments pouvant contenir, avec les services généraux, de 60 à 200 lits, l'effectif d'un bataillon étant de quatre à cinq cents hommes et celui d'un régiment de deux mille.

En Angleterre comme en France, la proportion des malades aux valides est calculée à raison de 10 0/0.

La Commission, dans son rapport (1), divise en trois classes les hôpitaux militaires :

1° Les hôpitaux régimentaires;

2° Les hôpitaux généraux;

3° Les campements ou hôpitaux temporaires.

La première classe seule de ces établissements a pour nous de l'intérêt, parce que les hôpitaux qu'elle comprend se rapprochent davantage de notre organisation, et qu'ils peuvent ainsi nous fournir d'utiles points de comparaison et d'étude.

Nous reproduisons donc (voir planche 17) le plan que présente la Commission anglaise comme étant le plus convenable pour l'installation d'un hôpital régimentaire de 60 lits :

« Ce plan, dit le rapport, offre la disposition d'un hôpital de 60 lits, suffisant pour un régiment de cava- « lerie. Il contient deux salles de 28 lits chacune et deux autres plus petites, construites à angle droit de « la façade, afin qu'elles puissent avoir des fenêtres de chaque côté. Les services administratifs étant éta- « blis derrière le corridor central, l'entrée de l'hôpital reste complétement libre. La cuisine et ses dépen- « dances sont placées en arrière et réunies au corps principal par un corridor couvert.

« Au premier étage de la partie centrale se trouvent les magasins divers.

« La chambre du surveillant est située entre la grande et la petite salle placées sous sa direction : un « guichet ayant vue sur chacune d'elles lui permet de les sûrveiller plus facilement.

« On pourrait agrandir ou diminuer les salles en allongeant ou en raccourcissant les bâtiments; on pourrait « même au besoin les surélever d'un étage. On aurait ainsi quatre salles de 32 lits, quatre de 2 lits; en « tout, 136 lits.

« Dans le cas où il y aurait deux étages, les magasins établis au premier seraient reportés dans le bâti- « ment de la cuisine exhaussé également d'un étage. »

On trouve encore dans le document que nous citons quelques instructions relatives à la construction et à l'économie des hôpitaux militaires de diverses catégories. Nous en transcrivons les passages les plus saillants.

« Les hôpitaux régimentaires, destinés à un petit nombre de malades, ne doivent avoir qu'un rez-de- « chaussée. Dans ce cas, il est nécessaire que le logement du surveillant, composé, s'il est possible, de « deux chambres, soit placé de manière à commander l'ensemble de l'édifice, pour que cet employé « puisse inspecter sans déplacement, à travers les portes vitrées, toute la longueur des salles, tout en « conservant la possibilité de surveiller également l'entrée et la sortie, la cuisine et le préau. — Toutes « ces conditions peuvent être réunies dans un bon plan.

« Les hôpitaux régimentaires de 80 à 100 lits peuvent être construits avec un rez-de-chaussée et un « premier étage. Il faut alors placer au centre du rez-de-chaussée le logement du surveillant, dont le « service s'accomplit ainsi plus facilement.

« Dans les hôpitaux généraux, le minimum d'air respirable afférent à chaque lit doit être de 1,200 « pieds cubes dans les climats tempérés, et de 1,500 dans les pays chauds (2).

« Ces principes déterminent les dimensions à donner aux salles et aux pavillons ; mais il serait pré- « férable de procurer aux malades un cube d'air plus considérable encore, lorsque cela serait possible.

. . . .

(1) *General report of the Commission appointed for improving the sanitary conditions of barracks and hospitals.* — London, Printed by G. E. Eyre and W. Spotiswoode, for Her Majesty's Stationery Office.

(2) Nous lisons dans le même rapport, page 132, les lignes suivantes, à propos de ce principe émis par la Commission sur le cube d'air :

« Considérant ces éléments actuels de la question, c'est-à-dire les exemples de salles pris dans les principaux

« On devra construire deux ou trois salles plus petites pour les maladies contagieuses ou de nature « à troubler la tranquillité des salles. Il faut aussi une salle d'opérations facilement accessible et un « amphithéâtre.

« Dans le cas où on le jugera nécessaire, on établira des chambres particulières pour les officiers qui, « d'après les règlements, y ont droit moyennant payement.

« Les nouvelles ordonnances exigent aussi que des salles soient, autant que possible, réservées aux « convalescents. Dans le système de construction en bâtiments isolés, cela n'offre aucune difficulté. « Il n'y a qu'à choisir un pavillon que l'on organisera de façon à comprendre dortoir, réfectoire, salle « de jour, et qu'on mettra en communication immédiate avec les divers promenoirs. Ceci est une « condition essentielle : les convalescents ont surtout besoin de changement d'air et d'exercice; ce « serait une grande faute que de les faire rester le jour dans une salle où ils mangeraient et dormiraient.

« On doit donner au quartier des convalescents un aspect aussi gai que possible.

« Il est indispensable que chaque salle ait son cabinet de bains; mais, en outre, tout grand hôpital « doit renfermer un service général de bains, comprenant les bains froids et chauds, médicamenteux « ou non, les douches, etc.

....

« La nouvelle organisation du personnel nécessite certains changements dans la partie des bâtiments « réservée à l'Administration.

« Tout hôpital général devra à l'avenir contenir logements, bureaux, dortoirs, réfectoires, etc., en un « mot, tout ce qui est nécessaire au personnel suivant :

« 1 Gouverneur ou commandant;
« 1 Médecin en chef;
« 1 Médecin surveillant;
« 1 Pharmacien;
« 1 Économe;
« 1 Trésorier;
« 1 Capitaine surveillant général;
« 1 Sœur supérieure;
« Garçon de pharmacie;
« Infirmières de divers grades;
« Surveillants et gens de service;
« Cuisiniers, buandiers, etc., etc.

« Un hôpital rigoureusement complet devrait aussi être muni d'une chapelle et d'un logement pour « l'aumônier.

....

« D'après les règlements, il doit y avoir un serviteur pour 10 malades, et une infirmière pour 25 à 30 « malades. Chacune a ainsi sous ses ordres 3 serviteurs. »

---

hôpitaux civils, anglais et étrangers, nous croyons que le chiffre proposé par la Commission royale, à savoir : de 1,200 à 1,500 pieds cubes (33mc977 à 42mc471), suivant le climat, est suffisamment élevé en temps ordinaire.

« Parmi les exemples cités, voici les plus importants :

Page 134.	« Westminster, University-College, Middlesex..	1,100	—	pieds cubes	(31mc 145).
	« Saint-Bartholomew's hospital..............	1,377	—	—	(38 988).
	« London's..............................	1,700	—	—	(48 134).
	« Guy's.................................	1,300 à 2,000		—	(36mc 808 à 56 mc 628).
	« King's college......................	1,800 à 2,008		—	(51 220 à 58 553).
Page 187.	« Lariboisière..........................	1,700 à 1,860		—	(48 134 à 52 664).
	« Vincennes.............................	1,200 à 1,334		—	(33 977 à 37 771).

APPENDICE N° 5.

HOPITAUX ÉTRANGERS.

RENSEIGNEMENTS GÉNÉRAUX.

Désireux de compléter cette étude par des renseignements positifs sur les hôpitaux étrangers, susceptibles, à divers titres, de devenir la source d'intéressantes comparaisons, nous nous sommes adressés aux administrateurs de ces établissements, avec l'espoir de rassembler, en temps utile, les éléments indispensables au travail que nous nous proposions de publier sur chacun d'eux. Déjà un grand nombre de notes puisées aux meilleures sources nous étaient parvenues, lorsqu'au moment de les classer et de les coordonner, nous nous sommes trouvés arrêtés non pas seulement par la diversité du cadre sous lequel elles se produisaient, mais par des difficultés d'interprétation que le plan seul des localités aurait pu éclairer. Dans cette situation, il nous a paru prudent de résumer, pour la plupart de ces établissements, dans un aperçu sommaire, les points de leur organisation qui la distinguent de celle de nos hôpitaux, et de nous borner, en fait de monographies, à donner celles des seuls hôpitaux étrangers dont nous avons pu nous procurer les plans, et que leur construction récente ou leurs aménagements nouveaux recommandaient plus particulièrement à notre attention. Nous citerons, parmi ceux-ci : l'infirmerie de Blackburn, actuellement en construction dans le district de Manchester, en Angleterre ; l'hôpital cantonal de Zurich, l'hôpital de Rotterdam, l'hôpital des Israélites à Berlin, les hôpitaux généraux de Hambourg et de Brême, le Grand Hôpital de Milan, l'hôpital Saint-Louis-de-Gonzague, à Turin, et enfin, l'hôpital-hospice des Incurables, que le gouvernement anglais est sur le point de faire construire à Malte. C'est donc pour nous conformer à cette division que nous avons formé deux paragraphes distincts des renseignements recueillis, rangeant dans le premier toutes les notices sommaires ou générales, et dans le second les monographies plus circonstanciées de ces derniers établissements.

Mais d'abord, un fait ressort de tous les renseignements recueillis : c'est que la généralité des constructions hospitalières un peu importantes exécutées depuis le commencement de ce siècle procèdent plus ou moins, mais toujours évidemment, des idées de Tenon et de l'Académie des sciences, dont les travaux, encore plus connus et plus appréciés peut-être à l'étranger qu'en France, ont trouvé une si heureuse application lors de la construction de l'hôpital Lariboisière.

A la suite d'un voyage scientifique qui avait pour but l'étude de la construction et de l'organisation des hôpitaux en Europe, M. le docteur Oppert, médecin praticien de l'Université royale polyclinique de Berlin (1), dans le remarquable ouvrage qu'il vient de publier et dont nous citons plus loin de nombreux fragments, présente l'hôpital Lariboisière comme le type le plus complet, le plus élevé de l'installation hospitalière. « C'est, dit-il, un des hôpitaux modèles de l'Europe, et l'un des plus beaux monuments de l'humanité. »

A Vienne, nous retrouvons l'influence des mêmes idées. M. Louis Zettl, architecte et conseiller des bâtiments impériaux, auquel est confiée la construction du nouvel hôpital qui doit s'élever dans cette capitale, sous le nom de Rudolphs-Stiftung, vient de faire une étude des principaux établissements hospitaliers d'Europe. Le plan qu'il a conçu, à la suite de cet examen comparatif, procédant directement de celui de l'hôpital Lariboisière, en consacre une fois de plus la supériorité (2).

L'hôpital de la Princesse, à Madrid, reproduit dans presque tous leurs détails les dispositions de ce dernier édifice.

A Carlsruhe, à Malaga encore, l'hôpital français est le type d'après lequel s'inspirent les hommes spéciaux chargés de réparer ou de reconstruire les établissements hospitaliers.

En Angleterre, on est parti du même principe, pour la construction de l'hôpital de Woolwich récemment projetée ; seulement, l'irrégularité et la pente du terrain s'opposant à l'adoption d'un plan complétement identique à celui de l'hôpital parisien, on s'est borné à conserver la disposition des bâtiments, en supprimant la cour centrale; de cette manière, les pavillons viennent aboutir deux à deux à une galerie commune (3).

L'hôpital Saint-Jean à Bruxelles, que le docteur Roberton place au premier rang des hôpitaux modernes, a été construit quelques années avant l'hôpital Lariboisière (4), et les administrateurs

---

(1) M. le docteur Gallavardin nous apprend, dans une notice intéressante sur la pratique médicale des Allemands, en quoi consiste l'enseignement polyclinique dont il est ici question :

« Les lois allemandes ne regardent pas comme suffisant l'enseignement particulier autorisé par notre code : « ce n'est pas qu'elles le repoussent ; loin de là, elles l'admettent, mais seulement à titre de partie adjuvante de « l'enseignement universitaire. Dans la plupart des facultés, elles en régularisent officiellement l'application, « sous la direction, non de simples praticiens, mais exclusivement de professeurs spéciaux de clinique. Elles ont « organisé de la manière suivante l'institution de la polyclinique, car tel est son nom. Citons, par exemple, ce « qui a lieu à Wurtzbourg, où M. le docteur Rinecker, professeur officiel de la polyclinique, embrasse dans la sphère « de son enseignement toutes les spécialités cliniques : médecine, chirurgie, accouchement, etc. A Berlin, il y a « un professeur de polyclinique spécial pour les accouchements. A Wurtzbourg, à Berlin, à Heidelberg, à Dresde, « à Zurich, la ville est divisée en plusieurs quartiers pour la répartition régulière des sujets de la polyclinique ; « pour chaque quartier, un ou plusieurs élèves en médecine et une pharmacie particulière délivrent gratuitement « les remèdes aux indigents.

« A Munich, la polyclinique est pratiquée non-seulement dans la ville, mais encore dans la banlieue, dans les « villages environnants, dans un rayon de huit kilomètres environ.

« A Berne (Suisse) comme à Munich, la polyclinique est organisée pour le traitement à domicile des malades « indigents de la ville et des villages environnants; à Wurtzbourg, un indigent est-il malade, il se fait inscrire sur « le registre du professeur de polyclinique; celui-ci lui envoie un élève qui le traitera jusqu'à la fin de la « maladie. Ce dernier, chaque jour, de onze heures à une heure, va rendre compte au professeur de la marche « de la maladie et des prescriptions qu'il a faites. Celles-ci ne sont exécutées qu'après avoir été contrôlées, ap- « prouvées par le maître. Il faut du reste sa signature pour se voir délivrer gratuitement les remèdes à la phar- « macie désignée. Si le cas est grave, le professeur va lui-même visiter le malade avec l'élève qui en est chargé. »

(*Voyage médical en Allemagne*, pages 10 et 11.)

(2) L'hôpital de Rudolphs-Stiftung doit contenir 800 lits. Les frais de sa construction s'élèveront à 2,000,000 de florins, soit 5,200,000 francs (*a*), non compris les frais d'ameublement et d'installation.

(3) *General report of the Commission appointed for improving the sanitary conditions of barracks and hospitals.* — London, Printed by G. E. Eyre and W. Spottiswoode, for Her Majesty's Stationery Office, page 194.

(4) L'hôpital Saint-Jean, commencé le 21 août 1837, plus d'un an après notre hospice de la Reconnaissance, qui

(*a*) Le florin d'Autriche vaut 2 fr. 60.

belges reconnaissent eux-mêmes que nous avons su éviter la plupart des imperfections auxquelles un premier essai pouvait difficilement échapper.

En 1844, avant même que les fondations de l'hôpital français fussent sorties de terre, un officier piémontais, appartenant au corps du génie, le capitaine Menabrea, aujourd'hui général de division, faisait prévaloir, dans un concours public ouvert à Turin, le système des pavillons isolés, avec des dispositions très-favorables au bien-être des malades (1).

Partout, et jusque dans les établissements qui, à l'exemple de l'infirmerie de Blackburn, présentent les singularités les plus évidentes, nous retrouvons le système des pavillons isolés de Lariboisière, disposés quelquefois, il est vrai, dans un autre ordre, mais toujours d'après les mêmes principes d'hygiène et de salubrité.

Les détails que nous avons déjà donnés sur les hôpitaux anglais, et ceux qui seront bientôt exposés dans un rapport spécial de MM. Blondel et Ser, le premier, Inspecteur principal, le second, Ingénieur de l'Administration, nous dispensent de revenir sur leur mode de construction et leur installation particulière.

§ Ier. — NOTICES GÉNÉRALES ET SOMMAIRES.

I. — HOPITAUX DE L'ITALIE.

Après l'Angleterre, il n'est pas de pays qui offre à l'investigation, sous le rapport des constructions hospitalières, autant de ressources que l'Italie. La haute Italie surtout est pourvue de nombreux établissements depuis longtemps célèbres.

---

lui est bien supérieur à tous les points de vue, a été inauguré le 27 septembre 1843. D'après le compte moral de l'exercice 1861, 4,505 malades indigents ont été traités, pendant l'année, dans cet établissement. Sur ce nombre, il y a eu 673 décès, soit une mortalité de 1 sur 6.70 0/0.

(1) Un projet d'hôpital militaire pour la ville de Turin ayant été mis au concours, en 1844, entre tous les officiers du corps du génie piémontais, les plans dressés par le capitaine Menabrea furent adoptés par l'autorité supérieure. Ils reproduisaient, sauf d'heureuses modifications, le projet de Tenon et des commissaires de l'Académie des sciences.

Cet hôpital, qui n'a malheureusement pas été exécuté, comportait trois parties parfaitement distinctes, dont l'ensemble offrait la forme d'un vaste rectangle.

La première se composait des bâtiments d'administration groupés autour de la cour d'entrée; la seconde, réservée aux malades, de dix pavillons séparés par des préaux disposés symétriquement de chaque côté d'un vaste promenoir planté.

Une double galerie les reliait à chacune de leurs extrémités. Du côté des promenoirs, cette galerie devait se répéter aux deux étages supérieurs.

L'hôpital se terminait par un ensemble de constructions divisé dans le milieu par la chapelle. A droite et à gauche de cette dernière étaient deux petites cours avec sorties spéciales, entourées de bâtiments affectés, d'un côté, au service des vivres, et, de l'autre, à celui des médicaments.

Les pavillons de malades auraient été élevés d'un rez-de-chaussée et de deux étages.

Chaque salle, contenant seulement vingt lits en temps ordinaire, aurait pu, en cas de nécessité, voir porter ce chiffre à trente, par l'addition d'un rang de lits intermédiaires.

La galerie du premier étage, aménagée en vue de besoins exceptionnels, était suffisamment large pour qu'on pût en cas de guerre ou de siége y établir des lits supplémentaires.

Hôpitaux de San-Bonifacio et de Santa-Maria-Nuova, à Florence.

La ville de Florence possède deux hôpitaux de fondation très-ancienne : celui de San-Bonifacio et celui de Santa-Maria-Nuova. Nous ne nous occuperons que de ce dernier, l'hôpital de San-Bonifacio étant spécialement affecté aux aliénés, et n'offrant d'autres particularités que son système cellulaire.

L'hôpital de Santa-Maria-Nuova, qui a joui longtemps d'une grande réputation, fut bâti par Folco Portinari, en l'année 1287. La façade actuelle, commencée en 1611 par Buontalenti, a été terminée par Giulio Parigi et affecte le caractère monumental d'un palais beaucoup plus que le caractère propre aux constructions hospitalières. L'église de Santa-Maria-Nuova occupe le centre de l'édifice et sépare l'hôpital des hommes de celui des femmes.

Nous détachons, d'un très-remarquable et très-intéressant travail qu'a bien voulu rédiger à notre intention M. le marquis Garzoni, directeur de l'hôpital de Santa-Maria-Nuova, les extraits suivants que l'étendue déjà bien considérable de cet appendice ne nous permet pas de donner aussi complets que nous l'eussions désiré : ils suffiront néanmoins pour que le lecteur puisse se former une idée exacte de cette vaste et antique maison dont l'installation, eu égard aux récentes découvertes de la science, laisse aujourd'hui tant à désirer.

« Situé sur la rive droite de l'Arno, et au centre du quartier le plus important de la cité, l'hôpital « de Santa-Maria-Nuova se trouve avoir été construit dans la partie la plus basse du sol de Florence. « C'est un édifice très-étendu et très-irrégulier dans son ensemble ; il est entouré de tous les côtés par « des constructions particulières plus élevées que ses bâtiments et qui leur sont même contiguës sur « deux points ; ses cours intérieures sont peu spacieuses et en nombre très-restreint. Cette situation est « contraire à toutes les règles de l'hygiène et de la salubrité..........

« Si cet hôpital n'est pas devenu plus souvent le foyer de maladies épidémiques, c'est grâce au climat « de la Toscane, dont l'heureuse influence a pu combattre et neutraliser les effets d'une construction « défectueuse............

« L'établissement se divise en hôpital inférieur et en hôpital supérieur.

« L'hôpital inférieur se compose de plusieurs bâtiments formant deux grandes croix latines, dont « l'une, réservée aux hommes, s'étend à l'est, et l'autre, réservée aux femmes, est située à l'ouest. Dans « ces deux divisions, l'arbre de la croix se dirige du midi au nord, suivant une longueur totale de « $116^{m}74$; les bras latéraux, d'une extrémité à l'autre, ont une longueur de $70^{m}62$. La largeur de ces « bâtiments est partout de $9^{m}50$, et la hauteur de $13^{m}30$.

« Parallèlement à la partie supérieure de l'arbre de la croix, s'étendent deux autres infirmeries moins « élevées et surtout plus étroites, dont la plus grande n'atteint pas une largeur de plus de 8 mètres.

« A l'extrémité Est, un corridor communique avec une autre salle destinée aux malades atteints de « délire, à la clinique médicale, aux malades de distinction, et à ceux qui sont atteints de la fièvre typhoïde.

« Les petites infirmeries de l'hôpital des femmes sont également situées dans la direction de la plus « grande longueur, et toutes dans la division de l'ouest, où se trouvent encore les salles de la clinique « obstétricale. Un quadrilatère placé au centre, recevant l'air d'une cour intérieure, renferme sur trois « de ses côtés des infirmeries ne présentant qu'une seule rangée de lits et consacrées pareillement aux « femmes.

« Plus irrégulière encore est la forme de l'hôpital supérieur : il n'est composé, en effet, que de con- « structions ajoutées successivement.

« La division des hommes est formée par un quadrilatère dans les côtés duquel sont placées les salles de « chirurgie, la clinique chirurgicale et celle qui est spécialement réservée aux maladies des yeux ; cette « partie de l'hôpital prend air sur une cour intérieure assez spacieuse. De ces salles, on arrive, par un cor- « ridor, à la salle des chroniques en médecine, d'où l'on monte par un petit escalier dans un corps de « bâtiment situé au nord, et qui contient quatre petites salles, dont deux sont pour les maladies des yeux « et deux pour les vénériens.

« La partie de l'hôpital supérieur réservée aux femmes se trouve dans des conditions encore plus mau-

« vaises. Un petit nombre de salles, situées au nord et détachées du Monastère des Anges qui est voisin, « reçoivent les maladies d'yeux ou les chroniques en médecine; elles sont assez étroites et ne possèdent « qu'une aération insuffisante, si l'on en excepte les deux qui sont réservées au traitement des malades « syphilitiques.

« L'extrémité méridionale est occupée, au centre, par l'église, le collége médical, la bibliothèque, les « offices, et le quartier des employés; à droite, par la pharmacie et le laboratoire. Au nord, sont situés « les cabinets de pathologie et de physiologie, les salles d'anatomie, les écoles et les laboratoires qui y « sont annexés, le jardin des convalescents. Au centre, la salle de consultations, la cuisine (1), la dépense « et les cabinets de bains.

« Une rue souterraine, traversant la place, conduit au Conservatoire des Oblats, contigu à l'infirmerie de « Saint-Matthieu, où sont actuellement reçus les infirmes et les incurables.

« Les grandes et petites salles ainsi que les chambres de l'hôpital de Sainte-Marie sont au nombre de « 50, dont 21 pour les hommes et 29 pour les femmes. La division des hommes comprend 590 lits et celle « des femmes 596, ce qui donne un total de 1,186 lits.

« Les lits sont généralement disposés sur deux rangs, la tête placée du côté du mur; dans quelques « salles plus étroites, il n'en existe qu'une seule rangée, et la tête du malade est toujours placée contre la « muraille intérieure. Dans les chambres, les lits occupent trois et même quatre côtés, ne laissant libre « que le passage de la porte.

« La plus grande distance existant entre chaque lit, sur les côtés, est de 1m50 et la plus petite « de 0m70 c.

« Quant à celle qui existe entre les pieds des lits et qui forme le passage du milieu, elle est au plus « de 5m50 et au moins de 1m50.

« Dans une salle seulement, cette dernière distance est de 1m20.

« Chaque lit est long de 2 mètres et large de 1 mètre. Il se compose :

« D'un châssis de fer, soutenu par quatre pieds bifurqués, que l'on a substitués généralement aux deux « petits bancs de fer qui, jusqu'à ce jour, leur avaient servi de supports. La plupart des lits sont munis à la « tête d'un dossier de fer, mobile, et qui sert à rendre plus facile la translation des malades d'un lit dans « un autre. Quatre petites planches de bois verni forment le fond du lit;

« D'une paillasse cousue avec soin; de deux matelas de toile contenant chacun 15 kilogrammes de laine;

« D'un traversin et d'un oreiller également remplis de laine; d'une taie d'oreiller; de deux draps « proportionnés à la dimension du lit;

« De deux couvertures en drap; d'un couvre-pieds de toile blanche avec franges : dans les salles des « maladies d'yeux, il est de couleur verte.

« De même que dans nos hôpitaux, les lits de l'hôpital de Florence sont à galeries, avec rideaux, dans « le but de préserver les malades des courants d'air et de leur dérober la vue des souffrances de leurs « compagnons.

« Les dimensions cubiques variant presque constamment d'une salle à l'autre, la quantité d'air affectée « à chaque malade est, par suite, répartie dans des proportions très-inégales. Cependant les grandes in- « firmeries, auxquelles la construction primitive de l'hôpital avait réservé une plus grande hauteur, con- « tiennent un cube d'air suffisant pour l'aération la plus prompte et la plus large.

« Lorsque la trop grande affluence des malades, pendant certaines saisons de l'année, oblige d'ajouter « dans les infirmeries une troisième rangée de lits, ces avantages disparaissent malheureusement, l'excé- « dant de la hauteur ne pouvant compenser les mauvais effets qui résultent de l'agglomération.

« C'est surtout dans les infirmeries de second et de troisième ordre que le nombre des lits se trouve « en proportion inverse des dimensions cubiques des salles qui les contiennent. C'est au point que dans « quelques-unes deux personnes ne peuvent passer de front dans l'intervalle qui sépare deux rangées.

---

(1) La cuisine de l'hôpital de Florence affecte un caractère monumental, et présente, en ce qui concerne les fourneaux, des dispositions spéciales qui ont été longtemps citées comme le type achevé et complet de cette partie de l'installation hospitalière.

« Bien qu'il soit nécessaire d'attribuer ces graves inconvénients à la trop grande disproportion qui existe « entre l'étendue des localités de l'hôpital et la population qui vient y affluer de toutes les provinces « de la Toscane, cette absence des premières règles de l'hygiène n'en est pas moins déplorable.

« La totalité des dimensions cubiques des salles de l'hôpital de Santa-Maria présentant un chiffre « de 72,568m83, et le nombre des lits étant de 1,186, la moyenne de la quantité d'air que respire cha- « que malade est de 61mc19.

« Quant aux moyens d'aération intérieure, on ne peut dire qu'ils reposent sur un système uniforme, la « trop grande irrégularité qui existe dans la construction des salles s'y opposant complètement. Chaque « salle est ventilée naturellement au moyen des fenêtres, des portes, et d'une sorte de ventilateurs dont « on donne ci-après la description.

« Dans quelques infirmeries de second ordre, dans les cliniques et dans quelques autres salles les baies « des fenêtres descendent jusqu'au niveau du plancher. Ce système permet de renouveler plus facile- « ment les couches inférieures de l'air, et de tenir ouvertes, sans pour cela incommoder les malades, de « petites jalousies existant à la partie basse de ces mêmes fenêtres.

« Les ventilateurs sont assez nombreux dans les salles, et notamment dans celles dont les fenêtres sont « peu nombreuses ou placées trop haut pour assurer le renouvellement naturel des couches inférieures de « l'air. Ces ventilateurs sont de petites fenêtres mobiles, ouvertes, entre les lits, au niveau du plancher; « bien qu'elles ne puissent pas toujours attirer l'air du dehors, elles peuvent cependant, lorsqu'elles « sont ouvertes entre deux infirmeries (1), activer sous les lits la circulation de l'air extérieur, et chasser « les miasmes qui, par leur poids spécifique, tendent constamment à séjourner dans les parties les plus « basses des salles. Ces ventilateurs, sans compter ceux qui existent à la base des fenêtres descendant « jusqu'au sol, sont au nombre de 60 dans la division des hommes, et en nombre à peu près égal dans « celle des femmes. Les infirmeries qui en sont pourvues sont naturellement celles dont l'aération par le « moyen des fenêtres est la plus lente et la plus difficile. Ce sont, chez les hommes, les salles de l'ophthal- « mie et des vénériens, et, chez les femmes, celles de Saint-Romuald, de Sainte-Thérèse, et la clinique « obstétricale.

« Une salle de consultations gratuites est établie au point où se rencontrent les deux grandes croix. On « y délivre aussi des médicaments gratuits aux malades du dehors. Le service est fait par un interne en « chirurgie, sous la direction et la responsabilité du chirurgien de la section respective.

« Les différents services de l'hôpital sont confiés à des infirmiers et infirmières, en nombre suffisant « pour qu'il y en ait un par 25 malades.

« Les infirmiers et infirmières sont généralement pris dans la classe des artisans. Ils doivent être munis « de pièces justifiant de leur moralité, et subir une visite de médecin constatant leur capacité physique « pour les différents emplois de l'hôpital. Lorsqu'ils ont été reconnus admissibles, ils sont inscrits sur « un registre dit provisoire, et attendent que les besoins du service permettent leur entrée en fonctions. « Leur rétribution est de 1 lire 26 (2) par jour, leurs fonctions cessant avec les besoins. Il existe une « autre classe des serviteurs, dit du registre fixe : ceux-ci ne sont jamais réformés, leur nombre ne « surpassant jamais celui qui est nécessaire aux besoins de l'hôpital. Ils sont toujours en proportion du « chiffre des malades, et leur cadre est complété par les plus anciens inscrits sur le registre provisoire, « de sorte que ces derniers ne peuvent jamais manquer de travail, puisque la réforme a toujours lieu sur « ceux dont l'inscription est la plus récente. Le nombre des serviteurs du rôle fixe est de 51, et leur « rétribution quotidienne de 1 lire 26.

« Le nombre des serviteurs du rôle provisoire est indéterminé pour l'un et l'autre sexe. Les hommes « peuvent être mariés; mais les femmes doivent être veuves ou filles.

« Le service des salles se divise, pour les hommes comme pour les femmes, en service de garde

(1) Plusieurs salles de l'hôpital de Florence présentent en effet la disposition que nous avons fait connaître sous le nom de salles accouplées.

(2) La lire toscane vaut un franc.

« tiercée et en service de garde alternée. Le premier mode est appliqué dans les infirmeries qui con-
« tiennent un nombre de malades supérieur à 25 : chaque garde est composée ainsi de trois serviteurs
« qui se remplacent à tour de rôle pendant une durée de 5 heures. Le second mode est employé dans
« toutes les cliniques, et dans les infirmeries qui ont un nombre restreint de lits : la garde se compose de
« deux serviteurs qui se succèdent pareillement dans le service, de 6 en 6 heures. Avec ce système, il est
« facile de donner les soins incessants que réclament les maladies dont la gravité ou le caractère parti-
« culier exige une surveillance toute personnelle.

« Dans la division des femmes, les infirmières sont des veuves ou des jeunes filles : les infirmières du
« rôle fixe sont dans la même proportion que les infirmiers de cette catégorie, c'est-à-dire : 10 veuves
« et 51 jeunes filles : quant au nombre des servantes du rôle provisoire, il est indéterminé.

« Les veuves font leur service à la salle de consultation, à la salle d'accouchement et dans les salles
« des malades vénériennes : leur tour de service est réglé comme celui des hommes. Les gages men-
« suels des servantes sont de 30 lires, ceux des veuves de 33.

« Le service particulier du nettoyage des salles est fait par les serviteurs de garde : les travaux
« extraordinaires sont confiés aux serviteurs hors de garde.

« Les infirmiers ont un surveillant et un sous-surveillant. Dans l'intérieur des salles, la garde est faite
« par trois surveillants de banc pour l'hôpital inférieur, et par trois sous-surveillants pour l'hôpital supé-
« rieur, qui se partagent le service de 6 en 6 heures.

« Dans la division des femmes, les infirmières sont dirigées par une surveillante choisie parmi les
« plus anciennes et les plus capables : les fonctions des surveillantes de banc sont remplies par les sœurs
« Oblates hospitalières.

« Dans la division des hommes, les infirmiers sont au nombre de 68, et dans celle des femmes, les
« servantes au nombre de 88.

« La direction générale non-seulement de l'hôpital Santa-Maria-Nuova, mais encore de ceux de
« San-Bonifacio, de Santa-Lucia, et de l'Asile des aliénés, est confiée à un Commissaire qui est encore
« président de la section médico-chirurgicale de l'Institut des études supérieures. La direction se divise
« en deux branches : l'une, qui comprend le service de santé, est confiée à un surintendant, l'autre,
« purement administrative, appartient au directeur de la maison, dans les attributions duquel se trou-
« vent la direction et l'administration locales des hôpitaux annexés.

« Le mouvement général de l'hôpital de Santa-Maria-Nuova à Florence, pendant l'année 1861, donne
« les résultats suivants :

EXISTANTS.	ADMIS.	SORTIS.	DÉCÉDÉS.	RESTANTS.	MORTALITÉ.
760	10,239	8,494	1,508	997	1 sur 6.63 ou 15 0/0.

L'hôpital majeur de Saint-Matthieu à Pavie, fondé au milieu du XIIIe siècle, sur le modèle des hôpitaux de Florence et de Sienne, contient quelques salles modernes établies d'après les principes le plus récemment admis. « Leur dimension est de 40^{m}50 de longueur sur 9^{m}71 de largeur, et 9^{m}25 de hauteur; leur capacité est de 3,610^{m}08. On y place de 30 à 38 lits : ce qui donne pour chaque malade, le mobilier non déduit, un cube d'air de 95^{m}00 (1). »

Hôpital majeur de Saint-Matthieu, à Pavie.

(1) Ce renseignement est extrait de l'ouvrage de M. Gio. Felice Berti : *Intorno ad alcuni stabilimenti di beneficenza dell' alta Italia.* Firenze, coi tipi delle Murate. — 1862.

Au centre de ces salles, on remarque une table rectangulaire divisée en compartiments de diverses couleurs marqués de numéros correspondant à ceux des lits. Les médicaments destinés à chaque malade sont déposés sur cette table, dans leur compartiment respectif, de manière à en rendre la distribution plus facile et plus sûre.

Hôpital de Novare. La disposition de ses salles et la légèreté de sa construction, composée presque exclusivement de briques, ont valu à l'hôpital de Novare une mention spéciale de la part des écrivains italiens. Cet établissement est entièrement moderne; il contient 400 lits, et reçoit les aliénés, les femmes en couches, les malades atteints d'affections chroniques et les enfants trouvés. Son administration, tout à fait indépendante, a établi un service de secours à domicile.

Hôpitaux de Modène. A Modène, deux établissements se recommandent par leur bonne distribution: la maison d'aliénés de Saint-Lazare et l'Hôpital civil. Le premier reçoit 200 individus des deux sexes; il est situé au milieu de la campagne, et se compose d'un rez-de-chaussée surmonté de deux étages.

L'hôpital civil est un bâtiment à trois étages, en partie moderne: les salles en sont vastes, et les escaliers qui y conduisent sont d'une largeur et d'une commodité remarquables. Des salles spéciales sont réservées aux maladies contagieuses, aux affections accompagnées de délire et aux malades payants.

Au troisième étage se trouve une grande vasque toujours pleine d'eau, d'où partent des conduits nombreux, au moyen desquels s'alimentent les salles inférieures, les cuisines et les divers services.

Dans la partie de l'établissement réservée aux hommes, on a construit deux salles en forme d'arc (in forma di curve), l'une pour les affections aiguës, l'autre pour les affections chirurgicales. Les étages supérieurs sont destinés à recueillir les vieillards infirmes des deux sexes.

Hôpitaux divers. Les établissements de Gênes, de Verceil, de Côme, de Bergame, de Padoue, de Vicence, de Mantoue, de Parme et de Bologne, estimables en général, tant sous le rapport de l'administration que sous celui de l'installation, ne présentent aucune particularité, et participent presque tous du système qui ouvre indistinctement les hôpitaux d'Italie aux maladies, à l'aliénation mentale, à l'enfance abandonnée et à la vieillesse indigente.

Hôpitaux de Venise. L'hôpital civil de Venise, dont M. le comte Bembo a donné une excellente description, très-complète au double point de vue de l'organisation médicale et administrative des services, rappelle particulièrement, en ce qui concerne le service d'accouchement, les traditions de la charité la plus élevée (1).

« (1) L'hôpital peut contenir actuellement 1,200 lits, 1,400 dans les circonstances extraordinaires; ces lits sont « répartis dans soixante infirmeries de grandeur différente. La plus grande, qui contient 60 lits, faisait partie de « l'école de Saint-Marc, et porte encore le nom de ce saint.

« On reçoit dans l'hôpital les individus des deux sexes, quels que soient leur âge et la maladie dont ils sont « atteints, pourvu qu'ils appartiennent à la ville, à la commune ou à la province de Venise; on reçoit égale- « ment les étrangers, quelle que soit leur origine : la seule condition exigée pour l'admission est que le malade « qui se présente soit dans une position telle qu'il ne puisse retourner dans son propre domicile.

« L'hôpital est divisé en deux grandes parties, celle des hommes et celle des femmes, composées chacune d'une « division de médecine et d'une division de chirurgie : celles-ci sont à leur tour subdivisées en sections, à cha- « cune desquelles est préposé un médecin ou un chirurgien en chef, assisté de médecins ou de chirurgiens en « second. Les sections de médecine ont des subdivisions pour les maladies contagieuses et pour les maladies de « l'enfance, pour les prêtres, pour les protestants et pour les israélites, indépendamment de celles qui sont ré- « servées au traitement de l'aliénation mentale. Les sections de chirurgie, outre les subdivisions analogues aux « précédentes, et qui sont réservées aux maladies externes, en possèdent d'autres spécialement réservées aux ma-

Cet établissement présente, de l'aveu même des écrivains italiens, quelques imperfections, au nombre desquelles il faut compter la trop grande dimension des salles et le nombre considérable de lits qu'elles renferment.

Il y manque aussi un local séparé, à l'usage des convalescents qui, rendus trop tôt à la liberté, ne tardent pas à revenir à l'hôpital, atteints de rechutes souvent dangereuses.

Les hôpitaux de Saint-Antoine et de la Miséricorde, à Livourne, sont spéciaux, le premier au traitement des hommes, le second à celui des femmes. Hôpitaux de Livourne.

Les médecins sont alternativement chargés du service des hommes et du service des femmes : ils font le premier, pendant trois mois, à l'hôpital Saint-Antoine, et le second, pendant trois autres mois, à l'hôpital de la Miséricorde.

Les règlements intérieurs de ces deux maisons sont les mêmes.

Il y a, à la Miséricorde, des salles particulières pour les femmes atteintes de fièvre puerpérale. Les enfants abandonnés ne sont pas reçus dans l'établissement : on les envoie à l'hospice des Innocents de Pise.

Le principal hôpital de Rome est celui du Saint-Esprit ; sa fondation remonte à l'année 1198. Il est situé au delà du Tibre, mais dans un quartier qui passe pour malsain. Enrichi par les libéralités des Papes, il offre, au point de vue architectonique, des parties remarquables ; mais, Hôpitaux de Rome.

« ladies des yeux, aux affections syphilitiques, aux teigneux, aux galeux, sans compter la subdivision consacrée « aux femmes en couches, et affectée à la clinique obstétricale. Cette subdivision est d'ailleurs séparée, et tout « à fait indépendante de l'hôpital, avec lequel elle n'a de rapport qu'en ce qui concerne l'économie intérieure et « la discipline.

« La section des femmes en couches est gardée avec le plus grand soin ; l'accès en est interdit à toute personne « étrangère, et il est défendu à la sage-femme en chef, à laquelle est confiée la surveillance immédiate des salles « de la Maternité, de chercher à pénétrer dans la vie des femmes qui y sont admises, et surtout de soulever le « voile ou le mouchoir dont elles se recouvrent pour ne pas être reconnues. Chaque femme porte sur elle son nom « écrit et cacheté : le cachet n'est brisé qu'en cas de mort. Deux classes de femmes viennent chercher asile dans « les salles de la Maternité : celles qui, pressées par la misère, ne peuvent accoucher chez elles, et celles qui cher- « chent à cacher à tous les regards leur position malheureuse : parmi ces dernières, quelques victimes de la « séduction parviennent à conserver intacte leur réputation, tant le secret est religieusement gardé. D'autres « femmes, depuis longtemps livrées au vice, ne viennent donner le jour à leur enfant que pour lui léguer « plus tard un héritage de douleur et d'infamie. Aussi, le service d'accouchement a-t-il été divisé en deux parties, « dont l'une a été spécialement réservée aux femmes mariées. L'une et l'autre ont des salles destinées aux dortoirs, « au travail, à l'accouchement, sans compter un certain nombre de petites chambres pour les femmes qui « désirent rester seules. Toutes en général, doivent recevoir les sacrements avant d'accoucher. Dans l'hôpital « civil de Venise, les prêtres et les protestants sont traités séparément : les premiers, dans des chambres particu- « lières, par respect pour leur caractère, les seconds dans une salle isolée, à cause de la différence du culte. « Cinq petits dortoirs, pouvant contenir quarante petits lits, sont exclusivement réservés aux jeunes enfants, « qui sont divisés par sexe, et suivant la nature des affections dont ils sont atteints.

« Un local qui n'a aucune communication avec le reste de l'hôpital est consacré aux Israélites des deux sexes. « Ce petit bâtiment, divisé en deux parties, affectées, l'une aux hommes et l'autre aux femmes, se compose, en « outre, d'un vestibule, d'une cuisine et d'une salle des morts.

« Les lits sont composés d'une paillasse, d'un matelas d'environ 30 livres de laine, d'une ou plusieurs couver- « tures, suivant la saison ou la condition du malade, et d'un drap blanc ; tous les supports des lits sont en fer. « Chaque lit est pourvu d'une escabelle surmontée d'un tableau noir, sur lequel se trouvent indiqués la maladie et « l'état du malade, relativement aux secours de la religion. A côté du lit, est placée la table nosographique sur « laquelle le médecin écrit le nom et les phases de la maladie, et les prescriptions pharmaceutiques et diététiques.

« Les différentes gradations du régime constituent cinq classes ou diètes, dont la dernière se subdivise en deux « autres, suivant qu'elle se rapporte aux jours de maigre ou de gras. Outre ces différentes classes de régime, il « y a encore la diète absolue, qui consiste uniquement dans quatre portions de bouillon...

« On consomme chaque jour environ 500 œufs, 170 livres de farine jaune, 600 livres de pain, 300 livres de

par contre, de nombreuses disparates quant aux distributions intérieures. Les salles en sont grandes; néanmoins, leur aération laisse beaucoup à désirer : le même défaut se retrouve dans presque tous les établissements du même genre, qui sont nombreux à Rome, et dont l'installation est généralement peu satisfaisante.

L'hôpital du Saint-Esprit se compose de la réunion de plusieurs maisons distinctes, qui ont chacune leurs revenus, leur caisse et leur administration propre. Une commission de quatre membres, sous le nom d'administration extérieure, dirige ces différents établissements, qui sont au nombre de cinq, savoir: un hôpital pour les fiévreux, un hospice pour les enfants trouvés, un hospice pour les enfants naturels élevés, un conservatoire pour les filles naturelles, et un hôpital pour les aliénés des deux sexes. L'hôpital du Saint-Esprit peut recevoir 2,000 individus. La section des fiévreux renferme, à elle seule, 1,200 lits. L'administration intérieure de l'établissement est confiée aux chanoines réguliers du Saint-Esprit, institués pour soigner les malades.

Hôpitaux de Naples.

A Naples, l'hôpital de Saint-Janvier, qui est plutôt un hospice de vieillards qu'un hôpital, se compose de deux corps de bâtiments parallèles, assez étroits, formant, sur un terrain incliné, plusieurs cours étagées, auxquelles on accède par des escaliers à ciel ouvert; la dernière cour aboutit à la chapelle : ces cours sont généralement longues et étroites, disposition assez commune dans les hôpitaux de l'Italie méridionale, où l'on se préoccupe beaucoup plus d'éviter les ardeurs d'un soleil brûlant que de fournir à l'air une large et suffisante circulation.

« riz, 325 livres de viande, 2 tonneaux de vin, 650 tasses de café. Pour l'administration des médicaments, il « existe dans l'hôpital une pharmacie surveillée particulièrement par le médecin-directeur, et dirigée par un « chef-pharmacien, par un contrôleur pharmacien-comptable, par deux autres attachés, et par un élève, ayant sous « leurs ordres un certain nombre d'hommes de peine. La quantité des médicaments déposés dans la pharmacie « est considérable, et la plus grande exactitude préside à leur composition et à leur distribution. On consomme environ chaque mois 4,500 citrons, 4,320 grains de quinine, 150 livres d'huile de toutes sortes, 2,000 livres de « farine de lin pour les cataplasmes, 90 livres de manne, 240 livres de tamarin et 600 brassées de cérat. La « dépense à laquelle donne lieu chaque année la pharmacie s'élève à 30,000 lires autrichiennes.

« Les malades sont soignés, dans le département des hommes, par quarante infirmiers environ, sous la direc- « tion des sœurs de charité. Quatre d'entre elles ont pris, le 1er novembre 1857, la surveillance des grandes « sections respectives du département des hommes, et, le 1er mars 1858, tous les services des infirmiers-chefs, « auxquels ont été départies d'autres fonctions, outre celles qu'ils doivent remplir dans certaines sections où les « sœurs de charité, en raison de leur sexe et de leur caractère, n'exercent qu'une minime surveillance. Autant de « sœurs dirigent le département médico-chirurgical des femmes, assistées de plus de quarante infirmières. Les « séparations des deux départements sont si absolues et si rigoureuses que c'est seulement dans l'intérêt du « service qu'il arrive de voir dans l'un ou dans l'autre des personnes de sexes différents...

« L'hôpital renferme une école de clinique obstétricale pour les sages-femmes, des salles réservées aux observa- « tions faites sur les morts, et placées près de la chambre mortuaire, afin d'éviter l'ensevelissement des vivants; « deux salles d'anatomie, l'une pour les sections communes, l'autre pour les nécropsies médico-légales, qui se « pratiquent toutes sous la surveillance du médecin provincial.

« Le mouvement des entrées et des sorties présente, pour la période quinquennale de 1853 à 1858, les résul- « tats suivants :

PÉRIODE QUINQUENNALE.	EXISTANTS AU 1er JANVIER 1853.	ENTRÉS.	SORTIS.	DÉCÉDÉS.	MORTALITÉ 0/0.
1853 à 1858......	823	36,942	29,291	40,22	9 1/3.

(Delle instituzioni di beneficenza nella città e provincia di Venezia del conte Pietro-Luigi Bembo.)

On compte encore à Naples, parmi les établissements qui méritent d'être mentionnés, l'hôpital de la Paix et l'hôpital de Saint-François.

La salle de l'hôpital de la Paix a été construite dans un ancien palais : vaste et fort belle, elle occupe tout le côté oriental de l'édifice; elle est longue de 320 palmes napolitaines (84m66) (1) et large de 40 (10m58). La voûte en est supportée par quinze grandes arcades à lunettes, décorées d'ornements d'architecture et de peintures à fresque.

Il y a autant de compartiments qu'il y a d'arcades; chaque compartiment renferme, à la partie supérieure du mur, de grandes fenêtres, et, à la partie inférieure, des fenêtres plus petites, disposées de manière à pouvoir dispenser l'air et la lumière suivant les besoins des malades et suivant les saisons.

On arrive à cette salle par un large escalier conduisant à deux vastes terrasses qui, d'un côté, bordent la salle et, de l'autre, entourent deux cours servant de promenoirs. La salle contient 52 lits : chaque lit se compose de deux matelas et d'une paillasse, de trois oreillers et de couvertures appropriées aux saisons et à l'affection dont le malade est atteint. Les lits sont garnis de rideaux. Des pères de Saint-Jean-de-Dieu, au nombre de 30, divisés, suivant la règle de leur ordre, en prêtres et en laïques, prennent soin des malades ; le service médical de l'établissement est fait par quatre médecins et trois chirurgiens ordinaires.

L'hôpital Saint-François (Ospedale delle prigioni, detto di San-Francesco) est situé près de la porte Capuane, sur une grande place, non loin des jardins de la ville.

La forme des bâtiments est celle d'un rectangle très-allongé, long de 200 palmes napolitaines (52m91) environ et large de 80 (21m16).

L'édifice est divisé en trois plans ; mais le côté qui regarde le nord-est se termine par un quatrième étage qui se divise en plusieurs pièces destinées à différents usages. Cette partie des bâtiments, devant laquelle s'étend le plus vaste espace, est occupée par les salles des malades, comme étant la plus chaude et la mieux ventilée (2).

Le principal hôpital de Naples est celui des Incurables (3), connu aussi sous le nom de Santa-Maria-del-Popolo. Il comprend dans son périmètre l'édifice de l'Académie royale de médecine, et le collége des médecins sert de pendant à ses propres constructions, qui n'offrent pas un ensemble fort satisfaisant sous le rapport de la régularité. Les bâtiments principaux, réservés aux malades, sont au nombre de trois, groupés sans ordre, à la suite de la cour d'entrée. Autour de ces constructions principales se rangent les services généraux, parmi lesquels les cuisines se font remarquer par leurs belles proportions. Hôpital général de Santa-Maria-del-Popolo. (Incurables.)

Derrière ces bâtiments s'élèvent cinq pavillons particuliers affectés spécialement aux cliniques de l'Académie, qui se répartissent ainsi :

2 cliniques médicales,
1 — chirurgicale,
1 — ophthalmologique,
1 — obstétricale.

(1) La palme mesure 0m,264.569.

(2) Extrait d'un ouvrage intitulé : *Topografia e statistica medica della città di Napoli*, del dottor Salvatore de Renzi. (Bibliothèque de l'Académie impériale de médecine de Paris.)

(3) Cette désignation semblerait indiquer qu'il s'agit ici d'un hospice, et non d'un hôpital. Il est donc opportun de faire observer que le mot *incurables* n'a pas, dans l'usage italien, son sens exact, et qu'il sert simplement à caractériser des malades « qui n'ont pas les moyens de se faire traiter. »

Chacun de ces pavillons est complété par un amphithéâtre; l'hôpital possède, en outre, le grand amphithéâtre d'anatomie pathologique de la Faculté.

Ces pavillons reçoivent de préférence les malades gravement atteints, sur lesquels les études médicales peuvent le plus utilement s'exercer. Les autres sont traités dans les trois bâtiments dont nous avons parlé en premier lieu.

L'entre-sol de ce bâtiment contient un service de vénériens, qui comprend 115 lits, et dans lequel on pratique spécialement les frictions mercurielles, avec la pommade napolitaine.

Au premier étage sont les salles des hommes, et dans les étages supérieurs celles des femmes.

On a ménagé au premier étage deux salles pour les phthisiques. Tous les autres malades, de quelque affection qu'ils soient atteints, sont confondus dans les salles communes; il n'existe pas même de division entre les services de médecine et ceux de chirurgie.

La tenue et la propreté des salles, qu'on a cependant soin de désinfecter au moyen de chlorure de calcium, laissent généralement beaucoup à désirer; le nombre des lits y est d'ailleurs considérable, puisqu'il s'élève dans plusieurs jusqu'à 110, et ne descend dans aucune au-dessous de 70.

Ces lits, assez convenablement espacés, sont pourvus d'une paillasse et d'un matelas; ils rappellent à peu près nos anciens lits à tréteaux, en ce qu'ils se composent comme eux d'un fond de planches posé sur deux tréteaux en fer, mais avec cette différence qu'ils sont dépourvus de dossier.

Dans certaines salles, les murs sont revêtus, à hauteur d'homme, de grandes plaques de lave, très-favorables à la salubrité, en ce sens qu'elles ne retiennent que très-difficilement les poussières infectieuses.

Aucune espèce de ventilation artificielle n'est en usage dans cet hôpital. Toutefois, les salles sont pourvues de larges fenêtres, qu'on ouvre fréquemment, même pendant l'hiver, et qui, durant une partie des journées et des nuits d'été, laissent un libre accès à l'air extérieur. On ne fait jamais de feu dans les salles : la température habituelle au climat de Naples dispense de cette précaution.

Leur sol est revêtu de briques ou de moellons, et soumis à des lavages fréquents.

Dans une partie de l'établissement, exclusivement destinée au traitement des malades payants, et dont l'aménagement a dû être fait d'une manière plus confortable, on a substitué aux briques, pour parquets, un nouveau composé, auquel son inventeur a donné le nom de *marmoïdea* (similimarbre) (1).

Le nombre total des lits à l'hôpital Santa-Maria est de 1,400.

Cent douze médecins sont, nous dit-on, attachés à l'établissement; mais on conçoit aisément qu'ils ne sont pas simultanément en exercice : ils alternent pour le service, et, quoique appartenant régulièrement à l'hôpital, ils ne sont tenus de s'y rendre qu'à tour de rôle.

Les cours cliniques de Santa-Maria sont suivis par un grand nombre d'étudiants.

Parmi les dépendances de cet hôpital, nous remarquons une villa, ou maison de convalescence, bien aménagée, mais où les malades en voie de guérison ne sont envoyés que fort rarement.

Le régime alimentaire de Santa-Maria-del-Popolo ne paraît pas établi sur des bases bien fixes. D'ailleurs, il n'est pas toujours laissé au choix de l'Administration, une des nombreuses Sociétés de bienfaisance de la ville ayant pris l'engagement de fournir à ses frais, chaque lundi, les aliments nécessaires à la consommation de cet hôpital.

---

(1) La *marmoidea* (similimarbre), est une combinaison de craie, de sable de rivière et d'éclats de marbre qui, soumise à une préparation spéciale, acquiert la solidité de la pierre.

L'usage du vin n'est pas général dans cet établissement comme dans nos maisons hospitalières : il fait partie des prescriptions extraordinaires.

Parmi les autres établissements de la ville de Naples, nous devons signaler encore un hôpital spécial de chirurgie, l'Hôpital des Pèlerins (Ospedale dei Pellegrini), où l'on ne traite que les fractures et les blessures graves. Cette maison ne contient que 60 lits ; c'est un petit bâtiment à deux étages : au rez-de-chaussée, sont les amphithéâtres; au premier étage, les malades, et au deuxième, les chambres des chirurgiens de garde. L'hôpital est isolé au milieu de grands jardins. Hôpitaux spéciaux de la ville de Naples.

Naples possède aussi un hôpital de 600 lits, particulier aux femmes atteintes d'affections vénériennes, et assez semblable à notre établissement de la rue de Lourcine.

On y remarque également l'hôpital militaire de la Trinité. Ce dernier, établi dans une ancienne maison conventuelle, pèche par l'ordonnance de ses dispositions intérieures. Ses salles sont irrégulières et disparates; mais sa situation sur une colline, ses vastes terrasses et ses jardins le placent dans des conditions de salubrité tout à fait exceptionnelles. Hôpital militaire de la Trinité.

II. — L'ASSISTANCE PUBLIQUE EN ESPAGNE.

Dans un mémoire, fort intéressant d'ailleurs, qu'il a récemment présenté au Congrès de bienfaisance de Londres, M. le comte d'Alfaro nous fournit sur l'organisation moderne et les revenus de l'assistance publique en Espagne des indications curieuses que nous devons croire puisées à des sources plus certaines que celles où il s'est procuré le chiffre de la mortalité de nos hôpitaux (1). Bien que nous ayons évité d'aborder dans cette esquisse des hôpitaux étrangers ce qui ne se rattachait pas directement à l'installation matérielle de ces établissements, les dispositions générales qui régissent l'Administration des hôpitaux espagnols sont trop peu connues en France pour que nous n'acceptions pas avec empressement la communication qui nous est faite du travail de M. le comte d'Alfaro (2). Les passages que nous en détachons, servant d'introduction aux notes que nous a transmises un des praticiens les plus distingués de Madrid, M. le docteur Augusto Lletget y Lletget, sur les deux principaux hôpitaux de Madrid, feront mieux comprendre

(1) Tout en reconnaissant « avec impartialité, nous dit-il, que les hôpitaux de Paris n'admettent généralement dans leur sein que les cas assez sérieux pour justifier une pressante admission, » M. le comte d'Alfaro semble accepter et n'hésite pas à propager, comme l'expression exacte de la vérité, les chiffres suivants de la mortalité dans les hôpitaux de Paris, à savoir : 1 décès sur 8 dans les services de médecine, 50 pour cent parmi les opérés; et, en 1859, à la Maternité, 13 décès sur 31 accouchées. Sans nous arrêter à examiner ici l'origine de ces chiffres, qui peuvent, nous aimons à le penser, au moins en ce qui concerne ceux de la chirurgie et des accouchements, n'être que le fait d'une erreur de copie ou de composition, nous nous bornerons à renvoyer le lecteur aux tableaux statistiques du paragraphe 11 de la présente étude, qui fixent ainsi qu'il suit les chiffres de cette mortalité : pour la période de 1850 à 1859, services de médecine, 1 décès sur 8.20, services de chirurgie, 1 décès sur 21.41.—Maison d'accouchement (année 1859), 1 décès sur 12.16.

(2) *Revue d'économie chrétienne*, tome III, page 713, numéros de juillet-août 1861.

que tout ce que nous pourrions ajouter ici l'impossibilité d'établir une comparaison utile entre ces établissements et nos hôpitaux de Paris, dont le seul budget égale presque celui de toutes les institutions hospitalières et charitables réunies de l'Espagne.

« Le gouvernement consacre au budget extraordinaire 70,000,000 de réaux (1) pour les établisse-« ments de bienfaisance et de correction. Aux premiers on a attribué 30,000,000 de réaux, répartis « en chiffres ronds, ainsi qu'il suit :

« 10,000,000 parmi les provinces, avec obligation à chaque province de s'imposer pour une dépense « distributive double de la somme qu'elle reçoit du gouvernement;

« 10,000,000 pour un hospice d'aliénés à Madrid, établissement qui doit servir de modèle à ceux de la « même classe dans le royaume;

« 4,000,000 pour un hospice d'aveugles et de sourds-muets à Madrid;

« Et 6,000,000 pour un hospice d'aliénés en Galice.

« Sans se borner à ces dépenses d'assistance publique, le gouvernement se propose de demander « dans l'année courante un crédit supplémentaire, qui n'est point évalué au-dessous de 10,000,000 de « réaux.

« De l'ensemble des sommes antérieurement indiquées résultent les calculs suivants :

« 10,000,000 répartis aux provinces; 20,000,000 dépensés de leurs propres fonds; 20,000,000 avec « destination spéciale à certaines fondations charitables; 10,000,000 que le gouvernement doit demander « prochainement pour en appliquer le produit à l'assistance publique; 40,000,000 pour les maisons de « correction. Total : 100,000,000 de réaux consacrés à cette spécialité du budget dans le cours d'une « année.

« Il n'est pas question ici des sommes votées annuellement dans les budgets ordinaires.

« Dans le budget général de l'État, on consacre tous les ans 1,000,000 de réaux au soulagement des « calamités publiques inévitables et imprévues, telles que l'excessive sécheresse et les inondations, et « de plus de 80,000,000 de réaux pour secours à accorder aux Espagnols malheureux à l'étranger.

« En outre, chaque province vote dans son budget une somme variable destinée au même but, et ces « dépenses s'élèvent, en chiffres ronds, à plus de 2,000,000 de réaux.

« Dans les cas où il faut soulager des calamités imprévues dont l'excessive gravité réclame, pour y « remédier, de grandes ressources, on vote un crédit extraordinaire : c'est ainsi qu'en 1861, par suite de « funestes inondations, on employa 6,000,000 de réaux en dons variables à répartir aux habitants des « localités affligées, et 10,000,000 pour prêts sans intérêts. Ces calamités coûtèrent, à cette époque, « près de 20,000,000 de réaux.

« La direction générale de bienfaisance et du service sanitaire, chargée en Espagne de la plupart des « attributions relatives à l'assistance publique, a imprimé un énergique mouvement à la partie de l'Ad-« ministration qui lui est confiée; elle s'est appuyée à la fois sur l'efficace coopération des juntes géné-« rales de bienfaisance et des corporations provinciales et municipales, et sur le zèle des fonctionnaires « publics de l'Administration civile, dont les chefs président officiellement ces juntes. C'est à la direction « générale indiquée plus haut qu'appartient la solution de toutes les questions relatives à l'assistance « publique ou à la bienfaisance; elle compte également sur le concours actif d'un conseil et de juntes « sanitaires établis dans toutes les provinces et districts, pour coopérer à l'exécution des règlements et « ordonnances qui se rattachent à ces utiles attributions.

« ....

« Nous ne ferons ici qu'une mention passagère du système de secours à domicile adopté en Espagne, « de l'augmentation des écoles de sourds-muets et d'aveugles, de l'organisation établie à Madrid et « dans plusieurs villes importantes du royaume pour la police sanitaire de la prostitution, et pour l'ex-

(1) Le réal de vellon d'Espagne représente 26 centimes de monnaie française.

« tinction graduelle de la syphilis, de la fondation de caisses d'épargne dans plusieurs provinces, des « ordonnances relatives à la nomination et à la promotion aux différents degrés de la hiérarchie médi- « cale, et du projet de règlement destiné à la police sanitaire qui doit s'appliquer dans tout le royaume, « et dont la coordination a été confiée à l'Académie royale de médecine. L'appréciation critique de ces « différents travaux dépasserait les bornes d'un travail tel que celui dont nous présentons l'esquisse « imparfaite; et si nous indiquons même ces mesures en passant, c'est pour montrer que le gouvernement « poursuit avec une louable sollicitude l'amélioration des questions sociales qui semblent réclamer avec « le plus d'urgence l'application de ses lumières et de ses efforts.

« L'année 1859 a vu fonctionner dans les 49 provinces d'Espagne 7 établissements généraux, 329 pro- « vinciaux et 692 municipaux et particuliers, dont l'ensemble constitue 1,028 asiles ouverts à la souf- « france et à la misère. Nous savons également que 248,046 individus du sexe masculin, 207,244 du « sexe féminin, y furent secourus, en tout 455,290 personnes des deux sexes. Les dépenses se sont éle- « vées dans les établissements généraux à 2,182,652 réaux; dans les provinciaux à 50,336,544 r. 74; et « dans les établissements municipaux et particuliers à 16,715,450 r. 01, c'est-à-dire qu'en totalité on a « consacré aux œuvres de bienfaisance la somme de 69,234,646 r. 75.

« Pour bien comprendre la classification de ces différents établissements, il faut se reporter à la loi « du 20 juin 1849, qui donne textuellement les définitions suivantes :

« 1° Les établissements de bienfaisance se divisent en publics et en particuliers;

« 2° A la première classe appartiennent les établissements généraux, provinciaux et municipaux. On « entend par établissements généraux de bienfaisance tous ceux dont la destination est réservée au soula- « gement de besoins permanents par leur nature ou qui réclament une attention spéciale : dans cette caté- « gorie il faut ranger les établissements d'aliénés, de sourds-muets, d'aveugles, d'estropiés ou d'invalides;

« 3° On désigne sous le nom d'établissements provinciaux tous ceux qui ont pour but le soulagement « de l'humanité souffrante dans les maladies ordinaires, l'admission des indigents incapables d'un tra- « vail personnel suffisant pour pourvoir à leur subsistance, l'hospitalité et l'éducation de ceux qui sont « privés de la protection de la famille jusqu'au moment où ils seront en état de vivre de leurs propres « ressources : dans cette classe il faut ranger les hôpitaux destinés aux affections chroniques ou aiguës, « les maisons de charité, les hospices de la maternité et des enfants trouvés, ceux des orphelins et des « enfants abandonnés ;

« 4° Par établissements municipaux de bienfaisance, il faut entendre ceux auxquels il appartient de « soulager des maladies accidentelles, de conduire aux établissements généraux et provinciaux les pau- « vres des localités respectives, et d'offrir aux malheureux, dans le foyer domestique, les secours que « réclament leurs souffrances ou la pauvreté accidentelle et non coupable : à cette classe appartiennent « les maisons de refuge, l'hospitalité passagère et les secours à domicile.

« L'assistance publique organisée telle qu'elle existe maintenant en Espagne a soulagé en 1860 un « demi-million de malheureux, avec la somme de 70,000,000 de réaux.

« L'année dernière, les dépenses pour cette partie de l'Administration se sont élevées dans les éta- « blissements généraux à 5,000,000, dans les provinciaux à 63,000,000, dans les municipaux « à 17,000,000, et l'on calcule que la bienfaisance individuelle a dû fournir plus de 30,000,000 de réaux.

« S'il nous était permis d'entrer dans des considérations qui pourraient ici paraître hors de propos, « une exposition plus profonde ne présenterait probablement pas l'ensemble de nos institutions et de « nos lois sous un jour trop défavorable; mais qu'il nous suffise de déclarer pour le moment que si le « système de la charité publique n'est point encore parmi nous, il faut l'avouer, au perfectionnement « possible, on cherche à y parvenir, malgré les difficultés que présentent d'aussi graves questions dans « toute réforme, et surtout dans les circonstances actuelles.

« On remarquera que parmi les 1,028 établissements dont nous avons parlé plus haut, il y avait en « Espagne, vers la fin de 1859, 49 maisons destinées aux enfants trouvés, 1 dans la capitale de chaque « province, et 100 succursales de la même classe ou asiles des enfants abandonnés, correspondant au « même nombre de centres de population : on comptait donc 149 asiles chargés de recueillir et d'assister « l'innocence délaissée et sans aucun appui, et l'on trouvait dans ces différents dépôts, en 1858, « 35,387 enfants en bas âge. En ajoutant à ce chiffre 17,077 admissions pour l'année 1859, on arrive au

« total de 52,464. De ce nombre il faut déduire 3,823 sorties pour retour chez les parents, pour cause « d'adoption ou par suite d'admission dans les hospices ; les morts, sous l'influence de causes épidémi- « ques assez graves, s'élevèrent au chiffre de 12,332 : il restait donc dans les maisons d'enfants trouvés, « à la fin de ladite année, 37,340 individus des deux sexes.

« Six capitales de provinces manquent encore d'hospices de cette nature; mais bien que les enfants « abandonnés passent à l'âge convenable dans les établissements analogues des provinces voisines, on « s'occupe activement d'organiser de nouvelles fondations pour qu'aucune province ne reste déshéritée « de pareils secours. Il est aussi question d'appeler l'attention de la loi sur la destination définitive et « régulière qu'il faudra donner à ces orphelins.

« La bienfaisance soutient 17 maisons d'aliénés dans les principales provinces. A la date où ces ren- « seignements ont été fournis à l'Administration (1860), on avait reçu dans ces établissements « 2,150 aliénés, dont 493 atteints de folie furieuse et 1,657 en état de démence. En 1859, les entrées « s'élevèrent à 912; il restait en 1860 un excédant de 2,217 de ces infortunés, enfermés dans les hos- « pices. Et cependant, d'après les calculs statistiques, nous avons pu constater que la folie est « une maladie proportionnellement moins fréquente en Espagne que dans les autres pays.

« Depuis quelque temps on a construit plusieurs hôpitaux et maisons de maternité, dont une dans la « capitale, et consacré, du produit des biens nationaux, une somme considérable à la fondation d'autres « établissements publics.

« . . . .

« Le système de l'assistance domiciliaire date, en Espagne, d'une époque fort reculée : plusieurs auteurs « du XVIe siècle, tels que Jean de Medina, dans son traité de *La charité discrète*, publié en 1545, et Jean- « Louis Vivès, dans son livre sur l'*Assistance aux pauvres*, font évidemment connaître que la distribu- « tion de secours à domicile se pratiquait à cette époque ; mais l'organisation de ce système de bien- « faisance laissait beaucoup à désirer, et c'est après des vicissitudes variées qu'il a subi en 1858 les plus « sérieux changements à Madrid.

« Sans parler de la société de Saint-Vincent-de-Paul et des juntes de dames patronesses qui distri- « buent leurs secours en dehors du cercle de l'Administration, voici les principales modifications intro- « duites dans l'assistance officielle : — 1° centraliser et soumettre à une direction uniforme l'action des « juntes paroissiales primitivement chargées de ce service ; — 2° organiser le corps médical de l'hospi- « talité domiciliaire ; — 3° contribuer avec les fonds municipaux aux dépenses qui excèdent le produit des « souscriptions volontaires, — et 4° établir cinq maisons de secours avec des médecins et des employés « permanents pour satisfaire à tous les besoins d'urgence et constituer le centre de la bienfaisance des « districts. Cette organisation, depuis trois ans qu'elle existe, a donné lieu à des résultats satisfaisants, et « inspiré le désir de communiquer une vive impulsion à un système qui paraît réunir, pour d'ultérieurs « développements, des raisons de convenance, de moralité et même d'économie.

« . . . .

« On est porté à croire, à Madrid, que l'assistance domiciliaire mérite une préférence marquée sur « les secours accordés dans les hôpitaux ; et cette opinion a pour base principale les chiffres fournis par « la statistique comparée des établissements de bienfaisance. En 1861, on a visité à domicile 10,018 ma- « lades et dans les maisons de secours 8,224, sans compter 3,224 accidents qui ont rendu toute assis- « tance inutile. En outre, les médecins ont donné des soins domiciliaires à 1,028 femmes en couches « et à 2 dans les maisons de secours. Voyons maintenant les résultats. La proportion de décès à Madrid « dans ce nombre d'assistés à domicile s'est bornée au chiffre de 971, c'est-à-dire à 9 0/0. Or, le calcul « devient encore plus favorable, si l'on fixe son attention sur ce double fait, que les maladies légères « reçoivent leur soulagement dans les maisons de secours, et surtout que la bienfaisance domiciliaire « s'étend à tous les enfants en bas âge dans les familles pauvres, en faisant ainsi tomber le poids le plus « grave de la mortalité sur cette époque de la vie où les accidents offrent le plus de gravité et de fré- « quence. Il faut aussi reconnaître avec impartialité que les hôpitaux à Paris n'admettent généralement « dans leur sein que les cas assez sérieux pour justifier une pressante admission.

« La mortalité à Madrid parmi les femmes en couches offre également un résultat curieux : sur 1,028 « accouchements à terme ou prématurés, on n'a constaté que 2 décès parmi les femmes assistées et 23

« parmi les enfants, c'est-à-dire 1 cas de mort sur 514 d'assistance. Si les calculs d'une statistique en-
« core incomplète viennent à se confirmer, il y aurait là un avantage notable sur les résultats de l'obser-
« vation faite à Guy's Hospital, où la proportion de la mortalité a été de 1 décès sur 331 cas, et dans
« un des arrondissements de Paris de 1 sur 332, d'après les chiffres du recensement publié en 1856.
« La comparaison de ces chiffres avec ceux qu'on trouve sur les registres des grands hôpitaux est bien
« propre à inspirer de graves réflexions ; il suffira de rappeler ici qu'en 1859, à la Maternité de Paris,
« la mortalité s'est élevée au chiffre affligeant de 13 sur 31 accouchées (1).

« Parmi les affectins externes qui ont reçu l'assistance dans quatre maisons de secours, en 1859 et
« 1860, on compte 2,533 blessures par violence, 1,833 par accident, 44 lésions produites par l'exercice
« de divers métiers, et 385 de différentes natures.

« Le maximum des blessures et coups par suite de violences s'est élevé en juin à 290 cas, et en
« juillet à 294 ; le maximum est descendu en février à 179, et en janvier à 147. Les cas d'ivresse qui
« ont exigé l'intervention médicale ont été observés surtout en octobre, novembre et décembre, au nom-
« bre de 14 à 16 ; le chiffre s'est borné à 5 pendant les mois de février, avril et août, et il s'est abaissé
« en mai jusqu'à 2. Tels sont du moins les faits recueillis à Madrid. Ces calculs offrent un certain intérêt
« parce qu'ils tendent à démontrer, par l'observation comparée d'autres pays, l'influence des saisons, des
« habitudes et du climat.

« Le fait le plus important à signaler parmi toutes ces recherches, c'est que la bienfaisance domici-
« liaire de Madrid a entraîné moins de dépenses qu'elle n'en aurait occasionné dans un hôpital ou dans
« un établissement considérable. »

L'hôpital de la Princesse, situé sur le point culminant de la partie nord de la ville de Madrid, offre, comme l'hôpital Lariboisière, sur le plan duquel il a été construit, l'aspect d'un quadrilatère allongé dans la direction du N.-O. au S.-E. Il se compose de huit pavillons, quatre de chaque côté. Ces pavillons, complétement isolés au moyen de six cours latérales, communiquent par une galerie couverte. Ils comprennent un rez-de-chaussée et un étage, tous deux destinés aux malades. Hôpital de la Princesse.

Les deux pavillons de face et les deux du fond se trouvent reliés au moyen de bâtiments qui servent à compléter leurs façades, et au centre desquels se trouve la cour principale. L'entrée de l'hôpital est située au S.-O., ainsi que les bureaux, la communauté et les logements des employés. La pharmacie, la lingerie, les salles de bains, les chambres de dépôt des instruments de chirurgie et celles du linge à pansements, les fosses d'aisances et la buanderie sont dans le bâtiment du N.-O.

L'hôpital contient seize salles de vingt lits, deux salles de dix lits, et une salle de vingt-quatre lits. La dimension des salles est de 35 pieds 1/2 de longueur (10^{m}03) sur 21 de largeur (5^{m}93), et 14 1/2 de haut (4^{m}10) (2) ; elle a été calculée de manière à fournir, par lit, la quantité de 21 mètres cubes d'air respirable, qu'on a jugée suffisante pour chaque malade.

La salle de 24 lits et la chambre des opérations sont carrelées avec la faïence bleue de la fabrique de Valence. Toutes les maladies, à part la syphilis, l'aliénation mentale, les fièvres éruptives, les affections incurables et les maladies de la peau, sont reçues et traitées à l'hôpital de la Princesse.

Il renferme de 300 à 350 lits ; mais la moyenne des malades admis annuellement est de 300 (3).

---

(1) Nous avons relevé plus haut ces erreurs. Voir, page 393, aux notes.

(2) Le pied espagnol équivaut à 0^{m}28265.

(3) Pendant l'été, une partie des lits n'est pas occupée. C'est ainsi qu'au 1er juillet 1862 on comptait neuf salles tout à fait vacantes, présentant un total de 330 lits.

Parmi les individus qui se présentent, on donne toujours la préférence aux blessés ou aux malades atteints d'affections chirurgicales : ce qui laisserait supposer qu'à Madrid, comme à Londres, il n'y a pas une délimitation marquée entre les services de médecine et de chirurgie, et que le nombre des lits qui leur sont affectés varie selon les circonstances. Le malade admis n'est définitivement reçu qu'après l'approbation du Conseil de bienfaisance.

Toutes les fois que l'état d'un malade est grave, l'hôpital est tenu de lui consacrer, jour par jour, un bulletin sanitaire spécial, inséré dans un tableau que les parents viennent consulter librement.

Hôpital général de Madrid.

L'Hôpital-général de Madrid est un vaste édifice quadrangulaire, formé de bâtiments très-élevés, à 4 et 5 étages, se groupant autour d'une cour centrale. Sa construction remonte au règne de Charles III (mort en 1788); mais ce n'est que sous les successeurs de ce monarque qu'elle fut définitivement achevée. L'expérience ayant depuis longtemps démontré combien cet établissement était loin de remplir les conditions d'installation et d'hygiène enseignées par la pratique et la science modernes, d'importants travaux viennent d'être entrepris pour remédier aux vices nombreux des constructions primitives.

L'hôpital est divisé en deux départements tout à fait indépendants : celui des hommes et celui des femmes. Dans chaque département on a réservé, pour les enfants malades des deux sexes, une petite salle complétement isolée, de manière à leur interdire toute espèce de communication avec les adultes.

L'Hôpital-général compte 1,621 lits répartis entre 44 salles de malades et divisés en service de médecine, service de chirurgie (hommes et femmes), service d'accouchement, service spécial pour les maladies des yeux, service d'aliénés et de détenus des deux sexes.

Quelques-unes de ces salles renferment un grand nombre de lits (Saint-Antoine 87, Saint-Joseph 75); d'autres, au nombre de 6, en contiennent 70. Par contre, 11 salles ont un très-petit nombre de lits (de 10 à 15).

Chaque service de médecine, de chirurgie ou d'accouchement possède en outre une salle spécialement destinée à des malades payants et quelques chambres particulières réservées à ceux qui, par leur position sociale ou la gravité de leurs affections, ne peuvent être traités dans les salles communes.

On a ménagé auprès de chaque service de chirurgie une petite pièce destinée aux opérations, et une autre renfermant deux baignoires, et tous les appareils nécessaires au traitement hydrothérapique.

Les murs des salles sont recouverts, jusqu'à la hauteur de deux mètres, d'une couche de stuc ou de briques bleues de Valence; la plupart de ces salles sont pavées; pour quelques-unes, cependant, on a employé l'asphalte.

Le service des femmes est confié à des sœurs hospitalières et à des infirmières; celui des hommes est fait par des frères infirmiers. Leurs fonctions consistent à veiller à ce que les malades reçoivent tous les soins que réclame leur état, à maintenir le bon ordre dans les salles, à présider aux distributions de vivres. Ces distributions ont lieu 4 fois par jour dans l'ordre suivant : à 5 heures du matin, lait de chèvre ou d'ânesse; — à 7 heures, déjeuner composé, soit de chocolat, soit de soupe à l'ail; — à midi, le dîner composé d'une partie des aliments ci-après : bouillon de bœuf ou de poule; bœuf bouilli, rôti ou accommodé; pieds de mouton bouillis ou frits; poirée; œufs à la coque ou frits; pommes de terre frites ou accommodées; potages de vermicelle ou de semoule; riz; pain; vins rouges généreux; biscuits de cannelle; — enfin le souper, à 6 heures du soir, dont le menu diffère peu de celui du dîner.

Le service médical est ainsi organisé : un doyen et onze médecins, chefs de service, pour la médecine ; et pour la chirurgie un doyen et huit professeurs titulaires. De plus, chaque service comprend trois médecins ou trois chirurgiens, dont les fonctions rappellent celles qu'exercent chez nous les membres du bureau central : ils sont chargés de visiter les malades qui sollicitent leur admission à l'hôpital. Deux d'entre eux doivent toujours se tenir dans la salle de garde, et, en cas de besoin, se rendre dans les salles pour porter secours aux malades lorsqu'ils en sont requis. Le personnel des élèves se divise en aides-majors de première classe et aides-majors de deuxième classe, nommés au concours. Les élèves accompagnent les médecins pendant leurs visites au lit des malades, assistent les chirurgiens pendant les opérations, veillent à l'exécution des prescriptions du médecin et à la délivrance des médicaments qui sont préparés dans l'hôpital par les soins de deux pharmaciens en chef, de deux aides et de quinze élèves. Ces médicaments sont distribués aux malades à trois heures précises, et, lorsque leur usage peut présenter quelque danger, ils sont administrés par les aides-majors en médecine et en chirurgie.

III. — HOPITAUX RUSSES.

Des hôpitaux russes nous connaissons peu de chose; cependant les renseignements qui nous ont été fournis sur l'hôpital civil de Liteinoïe à Saint-Pétersbourg et sur la maison Impériale d'éducation de Moscou peuvent être reproduits utilement.

L'hôpital de Liteinoïe, plus généralement appelé *hôpital Sainte-Marie*, du nom de sa fondatrice, l'impératrice Marie Fœderowna, seconde femme de Paul Ier, peut recevoir 200 malades des deux sexes. Hôpital de Sainte-Marie à Saint-Pétersbourg.

La gauche du bâtiment qui compose l'hôpital est destinée aux femmes, et la droite aux hommes; un vestibule sépare ces deux parties de l'établissement, qui a été préservé autant que possible de l'humidité. Les appartements sont très-élevés, percés de fenêtres, de ventouses et dégagés par des corridors ouverts à leurs deux extrémités. Dans chaque chambre, il n'y a pas plus de quinze lits. Une grande propreté règne partout : aucune odeur désagréable ne se fait sentir.

Tout malade admis par le médecin en chef est baigné et lavé, et reçoit du linge blanc avant de prendre possession du lit qui lui est destiné. On tient registre de son nom, de son âge, de sa religion, de sa profession et de sa demeure. Son nom, le numéro de son enregistrement et la date de sa réception sont reportés sur une carte attachée au dossier du lit; au-dessus, une ardoise sert à consigner en latin le nom de la maladie et le régime auquel le malade est soumis.

Toutes les couchettes sont en fer ; elles sont garnies d'une paillasse, d'un matelas de crin, de deux oreillers, de deux draps et d'une couverture. Le fond du lit est formé de planches de bois.

Les malades qui sont dans un état de marasme et de faiblesse ont une nourriture à part qui consiste en gruau fin, en volaille rôtie, en mets restaurants et boissons fortifiantes. Le médecin peut même la composer d'aliments non prévus dans le règlement, s'il le juge nécessaire ; le sagou, le malaga ne sont pas épargnés.

La chapelle est placée dans le corps même et au milieu du bâtiment. Un prêtre du rite grec, qui loge dans l'hôpital, visite souvent les salles et console les malades par les secours de la religion. Un catholique, un protestant, un mahométan même, vient-il à réclamer un ministre de son culte, on l'appelle sur-le-champ.

Tout convalescent est baigné de nouveau, revêtu d'autres habits, et placé dans une autre salle que celle où il a passé le temps de sa maladie. Un régime approprié à son état lui est accordé. Lorsqu'il est rétabli, on le conduit une troisième fois au bain. Il reprend ses vêtements, l'argent qu'il pouvait avoir, et sort de l'hôpital.

Les morts, dès que le décès est constaté, sont portés dans une maison voisine de l'hôpital. Lorsqu'il y a quelque incertitude sur les signes de la mort, ou lorsque l'on soupçonne un malade d'être tombé en léthargie, on le laisse exposé, pendant quelques jours, dans une chambre particulière. Cette chambre est chauffée convenablement, et garnie de tous les ustensiles et instruments nécessaires aux asphyxiés. Vingt fils de soie, attachés aux doigts du mort, aboutissent à un cordon fixé au levier d'un échappement disposé de telle sorte que le mouvement le plus subtil du malade réputé mort suffirait pour mettre en jeu un carillon destiné à avertir le surveillant.

On retrouve encore cette disposition, malgré son inutilité, dans quelques villes d'Allemagne, notamment à Munich.

Les malades, hommes et femmes, sont soignés par des veuves, chargées, à titre de surveillantes, du service des salles (1).

A Moscou, la charité publique ou privée reçoit les malades ou les indigents dans un grand nombre de maisons hospitalières, parmi lesquelles il faut ranger en première ligne l'hôpital de la Ville et subsidiairement dix-huit petits hôpitaux de quartier, ouverts, également, à tous les genres d'affections. Il en est de même du double hôpital de Catherine, où l'on traite aussi toutes les maladies. Ce dernier, dont la partie ancienne remonte au règne de Catherine la Grande, et dont les constructions modernes datent seulement de 1823, est destiné à la clinique des hôpitaux.

Parmi les hôpitaux spéciaux, les plus importants sont : celui des Ouvriers, l'hôpital des Ophthalmiques, aussi pour l'université, l'hôpital des Enfants et l'hôpital pour l'aliénation mentale, établi dans le village de Sokolnik, à environ 15 kilomètres de Moscou.

A la tête des établissements dus à la charité privée, il faut placer l'hôpital Scheremetieff et l'hôpital Galitzin, fondé par la famille princière de ce nom, et qui peut recevoir deux cents malades.

On a établi également à Moscou, comme à Paris, un hôpital réservé aux cliniques de la faculté de Médecine.

---

(1) En Russie, il n'existe pas d'ordres religieux qui se consacrent spécialement aux soins des malades, mais l'impératrice-mère à procuré, à Moscou et à Saint-Pétersbourg, une retraite aux pauvres veuves d'officiers militaires ou civils qui ne reçoivent ni pensions ni secours quelconques, et que le malheur a privées de tout moyen de subsistance. C'est dans ces asiles, érigés par la bienveillance, que cette généreuse princesse a trouvé, au milieu des mères et des épouses qu'ils renferment, des femmes propres au service des pauvres malades.

Elles sont, aujourd'hui, au nombre de vingt, et portent le nom de Veuves de la Charité. Toutes sont habillées d'une robe de couleur brune uniforme; sur leur poitrine tombe un ruban vert auquel est fixée une croix d'or ayant, d'un côté, l'image de la Vierge avec cette légende en russe : Consolation des affligés, et de l'autre : Charité. Ces veuves ont les gardes-malades sous leurs ordres : elles avertissent l'inspectrice de leur négligence, suivent les médecins de lit en lit, reçoivent leurs instructions, et peuvent aussi être appelées comme gardes-malades dans les maisons particulières.

On n'admet dans cette espèce d'ordre que des veuves qui ont subi un noviciat d'une année. Celles qui veulent se retirer, à cause de leur grand âge ou d'un état de faiblesse, peuvent le faire librement; mais alors elles ne sont plus appelées en ville, bien qu'elles puissent conserver leur croix d'or et même la nourriture à l'hôpital, si elles comptent cinq années de service. Lorsqu'il s'élève des plaintes sur la conduite des Veuves de la Charité, elles sont jugées par le conseil de tutelle de l'hôpital, et, en cas de condamnation, exclues, non-seulement de l'ordre, mais encore de l'hospice des Veuves, et privées de leurs priviléges et de leur décoration.

Ses bâtiments, élevés en 1838, affectent la forme d'un quadrilatère ouvert et offrent, mais en beaucoup plus grand, des dispositions analogues à celles de notre hospice Saint-Michel. (Voir page 319.)

Il est précédé d'une vaste cour et entouré de beaux jardins. Le bâtiment principal est occupé, au rez-de-chaussée, par l'administration, et, au-dessus, par une grande salle d'opérations. Les bâtiments de malades, situés de chaque côté du précédent, sont à deux étages et contiennent en tout 120 lits. Au premier, sont les services de chirurgie, qui reçoivent de préférence les malades atteints de la pierre; au second, ceux de médecine. Les salles ne renferment pas plus de 12 à 20 lits. Les hommes occupent le pavillon de droite, et les femmes celui de gauche.

Parallèlement à ce dernier, et séparée de lui par des jardins, s'élève une petite maison destinée au service des accouchements ; on y peut recevoir 36 malades.

L'amphithéâtre et la chapelle sont situés sur la même ligne que cette maison, mais à une certaine distance. Toute cette partie de l'hôpital des Cliniques est desservie par une entrée particulière.

De l'autre côté des bâtiments de malades, c'est-à-dire à la droite de la section des hommes, se trouve un petit pavillon isolé destiné à l'habitation des médecins ou internes.

On signale enfin, à Moscou, un hôpital militaire de 1,600 lits, bâti sur le modèle du précédent; une Maternité destinée à recevoir les victimes de la séduction; une maison d'eaux minérales factices, où chacun peut suivre sur place un traitement analogue à celui que l'on trouve dans les stations thermales, etc. Mais le plus considérable de tous ces établissements est la Maison impériale d'éducation, dont l'organisation nous a paru devoir figurer dans ce court aperçu sur les hôpitaux étrangers.

Fondée le 1er septembre 1763, la Maison impériale d'éducation (1) était destinée, dans l'origine, à recevoir les enfants trouvés des deux sexes. On lui adjoignit bientôt une maison d'accouchement pour les femmes pauvres. Depuis, prenant chaque jour une nouvelle extension, la Maison impériale s'est successivement accrue de plusieurs fondations particulières, dont chacune comporte un vaste département. Maison impériale d'éducation de Moscou.

(1) D'après un rapport publié à Moscou, en 1856, les bâtiments qui composent la Maison impériale d'éducation sont : 1° Le corps de logis principal, construit en briques et formé de cinq étages voûtés, occupant, y compris le raccordement avec le bâtiment carré, une superficie en sagènes de 558.18, soit 2,540,02 mètres ; 2° le bâtiment carré, cinq étages, cour intérieure encadrée entre les quatre faces du bâtiment; au milieu de la cour, un jardin tracé récemment et orné d'une fontaine : dans un but d'assèchement, cette cour est sur voûte, avec égouts pour l'écoulement des eaux; superficie en sagènes carrées, 2,171.66 (9,889mq64); 3° un corps de logis à deux étages, contigu au bâtiment carré, et destiné à recevoir l'infirmerie de l'Institut, superficie en sagènes carrées, 219.53, soit 999mq52; 4° à côté de ce corps de logis, et suivant la diagonale du bâtiment carré, une autre construction à deux étages, destinée à loger les dames de classe de l'Institut; 5° sur la même ligne, une seconde construction symétrique à la précédente et faisant corps jadis avec celle-ci, au moyen d'une arcade de jonction, où sont installés les bureaux des pupilles de la campagne; la cour intérieure de cet édifice sert de rendez-vous à tous les habitants de la campagne qui viennent toucher la rétribution mensuelle accordée pour chaque pupille; toutes les mesures sont prises pour les loger et les bien recevoir; 6° un vaste pavillon à trois étages, occupant une superficie de 3,456m, où sont, d'un côté, l'hospice d'accouchement, l'école des sages-femmes et les infirmeries, de l'autre les employés de la Maison d'éducation et du conseil de tutelle ; 7° vers le confluent de la Yaouza et de la Moskva, une construction spéciale destinée à loger le clergé de l'établissement; 8°, 9°, 10°, 11°, 12°, 13°, 14°, 15°, 16° différentes constructions et dépendances affectées aux services généraux, buanderie, bains, *Waterclots* (sic), chapelle mortuaire, écurie, chantiers, ateliers divers, et logements des employés. Tout l'espace occupé par la Maison d'éducation et ses dépendances comprend un terrain de 22 déciatines carrées (24 hectares 03 ares 50 centiares), les trottoirs et les parcs couvrent 12,000 sagènes carrées (54,647mq47); la toiture de tous les bâtiments présente une surface de 15,000 sagènes carrées (68,309mq34). Enfin, le nombre des personnes qui y sont domiciliées peut monter à 5,000. — L'ordre parmi cette population est maintenu par une police toute locale, indépendante de la police urbaine, en vertu d'un privilége impérial.

Nous devons placer en première ligne l'Institut des Orphelines de Nicolas, qui a pour but de former des institutrices. L'effectif se compose de 800 jeunes filles, dont 600 boursières. Toutes ces jeunes filles doivent, pendant six années, se consacrer à l'éducation dans l'intérieur de l'empire ; leur sortie de l'Institution ne s'oppose pas à ce que cette dernière puisse veiller sur elles, les entourer de sa protection, et même leur offrir un refuge, lorsqu'elles se trouvent sans place et sans ressources.

En second lieu vient la section d'allaitement ; voici en substance les principaux articles du règlement appliqué à ce service :

« Les enfants trouvés, au-dessous d'un an, sont toujours acceptés, le jour et la nuit, dans les salles « dites du baptême, et l'on évite toute question indiscrète sur l'origine de l'enfant ; on se borne à « demander s'il a été baptisé. — Tous les enfants sont visités par le médecin en chef, le lendemain du « jour de leur entrée, et vaccinés immédiatement. — On sépare les enfants bien portants des malades ; « ceux qui sont atteints d'affections cutanées sont séquestrés. — On confie les enfants en bonne santé « à des nourrices soumises à l'examen préalable d'un médecin et d'une sage-femme, et on les envoie « à la campagne. »

Outre la section d'allaitement naturel, on a établi une subdivision d'allaitement artificiel pour un petit nombre d'enfants au-dessus d'un an, qui ont été déposés par l'autorité et qui doivent par un motif quelconque rester dans la Maison jusqu'à décision ultérieure.

Le nombre des nourrissons dans les salles d'allaitement se maintient invariablement entre 800 et 1,000. Outre les enfants qui sont directement déposés au bureau de la Maison impériale d'éducation, cette dernière reçoit encore les enfants trouvés des villes de district du gouvernement de Moscou ; elle veille sur les enfants placés à la campagne par l'hospice Kisloff et Charapoff de Kolomna ; enfin elle recueille les orphelines de sous-officiers et de soldats, ainsi que celles des subalternes de divers ministères et administrations. Les pupilles des campagnes, destinés d'abord à être envoyés à 17 ans comme cultivateurs dans les domaines de la Couronne, reçoivent aujourd'hui diverses destinations.

Ils complètent l'effectif de l'École de chirurgie pratique de Moscou, et celui de l'École des arts et métiers de la même ville.

Ils entrent comme sujets de choix, et à titre de boursiers de la Maison d'Éducation, à l'école de la Société d'horticulture de Moscou. En outre, la Maison d'éducation a le privilége de choisir parmi eux, avant tout autre établissement, un certain nombre de sujets qu'elle attache à son service intérieur.

Tant que les pupilles n'ont point dépassé dix ans, ils peuvent être rendus à tout parent qui les réclame muni des preuves attestant sa qualité.

Le nombre des pupilles actuellement placés à la campagne est de 30,000.

Les autres établissements qui dépendent de la Maison impériale d'éducation sont l'Infirmerie de l'Institut de Nicolas, un hospice d'accouchement divisé en deux sections, l'une pour les naissances légitimes, l'autre pour les naissances secrètes, les infirmeries des pupilles, et enfin une école d'accouchement, qui a pour but de former des sages-femmes. La section secrète de l'hospice d'accouchement est subdivisée en salles communes et en salles rigoureusement secrètes. On admet dans les salles communes des femmes de toutes les classes, mais plus spécialement celles de condition inférieure. Les salles rigoureusement secrètes sont divisées en cellules séparées, réservées aux femmes d'une condition en apparence plus élevée et désireuses de cacher leur faute. Les femmes de cette catégorie n'ont à redouter aucune question sur leur position sociale : la discrétion est poussée à tel point qu'elles sont autorisées à porter constamment un masque.

La section des naissances légitimes ne reçoit que des femmes mariées, sur la simple présentation de leur acte de mariage ou de toute autre pièce pouvant établir officiellement leur état civil.

Les enfants nés dans les deux subdivisions de la section secrète sont reçus par la Maison d'éducation à titre d'enfants trouvés. Les mères qui manifestent l'intention de les nourrir de leur propre lait sont admises comme nourrices dans la section d'allaitement et peuvent ensuite les emmener avec elles à titre de pupilles.

Les enfants de la section légitime n'avaient jadis aucun droit à la charité de la Maison d'éducation. Aujourd'hui, l'état de maladie ou de misère des mères peut motiver l'admission des enfants dans la section d'allaitement. Si, dans l'intervalle, ils deviennent orphelins, ils tombent sous la tutelle définitive de la Maison.

L'école d'accouchement a pour but de former des sages-femmes : le personnel admis aux études est ainsi composé : 40 boursières de la Couronne auxquelles sont destinées, dans l'intérieur de l'Empire, les places qui dépendent du Gouvernement; un certain nombre d'externes dont l'instruction primaire est complète et qui, admises aux cours, sont tenues de passer leurs examens dans la Maison même, et y reçoivent ensuite, de l'Université, un diplôme de sage-femme.

Outre ces deux catégories, on se propose d'en former une troisième tirée des derniers rangs du peuple et reçue aux frais d'une administration ou des seigneurs terriens.

A défaut de boursières de la Couronne, prises parmi les pupilles de la Maison, pour occuper les places vacantes, on admettra les jeunes personnes pauvres du dehors qui, du consentement de leurs parents ou de leurs tuteurs, se soumettront aux obligations imposées aux boursières.

IV. — HOPITAUX ALLEMANDS.

Ce que nous pouvons avoir intérêt à connaître des meilleurs hôpitaux de l'Allemagne se trouve consigné dans le beau travail de M. le docteur Oppert qui, résumant, ainsi que nous l'avons dit, toutes les observations recueillies pendant ses voyages en Europe, trace le programme d'un hôpital modèle, au moyen de la comparaison qu'il fait de l'hôpital Lariboisière avec les hôpitaux de Berlin, de Munich, de Vienne et ceux de l'Angleterre (1).

C'est également sous cette forme, et en généralisant les faits observés sur un type unique, que M. le docteur Esse, Directeur-Administrateur de l'hôpital de la Charité de Berlin, et M. Thorr, Inspecteur de la Maison municipale de santé de Munich, ont publié leurs impressions

(1) Die Eirichtung von Krankenhaüsern. Auf wissenschaftlichen Reisen gemachte Studien von Dr Oppert, Berlin, 1859.

sur l'organisation et l'installation d'un hôpital, en faisant ressortir les particularités intéressantes des établissements dont ils ont la surveillance ou la direction (1).

Parmi un grand nombre de principes appliqués depuis longtemps déjà dans la plupart de nos établissements hospitaliers, nous avons trouvé dans les travaux de ces hommes distingués, certaines idées qu'il nous a paru utile de recueillir, pour la solution des questions qui nous occupent, et que nous allons essayer d'analyser brièvement.

C'est surtout au point de vue de l'organisation des hôpitaux généraux des grandes villes, que M. le docteur Oppert a conçu son plan. Les hôpitaux d'enfants, les hospices d'incurables, les asiles d'aliénés et les petits établissements des villes de province forment, à son avis, une classe tout à fait distincte et demandent une étude particulière. Après avoir posé en principe qu'il s'agit de régler la construction d'un hôpital de 400 lits, le premier objet qui appelle son attention est le choix d'un emplacement dans lequel se trouvent réunies toutes les conditions de durée et de salubrité nécessaires à un établissement de ce genre. Sur ce point l'opinion de l'économiste prussien ne s'écarte pas des règles établies par les hommes spéciaux : éloignement des centres tumultueux, choix d'un terrain riche en eau potable, construction sur un fond sec, etc., etc. Viennent ensuite les questions techniques de la construction et, dans le nombre, celle relative à l'établissement bien entendu d'un système d'égouts : voici de quelle manière il l'envisage et la traite :

« Les canaux, dit-il, sont destinés à recevoir et à conduire les impuretés des hôpitaux. Ils doivent être « de dimension moyenne, nécessitant ainsi un entretien moins coûteux. Les meilleurs matériaux à em- « ployer sont la fonte de fer et la brique (2). Le curage de ces canaux est très-facile, à la condition « toutefois que l'établissement possède de grands réservoirs abondamment pourvus d'eau. Dans ce « cas, il suffit de les vider périodiquement dans les canaux que l'eau nettoie parfaitement en y passant « à plusieurs reprises. Ce nettoyage serait encore plus efficace si l'on pouvait boucher l'orifice des tuyaux « et y laisser l'eau chaude séjourner quelque temps. Lorsqu'on la laisserait ensuite s'écouler, elle en- « traînerait avec impétuosité tous les résidus impurs qu'elle aurait eu le temps de détremper....... »

L'approvisionnement en eau potable est certainement une des premières nécessités du service hospitalier; aussi l'auteur estime que, en dehors des besoins de la cuisine et du lavage, il n'en faut pas moins de 50 litres en moyenne par jour et par malade : cette évaluation paraît basée sur la consommation moyenne de la plupart des hôpitaux anglais. Nous indiquons plus loin (appendice n° 9), quelle est, dans chacun de nos établissements, la quantité d'eau affectée au double service de la propreté et de l'alimentation.

« Dans les villes où il existe déjà des conduites d'eau, ajoute M. Oppert, l'hôpital se trouve dans « d'excellentes conditions, n'ayant plus qu'à établir des réservoirs et à les relier avec les eaux de la ville.

« Mais là où ces conduites n'existent pas, on établira deux réservoirs dont l'eau sera fournie par « des puits ou des fontaines, élevée à l'aide d'une machine à vapeur, et répartie ensuite par des tuyaux « de conduite dans tous les étages de l'établissement. Dans l'un de ces réservoirs, l'eau sera chauffée « par l'excédant de vapeur de la machine circulant dans un tuyau en forme de spirale, dans l'autre, « l'eau restera froide.

« On trouve semblables réservoirs à Lariboisière, à la Charité, à Béthanie, à l'hôpital catholique de

---

(1) Die krankenhauser ihre einrichtung von doctor C.-H. Esse, Berlin, 1857. — Darstellung der baulichen und innern einrichtungen eines krankenhausses durch die organisations verhaltniffe des stüdtischen allegemeinen krankenhauses in München orlautert von Joseph Thorr, München, 1847.

(2) Cela dépend du pays; à Paris, lorsqu'un tuyau de fonte ne suffit pas, nous construisons nos égouts de grande et de petite section en meulière avec mortier de chaux hydraulique.

« Berlin, à celui de Munich, à l'hôpital des phthisiques de Londres, aux hôpitaux de Guy et de Londres, « à l'hôpital du comté d'York et dans beaucoup d'autres.

« Les bassins de ces réservoirs doivent être en porcelaine ou en fonte de fer émaillée (comme à la « Charité à Berlin) et les tuyaux en fonte. Quant aux couvercles, il serait à désirer qu'ils fussent en « marbre et les robinets en cuivre. »

A cette même question si importante de la salubrité se rattache l'orientation des bâtiments.

« La façade d'un hôpital ne doit être tournée ni au nord ni au nord-est, parce que c'est de ces points « de l'horizon que viennent les vents les plus froids. Le vent du sud-ouest amenant les grandes pluies, « on devra choisir l'orientation du sud-est. Et, si l'hôpital consiste en pavillons parallèles, on établira « les corridors au côté droit de chaque pavillon, c'est-à-dire au nord-ouest, de telle sorte que toutes « les salles de malades regardent le sud-est. En général, toutes les salles doivent avoir du soleil, ce- « pendant on pourrait placer du côté nord les chambres où seraient traitées les maladies des « yeux. En ce qui concerne la hauteur des bâtiments, on ne saurait exiger des malades de monter plus « haut qu'un deuxième étage ; et là où les moyens le permettront, il sera préférable de n'avoir que « des pavillons à un étage. »

Les bâtiments étant ainsi disposés et orientés, l'auteur s'occupe du système de construction qu'il convient d'appliquer. Partant de ce principe que la forme carrée, adoptée dans la construction des vieux hôpitaux est contraire au but de ces établissements et favorise le développement des miasmes, il accorde la préférence au système moderne des pavillons isolés.

« Avec le vieux système, dit-il, une épidémie vient-elle à sévir dans un hôpital, elle acquiert bientôt « une telle intensité, qu'elle est non-seulement funeste à l'intérieur, mais encore dangereuse pour le « voisinage. La construction en forme de fer à cheval est déjà meilleure, parce que l'on a toujours « un côté ouvert et parfaitement accessible à l'air. Mais il n'y a qu'une partie des salles qui puissent « être exposées au soleil, et toutes les salles placées l'une près de l'autre et sur le même corridor « favorisent le développement et la concentration d'un air vicié. La forme d'un H dans laquelle deux « bâtiments parallèles sont reliés au centre par une construction transversale est encore préfé- « rable. Mais le meilleur système est celui des pavillons isolés. Là, chaque salle a de l'air et du soleil. « Du reste, il suffit de jeter un coup d'œil sur un tel plan pour en découvrir tous les avantages. Les in- « convénients des grands hôpitaux n'y existent pas, puisque chaque pavillon forme un service complet. « D'un autre côté, on n'a pas les désavantages des petits hôpitaux, où l'on étouffe faute d'espace, les « pavillons étant reliés et formant un grand ensemble.

« Peut-être dira-t-on que l'air des salles de malades pourra toujours arriver d'un pavillon à un autre ; « mais je ferai remarquer que cela est d'autant plus difficile que tous les pavillons sont entourés d'air « frais et pur et ne sont séparés que par un corridor assez large.

« Dans un pavillon, on pourra toujours isoler presque entièrement un certain genre de maladies, « et faire ainsi comme un petit hôpital spécial dans le grand. Ceci est particulièrement important pour « toutes les maladies contagieuses et pour la division de chirurgie, où il est facile de séparer les ma- « lades atteints légèrement de ceux qui sont dans un état grave. Chacun connaît l'influence qu'exerce « l'isolement sur le succès des opérations chirurgicales dans les hôpitaux. Il est donc bon de placer « les opérés dans un pavillon ou une salle séparée. On leur évitera ainsi la vue effrayante des opérations « graves, et on accélérera, dans beaucoup de cas, leur entier rétablissement, en empêchant des rechutes « toujours mauvaises. D'un autre côté, la discipline de l'établissement y gagnera, attendu que la sur- « veillance à exercer doit être tout autrement active pour les convalescents, qui peuvent descendre « aux promenoirs, communiquer avec le public, et qui sont, en général, fort disposés à enfreindre les « règlements, que pour les malades qui restent constamment au lit.... Dans ce système de con- « struction, le nombre des pavillons peut varier de 8 à 10.—Mais, a-t-on dit, leur établissement est fort

« coûteux, et ils ne conviennent que pour les climats doux. Nous croyons que si les murailles de ces « pavillons sont suffisamment épaisses, et que si l'on a soin de les garnir de croisées doubles, on peut « sans crainte recommander l'adoption de ce système pour toutes les contrées situées jusqu'au 54° de « latitude nord. »

Certaines maladies exigeant, pour celui qui en est atteint, un isolement complet, M. le docteur Oppert pourvoit à cette nécessité par la création de plusieurs chambres particulières, à proximité des salles communes, et destinées à recevoir un ou deux malades. La visite qu'il a faite à l'hôpital Lariboisière l'a mis à même d'apprécier toute l'utilité de ces chambres, et il en recommande l'installation, en remarquant que la plupart des anciens hôpitaux (Hôpital général de Vienne, — Charité de Berlin, ancienne partie, — Hôtel-Dieu de Paris) en sont généralement dépourvus :

« A l'hôpital de Béthanie, on s'est efforcé, dit-il, de pourvoir à ce besoin, car, entre chaque grande « salle, il existe de petites chambres.

« A Lariboisière et à Saint-Jean de Bruxelles, on a aussi établi des chambres particulières. Outre les « salles ordinaires, il doit y avoir encore dans les hôpitaux des salles de réserve.

« Je recommanderai aussi l'établissement de salles de récréation qui, comme à Lariboisière, rempla- « ceraient, dans la mauvaise saison, les promenoirs d'été. Les corridors, même lorsqu'ils sont spacieux « et qu'il est possible de les chauffer (hôpital des phthisiques à Londres), ne présentent pas les mêmes « avantages que les salles dont nous recommandons l'adoption. »

A l'occasion du traitement de la phthisie, M. le docteur Oppert signale une singulière disposition adoptée à l'hôpital Elisabeth de Berlin :

« Il a été prouvé, dit-il, que le séjour des poitrinaires dans le voisinage des étables leur était favo- « rable. On a donc, par-dessus les étables, disposé des chambres dites *chambres à vaporisation*, qui, « au moyen de larges ouvertures ménagées dans le plancher, reçoivent directement les émanations des « vaches placées au-dessous. »

Passant à des considérations d'un ordre moins élevé, mais qui, dans un établissement hospitalier, acquièrent une grande importance, M. le docteur Oppert examine successivement les meilleurs procédés de blanchissage et de chauffage, les appareils qu'il convient d'appliquer aux latrines, etc. En traitant la question du blanchissage, sur laquelle il s'étend longuement, il décrit les procédés en usage à Lariboisière, à Saint-Jean de Bruxelles, à l'hôpital de Béthanie, et il les recommande comme règle à suivre :

« Dans les buanderies des hôpitaux que nous présentons comme des modèles (Lariboisière, — hôpital « de Béthanie, etc.), la vapeur est partout employée. A l'hôpital de Béthanie, on rince à l'aide d'une « roue; pour tordre le linge et pour le sécher, on a employé une presse hydraulique; mais l'usage « en est regardé, en France, comme peu avantageux. A Saint-Jean de Bruxelles, on se sert, pour « sécher le linge, d'essoreuses dont le mouvement de rotation est excessivement rapide. Ces essoreuses « sont percées de trous pour laisser échapper la vapeur d'eau qui se dégage du linge sous l'influence « d'une haute température.

« A notre avis, lorsqu'on peut faire sécher le linge à la vapeur, le procédé le plus économique con- « siste à le suspendre entre les parois de grands fourneaux en terre vernissée, disposés à cet effet, et qu'on « chauffe par en bas. Il est un dernier principe qu'on ne doit pas oublier : c'est que le linge des per- « sonnes atteintes de maladies contagieuses, doit être lavé séparément et dans des vases particuliers.

Moins explicite en ce qui concerne les latrines, il déplore, comme nous, que la science et l'industrie soient aussi peu avancées sur ce sujet, et il s'arrête, après avoir examiné différents systèmes, à celui des water-closets, dont, à son avis, le meilleur fonctionne à l'hôpital de la Charité de Berlin.

« Là, dit-il, en faisant jouer avec la main un levier qui se trouve sur la plaque du siége, on ouvre à la « fois une conduite d'eau et le fond de la cuvette, qui se referment ensuite par le jeu d'un contre-poids, « aussitôt que la main cesse d'appuyer sur le levier. Les cuvettes, en fonte de fer émaillée, se déchargent « dans des tonneaux à double fond. Le fond supérieur est percé de trous dans le but de séparer les « liquides des solides, que la culture peut utiliser comme engrais (1). »

Quant au chauffage, l'auteur déclare qu'il est difficile, pour ne pas dire impossible, de poser un principe général, les appareils et le combustible à employer devant varier nécessairement selon le climat de chaque pays. L'Allemagne et la Russie ont adopté presque exclusivement les poêles en faïence ; la France et l'Italie préfèrent ceux en fer ; en Angleterre et en Écosse on se sert de cheminées. Pour lui, il accorde la supériorité aux poêles de faïence. Tout en reconnaissant qu'ils occupent beaucoup de place, exigent des soins minutieux, et sont d'un aspect peu agréable, il les préfère néanmoins, à cause de l'économie notable qu'ils procurent et de la chaleur toujours douce et toujours égale qu'ils maintiennent dans les salles : l'argile qui les compose acquiert promptement un grand degré de chaleur, et le conserve plus longtemps, tandis que les poêles en fer, outre l'odeur désagréable qu'ils répandent, s'assimilent la vapeur d'eau en suspension dans l'atmosphère des salles, et rendent l'air tellement sec que bien des malades en sont incommodés.

« De notre temps, ajoute M. le docteur Oppert, on a introduit dans les hôpitaux de France et « d'Angleterre, le chauffage par la caléfaction de l'eau. On obtient ainsi une chaleur régulière et cepen- « dant assez forte. Aussi, ce système est-il encore le moins coûteux et le mieux approprié aux besoins « des hôpitaux, et nous n'hésitons pas à en recommander l'adoption dans ces établissements. »

---

(1) M. Thorr, qui a traité avec plus de développements le même sujet, donne la description suivante d'un système de chaises mobiles destinées à suppléer, suivant lui, les latrines hospitalières : « L'emploi des chaises per- « cées dans les hôpitaux offre de grands inconvénients sous le rapport de l'hygiène des salles. Dès longtemps « l'attention des constructeurs a été appelée sur ce point important, et de nombreux procédés assez bien appro- « priés aux besoins des établissements hospitaliers, mais, en général, fort coûteux, ont été proposés. A notre « avis, le meilleur système est celui des chaises mobiles inventées dernièrement pour la Maison de santé de « Munich. Ces chaises n'ont aucun des inconvénients ordinaires et sont, en même temps, construites à peu de « frais. Il serait à désirer qu'elles fussent employées dans tous les hôpitaux.

« Les chaises dont il s'agit sont en bois et ont la forme d'un fauteuil. Le fond est mobile et au-dessous se « trouve un vase rond en zinc avec un couvercle de même métal. Autour de ce vase court une rainure dans « laquelle entrent les bords du couvercle, et, si l'on a soin de toujours laisser de l'eau dans cette rainure, le « vase se trouve fermé hermétiquement et peut être vidé sans répandre aucune odeur.

« Ces chaises sont placées dans des cabinets particuliers près de chaque salle, et vidées, à certaines heures, « dans les lieux d'aisances. Les cabinets d'aisances ne doivent pas être trop multipliés dans un hôpital, parce que, « malgré tout le soin qu'on peut mettre à leur établissement et à leur entretien, ils répandent toujours une mau- « vaise odeur, qui tend à vicier l'air. Ils seront construits dans un endroit reculé et l'on aura la précaution d'y « entretenir l'eau en abondance..... »

(M. Thorr. *Aperçu sur la construction et l'organisation intérieure d'un hôpital, d'après l'organisation de la Maison de santé générale de Munich.* Munich, 1847).

M. Thorr, dans l'ouvrage que nous avons déjà cité, donne, comme le docteur Oppert, le programme d'un hôpital modèle, en prenant pour base de son étude la Maison de santé générale de Munich. Il pose, dans ce travail, des principes que nous avons cru utile de reproduire ici.

« Il est avantageux, dit-il, de disposer les bâtiments de manière que l'hôpital ne présente aucune cour « complétement fermée; cependant les cours fermées n'ont aucun inconvénient, dès l'instant qu'on peut « leur donner une étendue suffisante. En ce qui concerne l'orientation des salles, il est préférable « qu'elles soient disposées dans l'ordre parallèle à leur longueur et perpendiculaire à la largeur de l'é« difice. L'espace entre les lits ne doit pas être moindre de 6 pieds (1m75) (1); les rangées de lits doivent « être distantes de 14 à 16 pieds (4m09 à 4m67) l'une de l'autre. Si les salles ne contiennent pas plus de « 12 lits, une hauteur de 14 à 16 pieds (4m09 à 4m67) est plus que suffisante aux exigences hygiéniques. « Les lits doivent être disposés de façon à éviter aussi bien la fraîcheur des murs que la chaleur des poêles « et la vue directe du jour; et les salles communes de malades éclairées par une croisée unique assez « grande.... Anciennement, les salles, à cause de leurs grandes proportions, étaient voûtées; aujour« d'hui, leurs dimensions ayant été réduites de beaucoup, on les plafonne suivant la méthode usuelle (2). « Il sera utile, quand on en reconnaîtra la possibilité, de ménager, à l'entrée des salles de malades, des « antichambres destinées à les protéger contre les courants d'air froid qui s'établissent chaque fois qu'on « ouvre les portes pour les besoins du service. Il était autrefois en usage dans les hôpitaux de séparer les « malades les uns des autres, soit par des rideaux, soit par des paravents mobiles; mais cette méthode « présentait de graves inconvénients. Elle était non-seulement coûteuse pour l'établissement, mais encore « nuisible à la santé des malades et à la propreté des salles.

---

(1) Le pied de Munich vaut 0m291.860.

(2) En ce qui concerne la ventilation des salles, M. Thorr, dans la première partie de son ouvrage, dit que, de tous les savants et médecins qui ont recherché la meilleure méthode de ventiler les maisons de santé, M. de Hœberl, conseiller supérieur médical privé et directeur de la Maison de santé générale de Munich, est celui dont le système, résultant de ses propres découvertes et des inventions anciennes qu'il a perfectionnées, présente les plus grands avantages (a).

« A l'aide de calculs et d'essais, dit M. Thorr, il a résolu complétement, dans l'ancienne Maison de santé des « frères de charité à Munich, le problème d'une ventilation abondante, continuelle, et débarrassée de toute in« fluence nuisible.

« Dans la nouvelle Maison de santé, le renouvellement de l'air est produit exactement par ce système.

« L'opération qui consiste à introduire toujours de l'air nouveau dans les salles de malades se divise, suivant « M. de Hœberl en deux parties : enlever l'air des salles et le remplacer continuellement par de l'air frais.

« La première partie peut être appelée la succion : la succion est produite par le ventilateur à pompe; la « deuxième exécutée par le ventilateur de pression, s'appelle la pression.

« Les mouvements de ces deux appareils sont combinés de telle façon qu'ils agissent toujours ensemble, et avec « plus ou moins de force, suivant les circonstances ou les besoins. L'opération de la succion, pendant l'hiver, « diffère peu de celle qui a lieu en été. Le feu des poêles ne pouvant trouver l'air nécessaire à son alimentation « qu'en dehors des salles de malades, les portes des poêles y étant continuellement fermées, on a établi des « tuyaux qui, partant du fourneau des poêles, aboutissent au mur du fond de chaque salle, où ils se terminent « par plusieurs petites ouvertures égales.

« Dans l'été, le foyer vide de la cheminée produit ce même effet de succion.

« L'appareil qui produit la pression consiste dans une caisse établie au plus haut point de la toiture du bâti« ment : cette caisse est percée d'ouvertures dans la direction des quatre points cardinaux. L'air mobile et poussé « dans tous les sens, est conduit par des voies de communication particulières dans les salles de malades, où il « est chauffé, l'hiver, par les poêles, avant de s'y répandre. »

(a) *Traité sur les soins à donner aux malades et aux pauvres*, avec un historique détaillé des essais d'amélioration faits dans l'ancienne Maison de santé de Saint-Maximilien, chez les frères de charité, et de leur application dans la nouvelle Maison de santé de Munich. (Munich, 1843.)

« On a essayé depuis un nouveau système de séparation consistant en cloisons de bois fort légères et « assez bien appropriées au but qu'on se proposait. Ces cloisons, outre leur bon marché, présentaient « l'avantage de pouvoir être nettoyées et peintes aussitôt que les besoins du service l'exigeaient. En 1826, « ces cloisons furent supprimées dans les salles de clinique de la Maison de santé de Munich. En 1832, « la même mesure fut appliquée à toutes les salles du même établissement, pour faire droit aux réclamations des étudiants qui, fort nombreux alors, ne pouvaient approcher des lits pour observer les malades. « Nous ne condamnons pas, d'une manière absolue, l'emploi des rideaux et des paravents comme moyen de « séparation dans les salles de malades, mais on ne doit y recourir qu'en cas urgent.... »

Parmi les nombreux établissements hospitaliers que renferme la ville de Berlin, il en est trois qui nous ont paru mériter une mention particulière : l'hôpital royal de la Charité, l'hôpital de Béthanie, et enfin la nouvelle Maison juive de santé, à laquelle nous consacrons plus loin une notice spéciale.

Hôpitaux de Berlin. Hôpital royal de la Charité.

L'hopital royal de la Charité à Berlin présente une ressource normale de 1,300 lits qui, en été, se réduit à 1,000 et, en hiver, atteint et dépasse même 1,400 ; mais, dans ce nombre, sont compris des lits d'aliénés, de vénériens, d'épileptiques, qui occupent un bâtiment spécial désigné sous le nom de Nouvelle Charité. Située à l'extrémité des terrains de l'hôpital, cette partie de l'établissement en est séparée par un mur ; une porte particulière sert aux communications permanentes du service.

Le bâtiment principal offre une disposition analogue à celle de l'hôpital militaire de Vincennes, de l'hôpital Necker, etc., etc. : c'est un vaste pavillon central flanqué de deux grandes ailes latérales entre lesquelles existe une belle plantation d'arbres. Le service d'accouchement, qui compte 32 lits, occupe un pavillon isolé au fond des jardins et reste complétement vide l'été.

« Ce service, dit M. Esse (1), a été récemment installé dans les anciens bâtiments de l'hôpital de la « Charité qui étaient autrefois affectés aux variolés : c'est une maison en quelque sorte indépendante de « l'hôpital ; elle peut recevoir 80 malades et servir de modèle comme établissement secondaire.

« Elle se compose d'un sous-sol, d'un rez-de-chaussée et d'un premier étage. Le sous-sol est voûté et « mesure 12 pieds (3m72) (2) de haut au sommet de la voûte. Nullement humide, et disposé de manière à se « prêter à toutes les exigences économiques du service, il pourrait facilement, en cas de nécessité, être « complété par l'installation d'une cuisine, d'une buanderie, et même d'une salle des morts. Mais ces « différents services étant assurés d'ailleurs, le sous-sol a été converti en chambres et est devenu l'habitation des élèves sages-femmes et des femmes enceintes valides qui s'en contentent et qui, attendu leur « bon état de santé, ne paraissent pas en souffrir. Ce sous-sol est d'ailleurs pourvu d'un service complet « de bains, de water-closets et abondamment fourni d'eau, dont l'écoulement a lieu dans un fossé d'eau « courante qui sert d'égout.

« Un escalier de pierre placé au milieu de l'édifice conduit au rez-de-chaussée et au premier étage « qui ne diffèrent que par le plus ou moins d'élévation des plafonds ; les dispositions intérieures étant « exactement semblables. A chaque étage, des corridors s'étendent à droite et à gauche de l'escalier. Ils « sont fermés avec des fenêtres doubles et chauffés au moyen de grands poêles en faïence, on y maintient constamment le même température que dans les salles. A chaque extrémité on a établi un water-« closet ; tous les malades qui sont en état de se lever peuvent s'y rendre sans inconvénient, grâce à « cette égalité de température qui règne dans les salles et dans les corridors.

« Les murs des pignons sont, à chaque étage, percés d'une fenêtre, ce qui a permis de diviser par un

(1) *Die Krankenhauser, ihre Einrichtung und Verwaltung...* Von Dr C. H. Esse. Berlin, 1857.

(2) Le pied de Berlin vaut 0m309,726.

« mur les chambres situées aux deux extrémités du bâtiment et d'y établir ainsi deux pièces éclairées, « l'une par la fenêtre qui s'ouvre sur le pignon et l'autre par la fenêtre de la façade. La première sert « de salle de bains et de cuisine à thé, et la seconde est occupée par un infirmier. De cette façon, on est « arrivé à installer à chaque étage deux chambres d'infirmiers, deux salles de bains, deux water-closets, « deux cuisines à thé, et toutes les conduites nécessaires pour l'approvisionnement et l'écoulement des « eaux. Les baignoires sont en cuivre et montées sur roulettes. Grâce à cette disposition dont il a déjà « été parlé ailleurs, il est possible de les remplir dans la salle de bains et de les transporter dans les « chambres mêmes des malades. Elles sont ensuite ramenées dans la salle de bains pour y être vidées. « Les chambres de malades ou chambres d'accouchées n'ont qu'une seule grande fenêtre; mais sont, « pour tout le reste, disposées suivant les règles indiquées pour des établissements plus importants. « Elles ne contiennent que six lits, afin de laisser libre l'espace nécessaire aux berceaux des nouveau- « nés. D'ailleurs, à raison de leur position, le cube d'air affecté aux femmes en couches doit être plus « considérable que celui qu'on attribue ordinairement aux malades.

« Le grenier ne sert que de débarras pour le linge et les hardes; mais si l'établissement cessait un « jour de dépendre de l'hôpital de la Charité, ce dernier pourrait facilement être converti en salles sup- « plémentaires de malades, et recevoir le vestiaire, la lingerie, etc. On pourrait encore et on devrait « même y installer des réservoirs d'eau. L'eau serait montée et chauffée au moyen d'une pompe et d'une « machine à cylindre établies dans le sous-sol.

« La supériorité de cette organisation est aujourd'hui reconnue. Cependant, comme on avait à appli- « quer ces dispositions à un bâtiment construit pour une autre but, on s'est trouvé quelquefois gêné « dans l'exécution. »

Entre l'hôpital et le service d'accouchement, et à une certaine distance des deux, se trouve dans un état d'isolement absolu, un deuxième pavillon appelé Lazaret d'été : celui-ci qui reproduit presque identiquement les dispositions du petit hôpital israélite dont nous offrons, page 449, un plan très-détaillé, constitue une des particularités les plus intéressantes de l'hôpital de la Charité, en ce sens qu'il reste inoccupé l'hiver et reçoit, pendant la belle saison, les femmes enceintes et les grands malades; il est possible alors d'aérer les salles du service spécial d'accouchement et celle des grands malades de l'hôpital principal. On comprend tout l'avantage de cette combinaison, qui permet de réparer et d'assainir, pendant les mois où il est possible de le faire utilement, les services généralement encombrés l'hiver et dont la salubrité ne saurait être, par conséquent, trop complétement assurée.

Dans le lazaret d'été, les salles sont spacieuses : celles du service d'accouchement ne contiennent que 10 à 12 lits; celles des autres malades, disposées dans le principe pour 16 lits, en reçoivent quelquefois 18 ou 20 sur trois rangs. Toutes les salles s'ouvrent sur un large corridor et presque toutes renferment un cabinet d'aisances avec un lavabo placé à côté; de distance en distance, sont distribuées les chambres des surveillants.

Voici, également, d'après la monographie qu'on a donnée M. Esse, dans son ouvrage déjà cité sur la construction des hôpitaux, la description exacte du Lazaret d'été de l'hôpital de la Charité, où naturellement on n'a pas dû prévoir l'installation d'appareils de chauffage :

« Dans le sous-sol, partout voûté, on a ménagé de vastes espaces pour l'installation d'une machine à « vapeur et de magasins d'approvisionnement, ainsi qu'un système complet de canalisation pour l'évacuation des parties liquides, des closets et des eaux ménagères. Le rez-de-chaussée mesure 16 pieds de « hauteur (4m96). Le vestibule de l'entrée centrale, qui est aussi l'entrée principale du pavillon, a 23 pieds « de long (7m12) sur 10 pieds (3m10) de large. Les deux entrées latérales placées dans les deux pignons « opposés sont, comme l'entrée principale, fermées par des portes vitrées, à deux battants, de 6 pieds (1m86) « de large sur 13 pieds 1/2 (4m18) de haut; on y accède par un double rang d'escaliers en grès. Un corridor « large et éclairé par douze fenêtres règne dans toute la longueur du bâtiment, d'un pignon à l'autre.

« Il est fermé au milieu par une barre d'appui, tournée et polie, destinée à limiter la partie du bâtiment « affectée à chaque sexe. Quatre grandes salles de malades, de 54 pieds (16m32) de long sur 36 (11m15) « de profondeur, donnent sur le corridor; elles comptent chacune 16 lits. A côté de chaque salle se « trouvent : 1° au centre, un passage de communication pour aller d'une salle à l'autre; 2° d'un côté, « l'office aux infusions (cuisine à thé), l'évier, les water-closets particuliers au service; de l'autre, une « chambre d'infirmiers, qui a 12 pieds (3m71) de longueur sur 17 (5m26) de profondeur.

« Dans l'avant-corps central se trouvent, à droite et à gauche du vestibule, les chambres de réception « et d'habillement, et ensuite, dans un corps de bâtiment en retraite, les water-closets du service général « éclairés par deux fenêtres, une sur chacune des faces du bâtiment. Dans les avant-corps latéraux on « a établi, outre les chambres destinées aux médecins, des chambres d'un et de deux lits, pour l'isole- « ment de certains malades, et un service de bains, composé seulement de deux baignoires.

« Les dispositions du premier étage répètent celles du rez-de-chaussée, avec cette exception que l'em- « placement du vestibule central est occupé par une belle salle d'opérations parfaitement entendue.

« Les greniers, divisés par des cloisons en planches, forment plusieurs pièces dans lesquelles sont « placés les réservoirs et où l'on serre les ustensiles de réserve, ainsi que les hardes personnelles des « malades. »

Un quatrième bâtiment renferme la salle des morts et l'institut pathologique ; c'est là que se font les autopsies et les cours : un musée anatomique y est annexé. Après que l'autopsie des corps a eu lieu, on les transporte dans un cercueil à la chapelle, où les parents et amis viennent les reconnaître. Cette chapelle est située à l'extrémité de l'établissement, de telle sorte qu'aucune des personnes qui assistent aux convois ne puisse pénétrer dans l'intérieur.

Dans un sixième bâtiment se trouve la buanderie dont la machine à vapeur sert aussi à scier le bois. Le système de blanchissage n'offre rien de particulier, sinon que le linge mouillé est pressé au moyen d'un appareil hydraulique. Les deux étages comprennent deux grands séchoirs dont l'intérieur est chauffé par le système russe, c'est-à-dire par de gros tuyaux coudés qu'on pousse au rouge.

La cuisine qui vient d'être construite en appendice, à l'une des extrémités du bâtiment principal, de manière à pouvoir desservir les services isolés, se compose de trois fourneaux installés d'après le système de nos hôpitaux : l'un pour les malades, l'autre pour les employés, le troisième pour les médecins et internes nourris dans l'établissement.

Le plan de l'hôpital des Diaconesses de Béthanie (1) fondé à Berlin, en 1847, par le feu roi, reproduit, mais sur une très-grande échelle, celui de notre hospice Saint-Michel, à Saint-Mandé, que nous avons donné page 319 de ce volume, et se rapproche également beaucoup, quant aux Hôpital de Béthanie.

(1) L'institution des diaconesses de Béthanie, fondée, à titre d'essai, par le roi de Prusse, est destinée à former des filles de charité protestantes qui, dans un esprit de piété et de dévouement, se consacrent librement au service des malades, à l'imitation des sœurs de charité catholiques. Elles sont placées sous la surveillance d'une supérieure qui administre tout l'établissement, le représente à l'extérieur et préside à l'économie des dépenses. Elle est assistée d'un pasteur, d'un médecin et d'un conseil, qui met à sa disposition le nombre d'employés nécessaire à l'administration de l'établissement.

On n'admet, dans cette institution, que des jeunes filles ou des veuves, de religion protestante, de bonne vie et mœurs, âgées de dix-huit ans au moins et de quarante au plus. Le noviciat dure, en général, de six mois à un an. Il se prolonge cependant pendant deux et quelquefois même pendant trois ans.

Les diaconesses s'engagent pour cinq ans. Ce laps de temps écoulé, elles redeviennent libres. Elles peuvent cependant rompre leur engagement avant l'expiration de ces cinq années, lorsque des motifs graves les y contraignent. Au nombre de ces motifs, se place en première ligne le mariage. Dans ce cas, et avant de se fiancer, elles doivent prendre conseil de la supérieure et prévenir de leur sortie au moins trois mois à l'avance.

distributions intérieures, de celles adoptées à l'Hôpital-général de Hambourg, dont la planche 13 *bis* offre le plan détaillé.

L'ensemble de ses dispositions ainsi que les détails de sa construction, très-soignés au point de vue architectonique, l'ont fait généralement considérer comme un des hôpitaux modèles de l'Allemagne. Au premier abord, le développement et l'aspect extérieur de ses bâtiments donneraient à penser qu'il renferme un nombre de malades supérieur à celui qui y est réellement admis; mais, de fait, il ne contient que de 300 à 350 malades. Deux causes importantes motivent ce chiffre relativement peu élevé : d'abord un certain nombre de salles sont toujours vides, afin de pouvoir alterner les services et les aérer. De plus, il y a des chambres de 1re et de 2e classe, pour des malades payants, c'est-à-dire à 40 et 20 thalers (148 fr. 40 et 74 fr. 20) par mois (1).

Outre une grande propreté et l'absence de toute odeur, on remarque que les salles ne contiennent jamais plus de 10 à 14 lits et qu'elles s'ouvrent toutes sur un corridor. A Béthanie, comme dans les autres hôpitaux de Berlin, les salles ne sont éclairées que d'un côté, par une double fenêtre correspondante à la porte d'entrée. En hiver, les corridors sont chauffés à la vapeur; mais, comme cette chaleur souvent trop forte pourrait être nuisible aux malades, on se sert, dans les salles, de grands poêles en faïence généralement en usage en Allemagne.

Entre les salles de malades sont placées, de distance en distance, les chambres des surveillantes. La direction des services de Béthanie est confiée aux diaconesses dont cet hôpital est la maison-mère : le rez-de-chaussée est réservé à leur communauté.

Le sous-sol renferme les magasins, la cuisine et quelques autres services.

Au rez-de-chaussée se trouvent la pharmacie, l'école, les bains, le réfectoire des diaconesses, la salle des conférences, le logement de l'administrateur et de l'ingénieur, et les bureaux.

Les étages supérieurs renferment les salles de malades : les femmes occupent la gauche des bâtiments et les hommes, la droite; au centre se trouvent la chapelle et des salles de convalescents. Il est à remarquer que les salles ne sont pas spécialement destinées au traitement de certaines maladies : de temps à autre on modifie le genre des admissions, de telle sorte que la même nature d'affection ne soit pas constamment reçue et traitée dans la même salle. Dans le service des enfants, un large balcon formant terrasse couverte, permet de placer en plein air, toute la journée, ceux qui ne sont pas assez forts pour se rendre au jardin. A chaque étage, on a ménagé un office où se préparent les cataplasmes, et des cabinets d'aisances s'ouvrant sur les corridors. Au moyen de la vapeur, l'eau froide nécessaire aux besoins des différents services est amenée dans les réservoirs et distribuée ensuite, en même temps que l'eau chaude, aux étages supérieurs. C'est encore au moyen de la vapeur que les aliments sont cuits à la cuisine et transportés dans les divers services, que s'opère le blanchissage du linge et le chauffage des étuves qui, en hiver, servent de séchoirs. Derrière l'hôpital s'étendent de vastes jardins, au milieu desquels on a établi une glacière et un petit bâtiment destiné aux autopsies. La pharmacie est confiée aux soins des diaconesses, qui se bornent du reste à préparer les potions et à les distribuer aux malades, tous les médicaments étant achetés directement en ville.

Sous le rapport architectural, la façade extérieure de l'hôpital de Béthanie ne manque pas de caractère, et, quoique le style n'en soit pas d'un goût irréprochable, elle affecte une certaine recherche et une originalité de formes, qui frappent et captivent tout d'abord. L'église, réservée au culte protestant, occupe la partie centrale : elle forme un avant-corps surmonté d'un campanille. Cet avant-corps est flanqué de deux hautes tourelles polygonales et terminé par deux forts pilastres très-saillants qui se répètent aux extrémités de la façade; il est percé, au premier et au

---

(1) Le thaler ou écu de 30 silbergroschens vaut 3 fr. 71 c. de notre monnaie.

deuxième étages, de trois fenêtres cintrées formant une large baie. Sur tout le reste de la façade, les fenêtres sont également cintrées et alternativement seules ou accouplées, de manière à donner un plus facile accès à l'air et à la lumière. L'hôpital de Béthanie se compose d'un sous-sol, d'un rez-de-chaussée et de deux étages surmontés d'un toit en terrasse, garni d'une galerie découpée, au-dessus d'un entablement à modillons d'un caractère très-ferme; il occupe une position un peu élevée, et on y accède par deux larges rampes qui contribuent à l'originalité de l'aspect général. C'est, en somme, un beau bâtiment et dont la destination hospitalière est assez élégamment accusée.

Voici, d'après M. Stein, l'état des dépenses qu'ont entraînées la construction et l'installation de l'hôpital de Béthanie :

« Le montant des devis primitifs, établis d'après les plans dressés et approuvés, s'élevait, en chiffres « ronds, à 460,000 thalers (soit en monnaie de France 1,706,600 fr.). Ce chiffre fut porté pendant le « cours des travaux à 490,000 thalers (1,817,900 fr), dont 440,000 (1,632,400 fr.), pour la construction « et 50,000 thalers (185,500 fr.), pour l'installation et l'ameublement des bâtiments. Dans cette somme « n'était pas comprise la valeur du terrain.

« La construction du pavillon central figurait dans la dépense totale pour la somme de 77,857 thalers, « 8 silbergroschens et 5 pfennings (288,850 fr. 48 c.); ce bâtiment devant occuper une surface de « 9,069 pieds carrés (869mq72), le pied carré était porté au prix moyen de 8 thalers 17 sbg. et 6 pf.

« La dépense prévue pour la construction de l'aile sud était de 128,423 th. 24 sbg. 5 pf. « (476.452 fr. 26 c.). La surface de cette aile est de 16,557 pieds carrés (1,587mq82), soit une dépense « de 7 th. 22 sbg., par pied carré. La superficie de l'aile nord est également de 16,557 pieds. Sa construc- « tion était comptée pour 129,521 th. 21 sbg. 6 pf. (480,525 fr. 49 c.) ou 7 th. 24 sbg. 8 pf., par « pied carré. Enfin, le bâtiment réservé aux employés et qui s'étend sur une longueur de 88 pieds « (27m25c) et une profondeur de 44 (13m63c), devait coûter 21,513 th. 6 sbg. 6 pf. (79,814 fr. 01 c.), « c'est-à-dire 5 th. 12 sbg. 6 pf. par pied carré.

« Les murs de clôture, les grilles en fer, l'établissement des chemins et des trottoirs étaient portés « au devis pour une dépense de 30,000 th. (111,300 fr.). L'économie réalisée sur la somme prévue « pour la construction a été de 7,000 th. (25,970 fr.); par contre, si on avait fourni les lits, le linge et « les ustensiles nécessaires pour 350 malades, on aurait eu un excédant de dépense de 50,000 th. On « n'a dépensé jusqu'à présent, pour ce chapitre, qu'une somme de 14,000 thalers (51,940 fr.). »

On voit, d'après les chiffres arrêtés à cette époque, que les frais de construction et d'ameublement de l'hôpital de Béthanie s'élevaient alors à environ.............. 1,600,000 fr. »

Qui, répartis sur 350 lits, donnent une dépense moyenne, par lit, de près de 4,572 »

L'ameublement paraît avoir été, comme la construction, l'objet de soins attentifs et de recherches ingénieuses. Sans donner ici l'inventaire complet et détaillé du mobilier d'une salle, ainsi que l'a fait M. Stein, nous ne croyons pas hors de propos de décrire, d'après lui, le meuble principal, c'est-à-dire le lit des malades.

« A l'exception de quelques-uns réservés aux enfants, tous les lits sont en fer. On se sert pour faire « les pieds des vieux canons de fusil que la manufacture d'armes débite comme marchandise de rebut. « Les parois latérales, les chevets, sont en tôle, et le fond se compose de larges bandes de fer rivées « après les montants et croisées, dans le sens de la longueur et de la largeur, de manière à former une « espèce de fond de sangles. Le côté intérieur du chevet est pourvu d'une mince garniture de bois, afin « d'éviter aux malades toute impression désagréable de froid produite par le contact du fer. Pour les « malades atteints d'affections externes et pour ceux qui ont été opérés des jambes ou des bras, on « établit un cadre reposant sur les quatre pieds du lit et fixé à un support, de manière à pouvoir sou-

« lever le malade. Deux traverses mobiles permettent de donner au lit différents degrés d'inclinaison.
« Dans quelques salles de médecine on trouve des lits garnis de rideaux à leur chevet. Des opinions « tout à fait différentes se sont élevées sur les avantages de leur emploi : quelques médecins les con- « sidèrent comme indispensables pour isoler les malades, les mettre à l'abri des courants d'air, etc. ; « d'autres au contraire en blâment l'usage. Quoi qu'il en soit, l'emploi général des rideaux, dans les « hôpitaux de construction récente et dans tous ceux qui possédaient des ressources suffisantes pour « faire face à cette dépense, témoigne assez de leur utilité (1). On a cherché un terme moyen dans l'instal- « lation des demi-rideaux. A cet effet, on dispose, au-dessus du chevet du lit, en forme de fer-à-cheval, « deux tringles de fer qui soutiennent des rideaux vert-mat. A ces tringles est encore fixée une poignée

(1) On voit, par cette citation, qu'en Allemagne comme en France, la question des rideaux est loin d'être résolue et que de nombreuses divergences d'opinion peuvent être constatées à son sujet. M. le docteur Louis F. Riegler, dans un ouvrage sur la construction et l'organisation intérieure des hôpitaux, publié à Vienne, en 1851, a résumé, dans un chapitre que nous reproduisons ici, l'examen de tous les systèmes jusqu'alors en usage dans les établissements allemands :

« Les paravents, qui ont pour but d'entourer temporairement le lit d'un malade ou d'un mourant, sont en « usage à l'hôpital militaire de Dresde et à la Charité de Berlin. Ces paravents sont tendus en toile verte, ce qui « vaut déjà mieux que la toile cirée ou le canevas dont on fait usage à Béthanie. Ces derniers, dit paravents à « pliants, avec pieds tournés en bois, sont de forme très-gracieuse ; mais, sous le triple rapport de la commodité, « de la durée et du bon marché, on doit préférer les simples planches que les frères de la Charité de Lintz placent « sur les côtés des lits, afin de préserver les malades des courants d'air. Cette disposition se retrouve à l'hôpital « des Enfants-malades de Paris, pour les enfants agités (a).

« Jusqu'en 1832, à la Maison de santé de Munich, les lits étaient séparés par de petites cloisons basses et légères « de sorte que, sous le plafond commun, chaque lit se trouvait comme dans une cellule. Aujourd'hui, on se sert « de paravents mobiles pour isoler les malades et les mourants. A la Maison générale de santé d'Amsterdam, « beaucoup de lits sont surmontés, à une hauteur de 9 pieds environ, d'une sorte de dais ou baldaquin tendu sur « un cadre : les galeries qu'on voit encore autour de quelques salles hautes ont inspiré l'idée de ces baldaquins « dont l'utilité est aujourd'hui reconnue, surtout dans les salles où sont traités les maladies d'yeux.

« Dans la plupart des maisons de santé on préfère aux paravents les rideaux de lits, quoiqu'ils nuisent beaucoup « à la propreté et à la circulation de l'air, et qu'ils empêchent d'exercer sur tous les malades une surveillance « constante ; de sorte qu'une personne atteinte d'épilepsie (fraisen), frappée d'apoplexie foudroyante ou à l'agonie, « peut rester longtemps sans secours. On pourrait encore objecter qu'ils aident les malades à se soustraire à la « stricte observation de la diète et de la discipline.

« Une tringle de fer, en forme demi-circulaire, attachée d'un côté au mur, et faisant saillie sur la moitié du lit, « soutient les rideaux, ainsi que la courroie ou support, dont les malades s'aident pour se soulever ; cette « tringle s'appuie sur deux montants scellés dans le mur et destinés à la fortifier. Cette disposition permet de « laisser le lit à découvert ou de le fermer complétement au moyen de rideaux de calicots ; elle a été adoptée « dans les hôpitaux civils à Anvers, à la Charité de Berlin, à Saint-Jean de Bruxelles, à la Maison de santé de « Bamberg et dans l'hôpital des Fatebene Fratelli (frères faites-bien) de Milan. On la trouve encore, mais plus « simple, à la division des malades de la maison de Greenwich, puisqu'elle ne consiste qu'en une tringle de fer « longue de trois pieds environ, et fixée au plafond ; cette tringle soutient les rideaux qui tombent de chaque « côté du lit et offrent à peu près la forme d'une tente. A l'hôpital du Saint-Esprit de Hambourg, et à l'hôpital « de Chelsea, à Londres, qui, tous deux, reçoivent des vieillards et des infirmes, l'espace affecté à chaque malade « est d'environ 40 pieds cubes, et les lits sont séparés par de petites cloisons de planches d'environ 6 pieds de « hauteur.

« A l'hôpital des francs-maçons de Hambourg, les courroies ou supports dont nous avons parlé tout à l'heure « ne sont pas fixés au plafond, mais au pied du lit même. Suspendues au plafond, elles sont cependant plus « faciles à saisir ; aussi, dans Middlesex-hospital, une longue tringle de fer, placée au-dessus des lits, traverse toute « la salle. De cette tringle descendent des courroies qu'il est facile d'y fixer où l'on veut et en nombre suffisant. »

(a) Il n'a jamais existé de paravents à l'hôpital des Enfants ; seulement, dans la circonstance indiquée par l'auteur, on adapte, aux deux côtés de la couchette, une planche qui dépasse d'environ 0,25 centimètres le niveau de la couverture, afin que, dans son agitation, l'enfant ne puisse glisser de son lit.

« que le malade couché peut facilement saisir et à l'aide de laquelle il lui est possible de se soulever « et de changer de position. Chaque lit se compose d'une paillasse posée immédiatement sur le fond que « nous avons décrit plus haut, de deux matelas de crin, de varech et d'herbe des Alpes; d'un traversin « également rempli de crin et d'une épaisse couverture de laine doublée de toile.

« Bien qu'il y ait une ample provision de lits de plumes et d'oreillers, les malades n'en obtiennent « que sur leur demande et avec l'approbation du médecin.

« Les lits d'enfants sont généralement en fer, quelques-uns cependant sont de bois de sapin poli; leur « literie est la même que celle des lits d'adultes.

« Les épileptiques ont des lits spéciaux, plus longs et plus larges que les lits ordinaires : les côtés « en sont matelassés, soit avec du crin, soit avec du varech, afin que le malade ne puisse se blesser, « et la couverture de forte toile est fixée aux montants à l'aide de boucles. Une échancrure demi-circu- « laire laisse à découvert la tête du malade : ainsi maintenus, les épileptiques ne causent aucun dés- « ordre et sont eux-mêmes à l'abri de toute blessure pendant leurs attaques (1). »

Hôpital catholique de Berlin.

L'hôpital catholique de Berlin, qui est tenu par les sœurs de Saint-Charles-Borromée, dont la maison-mère est à Nancy, renferme 250 lits. Il rappelle, avec des proportions plus modestes, les dispositions des précédents hôpitaux. Six ou sept chambres reçoivent des malades payants, à 10 ou 20 thalers par mois, suivant que les chambres sont à un ou à deux lits. Les corridors sont aussi chauffés à la vapeur et les salles avec des poêles.

Hôpitaux de Vienne.

Vienne possède un assez grand nombre d'hôpitaux, à la tête desquels il faut placer le grand hôpital impérial (*Allgemeines Krankenhaus*) et celui de Wieden (*Wiedener Krankenhaus*).

Grand hôpital.

Le grand hôpital de Vienne, situé dans le faubourg Alserverstadt, est, de l'aveu même des architectes nationaux, très-imparfaitement approprié à sa destination. Il a sa façade principale sur la route de la Alserhauptislaune. A sa gauche, s'élève une caserne, séparée des bâtiments par une voie interdite à la circulation; à droite se trouve la rue dite de l'hôpital. En avant de la façade et au delà de la grande route de la Alserhauptislaune, se développe un autre corps de bâtiments dont nous aurons l'occasion de parler tout à l'heure.

L'hôpital proprement dit, considéré à vol d'oiseau, a la forme d'un vaste rectangle composé de plusieurs grands corps de bâtiment séparés par des cours ornées de fontaines. Ces cours sont au nombre de huit et communiquent entre elles par des passages voûtés.

La cour d'entrée ou cour d'honneur est presque entièrement plantée en forme de jardin anglais. A droite de cette cour s'élève un pavillon isolé, composé d'un rez-de-chaussée et de deux étages. La cuisine, avec ses dépendances, occupe le rez-de-chaussée; le premier étage est affecté au logement du directeur de la maison; au second, enfin, existent deux salles de malades de 15 lits chacune et un salon de conversation.

Il est à remarquer que ce pavillon est le seul qui comporte deux étages. Tous les bâtiments, sans exception, ne se composent que d'un rez-de-chaussée et d'un premier.

Les bâtiments situés à gauche de la cour d'honneur sont occupés : au rez-de-chaussée, par les bureaux d'administration et la pharmacie générale; au premier, par les logements des chefs du

---

(1) Extrait de l'ouvrage intitulé : *Das Krankenhaus der diakonissen. — Anstalt. — Bethanien zu Berlin.* Von Th. Stein, konigl. regierungs. und baurath. ritter, etc.

service de santé. Au-dessus, on a installé des dortoirs mansardés à l'usage des serviteurs de la maison.

Les salles de malades occupent tous les autres corps de bâtiment. Quant au personnel nombreux attaché à une maison d'une telle importance, il est disséminé, selon les besoins, dans toutes les parties des services. Les employés de l'administration, les médecins, chirurgiens et élèves sont eux-mêmes répartis dans des localités différentes, et autant que possible à proximité de leurs services respectifs.

En temps ordinaire, l'hôpital de Vienne compte 2,000 malades; dans des circonstances exceptionnelles, ce chiffre pourrait facilement être dépassé. Les salles destinées aux malades sont généralement plus petites que les nôtres, et il est rare qu'elles reçoivent plus de 15 lits chacune; ces lits sont espacés de 1 mètre 10 centimètres, et la hauteur de chaque salle est d'environ 4 mètres. Les fenêtres sont exiguës, et elles s'ouvrent généralement à 2 mètres du parquet des salles.

Sur un des passages donnant accès de la cour d'honneur à une des cours qui lui sont parallèles se trouve la chapelle qui dessert toute la maison.

La salle des morts et les salles d'autopsie se trouvent en arrière de l'hôpital et sur la droite; ces bâtiments entourent une huitième cour plus petite que les autres.

Pour éviter toute confusion dans un établissement si important, l'administration a pris soin d'installer, dans les sous-sol voûtés de l'hôpital, tous les services secondaires qui intéressent moins directement les malades.

Maison municipale d'accouchement.

La partie de l'hôpital située à gauche et en arrière de la caserne dont nous avons parlé tout à l'heure forme comme un établissement à part, connu sous le nom de Maison municipale d'accouchement, et ayant, comme l'hôpital, son entrée particulière, ses services et son personnel distincts. Les bâtiments qui la composent sont groupés autour de trois cours communiquant entre elles.

La Maison d'accouchement renferme 500 lits, répartis entre deux grands services de cliniques : l'un, qui rappelle en quelque sorte l'organisation de notre école d'accouchement, dirigé par un professeur en chef chargé d'enseigner les principes de son art à de nombreuses élèves sages-femmes, l'autre à l'usage des élèves de l'hôpital et des étudiants libres, placés sous les ordres d'un second professeur.

Cette maison est ouverte indistinctement à toutes les femmes qui s'y présentent pour accoucher. Les chirurgiens professeurs prononcent l'admission, et telle est la réserve de l'administration à l'égard de ces femmes qu'il n'existe pas de bureau d'entrée dans l'établissement (1).

Le chiffre de 500 lits dont se compose la Maison d'accouchement, quelque élevé qu'il paraisse, est souvent insuffisant, en hiver surtout : on est alors obligé de coucher deux femmes dans un même lit, jusqu'au moment de leur délivrance.

Les accouchements sont, en moyenne, de 8,000 par année; la fièvre puerpérale sévit fréquemment dans cette maison, et il est certains mois de l'année, notamment ceux de novembre,

(1) Aucune question n'est adressée aux malades. Dans les services payants, elles déposent en entrant un pli cacheté indiquant leur nom, leur domicile et la conduite à observer à l'égard de leur famille; ce pli, qui ne peut être ouvert qu'en cas de décès, leur est rendu intact à leur sortie de l'établissement.

décembre et janvier, où la mortalité s'élève à 11 pour 100. En 1861, cette mortalité s'est élevée exceptionnellement à 19 pour 100.

Le corps de bâtiment que nous avons indiqué comme situé en avant de la façade de l'hôpital renferme deux services distincts, avec une même administration : un dépôt pour les enfants et une maison payante pour les accouchements.

Dépôt pour les Enfants trouvés. — Service payant d'accouchement.

Dans le premier, on garde, mais pendant six semaines seulement, tous les enfants abandonnés ou appartenant à des parents trop pauvres pour les conserver. Cent nourrices attachées à la maison sont chargées de pourvoir à tous les soins que réclament ces jeunes enfants, qui sont ensuite placés, par les soins de l'administration, soit à la campagne, soit chez des artisans qui, moyennant salaire, se chargent de leur première éducation.

Un bâtiment, contigu à ce service et composé de trois pavillons entourant un jardin, sert à recevoir les femmes en couches, en état de payer les frais de leur traitement. Un des pavillons est affecté au logement du personnel administratif et des élèves sages-femmes.

La maison renferme des chambres particulières, des chambres à 4 lits, et enfin des chambres à 6 et 8 lits. Ce service est complétement indépendant de celui de la maison gratuite annexée à l'hôpital.

L'hôpital de Wieden est plus intéressant. Edifié en 1848, il se compose d'un bâtiment principal, à trois étages, complété par deux arrière-corps, également à trois étages.

Hôpital de Wieden.

L'ensemble de son aspect présente un quadrilatère ouvert. Entre les bâtiments, se trouve une vaste cour dont la chapelle occupe le fond. Le bâtiment principal, formant façade, renferme l'administration, les cuisines, les cabinets de consultation et quelques petites salles de malades. Les arrière-corps contiennent, à chaque étage, une salle simple et deux salles accouplées comme celles des hôpitaux de Guy et de King's College dont nous avons donné le plan (Voir page 23). A proximité des salles, il y a un cabinet de bains, une chambre particulière, une lingerie et des cabinets d'aisances.

L'établissement est entouré de jardins et de promenoirs. L'amphithéâtre a été construit à quelque distance des bâtiments généraux.

Ces deux hôpitaux appartiennent à l'État; les malades y sont admis gratuitement. Il en est de même dans dix ou douze autres établissements hospitaliers, dépendant en général de communautés religieuses, qui y reçoivent non-seulement des malades, mais encore des indigents (1).

Le nouvel hôpital de *Rudolphs-Stiftung*, dont nous avons parlé en commençant cette étude sur les hôpitaux étrangers, recevra aussi des indigents. Cette fusion de l'hôpital et de l'hospice est généralement adoptée en Autriche comme en Italie.

M. le docteur Carl Wibmer, conseiller médical de la Haute-Bavière et médecin à Munich, nous fait connaître que cette dernière ville compte dix établissements hospitaliers publics (2), dont il a retracé l'historique et les opérations dans une récente publication intitulée : *Étude médicale ou Topographie et Ethnographie des établissements hospitaliers de Munich.*

Hôpitaux de Munich.

---

(1) Nous devons ces renseignements, pour l'Hôpital-général, à M. Speath, professeur à la Maison d'accouchement, et pour celui de Wieden, à M. Louis Zetl, conseiller des bâtiments impériaux, à Vienne.

(2) 1° Maison municipale de santé (rive gauche de l'Isar); 2° Maison municipale de santé (rive droite); 3° Hôpital royal militaire; 4° Maison d'accouchement; 5° Asile d'aliénés; 6° Hôpital des incurables; 7° Institut des aveugles; 8° Établissement central des sourds-muets; 9° et 10° deux établissements polycliniques, l'un pour la médecine, l'autre pour les accouchements.

Nous nous contenterons de donner ici la description des deux plus importants de ces établissements, savoir : la Maison Municipale de Santé, située sur la rive gauche de l'Isar, et la Maison d'Accouchement.

[Mai]son ou Hôpital municipal de santé.

La Maison Municipale de Santé, due à la munificence du roi Maximilien Ier, qui en prescrivit la construction, par une ordonnance du 7 mars 1808, est le plus vaste établissement hospitalier de la ville de Munich, bien qu'il ne puisse contenir plus de 5 à 600 lits. Il a été ouvert en 1813 et cédé en toute propriété aux magistrats de la ville en 1819. Construit par l'architecte de Schaedl, d'après les indications de deux praticiens distingués, le docteur François Xavier, directeur du conseil médical, et Seniou de Haouberl, président de ce même conseil, il semblerait que son installation dût répondre à toutes les conditions d'hygiène et de salubrité. Sa situation en effet est des plus favorables : placé à proximité de la porte Sendlinger, il est isolé de toute habitation et entouré au loin de prairies, de jardins et de belles avenues.

L'ensemble de ces constructions présente l'aspect d'un vaste rectangle séparé au milieu par un bâtiment transversal qui se trouve former, avec les bâtiments principaux, deux grandes cours intérieures converties en parterres d'agrément.

Les bâtiments sont tous composés d'un rez-de-chaussée et de deux étages. La structure de l'édifice est simple, mais ne manque pas d'un certain caractère.

Les deux ailes latérales sont situées au sud et au nord, et servent presque exclusivement au service des malades. Elles contiennent 54 grandes salles, c'est-à-dire 27 de chaque côté ou 9 par étage.

Le bâtiment formant façade et le quatrième côté du rectangle qui lui est parallèle sont plus particulièrement destinés aux services généraux. Il en est de même de la construction transversale qui partage l'hôpital en deux parties égales. D'un côté, sont situés les salles de réception et les logements du personnel ; de l'autre, la chapelle, la cuisine, la pharmacie, les bains, etc., etc. Cette partie des bâtiments renferme encore les chambres particulières destinées aux malades payants.

Des 54 salles dont nous avons parlé tout à l'heure, 48 seulement sont à l'usage des malades : 24 au côté sud ou côté gauche, occupées par les hommes, et 24 au côté nord affectées aux femmes ; c'est le bâtiment transversal qui forme la séparation entre les deux sexes. Dans les six autres salles, on a installé les services administratifs, le dépôt des instruments, la lingerie, etc., etc.

Les salles de malades, de forme rectangulaire, prennent jour sur la campagne et ne sont éclairées que par une grande fenêtre cintrée, de 11 pieds (3m21) de haut sur 6 pieds 1/2 (1m90) de large (1) ; elles se terminent circulairement du côté opposé à la fenêtre. Un grand corridor donnant sur les cours intérieures règne à chaque étage des ailes latérales des bâtiments.

Le chauffage a lieu, au rez-de-chaussée, dans des poêles calorifères qui, au moyen de tuyaux de fer, distribuent l'air chaud aux étages supérieurs. Dans l'espace demi-circulaire dont nous venons de parler, on a disposé, en face de chaque fenêtre, des poêles analogues à nos repos de chaleur, avec cette différence cependant qu'ils ont, dit l'auteur, *un manteau d'argile percé à jour*. Ce système est sans doute moins bien organisé que chez nous, puisque M. Wibmer constate qu'il a l'inconvénient de donner, pour un même temps, une température inégale, toujours

(1) Ce système de distribution est commun à toute l'Allemagne : nous l'avons observé à Berlin, à Vienne, à Francfort et les plans des hôpitaux de Zurich (planche 12), de Rotterdam (planche 13), de Brême et de Hambourg (planche 13 *bis*), permettent de nous en faire une idée exacte. Ce sont partout des salles plus ou moins grandes, éclairées d'un seul côté et ouvrant toutes sur un corridor intérieur. Ici, l'inconvénient est encore plus marqué, puisque chaque salle n'est éclairée et aérée que par une seule croisée.

plus élevée aux étages supérieurs. Suivant lui, le chauffage séparé et indépendant des salles semble préférable.

A gauche et à droite de chaque poêle existent deux portes vitrées : l'une, donnant sur un petit vestibule fermé qui conduit au corridor; l'autre sur la cuisine à thé. C'est le nom que l'on donne en Allemagne aux offices établis dans chaque service pour la préparation des tisanes, potions et cataplasmes. De cette manière, toute communication directe entre les salles de malades et les corridors est évitée.

Chaque salle de malades renferme douze lits, six de chaque côté; les salles de cliniques n'en contiennent que dix.

Les salles de malades mesurent 14 pieds (4m09) de haut, 38 (11m09) de long et 24 (7m) de large, c'est-à-dire 12,768 pieds cubes (317mc425) d'air, ce qui représente pour chaque malade 1,064 pieds cubes (26mc462) d'air dans les services de médecine et de chirurgie et 1,276 (31mc723) pieds cubes dans les services des cliniques.

La ventilation des salles a lieu au moyen de deux tours à air disposées sur les toits, l'une pour le côté des hommes et l'autre pour celui des femmes : elles communiquent avec les salles au moyen d'un conduit en maçonnerie dont l'un des branchements aboutit dans le manteau d'argile de chaque poêle. C'est par ces tours d'air, qui nous sembleraient plutôt destinées à faire l'office de cheminées d'appel, qu'est censé arriver l'air pur; d'autres conduits pratiqués sous le plancher reçoivent, au moyen d'ouvertures grillées, l'air vicié et le transportent dans les foyers des calorifères du rez-de-chaussée, où il est consumé.

« Tant que l'on y fait du feu, ajoute l'auteur, l'évacuation de l'air a lieu régulièrement, mais il n'en « est pas de même en été et ces conduits, aboutissant à plusieurs salles, avaient besoin d'être hermétique- « ment fermés pour que leurs différentes émanations ne se trouvassent pas en contact..; des essais ont, du « reste, démontré que le courant d'air dominant va presque aussi souvent des salles dans les conduits que « de ceux-ci dans les salles, ce qui donnerait à penser que l'efficacité de cette disposition est pour le « moins fort problématique. — D'ailleurs, un des carreaux supérieurs de chaque fenêtre étant doublé » d'un treillis très-fin de fil de fer, il suffit d'ouvrir le carreau pour que l'air entre et sorte librement, « sans un fort courant (1). »

Les murs des salles sont crépis à la chaux : la teinte qui est blanche pour la généralité est verte dans les services d'ophthalmie; il en est de même des rideaux qui garnissent les fenêtres.

Le plancher des salles ainsi que les bois de lit sont enduits d'un vernis brun-clair; les lits se composent d'une paillasse, d'un matelas de crin et de plume, d'un coussin, de deux couvertures de laine et de draps en fil; la tête des lits est tournée du côté du mur. Depuis 1832, l'usage des rideaux a complétement disparu, et les seuls malades en danger immédiat de mort, ou atteints d'infirmités rebutantes, sont isolés au moyen de paravents mobiles. M. Thorr nous a fait connaître dans quelles circonstances les cloisons qui formaient une sorte d'alcôve autour de chaque lit ont été supprimées. Les lits sont munis de roulettes et renferment chacun, du côté du chevet, une petite caisse où le malade a la faculté de serrer ses hardes les plus nécessaires, ce qui nous paraît devoir être souvent une cause de désordre et de malpropreté dans le service.

---

(1) Si, comme le dit l'auteur, la ventilation s'opère par le foyer des poêles-calorifères où l'air vicié viendrait se consumer, cette ventilation doit être insignifiante; car chaque kilogramme de houille brûlée dans le foyer ne peut appeler plus de 20 à 25 mètres cubes d'air. Au contraire, une cheminée d'appel bien disposée peut extraire 1,000 mètres cubes avec la même quantité de combustible.

Bien que, sous le rapport de l'installation matérielle, la Maison municipale de Munich soit en retard sur nos hôpitaux, car voilà longtemps déjà que les lits en bois et les matelas de plume ont disparu de nos services, l'ameublement de ses salles se rapproche sensiblement de celui qu'on remarque dans nos maisons. Dans un des coins de chaque salle, on a ménagé un cabinet fermé où a été placée une de ces chaises percées, dites chaises mobiles, dont M. Thorr nous a donné la description.

A l'exception des passages couverts, de la pharmacie et de la cuisine qui sont éclairés au gaz, tous les services de l'hôpital emploient, pour leur éclairage, des lampes à huile, en os.

Dans les bâtiments parallèles à la façade existent 20 chambres particulières destinées, soit aux malades payants, soit aux malades dont l'état motive l'isolement. Deux de ces chambres sont spécialement réservées aux israélites : elles ont une cuisine particulière ; cinq autres, garnies de poêles et de fenêtres grillées, sont destinées à recevoir les malheureux atteints d'affections mentales. Situées, partie dans le bâtiment du milieu, partie dans le bâtiment formant arrière-corps, les chambres payantes sont agréables, claires et pourvues de tout ce que peut désirer un malade. L'élégance des objets d'ameublement se règle, du reste, suivant la condition des personnes et le prix de la pension dont le tarif comporte trois classes.

Les latrines de l'établissement se trouvent aux deux côtés du bâtiment du milieu, et les cabinets sont disposés de chaque côté et à chaque étage par groupes de quatre, de façon que le même cabinet puisse servir aux malades de deux salles.

La cuisine est située dans le pavillon du milieu. Elle est vaste et ses dépendances laissent peu à désirer.

La salle des opérations occupe, au deuxième étage de l'aile de derrière, une pièce circulaire et voûtée qui reçoit la lumière verticalement. Son élévation excessive en rend, en hiver, le chauffage difficile. Il n'y a ni tribune ni gradins pour les élèves, qui sont obligés de se tenir dans une galerie placée tout en haut de la salle.

Les bains de l'hôpital sont installés au rez-de-chaussée de l'aile ouest des bâtiments ; ils sont dallés et séparés suivant les sexes. La seule particularité à signaler dans ce service, c'est que toutes les baignoires sont en étain et doublées en chêne.

Au milieu d'une grande prairie contiguë aux jardins qui entourent la partie nord de l'hôpital, on voit encore deux corps de bâtiment isolés, dépendant de la maison principale : ils sont destinés, l'un à recevoir les malades atteints de la petite vérole ou de toute autre affection contagieuse ou repoussante, et l'autre les convalescents. Ces deux services distincts, bien organisés, comptent chacun de 30 à 40 lits, répartis dans 8 à 10 chambres particulières (1).

La mortalité dans les services de la Maison municipale de santé de Munich est relativement inférieure à celle de nos hôpitaux généraux; cela s'explique par la nature des affections qui y sont traitées et dont plusieurs, ainsi que nous l'avons établi à l'occasion des hôpitaux de Londres,

---

(1) M. Thorr donne, dans son ouvrage déjà cité, le règlement d'ordre et de police intérieure qui est affiché dans toutes les salles de malades à l'hôpital de Munich. Ce règlement diffère peu de celui qui est aujourd'hui en vigueur dans nos propres établissements. Cependant, on pourra remarquer d'après les quelques articles que nous reproduisons qu'il a conservé un caractère d'intolérance qui, Dieu merci ! a disparu depuis longtemps de notre réglementation.

« Art. 9. Tout malade catholique, quelle que soit d'ailleurs la nature de l'affection dont il est atteint, doit se « confesser, aussitôt son admission prononcée, et communier ensuite. A cet effet, la sœur chargée du service « du jour doit informer le prêtre de l'arrivée de ce malade.

« Art. 10. Tout malade qui cherche à se soustraire à cette règle salutaire, ou qui refuse de s'y conformer, est

sont rarement suivies de décès. Si nous examinons particulièrement les résultats constatés en 1859, nous voyons que l'établissement a reçu 6,161 malades, dont 3,300 ou 53.50 0/0 du sexe masculin et 2,861 ou 46.49 0/0 du sexe féminin; que 217 de ces malades avaient été admis dans le cours de l'année précédente; et enfin, que sur ce chiffre de population, 322 décès ont été constatés; ces décès sont répartis ainsi qu'il suit :

Pour les hommes.. 195
Pour les femmes... 127

et ils donnent, pour les premiers, une mortalité de 5.90 0/0, pour les seconds de 4.43 0/0, soit une mortalité générale de 5.22 0/0.

Voici, au surplus, le mouvement général de l'hôpital pour les dix dernières années.

	MALADES TRAITÉS.	DÉCÈS.	MORTALITÉ 1 SUR	OBSERVATIONS.
1852	7,181	343	20.93	La mortalité, pour les dix années, est donc de 1 sur 18 ou de 5.55 0/0.
1853	7,289	408	18. »	
1854	9,271	749	12.30	
1855	7,971	384	20. 8	
1856	7,331	318	23. »	
1857	6,907	364	19. »	
1858	7,103	460	15. 4	
1859	6,161	322	19. 1	
1860	6,220	336	18. 5	
1861	6,470	309	20. 9	
	71,904	3,993	18. »	

« renvoyé de l'hôpital, aussitôt que son état le permet. Suivant les circonstances, la police peut être saisie « de l'affaire.

« Art. 19. Sous peine d'un renvoi immédiat, ou d'une plainte à la police, il est défendu à un malade de jouer « de l'argent ou des objets ayant quelque valeur.

« Art. 22. Il ne peut quitter le lit qu'il occupe, ni la salle des malades, sans permission.

« Art. 23. Il est également interdit au malade de rester au lit au delà du temps prescrit par le médecin. « Sous aucun prétexte, il ne peut quitter son propre lit pour se coucher dans un autre, ni se servir d'objets « appartenant à d'autres lits.

« Art. 26. Tout malade qui, sur l'avis du médecin, peut quitter la salle qu'il occupe, ne peut s'absenter que pen- « dant le temps fixé par ce médecin, soit pour se rendre à l'église, à la promenade, à la salle des bains, soit « exceptionnellement pour sortir de l'hôpital.

« Art. 27. Les malades à qui la visite de l'église est permise, ne peuvent se rendre que dans celle qui leur « est indiquée. Aussitôt l'office terminé, ils doivent retourner dans leurs salles.

« Art. 28. Ceux qui sont autorisés à quitter leur salle pour se recréer, ont le droit, moyennant une permis- « sion écrite, de se rendre, à l'heure fixée, dans la partie du jardin réservée aux promenades des malades. « Aussitôt que le délai qui leur est accordé est écoulé, ils retournent dans la salle qu'ils occupent............ « La promenade est limitée à l'allée des tilleuls : les malades doivent se tenir à distance des murs de clôture, et « il leur est interdit, au point de vue du bon ordre, de lier conversation avec des étrangers.

« Art. 32. Il est interdit à tout malade de fumer pendant son séjour à l'hôpital. »

Nouvelle maison d'accouchement, à Munich.

La nouvelle Maison d'accouchement, construite aux frais de la ville, d'après les plans du conseiller municipal Muffal et de l'inspecteur d'architecture Burklein, a été terminée en 1856. Elle s'élève sur l'emplacement même de l'ancienne maison, à 25 pieds (7m30) d'une route large et bordée de quatre rangées d'arbres (sonnenstrausse), qui la sépare de la vieille ville. C'est un monument qui ne manque pas de caractère, et dont l'architecture indique une certaine recherche du style gothique. L'ouvrage de M. le docteur Wibmer nous en offre une description assez détaillée, et nous allons, malgré les difficultés que présente parfois le texte allemand, essayer d'en traduire les passages les plus saillants :

« Bien que le nouveau bâtiment, dit M. Wibmer, dégagé de tous les côtés, ne soit en aucune façon « gêné par les habitations environnantes, le choix de son emplacement n'est pas heureux. Une maison « d'accouchement doit être isolée le plus complétement possible, et il y a de sérieux inconvénients à la « placer, comme on l'a fait à Munich, dans une rue bruyante et dans le voisinage du jardin public « d'une auberge. Elle gagnerait à être située plus loin des regards de la foule, et cet isolement serait « favorable, non-seulement au repos des femmes, mais encore à l'enseignement qui se pratique dans la « maison. Un second inconvénient résulte de l'exiguité des jardins : il serait nécessaire que l'établisse« ment en possédât un plus vaste, où les femmes enceintes, dont le traitement se prolonge souvent pendant « plusieurs semaines, pourraient venir prendre de l'exercice sans être vues.

« Les constructions occupent un parallélogramme de 118 pieds (34m44) de long sur 100 pieds « (29m19) de large ; leur hauteur, du sol au faîtage, est de 65 pieds (18m97) ; elles comportent, outre « le rez-de-chaussée, un entre-sol, un premier et un deuxième étage.

« La façade principale, exposée à l'est, donne sur la route, dont elle est séparée par une grille en « fer ; elle est percée de neuf fenêtres à chaque étage ; les deux côtés, nord et sud, qui sont les côtés « étroits de l'édifice, comptent trois fenêtres à chaque étage, et la façade postérieure du bâtiment en a « treize.

« L'espace compris entre la grille et la maison est orné d'arbustes et de fleurs ; la maison, traversée « dans sa longueur par un large corridor, lequel est lui-même divisé, au premier et au deuxième étage, « par deux portes vitrées, se trouve ainsi former une partie centrale et deux ailes qui peuvent être faci« lement isolées du centre par la fermeture de ces portes.

« L'entrée de cet établissement est placée dans la façade principale (façade est), et se compose de « trois portiques auxquels on accède par un perron de cinq marches. Le vestibule est élevé et spacieux ; « quatre colonnes en pierre en supportent la voûte.

« Au fond de ce vestibule, en face de l'entrée, un large escalier de pierre conduit à l'entresol.

« A droite, sur le devant, sont les bureaux et l'appartement de l'administrateur ; à gauche, le logement « du concierge, une salle de garde pour six sages-femmes, une salle de réception ou de visite, une « autre pièce pour trois domestiques, et enfin un vestiaire ou garde-robe à l'usage des femmes « enceintes.

« La partie postérieure du rez-de-chaussée formant le sous-sol est située en contre-bas de la précé« dente. On y descend par quatre marches. Cette partie de l'hôpital a trois sorties sur la cour, et ren« ferme, à droite, une cuisine dallée et pourvue de tous ses accessoires, lavoir, salle d'office, appareil « mécanique pour transporter aux étages supérieurs les aliments destinés aux malades.

« A gauche est le service des bains, qui comprend deux cabinets, contenant, le premier, 3 baignoires « et le second 2 : ces baignoires sont en zinc. Tout près, se trouve l'appareil à vapeur qui, à l'aide de « tuyaux de circulation, va chauffer dans les différents réservoirs l'eau nécessaire à l'alimentation des « bains et des autres services de la maison.

« Un escalier en pierre, de 27 marches, large de 12 pieds (3m50), et placé au centre du bâtiment, en « face du vestibule, conduit du rez-de-chaussée aux étages supérieurs. Dans la partie gauche de l'entre« sol a été construit un amphithéâtre ou auditoire pour les démonstrations de la clinique obstétricale ; « cet auditoire, long de 40 pieds (11m67), large de 47 (13m72) et haut de 12 (3m50), peut contenir « environ cent personnes (étudiants ou sages-femmes).

« L'entre-sol est également séparé en deux parties par un corridor parqueté, large de 10 pieds (2m92);
« du côté droit, sur le devant, sont les chambres de la Direction, celles du premier et du second médecin
« assistant, et sur le derrière, la salle des collections d'instruments et d'appareils, ainsi que les chambres
« des médecins praticiens; le côté gauche est entièrement réservé à la première division secrète, com-
« prenant les pensionnaires qui désirent rester inconnues, et qui, par conséquent, sont traitées dans des
« chambres particulières. Ces chambres, disposées commodément et avec goût, sont au nombre de six,
« dont trois sur le devant et trois sur le derrière; une septième, à laquelle est attenant un cabinet de
« décharge, ou garde-robe, sert de logement à la sage-femme : elles sont desservies par un escalier
« particulier.

« A droite et à gauche de l'amphithéâtre, des escaliers en bois, larges de 7 pieds (2m04), condui-
« sent à un grand escalier, large de 20 pieds (5m84), qui monte aux étages supérieurs et descend au
« rez-de-chaussée de la façade postérieure.

« Le premier étage, divisé en deux comme l'entresol et le deuxième étage, par un corridor central large
« de 10 pieds (2m92) et éclairé par ses extrémités, a, dans le bâtiment central, sur le derrière, une
« grande salle placée au-dessus de l'amphithéâtre, et servant à la fois de réfectoire et de lieu de réu-
« nion pour les femmes enceintes. La partie située sur la façade et au-dessus du vestibule comprend
« trois chambres : celle du milieu est destinée à la première sage-femme et à une surveillante, celle de
« gauche qui compte sept lits, est réservée aux femmes enceintes payantes auxquelles on n'a pu attri-
« buer de chambres séparées, et celle de droite, qui renferme quatre lits, est spécialement consacrée aux
« enfants nouveau-nés malades.

« A cet étage, les deux côtés du bâtiment communiquent avec la partie centrale, au moyen des portes
« vitrées dont nous avons déjà parlé. Le côté droit est réservé aux femmes admises à titre gratuit : il
« comprend cinq grandes salles dont trois sur le devant et deux sur le derrière; chacune de ces salles
« renferme 10 lits, de sorte que 50 femmes peuvent y être traitées Le côté gauche, comprenant cinq
« salles destinées également aux femmes enceintes payantes, forme la deuxième division secrète. Une
« de ces salles donnant sur le derrière est réservée pour les accouchements.

« La chapelle, éclairée par trois fenêtres, se trouve placée au deuxième étage; elle occupe sur la façade
« postérieure du bâtiment central l'emplacement correspondant à la salle de réunion du premier étage
« et à l'amphithéâtre de l'entresol : sur la façade de devant de ce même établissement se trouve, au mi-
« lieu, la demeure de la sage-femme en chef; à droite, la chambre de visite avec une petite pharmacie;
« à gauche une chambre à 4 lits pour les femmes accouchées et malades.

« Les deux ailes de cet étage sont, comme au premier, partagées par un corridor, et renferment cha-
« cune 5 salles, 3 sur le devant, 2 sur le derrière, en tout 10 salles, dont 8 sont destinées aux femmes
« accouchées, non-payantes, et 2 à celles qui sont en *travail;* ces deux dernières sont aux deux
« extrémités de la maison, sur le derrière.

« Chacune de ces salles, tant au premier étage qu'au deuxième, est longue de 40 pieds (11m67),
« large de 24 (7m00), haute d'environ 16 pieds (4m67), et éclairée par une fenêtre de 10 pieds (2m92)
« de haut sur 6 (1m75) de large, placée au milieu. Vis-à-vis de la fenêtre, du côté qui conduit au corridor
« est une espèce de niche carrée, au centre de laquelle se trouve un gros fourneau ou poêle en fonte
« recouvert de faïence, et qu'on peut chauffer par dehors; à droite et à gauche de ce poêle, on arrive,
« par deux portes vitrées, dans un petit vestibule donnant sur le corridor.

« Dans chaque salle destinée aux femmes accouchées sont 6 lits, placés des deux côtés du mur, et espacés
« de telle sorte que chaque femme peut avoir au delà de 2,000 pieds cubes d'air (49mc723).

« Les lits sont en bois, peints en brun clair, ils sont garnis d'une paillasse, d'un matelas en crin, de
« deux oreillers, l'un en crin et l'autre en plume, et d'une toile cirée.

« A la tête de chaque lit se trouve une petite armoire, où les malades serrent les objets d'un usage
« fréquent, et à côté un petit tableau noir, sur lequel on inscrit le nom, l'âge et la date d'entrée de l'ac-
« couchée, le moment de l'accouchement, les ordonnances médicinales et le régime alimentaire qu'elle
« doit suivre.

« Une garde-robe est tenue à la disposition des accouchées qui peuvent quitter le lit, elle a un fond
« mobile, où se trouve une espèce de bassin en métal émaillé, avec un couvercle hermétiquement clos.

« Toutes les chambres sont peintes en vert clair, les rideaux sont également d'étoffe de couleur verte; « afin de rendre le jour moins vif, la boiserie est peinte en brun clair; pendant la nuit on éclaire les « chambres au moyen de lampes, garnies chacune d'un verre dépoli.... »

Le tableau suivant, qui nous présente le mouvement du service pendant les dix dernières années, n'accuse qu'un nombre relativement très-minime de décès; mais il est à remarquer que toutes les accouchées dont la situation vient à se compliquer d'affections graves, parmi lesquelles il faut sans doute ranger les affections puerpérales, sont immédiatement transférées dans les services voisins de la Maison municipale de santé; on conçoit que dans de telles conditions, l'on doive s'abstenir de tout examen comparatif de la mortalité de la Maison d'accouchement de Munich.

ANNÉES.	NOMBRE des FEMMES ADMISES.	NOMBRE des SORTIES.	NOMBRE des FEMMES TRANSFÉRÉES pour cause de maladie dans LA MAISON DE SANTÉ.	NOMBRE des DÉCÈS.
1852	885	862	7	16
1853	970	909	6	2
1854	1,040	996	34	10
1855	974	951	19	4
1856	1,188	1,164	14	10
1857	1,250	1,183	45	22
1858	1,388	1,303	18	4
1859	1,420	1,352	15	7
1860	1,301	1,121	42	15
1861	1,137	1,002	12	8
	11,653	10,843	212	98

Hôpital du Saint-Esprit à Francfort.

Entre tous les établissements hospitaliers de l'Allemagne que l'opinion des administrateurs et des savants nous signalait de préférence, il en est un dernier qui a déjà appelé notre examen et notre critique, et sur lequel, avant de clore la série de ces observations sur les institutions charitables de ce pays, nous croyons devoir revenir avec plus de détail : c'est l'hôpital du Saint-Esprit de la ville libre de Francfort-sur-le-Mein, capitale fédérale des États allemands (1).

Présenté comme le type d'un système national de construction, le nouvel hôpital de Francfort a eu de nombreux admirateurs en Allemagne et au dehors, et il est facile d'apercevoir, parce que l'on en connait déjà, que toutes les constructions hospitalières qui se sont élevées dans ce pays

(1) On cite encore en Allemagne, comme offrant des particularités intéressantes sous le rapport de la construction et de l'installation, le nouvel hôpital Grœffe à Cologne, l'Hôpital-général, à Prague, l'hôpital de la ville, à Dresde, l'hôpital Saint-Jacques, à Leipsick, l'hôpital Sainte-July, à Wurzbourg, et enfin l'hôpital de la communauté israélite allemande à Hambourg.

depuis une cinquantaine d'années et dont nous venons de passer quelques-unes en revue, s'en inspirent plus ou moins. Le lecteur n'a sans doute pas oublié comment, lors de l'examen des plans proposés pour l'hôpital Lariboisière, l'un des membres les plus distingués et les plus influents de l'ancien Conseil général des hospices de Paris, M. le baron de Gérando, plaçant en seconde ligne le plan des commissaires de l'Académie des sciences, avait entraîné ses collègues à donner la préférence aux dispositions adoptées pour l'hôpital de Francfort. Nous n'insisterons pas ici sur l'opinion que nous avons exprimée à cet égard dans le paragraphe I de cette étude (page 49). Tout ce que nous venons de voir des hôpitaux allemands, et tout ce que nous aurons encore l'occasion d'en dire, en parlant tout à l'heure de l'installation des hôpitaux de Rotterdam, de Zurich, de Brême et de Hambourg, qui sont, avec l'hôpital de Béthanie, les derniers et les plus complets spécimens du système allemand, n'est pas de nature à modifier notre premier jugement.

C'est sous cette réserve que nous donnons ici, d'après les documents que nous devons à l'obligeance empressée de M. le docteur G. Warrentrapp, médecin en chef de l'hôpital du Saint-Esprit, une relation succincte de la reconstruction et de l'organisation actuelle de cet établissement.

« L'hôpital du Saint-Esprit, également appelé hôpital des Etrangers, est une ancienne fondation qui date
« du treizième siècle. Complétement reconstruit en 1833, il n'a conservé de son organisation primitive
« que le nom sous lequel il est encore désigné aujourd'hui.

« L'ancien hôpital, beaucoup trop exigu, était situé sur la rive droite du Mein et ne répondait plus depuis
« longtemps aux exigences du service. Aussi, dès l'an 1787, en avait-on décidé la reconstruction. Les
« guerres qui suivirent empêchèrent seules de donner suite à ce projet. Ce ne fut qu'en 1811, après
« une réforme financière, qu'on put s'occuper sérieusement de sa réalisation. D'abord on pensa à
« bâtir le nouvel établissement sur l'emplacement même de l'ancien : les salles des malades auraient
« occupé le bâtiment principal dont la façade, du côté du Mein, prenait un développement de 213 pieds
« (60^m62) (1). Deux constructions en aile auraient reçu les autres aménagements et les services divers
« de l'hôpital.

« Ce projet rencontrant une vive opposition fut abandonné, et les autorités de la ville libre firent don
« à l'Administration de l'hôpital d'un terrain situé entre le fossé appelé Rechenei et le jardin de la biblio-
« thèque publique. Ce terrain mesurait 355 pieds (101^m04) de long sur une largeur moyenne de
« 198 pieds (56^m35) soit une superficie totale de 70,000 pieds carrés (5,670mq20).

« Cependant, avant de se mettre à l'œuvre, on fit de longues recherches et des études consciencieuses
« sur les avantages que pouvait présenter cet emplacement, et on reconnut qu'il était impossible de trou-
« ver réunies, dans aucun autre quartier de la ville de Francfort, des conditions meilleures, au double
« point de vue de l'hygiène et de la salubrité : aussi cet emplacement fut-il presque unanimement adopté.
« Plusieurs architectes présentèrent des plans plus ou moins conformes au programme qu'avaient tracé à
« cette occasion les administrateurs : celui de M. Rampp fut accepté comme étant le plus complet.

« Les travaux d'excavation commencèrent en 1833 ; ils furent difficiles et coûteux. Le 25 mai 1835 on
« posait la première pierre du nouvel hôpital, et le 18 septembre 1839 on y installait des malades.

« Les dépenses totales de construction et d'installation se sont élevées à 281,830 florins 53 kreutzers (2).
« Cette somme ne paraîtra pas extraordinaire si l'on tient compte des travaux énormes qu'avait nécessités
« la mauvaise qualité du sol, et si l'on considère que les fondations reposent à une profondeur de 30 à
« 34 pieds (8^m54 à 9^m68), sur un lit de madriers de chêne, de moellon, de granit

(1) Le pied de Francfort mesure $0^m284.610$.
(2) Soit 732,762 fr.77 c. de notre monnaie.

« L'édifice présente la forme d'un rectangle, dont les quatre faces répondent presque exactement aux « quatre points cardinaux; il mesure 235 pieds (66m88) dans sa longueur, 170 (48m38) sur ses côtés, et « a son entrée principale dans la façade de l'ouest, sur la grande rue. Cette partie de l'hôpital n'a qu'un « rez-de-chaussée, tandis que toutes les autres, au contraire, comptent trois étages, rez-de-chaussée « compris.

« Devant la façade du sud, s'étend un jardin long de 168 pieds (47m80) et large de 55 (15m65), exclu- « sivement affecté aux hommes; il existe à l'est, un autre jardin beaucoup plus petit, destiné aux femmes, « et au nord, une grande cour plantée, réservée au personnel administratif.

« L'hôpital est assis sur d'immenses caves voûtées où l'on a, entre autres dispositions, établi un lavoir « et une glacière. L'égout du fossé Rechenei reçoit toutes les eaux de l'établissement et les déverse dans « le Mein.

« Le rez-de-chaussée, donnant sur la rue, comprend l'habitation du concierge, les archives, la salle « des séances du conseil et les bureaux des employés.

« Les bâtiments placés au nord renferment, au rez-de-chaussée, la cuisine, les magasins, les chambres « des domestiques, etc., etc. Au premier étage, sont la demeure du directeur, le réfectoire des employés, « la lingerie et quelques chambres disponibles; au deuxième étage, l'appartement du pasteur, celui des « deux médecins assistants, du secrétaire de l'hôpital et quatre chambres pour les malades payants.

« Les salles des femmes sont dans les bâtiments de l'est et celles des hommes dans les bâtiments du « sud. Les salles du rez-de-chaussée sont consacrées à la chirurgie, et celles des deux autres étages à la « médecine. Au rez-de-chaussée se trouvent également le service des bains et des salles particulières « pour les douches, etc.; chacun des cabinets contient trois baignoires.

« Chaque étage renferme trois grandes salles, soit dix-huit pour les trois corps de bâtiments affectés « aux malades; toutes reçoivent l'air et la lumière du côté extérieur, ayant vue, par conséquent, sur les « promenoirs, placés en avant de ces trois bâtiments; elles sont séparées entre elles par un petit couloir « aboutissant à un vaste corridor commun, large de 8 pieds (2m28), parfaitement aéré et éclairé sur « la cour intérieure. Cette cour, longue de 117 pieds (33m30) sur 70 (19m92) de large, renferme un « réservoir d'eau pour les cas d'incendie; l'entrée en est interdite aux malades.

« Ces dix-huit salles ont 30 pieds (8m54) de large sur 40 pieds (11m38) de long, et ne contiennent « que douze lits chacune, dont un est réservé à la surveillante du service; au rez-de-chaussée et au « premier étage, elles ont 16 pieds (4m55) d'élévation et 15 pieds (4m27) seulement au deuxième étage.

« Chaque salle est éclairée par trois fenêtres de 9 pieds 1/2 (2m70) de haut sur 4 pieds 2/3 (1m33) « de large. Les baies donnant sur les corridors sont un peu plus hautes que les fenêtres extérieures, et « la porte d'entrée qui est fort grande est à deux battants; au milieu de la salle est un grand poêle « en porcelaine que l'on peut chauffer indistinctement, soit avec du bois, soit avec du charbon de terre. « Chaque salle renferme, en outre, quatre tables, quatre bancs, quelques fauteuils, des chaises, douze « tables de nuit, etc.; des lavabos et des armoires à l'usage particulier des malades sont placés dans « chacun des petits corridors dont on a parlé plus haut. Il existe, à chaque étage, une officine pour les « tisanes; plusieurs petites chambres de 1 à 7 lits dont deux réservées pour les personnes payantes, et « les autres pour les convalescents ou pour les malades dont la position exige l'isolement; de ces chambres, « huit sont consacrées aux hommes et quatre seulement aux femmes.

« Trente-six cabinets d'aisances sont répartis dans les différents étages des bâtiments; ce qui n'em- « pêche pas que pour les malades qui ne peuvent quitter leur salle, on a établi une garde-robe dans « chacune des trois armoires faisant saillie sur le petit couloir de séparation des salles.

« Dans les grandes salles, on a réservé, pour chaque lit, un espace de 100 pieds carrés (8mq100) « et un cube d'air qui est de 1,600 pieds (36mc887) au rez-de-chaussée et au premier étage, et « de 1,483 (34mc189) seulement au deuxième.

« Aucune salle ne reçoit plus de 11 malades, parce que l'on a reconnu que ce nombre est le plus « élevé qui puisse être desservi convenablement par une seule personne.

« L'hôpital pourrait contenir 270 malades environ, mais, en moyenne, il n'en reçoit que 150 à 170.

« Tout l'établissement est éclairé au gaz, sauf les chambres et salles de malades pour lesquelles on a

« préféré l'éclairage à l'huile. Jusqu'en 1855, aucun changement notable n'a eu lieu dans cet hôpital : on « a seulement ajouté pour l'hiver, dans les salles de malades, des doubles croisées à l'est et au nord; et, « du côté du sud, des stores pour tempérer la chaleur.

« Aucun système de ventilation n'avait été appliqué en 1856, la Commission craignant de prendre une « décision sur cette question délicate, avant qu'elle ait pu être définitivement éclairée par la science, au « point de vue théorique et pratique..... »

Si maintenant nous passons à l'installation matérielle, nous voyons que la literie se compose, pour chaque malade :

« D'un lit de bois, une expérience de plusieurs années en ayant, au dire des administrateurs, démontré « l'avantage sur les lits en fer ;

« D'une paillasse ;

« D'un matelas contenant 30 livres de crin ;

« D'un traversin de paille ;

« De 2 oreillers de plume ;

« De 2 draps, d'une couverture de laine et d'un édredon.

« Ces énormes lits de plume qui, dans certaines contrées de l'Allemagne, sont encore l'unique couverture « adoptée pour le coucher, ont totalement disparu de tous les services où ils étaient autrefois en usage.

« Les malades reçoivent, en entrant, une robe de chambre et un bonnet de nuit, et, chaque semaine, « une ou plusieurs chemises, une jaquette, un bonnet, un mouchoir de poche et une cravate. Les hommes « sont rasés deux fois par semaine.

« Avant l'ouverture du nouvel établissement, les seuls malades des deux sexes qui, sans être citoyens, « fils ou filles de citoyens de Francfort, se trouvaient en service chez un citoyen chrétien habitant de la « ville, avaient droit à l'admission gratuite à l'hôpital du Saint-Esprit, pourvu toutefois qu'ils ne fussent « atteints ni de la gale, ni de la syphilis, ni de la petite vérole (1), ni enfin d'affections mentales ou d'épi- « lepsie (2).

« Depuis le règlement du 3 décembre 1833, on a donné à l'Administration de l'hôpital du Saint-Esprit « les moyens de venir en aide à un plus grand nombre de malades.

« Il a statué, par exemple, que le droit d'admission serait étendu aux étrangers résidants ou seulement « de passage à Francfort, pourvu qu'ils appartinssent à une des trois confessions chrétiennes et n'eussent « dans la ville aucun parent ou ami en position de les secourir.

« Quant aux malades atteints d'affections vénériennes, de gale, d'affections réputées chroniques, d'alié- « nation, d'épilepsie, de cécité, de surdité, de cancer, de pustules, le règlement en interdit encore l'ad- « misssion. Il exclut aussi les dyssentériques et les femmes enceintes, reçus d'ailleurs dans des maisons « spéciales.

« Outre les soins qu'elle donne aux pauvres dans l'établissement, l'Administration de l'hôpital fait « encore traiter à domicile les malades inscrits sur les contrôles de l'indigence (3). »

---

(1) A cette catégorie de malades est spécialement affecté l'hôpital des vénériens, actuellement l'hôpital Saint-Roch (Rochushospital). Cet établissement, terminé en 1844, est situé près de la porte des Singes (Affenthor); il comprend deux quartiers entièrement séparés, l'un, pouvant contenir 22 malades atteints de la petite vérole, l'autre 74 individus atteints de la syphilis ou de la maladie psorique. Le service médical est confié à un médecin et à un chirurgien adjoint. La moyenne journalière des malades en traitement est de 24 à 30.

(2) Les malades atteints d'affections mentales ou d'épilepsie étaient admis autrefois à l'ancien hôpital des dépôts désigné aujourd'hui sous le nom de « Établissement pour les aliénés et les épileptiques. » Les bâtiments de cet hôpital ont été successivement érigés en 1775, 1785 et 1819; ils peuvent contenir 100 malades environ. Pendant les dix dernières années, le nombre des admissions a varié de 30 à 45 annuellement.

(3) Outre les établissements dont nous avons déjà parlé, cette ville compte encore un assez grand nombre d'institutions hospitalières dont les principales sont :

L'hôpital des Bourgeois, fondé par le docteur Senckenberg, et dont les bâtiments ont été construits de 1772

HOPITAUX AMÉRICAINS.

Les villes dont nous venons de décrire les hôpitaux n'ont pas seules le privilége d'offrir à l'étude de l'économie hospitalière des établissements dignes d'attention. Les traditions séculaires de l'ancien monde, où l'exercice de la charité a toujours été considéré comme le premier des devoirs sociaux, semblent lui assurer et lui assurent en effet une prépondérance incontestable dans toutes les questions qui nous occupent ici; cependant, si manifeste que soit la supériorité de nos institutions charitables, il faudrait bien peu connaître la nation américaine pour penser qu'elle a pu rester à cet égard en arrière du mouvement européen.

Les renseignements que nous avons pu nous procurer auprès de quelques praticiens, qui ont récemment visité les États-Unis, nous donnent à penser que leurs hôpitaux organisés, c'est-à-dire ceux qui sont spécialement construits en vue du service des malades, procèdent tous, plus ou moins, du système anglais, et quelquefois même le reproduisent complétement, sous le rapport de l'installation et de l'administration, aussi bien qu'au point de vue de la pratique médicale.

Comme en Angleterre, les établissements hospitaliers des États-Unis ne dépendent ni du gouvernement fédéral, ni des gouvernements des États; rarement même ils dépendent des municipalités. C'est la charité privée qui les crée, et leurs ressources ne consistent guère qu'en souscriptions particulières et qu'en dons périodiquement renouvelés.

à 1778. Cet hôpital est affecté au traitement gratuit des bourgeois malades et contient 100 lits. Pendant la dernière période décennale, le nombre des admissions a été annuellement de 400 à 700; quant à la moyenne journalière des malades en traitement, elle est de 40 à 60. Deux médecins principaux, un médecin adjoint résidant et un chirurgien adjoint sont chargés du service de santé.

L'hôpital des Enfants-Malades, qui peut contenir 48 malades ; il est situé au milieu d'un jardin. Le nombre moyen des admissions par année est de 100.

L'Hôpital militaire, qui comprend deux bâtiments séparés, pouvant recevoir ensemble 140 à 150 malades. Le chiffre moyen des admissions pendant les huit dernières années a été annuellement de 1,340 et celui de la population journalière de 87.

L'hospice de la Maternité, affecté dans l'origine à l'instruction des sages-femmes, a été augmenté d'un nouveau bâtiment spécialement réservé aux femmes en couches. Le nombre des accouchements s'élève annuellement à 300. La direction de l'institution est confiée au médecin accoucheur qui fait partie du conseil de salubrité de la ville.

La fondation de l'hospice pour les vieillards et les infirmes date de l'année 1816, et la construction des bâtiments qu'il occupe actuellement s'est effectuée de 1821 à 1840. Il est spécialement affecté aux bourgeois, et à des étrangers, qui ont servi, pendant quelque temps, dans les maisons de la ville et que l'âge ou des infirmités rendent incapables de subvenir à leur existence. Il pourrait recevoir au besoin 230 à 250 pensionnaires des deux sexes, mais il ne s'y trouve, en temps ordinaire, que la moitié de ce nombre, par suite de l'insuffisance des revenus et des ressources de l'institution.

L'hospice des Orphelins, fondé vers le XVIe siècle, a été reconstruit en 1829 et peut contenir 250 à 300 enfants des deux sexes, classés dans des quartiers séparés. On y admet, au même titre que les orphelins, les enfants abandonnés ou maltraités par leurs parents. Ils sont admis dès l'âge de 6 ans; ils restent à l'hospice jusqu'à l'âge de 12 ans, et sont ensuite placés en apprentissage ou en service. Les garçons sont formés de préférence pour l'exercice des métiers manuels, et les filles pour le service domestique.

Cependant, là où ces ressources sont notoirement insuffisantes pour assurer aux malades indigents l'assistance médicale, les autorités municipales n'hésitent jamais à subventionner les hôpitaux existants; et il est même certaines localités où elles ont dû prendre l'initiative de nouvelles fondations, et où, par conséquent, les hôpitaux appartiennent en propre à la cité (1).

En Amérique, les hôpitaux et hospices sont placés sous la dépendance d'un conseil d'administration composé en partie des principaux souscripteurs et en partie des notables de la ville pris en dehors des fondateurs. Les étrangers peuvent y être appelés aussi bien que les régnicoles, et quelquefois même on a vu des Américains être écartés de ces conseils. Ainsi, à Hoboken, près de New-York, l'hôpital fondé pour les malades allemands est administré par un conseil exclusivement composé d'Allemands. Les membres de ces conseils sont ordinairement élus pour trois ans.

En général, il n'y a pas en Amérique d'hôpitaux spéciaux : toutes les maladies sont indistinctement reçues et traitées dans chaque hôpital. On a cependant la précaution de réunir toutes les affections spéciales ou contagieuses dans des salles particulières. Presque tous les hôpitaux sont pourvus d'un service d'accouchement, de salles de nourrices, d'enfants, etc.

Les hospices pour les vieillards, les incurables, les aliénés, les aveugles, les sourds-muets, etc., sont tous ou presque tous situés dans les campagnes, à proximité des grandes villes. L'asile le plus remarquable d'aliénés est près du lac de Pontchartrain, à trois milles de la Nouvelle-Orléans; et le plus grand hospice d'aveugles est aux portes de Louisville, dans le Kentucky.

Il n'est pas de cité un peu importante de l'Amérique qui ne possède un ou plusieurs hôpitaux généralement peu développés, mais très-convenablement et souvent même très-ingénieusement installés. Là, comme en toutes choses, le génie particulier des Américains se révèle, et autant ils se montrent indifférents pour se prémunir contre des éventualités naturellement incertaines, autant aussi, dès que les événements les surprennent, ils sentent la nécessité d'arriver promptement au résultat qu'ils ont négligé de préparer.

Ainsi, pour n'en citer qu'un exemple, les États du Nord, comme ceux du Sud, pris au dépourvu par la guerre actuelle, et n'ayant en propre aucun hôpital militaire à leur disposition, ont cherché à y suppléer, dès le principe, par la création des hôpitaux flottants (2), invention aussi neuve qu'ingénieuse et qui paraît rendre d'excellents services.

---

(1) Quelque chose d'analogue s'est présenté à l'occasion de la construction de l'asile de Bloomingdale de New-York : les souscriptions particulières n'ayant produit qu'une somme insuffisante, la législature de l'État de New-York paya une annuité de 10,000 dollars (53,400 fr.) jusqu'à l'extinction de la dette. L'asile de Bloomingdale n'a jamais été assez riche pour pouvoir admettre gratuitement les malades. Le grand mérite de cet établissement consiste à demander aux malades qui y sont admis un prix de journée de beaucoup inférieur à celui que réclament les entreprises particulières, tout en leur prodiguant les soins les plus assidus et les plus intelligents. Il est surtout précieux pour les familles qui, ne possédant qu'une modeste aisance, peuvent néanmoins assurer à leurs parents les soins les plus éclairés, dans la limite de leurs ressources.

Les dépenses de l'asile de Bloomingdale se sont élevées, en 1861, à 21,918 dollars 14 (117,042 fr. 87).

(2) Les hôpitaux flottants sont des vaisseaux exclusivement appropriés au transport et au service des malades. Ils suivent les mouvements des armées le long des fleuves qui leur servent de base d'opérations et sont employés comme ambulances mobiles, jusqu'au moment où, tous leurs lits étant occupés, ils vont déposer le trop plein de leur population, partie dans des maisons de convalescence organisées, à ce qu'il paraît, en assez grand nombre, partie dans les hôpitaux civils, moyennant un prix de journée déterminé, et le reste dans les hôpitaux et ambulances militaires.

Cependant avant que les Américains eussent créé l'hôpital-steamer, plusieurs ports de l'Europe possédaient déjà

On conçoit que cette disposition du caractère national imprime à toutes les créations des Américains un cachet tout particulier qu'il eût été curieux et instructif peut-être d'observer dans les détails; mais sur ce point les renseignements précis nous manquent, et nous devons nous borner à des indications générales et sommaires.

Tout ce que nous pouvons dire ici, d'après le témoignage des personnes que nous avons consultées, c'est que la plupart des hôpitaux américains sont loin de porter le cachet propre aux établissements publics et qu'ils se rapprochent davantage des maisons privées. La raison en est qu'étant presque toujours l'œuvre d'associations particulières, ils se renferment, quant aux développements de leurs services et à leurs dépenses, dans les ressources bornées que le zèle des fondateurs a pu recueillir.

Nous avons sous les yeux deux documents officiels récemment publiés par les agents de l'Administration fédérale, et qui, à défaut de ces renseignements précis dont nous parlions tout à l'heure, jettent du moins quelque clarté sur le régime intérieur de plusieurs de ces établissements et nous permettent de préciser davantage l'opinion un peu sommaire que nous venons d'émettre, quant aux caractères généraux de l'assistance hospitalière en Amérique. Le premier de ces documents est un compte rendu des opérations de l'hôpital de New-York et de l'asile de Bloomingdale, présenté en 1861 à la législature de cet État, dans le but évident d'en obtenir une subvention. Parmi les détails curieux qu'il renferme, nous avons cru qu'on ne lirait pas sans intérêt les quelques lignes suivantes que nous lui empruntons :

« L'hôpital de New-York consiste en trois grands édifices séparés, qui peuvent recevoir à peu près « 500 malades; de plus, quatre petits bâtiments renferment la buanderie, les appareils de chauffage, le « cabinet de pathologie, l'amphithéâtre et les divers services. La disposition des terrains, la construc- « tion et l'organisation de l'hôpital ont été complétement décrites dans le compte rédigé et publié en « 1856 par le Conseil d'administration, sous le titre de : Histoire et règlements de l'hôpital de New- « York (1). Les changements qui, depuis, ont pu y être apportés sont consignés dans les rapports pu- « bliés pour l'année pendant le cours de laquelle ils ont été effectués.

« Un des grands bâtiments, désigné sous le nom d'hôpital du Nord et érigé en 1841, est, sous plu- « sieurs rapports, inférieur aux deux autres ; c'est cependant un bâtiment solide, spacieux, commode, « et pourvu de toutes les dépendances nécessaires à un établissement hospitalier. — Les deux autres « bâtiments principaux, plus grands et mieux installés, sont aussi parfaits que peuvent l'être des hôpi- « taux dans une ville.

« Par la position qu'il occupe, l'hôpital de New-York peut recevoir promptement presque tous les « blessés, aussi bien les habitants de la ville que les étrangers; la plupart des accidents se produisent « en effet dans le port, sur les vaisseaux à vapeur et sur les chemins de fer, et il est probable que leur « nombre ira toujours en croissant.

« A la suite d'un arrangement fait avec les Commissaires de l'émigration, l'hôpital de New-York « reçoit ceux des émigrants que leur état de santé ne permet pas de transporter dans d'autres hôpitaux, « trop éloignés de cette société; ces malades y sont admis temporairement, et leurs frais de séjour sont « acquittés par la Commission.

---

un vaisseau-hôpital. Nous ne citerons que celui de Greenwich en Angleterre, établi sur un ancien vaisseau à trois ponts. Cet hôpital flottant fut organisé et est aujourd'hui entretenu au moyen des souscriptions volontaires des armateurs et des capitaines de différents pays; il reçoit tous les marins malades, sans aucune distinction de nationalité.

(1) Il nous a été impossible de nous procurer ce document, soit à Paris, soit à Londres, et notre travail était trop avancé pour que nous ayons pu reco urir utilement à l'obligeance de l'admnistration locale.

« Les matelots qui ont subi une retenue de solde pour l'hôpital sont reçus et soignés à raison de 4 dollars « (21 fr. 36 c.) par semaine. — Ce prix de journée est payé sur la caisse hospitalière des États-Unis, en « vertu d'un traité passé avec le secrétaire trésorier.

« Les malades qui sont à même d'acquitter leurs frais de séjour sont admis moyennant une somme « convenue de gré à gré avec l'Administration. Cette somme est le plus ordinairement de 4 dollars « (21 fr. 36 c.) par semaine, y compris les soins médicaux ou chirurgicaux. Ce prix est inférieur aux « dépenses réelles qu'occasionne chaque malade, et dans lesquelles ne sont comptés ni les soins médicaux « et chirurgicaux, ni l'intérêt du prix des terrains et de la construction des bâtiments.

« Quelques malades qui demandent plus de confortable et un service plus coûteux peuvent les ob- « tenir, moyennant un prix de journée qui varie suivant les circonstances.

« Enfin ceux qui, trop indigents, ne sauraient acquitter leurs frais de séjour, sont reçus gratuitement « et constituent en général le tiers ou la moitié de la population.

« En 1859, une décision du Comité des gouverneurs avait réduit le prix de séjour à 3 dollars par se- « maine. Ils espéraient que la différence en moins produite sur les recettes serait comblée par les « libéralités de l'État et des particuliers. — Il n'en fut cependant pas ainsi, et cette décision devint pour « le Comité la source de nombreux embarras.

« L'année 1861 ne fut marquée par aucune maladie particulière, épidémique ou contagieuse. Aussitôt « qu'une maladie de ce genre se manifeste dans l'hôpital, l'individu qui le premier en est atteint, est « immédiatement ou complétement isolé ou transporté hors de l'hôpital.

« Le nombre total des malades reçus à l'hôpital de New-York s'élève, pour l'année 1861, au chiffre « de 3,363, sur lesquels on compte :

« Malades guéris	2,483
— soulagés	474
— renvoyés ou évadés	97
— morts	309
Total	3,363
« Restants au 31 décembre 1860	261
« Total des malades traités en 1861	3,624

« Sur les 309 décès, on compte 164 cas de mort violente et presque subite, à la suite d'accidents « graves arrivés dans le port ou sur les chemins de fer. En semblable circonstance, on reçoit immé- « diatement le blessé, sans s'occuper de savoir si la guérison est possible ; autrement, on n'admet que « les malades qui ont chance de guérir. En déduisant du chiffre total des décès ces 164 cas de mort « violente, on trouve seulement 145 décès produits par des causes étrangères ; et en calculant la mor- « talité sur ce dernier chiffre, on a obtenu les résultats suivants : la mortalité a été, pour 1861, de « 4.81 0/0 du nombre des malades sortants, et d'un peu plus de 4 0/0 du nombre total des malades « traités. — Il y eut 2,029 cas de chirurgie et 1,595 de médecine ; parmi les cas de chirurgie, 957 étaient « des fractures ou des blessures graves résultant d'accidents.

« L'Administration de l'hôpital permet aux étudiants et aux médecins des différentes écoles de la ville « de venir étudier dans les salles, et elle leur accorde toute latitude pour leurs recherches. Une vaste « bibliothèque de 6,000 volumes, exclusivement composée d'ouvrages scientifiques, est mise à la dispo- « sition des praticiens ; le comité veille à ce que toutes les publications nouvelles soient acquises, au- « tant que le permettent toutefois les fonds affectés à ces achats ; ceux-ci ne proviennent que de sou- « scriptions volontaires.

« Les dépenses pour la mise en œuvre de l'hôpital de New-York montent, en 1861, à « 68,503 dollars 90.

« Du 31 décembre 1829 au 31 décembre 1861, il y a eu :

80,467	admissions;	
59,180	malades	guéris;
4,107	id.	sortis sur leur demande;
5,988	id.	soulagés;
2,861	id.	renvoyés;
8,094	id.	décédés.

« La ville de New-York possède, en outre, une maison d'aliénés, l'asile de Bloomingdale, où 111 fous « furent admis en 1861. — Il en restait, au 31 décembre précédent, 155, ce qui donne, pour 1861, « 266 malades traités.

« Dans ce nombre :

42 furent guéris;
36 — améliorés;
18 restèrent stationnaires;
19 moururent.

« On comptait, au 31 décembre 1861, 151 malades restants.

« L'asile de Bloomingdale a été construit en 1821 ; il a toujours été, en Amérique, le premier à re- « chercher et à appliquer les nouvelles méthodes de traitement des aliénés. »

Le second des documents que nous avons pu consulter est encore plus caractéristique : c'est un rapport sur les hôpitaux de Saint-Louis, que vient de publier la Commission sanitaire (1), à laquelle le Gouvernement fédéral avait déféré la surveillance de tous les services sanitaires de l'armée; il nous permet de nous faire une idée assez précise de ce que peut, dans une circonstance donnée, l'esprit entreprenant des Américains.

Nous pouvons y voir aussi ce que nous devons entendre par le titre d'*hôpital*, qu'ils attribuent si facilement à leurs moindres créations, dès qu'elles affectent un caractère hospitalier.

---

(1) « Par le présent acte, une Commission est instituée pour veiller à l'exécution de tout ce qui pourra con- « courir au bien-être des troupes et à la salubrité des campements, soit dans la ville de Saint-Louis, soit dans « ses environs. Cette Commission, composée de cinq membres dont les fonctions volontaires et gratuites pourront « être déléguées, aura pour mission de rechercher, sous la direction des autorités militaires dûment constituées, « quels sont les règlements et les réformes les plus propres à assurer le bien-être des soldats et des blessés. « Présidée par un directeur médical, la Commission pourra choisir et approprier des maisons à l'effet d'y installer « des hôpitaux, en tels lieux et de telle manière que les circonstances l'exigeront. Elle s'occupera de réunir des « infirmières, avec le concours et sous la direction de miss D.-L. Dix, surveillante générale des infirmières dans « les hôpitaux militaires des États-Unis. Elle s'entendra avec les chirurgiens pour le choix des infirmiers. Elle « visitera les camps et s'assurera que toutes les conditions sanitaires sont remplies, et que toutes les précautions « sont prises pour assurer une nourriture saine aux troupes.

« Cette Commission se composera de : MM. James; E. Yeatman; C.-S Greeley; J.-B. Johnson; G. Partridge, « et le révérend W.-G. Éliot.

« Par ordre du major général J.-C. Frémont :

« J.-C. Kelton, *adjudant général*. »

Au moment où la guerre civile fut transportée sur les bords du Missouri, la ville de Saint-Louis étant, à raison de sa position stratégique, devenue le dépôt général de l'armée fédérale, la Commission sanitaire fut invitée à installer un service hospitalier assez large et assez abondamment pourvu pour faire face aux nécessités d'une guerre où les fièvres et la fatigue, dit le rapporteur, devaient faire plus de victimes que les combats (1).

Bien que cette ville ne comptât pas moins de 100,000 habitants, elle ne possédait cependant pour son usage que trois hôpitaux permanents, offrant ensemble 388 lits, à savoir : l'Hôpital municipal, l'hôpital Saint-Louis et l'Hôpital de la petite vérole (*small pox hospital*).

L'Hôpital municipal, construit en 1856, par la ville même, occupe un site élevé; il est entouré de vastes terrains et se compose d'un long bâtiment en façade, flanqué d'une seule aile rectangulaire et comprenant deux étages et un grenier. Au rez-de-chaussée sont installés la cuisine, la lingerie, la pharmacie, les chambres des serviteurs et de vastes magasins. Le premier étage du bâtiment principal contient les logements des employés, et il serait facile, sans que ceux-ci eussent à en souffrir, de convertir une partie de ces logements en chambres de malades; cette disposition serait d'autant plus utile que dans tout l'établissement l'espace réservé entre les lits est insuffisant. On a essayé de remédier à ce grand inconvénient en perçant les murs de nombreuses fenêtres et en établissant une active ventilation. L'Hôpital municipal contenait 167 lits répartis entre 11 salles de 6 à 17 lits chacune. Depuis la guerre, on y a ajouté 44 lits supplémentaires dans un vaste grenier converti en salle de malades. Dans cet établissement, le nombre des fenêtres varie de 2 à 5 par salle; le grenier dont nous venons de parler en a 9: il y existe, en outre, deux baies constamment ouvertes, afin d'assurer une circulation libre et permanente de l'air extérieur. L'Hôpital municipal a déjà reçu 205 soldats malades, sur lesquels 10 seulement sont morts. Le prix de journée fixé pour chacun d'eux s'élève, par semaine, à 2 dollars 50. Quoique ce prix fût assez considérable, le service donna lieu à des plaintes sérieuses.

Le même rapport nous apprend que les salles de l'hôpital Saint-Louis sont vastes, propres et bien aérées; qu'on y a ménagé un accès facile à l'air extérieur, mais qu'on a eu soin d'en régulariser l'entrée en garnissant les fenêtres de toiles métalliques très-fines, afin de prévenir les courants d'air toujours funestes aux malades. Les bâtiments qui sont affectés à ces derniers renferment 4 salles de 18, 36, 39 et 40 lits; le nombre des fenêtres y varie de 6 à 10. L'hôpital Saint-Louis est la propriété des sœurs de la Charité qui l'administrent et dont il est la maison-mère. Cet hôpital a rendu les plus grands services pendant la guerre, et il est facile de se faire une idée exacte des avantages qu'il présente d'après le passage suivant que nous extrayons du rapport de la Commission sanitaire :

« L'hôpital Saint-Louis, par sa position centrale qui le rend d'un facile accès pour toutes les parties « de la ville, par la grande étendue de ses bâtiments, nous paraît jouir d'avantages réels : les salles sont « assez hautes; elles communiquent au moins de deux côtés avec l'air extérieur; il renferme en outre « de vastes promenoirs couverts, d'immenses jardins, un parloir, des salles de réunion, une chapelle. « Son administration est des mieux entendues; partout règne l'ordre et la plus parfaite tranquillité.

« On pourrait pourtant lui reprocher, en raison même de son caractère essentiellement privé, de se « prêter difficilement à toutes les exigences de la discipline militaire. Aussi les soldats malades n'y sont-« ils conduits qu'exceptionnellement. »

---

(1) Les relevés statistiques que nous donnons plus loin constatent, en effet, combien les volontaires de l'armée fédérale ont eu à souffrir au milieu des marais malsains du Missouri.

L'Hôpital de la petite vérole, situé dans l'île Duncan, au milieu du Mississipi, ne compte que 88 lits. Les autorités municipales ont choisi l'île Duncan, à cause de sa position qui la rendait propre à recevoir un hôpital spécialement destiné aux maladies contagieuses. C'est un bâtiment long de 120 pieds et large de 30, dirigé du Nord au Sud et garni sur chacun de ses côtés de *varandas*. Il contient 40 chambres à deux lits; chaque chambre a une porte, une fenêtre et un ventilateur spécial, leur capacité varie de 1,430 à 1,879 pieds cubes (40mc493 à 53mc208). Afin de faire face à tous les besoins, le Gouvernement fit élever, à côté de l'hôpital de la petite vérole, un autre bâtiment divisé en 24 chambres à 2 lits, en tout semblables à celles de l'hôpital lui-même. Ajoutons, en outre, que les tempêtes, et les glaces que charrie le fleuve, rendant, l'hiver, sa traversée dangereuse, on avait établi sur la rive, dans une maison particulière, une sorte d'hôpital temporaire où les malades attendaient que le temps leur permît de traverser le fleuve sans danger. L'Hôpital de la petite vérole a compté 276 admissions, et le chiffre de morts s'y est élevé à 63. En temps ordinaire, il y a rarement, en moyenne, plus de 6 lits occupés.

Le Gouvernement fédéral avait donc, dès le principe, passé des marchés avec ces différents établissements pour la réception des soldats malades ou blessés; mais bientôt la Commission cessa d'en envoyer à l'Hôpital municipal, où le service et la nourriture étaient loin d'être satisfaisants. On se plaignait surtout des salles qui avaient été disposées dans les greniers, et qui, placées immédiatement sous un toit d'ardoises, étaient inhabitables en été.

Pressée par les besoins impérieux de la situation, la Commission sanitaire dut, dès lors, chercher, en dehors des ressources trop restreintes que lui offrait la ville, à créer des établissements hospitaliers où pussent être reçus les nombreux malades et blessés que lui versaient incessamment cinq grands navires à vapeur transformés en hôpitaux flottants.

En peu de jours, des maisons particulières, des hôtels, des magasins, les bâtiments inachevés d'un hôpital de la marine et une caserne furent convertis en ambulances, que l'on décora des noms de : *City general hospital; — General Hospital; — Good Samaritan hospital; — Fourth street hospital; — Pacific hospital; — Hickory street hospital; — Marine hospital; — Jefferson Barracks' hospital; — Military prison hospital.*

En y comprenant un hôpital établi dans les hangars d'une maison de commerce et deux maisons de convalescence, l'ensemble de ces établissements donnait un effectif de 4,326 lits.

On comprend facilement combien de côtés défectueux devaient présenter de semblables hôpitaux, installés avec autant de précipitation.

C'est ainsi qu'à l'Hôpital-général municipal (City general hospital), établi dans les magasins de deux maisons contiguës, des salles de 25 lits n'avaient que 2 fenêtres. L'Hôpital-général était installé dans un café et dans un hôtel adjacent, et une immense salle de 90 lits ne recevait de jour et d'air que par 2 fenêtres et quelques soupiraux percés dans les murs. A Fourth street hospital, 40 malades étaient placés dans les escaliers; enfin, à Pacific hospital, il n'y avait guère qu'une ou deux fenêtres par salle. Aussi, tandis que le chiffre de la mortalité n'était que de 6.50 0/0 à l'hôpital Saint-Louis, il atteignait dans les hôpitaux improvisés 9, 10 et même 12.50 0/0.

Il est à remarquer cependant que, malgré l'installation déplorable de ces ambulances, on n'eut à y constater aucun cas de pourriture d'hôpital et que les complications d'érysipèle y furent très-rares. Voici, du reste, d'après le rapport dont nous avons déjà parlé, le relevé exact des différentes affections, tant médicales que chirurgicales, qui furent traitées dans les hôpitaux de Saint-Louis, pendant l'espace de onze mois.

Le nombre total des admissions s'est élevé à 23,197, dont 20,025 furent occasionnées par les maladies résultant de l'insalubrité du climat et des fatigues, 3,192 par suite de blessures.

Sur les 20,025 cas de maladie, on eut à constater 1,593 décès, c'est-à-dire 7 5/8 0/0.

Sur les 3,192 blessés, 228 seulement moururent, soit 7 1/8 0/0.
En voici le tableau détaillé :

	NATURE DES AFFECTIONS.	NOMBRE DE CAS.	MORTS.	MORTALITÉ 0/0.
MÉDECINE.	Fièvres ou pyrexies....................	4,357	593	13 5/8
	Fièvres éruptives....................	2,207	119	5 1/8
	Érysipèle (en dehors des cas chirurgicaux)..	146	28	19 4/8
	Choléra. — Diarrhée. — Dyssenterie........	2,968	164	5 4/8
	Autres....................	10,327	689	6 6/8
CHIRURGIE.	Brûlures....................	10	»	»
	Commotions cérébrales (concussio-cerebri)...	3	»	»
	Fractures....................	95	3	3 2/8
	Congélation (gelatio)....................	13	»	»
	Hernies....................	206	»	»
	Luxations....................	16	»	»
	Subluxations....................	26	»	»
	Blessures contuses et meurtrissures.........	44	»	»
	Blessures d'armes tranchantes.............	25	»	»
	— acérées..............	8	1	12 2/8
	— à feu..................	2,537	218	8 2/8
	Contusions et autres....................	209	6	2 1/8
	TOTAL..............	23,197	1,821	7 1/8

Ainsi que nous l'avons déjà fait observer, on n'eut à constater aucun cas de pourriture d'hôpital; il se présenta un seul cas de tétanos et peu de complications d'érysipèle : encore la plupart de ceux qui en furent atteints guérirent-ils! Sur le nombre total d'admissions, il n'y eut que 302 cas de maladies vénériennes.

Si déplorable cependant qu'ait été l'installation des hôpitaux improvisés à Saint-Louis, deux d'entre eux nous ont paru disposés avec plus de soin et une meilleure entente des conditions d'hygiène et de salubrité : ce sont l'hôpital de la Marine et celui de la caserne Jefferson.

Le premier occupe une position magnifique sur une colline près de Saint-Louis : il était inachevé au moment de la guerre, et la Commission sanitaire le fit transformer en hôpital militaire. Il contient 54 lits répartis dans trois salles de 18 lits chacune et mesurant de 489 à 546 pieds cubes (13mc846 à 15mc460) d'air par malade. Sur 289 admissions, il y eut 31 morts ou 11 0/0.

Le second est situé au bord du Mississipi, dans les anciens bâtiments de la caserne Jefferson. De tous les établissements de Saint-Louis, c'est le plus vaste. Il contient 1,000 lits répartis dans des salles de 5 à 80 lits et dans lesquelles le cube d'air afférent à chaque lit varie de 324 à 998 pieds cubes (9mc174 à 28mc259). Il y a, en général, une fenêtre pour deux ou trois lits et quelques salles ont en outre 8, 10 et 11 portes. Cet hôpital fut toujours loin d'être rempli, comme on peut en juger par le chiffre des admissions qui ne s'élève aujourd'hui qu'à 1,443. Le nombre des morts est de 215; soit 15 0/0.

« L'histoire des hôpitaux militaires de Saint-Louis, dit, en terminant, l'auteur du rapport que nous « venons d'analyser, ne serait pas complète, si nous négligions de parler des hôpitaux flottants qui, très-« vivement critiqués dans le principe, ont trouvé depuis de nombreux imitateurs.

« L'idée première des hôpitaux flottants ou hôpitaux-steamers est due à M. le Dr Simmons, mé-« decin en chef du corps d'armée du major général Grant. Le projet ayant été approuvé par la Com-« mission sanitaire et par le major général Halleck, il fut immédiatement mis à exécution. Des steamers « furent achetés ou commissionnés et rapidement appropriés en vue de leur nouvelle destination.

« Le service continu et permanent qu'ils ont fait, pendant les mois d'avril, mai et juin 1862, a pleine-« ment justifié toutes les espérances que leur création avait fait concevoir. Ils ont, en effet, rendu des « services incalculables et on leur doit le salut d'un grand nombre de soldats.

« Pour ceux qui n'ont pas vu en détail un des grands steamers de rivière américains (1), il sera diffi-« cile de comprendre comment on a pu coucher et soigner commodément à leur bord de 300 à 800 ma-« lades. Cependant les malades et les blessés y étaient certainement mieux que dans les hôpitaux, surtout « sous le rapport de la ventilation et de la pureté de l'air.

« Ces bateaux à aubes ont de 240 à 300 pieds (73m15 à 91m44) de long et de 40 à 60 pieds (12m19 « à 18m29) de largeur à leur milieu. Le pont de la chaudière (boiler deck) contient les machines qui, à « peu de chose près, en occupent le quart; il mesure environ 200 pieds (60m96) de long et 40 pieds « (12m19) dans sa plus grande largeur. Un espace laissé libre à l'avant sert de magasin, un autre à l'ar-« rière est réservé à l'équipage et au logement des officiers.

« Les passavants (guards) (2) ont facilement reçu une rangée de lits abrités au-dessus par la galerie « du pont supérieur (cabin deck) et du côté de l'eau par des rideaux de toile imperméable.

« Le pont supérieur peut recevoir 200, 300 et quelquefois même 400 lits disposés sur quatre rangs. Dans « cette même partie (cabin deck) se trouve un vaste salon où l'on peut installer 100 lits; il est éclairé et « ventilé par de nombreuses ouvertures pratiquées dans la paroi. Tout autour de ce salon sont dispo-« sées, en temps ordinaire, des chambres réservées ou chambres d'apparat (state rooms), mais on avait « dû en abattre les cloisons, afin de faciliter le service et de rendre plus active la circulation de l'air. « Ces chambres ont deux portes qui s'ouvrent l'une sur le salon, l'autre sur les passavants. Ceux-ci « ont de 8 à 10 pieds de large et peuvent facilement recevoir une file de lits sur toute leur étendue. « On a également disposé quatre rangées de lits sur le gaillard d'avant (foredeck).

« On comptait à bord trois ou quatre cuisines : une pour les officiers et l'équipage, une pour les mé-« decins et les infirmiers, et une pour les malades.

« On a établi une lingerie, une pharmacie, une salle d'opérations, une salle de bains, des bureaux « pour l'économe, les officiers commandants, pour les médecins et chirurgiens. Ces vaisseaux étaient « les suivants : City of Louisiana, D. A. January, Imperial, Empress, Red Rover.

« Les quatre premiers transportèrent à Saint-Louis 11,831 blessés ou malades, dont 236 moururent « dans le trajet. Les résultats ne sont pas encore connus pour le cinquième. Le Red Rover est muni « de soutes à glace d'une capacité de 500 tonnes.

« Le service des malades est fait par des infirmières et par les sœurs de la Miséricorde de Chicago.

« Depuis le succès des hôpitaux flottants de Saint-Louis, d'autres villes, d'autres États et le Gouver-« nement lui-même ont adopté ce système, et ont commissionné plusieurs steamers qui font actuelle-« ment un service actif sur les rivières et sur l'Océan.

« Après la sanglante bataille de Shiloh, les nombreux malades et blessés furent ainsi transportés, en « moins de quinze jours, dans les hôpitaux de Saint-Louis. C'est un fait remarquable que cet exemple « d'une grande armée se débarrassant en aussi peu de temps de ses blessés, et cela dans les meilleures « conditions d'hygiène. »

---

(1) Les bateaux à vapeur américains dont il s'agit ici comportent deux ou trois étages au-dessus de la ligne de flottaison. Ces étages sont disposés pyramidalement dans toute la longueur du navire, de manière à ce que chacun d'eux présente une large galerie ou terrasse prise sur la partie saillante de l'étage inférieur.

(2) Passage établi de chaque côté d'un vaisseau de guerre, pour servir de communication entre le gaillard d'avant et le gaillard d'arrière.

Nous eussions désiré compléter ces renseignements par des plans et des descriptions de quelques hôpitaux réguliers des grandes villes de l'Amérique; mais nous avons pensé qu'en raison de l'état de guerre dans lequel se trouve ce pays, il serait long et d'ailleurs très-difficile de nous les procurer. Il est à présumer qu'aux États-Unis, les hôpitaux les plus perfectionnés sont loin d'offrir, dans le détail de leur installation, les conditions de bien-être que l'on remarque dans les meilleurs hôpitaux d'Europe. Mais on y rencontre sans doute quelques-uns de ces procédés simples qu'il est toujours bon d'étudier et qui peuvent quelquefois trouver chez nous une utile application. Les asiles d'aliénés y sont généralement plus complets, mieux installés que les hôpitaux. Les Américains le savent et ne se font aucun scrupule de le dire : aussi, tandis que nous cherchions inutilement dans leurs publications médicales des indications plus explicites que celles que nous avons pu donner sur l'installation des hôpitaux ordinaires, il nous est arrivé plusieurs fois d'y rencontrer la monographie, fort circonstanciée et très-bien faite, d'un hôpital de fous (hospital for the insane). C'est là un des côtés intéressants de l'organisation hospitalière des Américains et, si le sujet, digne d'une étude spéciale, ne sortait pas de notre cadre, nous eussions volontiers terminé cette notice par la description développée d'un de leurs asiles modèles, celui de Philadelphie, récemment détaché de l'hôpital de Pensylvanie (1). Nous bornant à ce qui touche à la construction de l'édifice, nous nous contenterons de dire qu'inauguré le 27 octobre 1859, l'asile de Philadelphie offre, quant à la disposition générale des bâtiments, une grande analogie avec l'asile impérial de Vincennes : il consiste en un bâtiment central exposé à l'ouest et formant, avec deux ailes latérales dirigées vers l'est, un vaste quadrilatère ouvert de ce côté. De l'extrémité de ces ailes et parallèlement au bâtiment central s'étendent, à droite et à gauche, deux corps de constructions, formant elles-mêmes un carré ouvert. Le bâtiment central et les deux ailes ont deux étages, les constructions extrêmes n'ont qu'un rez-de-chaussée. Tous les murs extérieurs sont en pierre et les divisions intérieures en briques recouvertes de stuc. La distribution intérieure rappelle celle des hôpitaux allemands et présente un ensemble de petites chambres desservies par un corridor commun; seulement ce corridor, situé au centre de chaque bâtiment, n'est éclairé que par une seule fenêtre, ouverte à son extrémité, et par un vitrage placé au-dessus de la porte de chaque chambre.

(1) « L'hôpital de Pensylvanie fut fondé en 1751. C'est le premier établissement construit en Amérique, en « vue du traitement spécial des aliénés. Dans le principe, l'œuvre était subventionnée par le Gouvernement ; « mais ses meilleures ressources lui ont toujours été fournies par la charité privée. L'établissement a, jusqu'en « 1841, comporté deux parties distinctes, l'une réservée aux malades et l'autre aux aliénés ; la première existe « toujours et occupe entièrement les anciens bâtiments de l'œuvre dans le square compris entre les rues "Pine", « "Eighth" et "Ninth" à Philadelphie. C'est en 1841 que l'on sépara complètement les malades ordinaires des « aliénés ; on ouvrit toutes les salles des vieux bâtiments aux malades, et les aliénés furent transportés à la « campagne, dans une grande ferme appropriée à cet effet.

« Cependant le nombre des administrés augmentant rapidement, il devint urgent de construire un édifice « spécial. Le conseil supérieur de l'œuvre, ayant fait un appel à la charité publique, fit élever l'établissement « dont il est ici question. Il est consacré entièrement aux hommes, et contient 250 lits. Les bâtiments de la ferme, « dont tous les services sont complétement indépendants de ceux du nouvel édifice, sont maintenant exclusivement occupés par les femmes... » (Extrait de l'*American journal of the medical sciences*, for april 1861.)

§ II. — MONOGRAPHIES [1].

I. — NOUVELLE INFIRMERIE DE BLACKBURN.

(PLANCHE 13.)

Nous empruntons à une publication de M. le docteur Roberton (2) la description suivante d'un nouvel établissement hospitalier, fondé, par souscription, à Blackburn, dans les environs de Manchester. Malgré la bizarrerie de ses dispositions architectoniques, l'infirmerie de Blackburn n'est qu'une application, assez heureuse selon nous, du système des pavillons isolés. Commencée en 1859, sa construction serait depuis longtemps terminée, si la misère qui s'est fait sentir dans les districts manufacturiers de l'Angleterre, pendant ces dernières années, n'avait décidé les souscripteurs à donner momentanément une autre destination à leurs libéralités.

M. Henry Eagle, secrétaire de l'œuvre, nous a appris, dans une lettre récente, relative à cet édifice, qu'il ne reste plus à terminer que quelques dispositions intérieures, et que les comptes des travaux accusent jusqu'à présent une dépense de 424,609 francs 05 centimes, dans laquelle la valeur du terrain entre pour la somme de 80,000 francs. On estime que les derniers travaux d'appropriation pourront coûter environ 167,000 francs.

« L'infirmerie de Blackburn se trouve à un demi-mille environ de la ville de Manchester, du côté
« S.-O. Elle occupe un emplacement de 8 acres (3 hect. 236), choisi sur une éminence, afin d'obtenir
« un bon *drainage* naturel. L'ensemble des constructions se compose d'un bâtiment central et de six
« pavillons isolés, à deux étages chacun, échelonnés à vingt pieds (6m09) de distance les uns des autres;
« les pavillons alternent à droite et à gauche d'un corridor qui s'étend dans toute la largeur de l'édifice.
« et aboutit à des jardins par ses deux extrémités.

---

(1) En reproduisant, à la page 24 de cette étude, le jugement si compétent que Miss Nightingale a porté, relativement à la distribution intérieure de l'hôpital militaire de Victoria, à Netley, et en donnant (planche 12) un plan détaillé de l'aile sud-est de cet établissement, nous avions eu d'abord la pensée d'en faire le texte d'une de nos monographies. Mais, après réflexion, nous y avons renoncé par ce motif que l'hôpital de Netley, se rapprochant beaucoup plus, comme destination, de notre hôtel des Invalides que de nos hôpitaux proprement dits, s'éloigne par trop de points de l'objet spécial de la présente étude. En cela d'ailleurs, nous n'avons fait que suivre l'exemple des auteurs du rapport général sur les mesures à prendre pour améliorer les conditions sanitaires des casernes et des hôpitaux militaires anglais; ils se sont bornés, en ce qui concerne l'appréciation qu'ils avaient à faire de l'hôpital de Netley, aux lignes suivantes :

« Si jamais l'on change la destination actuelle de l'hôpital de Netley, qui est d'être un refuge pour des in-
« firmes en état de se promener pour la majeure partie, et qu'on y reçoive des maladies aiguës assez graves pour
« que la généralité des personnes atteintes soient tenues de garder le lit, l'hôpital de Netley contiendra 1,000 ma-
» lades dans deux bâtiments. Ce serait une agglomération plus grande que dans aucun hôpital moderne. » (Chap. 2, page 133.)

(2) *A few additional suggestions, with a view to the improvement of hospitals*, par M. John Roberton. *Comptes-rendus de la Société de statistique de Manchester* (Numéro de mai 1858).

« Cette disposition du plan présente ainsi une série de bâtiments rectangulaires de 75 pieds (22m85)
« de longueur; le corridor central qui les relie entre eux est vaste, bien aéré et bien éclairé.

« La partie longue de chaque pavillon compte dans œuvre 47 pieds (14m32), le corridor 10 (3m47)
« et la continuation du rectangle, par delà le corridor, 14 pieds (4m26). Les pavillons sont construits
« perpendiculairement au corridor : ils renferment d'un côté, une salle de 8 lits et de l'autre une pièce
« dont on fait connaître plus loin la destination.

« La grande et la petite salle de chaque pavillon communiquent directement avec le corridor. La
« grande salle, où sont installés les malades, mesure 39 pieds (11m88) de longueur sur 23 pieds de lar-
« geur (7m) et 16 (4m87) de hauteur, soit, pour chaque lit, un cube d'air de 1,794 pieds (50mc74). Elle
« est éclairée par 10 fenêtres de 3 pieds de large sur 9 de haut (0m91 × 2m74) ; ces fenêtres percées
« à 2 pieds 7 pouces (0m78) du plancher montent jusqu'à 4 pieds 9 pouces (0m44) du plafond. Dans
« cet intervalle, on a pratiqué des ouvertures qui servent à la ventilation. Chaque ouverture est fermée
« au moyen de plaques de zinc percées de petits trous, de 3 pieds (0m914) sur 1 pied 3 pouces
« (0m3815).

« La largeur des trumeaux varie de 4 à 5 pieds (1m219 à 1m524).

« On a établi aux deux extrémités de la grande salle une cheminée de 5 pieds (1m524) de hauteur.
« Au fond, dans la partie la plus éloignée du corridor, et de chaque côté de la cheminée, se trouvent
« deux pièces : l'une est occupée par un lavoir de cuisine (scullery); l'autre sert de salle de
« bains.

« Au delà sont les latrines, auxquelles on accède par un couloir : elles sont ainsi éloignées de la
« salle des malades ; en outre deux portes et une antichambre en augmentent encore l'isolement. Les
« latrines ont la même hauteur de plafond que la salle, et leur ventilation est assurée par deux fenêtres
« percées dans les murs latéraux, en face l'une de l'autre, à angle droit de la porte. Le nettoiement
« des cuvettes s'opère par mouvement mécanique.

« Enfin, dans le lavoir, un appareil de décharge (discharging schaft) permet de faire parvenir immé-
« diatement dans le sous-sol le linge sale, le linge provenant des pansements et généralement toutes
« les immondices du service.

« Les lits sont en fer, et, afin d'en rendre le déplacement plus facile, on les a montés sur des roues
« de 6 pouces de diamètre.

« Le plancher des salles, en sapin de Norwége, est ciré et frotté avec soin ; les murailles et les pla-
« fonds sont revêtus de ciment de Paros (Parian ciment.)

« De l'autre côté du corridor et au droit de chacune des salles, il existe une pièce de 23 pieds sur 14
« (7m008 sur 4m266) dont l'affectation est variable : dans deux pavillons, elle sert de réfectoire, dans deux
« autres, de salle de lecture et de réunion ; dans les pavillons extrêmes, on en a fait une chambre à deux
« lits réservée aux malades qu'il est nécessaire d'isoler. On place quelquefois dans cette dernière pièce
« les gens de service atteints de maladies graves. Le volume d'air, pour chaque lit, y est de 2,576 pieds
« cubes (72mc87).

« Dans les deux pavillons les plus rapprochés du bâtiment central, l'espace correspondant à ces petites
« salles est occupé par un escalier. Le corridor dont on a déjà parlé se trouve coupé en deux par une
« barrière, afin de séparer les malades des deux sexes et d'éviter toute communication entre eux. On a
« ménagé, aux abords de la chapelle, des balcons et des terrasses garnis de siéges où les convalescents
« ont la faculté de se promener. Le bâtiment principal, qui s'élève naturellement au centre de l'hôpital,
« contient, outre la chapelle et les terrasses, la cuisine des infirmières, la salle des opérations et une
« autre salle de 8 lits, où sont d'abord transportés les malades opérés. Dans ces différentes salles, le
« volume d'air est d'environ 2,044 pieds cubes (57mc60) par lit.

« Il n'existe dans chaque salle d'autres appareils de chauffage que les deux cheminées à large ouverture
« dont nous avons parlé plus haut.

« Pendant l'été, un jet de gaz, allumé dans le canal de ces cheminées, détermine, même dans les
« fortes chaleurs, un courant suffisant, à ce qu'on assure, pour établir la ventilation et faire circuler un
« air toujours pur.

« Le sous-sol est entièrement consacré aux cuisines et aux offices; les vivres et les combustibles sont

« transportés dans les salles, à l'aide de treuils. Les lavoirs, la buanderie et les laboratoires sont dis-
« posés sur les derrières du bâtiment ; enfin, un passage souterrain aboutit à la salle des morts, établie
« à l'extrémité de l'hôpital. »

II. — HOPITAL DE ROTTERDAM.

(PLANCHE 13.)

Nous avons entendu vanter beaucoup l'hôpital de Rotterdam. Ces éloges donnés à l'un des établissements hospitaliers le plus récemment construits étaient un motif pour nous d'en étudier avec soin le plan et les dispositions.

La notice que M. le docteur Marjolin, chirurgien de l'hôpital Sainte-Eugénie, vient de publier sur cet hôpital (1) nous permet d'en apprécier non-seulement les distributions, mais encore l'ordre et le régime intérieur.

« C'est en 1844 que l'on commença les fondations de cet hôpital, destiné à remplacer l'ancien, occupé « aujourd'hui par les femmes syphilitiques. La nature du terrain, si fâcheuse dans ce pays pour les « constructions, ayant occasionné des tassements dans les murs, on suspendit les travaux pendant plu- « sieurs années, et ce ne fut qu'en 1848 qu'on les reprit. A cette époque, M. le professeur Molewater « ayant été nommé directeur en chef fut chargé de toute l'organisation administrative et matérielle.

« L'hôpital de Rotterdam, dont je vais actuellement donner la description, contient 265 lits; outre « les pauvres, il reçoit des malades payants ; il est situé vis-à-vis un large canal, dans un des quartiers « les plus aérés de la ville, entouré d'assez vastes jardins, et construit de telle façon que l'on pourrait, « à la rigueur, l'augmenter sans modifier le plan primitif. Sa forme est celle d'un T, dont l'extrémité « supérieure, parallèle à la direction du quai, forme la façade exposée au nord-est. C'est de ce côté, « malheureusement, que donnent la plupart des salles occupées par les malades et les logements du « personnel administratif. L'aspect général du bâtiment, qui est fort digne, sans avoir rien de monu- « mental, n'inspire aucune pensée triste, et en traversant le jardin anglais, qui mène au vestibule d'en- « trée, on ne croirait jamais être dans un hôpital.

« Le principal corps de bâtiment, qui a 83 mètres de longueur sur 25 de hauteur, est divisé en quatre « étages ayant chacun treize grandes fenêtres. Le rez-de-chaussée est occupé par la pharmacie, la cui- « sine et ses dépendances, la machine à vapeur et divers offices; les trois étages supérieurs sont entiè- « rement réservés aux malades, sauf la portion centrale, en partie habitée par le personnel administratif.

« Il suffira, du reste, pour comprendre la distribution de l'hôpital, de jeter les yeux sur le plan repré- « sentant la coupe du premier étage. (Voir planche 13.)

« En arrivant par la porte d'entrée A, on pénètre dans le vestibule B, menant à un large escalier à « double rampe I, qui donne accès au bureau d'admission C, à l'appartement du médecin directeur D, « à son cabinet E, et à un vaste couloir M, desservant toutes les salles. M. Molewater voulant, autant « que possible, éviter tout encombrement dans les escaliers, et toute la perte de temps causée par le « transport des malades ou des objets indispensables au service, a mis à profit la force motrice de la « machine à vapeur dont l'établissement dispose pour mettre en mouvement deux plates-formes.

« C'est au moyen de ce transport vertical K que l'on fait monter ou descendre les malades, les ali- « ments, etc. Ce mécanisme, fort simple, est d'une grande économie pour la maison et d'un grand « secours pour les malades, auxquels il évite des secousses toujours fort pénibles.

« Les grandes salles L, occupées par les malades non payants, sont au nombre de quatre pour chaque

(1) *Notice sur l'hôpital de Rotterdam*, par M. le Dr Marjolin. Paris, J.-B. Baillière, 1862.

« aile principale : il y en a huit par étage; elles contiennent chacune dix lits. Leur longueur est de « 11 mètres sur 6m50 de large et 4m70 de haut; ce qui donne de 33 à 34 mètres cubes par malade.

« Quatre salles forment une sous-division confiée à un surveillant ou à une surveillante-chef dont la « chambre à coucher T est contiguë à la salle.

« Chaque salle est pourvue : 1° d'un office U, d'un cabinet de toilette ou lavoir V, et d'un cabinet « d'aisances S. Toutes ces pièces qui malheureusement, nous devons le dire, pèchent par la petitesse, « sont tenues avec une exquise propreté, et, bien que les cabinets d'aisances soient contigus aux salles, « ils ne causent aucune gêne par leur odeur. Le système adopté est fort simple : c'est un siége en bois « peint; il suffit de tourner une clef pour faire écouler les matières, et de tourner l'autre pour que l'eau « arrive dans la cuvette. Toutes les parois du cabinet sont revêtues de carreaux de faïence, ce qui rend « le nettoyage très-facile. Les salles sont parquetées en sapin et non cirées; comme dans beaucoup « d'habitations, elles sont lavées; seulement on prend de grandes précautions pour éviter toute humi- « dité. Il ne faut pas croire, du reste, que cette coutume ne soit usitée que dans les hôpitaux du Nord : « il paraît qu'à Toulouse le nettoyage des parquets se fait avec du tan humide. Tout à côté des salles de « malades sont placés les bains simples F et les bains de vapeur G, avec une chambre de repos très- « convenable H. Ces bains sont fort bien installés, munis d'appareils de douches, etc.

« Les deux divisions d'hommes et de femmes sont desservies par un très-large couloir M, pouvant « servir de promenoir dans les mauvais temps. Au centre de ce couloir est un espace vide, largement « éclairé par le haut; c'est en quelque sorte la cage de l'escalier. Dans l'arrière-corps de bâtiment se « trouvent les chambres des malades payants de première classe. Comme toutes les autres salles, elles « sont munies de cabinets d'aisances et d'un cabinet de toilette.

« Ces chambres sont assez vastes et peuvent contenir plusieurs lits. Au bout du couloir se trouvent « d'un côté la salle d'opération O, et de l'autre, la salle du conseil.

« La salle d'opérations, qui sert en même temps pour les cliniques et les cours de médecine et de chi- « rurgie faits par MM. les professeurs Molewater et Polano, est spacieuse, et éclairée de manière à ce « que l'opérateur et les élèves placés dans l'amphithéâtre puissent bien voir.

« La seule critique que je me permettrai en passant, et que notre confrère me le pardonne, c'est au « sujet de la table d'opération; certainement c'est un chef-d'œuvre de mécanique, peut-être un peu « trop somptueux; mais son maniement est beaucoup trop compliqué pour qu'on songe à l'adopter.

« La salle du conseil N sert en même temps de bibliothèque et de musée ; tout autour règnent des « armoires renfermant un arsenal fort complet de chirurgie, quelques pièces d'anatomie pathologique « bien préparées, et un certain nombre d'ouvrages de médecine ou de chirurgie d'un prix trop élevé pour « être à la portée de la fortune des étudiants. Il est alloué chaque année pour l'achat des instruments, « des livres, et l'entretien du musée, une somme d'une certaine importance.

« Au-dessus des deux autres étages, qui présentent la même distribution, se trouvent de vastes séchoirs, « des magasins, et deux immenses réservoirs d'eau alimentés par la machine à vapeur et communiquant « ensemble, puis le mécanisme du transport vertical, et enfin le matériel nécessaire pour les cas d'in- « cendie.

« Tout le rez-de-chaussée, occupé par la pharmacie, la cuisine, les magasins de vivres et la chaudière « à vapeur, se divise de la manière suivante :

« La pharmacie occupe toute la partie correspondant aux lettres N, O, R, R. Elle est bien installée; « outre l'officine où se préparent les tisanes, etc., il y a un laboratoire de chimie, renfermant tout ce « qui est nécessaire pour faire des analyses.

« La cuisine, les magasins de vivres, le réfectoire des infirmiers, situés dans l'aile gauche de la façade, « sont tenus avec la propreté caractéristique des Hollandais; en visitant la cuisine, M. Molewater me fit « remarquer la petitesse du fourneau, relativement au personnel de la maison. Cela ne s'explique que « lorsqu'on sait que tous les aliments, sans même en excepter le rôti, sont préparés à la vapeur : l'appa- « reil employé est fort ingénieux, et mérite d'être sérieusement étudié. Voulant ensuite connaître le ré- « sultat de ce mode de préparation, j'ai goûté les divers aliments et puis assurer qu'ils sont bien « apprêtés.

« La machine à vapeur, qui rend de si grands services à l'établissement, est située dans l'aile droite

« du grand bâtiment. Sa force est de trente-deux chevaux environ. Elle sert non-seulement au transport des malades et de tout le matériel du rez-de-chaussée aux étages supérieurs, à faire parvenir l'eau dans toutes les parties de l'établissement, à alimenter les bains, mais, en outre, elle sert à chauffer toute la maison, et enfin, elle remplace très-économiquement les fourneaux de la pharmacie et de la cuisine. Dans le principe, elle était utilisée et servait pour la buanderie; mais aujourd'hui que le blanchissage est fait au dehors, elle ne sert qu'à essanger le linge avant son lessivage.

« Le chauffage se fait au moyen de calorifères à air chaud; l'air, avant d'entrer dans les salles, est saturé de vapeur d'eau.

« La salle des morts et la salle d'autopsie, qui sont très-bien disposées et parfaitement tenues, sont éloignées du corps de bâtiment principal, et placées du côté opposé au promenoir.

« L'hôpital de Rotterdam est-il un modèle parfait à l'abri de toute critique? Non; mais on doit dire que, malgré ses imperfections, l'idée fait honneur à son auteur, car il est parvenu à combler un certain nombre de *desiderata* existant encore dans la plupart de nos hôpitaux. Si, dans l'exécution du plan, il avait pu donner à l'ensemble des proportions plus grandes, il eût en grande partie réalisé les améliorations réclamées aujourd'hui, à savoir : de petites salles d'une surveillance facile et pourvues de tous les accessoires si nécessaires dans un service. Maintenant, bien que par des circonstances imprévues et la nécessité de créer de nouveaux lits, il ait fallu supprimer les salles de réunion pour l'hiver, et, ce qui est encore plus fâcheux, les salles particulières destinées aux grands opérés, il n'en est pas moins vrai de dire qu'il y a, dans ce plan, des parties qui méritent d'être étudiées, surtout si l'on prend chez nous la résolution si sage et si nécessaire de créer plusieurs petits hôpitaux de 300 lits dans les localités de Paris qui se trouvent le plus éloignées de tout secours......

« Dans ces dernières années, l'hôpital a reçu par an environ 1,700 malades, 1,100 en médecine et 600 en chirurgie. La mortalité a été de 240 à 250 (1). »

Nous admettons volontiers avec M. Marjolin que l'hôpital de Rotterdam mérite, sous le rapport du service et de la propreté, d'être rangé parmi les hôpitaux étrangers qui offrent à l'étude des points intéressants. Mais son installation générale qui rappelle beaucoup trop à notre sens celle de l'hôpital de Francfort, pas plus que la disposition et l'aération de ses salles si justement et si inflexiblement condamnées par Miss Nightingale (voir page 23), ne peuvent nous faire regretter que nos établissements ne lui aient rien emprunté. Si l'hôpital de Rotterdam a l'avantage de n'avoir que de petites salles, il faut convenir que cet avantage est grandement atténué par leur exiguïté, puisqu'elles ne cubent au maximum que 34 mètres d'air, par lit, et ne sont éclairées que d'un côté, par une seule fenêtre; il n'est pas jusqu'au corridor, sur lequel elles débouchent toutes, qui ne soit, ainsi que nous l'avons expliqué, en parlant de l'hôpital de Francfort, une cause permanente d'insalubrité.

III. — HOPITAL CANTONAL DE ZURICH.

(PLANCHE 12.)

Cet établissement, beaucoup plus complet que l'hôpital de Rotterdam, avec lequel il offre d'ailleurs de nombreuses analogies, semble être devenu le prototype de toutes les constructions hospitalières des bords du Rhin. M. le docteur Schrämli en a publié une description circonstan-

(1) Ces chiffres représentent une mortalité générale de 1 sur 6,8 malades, ou 14.70 0/0; elle est beaucoup plus élevée que celle de nos établissements, même dans leurs plus mauvaises années : on pourra s'en convaincre en jetant les yeux sur le tableau récapitulatif de la page 249. — La mortalité générale des hôpitaux de Paris a été de 11.10 0/0 en 1860, et de 11.63 0/0 en 1861.

ciée, que nous traduisons textuellement (1). Elle permettra de juger, à l'aide du plan, les distributions d'un hôpital qui n'est pas sans importance. Mais est-il besoin d'ajouter que, dans les appréciations qui accompagnent l'exposé de M. Schrämli, il ne faudrait pas chercher notre opinion personnelle. Il nous semble au contraire, à première vue, que l'hôpital de Zurich présente un certain nombre de dispositions défectueuses et que l'exposé du savant docteur renferme même quelques erreurs, dont l'une a motivé une note que nous avons ajoutée au texte descriptif.

Cette réserve faite, nous laissons parler l'auteur de l'opuscule :

Dispositions générales. Bâtiment central.

« L'édifice principal (lettre A du plan d'ensemble) présente une façade de 589 pieds (177m51). Au « centre se trouve un pavillon en arrière-corps, flanqué de deux petites ailes et occupant une étendue « de 213 pieds (64m19). De chaque côté de ces petites ailes, s'étendent deux grands bâtiments, ayant « chacun 188 pieds (56m65) de longueur.

« A la suite de ces constructions, mais un peu en arrière, et se reliant à l'aile du sud par une galerie « couverte, s'élève un bâtiment qui renferme le service d'anatomie.

« Les deux petites ailes de la construction principale ont deux étages, le pavillon central en a trois. « Les deux grandes ailes en prolongement ne comportent qu'un rez-de-chaussée avec premier étage.

« Dans ces bâtiments, les salles du rez-de-chaussée et du premier étage ont 14 pieds (4m21) « de hauteur. Dans le pavillon du centre, les salles du second étage n'ont que 11 pieds (3m13) « d'élévation.

« Le pavillon central forme au milieu et en arrière une saillie de 122 pieds (36m76) de longueur sur « 25 pieds (7m53) de profondeur, et se rattache au bâtiment principal au moyen de deux petites ailes de « chacune 45 pieds (13m56) de largeur. Les deux petites ailes qui flanquent le pavillon central se « prolongent en avant-corps de 33 pieds (9m94) de saillie sur la façade de derrière.

« Dans l'axe du bâtiment, et au milieu de ces deux ailes, les constructions du centre forment avant-« corps, sur une longueur de 56 pieds (16m87) et une profondeur de 37 (11m15), et prennent une « forme demi-circulaire, d'un rayon de 12 pieds (3m61). Cette partie est elle-même entourée d'une cour « (*cour de la cuisine*) de 24 pieds (7m23) de rayon.

« La direction, l'économat et les services qui en dépendent sont établis dans ce bâtiment central dont « le sous-sol comprend : la cuisine, le cellier au vin, les magasins aux fruits, au lait, aux provisions et « ustensiles, le laboratoire et ses dépendances, et le réfectoire des serviteurs. Toutes les salles sont voûtées.

« Au rez-de-chaussée sont :

« Le portique, le vestibule, le corridor d'entrée, les escaliers principaux et latéraux, la loge du « concierge, la salle des opérations avec les antichambres et les pièces adjacentes, la pharmacie avec le « cabinet du pharmacien, le parloir, la chambre du pharmacien en second et celle de l'aide-chirurgien, le « logement de l'Administrateur, la salle des séances de la Commission de surveillance ainsi que les chambres latérales nécessaires et les sorties qui donnent sur le derrière de l'établissement.

« Au 1er étage, on remarque :

« Le corridor avec ses escaliers de côté, la salle de prière, la salle principale de l'Administration, la « salle pour les deux directeurs-médecins, pour le prêtre, le médecin en second, le médecin-adjoint « et l'aide-pharmacien, une chambre de pensionnaires, une chambre pour le linge et deux grandes « salles de réserve de 12 lits chacune.

« Le 2e étage renferme avec le corridor douze chambres de pensionnaires à 1 et 2 lits, une cuisine, « un dortoir pour les serviteurs, un magasin pour la pharmacie, le réservoir d'eau et un escalier de « service pour les étages inférieurs.

« Dans chacune des ailes et à chaque étage se trouvent des lieux d'aisances séparés.

---

(1) *Description du nouvel hôpital cantonal de Zurich, éditée au profit de cet établissement,* par M. le docteur Schrämli.

Ailes latérales.

« L'aile du sud est affectée aux hommes, et l'aile du nord aux femmes. Les salles du service des « hommes portent des numéros pairs; celles du service des femmes sont désignées par des numéros im- « pairs. Les deux ailes présentent les mêmes dispositions. Aux deux étages, les corridors du bâtiment « central se continuent vers la façade postérieure, et conduisent ainsi à l'extrémité nord et à l'extrémité « sud par des ailes de 61 pieds (18m38) de développement, sur 42 pieds (12m65) de largeur. Ces ailes « ont leurs corridors propres, leurs escaliers et leurs sorties sur la place qui est située derrière l'éta- « blissement.

« Les localités non voûtées du rez-de-chaussée sont vides ou ne sont employées que comme magasins « au combustible.

« Il existe, dans chaque aile, deux fourneaux économiques pour chauffer l'eau nécessaire au service « des salles.

« Les fondations sont établies dans des conditions de solidité telles qu'elles pourraient supporter au « besoin un deuxième étage.

« Les ailes comprennent, à chaque étage, 5 salles de malades, ce qui fait en tout 20 salles. Elles sont « séparées les unes des autres par les cabinets de garde. Les salles et les cabinets ont des portes qui les « mettent en communication directe avec les corridors.

« Les ailes en saillie du nord et du sud ont des destinations spéciales. Au premier étage se trouvent, « de chaque côté, les bains et le service des galeux, avec un cabinet de surveillant; le deuxième étage, « entièrement séparé, est spécialement destiné aux vénériens.

« Les combles des ailes latérales sont un peu bas, à cause de l'inclinaison du toit, large d'environ « 9 pieds (2m71) dans toute sa longueur. Une partie ouverte et une autre divisée en compartiments ser- « vent au besoin de magasin.

Bâtiment spécial.

« Ce bâtiment (lettres B du plan d'ensemble) est aussi construit en ligne droite. Il est coupé au milieu « par un avant-corps, où se trouve l'entrée principale au rez-de-chaussée. Sur le derrière conduisant au « rez-de-chaussée de la maison sont les corridors qui, à droite et à gauche, se relient aux avant-corps des « petites ailes de côté. Dans ces petites ailes se trouvent l'entrée et les escaliers pour le 2e étage.

« Ce bâtiment, ouvert en 1840, était destiné à recevoir les malades atteints d'affections contagieuses, « et principalement du typhus et de la petite vérole. Mais l'organisation de l'hôpital n'a pas permis « d'isoler complétement ces malades; on a seulement réservé le 1er étage à ceux atteints du typhus, et « le 2e aux variolés.

« Il y a en tout, dans ce bâtiment, 9 salles, dont une de réserve, qui contiennent 58 grands lits et « 3 lits d'enfants. Là aussi, la moitié du bâtiment, située au sud, est destinée spécialement aux hommes, « et l'autre moitié, située au nord, ne reçoit que des femmes.

« Le sous-sol forme 3 caves qui ne sont pas occupées; mais on utilise l'entrée de cette partie voûtée de « l'édifice pour la réception des eaux du Strickhofe et leur distribution dans toutes les parties de l'hô- « pital et dans l'école cantonale.

« Le rez-de-chaussée contient, sur la façade extérieure, au milieu, une antichambre avec deux cabi- « nets sur le côté. Celui du sud est destiné au médecin ordonnateur. Actuellement, cette antichambre est « affectée à un pensionnaire payant. A côté de ce local se trouvent deux salles de malades, pouvant con- « tenir 5 ou 7 lits, avec des cabinets de gardiens.

« La partie qui se trouve derrière le corridor et au centre du bâtiment renferme une cuisine simple, « un lavoir, deux petites chambres de bains, de petits magasins isolés et des latrines.

« Au 1er étage il y a 5 salles, à 6, 7 ou 8 lits; elles sont en communication au moyen de portes battantes.

« Comme ce bâtiment spécial est construit exactement d'après le même plan que le bâtiment principal, « on se bornera à parler ici de ses aménagements particuliers, afin d'éviter les redites.

« Les salles sont plus vastes, plus claires et plus riantes, leur plus long côté étant percé de nom- « breuses fenêtres. Il est regrettable toutefois que, par suite de cette disposition, beaucoup de lits se « trouvent placés entre deux fenêtres. Le chauffage des salles se fait actuellement au moyen de grands

« fourneaux ronds en fer nouvellement construits, d'après le système de Brettinger, qu'on allume en « dehors des salles, et qui remplissent parfaitement leur but.

« La cuisine sert uniquement à la préparation du bouillon qu'on tient à avoir bon.

« A la buanderie spéciale du bâtiment, on ne lave que le linge des malades atteints de petite vérole. « Celui des typhoïques est envoyé à la buanderie générale.

« Le service des salles de malades est placé sous l'inspection d'une gardienne en chef, qui a ordinai- « rement sous ses ordres tous les serviteurs de la maison.

« Du reste, ce bâtiment spécial peut être considéré comme une simple annexe de la grande maison, « puisqu'il est placé sous la même administration et sous la même direction médicale. Il est facile de « remarquer que, lors de la construction de ce bâtiment, les principes de la séparation des malades « n'étaient pas encore bien arrêtés : en effet, l'ensemble des localités aussi bien que la disposition des « différents services exclut toute pensée d'un système de séparation absolue, soit intérieurement, soit « extérieurement.

« Il est à regretter que les localités ne permettent pas d'installer plusieurs chambres particulières pour « les malades pensionnaires.

Dispositions particulières du bâtiment principal. Corridors et escaliers.

« Les principaux corridors sont dallés. Ils sont situés en arrière, le long de la façade, et traversent « tout le bâtiment, en ligne droite, d'un bout à l'autre. Là où ils passent du bâtiment central dans les « ailes, ils sont fermés par des portes vitrées. Ils sont éclairés par un nombre suffisant de fenêtres de « 10 à 11 pieds (3^m01 à 3^m31) de hauteur ; celles-ci descendent presque jusqu'au plancher.

« A la nuit tombante, chaque aile est, ainsi que le pavillon du milieu, éclairée par des lampes. Après « huit heures du soir, on n'éclaire plus que le pavillon du milieu.

« Le chauffage des corridors, à l'exception de ceux du bâtiment central, a lieu au moyen d'une che- « minée en fer d'un pied de diamètre. Des bouches de chaleur pratiquées dans ces corridors y main- « tiennent la température à un degré suffisamment élevé.

« Les escaliers, construits en pierre, sont en nombre suffisant. Ils ont une grande largeur, offrent une « montée douce et sont bien éclairés. Le grand escalier se trouve à l'entrée principale : il conduit à deux « étages et se divise en deux branches pour desservir les différents corps de bâtiment. Dans les ailes adja- « centes au bâtiment central, les escaliers conduisent jusqu'au deuxième étage et se terminent sous le « toit par un vitrage. La nuit, ils sont éclairés par des lampes. Dans le bâtiment en arrière des ailes laté- « rales du nord et du sud, les escaliers sont également bien éclairés par les grandes cours jusqu'à « l'étage supérieur. En cet endroit, ils communiquent avec les grands corridors. Tous les escaliers sont « indépendants.

« Outre l'entrée principale, située dans l'avant-corps du bâtiment central, d'autres issues sont pratiquées « dans ce même bâtiment et à l'extrémité des grandes ailes. La sortie sud conduit à l'amphithéâtre d'ana- « tomie, les autres au dehors.

Distribution des eaux.

« La fontaine de l'établissement se trouve placée dans la cour de la cuisine. De là, les eaux sont conduites « dans la cuisine même, dans les salles de bains des ailes extérieures, et même jusque sous les toits du « bâtiment, où elles sont amenées au moyen d'une forte pression et conservées dans un grand réservoir.

« L'eau est aussi distribuée dans tous les cabinets situés entre chaque salle, et elle est reçue dans des « fontaines de pierre. Malheureusement, par suite de cette disposition, les eaux ne sont jamais fraîches ; « elles deviennent fades et peu agréables à boire. En outre, s'il survient une pluie de quelques heures, « l'eau se trouve troublée, ce qui la rend impropre aux usages domestiques. Des remèdes à ce mal sont « impérieusement exigés.

Chauffage.

« Les différents services du bâtiment central sont chauffés au moyen de fourneaux en faïence. Les cor- « ridors et les escaliers ne profitent point de ce chauffage.

« Dans les ailes latérales, on a établi le système de chauffage par l'eau. Ce système est organisé de ma- « nière que le feu s'éteint lorsque l'eau est arrivée à un degré de chaleur voisin de l'ébullition, ce qui « l'empêche de se réduire en vapeur. Le soin des appareils est confié à un chauffeur, et le feu est en-

« tretenu, depuis le matin de bonne heure jusque dans la nuit, de façon que les salles de malades aient « toujours une chaleur d'environ 15° Réaumur.

« Le matériel des tuyaux de conduite est l'objet de soins attentifs et particuliers; les eaux évaporées « sont remplacées journellement, aussi souvent que cela est nécessaire ; les cendres sont enlevées tous les « jours, et le nettoyage des cheminées a lieu toutes les semaines.

« Dans les salles, de même que dans les cabinets des gardiens, le système des tuyaux est généralement « placé le long des murailles, à une hauteur d'environ 7 ou 8 pieds, puis il descend jusqu'à terre et s'é« lève de nouveau, à peu près au tiers de la hauteur de chaque salle, en forme de spirale. Ces tuyaux « sont protégés par une cage de fer longue et étroite qui a la hauteur d'une table et qui tient lieu « d'un poêle.

« Le système de ventilation est étroitement lié à celui des tuyaux en spirale, au moyen d'un tube qui « communique avec l'air libre, en passant sous le plancher, et qui peut être ouvert ou fermé au moyen « d'une targette. La ventilation, organisée de cette manière, est encore activée par des ouvertures battantes « pratiquées dans les panneaux inférieurs des portes des salles.

« Ce système de chauffage est régulier et sain, mais l'ensemble laisse à désirer. On comprendra faci« lement, en effet, qu'une conduite unique de tuyaux donne dans toutes les salles une chaleur égale, ce qui « quelquefois peut être très-nuisible au bien-être des malades. D'un autre côté, aussitôt le feu éteint, les « tuyaux se refroidissent très-vite, et le matin, la température des salles se trouve sensiblement abaissée.

« Les tuyaux de conduite passant par dessus la tête des malades ont cet inconvénient, qu'on est « souvent obligé de tempérer avec des paravents le rayonnement trop violent de la chaleur qu'ils dé« gagent. Cette précaution est principalement nécessaire dans les cas d'inflammation cérébrale. On « n'a pas non plus tenu assez compte des accidents qui peuvent résulter de la rupture des tuyaux : « deux fois déjà ils ont crevé dans cet établissement, heureusement en dehors des salles de malades. « Lors de ces accidents, on entendit une détonation violente, semblable à celle d'un pistolet; l'eau chaude « se répandit de tous côtés en produisant une vapeur noire qui obscurcit l'air, et l'on put constater, « dans le voisinage des courbures des tuyaux, des fentes qui pouvaient avoir un pouce de longueur.

Cuisines.

« Les cuisines sont placées dans le demi-cercle voûté du sous-sol (bâtiment du milieu), et s'é« tendent aussi sous les voûtes de côté; elles sont entourées de trois cours ouvertes.

« Dans la voûte du milieu se trouve placé le fourneau principal dont la forme est celle d'un fer-à« cheval fermé; il présente huit ouvertures et peut recevoir deux bassines à six anses, deux à trois anses « et plusieurs petits chaudrons ou pots. Dans l'annexe de droite est un foyer séparé pour les préparations « extraordinaires, et dans celle de gauche, un fourneau pour la préparation du café. L'eau, distribuée par « trois tuyaux et en partie chauffée dans les grands chaudrons, est fournie en quantité suffisante. La « fumée du foyer du milieu est conduite dans un souterrain voisin d'où elle s'échappe ensuite pendant « l'hiver par un long tuyau de tôle.

« Ces cuisines produisent une excellente impression sur les visiteurs, par leur étendue, leur clarté, leur « bonne organisation et leur propreté irréprochable. On pourrait même les considérer comme la partie « la mieux réussie de tout l'établissement, s'il était possible de se débarrasser des vapeurs abondantes « qui s'y accumulent surtout pendant l'hiver. Malheureusement, cela serait très-difficile, attendu qu'on « ne peut faire échapper cette vapeur par le haut de la cuisine, celle-ci se trouvant au-dessous de la « salle des opérations (1).

Buanderie.

« Tout le linge de l'établissement (à l'exception de celui provenant des malades atteints de la petite « vérole, qui est envoyé au lavoir spécial) est lavé dans la buanderie établie entre les deux corps de

(1) Il nous semble qu'il ne peut y avoir, dans cette disposition, une difficulté insurmontable, les vapeurs produites par le travail de la cuisine pouvant être évacuées au moyen de tuyaux, sans aucune incommodité pour la salle qui se trouve au-dessus.

« bâtiments. Le lavage ne se fait pas à la vapeur, mais par la méthode ordinaire. Toutefois, l'eau du « lavoir est chauffée par un appareil à vapeur. Tout le linge est ensuite placé dans un séchoir fortement « chauffé par un tuyau. Le linge sale, infecté de vermine, ou qui pourrait répandre des miasmes contagieux, « est placé dans un appareil désinfectant où des pièces entières de literie peuvent être suspendues. Cet « appareil, hermétiquement fermé, peut être chauffé à 80° Réaumur.

Lieux d'aisances.

« Pour le personnel des serviteurs, ainsi que pour les malades qui ne gardent pas le lit, il y a, dans « des placards en bois, placés entre les salles, un siége privé à fermeture hydraulique. Autrefois, il y avait « ici des water-closets qui se nettoyaient d'eux-mêmes en soulevant le couvercle ; mais le mécanisme, fort « compliqué, se dérangeait facilement. Actuellement, la cuvette des cabinets se compose d'un entonnoir « en fer, au bord supérieur duquel court une rainure large et profonde d'un pouce. Un couvercle, garni « tout autour d'une arête, s'adapte parfaitement à cette rainure, la ferme hermétiquement et empêche de « cette manière toute émanation. Il manque un second couvercle pour recouvrir celui dont nous venons « de parler, qui est toujours humide et malpropre. La combinaison des deux systèmes des égouts et « des latrines qui s'y vident permet d'obtenir les meilleurs résultats possibles. Ainsi, en amenant aux « débouchés des latrines les eaux des cabinets, de la cuisine, des bains et du lavoir, un courant léger « et constant emporte même les excréments solides.

« Pour les malades qui ne peuvent pas quitter la salle, il a été établi des deux côtés oblongs de « chaque salle, dans un cabinet vitré, une simple chaise percée qu'on peut vider du cabinet voisin.

Literie.

« Après de mûres réflexions, on a préféré, pour cet établissement, des lits en bois, peints à l'huile et « construits de telle sorte que les planches de côté, fixées avec des crampons, se trouvent à un 1/2 pouce « de distance de la charpente du lit (0m03). A l'aide de cette simple précaution, on a évité jusqu'à ce jour « l'invasion des insectes dans notre literie.

« Les lits sont lavés au moins une fois tous les ans et séchés au grand air ; ils sont tous également « pourvus d'une paillasse, d'un matelas, d'un traversin en crin et d'une couverture de laine. A ces objets « on doit ajouter six draps de lin. Pour douze lits, il y a au moins huit édredons. Une petite tablette, « où sont consignées les notes relatives aux malades, est suspendue à la tête de chaque lit; aux « pieds, a été placée une banquette destinée à recevoir leurs effets. Un lit ainsi établi revient, en moyenne, « à 210 fr. Les matelas répondent parfaitement au but qu'on s'est proposé, mais ces lits laissent à dé- « sirer sous le rapport de la longueur (6 pieds 4 pouces) (1m92) et sous celui de la largeur (3 pieds 8 pou- « ces) (1m14) En effet, de grandes personnes ne peuvent pas s'y étendre complétement, et les malades « d'un certain embonpoint ne peuvent pas se couvrir suffisamment.

Salles de malades.

« Les vingt salles de malades du bâtiment central sont exactement semblables aux grandes.

« Chaque salle a 42 pieds de long (12m65) sur 24 de large (7m23) et 14 de hauteur (4m21), ce qui donne « un volume de 14,112 pieds cubes d'air (386mc 301).

« Les salles de la division de chirurgie ne contenant que 10 lits, chaque malade se trouve avoir « 1,411 pieds cubes d'air (38mc625) tandis que dans la division de médecine, où les salles comptent « 12 lits, le volume d'air afférent à chaque malade n'est que de 1,175 pieds (32mc192). Chaque salle est « éclairée dans le sens de la largeur, c'est-à-dire au sud-ouest, par trois croisées de 10 à 11 pieds de hau- « teur (3m01 à 3m31) sur 4 de largeur (1m20). Les fenêtres sont au niveau du plancher, en dedans des « salles, de telle sorte que l'espace qui reste au dehors forme une espèce de petit balcon qu'on ferme, « pendant l'hiver, avec des avant-croisées à deux ailes.

« Au lieu de rideaux, on se sert, pour les fenêtres, de jalousies peintes en vert qu'on peut fermer de « l'intérieur. Dans les chambres des ophthalmiques il y a en outre des rideaux d'un vert sombre.

« A l'exception des encadrements en bois des fenêtres et des portes, les murs des salles sont dallés et « peints en vert, à la colle, jusqu'à une hauteur convenable. Le haut des murs et les plafonds reçoivent « des enduits de blanc renouvelés tous les ans.

« Les lits sont placés de chaque côté de la salle, dans le sens de la longueur, la tête tournée vers la

« muraille. L'espace compris entre chaque lit est de 3 à 5 pieds (0m90 à 1m50), et le passage qui existe « entre les deux rangées de lits de chaque salle a 11 pieds de large (3m31).

« Il y a une table de nuit à deux cases pour deux lits, et, de chaque côté de la salle, des grands pla- « cards pour les effets ou les provisions.

« Le soir, chaque salle est éclairée par une lampe suspendue; la nuit, on ne conserve qu'une « veilleuse.

« Les frais de premier établissement, pour l'ameublement complet d'une salle de malades de douze lits, « peuvent être évalués à 3,400 fr.

« Entre deux salles, il y a un cabinet de 8 pieds de large (2m41), fermé par une porte vitrée et qui « conduit au cabinet des gardiens. Ces cabinets sont éclairés par une croisée ; ils participent au chauf- « fage général et sont meublés très-simplement. En face se trouve un cabinet plus grand qui commu- « nique avec le corridor.

« Ce cabinet est éclairé par en haut et contient des lieux d'aisances séparés, une fontaine, un fourneau « et des armoires à provisions.

Salle d'opérations.

« La salle d'opérations est placée au rez-de-chaussée, en face de l'entrée principale de la maison, « dont elle est séparée par un petit corridor particulier. Cette salle, qui se trouve immédiatement au- « dessus de la voûte de la cuisine, forme un carré long de 20 pieds de largeur (6m03) sur 12 (2m62) de « profondeur; elle est terminée par une partie demi-circulaire, et reçoit, de quatre ouvertures pratiquées « dans la coupole, une lumière dont l'éclat peut être modéré au moyen de rideaux bruns. C'est dans cet « hémicycle qu'ont lieu les opérations; des gradins permettent d'y recevoir quarante ou cinquante étu- « diants. De chaque côté de la salle d'opérations, il existe une chambre à lit où sont provisoirement « déposés les opérés. On trouve dans le corridor des armoires pour serrer le linge, les bandages, etc., etc., « ainsi qu'une fontaine donnant de l'eau à volonté...

Régime alimentaire.

« Le déjeuner a lieu à six heures et demie, le dîner à onze heures et demie, le goûter à trois heures « et demie et le souper à six heures et demie.

« On sert d'abord les pensionnaires extraordinaires, puis les autres malades : ceux-ci sont servis dans « leurs salles; les gardiens prennent leurs repas, après eux, dans leurs cabinets.

« L'administrateur est servi ensuite, avec sa famille, dans son appartement.

« A chaque visite du matin, les médecins préparent la feuille de cuisine en se renfermant, autant que « possible, dans les indications suivantes :

« 1° *Nourriture maigre* (diète). Trois fois par jour, deux tiers de chopine de *soupe*, ou une petite « mesure de lait.

« 2° *Quart de portion*. Le matin, deux tiers de chopine de *soupe mucilagineuse* ou du lait; à dîner, « deux tiers de chopine de soupe avec 18 à 28 loths de légumes, ou une bouillie de riz au lait (deux « fois par semaine); le soir, une petite mesure de lait ou du café au lait; au souper, la même quantité « du même potage; et pour toute la journée un quart de livre de pain blanc, première qualité.

« 3° *Demi-portion*. Le matin, deux tiers de chopine de soupe, ou une petite mesure de lait, ou bien « encore du café au lait; à midi, une *soupe complète* (bouillon gras, avec pain, riz, orge, avoine ou « pâte de farine), un quart de livre de bœuf (pesé cru) et douze loths de légumes ; l'après-midi, du « lait ou du café au lait; le soir, une chopine de soupe (ou bouillon comme le matin); pour la journée, « une demi-livre de pain de ménage (deuxième qualité).

« 4° *Portion entière*. Le matin, une chopine de bouillon ou une tasse de café; à midi, une chopine « de soupe complète, un quart de livre de bœuf, et environ une livre de légumes; l'après-midi, du lait « ou du café, et le soir, une chopine de soupe (bouillon seul, comme le matin, avec des légumes ou « une bouillie de froment. Pour toute la journée, une livre de pain de ménage (deuxième qualité).

« Les médecins ont la latitude de modifier, selon les besoins des malades, les portions de pain de « ménage ou de boulanger, de lait, de viande et d'autres aliments.

« Le personnel des gardiens reçoit : le matin, du café ou de la *soupe* (bouillon); à midi, une soupe « complète, des légumes, une demi-livre de bœuf, et une chopine de vin ordinaire ; l'après-midi, du

« café ou une chopine de vin ; le soir, une portion de soupe (bouillon comme le matin) ou des « légumes ; pour toute la journée, une livre de pain blanc.

« Dans le potage on met un pain particulier.

« Les gardiens de service, pendant la nuit, reçoivent en supplément deux chopines de vin, une demi- « livre de pain, ou deux portions de café ; les gardiennes ont une chopine de vin, ou deux portions « de café, et du pain en quantité proportionnée.

« Tous les aliments et boissons auxquels les malades n'ont pas touché doivent être remis à la dis- « position de l'Administration, et rien ne peut être vendu, donné ou emporté au dehors. »

IV. — HOPITAL DE LA COMMUNAUTÉ JUIVE A BERLIN.

Nous empruntons à l'ouvrage que vient de publier M. le docteur Esse, directeur de l'hôpital de la Charité de Berlin (1), la description suivante d'un des derniers hôpitaux construits en Allemagne ; l'hôpital de la Communauté juive de Berlin, au dire de certains auteurs, réaliserait le type de l'installation restreinte que l'on semble aujourd'hui recommander de préférence aux grands hôpitaux : c'est, en effet, un très-petit établissement dans lequel les plus grandes salles ne peuvent renfermer plus de huit lits.

HOPITAL ISRAÉLITE DE BERLIN.

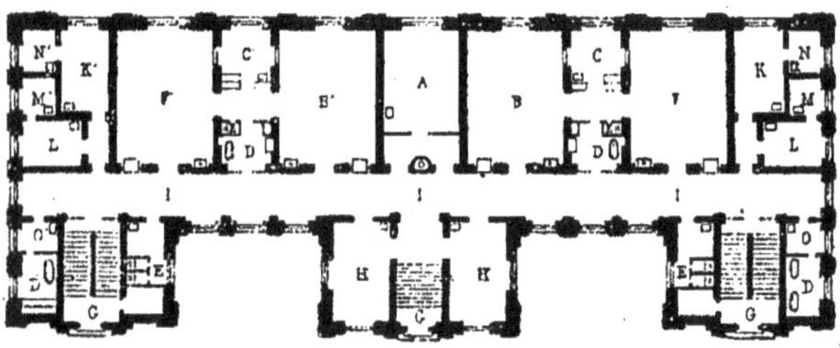

A Salle des opérations.
B Salles de malades.
C Chambre d'infirmiers.
D Offices pour les médicaments et chambres de bains.
E Cabinets d'aisances.
F Salles de malades.
G Vestibules.
H Salle de consultation.
H Chambre réservée aux médecins.
I Corridor.
K, L, M, N, Chambres réservées aux personnes de condition.
O Déshabilloirs.

« L'emplacement sur lequel s'élève l'hôpital est situé dans August Strasse, n° 14. Les maisons de ce « quartier se trouvant entourées de jardins, l'établissement n'a pas trop à souffrir des inconvénients « qu'aurait pu entraîner sa situation au milieu de la ville. Il est séparé de la rue et du bruit par un « bâtiment destiné aux services administratifs de la communauté. Entre ce dernier et l'hôpital est « une cour spacieuse dans laquelle se trouvent, à gauche en entrant, la glacière, et à droite un petit « pavillon mortuaire où se font les préparatifs des inhumations.

« La façade principale de l'hôpital est exposée au midi.

« Le terrain sur lequel il est assis a toutes les qualités requises ; on a tenu compte de la hauteur maxima « des eaux du sol, et on a eu soin d'isoler les couches sur lesquelles reposent les fondations, afin de « préserver l'édifice de l'humidité.

« L'hôpital est formé d'un seul corps, sans ailes. Il se compose : d'un sous-sol, d'un rez-de-chaussée, « d'une cave, d'un premier et d'un deuxième étage, sous les combles.

« Il a été disposé pour recevoir près de 100 malades. L'emplacement étant naturellement limité, on « a dû distribuer les bâtiments et régler en conséquence l'installation des différents services. C'est pour-

(1) *Das neue Krankenhaus der jüdischen Gemeinde zu Berlin*, von Dr C. H. Esse. Berlin, 1861.

« quoi on a établi dans les sous-sol la cuisine générale, l'office, la réserve des provisions, le lavoir, la « buanderie, les chambres des employés inférieurs, et de plus les chaudières à vapeur et les pompes de la « machine hydraulique destinée à la distribution de l'eau, à la ventilation, et à la répartition de la « chaleur aux différents étages.

« Sur la façade qui regarde le bâtiment d'administration, se trouvent deux petits avant-corps, pourvus « chacun d'une entrée.

« Les chambres du rez-de-chaussée ont 14 pieds d'élévation (4m33), et ne sont destinées qu'au « service médical et à la réception provisoire des malades qui ne doivent pas faire un long séjour dans « l'hôpital. Celles du premier étage ont la même hauteur.

« Le deuxième étage étant uniquement réservé au traitement des syphilitiques, galeux, etc., qui sont « ordinairement moins nombreux, on a pensé qu'une élévation de 9 pieds (2m79) était suffisante dans « les salles et corridors.

« Aux étages supérieurs, entre plusieurs pièces de différentes grandeurs, sont disposées les chambres « des infirmiers et les offices où se préparent les infusions.

« Trois escaliers conduisent du sous-sol au rez-de-chaussée, un dans le milieu du bâtiment, deux dans « les avant-corps. Le premier finit au rez-de-chaussée; les deux autres se prolongent jusqu'aux greniers. « Les marches sont de granit, et les paliers sont en grande partie recouverts d'asphalte. Les escaliers « sont construits de manière qu'on puisse arriver aux étages supérieurs sans passer par les corridors que « ferment de hautes portes vitrées. Aux deux côtés des escaliers sont des rampes pour la commodité « des malades. Les murs sont garantis par de hauts listels en bois. Dans les coins des marches se trou- « vent des œillets pour maintenir les tapis.

« Il eût été très-avantageux d'employer plus d'espace pour la construction des escaliers, et de donner « par là plus de largeur aux tournants. On aurait ainsi rendu plus facile le transport des malades sur les « brancards ou dans des espèces de corbeilles.

« Nous avons dit que les chambres de malades étaient de différentes grandeurs : les plus petites sont « situées entre les murs de pignons, et sont principalement destinées aux personnes de condition; aussi « ne doivent-elles contenir que deux personnes au plus. Les autres malades sont indistinctement reçus « dans les grandes salles contiguës au logement des infirmiers et aux offices. Il y en a 4 à chaque étage ; « chacune d'elles à 20 pieds (6m18) de largeur et 28 (8m67) de profondeur. Les portes, hautes et à deux « battants, s'ouvrent en dedans. Cette disposition a été ménagée pour que les malades qui se promè- « nent dans les corridors ne risquent pas d'être heurtés, lorsqu'on ouvre les portes. Dans l'intérieur « des chambres également, le poêle se trouvant d'un côté et le lavabo de l'autre, la porte en « s'ouvrant en dedans ne nuit en aucune façon au placement d'autres objets, non plus qu'à l'installation « du lit. Le battant que l'on ouvre est plus large que celui qui reste ordinairement fermé, afin de livrer « au passage le plus d'espace possible.

« Chaque chambre de malades est éclairée par une fenêtre. Les doubles fenêtres qui se trouvent dans « les quatre chambres du sous-sol et du rez-de-chaussée ont une ouverture d'environ 6 pieds su- « perficiels. Cette disposition n'a pas eu le succès qu'on espérait, et la manœuvre des châssis reliés « ensemble offre de très-grandes difficultés. Les fenêtres de l'étage supérieur ne présentent pas le « même inconvénient et leurs battants s'ouvrent assez facilement.

« Des fenêtres, pratiquées dans le mur qui sépare les chambres des malades d'avec celles des infir- « miers, facilitent la surveillance.

« Les tables à laver sont renfermées dans un placard et couvertes d'une plaque d'ardoise polie. Le « mur contre lequel elles sont adossées est garni, à une hauteur convenable, de plaques pareilles au « milieu desquelles se trouvent placés les robinets en bois. Dans les quatre salles de malades, les « poêles sont engagés dans le mur du milieu, de manière à chauffer simultanément les chambres et les « corridors.

« Les cabinets d'aisances sont établis dans les passages qui séparent les salles des malades, dans l'of- « fice même aux infusions : ils sont couverts d'une vitre qui donne une clarté suffisante.

« A côté, dans l'office, sont des baignoires que l'on peut emplir sur le lieu même, et comme elles repo-

« sent sur un cadre à roulettes, on les approche facilement du lit des malades qui sont trop faibles pour « marcher, ou qui ne peuvent quitter la chambre.

« Chaque office aux infusions est pourvue d'une armoire pour serrer les hardes, et d'un fourneau qui « ne sert que pour préparer le thé ou pour les autres soins que réclame le traitement des malades. Si « l'on ne veut pas employer le chauffage ordinaire, on peut faire chauffer sur la plaque de fer même, au « moyen du gaz. Chacune de ces offices possède un ventilateur.

« Les chambres d'infirmiers, situées entre les salles de malades, offrent un espace suffisant pour « deux serviteurs. Elles contiennent toutes un poêle, deux couchettes, une table à manger et deux « chaises. Dans les murs des passages ont été pratiqués des placards pour serrer les hardes des infirmiers « et les objets appartenant aux malades.

« Dans les avant-corps et dans les murs de pignons se trouvent, à chaque étage, des salles avec « des cabinets de bains. Ces cabinets ne sont séparés que par des cloisons en planches dont la partie « supérieure est pourvue d'une fenêtre vitrée et mobile, pour que la chaleur du poêle puisse y pénétrer. « Les salles de bains proprement dites sont précédées d'antichambres servant de déshabilloirs, et dispo- « sées de manière à ce que les personnes qui passent dans le corridor ne puissent voir à l'intérieur.

« Les bains situés dans la partie est du bâtiment sont organisés de manière à ce qu'on puisse y prendre « aussi des bains de vapeur.

« Les planchers de toutes ces pièces sont soigneusement recouverts d'asphalte sur une couche d'ardoise « ou de carton, et ont une pente suffisante pour l'écoulement des eaux. Les planchers et les murs pré- « sentent une inclinaison arrondie, afin que l'eau découle des murs plus facilement et que l'humidité ne « puisse pénétrer les plafonds.

« Les cabinets de bains sont pourvus de fenêtres doubles ; au besoin, elles peuvent être fermées, « soit avec des volets, soit avec des stores de treillis.

« Les corridors ont, à tous les étages, une largeur de 9 pieds (2m79) ; ils sont, à l'endroit où aboutissent « les escaliers, pourvus de portes vitrées, et de cette manière complétement garantis de l'air froid.

« Dans l'avant-corps du milieu, au rez-de-chaussée, à droite et à gauche de l'escalier, se trouve une « chambre avec des entrées sur le palier, et une porte de communication sur le corridor. L'une est des- « tinée aux médecins, et l'autre aux malades qui viennent à la consultation.

« Au rez-de-chaussée, derrière une chambre placée pour la symétrie en face du palier de l'escalier, « existe une chambre destinée aux opérations. Les portes en sont disposées de façon que lors même « qu'elles sont ouvertes, on ne peut voir du corridor ce qui se passe dans cette pièce.

« Au premier étage, au-dessus de la chambre que je viens de décrire, s'en trouve une autre tout à « fait semblable, et réservée pour la même destination. En face, dans l'avant-corps du milieu, au-dessus « de la chambre de réception des malades et de la chambre des médecins, se trouve une grande salle « qui sert d'oratoire.

« Au deuxième étage, un espace correspondant à ceux qui se trouvent au-dessous est de même dis- « posé pour les opérations. En face, dans l'avant-corps du milieu, existent trois salles à une fenêtre, « que l'on peut chauffer; ce sont des pièces réservées.

« Tout l'établissement est éclairé au gaz. Les plus grandes salles de malades, les chambres d'opé- « rations et l'oratoire sont pourvus d'un bec à lyre, entouré d'un globe de verre mat, afin d'adoucir la « clarté de la flamme.

« Les parties du grenier qui ne sont pas occupées par les réservoirs d'eau, les garde-robes et les « chambres aux provisions sont utilisées pour faire sécher le linge. Les deux réservoirs d'eau sont clos « par des planches, afin de retenir en hiver la chaleur de la cheminée et empêcher l'eau de geler dans « les réservoirs.

« Le côté sud de l'établissement est entouré par des jardins. Le chemin qui conduit de la rue Auguste « dans la cour traverse un passage voûté, construit au milieu du bâtiment d'administration. A l'entrée « et à la sortie, ce passage est pourvu de grilles de fer : il est recouvert d'asphalte et a des seuils de granit.

« Dans le bâtiment d'administration se trouve une pharmacie, sorte de dispensaire, qui délivre des « médicaments, non-seulement aux malades traités dans l'hôpital, mais à ceux qui, au dehors, sont « assistés par la communauté juive. »

L'établissement hospitalier que nous venons de décrire, d'après M. le docteur Esse, est moins un hôpital qu'une maison de santé particulière. Ses dimensions, le petit nombre de malades qu'il reçoit, et par suite, l'étendue restreinte de ses salles qui ne peuvent contenir que peu de lits, ne font de cette maison qu'un établissement secondaire, qui ne saurait être comparé à notre Maison municipale de santé, bien qu'il s'en rapproche essentiellement par son organisation intérieure.

Il ne peut offrir de points utiles à l'étude que sous le rapport du choix de son emplacement, du genre de construction adopté, et des soins apportés à l'installation de certains services techniques; encore faut-il ajouter, à cet égard, que plusieurs des innovations qu'on a voulu faire servir au bien-être des malades ont, ainsi que le dit M. Esse, donné des résultats négatifs.

Quant aux machines installées dans les sous-sol de l'édifice pour la ventilation et le chauffage, comme elles n'offrent rien de particulièrement remarquable, et qu'elles appartiennent en définitive à la catégorie des moyens mis en usage dans la plupart des hôpitaux d'Europe, nous avons jugé superflu d'en donner la description.

V. — HOPITAL-GÉNÉRAL DE HAMBOURG.

(PLANCHE 13 *bis*.)

L'Hôpital-général de Hambourg peut nous fournir l'occasion d'étudier, sous un autre aspect, l'installation des hôpitaux allemands. Il ne s'agit plus ici d'un petit hôpital, limité dans ses développements ou dans ses moyens d'action, et réduit, comme ceux de Rotterdam et de Zurich, à quelques centaines de lits, mais d'un établissement de premier ordre, organisé pour la distribution la plus large et la plus complète des secours publics, et susceptible de recevoir au besoin jusqu'à dix-huit cents malades.

Parmi les hôpitaux de construction moderne, l'Hôpital-général de Hambourg nous offre, dans la configuration de ses bâtiments, une des formes les plus généralement reproduites en Allemagne, le quadrilatère ouvert d'un côté. Tel est, du moins, le caractère des constructions principales; car, depuis l'incendie de 1842, qui amena à l'hôpital une affluence considérable de victimes, on songea à l'agrandir, et, en 1848, on ajouta à l'édifice primitif, en prolongement de la façade, deux annexes qui modifient, d'une manière sensible, l'aspect général de l'établissement. L'hôpital du Saint-Esprit à Francfort, ceux de la Charité et de Béthanie à Berlin, celui de Wieden à Vienne, appropriés ou reconstruits depuis le commencement de ce siècle, affectent tous, plus ou moins, la même disposition quadrilatérale, qui se prête parfaitement à l'installation d'un nombre considérable de lits. Pour ce qui est des aménagements intérieurs, nous retrouvons encore à Hambourg, comme à Zurich, malgré la diversité des plans d'ensemble, le même système de salles éclairées d'un seul côté, et débouchant toutes également sur un corridor central; seulement, il nous paraît encore plus défectueux à Hambourg, en ce sens que la plupart des salles communiquent entre elles, et que plusieurs comptent jusqu'à quatre rangées de lits.

Le plan que nous donnons du Grand-hôpital, corroborant à cet égard tout ce qu'on connaît déjà des constructions hospitalières de l'Allemagne, nous dispense d'entrer dans des détails plus étendus : nous nous contenterons donc d'indiquer sommairement ici, d'après une notice publiée par les administrateurs de l'hôpital, la topographie générale de l'établissement, ainsi que les particularités de son organisation administrative et médicale.

« L'Hôpital-général de Hambourg (1) est bâti dans la nouvelle partie du faubourg Saint-Georges, entre « l'Alster et la porte de Lübeck.

« L'emplacement qu'il occupe est borné au Nord par le grand bassin de l'Alster extérieur, au N.-E. « et à l'Est par le fossé du rempart qui communique avec l'Alster et dont la largeur est en moyenne « de 100 pieds (28m65). Ce fossé se relie en spirale à la porte de Lübeck, où une digue forme, avec « l'abattoir et l'hôtel des douanes, la limite Sud de l'hôpital.

« Au S.-O., sa façade se trouve longée par une chaussée réservée seulement aux voitures légères. A « l'Ouest, s'étendent quelques bâtiments isolés, et au N.-O. coule le grand bras de l'Alster.

« La digue de la porte de Lübeck étant éloignée de 700 pieds environ (200m54) de l'hôpital, le bruit « des voitures qui passent sur la chaussée ne gêne nullement le repos des malades ; il en est de même « du moulin qui existe à l'Ouest : il n'est pas assez élevé pour faire de ce côté obstacle à l'aération......

« La superficie totale de l'emplacement sur lequel l'hôpital est construit dépasse 656,000 pieds carrés « (53,842mq51). Le sol, composé de couches argileuses, de sable pur, d'argile sablonneuse, est généra- « lement sec, et, jusqu'à une profondeur considérable, dépourvu de sources.....

« L'Hôpital-général de Hambourg a été construit sur l'emplacement que nous venons de décrire, à « 850 pieds (243m52) de distance du grand bras de l'Alster; il présentait à l'origine la figure d'un quadri- « latère oblong, ouvert sur le derrière, dont le plus grand côté a 702 pieds 8 pouces (201m30) de lon- « gueur, et le plus petit 330 (94m54).

« Il se compose actuellement d'un bâtiment central et de quatre ailes en arrière-corps (voyez plan- « che 13 *bis*, plan de masse): chacun des bâtiments anciens mesure dans le sens de la longueur 56 pieds « (16m04). Le pavillon du centre est élevé de trois étages, rez-de-chaussée compris; les bâtiments des « ailes n'en ont que deux, au-dessus desquels se trouvent des greniers. Toutes ces constructions sont « élevées sur des sous-sol voûtés.

« De chaque côté du bâtiment d'administration, on a construit un passage pour les voitures. Ces pas- « sages pavés en pierres, conduisant de la rue à la cour, ont la hauteur du premier étage et se ferment « aux deux extrémités par deux grandes portes. C'est là que sont situés les escaliers qui conduisent aux « différentes parties du bâtiment.

« Les ailes se divisent en deux parties : la première, qui s'étend en façade, mesure une longueur de « 170 pieds (48m70) et la seconde, sur le derrière, une longueur de 210 pieds (69m88). A chacune de leurs « extrémités se trouve un petit pavillon, où s'arrête le corridor longitudinal, et deux petits salons de « chaque côté.

« Les pavillons du devant ont 60 pieds (17m19) de largeur et 55 pieds (15m76) de profondeur, « ils présentent sur la ligne de façade une saillie d'environ 12 pieds (3m44).

« Les pavillons de derrière ont 55 pieds (15m76) de largeur et 110 pieds (31m51) de longueur, en y « comprenant la largeur de l'aile.

« La cour centrale mesure une largeur de 475 pieds (136m08), sur une profondeur de 375 (107m43) de « chaque côté : elle est divisée en deux moitiés, destinées aux malades de chaque sexe, par une « large chaussée, partant de la porte principale du bâtiment d'administration et aboutissant au fossé du « rempart.

« Derrière l'hôpital sont situées, d'un côté, la salle d'anatomie, et de l'autre, une remise pour les « pompes à incendie. Sur le bord du fossé du mur se trouve un petit bâtiment affecté à la blanchis- « serie des lainages. Les chantiers au combustible sont établis du côté de la division des hommes.....

---

(1) « Sa construction a été commencée vers la fin de l'année 1820 ; les travaux de terrassements et de « substructions que nécessita la nature du sol firent que le collége de l'hôpital ne put en prendre posses- « sion que le 11 novembre 1823. La dénomination de Cour des malades (Krankenhof), sous laquelle il était « primitivement désigné, fut abandonnée, et il prit à ce moment le nom qu'il porte aujourd'hui d'Hôpital-gé- « néral (allegemeines Krankenhaus.)

« Les frais généraux de construction, en y comprenant les dépenses de toute nature, se sont élevés à la « somme de 1,281,901 marcs courants 11 shillings 6 dixièmes » (soit en argent de notre monnaie, chiffre rond, 1,922,850 francs).

« Les salles de malades sont de grandeurs différentes. Les plus petites ont 14 pieds 10 pouces (4^m25) et « ne se trouvent que dans les pavillons; elles sont affectées aux pensionnaires et aux malades qu'il faut « isoler. Les salles ordinaires, au premier étage, mesurent 40 pieds 6 pouces (11^m60) de profondeur sur « 24 pieds (6^m89) de largeur et 13 pieds (3^m72) de hauteur : elles sont aménagées pour recevoir 12 ma- « lades et un surveillant. Elles contiennent par conséquent 13 lits, dont 6 de chaque côté du mur, et le « lit du surveillant qui se trouve établi entre le poêle et la fenêtre du centre, dans la longueur de la salle. « Ainsi, déduction faite de l'espace occupé par les deux cloisons placées à l'entrée de la salle, chaque « malade peut respirer un cube d'air d'environ 1,000 pieds (23mc514). Chaque salle communique avec « le corridor, et, des deux côtés, avec la salle voisine. L'épaisseur du mur entre les salles est d'environ « 1 pied 1/2 (0^m43).

« Chaque salle est éclairée, sur le côté extérieur de l'édifice, par trois croisées : chacune d'elles est « haute de 8 pieds (2^m29), large de 4 pieds 5 pouces (1^m27), et consiste en deux montants divisés en deux « parties : la partie inférieure, haute de 5 pieds 1/2 (1^m58), comporte 3 carreaux, et la partie supérieure, « haute de 2 pieds (0^m57), n'en contient qu'un seul. La fermeture des montants est disposée de telle sorte « qu'ils ne s'ouvrent que simultanément. Dans une des croisées du centre le carreau du milieu peut s'ouvrir « seul. Les murs d'appui présentent un plan incliné, afin que les surveillants ou les malades ne puissent y « placer des vases ou d'autres objets. La largeur des trumeaux est de 4 pieds (1^m15).

« De chaque côté de la porte donnant sur le corridor se trouvent deux cabinets éclairés par deux « croisées cintrées. L'un de ces cabinets est réservé au surveillant, l'autre renferme un water-closet « établi d'après le système anglais. Le poêle, dans chaque salle, est placé au milieu, en face de la porte « tournée vers la fenêtre du centre. Il est construit en briques recouvertes de carreaux blancs vernis. « Il y a deux poêles dans les grandes salles. L'aération des salles a lieu au moyen de petites ventouses « établies d'un côté sous la croisée du centre, et de l'autre au-dessus de la porte donnant sur le cor- « ridor : un conduit pratiqué sous le parquet des salles met en communication la première de ces ouver- « tures avec l'air extérieur.

« Les plafonds des salles sont en plâtre ; les murs sont revêtus d'une solution de chaux colorée en « jaune; d'autres sont peints à l'huile, en vert ou en bleu; les parquets sont enduits d'une composition « huileuse de couleur brune.

« Dans chacune des portes donnant sur le corridor est pratiqué un petit guichet de forme circu- « laire et pourvu d'un clapet. Afin de faciliter les recherches, toutes les salles sont numérotées : dans « l'aile réservée aux hommes, et du côté correspondant dans le bâtiment d'administration, sont les « numéros impairs, dans l'aile destinée aux femmes les numéros pairs. »

Nous allons compléter ces renseignements qui s'appliquent à l'hôpital primitif, au moyen de ceux que nous devons à l'obligeance de M. le directeur de la police de Hambourg, et de M. le docteur Füngel, qui ont bien voulu, par la lettre qu'ils nous ont adressée le 23 octobre 1862, nous signaler les modifications apportées dans la distribution et le régime de l'hôpital, depuis la publication du compte rendu auquel nous avions emprunté les détails qui précèdent :

« L'accroissement de la ville a malheureusement influé d'une manière fâcheuse sur la situation favo- « rable de l'hôpital. Au nord-est, le jardin ne s'étend plus jusqu'à l'Alster; mais il est séparé de ce fleuve « par une large rue composée de nombreuses habitations. Des bâtisses se sont également élevées aux « environs, et dans leur nombre on compte plusieurs fabriques.

« En 1847, l'hôpital a été augmenté d'un nouveau bâtiment de 240 pieds (68^m90) de longueur, terminé « de chaque côté par deux petites ailes ayant chacune 65 pieds de longueur (18^m62). La profondeur de « cette construction, qui n'a que deux étages, est la même que celle de l'édifice principal avec lequel elle « se raccorde en façade. Cette addition a permis d'installer 480 nouveaux lits; mais l'Administration « ayant dû séparer la section des aliénés, ce nombre fut bientôt trouvé insuffisant, et, en effet, les deux « sections étant placées sous deux Administrations différentes, les places vides dans l'une ne peuvent

« venir en aide à l'excédant de population qui se produirait dans l'autre. On a donc été obligé de transformer tout le souterrain du nouveau bâtiment en dortoirs, où l'on a placé 150 incurables des deux « sexes. En sus, on a placé dans ce nouvel édifice la section médicale; la section des aliénés est au « premier étage de l'ancien bâtiment, et la division chirurgicale au second, avec celle des syphilitiques « et des galeux.

« Les salles des malades sont un peu plus hautes dans le nouveau bâtiment et sont ventilées simple- « ment au moyen d'une conduite d'air qui suit et dépasse sur le toit le tuyau du poêle dont le chauf- « fage suffit pour amener l'air frais. L'air vicié s'écoule, soit au dehors, soit dans les corridors par des « soupapes pratiquées dans différentes parties de la salle.

« Aujourd'hui, il n'y a plus dans tout l'hôpital que des water-closets à l'anglaise; les égouts qu'on a « depuis établis dans le faubourg ont permis de mettre les latrines en communication directe avec « l'Elbe. L'aqueduc général de la ville fournit de l'eau purifiée en quantité suffisante. Les conduites « d'eau particulières pratiquées sur l'Alster sont donc abolies. La maison est aujourd'hui éclairée au « gaz, et chauffée, soit avec du charbon de terre, soit avec de la tourbe, même les salles des malades.

« Depuis 1858, l'alimentation des malades a été réglée d'une manière plus précise, et il y a maintenant « quatre régimes différents.

« On a établi à quelque distance de l'hôpital une institution spéciale pour 200 aliénés susceptibles « de guérison. Tant que les incurables resteront dans la maison et qu'il n'y aura pas d'hospice particu- « lier pour les aliénés, cette institution constituera une dépendance de l'hôpital.

« La succursale qui avait existé dans la Bleicher-Strasse a été fermée à la suite de l'achèvement du « nouveau bâtiment.

« La construction a permis d'ajouter quatre cabinets de bains à ceux qui existaient déjà : l'eau n'y est « plus chauffée par la vapeur montante, mais par celle qui est en circulation. Le bain de pluie, jadis em- « ployé dans la section des aliénés est aujourd'hui sans usage.

« Il y a actuellement trois médecins en chef et deux médecins adjoints qui sont tous logés à l'hôpital. « On a établi un bureau spécial en ville pour la réception des malades, et ce n'est qu'exceptionnelle- « ment qu'ils sont visités et reçus directement à l'hôpital. L'admission a lieu par les médecins de garde, « sur l'attestation des médecins qui accompagnent ordinairement le malade.

« Malgré la règle qui défend d'admettre des invalides à l'hôpital, il y en a encore plusieurs qui occu- « pent une place souvent réclamée par des malades véritables. Les matelots étrangers malades sont « admis sans certificat de médecin .... »

Outre la cuisine générale, il y a aujourd'hui une cuisine à vapeur particulière dans la cour de la maison centrale. Qu'il nous suffise de dire que le plus grand soin paraît avoir présidé à l'organisation de ce service et qu'on l'a pourvu, pour la confection des aliments, de divers ustensiles perfectionnés. Nous reproduirons toutefois quelques indications suffisamment détaillées, pour faire connaître le régime alimentaire suivi à l'hôpital de Hambourg.

« Le pourvoyeur de l'hôpital a mission d'acheter en gros toutes les denrées nécessaires à la nourri- « ture des malades. Un inspecteur est chargé de la surveillance spéciale des magasins dans lesquels « ces provisions sont déposées : il a une tenue de livres particulière, à laquelle travaille un employé « placé sous ses ordres.

« Le régime alimentaire comprend la nourriture ordinaire et la nourriture extraordinaire : ceux qui « reçoivent la première sont les malades qui ne payent pas de frais de séjour, ou qui ne versent qu'une « somme très-minime, en tant toutefois que le médecin ne fait pas pour eux de prescriptions particu- « lières, les surveillants, les ouvriers, etc.; la nourriture extraordinaire est allouée, suivant les prescrip- « tions du médecin, à tous les malades payant plus de 7 marcs (10 fr. 50) par semaine.

« Le dîner, qui a lieu à midi, se compose, pour les malades qui reçoivent la nourriture ordinaire, d'un « bouillon très-léger avec du riz et des pommes de terre, de bœuf bouilli et de légumes. En été, les

« légumes secs alternent avec les légumes frais, suivant la saison : les légumes nouveaux sont servis « seuls au naturel ; les légumes secs sont toujours accompagnés de pommes de terre.

« Le menu du déjeûner, qui a lieu à sept heures, comporte : un potage à la farine de froment; celui « du souper, qui est servi à six heures, un gruau de blé ou de sarrasin alternativement, et de la bière « chaude, suivant l'ordonnance du médecin.

« La boisson ordinaire consiste en une bière brune légère, qu'on distribue le matin. Le pain est « préparé spécialement par des boulangers de la ville, moitié froment, moitié seigle, pour les malades « à la portion entière. Les ouvriers reçoivent du pain de seigle seulement, et, au lieu de l'eau-de-vie « qu'on leur distribuait jadis, on ne leur donne plus que du café.

« En ce qui concerne la nourriture extraordinaire des malades, les médecins, bien qu'ils aient à tenir « compte dans leurs prescriptions de la cherté des denrées, ne sont nullement limités ; parmi les pre- « scriptions qu'ils font ordinairement pour le dîner, se trouvent : la soupe à l'eau, aux fruits secs, tels « que cerises, prunes, pruneaux, pommes, framboises, etc., la soupe au blé, les puddings, le sagou et « le riz au vin ou au lait, la soupe au bouillon de veau, au bouillon de bœuf, avec ou sans riz, les œufs « à la coque, le poisson, les viandes rôties et enfin les primeurs.

« La distribution des aliments a lieu à la cuisine, où les malades sont appelés au son de la cloche : « elle est faite, pour les boissons, par les surveillants, et, pour les aliments solides, par les surveillants- « chefs, d'après les cahiers qu'ils reçoivent de l'économat. Ces cahiers contiennent, pour chaque nu- « méro de lit, le nom du malade, le régime auquel il est soumis, et la quantité des portions qui lui « sont allouées (1).

« Les pensionnaires qui payent des frais de séjour peuvent seuls obtenir, avec la permission du mé- « decin, du café, du thé, du sucre, du beurre et du fromage. L'usage de ces comestibles n'est pas « défendu aux autres malades, s'ils se les procurent à leurs frais, et si toutefois ils ont l'autorisation du « médecin. Mais, afin que les malades ne soient pas obligés de recourir à l'extérieur pour les achats, « l'Administration de l'hôpital a fait établir, dans l'intérieur de l'établissement, deux boutiques dans les- « quelles on débite, d'après un tarif fixé d'avance, les denrées qu'elle fournit elle-même aux marchands « commis à cet effet.

« Les distributions faites à la cuisine sont les suivantes :

« Le matin, à six heures, de l'eau pour le thé; à sept heures, la soupe de farine et la bière chaude ; « à midi, le dîner des malades ; à 2 heures, le dîner des employés ; à 3 heures et demie, l'eau pour le « thé ; à 6 heures, le gruau et la bière chaude ; à 7 heures, les boissons pour les malades et l'eau pour « le thé. »

Nous terminerons ce que nous avons à dire de l'Hôpital-général de Hambourg par un court aperçu sur son règlement intérieur. Si, dans les dispositions que nous passons sous silence, il est conforme à ceux qui régissent nos propres hôpitaux, il en diffère par les prescriptions qui s'appliquent à l'admission des malades.

---

(1) « La portion entière comporte : une livre et demie de pain, huit loths (a) de viande, une mesure de soupe, « et une mesure de légumes ; les trois quarts d'une portion se composent : de trente-six loths de pain, de six loths « de viande, d'une mesure de soupe et d'une mesure de légumes ; la demi-portion, de vingt-quatre loths de pain, « de quatre loths de viande, d'une mesure de soupe et d'une mesure de légumes.

« Le quart d'une portion est de douze loths de pain, deux loths de viande, une mesure de soupe et une mesure « de légumes.

« Le huitième d'une portion est de six loths de pain, d'une mesure de soupe, et d'une mesure de soupe de « farine ou de gruau, distribuée matin et soir.

« La portion quotidienne de bière, pour les surveillants et les ouvriers, est d'une bouteille entière, et pour les « malades d'une demi-bouteille. La portion extraordinaire est une mesure de la valeur d'une bouteille et demie. « Chaque surveillant et chaque ouvrier reçoivent en outre, tous les jours, un huitième de bouteille d'eau-de-vie. « La ration de cette liqueur, lorsqu'elle est ordonnée aux malades, est d'un dixième de litre. Le vin n'est donné « que sur une prescription spéciale du médecin qui détermine la nature et la quantité à allouer. Un surveillant- « chef en informe l'économe qui alors lui délivre la portion indiquée. »

(a) Le loth de Hambourg équivaut à la 32e partie de la livre (Pfund).

« L'Hôpital-général de Hambourg est spécialement destiné à recevoir des malades adultes; les enfants « ne peuvent y être admis que par exception..... Aucun indigent, n'ayant d'autre titre que la vieillesse, « ne peut séjourner dans l'établissement..... L'admission des malades à l'hôpital peut avoir lieu sur la « recommandation d'un médecin des indigents, lorsqu'il a reconnu que le malade, auquel il donne « des soins, ne saurait être traité avec succès dans son domicile.

« Elle peut avoir lieu également à la requête de l'administration de la police, lorsque l'indigent qui « n'est pas inscrit sur le contrôle des pauvres s'adresse à l'autorité locale, et que tous les renseigne- « ments d'usage ont été recueillis sur sa position. Aucun aliéné ne peut être admis sans certificat de « police. Sur la recommandation de la police, on admet encore les filles publiques et les aliénés, pour « le traitement desquels l'administration de l'hôpital reçoit du gouvernement une somme annuelle.

« L'admission est également prononcée sur la demande des malades qui déclarent vouloir payer des « frais de séjour, ou à la requête des industriels qui s'engagent à payer pour les ouvriers, domes- « tiques, etc., etc., qu'ils présentent et qui ont contracté leur maladie dans l'accomplissement de « leur travail. L'administration de l'hôpital admet encore, en conformité des traités passés avec les « diverses corporations ou le gouvernement de la ville, moyennant un prix de séjour, les malades qui « appartiennent à ces corporations et les soldats ou matelots. Les ouvriers des maîtrises payent 4 marcs « 6 shillings (6 fr. 69 c.) par semaine.

« Elle reçoit enfin les malades des établissements de bienfaisance, de la Filature, de la Maison des « Orphelins, sur le rapport fait par les médecins de ces établissements à l'autorité locale.

« Les admissions des malades et les sorties des convalescents ont lieu tous les jours, excepté les « dimanches et les fêtes. Toutefois, dans les cas graves, les malades sont admis en tout temps (1). »

---

(1) Nous empruntons au compte-rendu de l'hôpital de Hambourg, pour l'année 1861, les renseignements médicaux et financiers qui suivent :

« L'état sanitaire de la ville de Hambourg, en 1861, a été en général satisfaisant; le choléra n'a pas reparu et la « petite vérole, qui avait sévi au milieu de 1860, n'a présenté, cette année, que des cas isolés. Nous avons eu à « déplorer plusieurs décès d'enfants, par suite de la rougeole apportée dans l'hôpital par un enfant du dehors. Il « y a eu plusieurs cas de diarrhée qu'on ne doit attribuer ni au régime alimentaire ni à l'eau employée dans la « maison, puisque des cas semblables se sont produits en ville. Bien que la mortalité ait été plus grande qu'en « 1860, les fièvres n'ont pas présenté la gravité de celles de Vienne et les inflammations de poumons n'ont enlevé « que des vieillards et des enfants dont l'organisme était déjà affecté. Cette augmentation de mortalité ne saurait « être attribuée à l'air de l'hôpital dont la salubrité s'est trouvée, au contraire, sensiblement améliorée par le « nouveau bâtiment qui reçoit l'excédant de population.

« Le nombre des personnes présentes à l'hôpital, au 31 décembre 1860, était de.............		1,761
« Les admissions nouvelles ayant été de..........................		5,982
« Il en résulte un chiffre total de personnes traitées de....................		7,743
« Sur ce chiffre, le nombre des sorties a été de....................	5,220	5,923
« Et celui des décès de..........................	703	
« Le nombre des restants au 31 décembre est donc de...........		1,820

« parmi lesquels figurent 206 serviteurs hommes et 139 femmes. La durée moyenne du séjour des malades à « l'hôpital a été de 70 jours 68.

« La hausse survenue sur les denrées alimentaires faisait prévoir l'insuffisance du secours de 250,000 marcs « (382,500 fr.) accordé par la ville. La recette ayant heureusement dépassé de 12,157 marcs (18,600 fr.) les prévi- « sions budgétaires, il a été possible de ne prélever sur le crédit de 29,000 marcs (44,370 fr.) que 10,269 marcs « (15,712 fr. 80 c.)

« La dépense pour les traitements et gages des serviteurs n'est que de 521 marcs (797 fr. 13). Cette insuffisance « de salaires réclame une prompte amélioration.

« La nourriture de chaque malade revient, en moyenne à 7 shill.

« Les dépenses générales se sont élevées, pour l'exercice 1861, à 436,976 marcs (668,573 fr. 37 c.)

« Les ressources propres à l'hôpital n'ayant été que de 176,707 marcs (270,360 fr. 60 c.) le Sénat a dû, par une « subvention de 260,269 marcs (398,212 fr. 77 c.) compléter l'excédant des dépenses sur les recettes. »

VI. — HOPITAL DE BRÊME.

(PLANCHE 13 *bis*.)

La ville libre de Brême possède, dans un vaste enclos, mais complétement séparés, un hôpital et un asile d'aliénés, construits l'un et l'autre en 1850. Dans l'opinion des praticiens allemands, l'hôpital passe pour un des plus complets et des mieux installés dont les villes d'outre-Rhin puissent offrir le modèle. A en juger par la vue géométrale de la façade principale, c'est un beau monument, d'une architecture élégante, plus correcte à notre avis que celle de l'hôpital de Béthanie dont elle se rapproche cependant par certains côtés, notamment par la disposition des pilastres saillants et par l'entablement à modillons qui est d'un fort bon style. A la terrasse qui termine les bâtiments de l'hôpital de Béthanie, on a substitué un système de combles se raccordant très-heureusement avec le double fronton du pavillon central. L'établissement se compose d'un sous-sol, d'un rez-de-chaussée assez élevé, auquel on accède par un large perron, et d'un seul étage (1) : il rentre complétement, par ses distributions intérieures, dans le programme général des constructions hospitalières de l'Allemagne. C'est dire assez que le corridor traditionnel dont nous avons déjà tant parlé y est le lien central de tous les services; mais à Brême, du moins, l'on remarque un ensemble de dispositions combinées d'une manière plus favorable à la bonne et rapide exécution du service.

M. le docteur Dan. Édouard Meier, qui nous a fourni une excellente monographie de cet hôpital, nous apprend qu'avant de soumettre le plan définitif du nouvel établissement à la Commission médicale appelée à en arrêter les dispositions, il avait été chargé par les autorités de la ville libre de visiter, en compagnie de M. le directeur architecte Schroder, les établissements hospitaliers des États limitrophes, afin d'y rechercher toutes les améliorations susceptibles d'une application utile.

Le résultat de ces observations comparatives, consignées avec soin dans les notes nombreuses qui accompagnent le texte principal de sa relation, s'étendant aux hôpitaux les plus remarquables de l'Allemagne, éclaire et complète bien des points de détail restés forcément obscurs dans les descriptions sommaires que nous en avons faites; aussi, nous sommes-nous efforcés de les conserver dans les citations que nous avons empruntées à M. le docteur Meier :

« Le terrain sur lequel est construit l'hôpital de Brême a été concédé par l'État, et se trouve à l'extré-« mité du faubourg de l'Osterlhor, entre la chaussée de Hambourg et une prairie communale, à proxi-« mité du chemin de fer de Hanovre à Brême et du village de Hastedt. La distance qui le sépare du « Weser peut être franchie en cinq minutes ; une haute et forte digue le met à l'abri des inondations. Il « serait possible d'amener l'eau dans l'établissement, si plusieurs grands puits ne lui en fournissaient pas « en quantité suffisante. Il y a, en outre, plusieurs fossés de vingt-six pieds de largeur, alimentés par des « sources particulières, de sorte qu'on n'a pas à craindre le manque d'eau. Ces fossés ont été creusés pour « dessécher le terrain et servir à la fois de clôture; on y a ménagé une entrée fermée par une porte, et « cette disposition a rendu un mur d'enceinte inutile.

« La commission médicale jugea nécessaire de séparer l'asile des aliénés de l'hôpital proprement dit. « A l'exception du nouvel hôpital de la Charité à Berlin et de l'Hôpital-général à Hambourg, on ne trouve

(1) « Si l'on en excepte les hôpitaux de Bamberg et de Stéphansfeld, tous les établissements hospitaliers de « l'Allemagne ont un sous-sol. » — Note de M. Meier.

« nulle part, en Allemagne, les malades et les aliénés réunis dans le même bâtiment (1); cependant, à « Bamberg et à Nuremberg, on a installé dans l'hôpital quelques cellules où les aliénés sont déposés, en « attendant leur admission définitive dans une maison spéciale.

« Les commissaires Damerow, Riedel, Solbrig, Rœderer, Zeller et Jacobi furent d'avis qu'il était « nécessaire de faire de l'hôpital et de l'asile des aliénés deux établissements bien distincts, mais dépen- « dant d'une administration commune (2). Cette centralisation faisait espérer des économies considéra- « bles. Aucune raison ne justifiait d'ailleurs la réunion de l'asile et de l'hôpital dans les mêmes bâti- « ments, et cette réunion eût été une source de difficultés, pour la construction, et de frais onéreux. Un « hôpital, en effet, demande des salles plus hautes, tandis qu'un asile d'aliénés exige de plus larges « corridors, des fenêtres de construction toute particulière et une disposition intérieure spéciale : le « même bâtiment ne pouvait donc renfermer les deux services.

« A quelque distance de l'hôpital et des jardins qui l'entourent s'élève un bâtiment, désigné sous le « nom de maison de séparation, et destiné à isoler les malades et les infirmiers en cas d'épidémie.

« Ce petit bâtiment, construit d'après les mêmes principes que l'hôpital proprement dit, contient, « outre les salles de malades, une cuisine, une buanderie, une salle de bains ; les sexes y sont séparés. « Il est tout spécialement affecté aux individus atteints de la petite vérole; aussi a-t-on reconnu la néces- « sité de ne recevoir qu'un petit nombre de malades dans la salle commune, et même d'établir plusieurs « chambres particulières. Le nombre des lits est de 29, et il suffit à tous les besoins de ce service excep- « tionnel. La nature même de l'établissement et de la maladie qui y est traitée en interdit l'entrée aux « étrangers (3).

« L'habitation du médecin-directeur est établie de manière à être tout à la fois à proximité de l'hô- « pital et de l'asile des aliénés.

« Entre les bâtiments et la porte d'entrée principale s'étend un assez vaste jardin : l'hôpital se trouve « ainsi éloigné du mouvement et du bruit de la grande route, et domine à la fois la ville et la cam- « pagne. On y accède par un large chemin macadamisé. La façade principale est exposée au nord-ouest, « et la façade intérieure au sud-est. C'est sur cette façade intérieure que s'ouvrent toutes les salles de « malades dont l'exposition (sud-est) est, sans contredit, la meilleure sous un climat tempéré (4).

---

(1) « Depuis longtemps déjà on en a reconnu l'inconvénient, et on a proposé de séparer les deux établissements. « On avait même presque achevé à Hambourg une construction importante destinée à être convertie en maison « d'aliénés, lorsque le violent incendie de 1842 retarda l'exécution de ce projet. » — Note de M. Meier.

(2) « A Berlin, l'administration de l'hôpital de la Charité occupe les bâtiments de l'ancienne maison ; de même « à Prague pour le nouvel hospice des aliénés dont l'économat est réuni à celui de la maison dite de Pfrund. A « Halle, le bâtiment de l'économat est séparé par une cour de la division des aliénés. » — Note de M. Meier.

(3) « De semblables bâtiments isolés existent à Berlin, à Saint-Gall, à Zurich, à Stuttgard et à l'hospice des « Israélites de Hambourg. MM. Holscher et Spangenberg ont aussi exigé que les malades atteints de la petite « vérole fussent complétement isolés dans l'hôpital militaire en voie de construction à Hanovre. Partout ailleurs « cette séparation n'existait pas ou n'était pas complète, et, plus d'une fois, la contagion s'est répandue dans tout « l'établissement. Les murs mêmes, qu'on pourrait établir entre les salles, ne suffiraient pas à prévenir l'épi- « démie qui envahirait bientôt tout l'hôpital, soit par les portes laissées ouvertes pour les besoins du service, soit « en se communiquant des malades aux serviteurs et aux convalescents. C'est ainsi qu'à Brême, lorsque les indi- « vidus atteints de la petite vérole étaient traités dans les bâtiments affectés aujourd'hui aux aliénés, la contagion « s'est répandue jusque dans les maisons voisines. » — Note de M. Meier.

(4) « On a donné la même exposition au magnifique établissement construit, il y a 60 ans, à Bamberg; c'est « également au sud-est qu'est bâti le nouvel hôpital de Bâle. On a orienté différemment les autres établissements, « parce que la disposition du terrain ne permettait pas de leur donner cette exposition reconnue partout la plus « favorable. A Francfort-sur-le Mein, l'hôpital du Saint-Esprit a la forme d'un rectangle, et toutes les salles de « malades sont situées au sud-ouest ; à Oldenbourg, la façade principale est au sud, et les ailes à l'ouest. A « l'hôpital des Enfants et à l'hôpital de Sainte-Catherine, à Stuttgard, toutes les salles sont exposées au midi; il « en est de même pour l'hôpital militaire à Hanovre. Pour l'hôpital des Israélites de Hambourg, et pour l'hôpi- « tal de Zurich, une disposition particulière du terrain et la direction de la voie publique ont forcé d'élever ces « deux établissements au sud-ouest. » — Note de M. Meier.

« Les bâtiments s'étendent sur une même ligne et consistent en un pavillon central flanqué de deux « ailes. Grâce à cette disposition, la surveillance est rendue plus facile, et les ailes latérales, indispen- « sables d'ailleurs pour établir une séparation efficace, peuvent être prolongées si, par la suite, il devient « nécessaire de créer de nouveaux services.

« Le pavillon central qui suffirait pour répondre à tous les besoins, lors même que l'établissement « deviendrait deux et trois fois plus grand, a été disposé de manière à ce que tous les services vinssent « y converger.

« La pharmacie, l'économat, etc., installés dans ce pavillon central, au rez-de-chaussée, exigent, « surtout dans un grand hôpital, des localités assez vastes. Aussi ce pavillon est-il plus élevé que le « reste du bâtiment, et cette disposition, qui contribue à l'harmonie et à l'heureux effet de l'ensemble des « constructions, a permis en outre d'avoir (à l'étage supérieur) des salles spéciales à certaines maladies « et un assez grand nombre de chambres destinées à des pensionnaires (1).

« Outre l'escalier principal qui est en pierre et large de 6 pieds 8 pouces ($1^{m}92$), deux escaliers « de bois conduisent au troisième étage du pavillon central. Dans les ailes, des escaliers tournants, en « pierre et d'une largeur de 5 pieds ($1^{m}44$), conduisent à chaque étage. En outre, un escalier extérieur « met le jardin en communication directe avec le premier étage des ailes.

« Les murs du sous-sol ont une épaisseur de 2 pieds 1/2 ($0^{m}72$); ils sont recouverts d'un mélange « de bitume et de résine, afin d'éviter l'humidité (2). Au premier étage, l'épaisseur des murs n'est que « de 2 pieds ($0^{m}58$); et, au-dessus, elle arrive à 1 pied 1/2 ($0^{m}43$) seulement. Tout l'édifice est construit « en briques. On a choisi des briques blanches pour l'encadrement des fenêtres et pour les corniches.

« Le sous-sol a une hauteur de 10 pieds ($2^{m}89$) (3). Le milieu, qui est occupé par les logements du « portier, des domestiques et des aides de cuisine, n'est pas voûté. Ce sous-sol renferme de vastes ma- « gasins pour le combustible, des celliers pour les provisions de toute espèce, des caves pour le vin et « la bière (4), une salle de bains de vapeur, une autre de bains sulfureux, le laboratoire, et enfin une « immense cuisine. Les aliments sont distribués par deux guichets communiquant avec le corridor qui « se répète à tous les étages et partage l'hôpital en deux moitiés distinctes, réservées l'une aux hommes « et l'autre aux femmes. Les vivres qui doivent être distribués aux aliénés sont renfermés dans des « vases clos et transportés à l'asile dans un chariot.

« Devant la cuisine, et de niveau avec elle, s'étend une cour pavée, dite cour des Cuisines (5), et qui « se prolonge jusqu'au bâtiment de la buanderie, séparant ainsi le promenoir des hommes de celui des « femmes. C'est au milieu de cette cour que se trouve le puits qui alimente la pompe et la chaudière.

« Le bâtiment de la buanderie, situé à l'extrémité de la cour des Cuisines, ainsi que nous l'avons dit

---

(1) « L'hôpital de Saint-Gall, qui est à la fois un asile d'indigents et un hospice d'enfants trouvés, et les hôpi- « taux de Zurich et de Bâle n'ont aussi de troisième étage que dans le bâtiment central. Cette disposition nous « paraît la meilleure. La Charité, de Berlin, l'hôpital de Béthanie, les hôpitaux de Leipsick, Nuremberg, Munich, « Stuttgard, Francfort, Cologne, ont tous trois étages; à Bamberg, ce troisième étage est mansardé. Le nouvel hôpi- « tal de Dresde, établi dans un palais, celui d'Oldenbourg, l'hôpital des Enfants, à Stuttgard, et celui des Israé- « lites, à Hambourg, n'ont que deux étages. » — Note de M. Meier.

(2) « A l'hôpital de Hanovre on a enduit les murs d'une sorte de ciment-mastic qui les préserve de toute humi- « dité. » — Note de M. Meier.

(3) « Le sous-sol de l'hôpital de Bâle a la même hauteur. » — Note de M. Meier.

(4) « C'est dans ces caves que le combustible doit toujours être emmagasiné. A l'hôpital des Israélites de Ham- « bourg, on le plaçait autrefois au grenier, mais le poids fatiguait les planchers et on était obligé de le descendre « dans des corbeilles, ce qui était tout à la fois pénible et incommode. On préfère aujourd'hui la cave. — Un « dépôt de glace est de toute nécessité dans un grand hôpital, et c'est encore dans une cave du sous-sol qu'il sera « le plus favorablement établi. Nous avons constaté cette heureuse disposition à Zurich et à Cologne; partout « ailleurs nous avons trouvé la glacière formant un petit bâtiment isolé. » — Note de M. Meier.

(5) « Nous n'avons trouvé de semblables cours qu'à Zurich, à Saint-Gall et à Cologne. Elles sont cependant « indispensables lorsque la cuisine est au sous-sol. » — Note de M. Meier.

« tout à l'heure, contient la buanderie (1) proprement dite, la machine à vapeur (2), et en dernier lieu
« la salle des morts.

« Le respect des mœurs, la sûreté générale et la discipline commandaient d'établir ces trois services à
« quelque distance de l'hôpital.

« Les expériences faites à Béthanie, à Sonnenstein, à Illenau, à Siegbourg et à l'hôpital israélite de
« Hambourg, ont démontré, d'une façon si concluante, les avantages de la cuisson à la vapeur, que l'hôpi-
« tal de Brême n'a pas hésité à adopter ce mode de préparation des aliments. Les chances d'incendie
« diminuées, une excessive propreté, les aliments mieux préparés et meilleurs, une plus grande facilité
« dans le service, l'économie de temps et d'argent, constituent des avantages si marqués qu'ils com-
« pensent bien les frais de première installation.

« La cuisson à la vapeur consiste à introduire, dans une chaudière pleine d'eau, un jet de vapeur
« assez fort pour mettre l'eau en ébullition. Chaque chaudière doit être munie de deux robinets, l'un
« pour donner accès à la vapeur, l'autre pour laisser échapper l'eau condensée. Dans les plus grandes
« chaudières, l'eau ainsi chauffée entre en ébullition au bout d'un quart d'heure ; dans les petites, il
« faut moins de temps encore. Comme on n'a pas réussi à rôtir à la vapeur, il est nécessaire d'avoir un
« fourneau spécial pour ce genre de cuisson. La machine à vapeur a été installée dans les bâtiments de
« la buanderie, tant à cause de l'humidité que produit la vapeur en se condensant que pour les soins
« particuliers quelle réclame..... (3) »

Nous terminerons ici la traduction littérale de la notice publiée par M. le docteur Meier; les proportions de cet ouvrage ne nous permettant pas de reproduire tous les détails dans lesquels il a cru devoir entrer, nous allons nous borner maintenant à citer ceux qui nous ont paru les plus dignes d'intérêt.

« Dans la disposition intérieure et dans la distribution des services, on s'est constamment efforcé de
« mettre en pratique ces deux principes :

---

(1) « Tous les hôpitaux que nous avons visités à Berlin, Halle, Leipsick, Dresde, Prague, Bamberg, Erlangen,
« Nuremberg, Munich, Saint-Gall, Zurich, Bâle, Strasbourg, Stefansfeld, Illenau, Stuttgard, Francfort, Siegbourg,
« Cologne, Hanovre, Hambourg et Kiel ont tous une buanderie établie dans un bâtiment particulier; à l'hôpital de
« Béthanie et à l'hôpital israélite de Hambourg seulement, on a installé ce service dans une partie du sous-sol.
« A Béthanie, une machine à vapeur de la force de cinq chevaux met en mouvement une essoreuse; les frais
« d'établissement de cet appareil sont considérables et font revenir la lessive du linge à un prix assez élevé. A
« la Charité, de Berlin, le linge mouillé est soumis à l'action d'une presse hydraulique dont les bords sont en
« jones afin que l'eau s'écoule plus facilement. A Illenau, on se sert d'une simple presse à vis, et le linge est
« rincé à la main. A cet effet, on dispose des tables, divisées en trois compartiments recevant chacun de l'eau
« chaude et de l'eau froide par des conduits spéciaux; chaque blanchisseuse a son compartiment particulier. A
« Béthanie, comme à Illenau, on sèche le linge à l'anglaise, c'est-à-dire qu'on le place sur des cylindres mobiles
« dans une étuve chauffée à la vapeur; le linge est ainsi séché en moins d'une heure. » — Note de M. Meier.

(2) « En Prusse, dans le royaume de Hanovre et en Saxe, la loi défend d'installer des machines à vapeur,
« dans l'intérieur des grands bâtiments. A Illenau et à Cologne, la machine est même tout à fait en dehors de
« l'établissement. » — Note de M. Meier.

« (3) Depuis longtemps déjà on pratiquait la cuisson à la vapeur à l'hôpital de Siegbourg. L'appareil y est
« ainsi disposé : la chaudière se compose de deux cylindres de cuivre qui s'emboîtent l'un dans l'autre, de
« manière à laisser entre eux une espèce de manchon vide dans lequel on fait arriver la vapeur. Cette disposi-
« tion a deux grands avantages : la vapeur introduite dans le manchon y circule librement et n'est point en
« contact direct avec l'eau ou les mets placés dans l'intérieur de la chaudière. Les tuyaux qui conduisent la
« vapeur sont en bois, ce qui les rend d'un entretien difficile. Le bord de la chaudière doit être plat et fermer
« hermétiquement. Les chaudières sont fixées au sol, et on a soin de les entourer de corps mauvais conducteurs
« de la chaleur afin d'éviter les accidents ou les chances d'incendie. C'est ainsi qu'à Illenau on les a placées
« dans une enveloppe de fonte; souvent aussi on les entoure de feuilles de feutre ou de tresses de roseau, ce
« qui leur donne un aspect agréable. On doit cependant préférer les enveloppes de fonte, comme à Illenau, parce
« qu'elles sont plus résistantes et qu'elles coûtent moins cher. » — Note de M. Meier.

« 1° Réunir au centre de l'établissement l'administration et les services généraux ;
« 2° Établir entre les sexes une séparation complète, et autant que possible isoler chaque espèce de « maladie.

« Le rez-de-chaussée contient, à gauche de l'entrée, le logement de l'économe et la lingerie ; à droite « la salle des admissions, la salle de réunion des médecins et un cabinet. En arrière, sont situées la « pharmacie (1), une petite cuisine et une salle pour les opérations (2). Cette salle est assez éloignée « pour que les malades ne puissent rien voir de ce qui s'y passe ; elle est contiguë à une chambre assez « vaste où peuvent être reçus trois opérés. En outre, elle reçoit le jour par en haut et de trois côtés ; « cette disposition est très-favorable au succès de certaines opérations.

« Le surplus du rez-de-chaussée est destiné aux affections chirurgicales ; mais, comme tout hôpital « reçoit plus d'hommes que de femmes, l'aile du nord-est a été réservée aux enfants malades.

« Au centre du premier étage se trouve l'oratoire qui communique aux salles attenantes par de larges « portes, afin que les malades puissent assister au service divin. Vient ensuite le logement du médecin « assistant et enfin une série de chambres particulières. C'est à cet étage que sont traitées les maladies « aiguës. Il contient en outre, dans l'aile nord-est, une salle d'accouchement, deux chambres à cinq « lits pour les femmes accouchées, une chambre pour la sage-femme, une salle d'attente pour le méde- « cin, une petite pièce ou l'on prépare les bains et deux grandes salles pour les femmes enceintes (3).

« Au second étage du pavillon central, on a établi plusieurs chambres à 2, 4 et 6 lits destinées aux « individus atteints de maladies de peau ou de toute affection qui ne les empêche pas de monter faci- « lement.

« Les chambres des serviteurs sont situées sous les combles des ailes latérales, ainsi qu'un vaste ma- « gasin contenant une ample provision d'objets de literie, matelas, paillasses, etc. . . . .

« En résumé, le nombre total des lits s'élève à 272, ainsi répartis :

12 salles à 10 lits	120
3 — à 6 — (2e étage)	18
8 — à 5 — —	40
2 — à 4 — —	8
4 — à 2 — —	8
6 — à 2 — —	12
16 — à 1 — —	16
Division des enfants	30
— d'accouchement	20
	272

(1) « Il n'y a pas de grand hôpital sans une pharmacie particulière. Cependant à Bamberg les médicaments « étaient fournis directement par les pharmacies de la ville. On m'a assuré qu'à Bâle les 50 ou 80 ordonnances, « préparées chaque jour à la pharmacie de l'établissement, donnaient une économie d'environ 3,000 fr. et le « fait est que cet article prévu autrefois au budget pour 7,000 fr. n'y figure plus aujourd'hui que pour 4,000 fr. « Cependant pour qu'un établissement ait une pharmacie particulière, il faut qu'il reçoive un nombre assez « considérable de malades, à moins que, comme à Hanovre, cette pharmacie soit autorisée à fournir des médi- « caments aux habitants de la ville. L'éloignement de la ville rend, à l'hôpital de Brême, une pharmacie parti- « culière tout à fait indispensable. » — Note de M. Meier.

(2) « A Stuttgard il y a une salle d'opérations pour le service des hommes, et une seconde pour le service « des femmes. » — Note de M. Meier.

(3) « Le service d'accouchement n'est réuni à l'hôpital qu'à la Charité de Berlin et dans les établissements de « Bâle, de Stuttgard et de Nuremberg. Habert disait que jamais un hôpital et une maison d'accouchement ne « devraient se trouver dans les mêmes bâtiments. Une maison spéciale d'accouchement serait à Brême de pre- « mière nécessité, mais les ressources pécuniaires font défaut; du moins, a-t-on eu la précaution d'établir le ser- « vice loin des autres salles de malades. Il serait à désirer aussi qu'on pût élever une maison particulière pour « les enfants malades. Celle de Stuttgard a donné les meilleurs résultats. » — Note de M. Meier.

« Il y a eu outre 14 chambres pour les infirmiers. Le nombre des lits peut être facilement augmenté « sans qu'il en résulte aucun encombrement, car les chambres particulières sont établies pour recevoir « deux lits (1).

« Les plus grandes salles ne contiennent jamais que dix lits. L'expérience, en effet, a démontré que « rien n'est plus dangereux qu'une agglomération de malades dans le même espace, et que d'ailleurs « on ne peut confier plus de 10 individus à la même surveillante.

« Ces dix lits sont ainsi disposés : six sur un des côtés de la salle et 4 seulement sur l'autre, afin de « laisser un espace libre pour le poêle (2).

« La hauteur des salles est de 15 pieds (4^m34), la largeur de 24 (6^m94), et la longueur de 35 (10^m12). « C'est donc un espace de 1,260 pieds cubes (30mc481) affecté à chaque malade (3).

« Un vaste corridor traverse tout l'édifice; il est large de 10 pieds (2^m89) (4); toutes les salles de ma- « lades s'ouvrent sur ce corridor dont les fenêtres correspondent aux portes d'entrée des salles. Les autres « corridors sont divisés en trois parties : la première sert de chambre pour les infirmiers; la seconde « renferme les cabinets (5); et enfin la troisième n'est autre qu'une petite cuisine où l'on réchauffe les

---

(1) « A Cologne, ces chambres particulières ont 8 pieds de long (2^m31) sur 8 de large; à Oldenbourg, 10 (2^m89) « sur 19 (5^m49); et à Leipsig, 12 (3^m47) sur 18 (5^m20). Celles de l'hôpital étaient assez vastes pour qu'on pût y « installer un petit cabinet de 7 à 8 pieds (2^m02 à 2^m31), ainsi qu'on l'a fait à Stuttgard. Cependant ces cabinets « sont en général peu aérés et mal éclairés, et, par suite, malsains. Ils sont pourtant préférables aux alcôves que « nous n'avons rencontrées du reste qu'à l'hôpital de Munich. » — Note de M. Meier.

(2) « Le nombre des lits d'une salle de malades varie presque avec chaque établissement. Dans l'ancien palais « converti en hôpital, à Dresde, les salles ne contiennent que 3 ou 4 malades; à Bâle, 5 ou 6; mais cette dis- « position nécessite des frais d'entretien plus considérables. A Stuttgard, la plupart des salles sont à 5, 7 et 9 « lits; deux seulement peuvent en contenir 16. A Saint-Gall et à l'hôpital des Israélites, le nombre des lits est « de 8 par salle; il s'élève à 12 à Béthanie, à Bamberg, à Nuremberg, à Oldenbourg et à Cologne. Les grandes « salles de la nouvelle maison de Leipsig contiennent 16 lits. A l'ancienne Charité de Berlin, les salles renfer- « maient 16 et 18 lits; nous avons trouvé à Strasbourg jusqu'à 45 lits dans la même salle, et 40 à l'hôpital de « Hambourg. Souvent nous avons pu constater que le service de chirurgie était moins surchargé que le service « de médecine, et qu'on n'y plaçait en général que 10 à 12 lits par salle. Le nombre de 10 est aussi celui qu'Op- « polzer désigne comme le plus convenable. » — Note de M. Meier.

(3) « A l'hôpital de Hambourg, le cube d'air affecté à chaque malade est de 600 pieds cubes (14mc512); il est, « à Oldenbourg, de 960 (23mc220); à l'hôpital des Israélites, de 1,000 (24mc); de 1,180 (28mc541) à Zurich; « de 1,432 (34mc635) à Bamberg; de 1,575 (38mc94) à Saint-Gall, et de 1,600 à Francfort. » — Note de M. Meier.

(4) « A Bamberg, les corridors avaient 12 pieds de large (3^m47); ils n'en ont que 11 (3^m18) à Zurich, 10 (2^m89) « à Béthanie, à Munich, à Nuremberg et à Hambourg, et 7 3/4 (2^m23) seulement à Francfort. Quelques-uns sont « dallés; d'autres, comme à Béthanie, sont garnis d'un paillasson de nattes dans toute leur longueur, de sorte que « le bruit des pas se trouve assourdi. A Munich, à Béthanie et à Francfort, les corridors sont voûtés. A Cologne, « les cloisons qui séparent les corridors des salles de malades sont percées de fenêtres vitrées; mais cette dispo- « sition, favorable à la surveillance, a le défaut de répandre dans les salles une trop vive lumière qui peut fatiguer « les malades. » — Note de M. Meier.

(5) « Les cabinets qui se trouvent dans ces corridors consistent en un simple placard qui contient un vase de « nuit. A l'hôpital israélite de Hambourg, ces cabinets sont dans un coin des salles; il en est de même à Dresde: « un couvercle à rainure s'emboîte sur le siége et le ferme hermétiquement. A la Charité de Berlin, à Nuremberg, « à Saint-Gall, à Zurich, à Bamberg, à Bâle, à Stuttgard, à Francfort et à Dresde, nous avons trouvé des chaises « percées dont le vase se vide chaque jour dans un réservoir en pierre. A Béthanie, à Oldenbourg et à Cologne, « on fait usage des water-closets; on y a renoncé complétement à Zurich, parce que, l'hiver, l'eau gelait dans les « conduits.

« Rarement il est possible d'avoir, comme à Bamberg ou à Hambourg, un fleuve qui entraîne toutes les im- « mondices. A Béthanie, on avait essayé d'y remédier en creusant un vaste fossé. Dans quelques établissements « on avait cru prévenir toute odeur en établissant un appareil diviseur, mais le résultat n'en a pas été satisfai- « sant. A Halle, à Béthanie et à Cologne, on a installé de vastes tuyaux d'évent en fer, en fonte et en terre cuite. « A Brême, ces tuyaux débouchent sur le toit, à côté des tuyaux de cheminée. » — Note de M. Meier.

« tisanes. Les chambres des infirmiers (1) sont assez vastes pour contenir facilement deux personnes.
« Une porte vitrée les fait communiquer avec les salles (2).

« Le poêle qui sert à chauffer les salles est placé contre le mur qui sépare la salle du corridor prin-« cipal. Dans quelques établissements, on préfère établir le poêle dans un des angles ou au milieu de « la pièce ; mais cette disposition, plus favorable peut-être à la bonne répartition de la chaleur, est « tout à fait contraire à la ventilation. Elle empêche en outre d'embrasser d'un seul coup d'œil tout « l'ensemble de la salle et nuit par cela même à la surveillance. Il vaut mieux que le poêle soit contre « un mur : il y tient moins de place et il y a aussi moins de chances d'incendie. Les poêles en fer « recouverts de plaques de faïence sont ceux que l'on doit choisir de préférence ; leur chauffage est à « la fois plus sain et plus économique ; leur ventilation se fait mieux, et, s'ils sont lents à chauffer, ils « répandent une chaleur douce qu'ils conservent longtemps (3).

« Chaque salle est éclairée par une fenêtre haute de 11 pieds (3^m18) et large de 7 (2^m20) ; l'hiver, on « établit de doubles fenêtres, et l'on se sert pour l'éclairage de lampes suspendues (4).

« On ne saurait se passer de ces doubles fenêtres dans les chambres de malades, et on les trouve « partout, à Hambourg excepté.

« Différents essais de ventilation n'ont pas donné un résultat bien satisfaisant : il faut toujours en « venir, comme moyen extrême, à ouvrir les portes et les fenêtres. On a néanmoins établi au dehors « un appel d'air qui débouche sous le poêle, ainsi que des ouvertures au parquet et au plafond.

« Une des causes fréquentes de la mauvaise ventilation, c'est la négligence que la plupart des gens « de service apportent à tout ce qui exige des soins et un travail assidu. Un des procédés de ventilation « le plus généralement employé est celui qui est usité à Bamberg : il consiste en des ouvertures per-« cées dans les murs des salles et dans les plafonds. L'air vicié est ainsi entraîné dans des tuyaux qui « débouchent au-dessus des toits, mais que partout on a commis la faute de ne pas élever assez « haut (5).

---

(1) « Nous avons trouvé partout des chambres particulières pour les infirmiers, excepté à Francfort où l'infir-« mier a son lit dans un coin de la salle. Dans la division des hommes, il est séparé des malades par une cloison « de planches. » — Note de M. Meier.

(2) « A Munich, ces portes de communication sont remplacées par des antichambres et des offices. A l'hôpital « de Béthanie, on ne pénètre dans les salles de malades que par le corridor principal ; un simple couloir de passage « conduit aux chambres d'infirmeries. » — Note de M. Meier.

(3) « Si l'on pouvait supprimer complétement l'usage des poêles, on gagnerait beaucoup d'espace. Le chauffage « par la méthode russe ou au moyen d'air chaud est généralement employé pour les cellules d'aliénés, et, à « la maison de fous de Halle, pour les salles et les corridors. On lui reproche cependant de dessécher l'air ; « mais ce défaut peut provenir d'une mauvaise disposition de l'appareil dans lequel l'air s'échauffe outre mesure, « si les conduits ou les ouvertures sont trop étroits. L'eau chaude et la vapeur, employées comme moyens de « chauffage, le premier à l'hôpital des Enfants à Hambourg, et le second dans les corridors de l'hôpital de Bé-« thanie, ne satisfont pas entièrement. Nous avons vu à Zurich un appareil de chauffage à l'eau bouillante in-« stallé à l'hôpital Fesi. Au dire de l'administrateur, il n'est pas plus économique et est sujet à des explosions de « tuyaux. Du reste, celui de l'hôpital Fesi est déjà de construction ancienne et par cela même défectueux. Il ne « se compose que d'un seul gros tuyau placé le long d'un mur, tandis qu'un autre appareil établi à l'hôtel du « Raisin-Bleu est formé de trois tuyaux superposés. Ce dernier a été construit par Haag, à Kaufbeuren. — Les « certificats produits par l'inventeur attestent que si les frais d'installation sont élevés, l'économie notable obte-« nue sur le combustible les compense et au delà. Les trois tuyaux superposés permettent d'élever la tempéra-« ture au degré de chaleur voulu ; en outre, l'un d'eux vient-il à se casser, le service n'est pas interrompu. « Malheureusement, nous n'avons pas pu vérifier à Londres, chez Perkins, l'exactitude de ces faits. » — Note de M. Meier.

(4) « A Francfort, le vestibule, l'escalier et la cuisine sont éclairés au gaz, mais la plupart des médecins s'ac-« cordent à en proscrire l'emploi dans les salles de malades. Roller seul en prit la défense et en fit l'essai dans « l'Hôpital-général à Hambourg. Cet éclairage revient du reste à un prix trop élevé pour qu'il puisse être em-« ployé dans les établissements éloignés de l'usine générale de la ville. » — Note de M. Meier.

(5) « C'est pour toutes les maisons de santé une grande difficulté que d'entretenir dans les salles de malades

« A l'exception des poêles, on n'a remarqué nulle part d'appareil spécial de ventilation (1). Celui dont « on se sert à l'hôpital de Brême consiste en un tuyau communiquant d'un côté avec l'air extérieur et « débouchant sous le poêle.

« Il y a à chaque étage un service de bains pour les hommes et un pour les femmes. La même fe- « nêtre éclaire deux cabinets; le parquet des cabinets est en asphalte, et les baignoires sont en zinc. « On y trouve en outre un appareil pour les douches. L'eau chauffée à la vapeur est renfermée dans un « cylindre de cuivre qui sert à la fois de calorifère et de réservoir.

« On a rejeté l'emploi du lit en fer pour adopter les lits en bois, peints en blanc. Ceux de la division « d'accouchement sont également en bois, et on préfère, même pour les nouveaux-nés, les petits lits « aux berceaux. Ceux des aliénés, des fous furieux et des épileptiques sont en chêne, fixés au sol et « soigneusement rembourrés. Ils se composent tous d'une paillasse et d'un matelas en crin. Les couver- « tures sont en laine et les draps en toile. On préfère un oreiller de crin aux traversins ; le nombre « des couvertures varie selon la saison.

« Le mobilier des salles se compose de chaises en paille, d'une table, d'un coffre à bois et d'un ther- « momètre. Il serait à désirer qu'on pût y ajouter quelques fauteuils à roulettes et un appareil pour « transporter les malades d'un lit à un autre (2).

« On devrait proscrire les assiettes d'étain qui sont d'un nettoyage difficile. Il n'y a aucun inconvénient « à se servir de couteaux et de fourchettes en fer, mais il serait préférable que les cuillers fussent en « métal argenté.

« Les lavabos ont été l'objet de soins particuliers dans certains hôpitaux (3).

« Quant au linge, la provision ne saurait en être trop considérable, afin qu'on puisse changer les « malades aussi souvent que le réclame leur état.

« Le prix de revient des journées de malades varie, non-seulement dans chaque pays, mais encore « presque dans chaque hôpital. En y comprenant l'asile des aliénés, les dépenses se sont élevées, en 1848, « pour l'hôpital de Brême, à 13,119 thalers 60 gr. (48,547 fr. 50 c.), dans lesquels les frais de personnel,

---

« un air frais et pur. La première condition est une excessive propreté, et il est à désirer qu'on fasse souvent « évacuer les salles pour les aérer et les nettoyer complétement. L'huile de lin bouillie et réduite à l'état de « vernis, sans aucun mélange de couleurs, est ce qu'il y a de préférable pour enduire les planchers. Les hôpi- « taux de Francfort et de plusieurs autres villes en font constamment usage, non seulement à cause de sa longue « durée, mais encore parce qu'il est facile de laver le plancher ainsi enduit, sans produire trop d'humidité. « Nous ne recommandons pas de blanchir les murs à la chaux, comme à Zurich et à Saint-Gall; il vaut mieux « les peindre à l'huile que de les blanchir, même tous les ans. » — Note de M. Meier.

(1) « A Munich, on a expérimenté un système de ventilation dont l'appareil principal consistait en une tour à « six angles ; mais tant d'opinions diverses ont été émises sur ce système, que nous réservons la nôtre.

« Au *Lying-hospital*, à Londres, le docteur Rigby a imaginé un appareil de ventilation qui paraît avoir donné « les meilleurs résultats. L'air vicié s'échappe par une cheminée, dans laquelle on entretient constamment du feu, « pendant que des tuyaux en fonte introduisent dans la salle un air neuf et pur. Dans plusieurs maisons d'alié- « nés d'Angleterre, l'air vicié, au lieu de s'élever dans un conduit, est poussé dans un tuyau placé de haut en « bas. » — Note de M. Meier.

(2) A Saint-Gall on se sert des fauteuils propres à recevoir des barres de fer qui les rendent portatifs.

(3) « A Dresde, le conseiller de cour Abendroth leur a donné la disposition suivante : Le lavabo est garni « à chaque extrémité d'un bord élevé, et on a établi sur le devant une tringle mobile à laquelle on suspend les « essuie-mains. A l'hôpital de Béthanie, le dessous du lavabo est fermé par une porte à deux battants et garni de « planches, ou seulement par un rideau vert, ce qui permet à l'air d'y circuler librement. A Nuremberg, il y « avait entre deux lits un lavabo double; mais c'était une source de discussions entre les malades. En outre, « lorsque le nombre des lits est impair, la symétrie se trouve détruite. A Saint-Gall, on avait disposé, vis-à-vis « la chambre des infirmiers, une petite salle spécialement affectée à la toilette des malades. A Illenau, les corri- « dors étaient garnis de grands bassins dans lesquels l'eau était versée au moyen d'un robinet à clef. A l'hôpital « de Béthanie, dans les salles de malades on trouve de petites fontaines en fer blanc. Enfin, à l'établissement « israélite de Hambourg, on a installé au milieu de la salle un grand lavabo avec un réservoir d'eau en étain; « mais là, comme à l'Hôpital-général, on ne trouve aucun lavabo particulier. » — Note de M. Meier.

« de médicaments, de linge, de chauffage, d'éclairage et de blanchissage entrent pour une somme de « 5,771 thalers 53 gr. (21,359 fr. 06 c.) La nourriture y est comprise pour 6,617 thalers 4 gr. « (24,483 fr. 38 c.), et les impôts, frais d'entretien, etc., pour 731 th. 3 gr. (2,705 fr. 06 c.)

« Voici le détail du nombre de journées que donnent les individus nourris dans l'intérieur de « l'hôpital :

« Malades pauvres	21,443
« Id. payants	19,017
« Id. particuliers	755
« Concierge	366
	45,581

« Ainsi que nous le disions tout à l'heure, la dépense pour la nourriture a été de 6,617 thalers 4 gr. « Si l'on en déduit 1,098 thalers (4,062 fr. 60 c.), pour la nourriture de 18 employés, il reste un chiffre « de 5,519 th. 4 gr. (20,420 fr. 66 c.), qui donne, pour la nourriture de chaque malade, un prix moyen de « 9 gros 9/16 (1 fr. 14 c.). La dépense totale était d'environ 21 gros 1/2 (2 fr. 58 c.) par malade et par « journée.

« Les malades sont confiés de préférence aux soins des femmes, et l'on compte en général une « infirmière pour dix malades. Ces infirmières doivent, à leur entrée, signer un engagement ; leur salaire « varie de 2 thalers 1/2 à 5 thalers (9 fr. 25 c. à 18 fr. 50 c.) par mois ; elles sont en outre bien « nourries. On se demande aujourd'hui s'il ne vaudrait pas mieux recruter des infirmières dans l'in- » stitution protestante des dames Diaconesses. Cet ordre, en effet, remplace en Angleterre et en Alle- « magne les sœurs de charité catholiques, et sa mission est non-seulement de soigner, mais encore de « moraliser les malades.

« La commission médicale a ainsi constitué le personnel du service de santé : un médecin, un chi- « rurgien, deux médecins assistants. Le médecin résidant dans l'établissement donne ses soins aux « individus atteints de maladies aiguës et pratique les accouchements. Le chirurgien n'a pas besoin de « demeurer dans l'hôpital : il peut être choisi parmi les praticiens de la ville. Dans les cas graves, les « médecins et le chirurgien doivent se consulter. De plus, un malade qui désire se faire traiter par un « médecin étranger à l'établissement peut le faire, mais à ses frais. Enfin, pour tout ce qui concerne les « soins à donner aux malades, l'économe et les infirmiers sont sous la dépendance des médecins.

« .... »

VII. — GRAND-HOPITAL DE MILAN.

(PLANCHE 14.)

A la tête des hôpitaux d'Italie, il faut placer le Grand-Hôpital de Milan qui passe pour le plus considérable de l'Europe, quoiqu'il soit loin cependant d'avoir l'importance de notre hospice de la Vieillesse-Femmes ; six maisons disséminées dans la ville, à des distances assez considérables, dépendent de l'établissement principal et forment autant d'hôpitaux séparés.

Cette disposition, de l'aveu même de M. le docteur Verga, directeur actuel du Grand-Hôpital de Milan, constitue un défaut capital : les succursales, formées de bâtiments qui avaient dans l'origine une destination toute différente, n'offrent, malgré les appropriations et les changements dont elles ont été l'objet, qu'une installation incomplète à tous les points de vue, notamment sous le rapport de la rapidité du service.

C'est donc improprement, pour nous servir des expressions de M. le docteur Verga, que l'hôpital de Milan est appelé le Grand-Hôpital.

« Le Grand-Hôpital proprement dit, écrit M. le docteur Verga (1), malgré ses colossales dimensions « et ses nombreuses salles dont le nombre, en comptant les grandes et les petites, atteint presque 70, ne « pourrait contenir, suivant les règles de l'hygiène et de la salubrité, plus de 2,000 malades. On y « traite particulièrement les affections aiguës, soit en médecine, soit en chirurgie, tant celles des « hommes que celles des femmes. Il y existe en outre des salles réservées aux deux sexes, pour les mala- « dies de la peau, pour les maladies chroniques et les fièvres aiguës et chroniques des hommes, et pour les « maladies vénériennes des femmes. Le Crocceron, dans les saisons où il y a le moins de malades, est « réservé aux convalescents et remplace provisoirement la pieuse institution de Secco Comneno (2).

« Sur le côté gauche de l'hôpital et communiquant avec lui par un petit corridor (de telle façon qu'il « forme plutôt une suite ou un appendice de l'hôpital qu'une maison à part), s'élève un groupe de 39 « chambres, irrégulières, petites et disséminées sans ordre, qui appartenaient autrefois à l'abbaye de « Saint-Nazaire, et que l'on appelle encore aujourd'hui du nom de leur antique patron. La plupart « de ces chambres furent ouvertes et appropriées au service de l'hôpital dans l'été de 1852; mais elles « ne purent jamais être disposées de façon à devenir accessibles au public. Pour cette raison, et comme « j'ai toujours eu la pensée d'y placer des malades obligés de garder continuellement le lit, j'en ai fait « le dortoir des galeux, des teigneux, des enfants atteints de maladies chroniques, d'une bonne partie des « infirmiers. Le nombre des lits qui peuvent y être facilement placés est d'environ 120; mais dans

---

(1) *Dell' ospitale maggiore di Milano, e delle sue case sussidarie.* Cenni estratti dagli atti del R. Istituto Lombardo, vol. III.

(2) M. Giov. Fel. Berti, directeur de la maison de travail de Florence, auquel nous avons déjà fait de nombreux emprunts, nous fournit, dans sa relation sur les établissements de bienfaisance de la Haute-Italie, les moyens de compléter ces renseignements:

« L'hôpital de Milan passe pour le plus grand qui soit en Europe. Il peut recevoir à la fois 3,400 malades ; « au mois de novembre dernier, il en contenait 2,800.

« Il se compose de 56 salles dont j'ai visité la plupart; chacune d'elles peut contenir 60 lits.

« Les terrains sur lesquels il est édifié sont proportionnés à sa grandeur; on y a établi des moulins mus par « un courant d'eau abondant et rapide, avantage vainement cherché par beaucoup d'autres établissements. Il s'y « fait trois mille livres de pain par jour; trois bœufs fournissent à la consommation journalière : ces animaux sont « abattus et préparés dans la maison même.

« Les cuisines, immenses et bien ordonnées, sont pourvues de grands fourneaux alimentés au moyen d'une ouver- « ture située dans une arrière-cuisine, d'un lavoir, d'un séchoir à vapeur, etc.

« En considérant cet établissement et le nombre des autres institutions sanitaires dont la ville de Milan est « dotée, et en songeant que le Grand-Hôpital seul est bâti dans des proportions si importantes, on pourrait « s'étonner qu'il lui ait été nécessaire d'augmenter son ancien périmètre pour faire face aux exigences de sa destina- « tion. Pourtant, quand on nomme le Grand-Hôpital, il ne faut pas seulement se représenter cet immense quadri- « latère qui, par la munificence des Sforza, des Carcano et des Macchio, s'éleva avec le concours des plus célèbres « artistes de l'Italie : le florentin Filarète, Bramante, Richini, Mungani, etc., et dont les splendeurs architectu- « rales si variées, les décorations, les fresques, les statues et les bustes nombreux offrent à l'admiration des « visiteurs, des spécimens intéressants de chacune des époques de l'art italien ; il faut s'occuper encore des bâti- « ments considérables qui servent de succursales à cet édifice et pour lesquels ont été récemment acquis des « terrains contigus à l'ancien domaine. Ces succursales sont destinées à recevoir les malades que l'hôpital ne « pourrait contenir.

« Ces annexes ne fonctionnent cependant pas aussi régulièrement que leur chef-lieu, et il se produit des erreurs « inévitables dans la division des maladies.

« On obviera par la suite à cet inconvénient, par la création de deux autres hôpitaux, l'un destiné aux affections « chroniques, l'autre au traitement des maladies contagieuses. »

« d'autres circonstances, lorsqu'on a été obligé d'obéir à la nécessité, elles ont pu en contenir jus- « qu'à 165.

« Vis-à-vis de la buanderie de l'hôpital, dont elle est séparée seulement par le canal et par une rue, se « trouve une autre maison succursale plus étendue et mieux aménagée. Cédée à l'hôpital, depuis 1785, « par la pieuse institution des Enfants exposés et sur l'ordre du gouvernement, pour qu'on y plaçât, outre « les malades payants, ceux qui étaient atteints du scorbut ou d'autres maux chroniques, cette maison a « servi, au commencement de ce siècle, à recevoir spécialement les malades atteints de la contagion, aux « époques d'épidémies. C'est seulement en 1852 qu'elle a été augmentée et disposée dans l'état où elle se « trouve, à l'aide d'importantes réparations. Elle peut recevoir aujourd'hui, dans deux divisions séparées, « les teigneux, les aliénés et les épileptiques.

« Cette maison, dite de Saint-Antoine et plus ordinairement de Saint-Antonin, peut contenir facile- « ment près de 200 lits répartis dans 9 infirmeries, toutes au rez-de-chaussée : dans les circonstances « exceptionnelles, elle en a contenu jusqu'à 223. Elle constitue une ressource précieuse pour l'hôpital, « mais elle présente de grands défauts : la division des aliénés et des épileptiques est en effet une « cause de trouble et de scandale, non-seulement pour les malheureux de l'institution de Sainte- « Catherine-de-la-Roue, qui, de l'étage supérieur qu'ils occupent, ont vue sur cette partie de l'établis- « sement, mais encore pour les habitants des maisons voisines dont la succursale de Saint-Antonin n'est « pas suffisamment séparée.

« Non loin des deux maisons dont je viens de parler, à l'angle de la rue de Guastalla, à côté de « l'église de Saint-Barnabé, fut ouverte, en 1851, après les aménagements nécessaires, une nouvelle « maison, dite de l'Addolorata, dans laquelle sont renfermés les prostituées et les détenus. La pensée « de séparer les malades ordinaires de ceux dont le contact est toujours un péril et un affront était « sans doute très-salutaire, mais l'emplacement est exigu et mal situé. On ne peut placer facilement « plus de 80 lits dans cette dépendance, cependant, dans certains cas, elle a reçu près de 100 malades « de l'une et de l'autre catégorie. Lorsqu'au 1er janvier 1861 les prostituées passèrent dans la maison « de Saint-Bernardin, desservie par des religieuses et sous la dépendance de la Questure, les hommes « vénériens les remplacèrent.

« Au milieu des jardins s'étendant entre la maison de Saint-Antonin et la rue de la Commanderie, « il existe un petit bâtiment solitaire, qui, dans les dernières années du XVIe siècle, servait d'oratoire, « et que l'on appelle aujourd'hui le Gallo, ou la Maison-du-Coq, du nom d'une famille qui, pendant un « siècle et demi, la tint à loyer et en cultiva les jardins. Ce bâtiment appartenait au commencement du « siècle à la pieuse Institution des Enfants exposés. De 1811 à 1842, il a servi tantôt aux besoins de « cette institution, tantôt à ceux de l'hôpital : devenu, en 1845, maison succursale de l'hôpital, il a reçu « les teigneux et les chroniques, en 1849 les cholériques, et en 1852 il a été réservé, par suite de sa « double destination, aux maladies contagieuses aiguës. Mais cette maison offre peu de ressources, « parce qu'elle n'est pas capable de recevoir plus de 56 malades; si elle a pu en contenir quelquefois « jusqu'à 80, ce n'est qu'au détriment de leur bien-être. Quand une épidémie prend de grandes propor- « tions, il faut retirer une partie de ces malades, et les placer dans l'hôpital.

« J'appellerai le Foppone la dernière maison succursale du Grand-Hôpital, parce qu'elle est en effet « la dernière qui lui ait été annexée, bien qu'elle lui appartînt depuis la fin du XVIIe siècle. Lorsque dans « les derniers mois de 1858, on restitua au Grand-Hôpital le droit d'user du local de *Saint-Michel-aux-* « *Nouveaux-Sépulcres*, et qu'on eut décidé d'en convertir les bâtiments en une succursale de l'hôpital, « pour recevoir spécialement les malades chroniques, on dépensa des sommes importantes pour faire « les réparations nécessaires aux planchers, aux murs, aux fenêtres, ainsi que pour établir tout ce qui « est indispensable au service régulier d'un hôpital. L'église centrale, d'une architecture svelte et élé- « gante, fut bientôt transformée en une infirmerie bizarre, mais commode, et capable de contenir 170 lits « environ. Le portique fut converti en quatre infirmeries curvilignes, séparées entre elles par une « chambre de service, et communiquant par un corridor qui passe derrière chaque chambre. Les quatre « infirmeries peuvent contenir ensemble 230 malades.

« Bien que la nouvelle maison succursale, destinée à tout autre objet, ne manque pas de défauts,

« elle est encore la plus grande, la plus belle et la plus commode de celles qu'ait jamais eues le Grand-« Hôpital de Milan : elle peut être visitée avec plaisir (1). »

Le plan de l'hôpital de Milan proprement dit a évidemment servi de modèle à l'hospice des Incurables de la rue de Sèvres et à celui des Invalides, construits deux siècles plus tard. Il présente dans la disposition de ses ailes latérales la figure d'une croix, dont chacune des quatre branches est formée par un bâtiment qui n'a qu'un rez-de-chaussée d'une hauteur variable entre 11 et 17 mètres. Ces salles rappellent, par leur dimension, celles des hôpitaux du Moyen-âge. Au centre de la croix s'élève une coupole élégante dont le dôme, percé de vastes fenêtres, laisse abondamment pénétrer la lumière, et forme appel pour la ventilation : au-dessous de cette coupole est placé un autel que chaque malade peut voir de son lit, et où l'on célèbre, chaque jour, l'office divin.

Malgré ces avantages incontestables, la disposition des bâtiments en croix satisfait-elle à toutes les conditions d'hygiène et de salubrité? Il est permis d'en douter; car, dans cet hôpital, les quatre branches des deux croix sont encadrées dans des constructions d'égale hauteur formant ainsi, de chaque côté, quatre cours carrées d'une superficie de 600 mètres seulement et où l'air ne peut, par conséquent, avoir qu'un accès difficile. On a, en outre, de chaque côté des salles, ménagé un corridor et pratiqué, à tous les étages, à l'instar de ceux qui existent au rez-de-chaussée de notre hospice des Incurables-Femmes, des cabinets pour les débarras, très-utiles peut-être au point de vue du service, mais qui doivent certainement gêner l'aération et la ventilation. Il n'est pas jusqu'aux galeries, dont l'aspect architectural est si riche et si séduisant, qui ne soient un obstacle de plus au renouvellement rapide et permanent de l'air, condition si essentielle de l'hygiène et de la salubrité des hôpitaux.

On ne saurait d'ailleurs, comme nous l'avons dit dans le préambule de cet Appendice, assimiler les hôpitaux de l'Italie, et notamment le Grand-Hôpital de Milan, aux hôpitaux français, sous le rapport de la ventilation et du chauffage. Les différences de climat et d'habitudes sont ici trop marquées, pour qu'il soit possible d'établir entre eux une comparaison ou même un rapprochement utile.

Passant donc rapidement sur ce dernier point nous nous contenterons de citer, sans autres développement, les passages suivants d'une lettre qu'a bien voulu nous adresser M. le docteur Verga, et qui, au point de vue de l'hygiène et des particularités du service, complète heureusement ce que nous avons dit plus haut de l'installation et du régime intérieur de ce vaste et remarquable établissement hospitalier.

« On ne fait pas usage dans le Grand-Hôpital de Milan de moyens spéciaux de ventilation et de chauf-« fage, et les règles adoptées, en vue de l'hygiène et de la salubrité, sont les suivantes :

« 1° Séparation des divers genres de maladies, chroniques, fièvres, ophthalmies, maladies de la

(1) D'après des renseignements officiels émanant de la direction du Grand-Hôpital, nous pouvons terminer cette notice intéressante par l'indication du nombre total des lits ordinaires et extraordinaires que renferme l'établissement, des dimensions cubiques des salles, et par suite du cube d'air qu'elles offrent à respirer à chaque malade.

Lits ordinaires, 2,241. — Lits extraordinaires, 461.

Somme totale des dimensions cubiques des salles, 120,070^{m}01.

Moyenne du cube d'air par chaque lit, 69^{m}28.

« peau, gale, teigne, maladies vénériennes, variole, fièvres typhoïdes, etc. En ce qui concerne parti-
« culièrement les maladies contagieuses, il existe un recueil d'instructions, imprimé depuis quelque
« temps et qui est encore en vigueur. On sépare aussi les femmes en état de grossesse des autres,
« les adultes des adolescents, les adolescents des enfants, en isolant, parmi ces derniers, ceux qui sont
« atteints de rougeole, de toux férine, ou d'autres maladies susceptibles de se répandre par contagion.
« La division des maladies des yeux comprend des salles réservées pour l'ophthalmie égyptienne.

« 2° Propreté la plus parfaite dans les salles de malades. On les blanchit chaque année, et on en
« change les meubles : elles sont ainsi comme entièrement renouvelées. Le nettoyage en est fait deux
« fois chaque jour, de bon matin et après le dîner, et plusieurs fois encore, si le besoin s'en fait sentir.
« Rien n'est épargné pour les soins du blanchissage : la seule dépense de la lessive s'élève chaque
« année à 50,000 francs environ. Les résidus de médicaments, notamment dans les salles de chirurgie,
« les bandes et autres pièces à pansement maculées ne se jettent point sur le plancher, mais
« sont recueillis dans un panier monté sur de petites roues, afin de pouvoir les enlever immédiate-
« ment. On verse dans les latrines le liquide désinfectant de Falconi, qui se compose d'une solution
« de sulfate de fer et de sulfate de cuivre du commerce. Pour que les cours et les autres parties de
« l'établissement soient toujours parfaitement propres, il a été établi un service de balayage. Afin de
« prévenir les dégâts causés par les insectes, et afin d'en rendre plus facile et moins nuisible la des-
« truction, on a remplacé les lits et les tables de bois par des lits et des tables entièrement en fer. Les
« morts ne séjournent que très-peu de temps dans les salles. L'entrée de leur section, sauf des cas
« exceptionnels, est interdite pendant les mois d'été.

« Ventilation soignée. Dans la saison d'hiver, on ouvre plusieurs fois les fenêtres : elles sont munies
« en été de persiennes en jonc qui amortissent l'effet de la lumière, tout en laissant à l'air un libre
« passage. L'usage des rideaux n'est permis qu'aux ophthalmiques. La grandeur des salles et la quan-
« tité des fenêtres sont telles que les malades ont en général à craindre plutôt l'excès que le manque d'air.

« 4° Surveillance active. Dans la division des hommes, un chef et un sous-chef infirmier sont chargés
« de surveiller les salles et de faire leur rapport à un inspecteur préposé à la surveillance générale. Dans
« la division des femmes, ces devoirs sont confiés aux révérendes sœurs de charité. A la première appa-
« rition dans une salle d'une maladie infectieuse, comme l'érysipèle, la gangrène, la fièvre nosoco-
« miale, l'inspecteur en réfère à la Direction, et on procède aux séparations utiles. »

Nous terminerons l'aperçu qui précède sur le Grand-Hôpital de Milan, en retraçant ici l'appré-ciation, de tous points conforme à notre opinion, qu'en a donnée M. le docteur Larrey, dans la discussion qui a eu lieu à l'Académie de Médecine sur la salubrité des hôpitaux.

« Le Grand-Hôpital de Milan, dit M. le docteur Larrey, le plus remarquable par ses proportions
« monumentales, par l'élévation et l'étendue de ses salles qui peuvent contenir dans leur ensemble
« plus de 2,000 malades, ne représente néanmoins ni par sa situation ni par son voisinage d'un canal,
« les conditions sanitaires justement préférées des hôpitaux d'une moindre importance extérieure, et
« surtout d'une population nosocomiale beaucoup plus restreinte. »

VIII. — HOPITAL ET ŒUVRE DE SAINT-LOUIS-DE-GONZAGUE, A TURIN.

M. Gauthier de Claubry a publié, dans les *Annales d'hygiène publique et de médecine légale* (1), une notice assez circonstanciée sur l'hôpital Saint-Louis de Turin, qui n'est autre que l'ancienne maison de Saint-Louis de Gonzague, fondée en 1794, et convertie plus tard en hôpital.

Échelle de 0m001 par mètre.

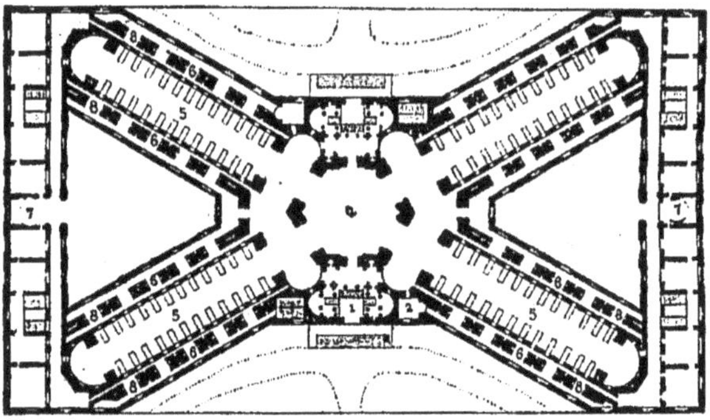

1 Vestibule.
2 Chambre pour la réception des malades.
3 Escalier principal.
4 Église.
5 Infirmeries.
6 Passage derrière les lits.
7 Dépendances.
8 Latrines.

Nous puisons dans ce travail quelques renseignements sur la disposition, l'aménagement et le service intérieur de cet établissement, dont le plan, considéré dans son ensemble, paraît conçu dans le but d'isoler autant que possible les malades, et de leur éviter le spectacle de la souffrance et des misères de leurs semblables.

L'hôpital comprend quatre bâtiments, élevés de deux étages sur un sous-sol, et reliés par la partie centrale de l'édifice, dont le dessin ci-dessus donne le plan général.

La chapelle est située au point d'intersection de ces quatre bâtiments. Son dôme est supporté par six pilastres dans lesquels, dit M. de Claubry, « se trouvent six cheminées que l'on « allume à la fois pour la *raréfaction* de l'air pendant la nuit. L'autel est dans le centre de « l'édifice..... *La base ou le fondement de l'autel est un puits d'eau vive* (2), duquel, par le « moyen des pompes des souterrains, on conduit l'eau à toutes les infirmeries et à l'étage « supérieur. »

Les infirmeries sont au nombre de quatre : il y en a deux pour les hommes et deux pour les femmes. Elles occupent le rez-de-chaussée et le premier étage. Au-dessus, un grand local, divisé en chambres, est affecté aux infirmeries particulières, aux garde-robes et aux gens de service. Le sous-sol contient les cuisines, les buanderies, les bûchers, la cantine, etc. C'est aussi dans le sous-sol que s'ouvrent les ventilateurs, au nombre de deux pour chaque lit.

---

(1) 2me série, tom. XII, pag. 120 et suivantes.

(2) M. Gauthier de Claubry veut sans doute dire que l'autel repose sur les parois du puits, lequel s'ouvrant au dessous, doit naturellement contribuer à la ventilation ou plutôt au refroidissement en été de la chapelle et des salles adjacentes.

« A la partie supérieure des corniches des infirmeries, ajoute la notice, on a pratiqué d'autres venti-
« lateurs dont les uns s'ouvrent sur le toit et les autres à l'air libre, à l'aide de conduits contournés.

« Dans les salles on a ménagé un passage distant du gros mur disposé derrière les lits, afin de pouvoir,
« au moyen d'une porte disposée derrière chacun d'eux et qui ne s'ouvre qu'au besoin, transporter le
« malade pour prendre un bain ou pour une opération, ou le corps d'un mort (1).

« Chaque lit est en fer, avec roulettes, et d'une dimension proportionnée à celle de la porte. Les rideaux
« sont attachés aux colonnes en fer fixées au sol, de sorte qu'il n'y a qu'à fermer ces rideaux pour éviter
« aux malades voisins les causes d'incommodité ou de tristesse, l'architecte s'étant proposé d'éloigner
« le plus possible la douloureuse sensation qu'excitent chez un malade la vue et les plaintes de la misère
« des autres. »

A côté et à la hauteur de chaque lit est une petite fenêtre ou guichet donnant sur le corridor. C'est par là que se fait la distribution des aliments et des médicaments. Une ouverture, située au ras du sol, au-dessous de cette fenêtre, sert à enlever les déjections des malades sans avoir à les transporter à travers l'infirmerie.

Des terrasses couvertes, situées à proximité des salles, et auxquelles on accède par les escaliers communs ou par de petits escaliers pratiqués dans les angles des bâtiments, servent de promenoirs dans les jours froids ou pluvieux.

Les cabinets d'aisances sont au fond du corridor ou passage dont il a été question ; les parois et les siéges sont en marbre blanc, et un réservoir d'eau limpide permet de les entretenir dans un état constant de propreté.

Les quatre bâtiments dont se compose l'établissement sont exposés à l'air de tous côtés, les cours qui les entourent ayant été disposées en vue d'éviter par une ventilation incessante les inconvénients de l'atmosphère des hôpitaux, ordinairement chargée de miasmes délétères. La cour du nord contient l'écurie et ses dépendances économiques, avec des pièces à l'usage de l'hôpital, telles que l'amphithéâtre d'anatomie, la pharmacie et les cabinets des médecins, chirurgiens, directeur et économe.

Enfin, il faut remarquer que les salles sont situées le plus immédiatement possible au-dessus du sol. Cette particularité, commune à fort peu d'établissements, s'il faut en croire les administrateurs de l'hôpital, a une influence incontestable sur le rétablissement des malades qui, mis à même d'essayer plus fréquemment leurs forces, ajoutent ainsi aux effets de la médication l'action, souvent aussi efficace, d'un exercice bien réglé.

Nous empruntons maintenant au travail que vient de publier M. Berti sur les hôpitaux du

(1) M. Berti a fourni, dans sa relation sur les hôpitaux du nord de l'Italie, une description de ce passage qui nous paraît plus complète :

« Mais ce qui rend l'hôpital Saint-Louis remarquable, et peut-être unique en son genre, c'est la facilité avec
« laquelle on y dérobe à la vue des malades ce qui pourrait les impressionner péniblement : par exemple, les
« souffrances des malheureux forcés de subir une opération, ou encore l'aspect des cadavres qui, au moyen
« d'un ingénieux mécanisme, passent de la salle commune dans un corridor situé derrière une rangée de lits.
« A cet effet, une espèce de porte un peu plus large que le lit des malades est pratiquée derrière celui-ci. Cette
« porte est lambrissée et masquée par les rideaux doubles du lit que retient une barre de fer fixée dans le mur.
« Quand les circonstances l'exigent, le lambris de la porte est enlevé, de sorte que le lit, porté sur de commodes
« roulettes, est rapidement entraîné dans le corridor.

« Je dirai incidemment qu'une pareille pensée d'humanité a inspiré le plan de l'hôpital de Pietra Santa, en
« Toscane, dont les salles de malades sont divisées en deux, au moyen d'une muraille à arête percée d'ouver-
« tures correspondant à chacun des lits qui y sont adossés. »

Nord de l'Italie, les passages suivants relatifs à l'hôpital de Saint-Louis-de-Gonzague, considéré comme œuvre de bienfaisance et comme hôpital : sa relation confirme et complète les indications que nous venons de recueillir sur cet intéressant établissement.

« Cet hôpital date seulement de 1794.

« Comme œuvre, l'hôpital Saint-Louis est, d'après les règlements, administré par 14 membres de la « nombreuse confrérie de Saint-Louis, remplissant chacun un office spécial. Cette œuvre visite et secourt « annuellement à domicile 12,000 pauvres qui, par motifs spéciaux, ne peuvent être reçus dans les « autres hôpitaux, et, à l'occasion, elle en décide l'admission dans son propre établissement.

« Considéré comme hôpital, cet établissement peut contenir un peu plus de 100 malades des deux « sexes, répartis entre les 4 infirmeries du rez-de-chaussée et celles du 1er étage. — Les affections « qui donnent droit à l'admission sont la phthisie pulmonaire, le cancer, le marasme et l'hydropisie « chronique.

« Le roi Charles Albert eut, en 1833, la pensée généreuse d'étendre le droit d'admission à d'autres « maladies, et fonda 24 nouveaux lits, qui ont été distribués dans deux salles supérieures, dont une ne « m'a pas paru complétement aménagée.

« Il est décidé que ces lits devront être affectés au traitement des indigents catholiques de Turin ou « des provinces, atteints de pellagre, d'éphélides scorbutiques, cancroïdes, de teigne tuberculeuse et « de lèpre.

« Le traitement en est confié à un nombre convenable de professeurs, comme il est facile de s'en « rendre exactement compte, en consultant les règlements particuliers du trésorier Joseph Gaffino.

« L'architecte de ce célèbre établissement est le chevalier Talucchi.

« La chapelle est hexagone, et située au centre, de telle sorte que les malades des quatre infirmeries « peuvent, de leur lit, assister aux offices divins.

« La masse entière de l'édifice, bâtiments, cours et jardins, occupe une surface carrée de 9,798 mè- « tres. Ses dimensions intérieures sont :

« En longueur, de.............	100m 35
« En largeur, de..............	57 »
« Et en hauteur, de............	16 95

« La chapelle a 22m de longueur sur 14 de largeur. »

IX. — ÉTABLISSEMENTS HOSPITALIERS DE L'ILE DE MALTE.

(PLANCHE 15.)

Un haut fonctionnaire anglais dont le nom, soit dit en passant, trahit une origine française, sir John Lemarchand, gouverneur actuel de l'île de Malte, s'occupe, avec une rare intelligence administrative, de reconstituer, sur des bases complétement nouvelles, l'assistance publique dans cette colonie.

L'île de Malte, qui compte plus de 60,000 habitants, ne renferme en effet qu'un petit nombre d'établissements de bienfaisance, dont la construction et l'installation ne répondent plus, depuis longtemps déjà, aux besoins du service ni aux progrès modernes de l'économie hospitalière et charitable.

Puissamment secondé par M. Inglott, membre du Conseil de gouvernement et contrôleur des services de bienfaisance de l'île, sir John Lemarchand a eu la pensée de grouper sur un même point les divers établissements qui constituent l'ensemble de son système : un hospice pour la vieillesse, un hôpital-hospice pour les malades et les incurables, un orphelinat pour les enfants trouvés et assistés, une maison de refuge et de répression pour les filles publiques, enfin un asile d'aliénés pour toutes les affections mentales curables ou incurables. Ce dernier établissement seul est construit et occupé.

Les plans très-détaillés et très-complets des nouveaux établissements de l'île de Malte ont été dressés à Londres, sous la direction et d'après les conseils de M. Inglott, par M. Thomas Wyat, architecte. Nous donnons, planche 15, celui de l'hôpital-hospice. A en juger par l'approbation éclatante que ces différents projets ont également reçue de personnes très-compétentes, telles que Miss Nightingale, le capitaine Galton et le docteur John Sutherland, il n'est pas douteux que la pratique et l'art anglais n'aient concentré dans leurs dispositions tout ce qu'une longue et profonde connaissance des constructions hospitalières de tous les pays pouvait suggérer d'arrangements utiles. On comprend, dans ces conditions, que, sans approuver l'idée de grouper tous les établissements charitables et répressifs de l'île dans une sorte de cité des pauvres, nous ayions tenu à en présenter ici une description circonstanciée (1).

Le plan de l'asile des vieillards et des infirmes, qui doit être, ainsi que nous venons de le dire, l'établissement central de cette vaste agglomération, est lui-même formé de la réunion de deux quadrilatères égaux, séparés par une cour rectangulaire sur laquelle s'élève en façade le bâtiment destiné à l'Administration, et au fond, dans le même axe, la chapelle de l'établissement.

Les trois côtés extérieurs de chacun de ces quadrilatères, composés seulement d'un rez-de-chaussée et d'un étage, sont reliés aux angles par une simple galerie et comprennent les dortoirs ; le quatrième côté qui longe la cour centrale s'étend perpendiculairement à la façade et renferme les réfectoires.

Le quadrilatère de droite est réservé aux femmes, celui de gauche aux hommes.

Au centre des cours intérieures se trouve, à rez-de-chaussée, une salle disposée pour servir de pièce de réunion. De chacun de ces pavillons partent quatre galeries couvertes et surmontées de terrasses qui les relient aux bâtiments des dortoirs ainsi qu'à ceux des réfectoires.

Ces dernières constructions ne comportent qu'un rez-de-chaussée, et sont combinées avec les intervalles ménagés aux angles de manière à assurer un libre accès à l'air pur de l'extérieur.

---

(1) M. Inglott ayant, à son passage à Paris, désiré avoir notre opinion sur la distribution et l'installation de l'hôpital-hospice des incurables qui doit ouvrir la série des constructions dont il est ici question, nous n'avons pas hésité à la lui donner dans les termes suivants :

Paris, le 27 août 1862.

« Monsieur, conformément au désir que vous m'en avez exprimé, j'ai communiqué aux agents professionnels « et chefs de service de mon Administration les plans, coupes et élévations d'un projet d'hôpital-hospice que le « gouvernement de l'île de Malte a l'intention de faire construire pour les vieillards infirmes et les malades incu- « rables des deux sexes.

« Ce projet, très-heureusement conçu, présente, dans un ensemble parfaitement homogène, les principales amé- « liorations que les progrès du temps et de la science ont introduites depuis quelques années déjà dans l'installa- « tion hospitalière.

« C'est sans contredit l'un des établissements les plus complets que nous ayons été à même d'examiner jusqu'à « ce jour. Les bâtiments sont bien disposés les uns par rapport aux autres, et leur distribution, au double point « de vue de l'hygiène et de la surveillance, ne laisse rien à désirer. A cet égard encore, l'auteur a su réunir tous « les perfectionnements épars dans les établissements cités comme modèles.

« La situation des services généraux, habilement groupés de manière à rendre le service rapide et facile, l'isole-

Autour et un peu en arrière de la chapelle, sont groupés les différents services généraux : la cuisine, la buanderie, la lingerie, le vestiaire et les ateliers de l'établissement.

Enfin, un dernier pavillon, qui forme la façade postérieure de l'édifice et qui est exclusivement réservé aux administrés et aux voitures de service, renferme, pour chaque sexe, une salle de réception avec cabinets de bains, lavabos, etc.; c'est là que sont nettoyés complétement les administrés avant leur admission définitive.

L'architecture des diverses constructions que nous venons de décrire, à la fois élégante et sobre, présente à la vue l'aspect le plus régulier et le plus harmonieux.

Les bâtiments qui s'étendent en façade offrent une ligne d'arcades, d'une heureuse disposition, qui se répètent dans les cours intérieures le long des bâtiments, autour des pavillons de réunion, et forment des galeries couvertes.

Il n'est pas jusqu'à la forme des toits en terrasses qui n'ajoute encore aux effets de l'architecture générale; cette disposition, commune à tous les bâtiments élevés dans les pays orientaux, permet d'ailleurs de recueillir plus abondamment les eaux de pluie pour les usages domestiques.

Quant à l'installation hospitalière proprement dite, elle n'est pas moins heureuse.

L'asile des vieillards et des infirmes doit être construit pour recevoir 1,000 personnes, 500 hommes et 500 femmes. Les salles du rez-de-chaussée seront occupées par les aveugles, les estropiés et les infirmes qui doivent rester constamment couchés. On destine les salles du premier étage aux administrés valides. Chacune de ces salles est divisée en deux parties égales par le palier de l'escalier et la chambre d'où le surveillant et la surveillante peuvent facilement inspecter et diriger le service : chacune de ces parties est disposée pour recevoir 36 lits.

Les latrines, les urinoirs et les lavabos sont placés aux extrémités de chaque bâtiment, dans un pavillon isolé, de forme carrée, relié de chaque côté aux bâtiments principaux par une arcade de 10 pieds (1) d'étendue formant terrasse au premier étage.

A l'angle gauche de l'asile et en façade, doit être élevé l'hospice des Enfants-Assistés, complétement séparé par un mur circulaire, mais placé sous la même direction.

Les bâtiments, également à un seul étage, seront distribués pour recevoir les enfants allaités et les enfants sevrés : l'hospice doit servir aussi de maison de campagne pour les enfants assistés des autres parties de l'île.

L'asile de Sainte-Madeleine, pour les femmes de mauvaise vie, occupe, à l'autre angle du grand

---

« ment des maladies contagieuses ou dont les émanations tendent à vicier l'air des salles, la ventilation, le système « d'établissement des croisées, l'espacement des lits et le cube d'air afférent à chaque malade sont autant de con- « ditions essentielles qui ont été complétement remplies, et qui font que l'hôpital dont il est question assurera « aux malades et aux infirmes qu'il est destiné à recevoir l'installation la plus confortable, et par conséquent la plus « efficace.

« Je suis heureux, Monsieur, d'avoir à vous transmettre cette opinion, sur laquelle ont été unanimes les agents « qui ont examiné les plans de l'hôpital-hospice de Malte.

« Recevez, etc. — Le Directeur de l'Administration générale de l'Assistance publique : A. Husson. »

« Ces plans sont tellement excellents, tellement supérieurs à ceux de tous les hôpitaux pour les deux sexes que « j'ai vus, que la difficulté était pour moi d'y trouver une faute. » (Extrait d'une lettre de Miss Nightingale.)

« Nous avons examiné les plans d'une maison de pauvres et d'un hospice d'incurables, exécutés pour le gou- « vernement de Malte par M. Wyatt, et nous n'hésitons pas à déclarer que leur appropriation aux nécessités « auxquelles ils doivent faire face est excellente et parfaite.

« Nous n'avons jamais vu de plans d'hôpital civil qui nous paraissent réunir aussi complétement tout ce qui est « nécessaire à la santé, au bien-être et à la commodité du service. »

(Extrait d'un rapport du capitaine D. Galton, ingénieur royal, secrétaire d'État adjoint au ministère de la guerre et du docteur John Sutherland, membre de la Commission d'hygiène.)

(1) Nous rappelons que le pied anglais équivaut à 0m30479; le pied cube représente donc 0mc028314.

établissement des vieillards et des infirmes, un terrain d'une étendue à peu près égale. Comme l'hospice des Enfants-Assistés, il sera complétement séparé de l'Asile des vieillards, quoique dépendant de la même administration.

Chacune des femmes admises dans l'asile de Sainte-Madeleine aura une chambre particulière : on pense que l'isolement et les habitudes d'ordre pourront ainsi plus efficacement amener le retour de cés femmes à la décence et aux bonnes mœurs.

Avant d'être admises définitivement dans l'Asile, elles devront faire un noviciat de plusieurs jours, afin de donner des preuves évidentes d'un repentir sincère.

Elles travailleront à la cuisine et à la buanderie, et seront mises à même d'apprendre un état qui leur permette, à leur sortie de l'Asile , de pourvoir par des moyens honnêtes à leur existence.

Derrière l'hospice des vieillards et des infirmes, à l'angle opposé à celui qu'occupe l'hospice des Enfants-Assistés, sera construite la Prison des femmes, sur un plan entièrement analogue au système cellulaire adopté en France. Les cellules donnent sur autant de petits préaux qui viennent aboutir à une cour centrale où se tiendront les surveillantes.

Les prisonnières condamnées au travail forcé seront employées à la buanderie de l'hospice des vieillards, dont la prison se trouve peu éloignée : elles seront toutes nourries par la cuisine de l'Asile.

Ce premier groupe des établissements hospitaliers de l'île de Malte se complète, outre la maison d'aliénés, située à gauche de l'Asile, par l'hôpital-hospice des incurables dont nous allons parler, et qui se trouve au contraire placé à droite.

Ainsi que l'Asile des vieillards et des infirmes, l'hôpital-hospice pour les incurables présente un ensemble remarquable à tous les points de vue. (Voir planche 15.)

Deux grands pavillons, celui de droite pour les femmes, celui de gauche pour les hommes, s'étendant perpendiculairement à la façade de l'édifice, forment avec elle et un autre bâtiment placé à l'extrémité opposée, un quadrilatère au centre duquel s'élèvent la chapelle et le presbytère, reliés aux constructions environnantes par deux galeries couvertes.

Chacun des grands pavillons, occupé par les dortoirs divisés en deux salles de 32 lits, est, à droite et à gauche, flanqué à ses deux extrémités de quatre pavillons plus petits dans lesquels sont disposés les lavabos et les latrines.

Du centre des grands pavillons des dortoirs s'étendent, des deux côtés du quadrilatère, et parallèlement à la façade, deux corps de bâtiment dans lesquels sont les réfectoires et les salles de réunion.

Le pavillon situé au fond de la cour, parallèlement à celui de l'entrée, contient, au rez-de-chaussée, les magasins d'objets de coucher et le vestiaire, et au premier étage les dortoirs des domestiques admis au repos; derrière sont placés le bâtiment de la cuisine et ses dépendances. Deux galeries couvertes, perpendiculaires à la façade, relient ce bâtiment à celui des dortoirs des gens de service. Du milieu de ces deux galeries et de chaque côté de l'édifice, deux nouvelles galeries conduisent à deux pavillons isolés, construits en ailes, et renfermant des salles réservées pour les maladies qui présentent des caractères particuliers.

Comme les deux grands pavillons du centre, ils sont terminés par deux pavillons plus petits où sont les latrines et les lavabos.

Le même système d'arcades à jour régnant à l'intérieur le long des bâtiments a été adopté par l'architecte, et présente à l'œil, dans des dispositions différentes, des lignes analogues à celles de l'Asile des vieillards et des infirmes.

Les salles du rez-de-chaussée seront occupées par les malades atteints d'affections aiguës ou incurables, et celles de l'étage supérieur, par les malades de l'Asile des vieillards et des infirmes.

Au rez-de-chaussée du bâtiment d'Administration seront placés le dispensaire, la pharmacie, ainsi que les salles d'attente et celles où les malades de chaque sexe en état de marcher pourront venir se faire panser. On pourra ainsi épargner aux malades couchés dans les salles l'aspect quelquefois répugnant de ces sortes d'opérations.

Les malades pourront être roulés dans leurs lits en plein air, soit pour les soustraire à l'atmosphère des salles, soit pour les récréer. A l'aide de treuils hydrauliques placés dans les cages des escaliers, ils seront montés à l'étage supérieur ou pourront en être descendus, assis ou couchés.

La ventilation des salles sera naturelle. Elle s'obtiendra au moyen de fenêtres opposées, ouvertes jusqu'à un pied du plafond. Des ventouses seront établies entre les fenêtres, de manière à renouveler l'air pendant la durée de la clôture des portes et des fenêtres.

Les lits, placés à égale distance les uns des autres, auront une largeur de 5 pieds et demi, et les dimensions des salles ont été calculées pour que les malades puissent jouir chacun d'un cube d'air de 1,500 pieds.

Il ressort de l'étude analytique et comparative que nous venons de faire des hôpitaux de l'Europe qui nous ont paru, par leur installation, offrir les côtés les plus intéressants, que la science et l'art des constructions hospitalières, après avoir cherché toutes les combinaisons praticables, semblent s'être définitivement arrêtés au système des pavillons isolés, et qu'au moins, en ce qui touche à la distribution des bâtiments, il reste bien peu de place à de nouvelles améliorations.

Dans le nombre des plans ou projets qui ont passé sous nos yeux, les plus complets, les plus achevés sont, sans contredit et avec un égal mérite, bien que différents entre eux, celui du général piémontais Menabrea, dont nous avons fait connaître les remarquables dispositions dans cet appendice même, et celui de l'hôpital-hospice de l'île de Malte : ils réunissent et combinent en effet, de la manière la plus heureuse, les exigences du service des malades avec les vrais principes de l'art.

Dans un autre ordre d'idées, on peut citer l'hôpital israélite de Berlin comme le modèle que quelques praticiens, zélateurs trop ardents peut-être des imitations étrangères, voudraient voir adopter en France, à l'exclusion de tous autres hôpitaux.

Tout en reconnaissant les qualités nombreuses et dignes d'attention qui distinguent la construction et l'installation de cet établissement, nous dirons qu'élevé à grands frais par de riches banquiers ou marchands de Berlin, afin de servir à la fois de maison de santé pour les israélites de condition et d'asile pour leurs coreligionnaires pauvres, l'hôpital de Berlin ne saurait être, à cause de ses dimensions exiguës et du petit nombre de lits qu'il peut recevoir, comparé tout au plus qu'à notre Maison municipale de santé. Nous ajouterons même, la question étant ainsi posée, que l'hôpital de Béthanie de la même ville, ou bien encore l'hôpital de Brême, nous paraîtraient des modèles beaucoup mieux choisis, sous le rapport de l'aménagement intérieur et de l'étendue qu'il convient de donner aux services.

Nous avons dit ailleurs quelle était notre opinion sur les petits hôpitaux. Suivant nous, les hôpitaux moyens sont préférables aux grands, parce que la distribution des soins et la surveillance y sont plus faciles, et les causes de contagion moins fréquentes; ils sont aussi, sous plusieurs rapports, préférables aux petits, parce que ces derniers, exigeant chacun l'installation de services généraux et un personnel spécial, entraînent des dépenses considérables auxquelles les budgets hospitaliers ne sauraient que rarement suffire, et que, en les adoptant exclusivement, les administrations charitables se verraient presque toujours forcées de réduire, d'une manière fâcheuse, l'assistance qu'elles donnent aux classes souffrantes. La limite la plus convenable peut-être, dans laquelle il soit possible de combiner les nécessités administratives et financières avec les besoins les mieux entendus du service médical, est celle qui se trouve réalisée dans l'installation des hôpitaux Beaujon, Necker et Saint-Antoine.

Que si cependant nous en étions réduits à chercher en dehors de notre ensemble hospitalier le modèle d'un hôpital *restreint*, c'est-à-dire limité à 100 ou 150 lits au maximum, c'est encore à notre propre pays que nous devrions le demander de préférence. Nous avons, en France, plus d'un hôpital nouveau dont l'ordonnance, l'appropriation et même le caractère architectural présentent des conditions au moins aussi favorables que la Maison de santé juive de Berlin, et, dans le nombre, l'hôpital-hospice que M. Questel vient d'ériger à Gisors (Eure) (1) peut être donné comme un des types les plus achevés et les plus complets de ces sortes d'établissements. Il est difficile de se figurer avec quel soin intelligent et scrupuleux les moindres détails de l'édifice ont été étudiés, et quel esprit sagace et pratique a présidé à la distribution des différents services. L'architecte, qui a fait là une heureuse application des principes de l'économie hospitalière, nous a montré quel parti un homme de goût pouvait tirer, au point de vue de l'art, des matériaux les plus simples et les moins dispendieux. Aujourd'hui, plus encore peut-être qu'autrefois, il importe de rechercher et d'imprimer aux constructions de ce genre le cachet qui leur est propre, et l'architecte qui se bornerait à disposer ses bâtiments suivant les meilleures lois de l'hygiène et la plus grande efficacité du service, s'il négligeait absolument l'aspect extérieur et architectural de l'édifice, n'aurait pas, suivant nous, complétement satisfait aux obligations de sa tâche. Un hôpital ne peut être et ne sera jamais une maison ordinaire; nos habitudes élégantes, le goût des arts, si naturel et si répandu en France, exigent que nous nous inquiétions de restituer à nos monuments hospitaliers un caractère plus élevé, et que nous évitions de nous laisser devancer sur ce point par les architectes étrangers. Sans luxe ni dépense superflue, un architecte habile doit arriver facilement, avec les mêmes matériaux et dans la même limite de dépense, à un tout autre résultat que le simple entrepreneur; et la meilleure preuve que nous puissions en donner, c'est que l'artiste distingué auquel la ville de Gisors a eu la bonne inspiration de confier l'érection de son modeste hôpital, a su faire, à très-peu de frais, un véritable monument, là où un architecte vulgaire n'aurait vu qu'une maison à construire.

Nous montrerons, en parlant des constructions hospitalières au Moyen-âge, quelles étaient à cet égard les vues de nos devanciers.

---

(1) La *Revue générale de l'architecture et des travaux publics* (année 1861, vol. 19) reproduit dans une série de 11 planches gravées l'ensemble et les détails de ce petit édifice, non moins remarquable sous le rapport de l'art que sous celui de l'installation. L'hospice de Gisors, à la fois hôpital-hospice et orphelinat, peut renfermer 60 lits, non compris ceux des religieuses et des serviteurs. La dépense totale de l'édifice s'est élevée à 265,000 fr., savoir :

Terrassements et maçonnerie, 136,500 fr.; charpente, 21,000 fr.; couverture, 4,400 fr.; zinc, 11,000 fr.; menuiserie, 28,000 fr.; serrurerie, 17,000 fr.; fumisterie et chauffage, 7,000 fr.; plomberie et fontainerie, 3,500 fr.; marbrerie et sculpture, 4,200 fr.; peinture et vitrerie, 6,700 fr.; peinture décorative de la chapelle, 3,700 fr.; vitraux peints, 4,000 fr.; décorations diverses de la chapelle, 3,000 fr.; honoraires et frais de déplacement de l'architecte, 15.000 fr.

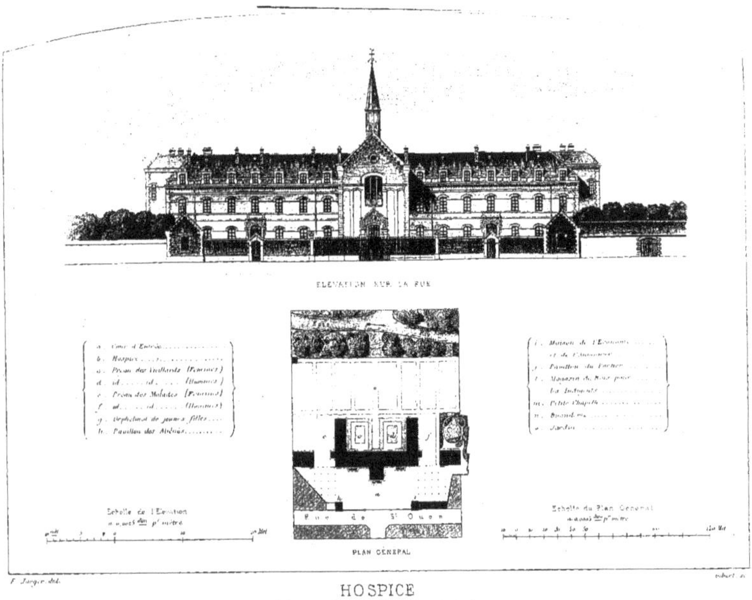

F. Jaeger del.

HOSPICE

à Gisors — Eure — Élévation principale

PAR Mr QUESTEL, ARCHte

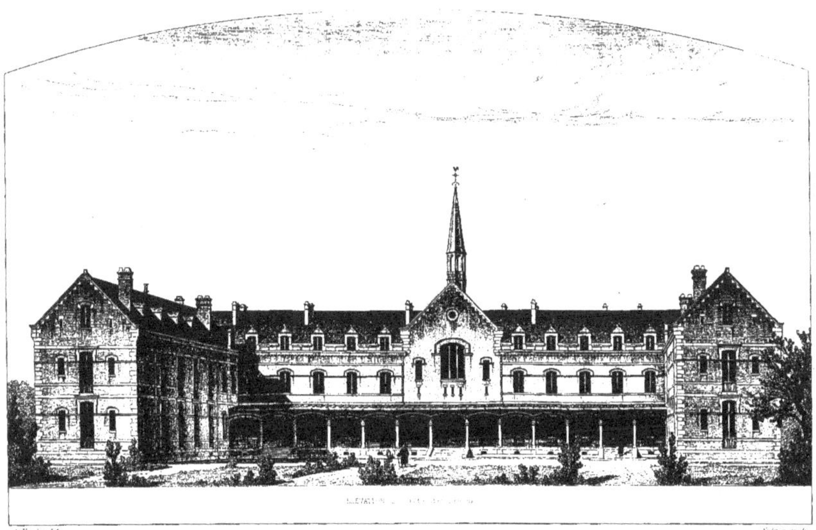

J. Favier, del. — Sulpis sculp.

HOSPICE

à Gisors (Eure) [illegible]

PAR Mr QUESTEL ARCHte

APPENDICE N° 6.

L'HOTEL-DIEU DE PARIS

ET LES CONSTRUCTIONS HOSPITALIÈRES AU MOYEN-AGE.

Depuis près d'un siècle, l'Hôtel-Dieu de Paris, autrefois si renommé comme institution charitable, a le privilége d'occuper l'attention des administrateurs et des savants; mais, dans les recherches auxquelles ils se sont livrés au sujet de cet antique édifice, ils paraissent s'être proposé surtout de mettre en lumière les phases désastreuses qui ont marqué son histoire, et ils ont omis d'en faire ressortir la partie brillante, alors qu'aucun événement extraordinaire ne venait troubler la marche régulière des services renfermés dans cet intéressant asile.

Sans doute les pestes et les famines qui ont trop souvent désolé Paris ont, par moments, exercé une funeste influence sur l'état de l'Hôtel-Dieu : réduit à un nombre limité de lits et forcé de recueillir une multitude de malades et de pauvres, il a dû fréquemment présenter l'aspect de l'encombrement et de la désorganisation ; toutefois, ce n'étaient là que des circonstances temporaires, et il est permis de croire que, rentrée dans ses conditions normales, cette maison offrait un ensemble très-satisfaisant, digne sous tous les rapports de la réputation que lui ont faite les historiens du Moyen-âge.

Condamné, ainsi que nous l'avons dit, à une démolition prochaine, il serait à craindre, si personne aujourd'hui ne se faisait l'historien de sa splendeur passée, qu'il ne restât dans les traditions du vieux Paris, non pas sous l'aspect monumental qu'il avait au temps de saint Louis et de François Ier, mais tel qu'il est sorti de l'incendie de 1772, et que nous l'ont dépeint, dans leur navrante vérité, les rapports de Tenon, de Bailly et de la Rochefoucauld-Liancourt.

Il est certain que les bâtiments actuels de cet hôpital ne sauraient faire présumer ce qu'il pouvait être vers le XIVe et le XVe siècles. Les solides assises qui se montrent encore sur le petit bras de la Seine sont l'œuvre de l'architecte Vellefaux, chargé, en 1602, de reprendre en sous-œuvre et de consolider les premières constructions érigées sous les règnes de saint Louis et de Louis XI (1). De ces dernières, il ne reste plus que les cinq baies ogivales et les contre-forts, que l'on distingue près du petit pont sous les arcades construites par Vellefaux, et une partie assez bien conservée de la crypte de l'église de l'Hôtel-Dieu (2).

---

(1) Nous disons plus loin, page 499, dans quelles conditions cette reconstruction fut effectuée.

(2) L'église de l'Hôtel-Dieu qui formait, comme dans la plupart des Maisons-Dieu de cette époque, l'entrée de l'hôpital, a été démolie en 1801 par l'architecte Clavareau, auteur du portique actuel, afin de dégager les abords

Les arts du dessin nous ont, il est vrai, transmis différentes vues de l'Hôtel-Dieu; nous leur devons de pouvoir reconstituer assez exactement, dans leur état primitif, ses deux façades principales, malgré les altérations inévitables amenées par le temps et les réparations partielles qui avaient déjà défiguré l'édifice.

La plus ancienne de ces vues ne remonte pas, croyons-nous, au-delà du XVIIe siècle. C'est, à ce qu'il paraît, un dessin représentant l'ensemble des constructions de l'Hôtel-Dieu, sur le petit bras de la Seine, avant les travaux de consolidation exécutés en 1602. Achetée à un prix excessif par un de ces riches amateurs qui collectionnent sans but utile, il ne nous a pas été permis d'en prendre connaissance.

Une eau-forte un peu plus récente, due au burin d'Israël Sylvestre, et dont nous pouvons du moins donner la reproduction, représente l'entrée principale et la chapelle de l'Hôtel-Dieu, telles qu'elles existaient en 1650, et qu'on peut encore se les figurer d'après le plan détaillé que nous en donnons.

VUE DE L'HOTEL-DIEU.

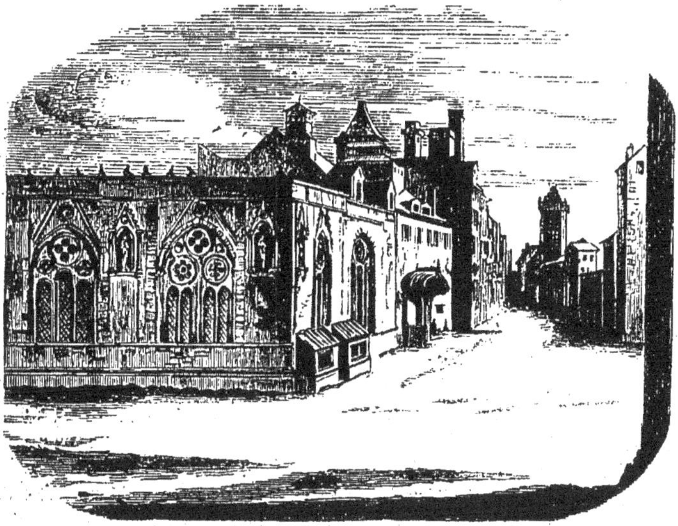

Pour compléter ces indications, M. Albert Lenoir a bien voulu nous communiquer, avant d'en avoir fait usage lui-même pour sa belle publication du vieux Paris, une aquarelle de l'époque, représentant, après l'incendie de 1772, le porche, alors debout, de la chapelle Sainte-Agnès, sur la rue du Petit-Pont, ainsi que le pignon de la salle du Légat, monuments remarquables des XVe et XVIe siècles.

---

de Notre-Dame, dont elle masquait le portail méridional. La construction de la nef principale de cette église était attribuée à saint Louis. Oudart de Mocreux, changeur, bourgeois de Paris, la fit agrandir et restaurer de ses deniers vers la fin du XIVe siècle. C'est au sujet de cette église ou chapelle que Me Jean Henry, chantre et proviseur de l'Hôtel-Dieu, écrivait en 1482 : « A l'entrée de la Maison-Dieu à laquelle y avoit du costé de la sacre maison ung petit lieu si « hest, si poly et si bien orné de précieux ornements que tous ceulx qui passoient, à la seule inspection du lieu, « estoient excités à deuotion ». (Arch. de l'Ass. pub. Manuscrit sur vélin).

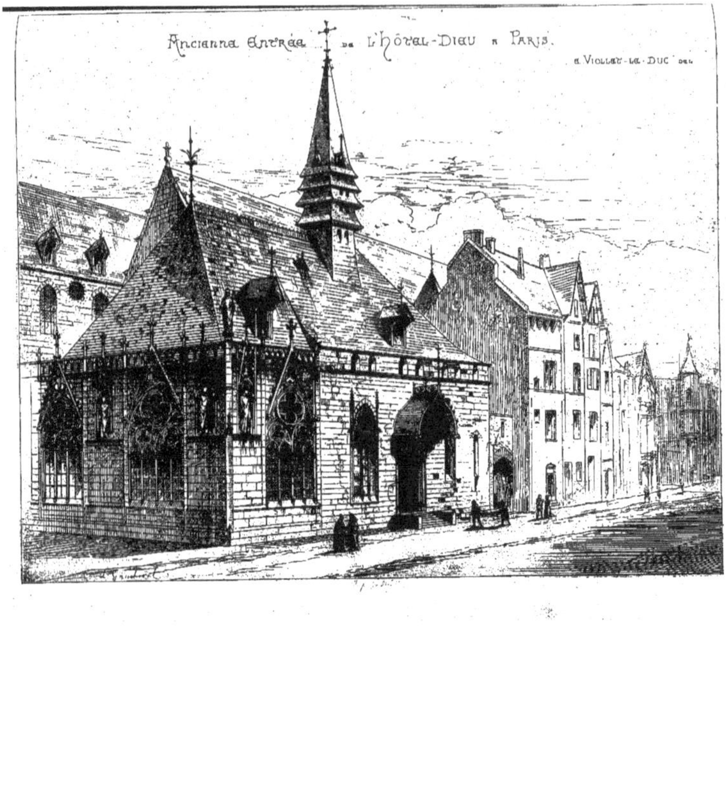
Ancienne Entrée de L'Hôtel-Dieu à Paris
E. Viollet-le-Duc del.

C'est d'après ces derniers vestiges qu'un architecte dont tout le monde apprécie le haut mérite et la rare compétence, surtout lorsqu'il s'agit des édifices du Moyen-âge, M. Viollet-Le-Duc, a bien voulu, à notre prière, restituer les deux façades principales de l'Hôtel-Dieu, à sa plus belle époque, et que nous-mêmes, nous aidant des précieux documents que renferment nos archives, nous allons retracer les transformations successives de ses bâtiments et de son installation.

Établissements hospitaliers au Moyen-âge.

Mais d'abord, et afin de rendre pour ainsi dire visibles et palpables les faits décrits ou consignés dans les cartulaires et les chartes que nous aurons à examiner, il est bon de constater quelles ont pu être, dans les établissements contemporains de l'Hôtel-Dieu qui se sont conservés intacts jusqu'à nos jours, les conditions générales de l'installation des hôpitaux au Moyen-âge. Les remarquables travaux de M. Viollet-Le-Duc et de M. le docteur Cattois nous fournissent à cet égard des renseignements pleins d'intérêt. Tout en réservant notre opinion, quant à la comparaison qu'on voudrait établir entre l'organisation des hôpitaux anciens et celle des hôpitaux modernes, nous sommes complétement de l'avis de M. Viollet-Le-Duc, lorsqu'il exprime cette pensée, que les constructions hospitalières du Moyen-âge, émanant de la charité la plus noble et la plus élevée, sont pour la plupart des modèles d'art et de recherches ingénieuses : si un jugement est susceptible de faire autorité parmi nous, c'est à coup sûr celui du savant architecte auquel la ville de Paris doit la restauration aussi splendide qu'heureuse de son antique cathédrale (1).

Comme lui, donc, préjugeant l'état ancien de l'Hôtel-Dieu « d'après l'art ingénieux et subtil « que révèlent des hôpitaux beaucoup plus modestes, » nous n'hésitons pas à affirmer que l'hôpital de la cité parisienne, sans cesse agrandi et doté par la munificence des rois et des riches particuliers, était au XVe siècle un des établissements les plus remarquables de Paris.

Quel doute pourrait subsister à cet égard, quand on sait que la façade de la chapelle Sainte-Agnès, sur la rue du Petit-Pont, construite en 1466, reproduisait sur la même échelle et avec une égale richesse d'ornementation les plus beaux portails de nos églises du XIe siècle, et que le bâtiment du Légat, contigu à la chapelle Sainte-Agnès, a été construit et achevé près d'un demi-siècle avant l'église Saint-Eustache, où l'on trouve reproduite, dans ses plus belles parties, cette première application de l'architecture de la Renaissance à Paris (2).

Disons-le cependant, à part les anciennes maladreries converties en hôpitaux ordinaires, et où la séparation des malades était une des conséquences forcées de la contagion ; à part quelques

---

(1) « Louis XIV, dit M. Viollet-Le-Duc, a gratifié les hôpitaux élevés sous son règne des biens de ces nombreuses maladreries et léproseries qui n'avaient plus guère raison d'exister, puisque de son temps, il n'y « avait pas de lépreux à soigner ; mais ce n'est pas à dire que les hôpitaux du XVIIe siècle soient des modèles « à suivre, comme disposition, au point de vue de la salubrité, de l'hygiène et du respect que l'on doit avoir « pour les malades pauvres. Dans le peu d'hôpitaux du Moyen-âge qui nous sont restés, nous trouvons un esprit « de charité bien entendu et délicat. Les bâtiments sont d'un aspect monumental sans être riches ; les malades « ont de l'espace, de l'air et de la lumière ; ils sont souvent séparés les uns des autres, comme on peut le « constater dans les exemples précédents ; leur individualité est respectée et certes s'il est une chose qui répugne « aux malheureux qui trouvent un refuge dans ces établissements, malgré les soins éclairés qu'on leur donne « abondamment aujourd'hui, c'est la communauté dans de vastes salles. Souvent alors la souffrance de chaque « malade s'accroît par la vue de la souffrance du voisin. Sans prétendre que le système cellulaire appliqué fréquemment dans les hôpitaux du Moyen-âge fût préférable matériellement au système adopté de notre temps, il « est certain qu'au point de vue moral il présentait un avantage. Nous tenons à constater qu'il émanait d'un sentiment de charité très-noble chez les nombreux fondateurs et constructeurs de nos Maisons-Dieu du Moyen-âge. »

(*Dictionnaire raisonné de l'architecture française du XIe au XVIe siècle*. Tome VI, p. 117.)

(2) « Depuis quelques jours, on démolit les restes de la façade de l'ancienne salle dite du Légat, brûlée dans « l'incendie de 1772. Cette façade, qui avait plus de 40^m de hauteur, bien que le bâtiment n'eût qu'un étage,

autres fondations de moindre importance où la charité présentait le caractère de l'hospitalité privée, nous retrouvons, dans toutes les constructions hospitalières du Moyen-âge, le principe absolu, exclusif des grandes salles : c'est toujours, c'est presque partout un vaisseau immense divisé en deux ou trois nefs, précédé d'un cloître ou d'une chapelle. Quelquefois, comme à Lubeck, l'Hôtel-Dieu, dépourvu de tous les services généraux que comporte le traitement des maladies, ne se compose que d'un sanctuaire à trois nefs parfaitement symétriques, servant d'entrée, et d'une vaste salle à la suite (1). Assurément, ce n'est pas là l'hôpital tel que nous le comprenons aujourd'hui : c'est plutôt le refuge charitable, l'antique *xenodochium* (2) que l'Église ouvrait si largement aux pèlerins, aux voyageurs fatigués, aux indigents sans abri (3).

HOPITAL DE LUBECK.

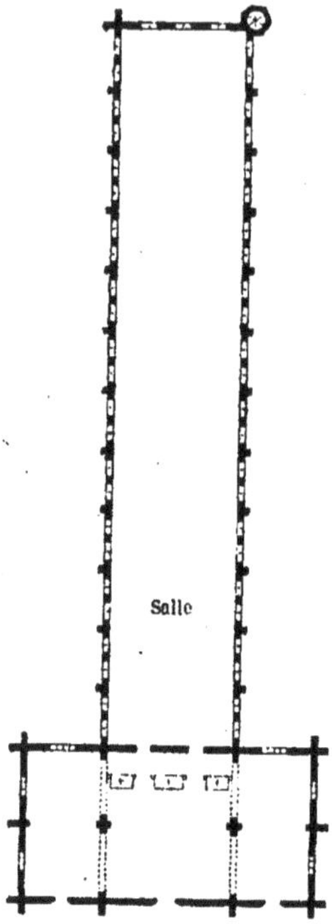

Chapelle servant d'entrée.

« était décorée de pilastres accouplés et de plusieurs niches ornées de « statues détruites pendant la Révolution.

« Elles représentaient : 1° saint Jean-Baptiste; — 2° saint Jean « l'Évangéliste; — 3° François Ier — 4° le cardinal Duprat, chancelier de « France, légat *a latere* et bienfaiteur de l'Hôtel-Dieu, auquel on devait « la construction de cette salle; — 5° Louis XI, roi de France; sur l'un des « contre-forts, au-dessous de la statue de ce prince, on lisait l'inscription « suivante, gravée en caractères gothiques, avec des abréviations qui en « rendent la lecture difficile :

« Ludovicus, rex francorum, undecim' (undecimus) huj' (hujus) nomis « (nominis). Il paraît que le bas de cette façade était un reste d'ancienne « construction du temps de Louis XI, sur lequel avait été construite la « chapelle de Sainte-Agnès, dépendante de l'Hôtel-Dieu, et dont on a « découvert tout récemment des débris dans le mur faisant parpaing de « l'ancienne façade de la salle du Légat. Ces débris présentaient des « faisceaux de petites colonnes portant encore l'empreinte des diverses « couleurs dont on était alors dans l'usage de décorer l'intérieur de nos « temples. Selon l'abbé Lebœuf, la construction de cette chapelle et du « portail de l'Hôtel-Dieu, tel qu'il était avant François Ier, datait de 1466... » (Rapport fait, en 1804, au Conseil général des Hospices par M. Gilbert, architecte inspecteur de l'Hôtel-Dieu.)

(1) Cette salle, qui n'est en quelque sorte que le prolongement de la chapelle, réunissait trois longues rangées de lits; on peut voir, en se reportant à la planche 1 *bis*, combien les dispositions de l'hôpital de Lubeck se rapprochent à cet égard de celles de l'Hôtel-Dieu de Paris.

(2) Du grec ξενος, étranger, et δεχομαι, recevoir.

(3) Tenon nous apprend (1er Mémoire, page 21) qu'il existait encore, en 1788, à Paris, deux hôpitaux pour les passants : l'hôpital Sainte-Catherine, rue Saint-Denis, au coin de la rue des Lombards, et l'hôpital Sainte-Anastasie et Saint-Gervais (*a*), rue du Temple, au Marais :

« *L'hôpital Sainte-Catherine* était connu dès l'an 1188. Des religieuses de l'ordre de Saint-Augustin en prennent « soin. Les pauvres femmes y sont reçues et nourries le soir; elles peuvent y coucher trois nuits de suite..... Il « compte 69 lits. »

« L'origine de l'hôpital Sainte-Catherine, dit Pierre Poignant, procède de la piété de cinq ou six vertueuses « dames, mues et touchées de compassion de ce que journellement plusieurs pauvres femmes et filles qui arri- « vaient trop tard pour entrer à Paris, ou qui n'y avaient aucune retraite et connaissance, étaient obligées de « coucher dehors avec grande incommodité et péril de leur pudeur, et aussi que plusieurs corps morts tués ou « noïés demeuraient sans sépulture. Lesquelles pieuses dames s'étant engagées ensemble et sous l'autorité de

(*a*) Tenon commet ici une légère erreur qu'il nous est facile de rectifier à l'aide des documents contenus dans nos archives : toutes les chartes et lettres patentes relatives à ce deuxième établissement le désignent sous le nom d'hôpital de Saint-Anastase, dit de Saint-Gervais.

FAÇADE DE L'HÔTEL-DIEU SUR LA RUE DU PETIT PONT

AVANT L'INCENDIE DE 1772

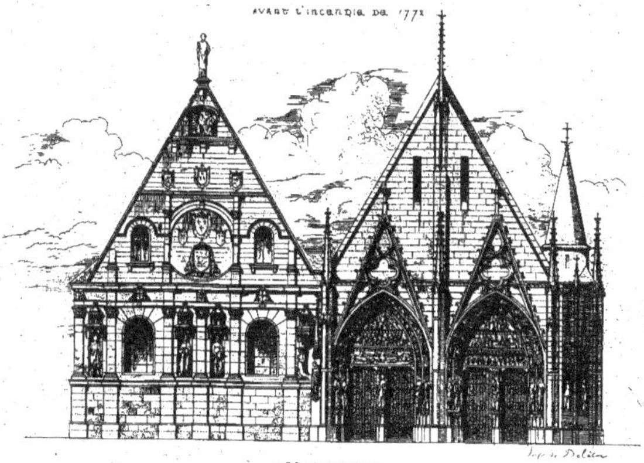

Imp. Delâtre

E. VIOLLET-LE-DUC REST.

Leon Gaucherel sc.

Hôtels-Dieu d'Angers et de Chartres.

Les Hôtels-Dieu d'Angers et de Chartres méritent d'être cités parmi les plus intéressants monuments du XIIe siècle (1).

ABBAYE D'OURSCAMP
(Plan de la grande salle et de son annexe).

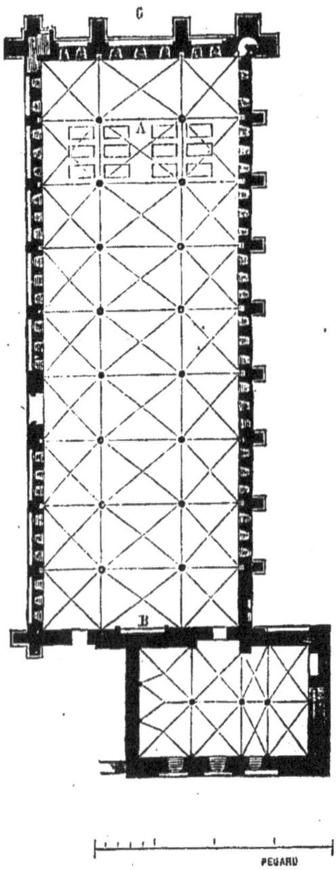

A Disposition des lits. | C Passage conduisant à l'Église.
B Cheminée.

Le premier, selon M. Viollet-Le-Duc, est surtout remarquable par son étendue et par les services qui l'entourent. Il se compose d'une grande salle à trois nefs, précédée d'un cloître, d'une chapelle voisine, de logements, dénaturés aujourd'hui, et de vastes magasins ou greniers, destinés à renfermer les différents

---

« l'évesque de Paris, ayant fait vœu de religion de l'ordre de « Saint-Augustin, ont de leurs biens fait bâtir ladite maison « et hôpital pour loger ces pauvres femmes et filles et y « ensevelir les corps des tués, noïés et décédés dans les pri- « sons.

« Ces mêmes œuvres de miséricorde et de charité ont tou- « jours été continuées par les religieuses qui ont été reçues « depuis, faisant, par leur profession, leur quatrième vœu d'y « servir les pauvres, donnant leur dot pour la subsistance et « l'entretien de la maison et l'hôpital, n'y ayant qu'une seule « et unique mense pour elles et pour les pauvres. (Inventaire « des titres de l'hôpital Ste-Catherine, par P. Poignant, 1702. « Arch. de l'Ass. pub.)

« *L'hôpital Ste-Anastasie et St-Gervais* est soigné encore « par des religieuses de l'ordre de St-Augustin; on y trouve « dans une grande salle au rez-de-chaussée, dix grands lits « et huit à tiroirs qu'on dégage le soir de dessous les précé- « dents; au premier étage sept grands lits et cinq petits. « On y loge les hommes trois nuits consécutives; on leur donne « à souper, il s'y rend de ces passagers, depuis trente jusqu'à « deux cents..... » (Tenon, 2e Mémoire, page 22). L'origine « de ce dernier établissement est mentionnée dans une charte « de 1171 : « In nomine sanctæ et individuæ Trinitatis, amen. « Ego Robertus Comites Ludovici, Regis Francorum frater.... « notum facimus... quoniam domum Garini cementarii sitam « in atrio sanctorum Gervasii et Prothasii quæ nobis quatuor « denarios de censu annuatim persolvebat, quod idem Garinus « et filius ejus Harcherus sacerdos, ad hospitandos Christi « pauperes donaverunt.... pro animabus nostris et prædeces- « sorum nostrorum, ab omni jure nostro et consuetudinis im- « munem et quietam in perpetuum fore concedimus... Actum « publice anno incarnationis Verbi millesimo centesimo septuagesimo primo in vila quæ dicitur Chaillis. (Du Breul, « *le Théâtre des Antiquités de Paris*, in-4o, Paris, 1612, p. 950.) »

Un des premiers actes du Conseil général des hospices fut de restituer à l'hôpital comme à l'hospice leur véritable caractère, et de faire de l'un, non plus un lieu de passage, comme autrefois, mais un lieu temporaire de traitement pour le malade, et de l'autre, un dernier asile consacré à la vieillesse abandonnée ou infirme. Depuis plusieurs années déjà (loi du 10 thermidor an III), le gouvernement avait essayé de faire disparaître les derniers vestiges de l'hospitalité publique du Moyen-âge, en ordonnant de fermer les hôpitaux aux gens de passage et en supprimant des habitudes qui, dans l'état des mœurs actuelles, ne tendaient plus qu'à ouvrir, au détriment des malades eux-mêmes, un refuge à la paresse et au vagabondage.

(1) L'hôtel-Dieu d'Angers a été fondé, en 1153, par Antoine Mahias, sénéchal d'Anjou, et par Henri II, roi d'Angleterre, comte d'Anjou, du Maine et du Poitou.

approvisionnements de l'hôpital. La salle, qui a trois nefs, pourrait recevoir quatre rangées de lits.

Au nord de cette salle, s'élève un bâtiment à deux étages, vaste magasin ou grenier propre à recevoir des provisions de toute nature. Sa forme est celle d'un trapèze divisé en trois nefs par deux rangées de colonnes; au-dessous de cette espèce de halle, s'étend une cave qui présente des divisions analogues.

HOPITAL D'ANGERS
(Coupe transversale de la grande salle).

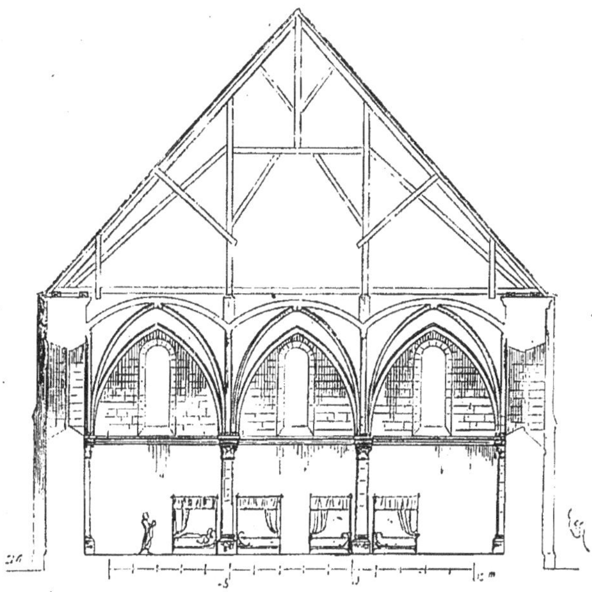

L'Hôtel-Dieu de Chartres consiste en une grande salle à trois nefs séparées par deux rangs de colonnes. C'est une disposition pareille à celle de l'hôpital d'Angers, et qui paraît avoir été généralement suivie pendant les XIIe et XIIIe siècles.

Dans les bâtiments abbatiaux de Saint-Jean-des-Vignes, de Soissons et d'Ourscamp (XIIIe siècle), on voit encore de belles salles. La salle dite des Morts, à Ourscamp, est la mieux entendue de toutes ces constructions hospitalières. C'est encore un grand vaisseau divisé en trois nefs, celle du milieu plus large que les deux autres, le tout couvert par des voûtes d'arête et un vaste grenier.

Les fenêtres de cette salle sont disposées d'une manière favorable à l'éclairage et à l'aération. La nef du milieu contenait probablement deux rangées de lits, et les nefs latérales une seule. La salle pouvait ainsi contenir cent lits.

Hôtel-Dieu de Tonnerre. La ville de Tonnerre possédait déjà au XIe siècle un Hôtel-Dieu situé, suivant l'usage, à côté de l'église Notre-Dame. Un autre hôpital de la même époque existait dans le faubourg de Bourberault (1).

(1) En 1293, Marguerite de Bourgogne, reine de Sicile, belle-sœur de saint Louis, voulant doter la ville de Tonnerre d'un hôpital magnifique, acheta à cet effet un vaste clos, près d'une source appelée Fontenille, le long de l'Armançon et des murs de la ville. Dans l'acte de fondation il est dit que les pauvres seront hébergés dans « l'Etablissement, et les convalescents nourris sept jours et renvoyés avec chemise, cotte et souliers; qu'une chapelle « sera bâtie avec quatre autels; que les frères et sœurs, au nombre de vingt, chargés des soins intérieurs, auront « pour mission de donner à manger et à boire à ceux qui auraient faim et soif, de recevoir les étrangers et les « pèlerins et de les héberger; de vêtir les pauvres, de visiter les malades, de consoler les prisonniers et d'ensevelir les morts; que les frères et sœurs auront des dortoirs et réfectoires séparés, et ne devront prendre leurs « repas qu'après le service des malades. »

On a conservé de cet hôpital la grande salle, en même temps chapelle et hospice, et quelques dépendances.

HOPITAL DE TONNERRE
(Plan d'ensemble).

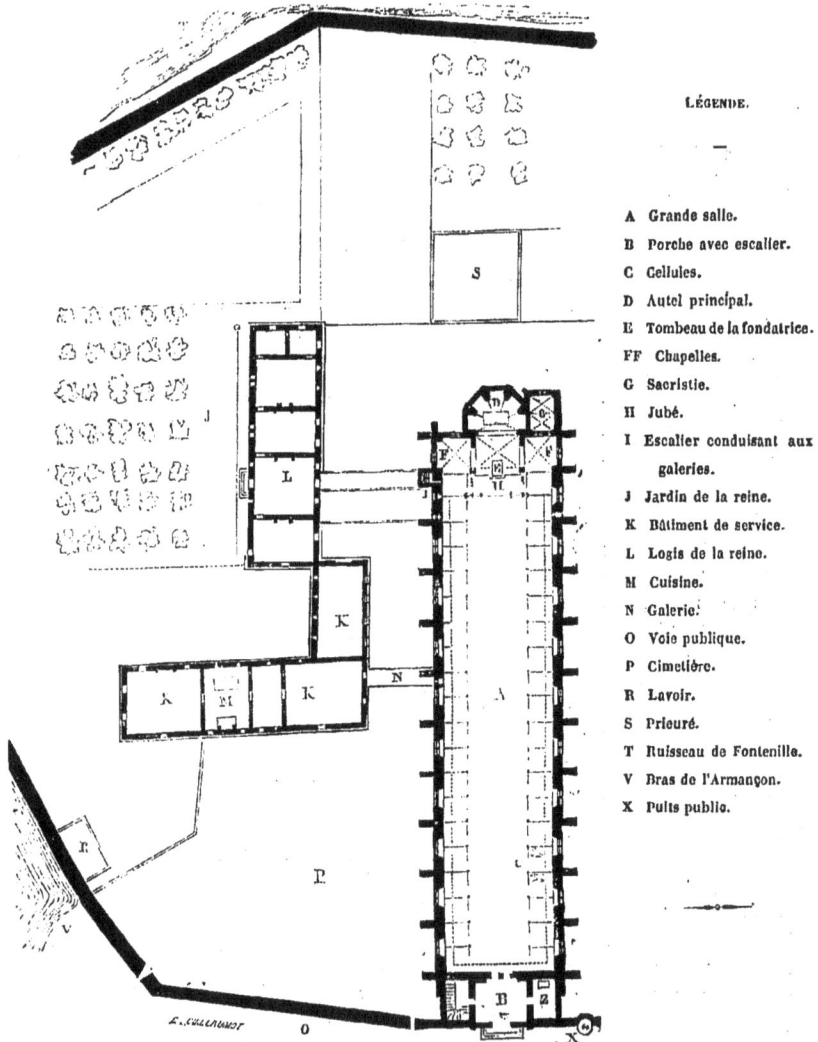

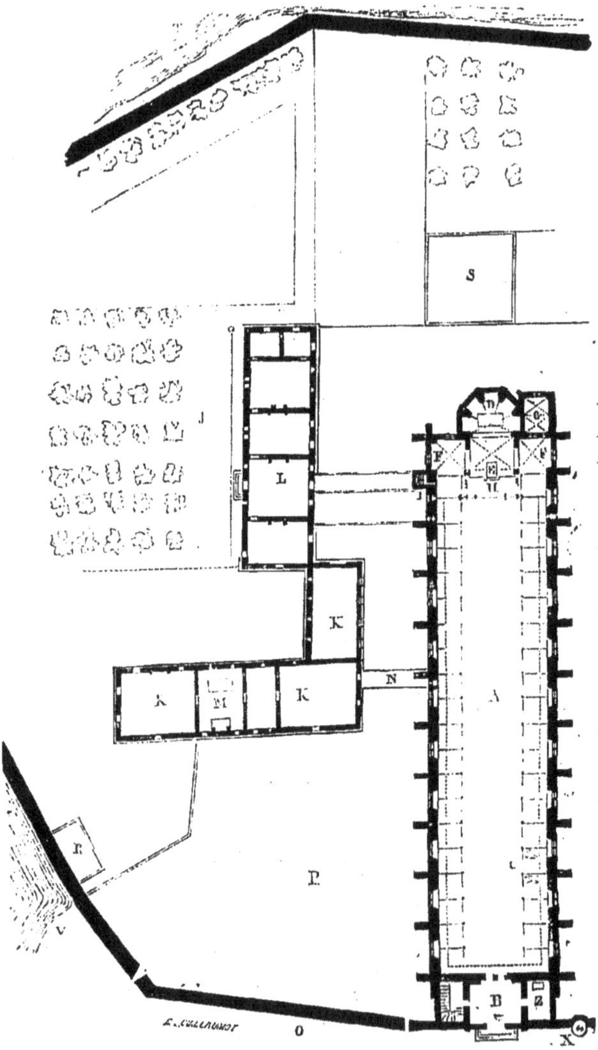

LÉGENDE.

A Grande salle.
B Porche avec escalier.
C Cellules.
D Autel principal.
E Tombeau de la fondatrice.
FF Chapelles.
G Sacristie.
H Jubé.
I Escalier conduisant aux galeries.
J Jardin de la reine.
K Bâtiment de service.
L Logis de la reine.
M Cuisine.
N Galerie.
O Voie publique.
P Cimetière.
R Lavoir.
S Prieuré.
T Ruisseau de Fontenille.
V Bras de l'Armançon.
X Puits public.

La grande salle contenait quarante cellules de boiseries, sortes d'alcôves dans chacune desquelles était placé un lit. Au fond de la salle était un maître-autel accompagné de deux chapelles latérales; devant le sanctuaire était le tombeau de la fondatrice. Un jubé posé devant le chœur reliait deux galeries latérales qui, établissant une circulation continue au-dessus des alcôves, permettaient d'ouvrir les fenêtres et de surveiller l'intérieur des cellules.

La figure ci-dessus présente le plan général de l'hôpital de Tonnerre, à l'échelle de 0.001 pour mètre. En A est la grande salle, autrefois précédée d'un porche B avec escalier; en C sont les alcôves, dans chacune desquelles était placé un lit. En D était un autel principal sous une voûte, et en F deux chapelles également voûtées. Le tombeau de la fondatrice était en E, et se composait d'une figure de bronze couchée sur un sarcophage. La sacristie des chapelles était en G, et en H un jubé avec les deux galeries latérales. On pouvait monter à ces galeries par l'escalier du porche et par un escalier I qui était mis en communication avec une galerie réunissant le logis L de la reine à la grande salle. De ses appartements, situés au premier étage de ce logis, cette princesse pouvait ainsi soit descendre dans la salle, soit inspecter les cellules en se promenant sur la galerie qu'elles portaient. En Z était une petite chapelle.

Les bâtiments du service de l'hôpital sont situés en K et la cuisine en M. On communiquait de ces bâtiments avec la salle au moyen d'une autre galerie N, aboutissant à une petite porte. La voie publique passe en O. En P était le cimetière; en J le jardin de la reine, borné par la muraille de la ville et par le ruisseau de Fontenille. En R, un lavoir; en V, un bras de l'Armançon, et en S le prieuré. Deux canaux souterrains, passant des deux côtés de la grande salle, entraînaient dans la rivière les vidanges de l'établissement. Outre les murailles de la ville, des remparts entouraient les autres parties du clos. En X était un puits public.

HOPITAL DE TONNERRE
(Coupe transversale).

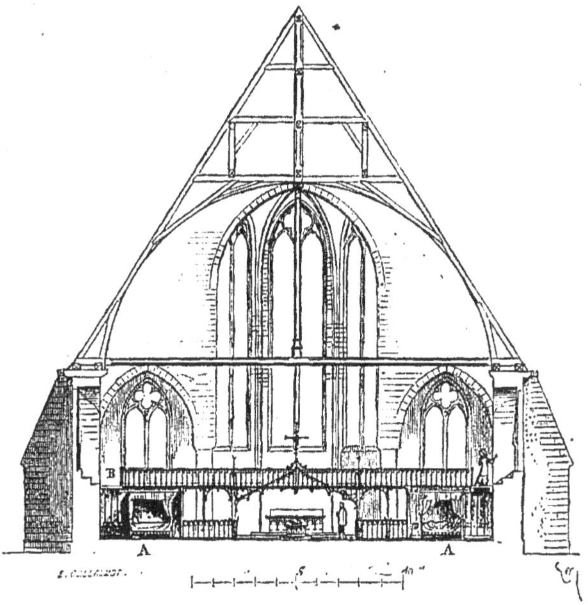

AA Alcôves. | B Galerie supérieure.

Les deux figures qui suivent complètent heureusement cette description. La première donne la coupe transversale de ce magnifique vaisseau, qui n'a pas moins de 18m60 de largeur dans œuvre sur 88m00 de long, depuis le porche jusqu'au sanctuaire. La coupe montre en A les alcôves avec la galerie supérieure B passant par dessus le jubé. Des ventilateurs étaient établis dans la charpente.

« La disposition des lits de l'hôpital de Tonnerre, dit M. Viollet-Le-Duc, logés chacun dans une cellule (1),

(1) L'infirmerie construite pour les religieuses de l'Hôtel-Dieu, après l'incendie de 1772, présentait des dispositions analogues : « Toute la partie destinée à l'usage de l'infirmerie ne formera, pour ainsi dire, qu'une seule

« avec galerie de service supérieur, mérite de fixer l'attention. Chaque malade, en étant soumis à une « surveillance d'autant plus facile qu'elle s'exerçait de la galerie, se trouvait posséder une véritable « chambre. Il profitait « du cube d'air énorme « que contient la salle « et recevait du jour « par les fenêtres la- « térales; sa tête étant « placée du côté du « mur et abritée par « la saillie du balcon, « il ne pouvait être « fatigué par l'éclat de « la lumière. On objec- « tera peut-être que « la ventilation de ces « cellules était impar- « faite; mais la salle « ne contenant que « quarante lits, les fe- « nêtres latérales pou- « vaient être ouvertes, « et le vaisseau étant « fort élevé, et ven- « tilé d'ailleurs par les « trous percés dans le « lambrissage de la « charpente, on peut « admettre que les con- « ditions de salubrité « étaient bonnes (1). »

HOPITAL DE TONNERRE
(Vue perspective d'une des travées de la salle).

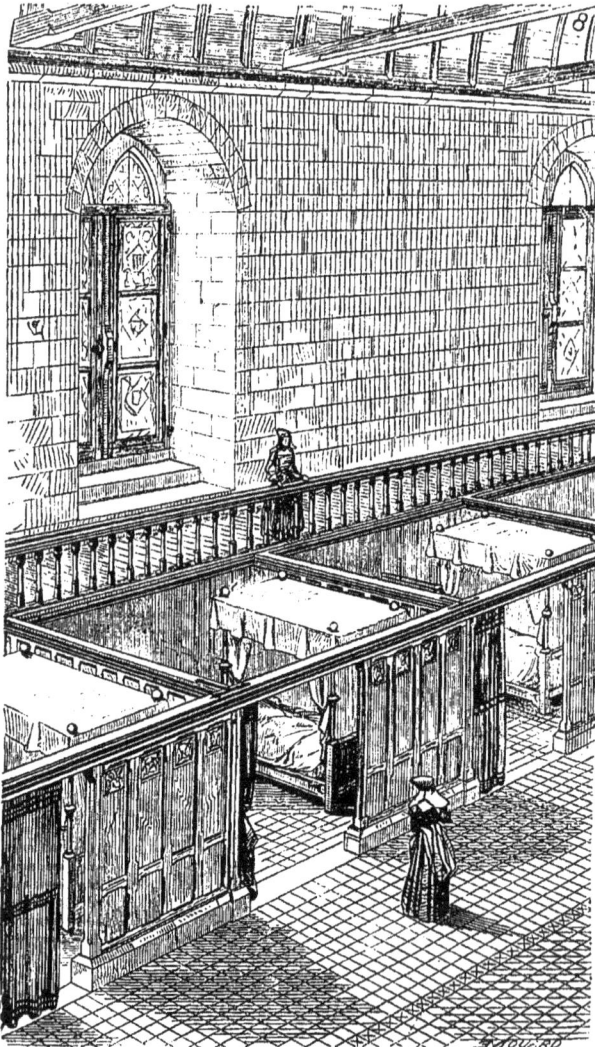

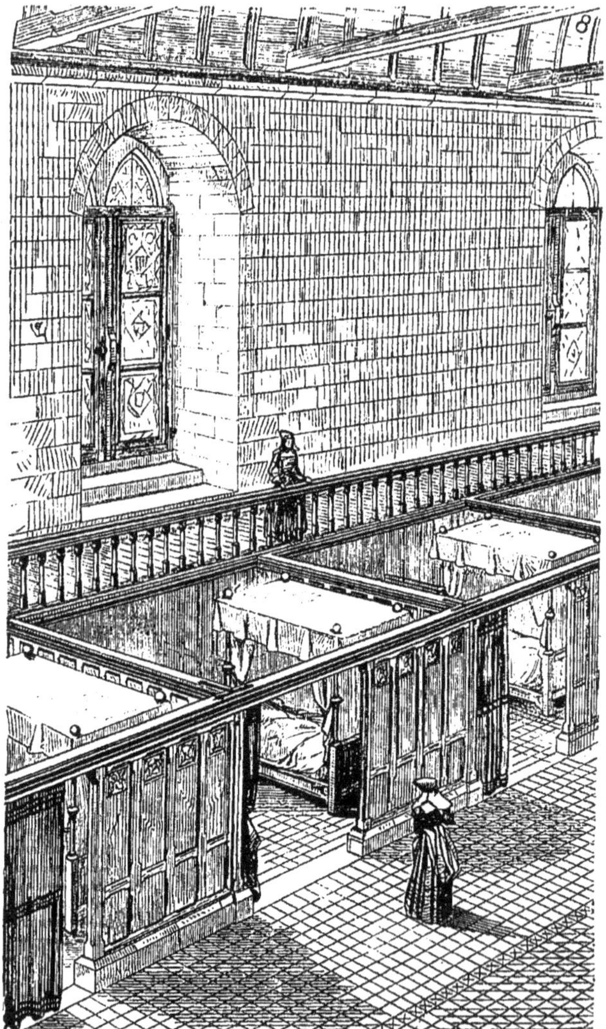

« pièce, dont le milieu « sera libre, et les côtés « formeront les habita- « tions des religieuses « malades ou infirmes, « qui ne se trouveront « fermées que par des « rideaux sur la face du « corridor, dans les- « quelles seront placés « chaque lit; chaque re- « ligieuse a sa croisée « et peut renouveler l'air « autant qu'elle le jugera « à propos; elle est sé- « parée du mauvais air de sa compagne par les cloisons de refend, qui au lieu d'être des rideaux sont cloisons « sourdes et salubres, tant pour les malades religieuses que pour la solidité des bâtiments. »

(Rapport de l'inspecteur général des bâtiments de l'Hôtel-Dieu, 14 janvier 1779. — Arch. de l'Ass. publ.)

(1) *Dictionnaire raisonné de l'architecture française du XIe au XVIe siècle*, tome VI, page 112.

La vue perspective que nous donnons, à la page précédente, d'une des travées de la salle, permet de saisir la disposition des cellules et des galeries de surveillance.

Hôtel-Dieu de Beaune.

L'Hôtel-Dieu de Beaune, fondé, en 1443, par Nicolas Rollin, chancelier du duc de Bourgogne, est à peu près tel que le XVe siècle nous l'a laissé, bien qu'il soit construit en grande partie en bois.

« Il se compose, dit M. Viollet-Le-Duc, de trois corps de logis élevés autour d'une cour quadrangu-« laire. Dans le bâtiment qui donne sur la rue est placée la grande salle avec sa chapelle à l'extrémité, « la porterie et quelques pièces voûtées destinées aux provisions. Les deux autres corps de logis, devant « lesquels passe une galerie à deux étages, contiennent le noviciat des sœurs, trois salles, la cuisine et « la pharmacie. De grands gables en charpente, vitrés, donnent du jour dans les salles par-dessus les ga-« leries du dehors, tandis que l'aération « se fait par les galeries mêmes et par les « faces opposées. La cour de cet établis-« sement, d'un aspect riant, bien propor-« tionnée, contient encore son puits du « XVe siècle, son lavoir et sa chaire (1). »

HOTEL-DIEU DE BEAUNE
(Plan d'ensemble).

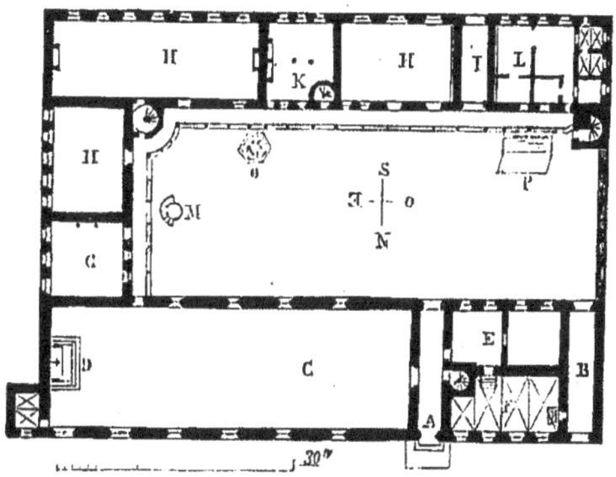

A Entrée.	H Salles de malades.
B Passage de service.	I Passage.
C Grande salle.	K Cuisine.
D Chapelle.	L Pharmacie.
E Réfectoire des sœurs.	M Chaire.
F Salles aux provisions.	O Puits.
G Noviciat des sœurs.	P Lavoir.

La porte sur la rue est comme celle de l'ancien Hôtel-Dieu de Paris, sur la place du Parvis, protégée par un auvent en charpente couvert en ardoise.

Maladrerie du Tortoir.

Nous retrouvons dans la maladrerie dite du Tortoir, sise non loin de la route qui mène de Laon à La Fère (Aisne), les curieuses dispositions intérieures de l'hôpital de Tonnerre. Suivant MM. Verdier et Cattois, cet établissement daterait de la première moitié du XIVe siècle (2). Il comprend, réunis dans une enceinte carrée, trois bâtiments complétement séparés. A, la salle des malades; B, une chapelle; C, un corps de logis à deux étages, pour les religieux probablement et pour la cuisine. Les autres bâtiments qui existent aujourd'hui dans l'enceinte sont d'une époque assez récente. Les deux extrémités de la salle A sont fermées par deux pignons avec cheminées. Sur le préau, à l'intérieur de l'enceinte, s'ouvre une large porte, avec guichet à côté; sur cette face, pas d'autres ouvertures que deux fenêtres relevées. Devant cette large porte était suspendu un appentis très-saillant (si l'on en juge par ses amorces et les entailles de la charpente) qui servait d'abri aux chariots amenant les malades. Pour l'usage ordinaire, on se contentait de passer par la petite porte. Sur les dehors, au contraire, cette salle de malades était percée de deux rangs de larges fenêtres, disposées de telle façon que celles du bas éclairaient des cellules en bois, semblables à celles de l'hôpital de Tonnerre, et celles du haut s'ouvraient sur

(1) *Dictionnaire raisonné de l'Architecture française du XIe au XVIe siècle*, t. VI, page 114.
(2) *Architecture civile et domestique au Moyen-âge et à la Renaissance*, par MM. Verdier et Cattois, tome II, page 107.

une galerie à laquelle on montait par un escalier ménagé dans la travée I, dépourvue de fenêtres. A Tonnerre, l'intervalle entre les cloisons est de 2 toises (3m95) ; même espace entre les axes des contre-forts de la salle du Tortoir. En supposant les cloisons des cellules de la même profondeur que celles de l'hôpital de Tonnerre, et plaçant une cloison dans l'axe de chacun des sept contre-forts, la salle ayant dix mètres de large, il restait six mètres pour la circulation du côté de l'entrée, en dehors des cellules, et on pouvait placer sept lits dans celles-ci, l'escalier de la galerie prenant la place d'une cellule. Or, ce nombre de sept lits est très-fréquemment admis dans ces petits établissements de charité. Si nous nous rappelons que les maladreries étaient spécialement réservées aux malheureux affectés de maladies contagieuses, et que des précautions minutieuses étaient prises, non-seulement pour les séparer des populations, mais aussi pour les isoler entre eux, nous comprendrons ici cette disposition des cellules avec fenêtres, qui permettaient à ces pauvres gens de voir la campagne et de se réchauffer aux premiers rayons du soleil, car ces fenêtres donnent au levant. Elles étaient, d'ailleurs, munies de volets à l'intérieur, de manière à éviter la trop grande chaleur. Un chemin de ronde, avec machicoulis, réunissait les bâtiments et était mis en communication, par des portes percées dans les pignons, avec la galerie intérieure. Un fossé entourait l'enceinte, ainsi qu'on peut le reconnaître en examinant les soubassements extérieurs de la grande salle. On n'arrivait au sommet des quatre tourelles que par la galerie et des échelles posées dans ces tourelles servant d'échauguettes.

MALADRERIE DU TORTOIR
(Plan d'ensemble).
11

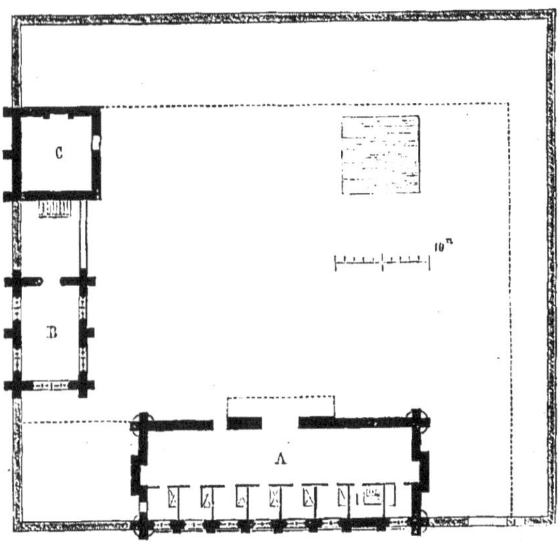

A Salles de malades.
B Chapelle.
C Cuisine et bâtiment des religieux.

Nous compléterons cette revue sommaire des hôpitaux au Moyen-âge, par le plan que nous empruntons à l'ouvrage déjà cité de MM. Verdier et Cattois d'un établissement conçu d'après des vues bien différentes de celles que nous venons d'exposer : Hôpital de Cues (Prusse Rhénane).

« L'hôpital de Cues, dans la Prusse rhénane, disent ces auteurs, se présente avec un tout autre « développement à notre examen. C'est un cloître autour duquel s'ouvrent de vastes salles de malades. « A l'extrémité de l'une des galeries est la chapelle, qui se fait remarquer par une abside polygonale, « de moindre diamètre que le corps de la nef, où l'on voit une colonne centrale recevoir toutes les « nervures de la voûte. Galeries, corridors, cours, salles, chambres, édifice distinct pour le culte, tout « annonce que nous nous approchons des exigences de nos besoins modernes. C'est en 1450 que cette

« fondation, ainsi divisée et parcellée, fut conçue et arrêtée par le cardinal Nicolas, évêque de Brixen. « Six prêtres, six nobles et vingt et un pauvres du peuple devaient être les seuls hôtes de cet hospice. »

Ces différentes dispositions, déjà si remarquables dans les hôpitaux que nous venons de passer en revue, nous les retrouvons toutes, mais beaucoup mieux appropriées et sur une échelle autrement large, dans les salles de l'Hôtel-Dieu de Paris au Moyen-âge.

Origine de l'Hôtel-Dieu.

L'Hôtel-Dieu, nous l'avons dit, eut pour origine l'hôpital Saint-Christophe dont l'existence, en 829, est constatée par une charte de l'évêque Inchad (1). Cette charte est aussi la première où soit mentionnée une donation faite à cet hôpital :

HOPITAL DE CUES (PRUSSE RHÉNANE)
(Plan d'ensemble).

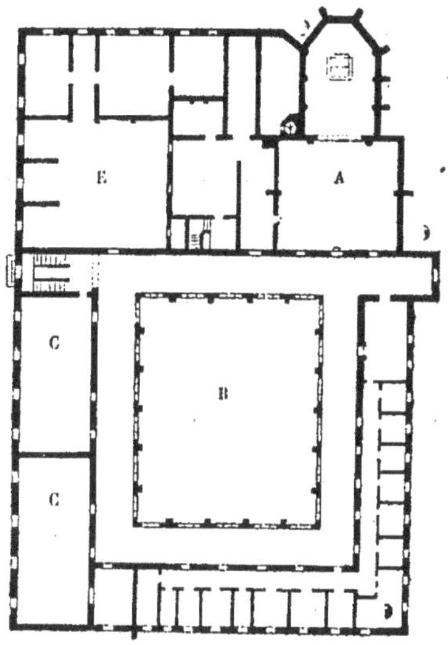

A Chapelle.
B Préau.
C Salles communes.
D Chambres particulières.
E Services généraux.

(1) L'époque de l'établissement de l'Hôtel-Dieu et le nom du fondateur sont restés inconnus, malgré les recherches faites, à toutes les époques, par les auteurs qui ont écrit l'histoire de Paris. Plusieurs écrivains, s'inspirant de renseignements recueillis dans le domaine mystique, à l'état de légendes, ont avancé des faits dépourvus de toute exactitude : les suppositions erronées faites au XVIIe siècle sur l'origine de cette maison hospitalière sont arrivées jusqu'à nous sous l'apparence d'une authenticité trompeuse.

Un système, mis en avant par M. Labourt (*Recherches sur l'origine des ladreries, maladreries et léproseries.* 1 vol. in-8°, Paris, 1854, page 225 et suivantes), prétend faire remonter aux temps druidiques l'origine de l'Hôtel-Dieu, et s'appuie sur ce que la statue placée devant l'église de l'hôpital, jusqu'au milieu du siècle dernier, devait être non pas une statue mais une pierre sacrée, de la même nature que celles autour desquelles les prêtres gaulois accomplissaient les rites mystérieux de leur religion.

Sans accepter des preuves aussi légères, d'autres auteurs placent à l'époque mérovingienne la fondation de l'Hôtel-Dieu, se fondant sur ce que, sous le règne des rois mérovingiens, les malheureux qui considéraient les évêques comme leurs tuteurs et leurs protecteurs naturels, trouvaient dans les dépendances de la basilique un lieu d'asile.

Il est très-douteux qu'au temps de saint Landry, il existât à Paris, vers l'emplacement actuel de l'Hôtel-Dieu, un hôpital permanent ou une maison consacrée spécialement aux usages hospitaliers. On sait que saint Landry, comme la plupart des premiers évêques, donnait asile aux proscrits dans les dépendances de son église; mais, sous ce rapport plusieurs de ses prédécesseurs mériteraient, autant que lui, le titre de fondateurs de l'Hôtel-Dieu.

Les Bollandistes, qui ont attribué à saint Landry la création d'un *xenodochium*, n'ont pas indiqué les sources auxquelles ils ont puisé, et cela est à remarquer, car, d'ordinaire, ces écrivains hiératiques sont très-soigneux de citer les autorités sur lesquelles ils s'appuient. (Bollandistes, Anvers, 1688, 10 juin, fête de saint Landry, page 293). Cette assertion des Bollandistes a été répétée par plusieurs auteurs du siècle dernier, et, de nos jours, la plupart des personnes qui se sont occupées de rechercher l'origine de nos maisons hospitalières, ont regardé saint Landry comme le fondateur de l'Hôtel-Dieu. Quelques-uns même sont allés jusqu'à fixer à l'année 650 la date de la fondation de cet hôpital et ils l'ont placé sur un terrain donné aux évêques par Ercembald ou Erchinoald, parent de Dagobert et maire du palais. Le nom d'Erchinoald est souvent cité par les historiens du VIIe siècle comme celui d'un personnage très-charitable : « Erchinoaldus erat insignis bonitate ac elemosynis largissimus. » (Fragmenta de rebus pie gestis Dagoberti I regis franc. apud Duchesne, tome I, page 640. Voir aussi : Fredegarii scholastici chronicon, apud Duchesne, tome I, page 764, et Erchamberti fragmentum, apud Duchesne, tome I,

« Ego Inchadus...., Decima quoque earumdem villarum id est de indominicato tantum, detur ad « integrum ad illud hospitale pauperum (1). »

Une question se présente relativement à l'hôpital Saint-Christophe : a-t-il, ou non, formé, dans l'origine, un établissement distinct de l'Hôtel-Dieu, et quel emplacement occupait-il alors sur la place du Parvis?

A l'époque où son nom apparait pour la première fois dans le cartulaire de l'église Notre-Dame, la Seine n'était pas canalisée, et les eaux du fleuve se déversant sur les deux rives, à la moindre crue, venaient battre les remparts de la Cité, assez distants de la berge, pour que lors du siége de 886, un combat ait pu se livrer dans l'île, entre les Normands débarqués et les Parisiens sortis de la ville pour les repousser (2).

On a retrouvé, en 1847, dans les fouilles faites sur la place du Parvis, les restes de ces anciennes fortifications: elles suivaient une ligne parallèle au rivage, et leur emplacement est assez exactement indiqué par la grille du jardin de l'Hôtel-Dieu sur la rue Neuve-Notre-Dame. Les bâtiments modernes de l'hôpital se trouvant situés en dehors de cette enceinte, ils n'ont pu

---

page 780). Mais, à coup sûr, ce grand renom de charité ne suffit pas à prouver une donation dont on ne trouve le titre en aucun lieu.

L'abbé Lebœuf, dont le jugement est si sûr en matière d'archéologie, et qui paraît d'ailleurs avoir eu à sa disposition, dans les archives de l'ancien Hôtel-Dieu, les documents sur lesquels nous appuyons notre opinion, s'exprime ainsi au sujet des origines de cet hôpital :

« On a débité jusqu'ici des faits très-incertains, pour ne pas dire faux, sur l'origine de l'église Saint-Christophe, « en assurant qu'elle avait été bâtie sur un fond d'Erchinoald, maire du palais, qu'on a fait sans fondement « comte de Paris au VIIe siècle. Sauval a grande raison de mépriser toutes ces fables, et je suis surpris que « M. Moreau de Mautour ait ajouté foi à cette tradition, pour en conclure que la statue qui faisait face à l'Hôtel- « Dieu de Paris et qu'on a ôtée de là, en 1748, était une statue de cet Erchinoald. Ce qu'on peut regarder comme « certain touchant l'église de Saint-Christophe est que, dès le VIIe siècle, c'était un monastère de filles, voisin de « la cathédrale de Paris, laquelle s'étendait beaucoup moins alors qu'aujourd'hui du côté de l'occident où était « située cette maison. Le monastère de Saint-Christophe pouvait avoir été placé proche la principale église, afin « que les religieuses eussent soin de l'entretien des ornements et du linge, ainsi qu'on en a eu des exemples à l'égard « d'autres cathédrales. Mais, comme par la suite on vit que ces soins pouvaient être pris par d'autres personnes, « l'emplacement de ce monastère fut destiné par l'évêque de Paris et par son clergé pour servir d'hôpital aux « pauvres, ce que je crois être arrivé aussitôt après le concile d'Aix-la-Chapelle de l'an 817, car il est sûr par une « charte de l'évêque Inchad...

« Pour en revenir à l'Hôtel-Dieu, comme je n'ai point encore vu de titre ou autre monument qui puisse prouver « que saint Landry, évêque de Paris, en soit le fondateur, je ne puis encore embrasser cette opinion.

« On doit distinguer entre un hôpital et un Hôtel-Dieu ou maladrerie. J'ai beaucoup de peine à croire que les « maladreries aient été originairement proche les cathédrales qui étaient bâties dans l'intérieur des cités. Bornons- « nous donc à croire que saint Landry a assisté les pauvres, s'il y a eu une famine sous son épiscopat; mais il « n'y a point de preuve qu'il y ait établi une maladrerie ou Hôtel-Dieu. Peut-être qu'avec de plus profondes « recherches on trouverait l'époque du changement de l'hôpital ou maison d'hospitalité de cette cathédrale en « maladrerie ou Hôtel-Dieu. Je ne sais si ce ne serait point la multiplication des lits qui y aurait donné « naissance. Cette augmentation fut occasionnée par un statut du chef de Notre-Dame de l'an 1168. »

(Lebœuf, *Histoire ecclésiastique du diocèse de Paris*, tome I, pages 22, 23 et 26).

(1) Cartulaires de l'église Notre-Dame, Ed. Guérard. t. I, c. XIV, page 322.

(2) *Histoire topographique et archéologiqne de l'ancien Paris*, par MM. Albert Lenoir et Adolphe Berty. — Plan de Restitution, feuille X. — Voir aussi Abbon, *Siége de Paris*, liv. II; apud Duchesne, t. II, page 614 :

« Inquesulas penetrant urbis sedes quibus extat,
« Mœnia circumeunt trucibus gladiis onerati,
« Digressique foras, nostri circumdere turres. »

être édifiés qu'après sa démolition, car il est évident que l'évêque et les chanoines, propriétaires de l'hôpital, n'avaient pas moins que les habitants de la Cité intérêt à l'abriter à la fois contre le ravage des grandes eaux et les insultes de l'ennemi. Cette conjecture est celle qui se concilie le mieux avec ce passage de la charte de 829 : « Illud hospitale pauperum quod est apud memoriam « beati Christofori. » Or, le tombeau de saint Christophe, et par conséquent l'église consacrée à ce saint, sur l'emplacement même du tombeau, étant située au nord de la place du Parvis, et ayant précisément son chevet au point où la rue de saint Christophe y débouche (voir la planche 1 *ter*), les bâtiments de l'hôpital, à cette époque primitive, ne pouvaient qu'être placés au nord, entre le portail central de Notre-Dame, l'ancien chef-lieu de l'Administration, et la rue actuelle d'Arcole. C'est bien là, en effet, ce qui ressort encore plus évidemment du statut capitulaire de 1168, aux termes duquel tout chanoine en mourant, ou en renonçant à sa prébende, était tenu de laisser à l'hôpital de Notre-Dame, *situé devant la porte de l'église*, un matelas, un oreiller et des draps pour l'usage des pauvres (1).

Le percement de la rue Notre-Dame, effectué en 1184, afin de faciliter l'accès du grand portail de la nouvelle église, alors en cours de construction, entraînant forcément la démolition d'une partie de l'hôpital Saint-Christophe, coïncide probablement avec la destruction de l'ancienne enceinte gallo-romaine et les premières extensions de l'Hôtel-Dieu du côté du fleuve; aussi, est-ce à partir de cette époque que les appellations sous lesquelles il avait été désigné jusque-là, « hospitale sancti Christofori..... hospitale beatæ Mariæ, hospitale ante Portam ecclesiæ, » commencent à disparaître pour faire place à celle de « Domus Dei parisiensis (Maison-Dieu de la Cité parisienne). Il est donc parfaitement établi que l'Hôtel-Dieu a succédé, mais sur un autre emplacement, à l'hôpital Saint-Christophe qui était alors plutôt un hospitalier, un *xenodochium*, qu'un hôpital proprement dit.

M. Guérard, dans sa belle préface du cartulaire de l'église Notre-Dame, puisant aux mêmes sources que nous, confirme et complète tout ce qui vient d'être dit concernant l'hôpital Saint-Christophe.

« Cet hôpital des pauvres, institué auprès du tombeau de saint Christophe, ne peut, en effet, se « rapporter qu'à l'Hôtel-Dieu. Les frères qui le desservaient étaient, comme on le voit, dans l'usage d'y

---

(1) Cette donation, dont l'exécution a soulevé depuis plusieurs procès entre le chapitre et les administrateurs de l'Hôtel-Dieu, est la première donation importante que nous ayons à enregistrer après celle de l'évêque Inchad. L'hôpital, appartenant alors par moitié à l'évêque de Paris et aux chanoines, devait naturellement tenir d'eux ses premiers priviléges et ses premières concessions. La pièce originale qui existe dans nos archives mérite d'être reproduite :

« Beatus qui intelligit super egenum et pauperem quia in die adversitatis potenter a domino liberabitur. In « Christi igitur nomine tam futuris quam presentibus innotescat, quod ego Barba aurea Dei gratia Parisiensis « ecclesie decanus et universum ejusdem ecclesie capitulum consilio venerabilis episcopi nostri Mauricii, in capitulo « nostro communi omnium assensu, ad remissionem omnium peccatorum nostrorum constituimus, quod « quicumque canonicus ecclesie nostre decesserit, vel prebende sue quocumque modo abrenuntiaverit, post ejusdem « decessum vel abrenuntiationem, *hospitale beate Marie quod est ante portam ecclesie*, ejus culcitram cum « pulvinari et linteaminibus, omni occasione et contradictione remota, ad opus pauperum habeat. Si vero man- « sionarius in civitate non fuerit, vel ibi lectum non habuerit valens xx solidos; de suo accipiatur, donec predicta « integre eidem hospitali restituantur. Item, si quis majoriam ad ecclesiam pertinentem, susceperit, similiter « culcitram cum pulvinari et linteaminibus eidem hospitali nostra institutione incontinenti donare cogatur. Quod « ne possit a posteris infirmari sigilli nostri impressione et nominum nostrorum subscriptione firmavimus. Signum « Barbe auree decani; signum Alberti precentoris...

« Actum autem publice Parisius in capitulo, anno ab incarnatione Domini millesimo centesimo sexagesimo « octavo, Ludovico rege regnante, Mauricio episcopo existente; data per manum Petri cancellarii. »

« laver les pieds aux pauvres, longtemps avant l'institution du *Mandé* (1). Il est appelé, tantôt hôpital de « Saint-Christophe, tantôt hôpital de Notre-Dame. Dans un acte de 1216, si l'église de Saint-Christophe « est distinguée de l'*hospitale beatæ Mariæ*, c'est qu'en effet, *ces deux établissements étaient « différents*... Dès l'an 1006, l'évêque Rainaud céda la moitié de l'hôpital à son chapitre, qui possédait « déjà l'autre moitié. Depuis cette époque, les chanoines y eurent toute juridiction spirituelle et « temporelle, à la réserve, néanmoins, des droits de protection et de garde que l'évêque avait sur tous « les établissements de ce genre. Ils possédaient, par conséquent, le droit d'en instituer et destituer le « maître ou le proviseur et les frères... L'église de Saint-Christophe fut cédée, en 1097, par l'évêque « Guillaume de Montfort, au chapitre qui était déjà, ainsi qu'on vient de le voir, en possession « exclusive de l'hôpital. Elle était desservie par deux prêtres qui recevaient du chapitre leur institution « et prenaient soin des pauvres de l'hôpital; mais ils n'y faisaient leur service qu'alternativement « toutes les semaines. Celui qui n'était pas de semaine devait assister aux offices quotidiens de l'église « Notre-Dame (2). »

C'est seulement à partir du règne de Philippe-Auguste qu'il est fait mention de la présence de pauvres *malades* à l'Hôtel-Dieu : *ægrotantibus*, car telle est l'expression employée par Adam, chanoine de Noyon, et clerc du roi Philippe II, qui légua, en 1199, les deux maisons qui lui appartenaient, à condition que leur revenu serait employé à fournir aux malades de cet hôpital, le jour de son anniversaire et les jours suivants, s'il y avait un reste, toutes les espèces d'aliments dont ils auraient envie, et qu'il serait possible de se procurer (3).

Toutes les salles construites à partir du XIIe siècle, et dont la description a été consignée dans les documents de nos archives, affectent, quant à la forme des voûtes et à leur élévation, le même caractère architectural que celles des Hôtels-Dieu de Chartres et d'Angers. Toutefois, les salles de l'Hôtel-Dieu de Paris, un peu moins larges, mais beaucoup plus longues, étaient généralement à deux nefs.

Agrandissements de l'Hôtel-Dieu à diverses époques.

Une charte du milieu du XVe siècle, que nous reproduisons plus loin, attribue au « bon roi Phelippe, jadis roy de France, » la fondation de la salle Saint-Denis. — De tous les rois du nom de Philippe, Philippe-Auguste est celui qui s'intéressa le plus à l'Hôtel-Dieu. On sait que ce prince, si enclin aux grandes entreprises, imprima une impulsion énergique à la construction de l'église Notre-Dame, et élargit considérablement l'ancienne enceinte de Paris.

La salle construite par la reine Blanche, mère de saint Louis, sous le vocable de saint Thomas, martyr (4), communiquait avec la salle Saint-Denis, déjà existante, et par conséquent la plus ancienne de l'Hôtel-Dieu. Cette dernière doit avoir été édifiée avec la chapelle, dans les années qui suivirent les démolitions de 1186, occasionnées par le percement de la rue Neuve-Notre-Dame.

---

(1) On désignait ainsi dans les abbayes la cérémonie du lavement des pieds.

(2) Cartulaire de l'église Notre-Dame, préface, page CLXXVII.

(3) «... Noverit universitas vestra quod Adam bone memorie quondam Domini regis clericus, pro animo sue « salute pauperibus hospitalis beate Marie parisiensis, domum suam ante ecclesiam sancti Dyonisii de carcere « sitam et alteram eidem collateralem que in viculo sancte crucis habet exitum, legavit perpetuo possidendas; tali « quidem conditione quod *egrotantibus tantum* predicti hospitalis, quicquid cibariorum in eorum venerit « desiderio, si tamen possit inveniri, de totali proventu earumdem domorum, in die aniversarii dicti ade et aliis « continuo sequentibus, quamdiu durare poterit, queretur annuatim... » (Arch. de l'Ass. pub.)

(4) La salle Saint-Thomas existait avant 1231 : à cette époque déjà on y célébrait la messe, tous les jours, à un autel qu'y avait érigé la fondatrice. C'était donc, comme plusieurs des hôpitaux dont nous avons parlé plus haut, une sorte d'église dans les nefs de laquelle étaient rangés des lits. Le caractère architectural de cette salle devait certainement se ressentir de sa destination, tout à la fois religieuse et hospitalière. (Inventaire fait en 1722 des titres de l'Hôtel-Dieu de Paris. — Arch. de l'Ass. pub.)

Après la reine Blanche, Louis IX fit construire, sur le bord de l'eau et vers la rue du Petit-Pont, une autre salle qui fut nommée la salle Neuve. Deux chapelles furent, de ce côté, élevées en tête « in capite » de l'Hôtel-Dieu, ainsi que le prouve le passage suivant, d'un titre de 1260 :

« Universis g. decanus totum que capitulum notum facimus quod cum contentio verteretur coram « nobis inter magistrum Garnerum, presbiterum sante Genovefe parve Parisius, ex una parte, et fratres « domus Dei parisiensis, ex altera, racione duarum capellarum edificatorum in capite domus Dei, versus « vicum parvi pontis, in novo edificio dicte domus, quod dicebat dictus magister esse edificatas infra « metas parrochie sue (1). »

La crypte qui s'étendait sous une partie de l'ancienne église et de la salle Saint-Thomas, et qui sert aujourd'hui de cave aux vins, a conservé complétement le caractère du siècle de saint Louis. Les voûtes sont à nervures rondes, signe distinctif de l'architecture de cette époque.

Pendant près de 200 ans, et bien que l'Hôtel-Dieu continuât de recueillir de nombreuses libéralités, aucune construction nouvelle de quelque importance n'y fut faite.

Sous Louis XI, le nombre chaque jour plus considérable des malades et des pauvres qui venaient chercher un refuge à l'Hôtel-Dieu occasionnant un encombrement menaçant pour la santé publique, il fallut bien reprendre le cours des agrandissements si longtemps et si fâcheusement interrompus.

« L'affluence des malades et des gens blessez en noz guerres qui se treuvent ondict hostel bien « traictez et gouvernez est tellement augmentée que nous de ce deuement informez meuz de pitié et « compassion, avons fait allonger et accroistre la grant salle diceulx malades jusques au portail de « devant sur la rue du petit-pont, et fait ediffier de nouvel ung corps dostel pour les gens destat « malades.... (2) »

Louis XI ne se contenta pas d'agrandir l'Hôtel-Dieu : sous son règne, « les deux chapelles « fondées et érigées au chief dudit Hôtel-Dieu, sur le petit pont, furent décorées de deux beaux « portaulx édifiés sur ledit petit pont... (3) »

Voici, d'après la charte du xve siècle dont nous avons parlé plus haut, quelle était à cette époque, la disposition et la destination des principales salles de l'Hôtel-Dieu :

« Sachent tous loyaulx catholiques en Jésus-Christ que lostel Dieu de Paris fut anciennement fondé « pour recevoir charitablement et piteusement tous povres malades, anciens, navrés, bleciés, mutillés « et aussi toutes povres femmes, de quelque nacion que ce soit et tous autres povres comme est « contenu en la bulle, et pour ce de toute ancienneté furent et ont esté ordonnées ondit hostel Dieu « cinq grandes salles appropriés pour coucher iceulx malades.

« La première salle est à l'entrée dudit Hostel-Dieu et est appellée la salle Saint-Thomas et illec sont « couchiez les moins malades commo sont ceulx qui de maladie reviennent à santé gens de congnoissance « pèlerins et autres et contient icelle salle soixante lits.

« La seconde salle est appellée la salle Saint-Denis et fut fondée par le bon roy Phelippe jadis roy de

(1) Acte capitulaire du chapitre de Paris. (Arch. de l'Ass. publ.)

(2) Lettres patentes de Louis XI, 12 janvier 1478. (Arch. de l'Ass. publ.)

(3) Accord entre l'Hôtel-Dieu et le curé de Sainte-Geneviève-des-Ardents, 10 septembre 1481. (Arch. de l'Ass. publ.)

« France, et illec sont couchiez les malades de chaude maladie et aussi les malades de boces et autres « bleceures qui ont besoing de cyrurgien, et contient la dicte salle quatre-vingts lits.

« La tierce salle est appelée lenfermerie, et illec sont couchiez les plus grefs malades et anciennes « personnes qui ne se peuvent soustenir ne porter et pour ce sont mis et couchiez en lits bas pour les « remuer plus aises sans les grever, et contient icelle salle cinquante et quatre lits.

« La quarte salle est appelée la salle Neufve, qui est la plus grant de tout lostel, et fut fondée par le « bon roy saint Loys, et illec sont couchiez les femmes malades de quelque maladie que ce soit les « quelles sont separées davec les hommes malades, et contient ladicte salle quatre-vingt et cinq « lits.

« La quinte salle est au dessoubs de ceste grande salle en lieu destourné et clos et illec sont les « femmes grosses et gisans denffant, car cest raison et bien chose convenable que femmes gisans « denffant soient en lieu clos et destourné et secret et non pas en apparent comme sont les autres « malades, et ladicte salle contient vingt et quatre lits.

« Pour les quielx lits fournir fault avoir troys mille draps linges et plus, c'est assavoir mille qui soient « en buée, mille qui sèchent et mille qui sont dedans lesd. lits et a chascun diceulx fault ung « couvertoer et troys bureaulx du moins, et avec ce sont ordonnées soixante cottes de blanchet « fourrées et xxx boctes feutrées pour vestir et chausser lesdiz pouvres malades quant on les lieve pour « aller aux chambres aisées.

« Item et pour ensevelir les trespassés convient et a convenu le temps passé très grande quantité de « linge selon le nombre des trespassés par les mortalités, faminez, guerres et autres pestillences qui ont « esté depuis trente ans en ça, dont à l'occasion desquels en est party par aucun an xxx mille, et « aucunes fois xv mille et x mille et du moins en y est trespassé chacun an troys mille et plus.

. . . .

« Item on dit hostel Dieu sont XII prestres religieux et six clercs pour faire le divin service et les « heures canoniales et le service des trespassssé tout à nocte chascun jour et troys messes a nocte « chantées lune du jour et les deux autres de Requiem pour les bienffaicteurs dudit hostel et autres « messes basses qui sont dittes par les chapelles fondées entre lesd. malades et pour leur administrer « autres sacremens de saincte esglise, et aussi pour célébrer les messes de Requiem quant lesd. « pouvres malades sont trespassés et pour les conduire on cymetyere saint Ynocent pour les enterrer.

« Item ondit hostel Dieu sont ordonnés deux chappellains pour oyr les confessions des malades.

« Item ondit hostel Dieu sont IIII^{xx} (1) femmes desquelles quarante sont religieuses portant le voille « noir et habit de religion et les autres quarante sont filles portans habis blans en actendant led. voille « noir et habit de religion ....

« Et y a autres chambrières seculieres toutes ordonnées pour laver par chascun jour le linge et pour « faire les buées et lessives et les autres pour couldre et reparer ledit linge et pour autres besongnes « necessaires qui longue chose serait à reciter.

« Item on dit hostel Dieu sont plusieurs serviteurs et varles comme sont cuisiniers, boulengiers, « cordouanniers, portiers, couvreux et autres serviteurs entre les malades sans les autres laboureurs et « serviteurs qui sont hors de lostel es maisons et lieux, tant dedans Paris comme dehors, pour faire « les labourages tant de vignes comme de terres qui se montoient en bon temps de six à sept vings « tous aux despens et sallaires dicellui hostel Dieu.

« Item on dit hostel Dieu sont plusieurs cyrurgiens, barbiers, medecins tous aux gages et sallaires « dudit hostel Dieu pour revisiter et garir par chascun jour les malades qui ont besoing de cyrur- « gien..... (2) »

Suivant un autre document postérieur de près de cent ans, les fenêtres en ogive surbaissée

---

(1) Quatre-vingts.

(2) « Ordonnances des salles et chambres ou lesdis pouvres sont logiés. » (Arch.. de l'Ass. pub.)

que l'on remarque dans les œuvres basses de l'Hôtel-Dieu, près du Petit-Pont, appartiendraient, à n'en pas douter, à la salle des accouchées.

« Françoys, par la grâce de Dieu, roy de France. A nos améz et feaulx conseillers, les gens tenant « nostre court de Parlement et gens de noz comptes a Paris, salut et dilection. De la partie des mais- « tre et gouverneurs de l'ostel Dieu de nre bonne ville de Paris, nous a este humblement exposé « que led. hospital et Maison-Dieu dud. Paris, a esté fonde par feuz princes de bonne mémoire noz « predecesseurs roys pour recepvoir et recuillir toutes pouvres gens navrez enffans accouchées et gens « malades de quelque maladie qu'ils soient détenuz contagieuses ou aultres, auquel hospital qui est « assis en cueur de ville et sur la rivière de Seyne afflue ordinairement très-grand nombre de pou- « vres malades, lesquelz au moyen de la presse et faulte de logis se treuvent très mal traictez de leur « coucher parce que audit Hostel-Dieu ny a seullement que six salles ; l'une est la salle Sainct-Thoumas « l'autre la salle Sainct-Denis, la troisième lenfermerie, lautre la salle neufve, la quinte la salle des « accouchées et la sixiesme est lenfermerie des religieuses. Et en la de salle Sainct-Thoumas..... et en « la salle Sainct-Denis ordonnée pour les navrez qui nest que de six toises de largeur y a six rangées « de licts si prouchains lun de lautre que entre deux ne pourroit passer que une religieuse seullement « de front, a loccasion de quoy se engendre plusieurs ordures et putrefacions en lad. maison qui « causent un gros ayr contraire ausd. malades et dangereux pour les religieuses et aultres qui les « pensent, et en lenfermerie qui est de six toises de largeur seullement y a six rangées de lictz..... et « en la salle Neufve qui est en la salle de lenfermerie des femmes sont les lictz des convalescents « qui sont semblablement fort pressez; et au dessoubs de lad. salle en dessendant XVIII ou XX « marches est la salle des accoucheez qui sont ordinairement vingt-cinq ou trente, laquelle par faulte « d'aultre lieu combien quelle soit basse comme ung cellier est appropriée a gésiner lesd. acou- « chees qui sont logees en lieu trop bas et acatif tellement que en hyver que sont les grandes eaues « leaue de Seyne vient a ung pied près des fenêtres et deux piedz au-dessus desd. lictz, dont ad- « viennent et peuvent chaque jour advenir grans inconveniens, et au regard des enfermeries desd. « religieuses, elles sont si petites et tant obscures que après la peine prinse de penser les malades « elles nont lieu convenable pour se retirer, ne en cas de maladie ou necessite se faire penser. Et « oultre lesd. pouvretez les malades frappez de la peste amenez aud. Hostel-Dieu par faulte de « logiz sont couchez parmy les aultres malades et en mesmes lictz, dont ensuyvent de grans inconve- « niens tellement que pour ung malade y en a huit ou dix à cause de la contagion de lad. pesti- « lence..... Pour ausquelles choses obvier lesd. exposans ont esté conseillez de augmenter et amplyfier « led. Hostel-Dieu, lequel ne se peult accroistre que du coste du petit braz de Seyne, a cause de ce « qu'il est en cueur de ville serré et environné de tous costéz de rues publicques de la maison episco- « palle de lad. rivière. A ceste cause ilz desireroient faire deux ou troys pilles de pierre ded. « led. braz de Seyne et aux deux extremittez deux masses pour tenir les arches. Et sur icelles faire « construyre et édiffier une grande salle de cinq à six toises de largeur et de vingt cinq de longueur et « au-dessus de ladicte salle autre grant salle semblable pour y mectre une partie des malades affluans « aud. Hostel-Dieu..... » Le roy ordonne au Parlement et aux gens de ses Comptes « de informer « diligemment et secretement et bien de et sur la commodite ou incommodite de lad. crue et aug- « mentacion de logis. ... Donné a Lyon le XIVe jour de mars lan de grace mil cinq cens et quinze et de « ne regne le deuxiesme (1). »

On voit, d'après ce document, que les salles de l'Hôtel-Dieu avaient 6 toises, soit près de 12 mètres, de largeur, car la salle Neuve et la salle des accouchées faisaient partie du même corps de bâtiment que la salle de l'Infirmerie dont la largeur est indiquée.

(1) Lettres patentes de François Ier. (Arch. de l'Ass. publ.)

Ces lettres patentes sont l'un des premiers actes du règne de François Ier, et elles avaient été inspirées par le chancelier Antoine Duprat. Avant d'être promu aux premières dignités de l'Église, le chancelier Duprat, prenant à cœur l'œuvre de la réformation de l'Hôtel-Dieu, commencée en 1505, sous les inspirations du cardinal d'Amboise, en avait poursuivi l'accomplissement avec l'autorité inflexible de son caractère : nous verrons bientôt que ce ministre ne devait pas borner là l'intérêt qu'il portait à l'Hôtel-Dieu de Paris.

Grâce à l'initiative de ces deux personnages, le XVIe siècle ouvre une ère nouvelle dans les annales de l'Hôtel-Dieu : il inaugure, en quelque sorte, l'Administration régulière de la Charité publique à Paris et en France. L'arrêt du Parlement du 2 mai 1505, portant réformation « du mauvais ordre qui régnait dans l'Établissement, » sépare le temporel du spirituel et commet huit commissaires laïques pour gouverner et administrer, à l'exclusion du chapitre, tous les biens et revenus de l'hôpital ; il enjoint au doyen du chapitre de Paris d'en faire dresser un inventaire détaillé et de le remettre, en même temps que les comptes, recettes, papiers et enseignements, aux mains des administrateurs séculiers ; il prescrit au frère Jean Lefebvre, qui n'avait pas rendu ses comptes depuis quatorze ou quinze ans, de le faire sans délai ; et aux commissaires nommés, de commettre « bonnes et loyalles personnes pour être receveurs et procureurs ; » de pourvoir à ce que tous les deniers reçus soient mis dans une bourse commune pour les distribuer par eux ou leurs commis, et de faire diligence pour appliquer à l'Hôtel-Dieu, afin de le mettre en état de recevoir la multitude des pauvres qui y affluent « la maison qui est sise « entre ledict Hôtel-Dieu et l'hostel Épiscopal (1). »

---

(1) Arrêt du Parlement du 2 may 1505.

« Sur ce qu'il est venu à la congnoissance de la court que en l'Hostel-Dieu de Paris a eu et a de présent mau-« vais ordre tant au spirituel que temporel et mesmement en ce qui concerne les povres malades que l'on dit ny « estre receuz et traictez comme il appartient. Combien que despieca la dite court eust commis aucuns des prési-« dens et conseillers en icelle sur le faict de la refformacion et gouvernement du dict Hostel-Dieu et sur ceux donné « plusieurs arrestz et jugemens et enjoinct par plusieurs et diverses fois au doyen et chapitre de Paris de donner ordre « et pourveoir au faict du dict Hostel-Dieu sur peine de privacion de la supériorité et administracion qu'ilz en avaient « pour le faict de laquelle refformacion le Roy nostre sire eust le huitième jour de janvier dernier passé dé-« cerné ses lettres patentes adressans à certains commissaires afin de faire mettre à exécution aucuns advis et « délibéracions des proviseurs du dit Hostel-Dieu commis tant par le cardinal d'Amboise, légat en France que par « les doyens et chapitre de Paris. Et depuis eust le dict seigneur escript à la dicte court laquelle aurait commis « et député de nouvel aucuns des présidens et conseilliers en icelle pour parler et communiquer avec les dicts « proviseurs et les prévost des marchands et échevins de ceste ville de Paris touchant le faict de la dite reffor-« macion lesquels proviseurs avaient baillé certain advis par escript et entre autres choses touchant le temporel « d'icelluy Hostel-Dieu et ce que les dicts prévost des marchands et eschevins nommassent et eleussent aucuns « bourgeois et marchans de la dicte ville pour estre commis à gouverner et administrer le dict temporel et y donner « bon ordre et commectre ung ou plusieurs receveurs pour recevoir le revenu du dict Hostel-Dieu pour en rendre « compte selon et en suivant les articles cy-après déclarez lesquelz prévost des marchands et eschevins eussent « nommez et eslus pour avoir le dict gouvernement et commission du dict temporel les personnes dont les noms « et surnoms s'ensuivent. Cest assavoir Gehan le Gendre, maistre Jhérosme de Marle, Françoys Cousinot, Henry « le Bégue, Estienne Huvé, Jehan Baudin, Guillaume le Caron, Millet Lombart, bourgeois de Paris.

« Veuz par la dicte court les dictes lettres patentes du dict seigneur.... La Court a commis et commect au ré-« gime et gouvernement du dict temporel d'icelluy Hostel-Dieu et autres choses cy-dessoubs déclarées les dessus « dicts. »

A partir de ce moment, le parlement s'occupe de poursuivre l'exécution des mesures dont il venait de poser le principe; il rend chaque année, un arrêt, quelquefois deux, touchant la réformation de l'Hôtel-Dieu.

Arrêt du 27 septembre 1535, qui ordonne au chapitre de Notre-Dame, de nommer « dedans troys jours pour toutes préfixions et délaiz » deux chanoines (Jacq. Merlin et Jehan Berthoud), auxquels s'adjoindront l'abbé de

Enfin, prévoyant le cas où des difficultés surgiraient entre les commissaires et le chapitre, l'arrêt décide qu'il sera fait rapport au Parlement pour en être ordonné.

Les lettres patentes du 14 mars 1515, rendues en vue de l'agrandissement de l'Hôtel-Dieu, sur la rivière même, n'eurent pas de suite, et le projet que les Administrateurs avaient présenté dans cette circonstance, ne devait être exécuté que cent ans plus tard, sous le règne de Henri IV.

La contagion cependant sévissait de nouveau à Paris, et il devenait urgent de pourvoir au logement et à la séquestration des malheureux qui en étaient atteints. Des lettres patentes, datées de Corbeil, où François Ier s'était retiré, ordonnèrent, le 13 août 1519, de construire près de l'hôtel de Nesle et du Pré-aux-Clercs, une maison destinée à loger les pestiférés, mais, faute d'argent, il fallut bientôt renoncer à cette entreprise et abandonner les constructions commencées (1). C'est sur ces entrefaites que le cardinal Duprat, trouvant, dans les dépendances mêmes de l'Hôtel-Dieu, un emplacement parfaitement disposé pour l'érection d'une nouvelle salle (2), fit de ses deniers personnels édifier le vaste et magnifique bâtiment dont la planche nous représente la façade sur la rue du Marché-Palu et du Petit-Pont. Cette salle, qui a conservé jusqu'en 1772 le nom de salle du Légat, avait été spécialement affectée aux pestiférés et contenait cent lits (3).

Cependant, les anciens bâtiments de l'Hôtel-Dieu, assis sur un pilotage défectueux, menaçant ruine, il devenait urgent de les étayer. La requête présentée à cet effet au corps de la ville

---

« Saint-Victor et le prieur de Saint-Ladre, ainsi que M. Germain de Marle et Robert Le Lieur, pour se transporter « en l'Hôtel-Dieu, le visiter, tenir la main à ce que touts les statuts et ordonnances de la fondation soient rigoureu- « sement observés, et faire en un mot toutes les réformes nécessaires. La cour nomme « Me Loys du Bellay, con- « seiller du roi en la dicte Court, pour assister avec les dits vicaires et réformateurs et leur bailler ayde et confort « du bras séculiers. »

Arrêt du 5 janvier 1536 qui enjoint à deux religieux, qui n'ont pas voulu subir la réformation et qui se liguent avec un religieux privé de la maîtrise de l'Hôtel-Dieu, de se retirer dans deux abbayes qui leur sont désignées.

Arrêt du 7 octobre 1536 qui enjoint aux religieux et religieuses, dont la translation à été décidée, d'obéir, sous peine d'être contraints par les huissiers et archers, et d'être considérés comme rebelles envers le roi et la Cour.

Arrêt du 11 février 1538, pour la réintégration d'une religieuse qui avait été transférée.

Arrêt du 7 octobre 1538 qui ordonne que les religieuses de l'Hôtel-Dieu « se conformeront en habitz et veste- « mans et toutes autres choses concernant la religion et règle de Saint-Augustin aux religieux de Saint-Victor « mys au dict Hostel-Dieu, pour faire garder et entretenir la dicte réformacion et observance régulière. »

Arrêt du 17 décembre 1538 concernant les « délicts commmuns et réguliers, les colloques entre religieux et reli- « gieuses, les promenades au parvis, la forme de vivre et dépense du Maistre, les cas privilégiés, le changement de « l'habit ancien, le congé de sortir aux malades que l'on croit estre guaris. »

Arrêt du 26 mai 1542 portant règlement « pour la nourriture et portion des pauvres, pour la qualité des vivres, pour la forme et manière des baux, pour leur résiliation, pour les arrérages des rentes, pour le controrolle des legs, pour la manière de traiter les affaires et pour les maisons des champs. (Arch. de l'Ass. pub.)

(1)..... « Et que pour le présent ne pouvons faire procéder à la continuation dudit édifice de la Charité pour « nos autres grands et urgens affaires, comme dit est, et que nous avons été advertis que aux moïen de la conta- « gion qui pourrait être audit hôtel de la Charité durant les temps de peste, en pourrait advenir inconvénient en « notre hostel et chastel du Louvre qui nous tournerait à grand préjudice..... »

(Lettres patentes de François Ier, en date du 13 décembre 1527. — Arch. de l'Ass. pub.)

(2) Registres des délibérations du bureau de l'Hôtel-Dieu, années 1533 et 1534. (Arch. de l'Ass. pub.)

(3) Registres des délibérations du bureau de l'Hôtel-Dieu, année 1533. La salle du Légat occupait l'emplacement du vestiaire actuel et de la partie occidentale du jardin de l'établissement sur la rue du Petit-Pont et la rue Notre-Dame.

amena la délibération suivante, qui explique et la situation de l'Hôtel-Dieu, à cette époque, et la nature des travaux que réclamait sa consolidation.

« Le prévost des marchands et les échevins, considérant que pour esviter la ruine totalle de la maison « dudict Hostel-Dieu, ils auroient icelle faict visiter par les maîtres jurez massons et charpentiers de « ceste ville de Paris, lesquels auroient rapporté qu'il estoit besoing et nécessaire dabattre et desmolir « la grand salle Sainct-Thomas laquelle est en péril éminent et néantmoings pour esviter au grand « abatis et ruine qui en pourroit arriver il estoit nécessaire de fonder en leaue deux grandz pilliers pour « soustenir le grand pignon de la dicte salle ensemble deux aultres grands pilliers et deux arcaddes « pour soustenir les seichoirs et sallies dudict Hostel-Dieu..... (1) »

Le prévôt des marchands et les échevins permirent aux administrateurs de l'Hôtel-Dieu d'effectuer ces travaux.

Les registres des délibérations du bureau de l'Hôtel-Dieu, nous apprennent que la salle Saint-Thomas, primitivement composée de deux nefs, fut rétablie avec une seule voûte (2), et que cette reconstruction dura jusqu'en 1606.

La salle Saint-Denis eut son tour en 1617, et le bâtiment de saint Louis en 1619. Afin de soutenir les anciennes fondations et les parties basses susceptibles d'être utilisées, les Administrateurs exposèrent : « qu'au lieu d'une multiplicité de petits pilliers incapables de soutenir la « charge qui est au-dessus, ils requierrent de faire quatre gros pilliers à l'opposite des petits.... « outre le gros pillier qui porte les grandes latrines du dit Hostel-Dieu, tirrant en aval jusques-à « l'une des pilles du petit pont. » Les piliers construits dans l'eau en 1602 et en 1619, et les voûtes qui les relient subsistent toujours ; on reconnaît dans ces travaux la direction de l'habile architecte Claude Vellefaux, qui reconstruisait l'Hôtel-Dieu presque en entier en même temps qu'il édifiait l'hôpital Saint-Louis. A l'exception de la chapelle Sainte-Agnès, et de l'ancienne église de Saint-Louis, restaurée par Oudard de Mocreux (3), les reconstructions entreprises par Vellefaux et continuées plus tard par l'architecte Gamard, son élève et son successeur, ne devaient rien laisser subsister de l'Hôtel-Dieu du Moyen-âge. Partout, sous leur direction, la voûte cintrée succède à l'ogive, et partout aussi les longues et larges nefs que nous avons décrites en commençant sont détruites ou divisées dans leur hauteur. L'architecture hospitalière, envisagée sous un aspect différent, commence à se préoccuper moins de la décoration extérieure des hôpitaux que de leur bonne installation (4) ; les constructions moins somptueuses s'adaptent peut-être mieux aux exigences de la vie moderne, et pour les hôpitaux comme pour les habitations particulières, sur le même emplacement, rempli autrefois par un vaisseau unique, s'élèvent ordinairement plusieurs étages de salles superposées. Au milieu de cette transformation générale, le bâtiment du Légat, avec son caractère particulier, marque à l'Hôtel-Dieu, comme dans les arts, la transition de l'architecture gothique à l'architecture de la Renaissance.

(1) Autorisation donnée par le Corps de la ville, 3 juin 1602. (Arch. de l'Ass. pub.)

(2) Registres des délibérations du bureau de l'Hôtel-Dieu, année 1602. (Arch. de l'Ass. pub.)

(3) Quelques modifications auxquelles il serait difficile d'assigner une date certaine furent cependant apportées à la façade de l'Hôtel-Dieu, sur la place du Parvis ; c'est probablement à cette même époque que l'ancienne toiture de la salle du chapitre et de l'entrée principale, fort élevée comme toutes les toitures des édifices gothiques, fut en partie rasée et convertie en terrasse.

(4) Philibert Delorme, contemporain de Vellefaux a, dans les écrits qu'il nous a laissés, posé, quant à la bonne exposition des salles de malades, quelques règles qu'il nous paraît curieux de rappeler ici : s'inspirant en cela de Vitruve, il veut que « ceux qui seront affligez de fièvres ardentes et chaudes soient logés aux parties septentrionales « et chambres froides, et que ceux qui auront maladies froides, humides et catarreuses, habitent aux parties méri- « dionales où sont les chambres chaudes et ainsi des autres..... Qui me fait dire hardyment, ajoute Philibert

Malgré l'ouverture de la maison de la Santé au faubourg Saint-Marcel, et la création de l'hôpital Saint-Louis (1606 et 1607), l'Hôtel-Dieu était toujours encombré; les administrateurs revinrent au projet consigné dans les lettres patentes de 1515 de faire construire sur la Seine, à l'instar des ponts au Change et Saint-Michel, un pont destiné à supporter des salles de malades, et cette fois ils obtinrent gain de cause. L'autorisation donnée par le roi, et ratifiée en 1626 par le corps de la ville permit à Gamart de construire le Pont-au-Double, sur lequel fut élevé le bâtiment du Rosaire (1). Ce dernier, qui avait deux étages, s'ouvrait sur la rue de la Bûcherie par un portail remarquable. De 1646 à 1651, Gamart construisit également, en retour sur la rue de la Bûcherie, la première moitié du bâtiment Saint-Charles, et le pont de ce nom qui, dès cette époque, reliait déjà les constructions de la rive gauche au corps principal de l'Hôtel-Dieu.

Ces différents bâtiments se développant sans solution de continuité, et plongeant dans les eaux du fleuve, avaient en quelque sorte transformé en cour intérieure, inaccessible du dehors, la partie du petit bras de la Seine qui s'étend du Pont-au-Double au Petit-Pont. Cette disposition, jointe à la hauteur des bâtiments surélevés de plusieurs étages, donnait à ce côté de l'hôpital un caractère claustral particulièrement sombre et sévère, peu propre à égayer les malades, réduits pour toute promenade à la terrasse étroite qui longe la salle Sainte-Marthe et au pont Saint-Charles.

Ces accroissements successifs de l'Hôtel-Dieu, dont la population s'élevait alors à plus de 2,800 malades, avaient épuisé une partie des ressources dont jouissait cet établissement, sans apporter une amélioration bien sensible dans son installation : à peine ouvertes les salles nouvelles étaient bientôt envahies et aussi encombrées que les anciennes. En retraçant l'état de la fortune hospitalière à cette même époque (Appendice n° 7), nous faisons connaître dans quelle détresse était tombée alors l'administration de l'Hôtel-Dieu.

Les charges allaient toujours croissant et bientôt il devint indispensable de continuer le nouveau bâtiment de la rue de la Bûcherie jusqu'au *Petit-Châtelet*, car « le nombre des malades allait tellement en augmentant à l'Hôtel-Dieu, que l'on était obligé de mettre six « malades dans un même lit et même souvent huit » (2), mais l'argent manquait encore aux administrateurs, et les famines qui marquèrent la fin du règne de Louis XIV, dont l'attention et les

---

« Delorme que la cognoissance des vents est de plus grande importance et conséquence qu'on ne pourroit penser. « De sorte qu'il vaudroit trop mieux à l'architecte, selon mon advis, faillir aux ornements des colonnes, aux mesures « et fassades (où tous ceux qui font profection de bâtir s'estudient le plus) qu'en ces belles reigles de nature qui « concernent la commodité, l'usage et profit des habitans et non la décoration, beauté et enrichissement des logis « faits seulement pour le contentement des yeux sans apporter aucun fruict à la santé et vie des hommes..... « Vous voyez par ce peu de discours combien est nécessaire et profitable à un docte et expert architecte la co- « gnoissance des quatre parties du monde et de leurs vents, laquelle les anciens autheurs d'agriculture et de « médecine ont tant estimée qu'ils y ont apporté, je ne dirai l'assiette des terres.... mais aussi la meilleure partie « de la santé et conservation des hommes..... » (Œuvres de Philibert Delorme, édition de MDCXXVI, chapitre VI, pages 14 et 15.)

(1) A la sollicitation des habitants de la place Maubert et des quartiers environnants, l'Administration avait ménagé un passage public sur le nouveau pont. Des lettres patentes de mai 1634 fixèrent le péage à raison d'un double tournoi pour les piétons, et de six deniers tournois pour les hommes de cheval. C'est de là que lui vint le nom de Pont-au-Double. La perception du droit accordé par Louis XIII et confirmé par ses successeurs, a été, pour l'Hôtel-Dieu, la source d'un revenu considérable. De 1744 à 1764, nous constatons que la recette du droit de passage sur le Pont-au-Double a été de 254,233 livres. Pendant ces vingt années, il y est passé en moyenne 2,825 individus par jour. Malgré la clause des lettres patentes concernant les cavaliers, le passage fut toujours exclusivement réservé aux piétons.

(2) Supplique des Administrateurs de l'Hôtel-Dieu. (Arch. de l'Ass. pub.)

faveurs s'étaient plus particulièrement portées sur l'Hôpital-général, l'*œuvre principale de son règne*, avaient achevé d'épuiser les ressources de l'Hôtel-Dieu.

En 1716, le régent, Philippe d'Orléans, prenant en considération la grande misère où l'hôpital était tombé, octroya à ses administrateurs la perception d'un neuvième par augmentation, sur les billets de la Comédie, de l'Opéra et des autres spectacles publics (1), et, grâce à ce secours, le bâtiment de la salle Saint-Antoine put être achevé en 1717.

Enfin, en l'année 1738, les administrateurs de l'Hôtel-Dieu, représentant au Prévôt des marchands et aux échevins que « nonobstant l'augmentation de bâtiments, de salles et de lits, les « malades qui se multiplient, à mesure que le nombre des habitants de Paris et la misère « augmentent, sont trop pressés et trop à l'étroit, ce qui demande un nouvel accroissement de « bâtiments, de salles et de lits.... » obtinrent, en vue d'un nouvel agrandissement de l'Hôtel-Dieu, la concession « d'un terrain vague, situé depuis le Pont-au-Double jusqu'à l'abreuvoir « étant à l'extrémité de la rue de la Bûcherie et de la place Maubert, sur le bord de l'eau, vis-à- « vis le jardin de l'archevêché (2). »

Le nouvel emplacement fut provisoirement transformé en promenoir; car les constructions que les administrateurs de l'Hôtel-Dieu avaient projeté d'y élever durent être ajournées par suite des dégâts et des dépenses qu'occasionna à l'administration de cet établissement l'incendie du 2 août 1737 (3).

Les accroissements successifs de l'Hôtel-Dieu avaient atteint leur dernière limite, et déjà même l'on se préoccupait de lui créer ailleurs de nouvelles succursales où, comme à l'hôpital Saint-Louis, il pourrait, aux moments d'encombrement, déverser le trop plein de ses salles, lorsque éclata l'incendie de 1772. Ce désastre vint prouver une fois de plus que le défaut d'espace et l'accumulation des bâtiments sur un terrain resserré exposent les malades à des dangers non moins terribles que ceux des épidémies. En présence des récits nombreux et plus ou moins exacts qui en ont été faits, nous croyons utile de reproduire ici les parties les plus saillantes du procès-verbal dressé, au moment même de l'incendie, par les autorités compétentes et les mieux informées. Incendie de 1772.

« L'an 1772, le mercredi 30 décembre, à deux heures du matin, nous, Jean-Baptiste Dorival, conseiller « du Roi, commissaire au Châtelet de Paris.............., sur l'avis à nous donné par un cavalier de la « garde de Paris que le feu était à l'Hôtel-Dieu, nous y sommes à l'instant transporté .... « Le feu embrassoit en même temps la fabrique à la chandelle, les boucheries, les escuries, un grenier à « foin et paille, le bâtiment appellé la communauté des religieuses, les salles dites de l'Infirmerie, salle « Jaune et du Légat,......ayant trouvé des malades qui se sauvoient nuds en partie et cherchoient un « azile, le sieur Boullanger, commissaire au Châtelet, a averti le suisse de l'église de Paris, de faire faire « l'ouverture de ladite église pour y recevoir lesdits malades;....... ayant eu avis qu'à la porte de la « chapelle de la Vierge, ayant sa sortie rue du Marché-Palu, proche le pont du Petit-Châtelet, il y « avoit une quantité de malades et gens dudit hôtel qui crioient à leur secours et demandoient qu'on « fit ouvrir ladite porte dont ils n'avoient point la clef, nous nous sommes transportés à ladite porte, « qui a été enfoncée avec des haches, et par l'ouverture de ladite porte sont sortis une grande quantité « de malades et de domestiques..

---

(1) Ordonnance du roi, 5 février 1716. (Arch. de l'Ass. pub.)

(2) Concession par la ville, 1er juillet 1738. (Arch. de l'Ass. pub.)

(3) Le feu qui s'était déclaré dans le grenier aux chiffons, régnant depuis la salle Saint-Denis jusqu'au Pont-au-Double, détruisit les étages supérieurs de la partie de l'hôpital située entre le carré Saint-Denis et l'archevêché; il ne fut complétement éteint qu'au bout de trois jours et consuma des approvisionnements considérables en linge et en denrées.

« Il était important d'empêcher que le feu ne pût pénétrer aux réservoirs d'huile, magasins de « pharmacie et caves contenant des vins, eaux-de-vie, etc., qui s'ils avoient pris feu auroient pu « occasionner non-seulement l'embrasement des maisons de la rue Neuve-Notre-Dame, mais même celui « du carré Saint-Denis, de l'église dudit hôtel, de la communauté des prêtres et enfants de chœur, de « l'office des chiffons, de l'apothicairerie, de la boulangerie, des cuisines, des deux salles dites Saint-« Côme et Saint-Denis, et généralement de toute la partie dudit hôtel qui se trouve au nord, en deçà de « la rivière (1)..... A l'extrémité dudit incendie, proche la rue du Marché-Palu, était un portique de « pierres de taille de plus de cent vingt pieds de hauteur, paraissant déversé sur ladite rue et ayant « un surplomb effrayant..... On posa des étais et contrefiches pour assurer la cime dudit portique « et en faciliter la démolition sur l'intérieur de la salle du Légat.................................

« Il a été dès ce moment (vendredi 1er janvier) travaillé au décombrement des matériaux tombés dans « les salles Jaune et du Légat..... Le samedi 2 janvier et le dimanche 3 janvier, ledit décombrement « avait été suivi avec célérité tant pour la salle de l'Infirmerie que pour la salle du Légat..... On a « trouvé dans les décombres du corps de logis de la communauté un cadavre vêtu de l'uniforme de pom-« pier..... Dans cette même après-midi, il a été trouvé, parmi les décombres de la salle du Légat, « huit cadavres incendiés et presque consumés..... Le 4 janvier, il a été trouvé parmi les décombres « auxquelles on travailloit dans la salle du Légat, un cadavre incendié et presque consumé, et dans « l'endroit où le plancher de la salle de l'infirmerie s'est enfoncé sur les boucheries, un autre cadavre « aussi incendié..... Le 6 janvier, il a été trouvé dans les décombres de la salle du Légat, un cadavre « incendié et presque consumé, plus une mâchoire de corps humain et plusieurs os calcinés et en partie « brisés (2)..... Le 7 janvier, vers dix heures du soir, trois foyers se sont découverts avec une si grande « vivacité que lorsque les pompiers les ont voulu éteindre par le jet de leurs pompes, il s'est fait un « grand bruit avec fusée et effusion de matière comme d'un volcan..... Le samedi 9 dudit mois de « janvier,..... nous avons remarqué qu'il ne subsistait plus qu'un foyer..... à onze heures du soir, « les pompiers à l'aide des travailleurs l'ont éteint, et dès ce moment il n'a plus subsisté de feu dans « aucun endroit dudit incendie.. »

L'incendie de 1772, qui dura onze jours et détruisit toute la partie de l'Hôtel-Dieu comprise entre la rue du Petit-Pont et le carré Saint-Denis, marque le point de départ des amoindrissements successifs de cet établissement. Ses ruines étaient encore fumantes que le Bureau mettait en délibération l'opportunité de son déplacement et sa reconstruction sur un point plus salubre de la capitale (3), donnant ainsi, lui-même, le signal des réclamations et des écrits qui allaient bientôt surgir de toutes parts, contre les développements excessifs qu'une charité plus ardente que réfléchie avait si imprudemment donnés à cette maison.

Les derniers et sans contredit les plus éloquents des Mémoires produits à cette occasion sont

(1) On parvint, en effet, après deux jours et deux nuits de travail, à concentrer le feu dans la partie nord où il s'était déclaré, et à préserver le carré Saint-Denis et l'église, en abattant des bâtiments. — Le 31 janvier, le bâtiment de la communauté s'écroula au commencement de la nuit. — L'archevêque et le procureur général, ayant visité les malades qui s'étaient réfugiés dans l'église de Paris, trouvèrent qu'ils y étaient au nombre de 450.

(2) Deux pompiers et un garde-française avaient été tués; nombre de travailleurs furent blessés.

Il n'est pas possible de préciser le nombre des malades qui furent victimes de l'incendie, car des débris humains calcinés furent retrouvés en même temps que les onze cadavres restés presque entiers.

(3) Séance du lundi 11 janvier 1773. — « En l'assemblée générale tenue extraordinairement à l'archevêché « Assistants, Mgr l'archevêque, Mgr Bertier de Sauvigny, premier président, Mgr Joly de Fleury, procureur « général, M. de Sartine, conseiller d'État, lieutenant général de police, M. de la Michodière, conseiller d'État, « prévôt des marchands....

« Le Bureau a arrêté que Messieurs les chefs de l'Administration et deux députés du Bureau se retireront près « le ministre du département de Paris, à l'effet de supplier Sa Majesté de vouloir bien leur accorder une audience « et leur permettre de lui représenter très-humblement les pertes que l'Hôtel-Dieu a éprouvées par l'accident du « 30 décembre dernier, la nécessité de rétablir cet hôpital dans un endroit plus salubre et plus commode tant

ceux de Bailly, de Tenon et de La Rochefoucauld-Liancourt. Ils ont servi de texte à notre Étude sur l'installation hospitalière, et, quoique les nombreux emprunts que nous leur avons faits éclairent suffisamment cette époque de l'histoire de l'Hôtel-Dieu, nous pensons qu'on ne lira pas sans intérêt la description que nous y trouvons de cette maison.

Dans la belle préface qui précède ses Mémoires, Tenon, retraçant l'état de l'Hôtel-Dieu, en 1786, nous fait connaître les différents projets de reconstruction qui furent présentés au gouvernement, après l'incendie de 1772. Nous en avons décrit les plus importants dans le § 1er de cette Étude.

« Cet hospice secourable, dit Tenon, l'ouvrage de nos pères, remonte au huitième ou peut-être au « septième siècle; il a toujours excité le plus vif intérêt : aussi toute la France l'a-t-elle comblé de « biens; il est sous la protection immédiate du roi, l'inspection de son ministre, sous les regards de ce « que l'Église et la magistrature ont de plus distingué, gouverné par des citoyens non moins recomman- « dables que zélés, confié enfin à des personnes pieuses qui se sont consacrées au service du pauvre, même « dans les temps de contagion; et l'expérience a montré jusqu'où peut s'étendre cette charité active et « constante qu'elles exercent si dignement.

« Mais Paris s'accroît, l'Hôtel-Dieu est son infirmerie naturelle, il n'est plus de proportion entre la ville, « ses environs et leur infirmerie; le pauvre y est pressé, quatre et six couchent dans le même lit. Le « public, inspecteur-né de cette maison, autant par ses lumières que par ses largesses, réclame depuis « longtemps contre cette disproportion préjudiciable; différents moyens ont été indiqués pour la faire « cesser : on a proposé de retirer les convalescents de l'Hôtel-Dieu, de démembrer cet hôpital, enfin de le « transférer dans un lieu plus étendu et plus découvert.

« La sollicitude devint plus pressante, à mesure que le resserrement des malades augmenta. Notre « hommage n'ajoutera point sans doute à la gloire de ceux qui ont tenté d'adoucir le sort du pauvre, en « essayant de le tenir plus au large dans des établissements nouveaux : leur récompense est dans le mé- « rite d'une bonne action; mais le souvenir des efforts dont on leur est redevable doit être conservé, « parce qu'il fait partie de l'histoire de l'Hôtel-Dieu, et qu'il excite encore à d'autres tentatives, s'il se « peut, plus heureuses.

« Nous citerons Desgodets, architecte des bâtiments du roi sous Louis XIV, le premier qui produisit « un plan d'Hôtel-Dieu en rayons; nous citerons aussi l'abbé Le Jeune, docteur de Sorbonne et vicaire « de la paroisse Saint-Laurent : son plan, son mémoire avaient pour objet la translation de l'Hôtel-Dieu « dans l'île des Cygnes.

« C'est encore dans cette île que M. Turgot, prévôt des marchands, dont le nom est attaché à tant « d'établissements avantageux, voulait placer cette maison.

« Les réformes de l'estimable et zélé M. de Chamousset tendaient à décharger l'Administration de cet « hospice du soin des malades, à confier ces derniers à une Compagnie qui les traiterait à l'entreprise, « à établir un *milieu*, pour les personnes qui ne sont point tout à fait indigentes, entre le gratuit humi- « liant des maisons de charité, et les fortes dépenses que les maladies occasionnent chez les particuliers.

« pour la ville de Paris que pour les malades mêmes,..... présenter pareillement à Sa Majesté les plans qui auront « été proposés pour les bâtiments et établissement dudit hôpital dans le lieu qui sera ordonné par Sa Majesté, sur « le rapport du ministre du département de Paris. »

D'après le placet présenté au roi le 24 janvier 1773 par les chefs de l'Administration, les pertes causées par l'incendie à l'Hôtel-Dieu s'élevèrent à la somme de 1,010,202 livres.

Quelques jours après le sinistre, l'archevêque invita les fidèles à venir en aide à l'Hôtel-Dieu : le produit des quêtes faites dans les paroisses et des aumônes particulières, monta à 158,462 livres 13 sous 3 deniers. (Arch. de l'Ass. pub. État des différentes sommes remises au bureau de l'Hôtel-Dieu, tant du produit des questes que des aumônes particulières à l'occasion de l'incendie de l'Hôtel-Dieu, arrivée (*sic*) le 30 décembre 1772.)

Lorsque la construction de quatre nouveaux hôpitaux destinés à suppléer à l'insuffisance de l'Hôtel-Dieu eut été décidée, une souscription nationale fut ouverte : en peu de temps, le total des souscriptions s'éleva à 2,226,807 livres; mais jamais cette somme considérable n'entra dans les caisses de l'Administration.

« Les plus grands efforts se déployèrent après l'incendie de 1772; alors on vit successivement paraître « différents projets de M. l'abbé Tessier, docteur en médecine de la Faculté de Paris, de l'Académie des « sciences, de M. Caqué, architecte, de M. Panseron, autre architecte, de MM. les administrateurs de « l'Hôtel-Dieu, de MM. les médecins de cette maison, de M. Régnier, ancien directeur des hôpitaux mili- « taires, de M. Antoine Petit, docteur en médecine de la Faculté de Paris et de l'Académie des sciences, « de M. Le Roi, de la même Académie..... »

« L'Hôtel-Dieu, dit à son tour La Rochefoucauld-Liancourt (1), situé au centre de la ville, couvre une « superficie de 3,600 toises carrées, ou de 4 arpents, mesure de Paris. Deux bâtiments construits, l'un « sur la rive méridionale de la Seine, l'autre sur celle du nord, se communiquent entre eux par deux « ponts...... Le bâtiment méridional est élevé de quatre étages, entouré de petites rues et de vieilles mai- « sons; il occupe un espace de 970 toises carrées; plusieurs escaliers conduisent aux différentes salles, « mais ils sont étroits et insuffisants pour le service...... Le bâtiment construit sur la rive du Nord a « moins d'élévation que celui de la partie méridionale; les salles y sont mieux disposées, reçoivent un « meilleur air et en plus grande quantité. Les bâtiments élevés sur le pont Saint-Charles et sur le Pont- « au-Double procurent sans doute plusieurs avantages à l'Hôtel-Dieu; mais on pense généralement « qu'ils nuisent à la salubrité de l'air dont ils interceptent le courant.

« Dans l'un et l'autre bâtiment, on trouve plusieurs grands souterrains qui communiquent immé- « diatement avec la rivière; c'est là qu'on a placé les cuisines, les buanderies, les bûchers, les étuves « à sécher, les greniers, la tuerie des gros bestiaux, la fonderie des suifs, la chaudronnerie, les « magasins de charbon, d'huiles, d'eaux-de-vie; enfin, tous les lieux et toutes les matières nécessaires « pour le service de cet immense établissement. Ces souterrains sont immédiatement au-dessous des « salles des malades, et l'on ne doute pas que cette proximité ne leur soit nuisible et n'influe sur « l'insalubrité de l'atmosphère qui les enveloppe. Elle a un inconvénient non moins frappant: c'est le « danger du feu, auquel expose continuellement la quantité immense de matières combustibles et inflam- « mables dont les souterrains sont remplis..........

« L'Hôtel-Dieu contient vingt-cinq salles pour les malades: douze sont destinées aux hommes, il y « en a treize pour les femmes. Ces salles sont garnies de 1,877 lits, grands, petits ou moyens. Les « grands contiennent quatre et quelquefois jusqu'à six ou huit malades à la fois. Chacun des petits lits « n'est occupé que par une seule personne; les lits moyens sont partagés en deux par une cloison de « planches, et reçoivent deux malades couchés ainsi séparément. La position de l'Hôtel-Dieu, l'espace « resserré qu'il occupe, la hauteur et la disposition de ses bâtiments et les inconvénients immenses qui « en sont la suite, ont toujours été un objet de pitié, de censure et de réclamation pour tous les bons « citoyens qui s'intéressent véritablement au sort des pauvres. Le Gouvernement s'est occupé, à « plusieurs reprises, des moyens de remédier aux maux infinis qu'entraîne un établissement ainsi « disposé. Divers projets ont été agités, celui surtout de diviser l'Hôtel-Dieu en plusieurs hôpitaux « placés dans les divers quartiers de la capitale; mais, de toutes ces discussions, il n'a jusqu'à présent « résulté qu'une preuve de bonnes volontés et d'intentions bienfaisantes, mais peu efficaces. On s'est « borné à quelques additions que l'on a faites au bâtiment du Nord et à quelques améliorations dans « celui du côté méridional. C'est aux régénérateurs de la France et à la nouvelle Administration muni- « cipale de Paris qu'est réservée sans doute la gloire d'effectuer des projets dont tant d'intérêts « sollicitent l'accomplissement. »

Ces deux citations, résumant d'une manière frappante la situation déplorable de l'Hôtel-Dieu, à la fin du siècle dernier, nous permettent de clore ici l'examen des transformations successives de cette maison hospitalière qui a joué un rôle si important dans l'histoire du vieux Paris.

---

(1) 7e Rapport des Membres du Comité de mendicité, *suite*, année 1791.

APPENDICE N° 7.

ORIGINES ET SOURCES

DE LA FORTUNE DES HOPITAUX ET HOSPICES DE PARIS.

L'exposé des droits, priviléges et exemptions qui, dès les premiers temps de l'Hôtel-Dieu, ont constitué, en faveur de cet établissement, des revenus fixes et assurés, ne forme pas la partie la moins intéressante de son histoire.

Des auteurs généralement peu connus ont consigné dans des écrits spéciaux un certain nombre de ces prérogatives; mais ils n'ont mis en lumière que celles qui se rattachaient plus particulièrement à notre histoire nationale, et, sur ce point encore, il existe de nombreuses lacunes que nos archives nous donnent le moyen de combler.

Cependant, en rappelant ici comment s'est formé, pendant l'espace de dix siècles, le patrimoine particulier de l'Hôtel-Dieu, nous ne devons pas oublier que deux autres institutions d'une origine moins ancienne, le Grand-Bureau des pauvres et l'Hôpital-général, sont venues plus tard partager avec lui les bienfaits dont l'avait jusque-là exclusivement comblé la libéralité des souverains et de quelques riches bourgeois, et que la fortune actuelle de l'Administration de l'Assistance publique n'a d'autre origine que la réunion de leurs différentes dotations (1).

Il n'est pas d'année, en effet, depuis l'origine de ces trois établissements, qui n'ait été marquée par la concession d'une immunité ou d'un droit productif de revenu.

Sans revenir sur les indications que nous avons déjà données dans le cours de cette Étude, ni aborder l'examen détaillé des libéralités privées, consignées dans les registres matricules de nos bienfaiteurs, et qui aujourd'hui ne s'élèvent pas à moins de 8,287, non compris les dons manuels ou en nature dont le nombre serait incalculable, nous rappellerons sommairement que cette même charte de l'évêque Inchad, qui constate, la première, l'existence de l'Hôtel-Dieu sous le règne de Louis le Débonnaire, avait pour objet l'abandon exclusif à l'hôpital Saint-Christophe

(1) Indépendamment des trois grandes administrations de l'Hôtel-Dieu, de l'Hôpital-général et du Grand-Bureau des pauvres, il existait à Paris, au moment de la Révolution, d'autres institutions de charité dont les biens réunis

de la dîme des terres que l'évêque donnait aux chanoines, à Andresy, Chatenay, Chevilly, Bagneux, l'Hay, Steville, etc. L'acte par lequel les chanoines de Notre-Dame attribuaient, après eux, leur propre lit aux pauvres de l'Hôtel-Dieu, peut également, si l'on se représente le nombre considérable de chanoines qui se sont succédé au chapitre de Paris, compter parmi les plus importantes donations dont ait profité cet établissement charitable.

Louis VII est le premier roi de France qui ait donné à l'Hôtel-Dieu des marques de sa munificence et de son intérêt (1). Comme lui, ses successeurs voulurent consolider et agrandir cette pieuse institution par des priviléges de toute nature, et leur exemple fut suivi, avec une véritable émulation, par les seigneurs de la cour et les gens de la bourgeoisie. Nos archives sont pleines de documents, tels que legs universels, testaments, chartes privées, chartes royales, qui attestent l'empressement que la charité mettait alors à accroître incessamment le patrimoine des pauvres et des malades (2).

---

au domaine national, par la loi du 23 messidor an II, ont fait retour en partie aux hospices de Paris, et ont contribué à constituer leur fortune.

Voici quels étaient, au moment de la Révolution, les revenus des divers établissements de bienfaisance de Paris.

Hôtel-Dieu	1,421,651 livres.
Incurables	442,639
Grand-Bureau des pauvres	398,754
Hôpital-général	3,548,189
Enfants trouvés	1,145,019
Hôpital Sainte-Catherine	100,796
» Saint-Gervais	44,054
Établissement des frères de la charité / La Charité, Charenton, Maison royale de santé	384,408
Hospitalières de la Place-Royale	41,838
» de la rue Mouffetard	63,116
» de la Roquette	56,778
» de Saint-Mandé	15,554
Hôpital des Cent filles	106,887
Orphelines de Saint-Sulpice	140,069
Hôpital de l'Enfant-Jésus	21,159
Orphelins de la paroisse du Roule (Beaujon)	43,000
Hôpital Saint-Jacques-du-Haut-Pas (Cochin)	11,069
Hôpital Saint-Sulpice et du Gros-Caillou (Necker)	43,000
Hospice des écoles de chirurgie	24,000
Hospice Saint-Merry	36,000
Total	8,087,980 livres.

La Rochefoucauld-Liancourt, dans son rapport à l'Assemblée nationale « Sur la nouvelle distribution des secours proposés dans le département de Paris (1791) » n'avait évalué approximativement ces revenus qu'à 7,226,000 liv. Il est vrai qu'il n'avait pu, ainsi qu'il le déclare, se procurer l'état exact de tous les revenus hospitaliers : il ajoute qu'avec les charités fondées, le revenu total des établissements de bienfaisance de Paris, au moment de la Révolution devait excéder 8,000,000 l. Nous pensons que si on tient compte des charités fondées et des dons et produits en nature, très-considérables à cette époque, l'ensemble des revenus devait approcher de 10,000,000 l.

(1) « In nomine.... Ludovicus Dei gratia Francorum rex.... sciant omnes.... nos in puram et perpetuam elemo- « sinam concessisse et contulisse pauperibus domus dei parisiensis tres solidos et octo denarios de censu Parisius « apud Portam Bauderiam sitos.... actum Parisius anno verbi incarnati millesimo centesimo quinquagesimo sep- « timo.... » (Lettres patentes de Louis VII, Arch. de l'Ass. pub.)

(2) Nous devons citer parmi les premiers bienfaiteurs de l'Hôtel-Dieu : Hugues de Châteaufort qui, avant 1179,

Vivement encouragée par les papes et les évêques, elle prit, à partir du XIIIe siècle, un remarquable essor. Des indulgences spéciales étaient accordées par délégation papale aux bienfaiteurs de l'Hôtel-Dieu. Un bref, revêtu du sceau de l'établissement, portait, en même temps que le témoignage de l'offrande, le gage pieux de la reconnaissance des administrateurs. Nous donnons ci-dessous un fac-simile de cette empreinte, spécimen curieux de l'art sigillaire de l'époque (1).

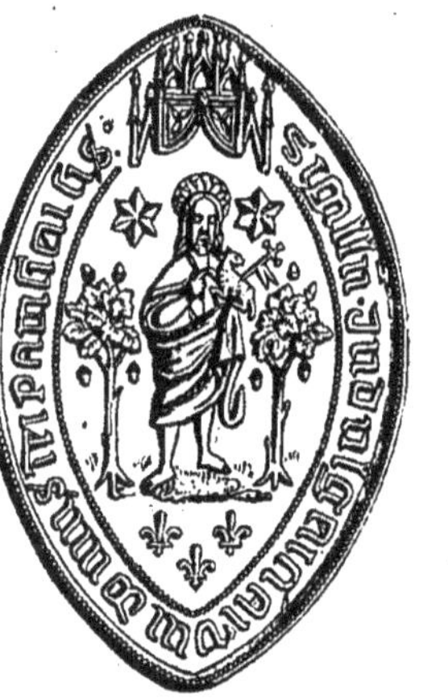

Rentes, droits et privilèges divers attribués à l'Hôtel-Dieu.

En même temps qu'ils constituaient en faveur de cet hôpital des propriétés et des rentes considérables, les rois de France plaçaient sous leur sauvegarde et protection spéciale tout ce qui appartenait à l'Hôtel-Dieu. Ces différentes prérogatives formèrent ainsi trois classes de privilèges :

Créations de revenus de diverses natures ;

Lettres d'amortissement et exemptions d'impôts;

Lettres de sauvegarde (2).

Les créations de revenus, les lettres d'amortissement et les exemptions d'impôts ayant seuls créé directement la fortune de l'Hôtel-Dieu, nous ne parlerons que des privilèges de cette nature.

Des rentes importantes furent assignées à l'Hôtel-Dieu sur la prévôté de Paris par Philippe II et ses successeurs : elles s'élevaient déjà, en 1309, à 639 liv. 60 s. parisis, ce qui fait, en monnaie de nos jours, et en admettant, d'après le savant M. Guérard (3), que l'argent soit aujourd'hui quatre fois plus abondant, c'est-à-dire quatre fois moins puissant qu'au XIVe siècle, une somme d'environ 64,000 francs; ces rentes étaient prélevées sur les droits et péages qui formaient le revenu du domaine royal dans l'étendue de la vicomté de Paris.

---

avait donné deux maisons et une place situées devant Sainte-Geneviève-la-Petite ; Adam, chapelain de Philippe II, dont nous avons fait connaître (p. 493) la singulière donation; Gaulcher de Châtillon, le compagnon d'armes de Philippe-Auguste (1204), Mathieu de Montmorency (1217), et Alphonse, comte de Poitiers et de Toulouse, frère de saint Louis (1237).

(1) Les papes et les évêques ne se bornaient pas à stimuler le zèle charitable des fidèles en faveur de l'Hôtel-Dieu : ils frappaient d'excommunication tous ceux qui portaient atteinte à ses privilèges ou à ses propriétés. Il existe, dans nos archives, des bulles très-explicites à ce sujet des papes Clément VI, Clément VII, Benoît XIII, Léon X, Jules II, etc.

(2) On appelait lettres de sauvegarde les chartes par lesquelles les souverains déclaraient prendre une institution sous leur protection. Il fut permis à l'Hôtel-Dieu (lettres patentes de Charles VI, septembre 1385 et 4 mai 1405) de placer ses maisons sous la protection des « pannonceaulx et bastons royaulx signez des armes de France. »

Louis IX le premier donne à l'Hôtel-Dieu des lettres de sauvegarde :

« Ludovicus Dei gracia Francorum rex : omnibus amicis et fidelibus suis, ballivis etiam, et prepositis ad « quos littere presentes pervenerint salutem. Licet omnes religiose domus regni nostri nostre protectionis pre-« sidium generaliter debeant habere ; vobis innotescere volumus hospitale beate marie parisiensis specialiter esse « sub nostra protectione. Unde vobis precipientes mandamus, quatinus illam domum nulla propulsetis injuria, « immo quecumque eam contingunt, ab omni injuria et vexacione protegatis, tanquam ea que nostri proprii sunt « juris. Quia etiam difficillimum est illi domui cum sepius non prope simus, quociescumque gravatur ad nos « recurrere, presenti scripto vobis precipimus quod quandocumque memorate domui aliqua irrogabitur injuria, et « vos super hoc requisierit, illud sine dilatione faciatis emendari.

« Actum anno domini millesimo ducentesimo vicesimo septimo. »

(Lettres patentes de Louis IX. Arch. de l'Ass. pub.)

(3) Cartulaire de Notre-Dame, introduction, p. LX.

La perception et la distribution de la plus ancienne de ces rentes fut confiée à deux bourgeois de Paris, par lettres patentes de Louis VIII, en date de 1223 (1).

Louis IX, le premier, constitua à l'Hôtel-Dieu des rentes sur le Trésor royal. Par deux lettres patentes de 1260, saint Louis donna 200 livres, puis 20 livres parisis. Philippe le Bel, en 1286, confirma le legs fait par Philippe III, dans son testament, de 200 livres tournois de rente.

En 1291, Jeanne, comtesse d'Alençon et de Blois, donna 20 livres tournois. En 1322, Blanche, fille de saint Louis, légua 20 livres tournois. Enfin, en 1340, Jeanne, reine de France, fit don d'une rente de 20 livres tournois.

Dans le même temps, l'Hôtel-Dieu acquérait de divers particuliers, avec les deniers provenant de libéralités ou de l'excédant de ses revenus, 200 livres tournois et 106 livres parisis de rente sur le Trésor royal.

Ces différentes donations et acquisitions formaient un revenu annuel de 346 livres parisis et de 440 livres tournois équivalant ensemble à 70,000 francs environ de notre monnaie actuelle. En joignant à ces 70,000 francs les 64,000 francs de rente sur la prévôté de Paris, on arrive au chiffre, considérable déjà, de 134,000 francs. Enfin, si l'on ajoute à cette somme les revenus des propriétés urbaines que l'Hôtel-Dieu possédait dans Paris et les fermages ou produits de nombreuses métairies, on aura pour cette époque une idée à peu près exacte de cette partie de son domaine (2).

Une charte du roi Charles VIII (juillet 1484), confirmant les privilèges accordés à l'Hôtel-Dieu

---

(1) « ....concedimus et donamus in perpetuam elemosinam trecentes et sexaginta sex libras annui redditus « percipiendas annis singulis in prepositura nostra parisiense et distribuendas ipsius domus pauperibus, per « manum duorum proborum hominum Burgensium nostrorum parisiensium qui ad hoc faciendum eligentur « pro tempore a magistro et fratribus domus ejusdem..... »

(Lettres patentes de Louis VIII, 1223. Arch. de l'Ass. pub.)

(2) Le revenu de l'Hôtel-Dieu de Paris était en 1416 de 6,347 livres parisis.
— en 1516 de 17,302 —
— en 1566 de 60,206 —
— en 1616 de 316,439 —

DÉTAIL DE LA FORTUNE DE L'HÔTEL-DIEU EN 1416.

54 maisons à Paris, rapportant annuellement	1,847	livres parisis.
Cens et rentes sur 57 maisons à Paris	311	—
Rentes sur le Temple (trésor du Roi)	589	—
Rentes sur la prévôté de Paris (recette du domaine du Roi)	463	—
Dons, legs et aumônes	1,382	—
Vente d'effets d'individus décédés, de peaux de bestiaux abattus, etc.	485	—
Cens et rentes sur des maisons et terres hors Paris	1,270	—
	6,347	livres parisis.

Fermages en nature	Blé	177 muids, soit	509,760	livres.
—	Avoine	40 —	115,200	—
—	Orge	3 —	8,640	—
—	Vin	307 queues, soit environ	130,000	litres.

Et certaines redevances en poulets, chapons, paons, etc.

Les principales propriétés rurales de l'Hôtel-Dieu, étaient la ferme du Pressoir, près les Chartreux, à Paris, le fief de Lamotte à Corbeil, des fermes et des métairies considérables à Brie-Comte-Robert, Bagneux, Compans, Champrosay, Louhans, Vert-le-Grand et Vert-le-Petit.

L'Hôtel-Dieu possédait, en outre, à la même époque, environ 600 arpents de terres disséminées sur les territoires actuels des départements de la Seine, de Seine-et-Oise, de Seine-et-Marne et de l'Oise.

par ses prédécesseurs, fait mention de quinze lettres patentes portant confirmation des donations et amortissement des propriétés de l'Hôtel-Dieu. La plus ancienne émane de Louis VII et a été citée plus haut. Parmi les autres, nous ferons remarquer :

Une charte de Louis IX (mars 1269) qui autorise l'Hôtel-Dieu à acquérir, dans l'espace de cinq ans, 50 livres de rente sans payer aucun droit d'amortissement, pourvu que les biens achetés ne soient pas en Normandie, et qui amortit en outre toutes les acquisitions faites depuis vingt ans;

Une lettre de Philippe III (juillet 1279) qui amortit les biens situés à Chaville, Montlhéry, Louhans, Lardy, Bagneux, etc.;

Une lettre de Philippe IV (mars 1293) qui amortit tous les biens de l'Hôtel-Dieu situés dans la prévôté de Paris;

Deux autres lettres patentes de Philippe IV dont la première (mai 1299) autorise l'Hôtel-Dieu à acquérir 50 livres parisis de rente sans payer aucun droit au Trésor royal, et la seconde (février 1308) amortit tous les biens de l'Hôtel-Dieu;

Des lettres du même roi (septembre 1314) autorisant l'acquisition de 60 livres de revenu, soit en rentes, soit en terres;

Une charte de Philippe V (1318) permettant à l'Hôtel-Dieu d'acquérir 50 livres parisis de rente pour la fondation de deux chapelles;

Une lettre de Charles VI (14 avril 1407) qui amortit 100 livres de rente provenant d'une libéralité faite à l'Hôtel-Dieu par Louis d'Orléans;

Louis XII, étant encore duc d'Orléans, amortit la terre de Puisselay (1485), et François Ier (1522) amortit de nouveau tous les biens de l'Hôtel-Dieu.

Indépendamment des ressources créées en faveur de l'Hôtel-Dieu par ces différentes chartes, les rois, dans leur piété ou leur munificence, s'étaient plu à augmenter par des dons divers ou à affranchir de charges onéreuses la fortune destinée à procurer le soulagement des malades et des indigents.

Philippe-Auguste, en 1208, avait donné à l'Hôtel-Dieu, pour servir au coucher des pauvres, les jonchées qui tenaient lieu de tapis dans son palais (1).

En 1239, saint Louis confirma ce privilége et y ajouta, en 1248, le droit de ne payer qu'un certain prix les denrées qui lui étaient nécessaires (2).

En 1352, Jean II confirmait aux frères et sœurs de l'Hôtel-Dieu un droit de prise sur les arrivages de poisson de mer et d'autres denrées. Ce privilége « antique et royal » dont ils se disaient investis depuis longtemps (3) remonte à Philippe IV qui, en 1308, leur avait reconnu le droit de prendre un panier de poisson par voiture : un prélèvement analogue avait lieu pour les autres vivres.

Le droit de faire paître leurs troupeaux dans les forêts royales leur avait été octroyé par Philippe de Valois (1344).

---

(1) « Philippus, Dei gratia Francorum rex..... domui Dei parisiensi. ... concedimus ad usus pauperum « ibidem decumbentium omne stramen de camera et domo nostra parisiensi.... »

(Lettres patentes de Philippe II, mars 1208. Arch. de l'Ass. pub.)

(2) « Ludovicus...... nos fratribus domus Dei parisiensis dedimus et concessimus quod pretium suum ad « victualia ad opus infirmorum dicte domus emenda parisius habeant...... »

(Lettres patentes de Louis IX, juin 1248. Arch. de l'Ass. pub.)

(3) « .....Magister, fratres et sorores domus Dei parisiensis asserentes se fore impeditos in capcione piscium « maris et aliorum victualium quam habent ut dicunt in villa parisiense et in pluribus aliis locis regni nostri « ab antiquo et ex certo privilegio regio...... »

(Lettres patentes de Jean II, 11 juin 1352. Arch. de l'Ass. pub.)

Une autre source de revenus non moins importante fut donnée à l'Hôtel-Dieu par les confiscations prononcées à différentes reprises, soit contre les duellistes, soit contre ceux qui tenaient des maisons de jeu.

Henri IV, le premier, dans un édit daté de Fontainebleau (juin 1609), affecta tous les deniers « qui proviendraient des peines pécuniaires, saisies et revenus des infracteurs » à l'édit qu'il avait rendu précédemment contre les duellistes, à la nourriture des pauvres, à la construction d'un hôpital royal et à la réparation des églises du royaume : « Voulons lesdits deniers estre reçus par le receveur de l'Hostel-Dieu de notre bonne ville de Paris, et à sa diligence, jusqu'à ce que nous en ayons autrement ordonné. » Cet édit fut confirmé par Louis XIII et par Louis XIV.

Les confiscations prononcées contre les joueurs par l'édit du 30 mai 1611, qui ordonne aux officiers de justice de saisir l'argent, les bagues, joyaux ou autres objets exposés dans les jeux, et d'en faire distribuer les deniers aux pauvres des Hôtels-Dieu, donnaient des produits assez importants.

Des pièces de procédure conservées dans nos archives constatent que, dans l'espace de six années, de 1754 à 1760, plus de 16,000 livres furent ainsi confisquées au profit de l'Hôtel-Dieu de Paris.

Cependant, quelle que fût la générosité des rois et des autres bienfaiteurs de l'Hôtel-Dieu, ses revenus étaient loin d'être toujours en rapport avec les besoins croissants de ses services. Pendant près d'un siècle, les guerres civiles, les disettes, les épidémies, avaient successivement encombré de malades les salles de l'antique hôpital, et, dans l'impossibilité de subvenir à toutes ces nécessités, les administrateurs s'étaient plusieurs fois vus contraints d'ajourner le payement des fournitures ordinaires et de contracter des emprunts onéreux. Par édit royal du mois de février 1626, Louis XIII ordonna que 3 sous appartiendraient à l'Hôtel-Dieu sur les 30 sous qui se percevaient pour l'entrée de chaque muid de vin dans Paris. Henri IV, en 1607, avait également établi en faveur de l'Hôtel-Dieu un droit de 10 sous sur chaque minot de sel se vendant dans la généralité de Paris. L'arrêt du conseil d'Etat qui intervint le 28 mars 1626, pour régler l'application de l'édit de Louis XIII, donne, sur l'état des finances de l'Hôtel-Dieu à cette époque, les détails les plus explicites (1).

Ces nouveaux priviléges permirent aux administrateurs de l'Hôtel-Dieu de faire face, pendant un temps, aux besoins des malades : mais bientôt, les recettes devenant insuffisantes pour couvrir les dépenses, ils durent adresser, en 1653, un appel à la charité publique. Un opuscule publié à cette occasion sous le titre de : « Estat au vray du bien et du revenu tant ordinaire que « casuel de l'Hostel-Dieu de Paris et de sa dépense journalière, pour faire connaître au public les « vrayes nécessités des pauvres qu'on est obligé d'y recevoir de toutes parts sans en refuser « aucun, » montre à quel point était grande la pénurie de l'Hôtel-Dieu. « Si la charité des gens de bien, disaient les administrateurs, l'abandonne comme elle a fait depuis plusieurs années, il

---

(1) « Ledit Hôtel-Dieu s'est tellement trouvé surchargé que, ne pouvant, tant le revenu ordinaire qu'extra- « ordinaire, y satisfaire, ils auroient été contraints, pour y subvenir, d'emprunter de notables sommes de « deniers, partie à constitution de rentes, autre partie par promesses et obligations payables à certains temps, « et néanmoins lesdits administrateurs se trouvent encore redevables envers les marchands de vin, bouchers, « toiliers, épiciers et autres marchands qui leur ont livré les marchandises jusqu'à la somme de trente-six « mille livres, de la somme de vingt-cinq mille livres due aux maçons, charpentiers, plombiers et serruriers « qui ont travaillé au bâtiment nouveau de ladite maison, pour le payement desquelles sommes ils sont « pressés et poursuivis de manière qu'il est impossible que ledit hôpital puisse subsister, s'il n'est promptement « secouru d'une bonne somme de deniers.... » (Arch. de l'Ass. pub.)

faut que ce célèbre hôpital tombe et que les pauvres perdent en sa chute toute l'espérance qui leur reste dans leurs misères (1) ».

L'Hôtel-Dieu, agrandi de l'hôpital Saint-Louis, des Incurables, de la Maison de santé du faubourg Saint-Marcel et de l'hôpital Sainte-Anne, voyait croître de nouveau ses dépenses, sans que pour cela le chiffre de ses revenus augmentât. Les administrateurs s'adressèrent alors à Louis XIV qui, le 28 janvier 1690, attribua, tant à l'Hôtel-Dieu qu'à l'Hôpital-général, pour trois ans, la totalité des 30 sous par muid de vin entrant dans Paris. Un arrêt du Conseil du 28 mars suivant décida que le tout étant distribué en dix-neuf parts, quatorze parts seraient attribuées à l'Hôtel-Dieu et les cinq autres à l'Hôpital-général. Ce droit rapportait annuellement à l'Hôtel-Dieu une somme de 300,000 livres : il fut successivement prorogé et confirmé jusqu'en 1787.

Droits sur les recettes des spectacles publics.

Le dernier des priviléges octroyés à l'Hôtel-Dieu, avant la Révolution, est le droit sur les recettes des spectacles publics, créé dans le principe en faveur de l'Hôpital-général (édit du 25 février 1699). Il fut étendu par le régent, Philippe d'Orléans, à l'Hôtel-Dieu dont les administrateurs furent autorisés à percevoir 1/9 du prix de chacun des billets de la Comédie, de l'Opéra et des autres spectacles publics, mais par augmentation et sans préjudice du droit déjà perçu au profit de l'Hôpital-général.

Enfin, il convient de mentionner le privilége de boucherie de carême qui, dès l'année 1571, réservait à l'Hôtel-Dieu le monopole de la vente de la viande pendant ce temps d'abstinence.

Dans un autre ordre de faits, les exemptions d'impôts qui lui furent concédées sur la plus large échelle, ne contribuaient pas moins à l'accroissement de ses finances que les droits pécuniaires ou les avantages en nature que nous venons d'énumérer.

L'exemption accordée par saint Louis de tout péage sur les denrées destinées à la nourriture des habitants de l'hôpital (2); l'exemption des droits de chancellerie, octroyée par Charles IV et confirmée par Charles VI, Henri VI d'Angleterre, Charles VII et Louis XII; les exemptions du logement des gens de guerre, accordées en octobre 1512 par Louis XII, confirmées par Charles IX (1566), par Henri III (1575), par Henri IV (1591), par Louis XIII (1613), et par de nombreuses lettres de Louis XIV, sans lui procurer un revenu direct, allégeaient singulièrement ses charges et ses dépenses.

Une des plus curieuses prérogatives de l'Hôtel-Dieu était encore l'autorisation donnée par Charles IX, le 29 janvier 1574, de placer 1,000 livres de rente à un taux usuraire (12 0/0).

---

(1) « Les grandes aumosnes, qui se faisoient autrefois entre les mains des administrateurs, sont cessées; les « troncs de l'Hôtel-Dieu ne rapportent plus ce qu'ils rapportoient par le passé, les donations et les legs ne se « font plus que rarement et de sommes fort médiocres, et les legs universels, assez fréquents aux siècles passés, « maintenant lui sont inconnus; de sorte que ses ressources estant taries, il faut nécessairement que cette sainte « piscine vienne à secq, et que nous voyons tomber en nos jours ce merveilleux ouvrage de la piété de nos « pères. » (Estat au vray du bien et du revenu de l'Hostel-Dieu de Paris. Arch. de l'Ass. pub.)

Ce mémoire se termine par un état général où sont consignés en détail les causes de recettes et les motifs de dépenses en 1662. Il résulte de cet état que les recettes s'élevant à la somme de......... 360,098 l. 18 s. 01 d.
et les dépenses à celle de........ 588,102 13 00

Les dépenses excédaient les recettes de........ 228,003 l. 14 s. 11 d.

(2) « Ludovicus..... concessimus domui dei parisiensi ut de blado, vino et aliis quibuscumque rebus suis « per propria pedagia nostra, tam per terram quam per aquam ducendis, in usus pauperum, fratrum, sororum et « aliorum in dicta domo degentium expendendis seu convertendis quitta sit in perpetuum et immunis in propriis « pedagiis nostris ab omni pedagio et alia quacumque costuma..... » (Lettres patentes de Louis IX, octobre 1269. Arch. de l'Ass. pub.)

Les lettres de sauvegarde et les priviléges judiciaires forment la dernière catégorie des immunités accordées à l'Hôtel-Dieu, et parmi ces derniers, nous citerons spécialement, comme ceux dont les administrateurs se montraient le plus jaloux, le droit de *vidimus* (1), celui de faire juger les procès de l'Hôtel-Dieu par le prévôt de Paris, pendant les vacances de la Cour, et enfin le droit de *committimus au grand sceau* (2).

Le compte de l'Hôtel-Dieu, pour l'année 1791, nous donnant l'état de ses recettes et de ses dépenses, nous montre quelle était sa fortune au moment où la Révolution éclata, et combien, grâce aux libéralités de Louis XIV et de Louis XVI, elle s'était rapidement relevée des désastres de toute nature qui avaient plus d'une fois compromis jusqu'à l'existence même du célèbre hôpital (3).

Revenus du Grand-Bureau des pauvres.

Outre les immunités dont ils eurent la jouissance exclusive, le Grand-Bureau des pauvres et l'Hôpital-général, participant aux mêmes droits et priviléges que l'Hôtel-Dieu, n'ont pas concouru dans une moindre mesure au développement de la fortune hospitalière. Depuis l'année 1535, époque de la fondation du Grand-Bureau, jusqu'au moment où ses ressources furent absorbées par la commission des secours publics établie en l'an II, la Royauté et le Parlement n'avaient cessé de s'occuper de cette institution (4). L'Hôpital-général, qui procède directement de l'aumône générale, ne fut fondé, en 1656, que pour dégager cette dernière de tous les gens sans aveu et vagabonds qui venaient la solliciter au détriment des pauvres de la commune.

---

(1) Charles V, par lettres patentes du 25 mai 1369, autorisa l'Hôtel-Dieu à produire en justice, au lieu des originaux de ses titres de propriété, des copies ou *vidimus* de ces actes.

(Lettres patentes de Charles V. Arch. de l'Ass. pub.)

(2) En septembre 1728, le Roi considérant qu'il était à désirer, pour le bien des pauvres, que les administrateurs de l'Hôtel-Dieu ne fussent pas obligés à quitter Paris, leur accorda le privilége de *committimus au grand sceau*, qui leur donnait le droit d'évoquer toutes leurs affaires litigieuses devant le Parlement de Paris.

(Lettres patentes de Louis XV. Arch. de l'Ass. pub.

(3) Nous y trouvons que a recette s'est élevée a..............................	1,421,651 l.	3 s.	6d.
et la dépense à..	1,295,112	12	11
Partant la recette excédait la dépense de....................................	126,538	10	7

Ce résultat est d'autant plus remarquable que, d'après le placet présenté au Roi à la suite de l'incendie de 1772,

la recette s'était élevée, pendant la période des dix années qui précédèrent le sinistre, à.	12,745,845 l.	2 s.	2 d.
La dépense avait été de..	13,181,659	8	5
de sorte que l'Hôtel-Dieu se trouvait en déficit de...........................	435,814 l.	6 s.	3 d.

L'administration de l'Hôtel-Dieu était donc parvenue, en moins de vingt ans, à effacer les traces d'un grand désastre, et à améliorer considérablement l'état de ses finances.

(4) Droit du Grand-Bureau au foin, autrement dit écossures : il s'agissait des débris tombant des bateaux et charrettes aux ports Saint-Paul, Saint-Gervais, au plâtre, la Tournelle, île Notre-Dame, etc.

(Arrêt du 2 août 1548. Arrêts confirmatifs des 9 décembre 1561, 15 janvier 1626 et 6 mars 1653.)

Privilége de plaider en première instance devant la grande chambre du Parlement et d'y avoir les dépens.

Exemption de décimes, dons gratuits, emprunt, etc.

Exemption du droit de pied-fourché.

(Droits accordés dès la fondation.)

Don du tiers des 5 sous qui se perçoivent sur chaque muid de vin et de liqueur qui entrent dans la ville par terre et par eau.

(Lettres patentes du 30 juin 1613.)

Privilége et exemption de tous droits d'entrée en la ville de Paris, tant par terre que par eau, même des droits de passage au pont de Joigny, de cent muids de vin par chacun an pour la provision de l'hôpital des Petites-Maisons.

(Arrêt du Conseil d'État, 30 mars 1670. Lettres patentes confirmatives, avril 1671.)

Le nombre de ces mendiants était si considérable, et les désordres qu'ils occasionnaient dans Paris étaient si fréquents, que le Parlement réglant, par un arrêt du 6 juillet 1535, le recouvrement de la taxe ordonnée par François Ier, s'était vu dans la nécessité de fixer lui-même, suivant la fortune et le rang, les sommes que les nobles et les bourgeois étaient tenus de payer; toutefois le recouvrement de ces taxes rencontra d'abord de grandes difficultés, surtout chez les gens d'église que le Parlement fut obligé de contraindre à s'acquitter (1). Telle fut dans la suite la sollicitude du Parlement et de la Royauté pour le Grand-Bureau des pauvres, que ses revenus s'accrurent chaque année : ils s'élevaient, en 1789, à 398,754 francs.

Dotation de l'Hôpital-général.

Mais le plus riche des établissements hospitaliers de Paris était, sans contredit, l'Hôpital-général. Le « fléau de la mendicité » qui désolait la capitale aux seizième et dix-septième siècles, avait inspiré une telle crainte, qu'aucun sacrifice ne semblait trop grand pour conjurer les effets désastreux de cette prodigieuse agglomération de mendiants vagabonds.

Nous avons dit ailleurs comment et dans quelles circonstances fut fondée cette vaste institution hospitalière, le nombre des maisons qu'elle comportait, l'affectation spéciale de chacune. Nous n'avons actuellement à nous occuper que de sa dotation et de l'importance qu'elle avait acquise dès le principe.

Un extrait du procès-verbal des commissaires du Parlement chargés de visiter, en 1663, l'Hôpital-général, fournit à cet égard des renseignements complets :

---

(1) 6 Juillet 1535. — Arrêt du Parlement qui nomme des commissaires de la Cour pour contraindre, avec plus d'autorité, les débiteurs à payer les sommes dont le roi François Ier avait ordonné la levée pour le soulagement des pauvres.

11 Février 1547. — Arrêt qui oblige 26 chapitres ou communautés de Paris à payer la taxe, sous peine de saisie de leur temporel.

19 Décembre 1547. — Arrêt qui enjoint aux personnes préposées pour quêter dans les églises, de le faire en personne, sans y commettre leurs serviteurs, chamberières ou autres. Cet arrêt fut suivi d'un grand nombre d'autres qui concernaient le même sujet : 26 mars 1599; 18 juin 1639; 25 mai 1641; 23 décembre 1672.

13 février 1551. — Edit de Henri II portant qu'il sera fait inquisition et recherche, par les commissaires, de ce que chaque habitant voudra donner et aumôner libéralement par chaque semaine, pour aider à la nourriture et à l'entretien desdits pauvres et que de leurs offres, refus et réponses sera fait rolle, en chaque paroisse, sur lequel sera fait taxe par le Parlement.

3 Août 1552. — Arrêt qui ordonne que ceux étant du corps d'icelle cour seront admonestés de payer ce qu'ils doivent suivant leurs cotisations; que ceux qui n'étaient pas cotisés seront tenus de le faire dans trois jours ès roles de leur paroisse, et au refus de le faire qu'il sera advisé par la cour au moyen de les y contraindre, la taxe étant universelle.

21 Janvier 1578. — Arrêt rendu sur la requête du procureur général qui ordonne qu'en chaque paroisse et autres églises et monastères de la ville et faulxbourgs de Paris, il y aura un tronc avec un écritteau pour la communauté des pauvres de la ville.

23 Juillet 1585. — Transaction entre le cardinal de Guise, en qualité d'abbé de St-Denis, et les commissaires de la police des pauvres, portant acceptation de la somme de 78 livres par an pour sa taxe et aumône ordinaires.

20 Juillet 1589. — Arrêt qui condamne le grand prieur du Temple, le commandeur de Saint-Jean de Latran, les maîtres et administrateurs du Sépulcre, les maîtres et administrateurs de Saint-Jacques de l'Hôpital à payer les arrérages par eux dus sur leurs taxes.

26 Mars 1599. — Arrêt qui enjoint aux marguilliers de faire quêter dans leurs paroisses.

7 Février 1642. — Expédition d'un arrêté fait au conseil du cardinal de Richelieu, mis au bas d'une requête à lui faite par les commissaires du Grand-Bureau, qui fixe à 150 livres par an ce qui sera payé à l'avenir par l'argentier de sa maison au Grand-Bureau.

(Arch. de l'Ass. pub.)

« Par la présentation des comptes de l'Hôpital-général il paraît que le premier fonds sur lequel l'Hôpi- « tal-général a été entrepris était de (1)	150,000 liv.
Que le roi, la reine et plusieurs personnes de condition y donnent encore, comme « ils avaient promis	80,000
« Que le revenu réglé est le fonds des hôpitaux unis montant à 75,000 l. et à présent « augmenté jusques à	250,000
« Que le feu roi a accordé sur l'entrée du vin	200,000
« En 1657, qui fut la première année, la recepte a été de	589,536
« Et la dépense de	586,966
« En 1662, la recepte de	776,869
« Et la dépense de	895,922

Extrait du procès-verbal de MM. Doviat et Saintot, commissaires députés par la cour pour reconnaistre l'estat de l'hospital Général et ses urgentes nécessités, du 22 Janvier 1663 et autres jours. (Arch. de l'Ass. pub.)

Cette année 1662, pendant laquelle régna la plus terrible des famines dont on ait gardé le souvenir, fut pour l'Hôpital-général, comme pour l'Hôtel-Dieu, une époque de cruelles épreuves et faillit amener la fermeture du nouvel établissement. A bout de ressources et de crédit, ses administrateurs furent, plus d'une fois, dans la nécessité d'engager leur fortune privée, pour l'acquittement des charges que leur apportait le flot toujours grossissant des pauvres étrangers qui venaient de toutes parts implorer leur assistance (2).

« Les soussignés, écrivaient-ils à cette occasion, se voyent tous les jours à la veille d'être forcez de « quitter l'Administration et de rapporter aux pieds de la cour les clefs de l'hôpital : ce qu'ils ne feront « jamais que dans les dernières extrémitez et demeureroient mesme plustôt dans ses ruynes, puisqu'on « en a chargé leur honneur et leur conscience. »

Mais cette crise ne dura que le temps de la disette, et la fortune de l'Hôpital-général, se relevant bien vite de cette première et dernière atteinte, ne tarda pas à reprendre son essor. Toutefois, pour empêcher que les mendiants de la province ne vinssent de nouveau en-

(1) Le président de Bellièvre, avant même que l'édit de 1656 eût consacré l'existence du nouvel établissement, lui avait attribué un contrat de 20,000 livres sur la ville. Il lui légua par testament une somme de 10,000 livres.

Le cardinal Mazarin affecta dès l'origine une somme de 100,000 livres à l'Hôpital-général et 60,000 livres par son testament.

Le duc de Mazarin lui donna également 100,000 livres.

(2) « .....On reçoit tous les jours des pauvres tant qu'on en peut loger; l'hôpital ne désemplit point : Paris « est le refuge général de tout le royaume; ceux qui peuvent gagner les faulxbourgs sont asseurez de ne pas « mourir de faim, comme tous les autres à la campagne. Ainsi les directeurs ne peuvent empescher les pauvres « d'entrer dans la ville, qui y abondent pour fuir la mort, à cause de la grande cherté du bled, qui peut faire la « ruine de l'hospital, où il en faut près de douze cens muids par an...... » (Imprimé de l'époque joint à la brochure ayant pour titre *État au vray du bien et revenu de l'Hôtel-Dieu de Paris.*)

Une nouvelle famine étant survenue pendant l'année 1692-1693 les privilèges accordés par l'ordre du roi permirent à l'Hôpital-général de s'approvisionner de manière à pouvoir nourrir tous ses administrés : — « Le « roy, écrivait le comte de Pontchartrain à M. de Harlay, président-né des administrateurs de l'Hospital-général, « le roy veut bien que des bleds qui sont arrivés et qui arriveront pour le compte de S. M. suivant l'estat que je « vous en ay envoié, vous en preniez ce que vous jugerés à propos pour l'Hospital-général. Vous serez maistre « du prix et des termes de paiement. »

vahir l'Hôpital-général, ses administrateurs demandèrent l'établissement d'hôpitaux généraux dans toutes les villes du royaume « afin que chacun nourrisse ses pauvres. » Cette mesure, mise peu de temps après à exécution, ne fut pas celle qui contribua le moins à alléger ses charges.

Prérogatives accordées à l'Hôpital-général, par Louis XIV et ses successeurs.

On sait que l'établissement de l'Hôpital-général fixa l'attention de Louis XIV : aussi, pendant son long règne, ne se passa-t-il pas une année qui ne fût marquée par un privilége ou un droit nouveau destiné à en accroître les revenus. Déjà il avait, par l'édit de 1656, attribué à l'Hôpital-général tous les droits, priviléges et immunités que possédaient les maisons destinées au renfermement des pauvres et dont l'origine remontait à 1612. La note ci-dessous nous montre combien cette première libéralité fut promptement augmentée (1).

Louis XV et Louis XVI suivirent, à l'égard de l'Hôpital-général, les traditions de leur prédécesseur, et ne se bornèrent pas seulement à confirmer les prérogatives que Louis XIV avait accordées à cet établissement ; mais ils y ajoutèrent deux priviléges nouveaux : le droit d'établir des loteries spéciales de bienfaisance et de tenir, sous la dénomination de mont-de-piété, une administration de prêts sur gages, à l'instar de celles qui existaient déjà dans plusieurs capitales de

---

(1) Les principales prérogatives qui produisaient pour l'Hôpital-général un revenu ou un équivalent sont les suivantes :

Droit du tiers de toutes les confiscations adjugées au roi, même celles dont il a fait don, pourvu qu'elles ne soient pas enregistrées.

Les amendes dans la ville, faubourgs et prévoté de Paris, pourvu qu'elles n'aient pas une autre destination.

Les deux tiers sur les cinq sous qui se levaient sur chaque muid de vin entrant dans Paris.

Cinq sous par chaque minot de sel vendu dans les greniers de la généralité de Paris.

Exemption de tous subsides, impositions et droits, tant à Paris qu'ailleurs, par eau et par terre, des ports, ponts, péages, octrois de ville, barrages, passages et de toutes autres choses dont ils pourraient être tenus pour les vivres et provisions, même pour les vins, jusqu'à concurrence de mille muids.

Droit de franc salé jusqu'à concurrence de quatre muids de sel.

Droit de prendre chaque année 600 cordes de bois et 6,000 cotterets dans les forêts de l'Ile-de-France et de Normandie.

Exemption de tous droits de guet, gardes, fortifications, boues, pavés, chandelles, canal, fermetures et généralement de toutes contributions publiques et particulières.

Exemption du logement et des contributions de gens de guerre pour tous les lieux appartenant à l'hôpital.

Le quart des amendes des eaux et forêts.

Le quart, soit des amendes de police, soit de toutes les marchandises et choses qui seront déclarées confisquées.

Permission aux directeurs de faire toutes quêtes, d'avoir troncs, bassins et petites boîtes dans les églises, carrefours et lieux publics de la ville, faubourgs, prévoté et vicomté de Paris.

A la réserve de l'Hôtel-Dieu et des autres maisons hospitalières, toutes les communautés, tous les corps laïques et toutes autres personnes devront contribuer à la subsistance de l'Hôpital-général.

Exemption de tous droits royaux sur les maisons, lieux et domaines qui dépendent de l'Hôpital-général ou qui lui appartiendront par la suite. (Édit d'établissement de l'Hôpital-général.)

Droit de vingt sous par muid de vin entrant à Paris (lettres patentes du 11 février 1658. — L'adjudicataire des droits d'entrée payait par abonnement 200,000 livres par an à l'Hôpital-général).

Droit de 30 sous sur chaque muid de vin entrant à Paris au profit de l'Hôtel-Dieu et de l'Hôpital-général. (Déclaration du 28 janvier 1690.)

Droit de 1/6 sur les sommes perçues pour les entrées aux spectacles. (Déclaration du 25 février 1699.)

Droit de 10 sous par augmentation sur chaque muid de vin entrant à Paris. (Déclaration du 3 décembre 1702.)

Droit de 5 sous sur chaque cent de foin entrant à Paris. (Déclaration du 5 décembre 1702.)

Droit de 3 sous par jour sur chaque carrosse de louage. Louis XVI autorisa le sieur Perreau à percevoir pendant trente années, à compter du 1er avril 1779, 6 sous par jour par chaque carrosse de remise, à condition que ledit Perreau payerait pendant ces 30 années, 15,000 livres par an à l'Hôpital-général. (Lettres patentes du 17 février 1779.)

Instruit de l'extrémité à laquelle l'Hôpital-général se trouvait réduit, à cause du grand nombre des pauvres, de

l'Europe (1). C'est là l'origine des bonis annuels que le Mont-de-piété de Paris est tenu, aux termes de son règlement organique, de verser dans la caisse de l'Assistance publique.

Le dernier état de toutes les recettes de l'Hôpital-général, produit en 1788 par les administrateurs, accuse un revenu total de (2)........................... 4,236,159l. 7s. 4d.

Nous croyons devoir signaler ici un arrêt du conseil d'État, en date du 31 mai 1788, qui fait rentrer tous les hôpitaux et hospices dans le droit commun en matière de priviléges, et décide, à cet effet, que toutes les exemptions du droit d'entrée accordées par les rois aux hospices, seront remplacées par une allocation en argent équivalente, payée par le Trésor royal ou prise sur les revenus des villes.

Au moment où les administrateurs de l'Hôtel-Dieu, du Grand-Bureau des pauvres et de l'Hôpital-général cessèrent leurs fonctions pour les remettre aux mains des membres de la

---

la cherté des grains et des autres denrées, Louis XIV ordonna, en 1709 et 1711, qu'il serait perçu au profit de l'Hôpital-général le vingtième par augmentation de tous les droits anciens et nouveaux qui se levaient tant dans l'intérieur de la ville et des faubourgs de Paris, qu'aux entrées et sur les ports, quais, halles, places, foires et marchés. (Déclarations des 29 octobre 1709 et 3 janvier 1711.)

Un arrêt du conseil d'État, intervenu sur l'exécution de cette déclaration, ordonna que la régie et la perception des droits de 20 sous seraient faites sous l'inspection et direction des administrateurs de l'Hôpital-général. (Arrêt du 24 janvier 1711.)

Nous ne donnerons pas le détail des priviléges judiciaires, des droits de sauve-garde et de protection qui, à part quelques modifications dues aux changements introduits par le progrès du temps, sont les mêmes que ceux que nous avons relatés en parlant de l'Hôtel-Dieu.

(1) En 1717, le régent, informé de l'état de misère dans lequel étaient les enfants trouvés, accorda aux administrateurs la permission de faire une loterie qui se tirait tous les mois. Par arrêt du conseil d'État du 20 septembre 1727, les lots non réclamés furent attribués à l'hôpital des Enfants trouvés. Un autre arrêt du conseil d'État, du 30 juin 1776, ayant ordonné la réunion de la loterie des enfants trouvés à la loterie royale de France récemment instituée, une indemnité annuelle de 97,602l. 5s. 4d. dut être payée par le receveur de la loterie royale à celui de l'hôpital.

Louis XVI rétablit à Paris, par lettres patentes du 9 septembre 1777, un mont-de-piété destiné à « faire cesser les désordres que l'usure a introduits. » Voici quelques passages des lettres patentes qui montrent bien quels étaient les liens qui unissaient cette institution à l'Hôpital-général : « Il sera incessamment établi dans « notre bonne ville de Paris un mont-de-piété, ou bureau général de caisse d'emprunt sur nantissement, tenu « sous l'inspection et administration du lieutenant général de police, qui en sera le chef, et de quatre administrateurs de l'Hôpital-général, nommés par le Bureau d'administration dudit Hôpital-général, et dont les fonctions seront charitables et entièrement gratuites........

« Permettons aux administrateurs d'établir aussi, s'ils le jugent nécessaire, dans notre bonne ville de Paris, « sous la dénomination de prêt auxiliaire, différents bureaux particuliers dudit mont-de-piété, ou caisses d'em« prunt de sommes depuis trois livres jusqu'à la concurrence de cinquante livres..........

« Il sera tous les mois fourni par le directeur au lieutenant général de police et aux administrateurs un bor« dereau de sa recette et dépense, avec un tableau de situation de la caisse et du magasin; et chaque année « il en sera rendu un compte général par-devant quatre de nos amés et féaux conseillers de la grand'chambre « de notre cour de Parlement, en présence de l'un des substituts de notre procureur général; le dit compte sera « par eux clos et arrêté; un double d'icelui sera déposé au greffe de notre Parlement; et lorsqu'il se trouvera « des fonds en caisse au delà de ceux nécessaires pour la régie et les charges de l'Établissement, ils seront « appliqués au profit de l'Hôpital-général de notre bonne ville de Paris, suivant l'ordonnance qui en sera rendue « par nos dits conseillers en suite de l'arrêté et clôture dudit compte. »

(2) En 1788, alors que l'Hôpital-général jouissait encore de la plénitude de ses droits et priviléges, la recette totale s'éleva à.. 3,548,189l. 3s. 11d.

Il restait en caisse le 31 décembre 1787....................	687,970	7	4
Total de l'actif....................	4,236,159	11	3
La dépense monta à....................	4,162,086	16	1

commission nommée par le Directoire du département (1), les hospices de Paris possédaient, en domaines ruraux, rentes sur l'État, redevances antiques ou droits quelconques, un revenu annuel de 8 à 9 millions, dont la moitié était représentée tant par des rentes diverses que par les revenus de propriétés foncières.

La Révolution, qui, avec les priviléges, supprimait, au nom des principes nouveaux, tous les droits productifs dont nous venons d'exposer les origines et l'importance, ne devait pas s'arrêter à cette mesure : bientôt le domaine immobilier qui avait été constitué au profit des hospices de Paris par tant de libéralités accumulées allait aussi leur être ravi.

Le 11 juillet 1794 (23 messidor an II), la Convention, déclarant dettes nationales les créances passives de tous les établissements charitables, faisait rentrer dans le domaine de l'État tous les biens hospitaliers, et en ordonnait l'administration ou la vente, conformément aux lois existantes. **Loi du 23 messidor an II concernant la vente des biens hospitaliers.**

Les résultats désastreux qu'entraîna immédiatement l'exécution de cette loi et les craintes trop fondées qu'elle inspirait pour l'avenir agitèrent profondément les esprits : les motions se succédèrent au sein de la Convention nationale, et ceux-là mêmes qui avaient voté la loi de messidor, effrayés de ses conséquences et des embarras qu'elle pouvait créer au Gouvernement, furent les premiers à en solliciter le rappel. Le 26 août 1795 (9 fructidor an III), la Convention suspendit par une loi nouvelle la vente des biens des hospices. Le 24 octobre de la même année (2 brumaire an IV), on abrogeait, en ce qui concernait l'administration et la perception des revenus des établissements de bienfaisance, la loi du 23 messidor an II, que le Directoire révoquait définitivement le 7 octobre 1796 (16 vendémiaire an V).

Toutefois, les revenus des pauvres, pour la France entière, étaient diminués de trois cinquièmes, et les ventes réalisées ainsi que les réductions de rentes, imposées plus tard, avaient fait éprouver aux hospices de Paris une perte annuelle de 3,438,984 francs (2).

---

(1) Sur l'assurance contenue dans la lettre, en date du 13 avril 1791, de M. de Pastoret, procureur général syndic du département, que le Directoire confiait à une commission de cinq membres, au nombre desquels se trouvait le médecin Cabanis, l'administration qu'ils dirigeaient, les gouverneurs de l'Hôtel-Dieu se démirent de leurs charges entre les mains de leurs successeurs (15 avril 1791).

De même que les administrateurs de l'Hôtel-Dieu, ceux de l'Hôpital-général avaient donné plusieurs fois leur démission depuis le commencement des troubles. Le même jour qu'il adressait aux membres du bureau de l'Hôtel-Dieu la lettre du 13 avril 1791, M. de Pastoret leur écrivit que le Directoire acceptait leur démission et venait de confier aux sieurs Moulinot, Thouret, Aubry, Dumesnil, Cousin et Cabanis, l'administration de l'Hôpital-général. (Registres des délibérations de l'Hôtel-Dieu et de l'Hôpital-général.)

(2) Cette perte provenait :

Des loyers et fermages des propriétés aliénées, et dont le prix avait été touché par le domaine national	158,006 fr.	90
Des rentes dont le capital avait été versé dans les caisses nationales	37,842	80
Des réductions de rentes sur l'État, en exécution des lois du 24 frimaire an VI et 2 brumaire an VII	1,200,000	»
Des rentes ou redevances assignées sur les domaines nationaux, dont l'exécution a eu lieu. (Vendus par ordre supérieur.)	346,235	»
Des sommes payées pour affranchissement d'entrées	601,900	»
De la suppression des droits sur les spectacles	350,000	»
De la suppression de la rente payée par l'État, en remplacement du droit de la boucherie de l'Hôtel-Dieu, acheté par lui	40,000	»
De la suppression du produit annuel du péage du Pont-au-Double	30,000	»
De la suppression de divers droits féodaux évalués annuellement à	25,000	»
De l'affranchissement d'impositions équivalant annuellement à	350,000	»
De la suppression de legs particuliers et universels évalués à	120,000	»
De la perte des bonis de mont-de-piété, qui s'élevaient annuellement à	180,000	»
Total	3,438,984 fr.	70

Bien que la loi réparatrice du 7 octobre 1796 ordonnât la restitution des biens non aliénés, et prescrivît le remplacement, par des propriétés nationales, de ceux qui avaient été vendus, le ouvernement, grevé lui-même, affectait à ses propres besoins la majeure partie du produit des réalisations. Ainsi les hôpitaux ne recevaient qu'une faible portion des secours que l'État leur attribuait; et telle était alors la situation critique des finances du Directoire que, par de nouveaux messages adressés aux deux assemblées législatives, il remit en question la vente de la partie des biens qu'on avait restitués aux hospices dans toute la France, et la suppression de ces établissements dans toutes les communes dont la population n'excédait pas 12,000 âmes (1).

---

(1) L'extrait suivant du *Moniteur universel* du 25 germinal an VII nous fait connaître dans quel ordre ces différentes propositions furent présentées et en même temps quelles étaient les idées du gouvernement d'alors sur l'organisation des secours publics en France.

« L'ordre du jour appelle la discussion du projet de Jouenne, sur les hospices.

« Voici l'analyse de son rapport :

« Il rend compte d'abord des différents messages du Directoire, relatifs au sort de ces établissements.

« Le premier provoque, comme un des moyens d'assurer la conservation uniforme des biens des hospices, qui « dit-il, sont le patrimoine des pauvres, le mode à suivre pour le remploi des fonds dont le remboursement « serait fait aux hospices, et sur l'emploi de ceux qui leur seraient offerts à titre de bienfaisance particulière.

« Le second message a pour objet:

« 1° De rapporter les lois des 16 vendemiaire an V, et 2 brumaire an VI, et de remettre, conformément à la « loi du 23 messidor an II, tous les biens dont jouissent les hôpitaux dans les mains de la nation;

« 2° De créer des commissions de bienfaisance dans toutes les communes de la République;

« 3° De supprimer tous les hospices qui existent dans les communes au-dessous de 12 mille individus, et d'y « substituer des secours à domicile, comme plus économiques, plus fraternels, plus analogues à l'esprit « républicain;

« 4° De ne réserver qu'un hospice ou deux au plus dans environ 95 communes, dont la population très- « différente entre elles excède 12 mille individus;

« 5° D'affecter à ce service la somme de 15 millions effectifs, à prendre sur le quart de la contribution « personnelle, évaluée alors à 60 millions, réduite depuis à 30 millions, ce qui conséquemment devrait aujour- « d'hui en absorber la moitié au lieu du quart, et pour le surplus des dépenses, provoquer la bienfaisance « personnelle et individuelle des citoyens.

« Le troisième message, plus particulièrement relatif aux réclamations d'officiers de santé contre la réduction « et l'arriéré de leur traitement, tend aussi à l'exécution du système des secours à domicile, et à ce que les « administrations des hospices conservés soient plus rapprochées de la surveillance du gouvernement.

« Le quatrième message n'a trait qu'à la situation des hospices de Paris.

« Le cinquième message, particulier au service de l'an VII, presse la détermination du conseil sur le plan de « secours à domicile.

« Le sixième et dernier message propose de statuer sur le mode de renouvellement des commissions admi- « nistratives des hospices.

« La solidité apparente d'une partie de ces propositions est facile à combattre, en les appréciant sous les « rapports de la politique, de la morale, de la justice, et de la possibilité dans l'exécution.

« La politique nous dit que le moment présent n'est point favorable à l'exécution de la suppression de la « majeure partie des hospices civils; que s'en rapporter à la bienfaisance fraternelle et républicaine, après de « violentes crises, c'est fonder un édifice précieux sur le sable mouvant d'un sol encore agité par des passions « malheureusement trop funestes.

« La politique nous dit que s'emparer des biens appartenant aux hospices civils, c'est donner des armes à « la malveillance, sans cesse épiant l'occasion d'égarer le peuple, de l'irriter contre l'ordre de chose établi, et « qui ne manquerait pas de saisir cette occasion pour peindre ceux qui auraient consenti une pareille mesure, « comme des novateurs audacieux, des dissipateurs insatiables, pour qui rien n'est sacré, que le patrimoine des « pauvres et des particuliers dont ils sont les gardiens, les conservateurs nés, excite leur cupidité; que leur « dessein est de tarir insensiblement les seules ressources qui restent aux indigents dans leur enfance, dans « leurs maladies, dans leur vieillesse....... »

(Conseil des Cinq-Cents. — Séance du 19 germinal an VII, *Moniteur universel* du 25 germinal, n° 205.)

« Le Directoire, dit M. de Pastoret, demanda au Corps législatif l'aliénation de tous les biens qui res- « taient aux établissements hospitaliers dans toute la France et la réduction de ces établissements à 195 « au lieu de 2,000 qu'ils étaient. Le Directoire déclarait n'agir ainsi que pour le plus grand bien des pauvres, « pour provoquer la bienfaisance individuelle, c'est-à-dire qu'on dépouillait les malheureux pour qu'on « fût plus porté à leur donner; on leur ôtait des ressources actuelles et certaines, dans l'espérance que, « quand ils n'auraient plus rien, on serait plus touché de leur sort (1). »

Les tentatives du Directoire échouèrent heureusement, et le domaine des hospices fut de nouveau consolidé dans les mains des commissions administratives. Sous le gouvernement réparateur des consuls, la loi du 4 ventôse an IX, qui affecta des rentes et des domaines nationaux aux besoins des hospices, l'arrêté des consuls, du 15 brumaire de la même année, relatif au paiement, par les départements de la guerre, de la marine et de l'intérieur, des sommes dues aux établissements hospitaliers pour service des années V, VI, VII et VIII, restituèrent à leur patrimoine un capital assez important.

Ce n'était là encore que des ressources insuffisantes qui ne pouvaient assurer le fonctionnement de l'Assistance publique. Mais les hospices de Paris, désignés, dans la pensée du premier consul, pour reprendre, parmi les institutions nationales, le rang qu'ils avaient occupé si longtemps, allaient recevoir, sous son inspiration puissante, et grâce à l'active coopération du premier magistrat de la cité, une organisation et des revenus définitifs que la prospérité publique ne pouvait manquer de développer.

Le projet que présenta à cet égard M. le comte Frochot au ministre de l'intérieur, après l'avoir soumis au Conseil municipal, résumant, avec cette élévation de vues que nous retrouvons dans tous les actes de ce fonctionnaire, les considérations invoquées alors en faveur de la stabilité des institutions hospitalières, marque bien la transition de l'ordre ancien à l'ordre nouveau. C'est un des documents les plus instructifs de cette époque de régénération, et c'est l'un des fondements principaux de notre organisation moderne : administration, finances, hygiène et installation, il embrasse toutes les questions essentielles du régime hospitalier.

Ce document, imprimé par les soins de M. Frochot, est peu connu : il n'en existe, que nous sachions, qu'un seul exemplaire qui est déposé dans nos archives. Il nous a donc paru utile de le reproduire dans cette Étude, pour expliquer historiquement comment a pris fin l'état de crise prolongé qui avait éprouvé si cruellement l'administration hospitalière de Paris, et par quels moyens, au sortir de la tourmente politique, l'habile organisateur des grands services administratifs de Paris, a su rasseoir, sur des bases durables, l'antique institution que tous les rois de France s'étaient plu à consolider et à agrandir, et que les révolutions elles-mêmes avaient respectée.

Plan d'organisation de l'Administration générale des hôpitaux et hospices de Paris.

« Les hôpitaux et les hospices, sous tous les rapports de société, de gouvernement et de morale, « sont l'objet sur lequel doit s'arrêter le plus attentivement la pensée de l'administrateur. Dans ces « asyles, la société paie sa dette au malheur, à la vieillesse et à l'infirmité; la prudence, apaisant le « besoin extrême, prévient l'abandon et le désespoir qui peut conduire au crime, et le cœur exercé par « tous les sentiments apprend à plaindre l'infortune, à craindre la misère, à chérir la bienfaisance. Du « régime des hôpitaux et des hospices, dépend donc la sûreté et le repos de la commune; leurs dé- « penses sont une de ses charges, puisqu'elles sont acquittées par l'octroi, qui est son patrimoine; leur « surveillance est son devoir le plus important; leur bonne administration est sa gloire.

« De tous les objets qu'ont approfondi la raison, l'humanité et la philosophie, il n'en est pas sur les-

(1) Rapport de 1814, page 267.

« quels on ait écrit davantage et raisonné mieux ; une multitude d'ouvrages, avant et depuis la Révolution, « ont dénoncé leurs abus, ont éclairé sur leurs défauts, présenté leurs réformes, et donné d'excellents « moyens d'amélioration. Comment, après tant de sages écrits, de vues profondes, de projets heureux, « y a-t-il si peu de bien de fait et tant de mal à corriger? Comment, de tous ces plans d'amélioration, « n'est-il résulté qu'un espoir toujours trompé et des regrets toujours renaissants ? — Le tableau de « la forme administrative qu'avaient autrefois les hôpitaux, et des changements qu'elle a éprouvés « pourra peut-être faire connaître la source du mal, et rendre facile le remède des désordres dont on « saisira la cause.

« Les hôpitaux de Paris, avant la Révolution, étaient séparés en deux grandes divisions. Ces divisions « étaient régies par deux bureaux, composés du chef du clergé, des premiers magistrats des Cours de « justice et d'hommes choisis dans la classe de la bourgeoisie, dont la fortune, une vie pure et les « succès dans le commerce garantissaient la moralité et les talents administratifs. Leur unique salaire « était la considération attachée à cette place, toujours refusée à l'intrigue et donnée à la probité. Leur « autorité était absolue : ils administroient les biens, surveilloient les détails, ordonnoient les dépenses, « régloient tous les mouvements de cette vaste machine et ne rendoient compte qu'à eux-mêmes; en « sorte que, sous l'empire royal, lorsqu'un seul pouvoir maîtrisait tous les corps de l'Etat, cette admi- « nistration était municipalement réglée, et pour ses élections et pour ses opérations. La Révolution, « qui, dans son cours impétueux, a entraîné toutes les institutions, a détruit celle des hôpitaux, et, en « 1790, l'a remise sous la direction du bureau, qui, dans la commune de Paris, portoit le nom de Bureau « des Hôpitaux.

« En 1791, ils passèrent sous l'autorité du département, qui en délégua l'administration à une Commis- « sion de cinq membres.

« Cet ordre de choses dura jusqu'en 1793, époque où la municipalité s'empara de nouveau des « hospices.

« En 1794, ils rentrèrent dans les attributions de la commission des secours de la Convention; et, à « l'établissement du régime constitutionnel, en l'an IV, dans celle du ministre de l'intérieur : ils y res- « tèrent jusqu'au 1er nivôse an V, époque de la mise en activité de la commission des hospices, établie « par la loi du 17 vendémiaire an V.

« Cette commission, dont aucune loi ne déterminait le nombre, fut portée à son origine à cinq admi- « nistrateurs, ou par une proportion supposée avec leurs travaux, ou par analogie avec les autorités alors « existantes dans la république et le département.

« Soumis par leur nature et leur position aux influences du temps, aux faveurs comme aux préven- « tions, ces cinq administrateurs, changés partiellement ou renouvelés en totalité, présentent, depuis « l'an V jusqu'en l'an VIII, c'est-à-dire dans le cours de moins de trois années, une succession de trente- « cinq personnes différentes, chargées tour à tour des mêmes devoirs et des mêmes fonctions.

« Et cependant ces devoirs réunis étaient :

« L'administration des biens-fonds et des revenus des hôpitaux, qui, après avoir été trois ans sous la « main de la nation, leur avaient été rendus par la loi du 16 vendémiaire an V; le recouvrement et la « restauration de leurs propriétés, consistant en plus de 700 maisons, 110 fermes et 50 usines ; la répa- « ration des dégradations qu'avoient causées le temps et la négligence ; la régie active et journalière de « ces mêmes biens ; la surveillance sur dix-huit maisons, asyles des infirmités, de la maladie, de la « douleur, de l'enfance et de la vieillesse ; l'admission dans ces asyles, l'ordre, la police et l'économie « qui doivent y régner; les détails que produit une population de 17,000 individus, dont il faut guérir « les maux ou assurer l'existence; l'éducation et l'instruction des enfants que nourrit la patrie; la « recherche des réformes qu'il faut établir, des abus qu'on doit réprimer et des améliorations qu'on « peut créer.

« Quand on songe à cette longue suite de devoirs et combien ils demandent, pour être bien remplis, « d'ordre dans les détails, d'uniformité dans les principes, de constance et d'accord dans la pensée, dans « les mesures de ceux qui en sont chargés, et quand on rapproche de ces réflexions cette diversité d'au- « torités qui se sont remplacées sans s'entendre, cette multitude d'hommes qui se succèdent sans se suivre, « ne sent-on pas qu'une éternelle confusion a dû régner dans cette Administration, et que, de quelques

« talents que fussent pourvus ceux qui s'en chargeaient, ils ont eu à peine le temps de rêver la perfec-
« tion, et n'ont jamais pu obtenir le bien, qui, fruit d'une longue culture, ne se mûrit que par le temps,
« et périt si on l'arrache? Qu'a dû produire, en effet, cette différence de mœurs, d'opinions, de carac-
« tères et d'intérêts dans des hommes revêtus du même emploi ? Une différence dans les vues, une con-
« tradiction dans les principes, une opposition dans les démarches, qui entasse embarras sur embarras,
« et multiplie les maux par les remèdes mêmes que l'on prend pour les guérir. C'est un bâtiment aban-
« donné à des ouvriers sans architecte, qui croient avoir travaillé quand ils ont démoli, et avoir con-
« struit quand ils ont placé quelques matériaux sans ordre et sans plan.

« Aussi, la situation des hôpitaux est-elle,

« Par rapport aux finances :

« 6,000,000 francs d'arriéré ; une dépense annuelle estimée à 7,000,000 francs.

« Par rapport à ses biens :

« Une dégradation considérable dans leurs maisons et dans leurs fermes; des réparations urgentes dans
« les meilleures ; des réparations fortes dans les moins mauvaises et une reconstruction nécessaire dans
« un grand nombre; des pertes continuelles dans les loyers ; des embarras et des lenteurs dans les recou-
« vrements; des non-valeurs multipliées par le mauvais état des bâtiments.

« Par rapport à l'administration morale et politique :

« Une confusion fatigante dans plusieurs hospices ; un encombrement funeste et révoltant dans d'au-
« tres, puisqu'on y voit encore des lits occupés par quatre personnes; un mélange de tous les maux
« qui affligent l'espèce humaine; des maladies contagieuses avec les maladies simples ou aiguës ; des
« blessés avec les fiévreux ; des épileptiques avec les insensés; des insensés avec les gens de bon sens ;
« des enfants teigneux avec des enfants sains ; la dispersion des insensés disséminés dans quatre maisons
« différentes, dans aucune desquelles ils ne trouvent ni les habitations que leur état exige, ni les pro-
« menades, ni l'espace, ni les ménagements, ni les moyens physiques et moraux d'où dépend leur gué-
« rison ; une absence d'instruction pour les enfants, d'éducation pour les orphelins, de métiers pour les
« ouvriers, d'ouvrage pour les valides ; des démolitions en pure perte ; des constructions commencées
« et abandonnées; des bâtiments déjà en ruine, quoiqu'ils n'aient jamais été finis ; des améliorations
« promises et jamais essayées, quoique faciles.

« Leurs ressources sont,

« Par rapport aux finances :

« Des répétitions à exercer sur le gouvernement, tant pour restant des crédits ouverts en l'an V et
« l'an VI, au ministre de l'intérieur, que pour le restant des fonds accordés par les lois pour la dépense
« des enfants abandonnés, montant ensemble à 3,816,586 francs.

« Le revenu de l'octroi, qui est leur patrimoine, et qu'ils ont droit de réclamer privilégiairement, selon
« le vœu et l'expression de la loi.

« Par rapport à leurs biens :

« Une meilleure gestion ; plus d'économie dans les réparations et dans les frais ; plus d'activité dans
« la perception ; la facilité de trouver, par le privilége et la sûreté que présentent les immeubles, des
« avances pour reconstruire les maisons sans valeur, pour réparer les biens dégradés et pour éteindre
« encore une partie de la masse des dettes.

« Par rapport à l'administration morale et politique :

« Une distribution précise de fonctions et de pouvoirs ; la division de l'administration totale en trois
« sections, dont l'une sera occupée seulement des hôpitaux et des malades, l'autre des hospices et des
« indigents, la troisième de l'enfance et de son instruction, et dont chacune, concentrée dans l'objet
« qui lui sera confié, et libre d'autres soins, pourra y porter la suite et l'attention sans laquelle il n'y
« a ni ordre ni succès ;

« Une classification aisée et peu dispendieuse des hôpitaux ; la séparation de toutes les maladies conta-
« gieuses, de celles dont l'aspect révolte la vue ou inquiète l'imagination ; la réunion des insensés
« dans le même lieu ; l'établissement d'un traitement suivi pour la folie ; le décombrement des hos-
« pices ; plus de réserve pour les admissions ; des travaux ordonnés et préparés pour ceux qui peuvent
« s'y livrer ; l'augmentation du revenu qui doit en résulter ;

« Une méthode d'instruction bien organisée; des écoles et des ateliers où la marine trouve des « matelots, la patrie des défenseurs, les manufactures des bras exercés et le commerce des ouvriers « instruits.

« C'est avec le bon emploi de ces ressources et le crédit qu'elles peuvent procurer, qu'on peut espérer « de rendre enfin aux hôpitaux cette aisance dans laquelle ils étaient avant la Révolution, et, par cette « aisance, obtenir dans le sort et le traitement des malheureux ces améliorations si longtemps appelées « par les vœux de tous les cœurs sensibles, et qui, si longtemps, ont trompé l'espoir de l'humanité. « Mais on ne peut le dissimuler, ces avantages ne peuvent pas être la création du moment, ils ne peu- « vent être que la récompense de la sagesse; il faut que la raison commande au sentiment et compose « avec le mieux pour obtenir le bien.

« Quatre parties essentielles constituent l'administration des hôpitaux :

« La partie financière, qui est la régie de leurs biens;

« La partie économique, qui est l'entretien, la nourriture et le traitement de tous les individus que « renferment les hospices et les hôpitaux;

« La partie morale, qui est la recherche des moyens de rendre les hôpitaux plus salubres, les hospices « moins onéreux et plus utiles, l'éducation et l'instruction des élèves et des orphelins plus avantageuses « pour eux-mêmes et pour la patrie, d'opérer la réforme des abus et l'amélioration générale sans blesser « l'économie;

« La partie active, qui est l'exécution de ces mesures et la direction du mouvement journalier.

« Réunissez-les toutes dans les mêmes mains, toutes seront négligées. La force et le temps manquent « au zèle et au talent. Comment veillera sur les individus celui qui surveille les propriétés? Comment « porter sur l'avenir une pensée que le présent envahit tout entière, et quels moments restent pour réflé- « chir à celui qui est toujours pressé d'agir?

« Il faut donc diviser des opérations qui se confondent et se nuisent, les rendre simples et claires pour « les rendre faciles, les ordonner de manière que leurs mouvements se secondent, et qu'il y ait entre elles « accord sans mélange.

« Il faut surtout acquérir une force centrale aussi inaltérable dans ses éléments que la faiblesse humaine « peut le permettre, autour de laquelle se meuvent tous les corps qui constituent cette grande machine; « qui, avec tous les moyens pour hâter leur action, n'en ait aucun pour l'arrêter; qui, dépositaire de la « volonté déterminée, la défende contre toutes les influences; qui, placée entre l'autorité supérieure qui « doit tout décider, et l'autorité inférieure qui doit tout exécuter, voye l'une et l'autre changer d'agents « sans que l'ordre et les projets dont elle aura la pensée en soient altérés, et périssent ou par le chan- « gement des individus ou par la contradiction des différents systèmes.

« Pour obtenir cette force, il faut que le présent prenne conseil du passé. En administration, le meil- « leur raisonneur, c'est l'expérience. Il faut rendre aux hôpitaux ce Bureau paternel et municipal qui, « inaccessible à l'intrigue comme à l'intérêt, ait pour garants les lumières, les vertus, la probité, et pour « salaire l'estime, la gloire et le bien qu'il aura fait. Il faut, pour qu'aucun soin de régie, aucun détail de « recette ou de dépense active ne suspende sa surveillance ou ne retarde sa pensée, qu'une régie parti- « culière ait l'administration des biens-fonds et des revenus; qu'une entreprise générale soit chargée de « toutes les fournitures, payements d'employés et entretien des malades et des indigents, et qu'une Com- « mission ait la direction du mouvement journalier et l'exécution de toutes les mesures préparées par le « Bureau et ordonnées par l'autorité.

« Sans doute, si on traitait isolément la question du régime administratif des hôpitaux, et qu'on la dé- « gageât des circonstances et des événements qui la modifient, on n'hésiterait pas à prononcer que la « régie directe est le seul régime conforme à l'institution et au but des hôpitaux. Sans doute tous les béné- « fices que l'activité et l'intelligence peuvent produire doivent tourner au profit ou de la commune par « qui les dépenses sont payées, ou des malheureux à qui elles sont accordées.

« Mais on ne peut nier que, pour exercer ce régime paternel et domestique, il faut des fonds considéra- « bles, des magasins bien fournis, de fortes avances; que des opérations d'économie dans une administra- « tion aussi vaste ne tiennent qu'à une grande aisance ou à un crédit puissant qui permet les provisions, « tourne à votre profit les occasions, les chances des saisons, les hasards du commerce, la concurrence

« même des fournisseurs ; que, dans la gêne et l'embarras, toutes ces combinaisons sont contre l'admi-
« nistration même la mieux composée, et que les efforts qu'elle fait pour obéir au besoin pressant qui la
« commande, l'entraînent à des sacrifices dix fois plus considérables que ne peut être le bénéfice d'une
« entreprise.

« Ainsi, sans discuter vainement ce que, dans une situation libre, on devrait préférer, il faut prendre
« conseil du moment et recevoir la loi de sa position. Le mieux est ce qu'on peut, et non pas ce qu'on
« veut; il est donc nécessaire de conserver le régime des entreprises.

« Des inconvénients, sont, sans doute, attachés à ce régime, et quelle institution en est exempte? Mais
« c'est à l'expérience d'avertir la raison du danger, pour qu'elle y porte le remède. Le plus grand incon-
« vénient des entreprises, et celui qui est prouvé par le fait, est l'augmentation des individus secourus,
« l'accroissement des malades dans les hôpitaux et des individus dans les hospices. Celui de Bicêtre en
« offre un exemple frappant, puisque le nombre des indigents, qui n'était, avant les entreprises, que de
« 2,100, est aujourd'hui de 3,000; que, dans cette maison, on voit 244 individus se partager, quatre à
« quatre, soixante-un lits dans une salle dont la nuit encore on remplit les intervalles par des brancards
« qu'on enlève le jour. L'hospice de l'Humanité, qui a contenu jusqu'à 2,800 malades, renferme encore
« des convalescents dont la santé accuse le séjour. L'intérêt des entrepreneurs, dont le gain se multiplie
« par le nombre, l'indulgence des préposés, leur humanité même que le malheur assiége, tout entretient
« l'abus; mais des règlements mieux entendus ou mieux observés, des précautions plus exactes, des
« examens plus sévères, des établissements de travail qui effrayeront la paresse et soulageront l'indigence
« réelle, surtout la fixation du nombre des indigents auxquels on doit des secours, porteront bientôt une
« juste réforme sur ces abus, qui rendent ceux qu'on soulage moins heureux et les solliciteurs plus nom-
« breux. La facilité d'obtenir augmente l'empressement à demander, et c'est toujours en raison de ceux
« qui sont admis qu'est la multitude de ceux qui cherchent à l'être.

« Mais, en adoptant avec ces moyens réformateurs cette ressource du moment, il se présente une ques-
« tion importante. Est-il plus avantageux de diviser les fournitures et les entreprises ou de les réunir
« dans une seule main? Faut-il les charger de toutes les dépenses qui ont rapport à la guérison des ma-
« lades comme à l'entretien et à la nourriture des valides? Faut-il en réserver quelques-unes, comme
« dans l'administration actuelle? Si l'on prend pour motifs de sa décision l'ordre dans l'administration,
« l'économie dans les dépenses, la facilité et la sûreté de la responsabilité, et si l'on en appelle à la raison
« et à l'expérience, qui est son juge souverain, on ne balance pas sur la réponse. Que peut-il naître de
« la division des entreprises? des hommes qui, agissant différemment, soit en raison de leurs ressources,
« soit en raison de leur influence, soit en raison de leur caractère, offrent ici un service exact, là de la
« négligence, ailleurs des torts graves: les plaintes se multiplient, la surveillance ne peut suffire, le
« moment de la réforme s'échappe ou par le temps qui se consomme dans les bureaux, ou par les
« explications, qui en consomment cent fois plus encore. Otez l'unité, vous amenez la confusion; et,
« dans cette foule de réclamations qui s'augmentent par le nombre des intéressés, il arrive que plus
« il y a de gens responsables, moins il y en a qu'on puisse atteindre. D'un autre côté, quoique les
« prix d'adjudication soient les mêmes, la nature des choses fournies doit être différente. L'homme
« qui prête son crédit établit son dédommagement ou sur le prix accordé, ou sur la denrée qu'il
« donne, souvent sur tous les deux. Comment surprendre le spéculateur avide, pour qui la moindre
« infériorité dans les choses fournies est un moyen de bénéfice considérable? Il doit en résulter
« qu'entre deux choses payées le même prix à deux entrepreneurs différents, il n'y ait aucune parité.
« D'ailleurs, si une des grandes causes d'économie est dans la réunion et la réduction des instru-
« ments qui sont nécessaires à l'exploitation, la division de ces instruments est une cause de dépense.
« Le fournisseur qui fait une entreprise partielle est nécessairement plus cher que celui qui fait une
« entreprise générale. Ses propres fournisseurs se réduiront à un gain plus médiocre, parce qu'il se
« portera sur de plus grandes quantités ; les distances ne sont plus en perte pour lui, et ses em-
« ployés, ses agents, ses chevaux, employeront plus de temps et dépenseront moins d'argent, par les
« ressources qu'il aura pour la distribution de leurs peines et de leurs mouvements. Et comme, dans une
« administration aussi détaillée et aussi considérable, l'économie faite par jour d'un centime par tête
« donne, au bout de l'année, 65,700 francs, il est aisé de sentir que le fournisseur qui peut la faire doit

« exiger et recevoir un prix bien moins considérable. Qu'on ajoute à cela la simplicité que le système « d'une entreprise générale établit dans les mouvements, l'uniformité qu'il met dans le service, l'a- « vantage qu'il donne de fixer ses regards sur un seul point, de n'avoir à s'adresser qu'à un seul homme; « et l'on verra aisément que, dans ce système, il y a économie de temps pour l'Administration, économie « d'argent pour la commune, certitude et facilité pour la responsabilité.

« Ces motifs se réunissent pour joindre à la fourniture générale les objets dont les détails sont con- « fiés à la Commission. Ces objets sont le pain et la pharmacie. Quelque zèle et quelque intelligence « qu'on ait apportés, il y a inquiétude relativement au premier, plaintes et querelles relativement au « second. L'un présente un arriéré considérable, l'autre des dépenses dont la Commission elle-même « accuse l'énormité. C'est mêler sans utilité des détails de comptabilité à des détails d'administration; « c'est disperser la responsabilité; c'est confondre de nouveau des opérations pour qu'elles se nui- « sent; c'est compliquer une marche qu'on ne peut trop simplifier.

« Les circonstances font donc une nécessité du régime des entreprises, et toutes les raisons d'ordre et « d'économie demandent une entreprise générale.

« L'administration des biens et des revenus, composée, comme on l'a vu, d'une immensité d'objets sé- « parés et répandus dans toute la République, demande tous les soins et toute l'attention d'un économe à « qui on la confierait, et ne peut, pour qu'elle soit bien faite, permettre aux hommes qui s'en occupent « aucune autre pensée. Mais il ne suffit pas d'affranchir l'Administration de cet énorme fardeau, il faut « qu'une régie bien ordonnée, en débarrassant la Commission de ces entraves, procure une nouvelle « ressource pour les hôpitaux. Les gages naturels des créanciers sont les biens des débiteurs; il faut donc « que les avances faites par les régisseurs, en donnant une caution réelle de leur perception, opèrent un « mode prompt de liquidation; il faut que leur manutention soit combinée de manière qu'elle mette leur « personnel de moitié dans la restauration des propriétés, et que les remises qui leur seront accordées « soient un motif toujours puissant d'en augmenter le produit.

« Le plan d'organisation des hôpitaux se réduirait donc à quatre établissements :

« 1° Un grand Bureau gratuit des pauvres; 2° une Commission administrative; 3° une Entreprise géné- « rale; 4° une Régie administrative des biens.

« Il résultera de ces quatre établissements que les projets et les plans d'amélioration, maintenus et con- « servés par une réunion d'hommes conduits par le même intérêt et associés pour toujours, parviendront à « leur perfection;

« Que le mouvement et l'activité journalière seront surveillés sans distraction par des hommes qui n'au- « ront plus d'autres soins;

« Que les dépenses pour la nourriture, le traitement et l'entretien des pauvres seront connues et fixées « d'une manière certaine;

« Que les créances des hôpitaux seront éteintes en peu d'années, leurs propriétés rétablies et leurs « revenus augmentés.

« Mais vainement établirait-on cette distribution précise de fonctions, cet ordre invariable dans les dé- « penses, cette harmonie dans tous les mouvements, si un gage sacré et solide ne présentait à ceux qui « sont chargés du fardeau des avances la certitude de leurs remboursements; si l'exactitude dans les « payements ne donnait pas à l'Administration le droit d'être sévère et rigoureuse sur l'exécution entière « des engagements qu'on aurait souscrits; si la négligence ou les spéculations de l'entrepreneur « trouvaient une défense sans réplique dans les retards qu'ils éprouvent. On ne peut être exigeant qu'au- « tant qu'on est exact, et on n'est attentif qu'autant que l'intérêt commande de l'être.

« La première loi qu'il faut donc se faire, la loi sans laquelle toute espèce de réforme, toute amélioration « est inutile à établir et impossible à espérer, c'est d'affecter d'une manière invariable, la somme « nécessaire aux dépenses des hôpitaux sur l'octroi de la commune de Paris, qui est la contribution de « bienfaisance que la loi a imposée à tous les consommateurs pour l'acquittement de cette dette respec- « table et sacrée.

« En assurant aux hôpitaux sur cet octroi, qui leur appartient et qui monte aujourd'hui au moins à « neuf millions, une somme de six millions, toutes leurs dépenses sont acquittées, et une somme quel- « conque peut être mise en réserve pour réaliser tous les projets d'amélioration et produire un fonds né-

« essai e pour rétablir, dans peu d'années, le régime paternel et domestique de la régie directe. Ces « dépenses, réduites au plus faible prix par un nouveau cahier de charges que l'expérience du premier « rendra plus correct, serviront de base à des calculs plus certains; et, en dédommagement du bénéfice « que pourra faire l'entreprise, les hôpitaux hériteront de son économie, de ses moyens d'épargne, de ses « emplois minutieux des plus faibles objets de consommation que son activité lui aura dévoilés, et que le « zèle le plus soutenu, la probité la plus sévère, ne peuvent obtenir ou négligent même de chercher, quand « un bénéfice direct n'en est pas la récompense.

« Le Préfet propose donc au Conseil municipal :

« 1° De délibérer que la somme à laquelle la dépense des hospices de Paris sera par lui fixée pour « l'an IX, d'après les états qui lui seront présentés, sera prélevée, privilégiairement à toutes autres dépenses « de la commune de Paris, sur l'octroi de bienfaisance ;

« 2° De donner son avis sur le règlement suivant, destiné à être soumis à l'approbation du Ministre « de l'intérieur. »

Le projet de M. Frochot fut bientôt adopté par le Gouvernement et mis sans délai à exécution. Ce fut l'objet de l'arrêté des Consuls du 27 nivôse an IX (17 janvier 1801) qui confia l'administration des hospices civils de Paris à un Conseil général d'administration, avec le concours d'une Commission administrative chargée de l'exécution des délibérations du Conseil.

Le même acte règle d'une manière générale les attributions de la nouvelle Administration, en spécifiant qu'elle aura la direction générale des services, qu'elle fixera le montant des dépenses de tout genre, l'état des recettes, réparations et améliorations, qu'enfin elle délibérera sur tout ce qui intéresse le service des hospices, leur conservation et la gestion de leurs revenus.

Un autre arrêté consulaire du 29 germinal an IX (19 avril 1801) réunit l'Administration des secours à domicile de la ville de Paris aux attributions du Conseil général des hôpitaux.

Deux règlements du Ministre de l'intérieur, le premier du 8 floréal an IX (28 avril 1801), le second du 8 prairial de la même année (28 mai 1801), ont complété la nouvelle organisation administrative des hôpitaux, hospices et secours à domicile.

Le Conseil général des hôpitaux fut installé le 5 ventôse an IX (24 février 1801) par M. le comte Frochot, qui remit dans ses mains tous les services dépendant de cette Administration déjà considérable.

Nous regrettons de ne pouvoir reproduire dans son entier les paroles prononcées, à l'occasion de cette installation, par l'éminent fonctionnaire placé à la tête du département de la Seine. Nous citerons seulement de ce remarquable discours, que nous avons mentionné plusieurs fois dans le cours de cet ouvrage, le passage où M. le comte Frochot explique l'état des services dont l'administration est désormais confiée au Conseil général :

« Les Hospices civils de la commune de Paris, dit M. le comte Frochot, sont au nombre de 19.

« Neuf sont consacrés au soulagement des malades de tout âge et de tout sexe. Six sont consacrés à « secourir les indigents valides de tout sexe. Quatre sont consacrés à recueillir l'enfance et la jeunesse « pauvre ou délaissée. Indépendamment de ces 19 maisons, dont la nomenclature vous sera donnée, un « établissement connu sous le nom de Filles-Saint-Paul a été provisoirement autorisé l'année der- « nière. Et enfin, pour ne rien omettre de ce qui compose la masse des établissements de bienfaisance « de la commune de Paris, il faut ajouter à ceux que je viens de désigner la maison du Saint-Esprit, « place de Grève, récemment consacrée à l'inoculation gratuite de la vaccine. La population moyenne « de ces hospices est de 16,000 individus.

« La somme de leurs dépenses de toute espèce s'élève annuellement à plus de 7 millions; d'où l'on « peut conclure que chaque individu reçu dans ces divers hospices coûte à la commune 437 fr. 50 c.

« par an, ou 1 fr. 20 c. par jour. Les revenus à l'aide desquels il faut pourvoir à cette dépense sont de « deux classes : les revenus patrimoniaux, et les produits de l'octroi de bienfaisance. Les revenus « patrimoniaux s'élèvent à environ 1,700,000 fr.; l'octroi de bienfaisance à 9,000,000 fr. Les 1,700,000 fr., « produit des biens patrimoniaux, sont versés dans la caisse particulière des hospices, et sont employés « à l'acquittement des charges relatives aux biens, au payement des traitements d'employés et autres « dépenses d'administration générale.

« Les 9,000,000 fr., produit de l'octroi, sont versés dans la caisse du receveur général du départe-« ment, comme revenu de la commune de Paris. Ils sont destinés par la loi à subvenir, jusqu'à due « concurrence seulement, à l'insuffisance des revenus patrimoniaux des hospices, pour compléter leurs « dépenses; et c'est sur ce fonds que sont affectées celles du service général des vivres et fournitures « et de l'entretien du mobilier. Depuis l'an v jusqu'à ce jour, l'administration financière et morale des « hospices a été exercée par une commission de cinq membres, agissant avec l'autorisation du Préfet, « et avant lui, de l'Administration centrale du département de la Seine. Dans chaque hospice, cette com-« mission est représentée par un agent de surveillance à ses ordres. Depuis le 1er germinal an VII, la « fourniture des vivres, le pain excepté, l'entretien du mobilier, et en général les diverses parties du « service familier et domestique des hospices de Paris, se font par entreprise. Six compagnies en sont « chargées, aux conditions exprimées dans le cahier dont il vous sera donné connaissance. Enfin le « marché fait avec les compagnies, ayant été stipulé pour trois années, expirera seulement en germinal « an X. »

Plus loin, et après avoir parcouru la série des objets principaux dont la nouvelle Administration allait avoir à s'occuper, il trace en ces termes le rôle progressif qui lui appartient :

« Plus ses hospices sont nombreux, plus elle peut varier les essais ou les moyens d'amélioration, et « plus aussi elle peut rassembler d'observations propres, non seulement à fonder le véritable système « d'administration des établissements de bienfaisance, mais encore à éclairer le Gouvernement et la « société tout entière sur les faits qu'il lui importe le plus de connaître.

« Qui ne conçoit, en effet, de quel intérêt serait pour le Gouvernement et pour la société un compte « moral et politique rendu annuellement par les administrateurs des dix-neuf hospices de Paris, où le « relevé exact des feuilles de mouvement, le tableau annuel des entrées et des sorties, des convales-« cences et des décès, présenteraient des calculs positifs sur la durée commune des maladies, sur la « plus ou moins grande mortalité; qui apprendrait, par la comparaison, si un petit hôpital est préférable « à un grand ; quelle doit être l'étendue, la position, la distribution de ces Établissements ; quel danger « peut résulter du mélange des maladies ; quelle saison, quelles circonstances les multiplient ; quelles « précautions peuvent les prévenir ; quel régime peut les abréger ; un compte enfin où l'on trouverait « un code d'instruction et un recueil d'observations propres à diriger les mesures générales relatives à « la salubrité des habitations et à la conservation de l'espèce humaine. »

On ne saurait mieux dire, et l'historique que nous avons présenté des actes accomplis, depuis la prise de possession du Conseil général des hôpitaux, prouve que le programme de M. le comte Frochot a été rempli. S'il reste encore beaucoup à faire, après un si long temps écoulé; si des besoins nouveaux, nés de l'accroissement incessant de la population et des changements survenus dans la condition des classes pauvres, appellent aujourd'hui une plus grande sollicitude et des efforts plus énergiques, les hommes ne feront sans doute pas défaut à la tâche, et l'Administration moderne de l'Assistance publique, entourée de tant de sympathies et de lumières, saura se maintenir au rang élevé que lui assignait en 1801 le premier administrateur du département.

APPENDICE N° 8.

GESTION FINANCIÈRE.

Nous avons fait connaître, dans l'Appendice qui précède, les origines et les sources de la fortune hospitalière sous l'ancienne monarchie; nous avons dit comment, au sortir de la Révolution, il avait été pourvu à la réorganisation administrative et financière de l'administration des hôpitaux et hospices : il nous reste à exposer notre situation présente, pour donner une idée des ressources restreintes dont nous disposons, en face des grands besoins auxquels nous avons à satisfaire.

Si, en comparant les deux époques, on tient compte de la différence des temps, du renchérissement des choses nécessaires à la vie, de l'augmentation considérable de la population de Paris, de l'organisation perfectionnée de nos Établissements, et enfin du bien-être que les malades et les pauvres y trouvent aujourd'hui, on reconnaîtra, contrairement à l'opinion du vulgaire, que les revenus de l'administration hospitalière de Paris, sont loin d'être en rapport avec ses charges, et que sa fortune actuelle, loin d'égaler celle dont elle était autrefois en possession, couvre à peine la moitié des dépenses que lui impose l'exercice de la charité publique.

Certes nous n'avons rien à regretter des priviléges souvent exorbitants dont jouissaient autrefois les hôpitaux, puisque, sous l'empire de la législation moderne, qui a fait rentrer les administrations hospitalières dans le droit commun, une subvention, prélevée sur les produits de l'octroi, supplée aux ressources que l'Administration a perdues. Mais cette subvention ne se réglant jamais que sur le découvert du budget, qu'elle a pour but d'équilibrer, ne lui permet plus, comme autrefois, de faire profiter la fortune hospitalière des excédants de recettes que lui procurait parfois la gestion intelligente de ses biens; souvent, au contraire, obligée de pourvoir à des besoins extraordinaires ou à des constructions nouvelles, elle a dû aliéner une partie de sa dotation immobilière ou de ses capitaux, réduits aujourd'hui à moins de moitié de ce qu'ils étaient au moment de la Révolution.

L'ancien patrimoine des pauvres, fondé en partie par la charité privée, s'alimente bien encore à cette source féconde : chaque année, l'Administration enregistre des donations et des legs; mais cette ressource n'a plus la même importance qu'autrefois. Non-seulement elle suit les fluctuations de la prospérité publique; mais, comme la fortune, qui, en France, se morcelle tous les jours davantage, elle se subdivise sans cesse et s'éparpille, si l'on peut s'exprimer ainsi, sur une multitude d'œuvres et de spécialités diverses.

Et, en effet, dans le nombre des libéralités que notre Administration recueille chaque année, les plus considérables comme les plus modestes, ayant presque toutes une affectation spéciale, sont destinées à créer des services ou des moyens nouveaux, et n'apportent le plus souvent qu'un soulagement de peu d'importance aux charges incessamment croissantes qui pèsent sur elle (1).

(1) Il n'existe pas, pour les années antérieures à 1804, de documents précis sur l'importance des dons et legs faits chaque année à l'Administration.

M. de Pastoret, qui, dans son Rapport général, donne la première évaluation des sommes recueillies à partir de cette époque, constate lui-même des lacunes qu'il n'a pas essayé de combler. D'après les états qu'il produit, l'Administration aurait recueilli, de 1804 à 1814, 210,658 fr. 43 c.

En 1814, au moment où il fallut pourvoir à l'entretien des blessés français et étrangers qui encombraient la capitale, la charité publique venant au secours de l'Administration, les dons recueillis s'élevèrent à 160,865 fr. 36 c., outre une multitude d'objets de literie dont l'estimation, faite suivant leur valeur au moment de leur distribution dans les hôpitaux, représentait une somme de 352,295 fr. 82 c.

En 1815 et 1816, l'Administration n'a publié que des comptes sommaires et n'a pas conservé d'indications précises sur les dons assurément très-minimes qui ont dû lui être faits, pendant ces deux années de détresse publique.

Complétant, à l'aide des différentes pièces déposées dans nos archives, les renseignements généraux fournis par M. de Pastoret, nous trouvons que l'Administration de l'Assistance publique a recueilli :

	VALEURS DIVERSES. fr.	c.	RENTES. fr.	c.	CAPITAUX. fr.	c.
1° De 1804 à 1814, en capitaux	»		»		371,523	19
en rentes	»		853	60	»	
2° de 1817 à 1830, en capitaux dans lesquels se trouvent comprises, il est vrai, les donations les plus importantes : le legs de M. de Montyon, le legs Boulard et le legs Brézin.	»		»		11,392,895	74
C'est donc pour cette période de 14 années, une moyenne annuelle de 813,778 fr. 27 c.						
Il a encore été donné aux hôpitaux et hospices, de 1817 à 1830, en rentes, une somme de dans laquelle figure la donation Lambrechts.	»		58,362	»	»	
Et en valeurs diverses (bijoux, meubles, literie, etc.) une somme de	15,000	»	»		»	
3° De 1831 à 1848, le montant des legs et donations a été, en capitaux et y compris le legs de M. Devillas et celui de Mme Lanquesaing (700,000 fr.) affecté à la construction de l'hôpital Lariboisière, de	»		»		4,130,510	32
Soit une moyenne par année de 229,472 fr. 80 c.						
L'Administration a également recueilli pendant cette période, en rentes	»		38,950	»	»	
En valeurs diverses	1,844,363	95	»		»	
Cette dernière somme comprend la ventilation faite à l'inventaire des immeubles du passage de la Marmite, légués par M. Turquois.						
4° Enfin, de 1849 à 1861 inclusivement, les capitaux donnés à l'Administration, parmi lesquels il convient de mentionner la fondation Simonin-Lallemand et le legs de Mme la comtesse de Lariboisière, se sont élevés à	»		»		9,008,444	11
L'Administration a recueilli en outre de 1849 à 1861, en rentes	»		66,930	»	»	
et en valeurs diverses	1,599,402	10	»		»	
Au total, le montant des legs et donations faits aux hôpitaux et hospices, depuis 1804 jusqu'à 1861 inclusivement, a été de :						
En valeurs diverses, ci	3,458,766	05				
En rentes, ci donnant au pair un capital de 3,301,912 fr.			165,095	60		
Et enfin en capitaux, ci					24,903,373	36

Aussi, l'Administration, tous les jours un peu moins riche par l'augmentation même de ses besoins, se voit-elle, en présence du découvert de ses budgets, dans la nécessité de réclamer chaque année des subventions plus fortes, malgré le soin qu'elle apporte à restreindre ses dépenses dans les limites les plus modérées.

Le budget, dans ses évaluations de recettes et de dépenses, prenant pour base les faits constatés au dernier compte et reflétant d'ailleurs le mouvement annuel des améliorations que réclament les services, est le document qui présente, sous la forme la plus frappante, le bilan exact et complet de la fortune hospitalière; car, en regard des charges qui lui incombent, l'Administration est tenue d'indiquer les moyens qu'elle a d'y pourvoir.

Nous allons donc en donner ici le tableau, emprunté au budget de 1862, en commençant par les dépenses.

Les dépenses sont de deux sortes : les dépenses ordinaires et les dépenses extraordinaires.

	CHAPITRES.	NATURE DES DÉPENSES.	DÉPENSES ALLOUÉES. fr.	c.
		Dépenses ordinaires.		
Frais généraux d'administration	1	Personnel. 1. Traitements, dépenses accessoires.	1,675,023	»
		Personnel. 2. Indemnités aux médecins, chirurgiens et élèves	354,800	»
	2	Frais de bureau	110,000	»
	3	Frais d'actes et de procédure	12,000	»
	4	Pensions de retraite et de repos	132,715	»
Bâtiments	5	Réparations de bâtiments	520,600	»
	6	Contributions	70,000	»
Nourriture et traitement des malades et indigents	7	Farines, blés et manutention	2,483,760	»
	8	Vin	1,426,340	»
	9	Viande	1,726,720	»
	10	Comestibles divers	1,673,130	»
	11	Médicaments	750,000	»
	12	Bandages et objets de pansement	126,950	»
	13	Préau des ménages	49,000	»
	14	Pensions représentatives	106,100	»
Dépenses accessoires et matériel	15	Chauffage	912,260	»
	16	Eclairage	245,450	»
	17	Blanchissage	291,870	»
	18	Coucher	108,770	»
	19	Linge	403,985	»
	20	Habillement	304,910	»
	21	Meubles et ustensiles	255,695	»
	22	Frais de transport	126,350	»
		A reporter	13,866,428	»

	CHAPITRES.	NATURE DES DÉPENSES.	DÉPENSES ALLOUÉES. fr.	c.
		Report........	13,866,448	»
Dépenses diverses.....	23	Frais de culte et d'inhumations.........	40,011	»
	24	Locations et indemnités...............	203,130	»
	25	Service des eaux..........................	66,040	»
	26	Service de salubrité........................	131,910	»
	27	Dépenses diverses et accidentelles.............	132,460	»
	28	Frais de concours, de cours et d'expertises......	31,170	»
	29	Intérêts de capitaux appartenant à divers.......	22,000	»
	30	Frais d'exploitations diverses..................	320,620	»
Dépense des Enfants placés à la campagne....	31	§ 1 et § 2. Enfants assistés..................	2,357,518	»
		§ 3. Direction des nourrices..................	200,000	»
	32	Secours à domicile.........................	3,270,727	»
	33	Secours par la filature des indigents...........	730,000	»
	34	Rentes et fondations........................	169,942	»
	35	Fonds de dépenses imprévues et de réserve.....	75,000	»
		Total...............	21,616,956	»
Fondations ayant leurs revenus spéciaux et leurs dépenses distinctes....	36	Montyon..................................	281,630	»
	37	Boulard (Hospice Saint-Michel)...............	20,804	»
	38	Brézin (Hospice de la Reconnaissance).........	190,233	»
	39	Devillas..................................	31,000	»
	40	Lambrechts (Asile de)......................	48,093	»
		Total général.............	22,188,716	»
		Dépenses extraordinaires.		
Dépenses extraordinaires subventionnées......	1	Achat d'effets de coucher..................	45,040	»
	2	— de linge.....................	150,000	»
	3	— d'habillement................	800	»
	4	— de meubles..................	52,250	»
	5	Travaux de bâtiment........................	1,200,000	»
	6	Dépenses diverses..........................	15,000	»
		Total.........................	1,463,090	»
Capitaux.......	7	Emploi de capitaux.........................	1,377,803	»
		Total des dépenses extraordinaires..	2,840,893	»
		Report des dépenses ordinaires.....	22,188,716	»
		Total général...............	25,029,609	»

Ainsi, l'ensemble des dépenses budgétaires réglées, pour 1862, de la manière qui précède, dépasse, pour l'ordinaire, 22,000,000 fr. et pour l'extraordinaire, 2,800,000 fr.

Examinons maintenant comment l'Administration pourvoit à ces différentes charges; nous essayerons ensuite de dégager de l'ensemble des ressources inscrites à son budget, les principaux éléments qui les composent, afin de montrer au vrai la situation de nos finances.

Mais nous placerons d'abord sous les yeux du lecteur, le tableau des voies et moyens destinés à faire face aux dépenses énumérées plus haut.

	CHAPITRES.	NATURE DES RECETTES.	RECETTES ALLOUÉES. fr.	c.
		Recettes ordinaires.		
Revenus immobiliers...	1	Loyers de maisons et de terrains................	480,900	»
	2	Loyers à payer par la Ville pour locaux occupés par des écoles, asiles et ouvroirs............	104,580	»
	3	Fermages en argent..........................	335,455	»
	4	Fermages en grains, perçus en argent..........	97,692	»
	5	Coupes ordinaires de bois	25,890	»
Intérêts de capitaux et de fonds placés.........	6	Actions, créances diverses et rentes sur particuliers.	18,362	»
	7	Intérêts de la dette de la ville de Paris envers les Hospices..............................	554,874	»
	8	Intérêts de prix de ventes d'immeubles..........	40,000	»
	9	Intérêts de fonds placés en compte courant.	110,000	»
	10	Rentes sur l'État...........................	802,143	»
Droits attribués........	11	Impôt en faveur des indigents sur les spectacles ..	1,600,000	»
	»	Mont-de-Piété, bonis de prescriptions et bénéfices d'exploitation	»	»
	12	Part dans le produit des concessions de terrains dans les cimetières........................	195,000	»
Frais d'admission dans divers établissements.	13	Remboursement de frais d'admission dans les Hôpitaux.....................................	803,000	»
	14	Pensions pour admission dans les Hospices.......	165,000	»
	15	Pensions d'élèves sages-femmes................	47,000	»
Produits d'établissements de service général....	16	Magasins généraux et Boucherie centrale. Vente aux Hospices fondés et à divers.................	40,000	»
	17	Boulangerie centrale. Vente de pain, de braise, etc.......................................	1,920,000	»
	18	Cave centrale. Vente de vin, futailles, etc........	259,000	»
	19	Pharmacie centrale. Vente de médicaments.......	215,000	»
	20	Filature. Vente de toiles......................	723,000	»
	21	Amphithéâtre d'anatomie. Droit de présence......	3,404	»
		A reporter..........	8,540,300	»

	CHAPITRES.	NATURE DES RECETTES.	RECETTES ALLOUÉES. fr.	c.
		Report..........	8,540,300	»
Produit intérieur des Hôpitaux et Hospices....	22	Boutiques....................................	6,100	»
	23	Vente des os et des vieilles graisses............	25,000	»
	24	Produits éventuels..........................	48,000	»
	25	Vente de matériaux et matières................	20,000	»
	26	Successions hospitalières.....................	34,000	»
Exploitations diverses...	27	Culture maraîchère à Bicêtre..................	77,000	»
	28	Atelier de cordonnerie (Travail des indigents de Bicêtre)................................	41,200	»
	29	Ateliers de couture et ouvroirs................	140,000	»
	30	Jardins et vacheries.........................	44,000	»
	31	Cantines...................................	69,000	»
	32	Remboursement des frais d'adjudication..........	10,800	»
	33	Recettes diverses...........................	47,000	»
			9,102,400	»
Contingents divers affectés............	34	Au service des Aliénés........................	1,421,347	»
	35	Au service des Enfants-Assistés................	2,016,482	»
	36	Au service de la Direction des nourrices.........	31,000	»
	37	Subvention allouée pour les dépenses ordinaires...	9,045,727	»
			21,616,956	»
Fondations ayant leurs revenus spéciaux.......	38	Montyon.....................................	281,630	»
	39	Boulard.....................................	20,804	»
	40	Brézin......................................	190,233	»
	41	Devillas....................................	31,000	»
	42	Lambrechts..................................	48,093	»
		Total des Recettes ordinaires............	22,188,716	»

On voit, par le détail des recettes ordinaires, que les revenus propres de l'Administration se composent uniquement du produit de ses biens et de l'intérêt de ses rentes et capitaux, ainsi que du montant de divers droits qui lui sont attribués par les lois. Le surplus des recettes qui font ressource à son budget provient de quelques produits de gestion, de remboursements pour frais de séjour et de services faits, et du montant des subventions qui lui sont allouées sur les fonds de la Ville.

Nous avons dit plus haut que sa richesse patrimoniale était loin d'approcher de celle qu'elle possédait avant la Révolution. En effet, ses revenus immobiliers ne s'élèvent qu'à .... 1,044,517 fr. »

Ses revenus mobiliers à .... 1,525,379 »

A reporter............................ 2,569,896 »

Report......................	2,569,896 fr. »
Les droits qui lui sont attribués par les lois lui fournissent une ressource de..	1,795,000 »
	4,364,896 »
Les frais de séjour dans les hôpitaux, le prix de pension des administrés dans les hospices payants, les ventes effectuées par les services généraux et les différentes exploitations donnent lieu à une recette de...........	4,737,504 »
On obtient ainsi, pour les ressources propres à l'Administration, un total de..	9,102,400 »

Les deux services des aliénés et des enfants trouvés, dont la dépense est remboursée par l'Administration, ainsi que la subvention à la Direction des nourrices, sont inscrits pour une recette de..	3,468,829 fr. »
Si l'on y ajoute le montant de la subvention municipale.............	9,045,727 »
Et si l'on reporte la somme des ressources propres à l'Administration..	9,102,400 »
En comptant à part les revenus spéciaux aux fondations.............	571,760 »
On a un total de..............	22,188,716 »

Qui recompose, sous une forme abrégée, mais peut-être plus claire pour les personnes peu initiées aux opérations financières, l'ensemble de nos recettes ordinaires.

Ces différentes ressources forment, en quelque sorte, la partie active du budget hospitalier, et, sous le titre générique de fonds généraux, servent à l'acquit des dépenses ordinaires, quelles qu'elles soient.

Mais, en dehors du service ordinaire, l'Administration, nous l'avons vu également, effectue chaque année des dépenses extraordinaires : celles-ci sont imputables, partie sur les fonds généraux et partie sur les capitaux (1).

Les dépenses extraordinaires imputées sur les fonds généraux sont celles qui s'appliquent à des achats exceptionnels d'objets de coucher, de linge, d'habillement, de meubles, aux grosses réparations, aux travaux neufs et à différentes dépenses soldées au moyen de subventions spéciales.

Au contraire, l'Administration impute sur ses capitaux les dépenses résultant de legs et de droits de mutation, celles des constructions productives, ainsi que la partie des dépenses de créations ou constructions non productives qui n'est pas couverte par des subventions.

L'état suivant fait connaître comment ces différentes recettes se répartissent au budget de 1862 :

---

(1) Le titre générique de capitaux s'applique aux fonds dont la réalisation implique la condition de remploi, soit que cette condition dérive de la volonté des donateurs, des prescriptions de l'autorité ou bien encore du devoir naturellement imposé aux administrateurs de maintenir intacte la donation dont la gestion leur a été confiée. A moins d'exceptions spécialement autorisées, motivées sur des nécessités impérieuses, et seulement pour des dépenses extraordinaires, les fonds de cette nature doivent être placés pour accroître la dotation des établissements de bienfaisance.

	Chapitres.	Nature des recettes.	Recettes allouées. fr.	c.
		Recettes extraordinaires. (Fonds généraux.)		
Subventions extraordinres par la ville de Paris...	1	Pour achat d'effets de coucher..................	45,040	»
	2	Pour achat de linge..........................	150,000	»
	3	Pour achat d'effets d'habillement................	800	»
	4	Pour achats de meubles et de lits en fer..........	52,250	»
	5	Pour travaux de bâtiment......................	1,200,000	»
	6	Pour dépenses diverses extraordinaires..........	15,000	»
			1,463,090	»
		(Capitaux.)		
	1	Prix de vente d'immeubles......................	440,000	»
	2	Coupes extraordinaires de bois et d'arbres épars...	2,000	»
	3	Remboursement de rentes......................	3,000	»
Capitaux versés à charge	4	de rentes viagères..........................	38,660	»
	5	d'admission dans les hospices..................	101,675	»
	6	d'admission à Sainte-Périne....................	48,000	»
	7	Dons et legs..................................	240,000	»
Capitalisations diverses..	8	Capitalisation des arrérages provenant du placement en rentes d'une partie du prix de vente de plusieurs propriétés..........................	73,233	»
	9	Capitalisation du 10e de la dette de la ville de Paris.	136,938	»
	10	Capitalisation pour complément de fondation......	3,000	»
	»	Mont-de-Piété. Bonis prescrits et bénéfices d'exploitation..................................	291,297	»
		Total des Capitaux..........	1,377,803	»
		Report des Fonds généraux.........	1,463,090	»
		Report des Recettes ordinaires......	22,188,716	»
		Total général...............	25,029,609	»

L'examen comparatif que nous venons de faire en peu de mots du budget des dépenses avec celui des recettes, se limitant aux opérations d'un seul et même exercice, les embrasse toutes et, beaucoup mieux que nos comptes annuels, nous permet de saisir le mécanisme de notre organisation financière. Dans ces comptes, en effet, l'Administration doit reporter et suivre, d'exercice en exercice, sous les rubriques diverses de *restes à recouvrer*, *crédits transportés*, *dépenses arriérées*, *etc.*, *etc.*, les opérations autorisées par les budgets auxquels ils se rapportent, et il faudrait une grande habitude de la comptabilité publique, pour saisir avec facilité les résultats présentés sous ces titres différents. D'un autre côté, ces mêmes comptes, n'établissant de comparaison qu'entre deux exercices consécutifs, n'offrent, par cela même, comme les budgets, que des faits isolés.

Il nous a donc paru utile de grouper sous divers titres, pour en faire ressortir l'importance générale et comparative, les résultats de la gestion financière pour la longue période écoulée de 1803 à 1861.

La série des comptes publiés, depuis la réorganisation de l'Administration hospitalière de Paris en 1801, jusques et y compris l'année 1861, contient, à proprement parler, pour qui sait y lire, l'histoire financière et administrative de l'assistance publique, pendant cet intervalle de soixante années. Aux améliorations successives qu'a reçues leur rédaction correspondent les progrès mêmes de nos services ; car la régularité à laquelle est parvenue notre comptabilité n'est que la conséquence de l'ordre apporté dans les dépenses et du contrôle chaque jour plus sérieux dont elles sont l'objet.

Jusqu'en 1834, les diverses nomenclatures adoptées dans nos comptes, pour la division des recettes et des dépenses par chapitres, ayant subi de fréquentes variations, ont jeté sur cette période une sorte d'incertitude. S'il nous a été possible de constater sûrement les paiements et les recouvrements de chaque année, c'est-à-dire d'établir, en fin d'exercice, une situation de caisse rigoureusement exacte, il n'a pu en être de même des imputations respectives de ces mêmes recettes et dépenses suivant leur division : en d'autres termes, il nous serait impossible de dire si, avant l'ordre de comptabilité qui a définitivement prévalu en 1834, les recettes ordinaires ou extraordinaires n'ont pas été souvent confondues, et si la même confusion ne s'est jamais produite entre les différents prélèvements, effectués tantôt sur les fonds généraux, tantôt sur les capitaux.

Aussi, est-ce à partir de 1835 seulement que nous avons pu établir avec certitude la situation annuelle de nos capitaux, et déterminer dans quelles proportions ils ont été appliqués aux charges exceptionnelles qui sont venues peser sur l'Administration. Voilà pourquoi, après avoir résumé tous les faits qui se rapportent aux fonds généraux, en recettes et en dépenses, pour toute la période de 1803 à 1861, nous nous bornerons à donner, depuis 1835 seulement, un aperçu sommaire des opérations relatives à la gestion des capitaux.

PÉRIODES.	FONDS GÉNÉRAUX.			
	RECETTES.		DÉPENSES.	
	fr.	c.	fr.	c.
De 1803 à 1804	14,805,234	59	15,099,606	48
— 1805 à 1809	45,309,300	03	44,309,300	03
— 1810 à 1814	48,449,715	61	49,662,453	14
— 1815 à 1819	46,399,216	58	47,451,439	42
— 1820 à 1824	48,512,163	80	45,727,323	60
— 1825 à 1829	55,965,596	78	54,599,749	76
— 1830 à 1834	56,133,277	19	54,975,242	46
— 1835 à 1839	67,539,548	10	60,939,191	90
— 1840 à 1844	67,217,479	56	62,850,065	65
— 1845 à 1849	74,681,327	45	72,450,872	53
— 1850 à 1854	68,011,082	37	75,637,952	70
— 1855 à 1859	100,427,717	60	110,103,104	22
1860 et 1861	46,338,237	60	45,474,280	25
Restes à recouvrer au 31 mars 1862	1,188,492	68	»	»
Restes à payer au 1er mars	»	»	1,390,568	05
	740,978,389	94	740,671,150	19

Ainsi, pendant une période de 59 années, le montant des recettes effectuées sur les fonds généraux s'est élevé à.................................. 740,978,389 fr. 94 c.

Celui des dépenses, à.................................. 740,671,150 19

D'où il ressort un excédant de recettes de.................... 307,239 75
égal à celui que constate la situation administrative au 31 mars 1862.

Nous venons de dire que nous n'avions aucun moyen d'établir, avant 1835, la répartition exacte des recettes et des dépenses entre les deux services de l'ordinaire et de l'extraordinaire; mais, en ce qui touche les dépenses, nous pouvons suppléer à l'absence de renseignements positifs par un calcul très-simple. En effet, les dépenses du service ordinaire, ayant dû, à toutes les époques, servir de base à la fixation du prix de journée dans les hôpitaux et les hospices, elles ont été établies dans nos comptes, avec une précision et une exactitude qui ne laissent rien à désirer. D'un autre côté, c'est avec les recettes ordinaires seules que l'on a pu pourvoir aux besoins du service.

Or, si aux dépenses ordinaires dont nous donnons plus loin la récapitulation par chapitre, et qui s'élèvent, pour la période de 1803 à 1862, à la somme de....... 696,924,992 fr. 78 c.

Nous ajoutons l'excédant de recette constaté au 31 mars 1862....... 307,239 75

Ce qui donne un total de.................................. 697,232,232 53

Nous reconstituons, d'une manière très approchée, le montant des recettes ordinaires.

C'est avec cette somme de 696,924,992 fr. 78 c. que l'Administration a traité dans ses hôpitaux, dans une période de 59 années, 3,523,885 malades, entretenu dans ses hospices 197,380 aliénés, vieillards ou infirmes, envoyé à la campagne ou entretenu à l'hospice près de 266,000 enfants assistés, et enfin secouru plusieurs millions d'indigents.

Le montant des recettes ordinaires étant ainsi donné, la différence entre cette nature de recettes (697,232,232 fr. 53 c.) et le chiffre de la recette totale s'élevant à 740,978,389 fr. 94 c., soit 43,746,157 fr. 41 c., représentera donc la partie des recettes affectées au service extraordinaire. Mais il ne faut pas perdre de vue que, dans le montant des recettes ordinaires ainsi fixées à.................................. 697,232,232 fr. 53 c.

Les subventions municipales figurent pour.. 311,394,481 fr. 75 c.

Et le remboursement des dépenses afférentes aux enfants assistés et aux aliénés pour...... 66,255,229 17

Soit au total.................................. 377,649,710 92

qui, retranchés de 697,232,232 fr. 53 c., réduisent à................ 319,582,521 fr. 61 c.
les revenus ordinaires de toute nature recouvrés par l'Administration, de 1803 à 1861.

Ce résultat se trouve confirmé par le tableau ci-après qui fournit, par périodes quinquennales, le relevé des sommes versées à l'Administration de l'Assistance publique par la ville de Paris et le département de la Seine, de 1803 à 1861.

PÉRIODES.	SERVICE ORDINAIRE. — SUBVENTION municipale.	ENFANTS TROUVÉS. — SUBVENTIONS municipale et départementale.	ALIÉNÉS. — SUBVENTIONS municipale et départementale.	DÉPENSES EXTRAORDINAIRES. — SUBVENTION municipale.	TOTAL GÉNÉRAL.
	fr. c.	fr. c.	fr. c.	fr. c.	fr. c.
De 1803 à 1804	8,770,910 47	547,541 14	» »	» »	9,318,451 61
— 1805 à 1809	25,718,056 33	2,545,188 89	» »	» »	28,263,245 22
— 1810 à 1814	25,849,556 68	2,097,587 98	» »	» »	27,947,144 66
— 1815 à 1819	24,420,000 »	2,936,663 36	» »	511,021 05	27,867,684 41
— 1820 à 1824	25,820,000 »	2,398,299 34	» »	» »	28,218,299 34
— 1825 à 1829	26,300,000 »	2,799,135 74	» »	678,456 21	29,777,591 95
— 1830 à 1834	27,066,356 61	3,000,000 »	» »	379,390 15	30,445,746 76
— 1835 à 1839	25,180,172 88	2,992,378 16	» »	1,601,294 21	29,773,845 25
— 1840 à 1844	22,629,710 60	4,006,978 30	2,626,509 94	2,979,413 20	32,242,612 04
— 1845 à 1849	24,887,715 18	6,413,846 22	5,538,305 88	4,754,269 32	41,594,136 60
— 1850 à 1854	24,705,125 »	6,960,294 75	4,360,282 60	4,512,001 82	40,537 704 17
— 1855 à 1859	33,697,701 »	8,216,514 70	3,811,031 95	5,664,722 38	51,389,970 03
— 1860 à 1861	16,349,177 »	3,363,405 »	1,641,265 22	3,012,852 »	24,366,699 22
	311,394,481 75	48,277,833 58	17,977,395 59	24,093,420 34	401,743,131 26
	377,649,710 fr. 92 c				
Moyenne annuelle de la subvention municipale ordre.	5,277,872 57			»	»

Si maintenant nous recherchons la situation de nos capitaux, de 1835 au 31 décembre 1860, nous pouvons constater que, pendant cette période, il est entré, en numéraire, dans les mains du receveur de l'Administration, des valeurs en capitaux pour 46,963,918 fr. 57 c.

De cette somme, 31,851,468 fr. 82 c. provenaient de conversion de valeurs, c'est-à-dire :

De prix de ventes ou de capitalisations de prix de ventes d'immeubles........	21,489,399 fr.	22
D'aliénations de rentes........	8,563,305	60
De remboursements de rentes actives	194,802	29
De rentrées de capitaux prêtés........	1,603,961	71
Total des conversions de valeurs........	31,851,468 fr.	82

Le surplus, soit 15,112,449 fr. 75 c., représente les nouveaux acquêts et doit être attribué, savoir :

A des dons et legs versés en espèces, pour........	9,707,948 fr.	95
A des versements .... { Pour admissions dans les hospices, pour........	3,251,095	18
A des versements .... { Pour placements viagers, pour........	723,788	50
Au produit des coupes extraordinaires de bois, spécialement affecté à l'entretien du domaine productif, pour........	535,821	01
A des encaissements d'origines diverses, pour........	893,796	11
Total des acquêts nouveaux........	15,112,449 fr.	75

Les capitaux entrés dans la caisse, pendant cette période de vingt-six ans, aux divers titres qui viennent d'être énumérés, ont reçu les destinations suivantes :

Remplois productifs.				
Placements en rentes	18,568,793 fr.	97	21,518,460 fr.	61
Amortissement de rentes passives	542,243	97		
Entretien et accroissement du domaine productif	2,407,422	67		
Emplois improductifs ou dépenses.				
Paiement des droits de mutation, frais relatifs à l'acceptation et à la liquidation des dons et legs, distribution de la portion à répartir immédiatement aux donataires et légataires, restitution de capitaux indûment reçus	2,064,604	93	23,192,980	19
Remboursement de capitaux empruntés	688,395	»		
Acquisitions de terrains, constructions ou restaurations de bâtiments, frais de premier établissement de matériel pour le service hospitalier et celui des secours à domicile	18,939,980	26		
Prêt par les capitaux aux fonds généraux pour suppléer à l'insuffisance des subventions (Découvert de 1856)	1,500,000	»		
Total des remplois et des dépenses			44,711,440 fr.	80
Somme existant en caisse au 31 mars 1861			2,252,477	77
Total égal à celui de la recette			46,963,918 fr.	57

Ainsi qu'on peut le voir par les chiffres qui précèdent, sur une somme de 44,711,440 fr. 80 c. les remplois productifs ne se sont élevés, dans l'espace de vingt-cinq ans, qu'à la somme de 21,518,460 fr. 61 c., tandis que les dépenses improductives ont atteint la somme considérable de 23,192,980 fr. 19 c.

Sur cette dernière somme, 18,939,980 fr. 26 c. ont été employés, savoir :

1° A des acquisitions de terrains, à des constructions, restaurations et appropriations de bâtiments, affectés tant au service hospitalier qu'au service des secours à domicile	5,831,450 fr.	56 (1)
2° A la construction de l'hôpital Lariboisière	5,626,873	64
3° A la construction de la Maison de Santé	3,822,574	15
4° A l'addition d'une aile de bâtiment à l'ancien chef-lieu de l'Administration qui, en 1839, avait dû être agrandi	174,915	27
5° A la construction du nouveau chef-lieu, place de l'Hôtel-de-ville	2,328,451	11
6° A la reconstruction de l'institution de Sainte-Périne	987,284	35
7° A la reconstruction de l'hospice des Ménages	75,343	50
8° Aux frais de premier établissement de l'asile Saint-Ferdinand et de lits dans les hospices d'incurables	93,087	68
Total égal	18,939,980 fr.	26
Enfin, si l'on ajoute à cette somme celle de	1,500,000	»
que l'Administration a dû imputer sur ses capitaux, en 1856, pour subvenir à son service ordinaire, on arrive à un total général de	20,439,980 fr.	26

(1) Dans ce chiffre le service hospitalier est compris pour 4,089,762 fr. 04 c. et celui des secours à domicile pour 1,741,688 fr. 52 c.

On peut encore, pour se rendre compte des sacrifices que l'Administration s'est imposés sur ses capitaux, faire les rapprochements suivants :

Les sommes recouvrées à titre de conversions de valeurs se sont élevées, ainsi qu'il a été dit plus haut, à	31,851,468 fr.	82
Dont il reste en caisse encore sans emploi	2,252,477	77
Ce qui réduit la somme des capitaux employés à	29,598,991	05
Les remplois productifs n'ayant été que de	21,518,460	61
La différence en perte pour les fonds de dotation a été de	8,080,530	44
Chiffre peu différent de celui des ventes de rentes qui a été de	8,563,305	60

D'un autre côté, si on réunit le montant de la perte sur le fonds de dotation (chiffre à peu près égal au montant des ventes de rentes), ci	8,080,530 fr.	44
au chiffre des capitaux nouveaux recouvrés montant à	15,112,449	75
on obtient un chiffre exactement égal à celui des dépenses improductives, soit	23,192.980 fr.	19

Nous ne nous étendrons pas davantage sur nos finances; ajouter de nouveaux détails serait dépasser notre but qui n'a été que de présenter le mouvement sommaire des opérations de notre comptabilité, depuis l'établissement de nos premiers comptes.

Mais, après avoir indiqué quel a été le montant des dépenses, dans la période dont nous nous occupons, il nous a paru instructif de donner une idée de leur importance relative dans un résumé, divisé par nature de dépenses et par chapitre, à partir du 1er janvier 1803.

DÉPENSES ORDINAIRES PAR CHAPITRE.	DÉPENSES du 1er janvier 1803 au 31 décembre 1861 fr.	c.	OBSERVATIONS.
Appointements et gages (Personnel)	66,930,602	88	(1) Les dépenses extraordinaires pour réparations de bâtiments ou constructions nouvelles, pendant les années 1803, 1804 et 1805, sont comprises, dans les comptes y relatifs, au chapitre des dépenses ordinaires. (2 et 3) De 1803 à 1838, les dépenses relatives au chauffage et à l'éclairage sont réunies dans un même chapitre : nous avons cru devoir continuer à les réunir jusqu'en 1861.
Frais de bureau	4,274,627	12	
Frais d'actes et de procédure	474,306	29	
Fonds supplémentaires pour retraites	2,896,233	72	
Réparations de bâtiments (1)	24,774,820	39	
Contributions	5,281,468	68	
Farines et frais de manutention	71,856,273	31	
Vin	41,563,946	74	
Viande	68,651,489	13	
Comestibles divers	47,098,271	21	
Drogueries et médicaments	20,529,755	63	
Bandages et objets de pansement	2,863,075	89	
Préau des ménages	2,723,099	50	
Pensions représentatives	2,586,425	65	
Chauffage (2) / Eclairage (3)	33,790,743	83	
A reporter	396,295,139	97	

DÉPENSES ORDINAIRES PAR CHAPITRE.	DÉPENSES du 1er janvier 1803 au 31 décembre 1861.		OBSERVATIONS.
	fr.	c.	
Report..........	396,295,139	97	(1) L'observation précédente s'applique également aux trois chapitres : linge, coucher et habillement. (2) Dépenses distinctes à partir de 1832 seulement. (3) Dépenses distinctes à partir de 1825 seulement. (4 *et* 5) Dépenses distinctes à partir de 1836 seulement. (6) Dépenses distinctes à partir de 1836 seulement. (7) Dépenses distinctes à partir du 1840 seulement. (8) Dépenses distinctes à partir de 1836. (9) Dépenses distinctes à partir de 1820 seulement. (10) Les seuls comptes administratifs de 1825 indiquent la dépense spéciale aux hospices fondés. (11) Sous ce titre sont compris les dépenses qui, à l'exception de celles concernant la Direction des Nourrices, ont cessé de figurer aux comptes depuis vingt années et plus : *Entreprises générales, régie intéressée, traitement des fous, vaccine, cliniques, non-valeurs, marchés, traitement à Saint-Lazare des filles vénériennes, etc., etc.*
Blanchissage	10,098,678	29	
Coucher..................................			
Linge (1)................................	39,315,800	52	
Habillement..............................			
Meubles et ustensiles......................	11,830,640	07	
Frais de transport.........................	3,002,677	01	
Frais de culte (2).........................	349,862	92	
Locations et indemnités (3)................	3,375,576	40	
Service des eaux (4).......................	1,019,569	27	
Service de salubrité (5)...................	1,776,743	05	
Dépenses diverses et accidentelles	6,806,068	99	
Frais de concours, de cours et d'expertises (6).	277,673	76	
Intérêts de capitaux à divers (7)	1,279,137	19	
Frais d'exploitations diverses (8)	5,849,798	29	
Dépenses des Enfants placés à la campagne....	77,950,336	80	
Secours à domicile	97,515,073	15	
Secours par la Filature des indigents (9).......	14,100,442	57	
Rentes et fondations..	5,999,889	03	
Fondations diverses (10)....................	2,397,300	77	
Anciens chapitres supprimés (11).............	17,684,584	73	
Total égal	696,924,992	78	

En parcourant cette nomenclature, on remarque que les deux chapitres qui ont occasionné la dépense la plus considérable sont relatifs aux secours à domicile et au placement des enfants à la campagne. Le premier, qui dépasse le chiffre de 97,000,000 fr., s'augmenterait encore d'une dépense de près de 15,000,000 fr., si l'on y ajoutait le montant des secours distribués par la Filature des indigents depuis 1820; et le second, qui comporte une dépense de près de 78,000,000 fr., verrait également s'accroître ce chiffre, par l'addition des secours accordés à la Direction des Nourrices pour les enfants placés par son intermédiaire.

Le chapitre relatif à l'achat des farines ou du blé et aux frais de manutention présente ensuite le chiffre le plus élevé de dépense. Celle-ci s'est augmentée, depuis quelques années, par des fabrications additionnelles étrangères au service hospitalier proprement dit.

Après le chapitre *viande*, dont le chiffre élevé (68,651,489 fr. 13 c.) s'explique par les allocations si larges de notre régime alimentaire, la dépense la plus forte s'applique au personnel et figure ici pour une somme de près de 67 millions, soit une moyenne de 1,130,000 fr. par an. Ce chapitre comprend non-seulement les traitements des employés et sous-employés de toutes classes, les salaires alloués à une armée nécessairement considérable d'infirmiers et de serviteurs, ainsi que les dépenses accessoires à tout ce personnel, mais encore les indemnités payées aux médecins, chirurgiens, pharmaciens et élèves, indemnités dont le chiffre, en moyennne, s'élève de 350,000 à 360,000 fr. Ajoutons que les améliorations apportées dans l'organisation du service des salles de malades, l'augmentation progressive quoique lente du personnel, les rémunérations plus larges accordées aux employés, sous-employés et serviteurs, pour mettre leurs ressources plus en rapport avec les nécessités de la vie matérielle, ont contribué à élever sensiblement cette nature de dépenses.

Telle a été dans le passé et telle est aujourd'hui notre situation financière. Elle révèle de grands besoins et sollicite de généreuses et d'intelligentes libéralités. C'est, en effet, par l'accroissement de notre patrimoine (1) que nous pourrons asseoir nos services sur des bases solides, les soustraire aux crises qui troublent par intervalles la marche normale des choses, et réaliser, avec plus de facilité, les améliorations dont le temps révèle incessamment la nécessité.

On verra dans les deux tableaux qui terminent cet Appendice et qui présentent l'état par année, depuis 1803 jusqu'à 1861 : 1° du prix moyen de la journée dans les hôpitaux et hospices, 2° de la dépense par lit et par malade dans les mêmes établissements, combien les frais de traitement et d'entretien tendent à s'accroître, et l'on pourra, si l'on suit l'augmentation incessante des chiffres, y constater l'influence des améliorations réalisées, de l'accroissement de bien-être dont jouissent ceux que nous secourons, du renchérissement du prix des denrées et des objets divers nécessaires à l'existence, de l'augmentation de la main d'œuvre et des salaires; en un mot, on devinera aisément, sous l'expression arithmétique des chiffres, toutes les causes qui ont rendu plus difficiles les conditions de la vie dans les grands centres de population.

---

(1) Ce que nous appelons ici le patrimoine hospitalier ne doit s'entendre que des revenus propres à l'Administration. Ces revenus forment les dix premiers chapitres de l'état des recettes de la page 531 et se subdivisent, ainsi que nous l'avons vu, en revenus immobiliers et en revenus mobiliers. Nous n'avons rien à ajouter à ce que nous avons déjà dit relativement à ces derniers; mais il n'en est pas de même des revenus immobiliers, et, comme ils peuvent seuls donner une idée de l'importance du domaine productif de l'Assistance publique, nous croyons devoir compléter l'exposé de sa situation financière, en présentant l'état comparatif de ses propriétés urbaines et rurales, à trois époques différentes, à partir du moment où l'Administration est rentrée en possession des biens qui n'avaient pas été vendus sous l'empire des lois révolutionnaires :

NATURE des PROPRIÉTÉS.	1806.			1830.			1860.		
	NOMBRE des lots.	SUPERFICIE.	REVENUS.	NOMBRE des lots.	SUPERFICIE.	REVENUS	NOMBRE des lots.	SUPERFICIE.	REVENUS.
		hect. a. c.	fr. c.		hect. a. c.	fr. c.		hect. a. c.	fr. c.
Propriétés urbaines productives de revenus.	763	»	919,825 23	267	»	335,818 06	92	48,44 34	453,337 88
Propriétés rurales.....	153	6,784 23 46	317,629 57	167	7,041 92 26	468,112 48	150	6,959 90 94	531,400 17
Total général....	910		1,237,454 80	434		803,930 54	242	7,008,35 28	984,738 05

Il ressort de ce tableau deux faits : le premier, c'est que le nombre total des propriétés ou lots a, dans l'espace de 56 ans, diminué des trois-quarts, et que la réduction porte exclusivement sur le domaine urbain; mais que, par suite de la plus-value de la propriété foncière dans la capitale, le revenu a progressé à ce point que les 92 lots actuels donnent un produit supérieur de 25 0/0 aux 267 lots existant encore en 1830. Pour le domaine rural également, sa contenance, qui s'était sensiblement accrue de 1806 à 1830 par le fait des donations ou acquisitions nouvelles, est retombée au-dessous de ce qu'elle était en 1806; mais, de même que pour les propriétés urbaines, son revenu n'a cessé de s'accroître par l'effet de l'augmentation incessante de la valeur des fonds ruraux.

Si maintenant nous ajoutons au tableau du domaine productif l'état des propriétés affectées à un service public, savoir :

Hôpitaux, hospices et établissements généraux.................	160 h.	16 a.	58.26 c.
Maisons de secours et écoles (a)............................	3	31	43.35
A reporter d'autre part (domaine productif).....................	7,008	35	28.11

Nous trouverons que la contenance des propriétés, tant urbaines que rurales de l'Administration, s'élevait, au 1er janvier 1861, à.......................... 7,171 h. 83 a. 29.72 c.

(a) Les écoles affectées à un service municipal sont productives d'un revenu de 97,180 francs.

ÉTAT, par année, du prix moyen de la journée et l[illegible] dépense de chaque lit, dans les hôpitaux et dans les hospices, depuis 1[illegible] jusqu'en 1861.

PRIX MOYEN DE LA JOURNÉE.								DÉPENSE DE CHAQUE LIT.						
Dans les Hôpitaux généraux.	Dans les Hôpitaux spéciaux.	A la Maison de Santé.	Dans les Hôpitaux généraux et spéciaux et dans la Maison de Santé.	Dans les Hospices.	Dans les Maisons de retraite.	Dans les Hospices fondés.	Dans les Hospices, Maisons de Retraite et Hospices fondés.	Dans les Hôpitaux généraux.	Dans les Hôpitaux spéciaux.	A la Maison de Santé.	Dans les Hôpitaux généraux et spéciaux et dans la Maison de Santé.	Dans les Hospices et Maisons de retraite.	Dans les Hospices fondés.	[illegible]
fr. c.	fr. c.	fr. c.	fr. c.	fr. c.	fr. c.	fr. c.	fr. c.	fr. c.	fr. c.	fr. c.	fr. c.	fr. c.	fr. c.	fr. c.
»	»	»	»	»	»	»	»	»	»	»	»	»	»	[illegible]
»	»	3.03 »	1.69 »	»	»	»	» 93 »	»	»	1,113 26	616 83	»	»	[illegible]
»	»	2.82 »	1.64 »	»	»	»	1.02 »	»	»	956 30	508 60	»	»	[illegible]
»	»	2.88.83	1.51.56	»	»	»	» 91.01	»	»	1,355 27	707 11	»	»	[illegible]
»		3 » »	1.60 »	»	»	»	» 91 »	»	»	1,005 »	584 »	»	»	[illegible]
»	»	2.98.47	1.60.03	»	»	»	» 94.02	»	»	1,082 72	584 28	»	»	[illegible]
»	»	3.05.38	1.59.88	»	»	»	» 88.17	»	»	1,118 21	583 01	»	»	[illegible]
»	»	3.47.23	1.50.54	»	»	»	» 80.40	»	»	1,260 63	582 37	»	»	[illegible]
»	»	2.99.19	1.57.83	»	»	»	» 92.62	»	»	1,005 99	575 98	»	»	[illegible]
»	»	2.82.25	1.60.33	»	»	»	» 90.80	»	»	1,035 47	585 21	»	»	[illegible]
»	»	2.78.04	1.64.87	»	»	»	» 88.02	»	»	1,015 85	601 77	»	»	[illegible]
»	»	3.03.38	1.69.57	»	»	»	» 92.08	»	»	1,434 19	617 67	»	»	[illegible]
»	»	4.01.18	1.76.33	»	»	»	» 92.25	»	»	1,188 38	643 55	»	»	[illegible]
»	»	4.84.01	1.73.12	»	»		1.00.88	»	»	1,757 89	630 17	»	»	[illegible]
»	»	3.63.74	1.79.99	»	»	»	1.04.83	»	»	1,321 55	657 01	»	»	[illegible]
»	»	4.73.70	1.79.50	»	»	»	» 90.60	»	»	»	»	»	»	
»	»	3.07.60	1.74.60	»	»	»	» 87.60	»	»	»	»	»	»	
»	»	3.00.96	1.78.11	»	»	»	» 88.47	»	»	»	»	»	»	
»	»	3.49.59	1.68.12	»	»	»	» 88.05	»	»	1,277 99	630 73	»	»	[illegible]
»	»	3.32.70	1.76.72	»	»	»	» 84.58	»	»	1,217 07	643 04	»	»	[illegible]
»	»	3.35.60	1.74.23	»	»	»	» 88.21	»	»	1,223 28	630 02	»	»	[illegible]
»	»	3.44.79	1.77.07	»	»	»	» 89.07	»	»	1,264 97	649 75	»	»	[illegible]
»	»	3.09.73	1.66.92	»	»	»	» 83.39	»	»	1,157 78	609 34	»	»	[illegible]
»	»	3.61.88	1.76.40	»	»	»	» 89.10	»	»	1,316 09	643 86	»	»	[illegible]
»	»	3.07.08	1.75.07	»	»	»	» 90.94	»	»	1,450 24	652 37	»	»	[illegible]
»	»	3.93.59	1.74.06	»	»	»	» 93.28	»	»	1,438 30	637 61	»	»	[illegible]
»	»	3.70.76	1.71.86	»	»	»	» 99.70		»	1,330 82	627 28	»	»	[illegible]
»	»	3.58.87	1.75.30	»	»	»	1.00.20	»	»	1,304 53	639 92	»	»	[illegible]
»	»	3.09.61	1.70.38	»	»	»	» 98.16	»	»	1,406 73	523 73	»	»	[illegible]
»	»	3.87.12	1.86.82	»	»	»	» 94.33	»	»	1,408 64	680 95	»	»	[illegible]

ANNÉES.	PRIX MOYEN DE LA JOURNÉE.								DÉPENSE DE CHAQUE LIT.						
	Dans les Hôpitaux généraux.	Dans les Hôpitaux spéciaux.	A la Maison de Santé.	Dans les Hôpitaux généraux et spéciaux et dans la Maison de Santé.	Dans les Hospices.	Dans les Maisons de retraite.	Dans les Hospices fondés.	Dans les Hospices, Maisons de Retraite et Hospices fondés.	Dans les Hôpitaux généraux.	Dans les Hôpitaux spéciaux.	A la Maison de Santé.	Dans les Hôpitaux généraux et spéciaux et dans la Maison de Santé.	Dans les Hospices et Maisons de retraite.	Dans les Hospices fondés.	Dans les Hospices, Maisons de Retraite et Hospices fondés.
	fr. c.	fr. c.	fr. c.	fr. c.	fr. c.	fr. c.	fr. c.	fr. c.	fr. c.	fr. c.	fr. c.	fr. c.	fr. c.	fr. c.	fr. c.
1833	»	»	4.04.08	1.64.80	»	»	»	» 87.48	»	»	1,477 02	601 61	»	»	319 32
1834	»	»	4.13.43	1.67.00	»	»	» 97.72	» 85.45	»	»	1,516 32	612 11	»	257 63	311 89
1835	»	»	4.53.87	1.07.70	»	»	1.22.87	1.12.59	»	»	1,564 72	612 17	»	447 80	410 75
1836	1.67.32	1.34.08	4.54.04	1.70.99	» 90.87	1.17.88	1.38.07	» 94.44	612 30	677 08	1,601 79	658 70	342 98	503 84	345 65
1837	1.71.25	1.80.47	4.78.40	1.80.49	» 98.03	1.21.22	1.43.26	1.01.20	623 07	653 71	1,740 34	658 70	300 86	530 22	360 59
1838	1.64.87	1.76.24	4.81.83	1.74.94	» 97.76	1.21.73	1.40.58	1.01.19	601 78	643 17	1,640 18	638 58	366 02	563 97	359 34
1839	1.69.72	1.79.44	4.40.09	1.78.63	1.01.43	1.27.15	1.41 »	1.04.04	619 36	653 79	1,494 54	651 84	379 90	516 11	383 04
1840	1.57.96	1.74.90	4.00.90	1.75.23	1.04.31	1.28.26	1.41.75	1.07.74	614 68	640 23	1,460 60	641 32	391 09	518 15	394 85
1841	1.70.73	1.74.20	4.28.64	1.76.07	1.05.82	1.23.87	1.48.00	1.08.78	623 17	636 38	1,563 57	644 88	308 12	543 94	307 07
1842	1.75.72	1.78.16	4.30.34	1.81.21	1.09.80	1.28.26	1.40.23	1.12.86	641 33	650 42	1,609 87	661 45	408 20	545 38	411 06
1843	1.74.08	1.70.97	4.31.25	1.70.82	1.09.55	1.26.42	1.44.64	1.12.30	635 43	646 96	1,642 95	656 37	406 24	528 38	409 87
1844	1.75.61	1.74.74	4.26.00	1.79.62	1.09.00	1.28.55	1.40.63	1.12.75	642 77	639 57	1,570 78	657 40	408 34	547 50	412 07
1845	1.76.75	1.81.10	4.23.23	1.82.87	1.10.71	1.27.05	1.44.00	1.13.57	645 37	661 32	1,548 92	667 64	440 85	528 04	414 53
1846	1.85.71	1.86.26	4.38.48	1.90.93	1.10.22	1.33.03	1.65.44	1.46.94	681 57	679 69	1,603 16	696 80	441 30	603 67	446 46
1847	1.97.82	1.96.59	4.88.98	2.01.53	1.28.30	1.43.83	1.67.17	1.31.24	722 27	713 85	1,782 35	735 55	474 71	608 61	479 »
1848	1.92 »	1.82.48	4.93.25	1.92.58	1.11.81	1.20.77	1.45.66	1.14.43	702 79	667 90	1,796 85	704 87	418 27	528 31	418 82
1849	1.99.76	1.83.47	5.64.74	1.97.32	1.17.87	1.22.08	1.41.16	1.10.25	729 34	669 74	1,689 02	720 29	432 31	515 65	435 22
1850	1.81.15	1.78.94	3.03.12	1.84.22	1.08.97	1.18.19	1.40.28	1.11.13	661 38	653 98	1,435 02	672 49	401 10	513 11	406 69
1851	1.78.84	1.73.80	3.70.03	1.81.59	1.08.21	1.20.44	1.42.03	1.10.81	652 70	641 11	1,302 15	662 04	400 43	519 31	404 43
1852	1.77.21	1.73.01	3.21.83	1.79.86	1.10.90	1.20.42	1.54.22	1.12.87	650 79	634 86	1,174 62	654 60	406 66	503 62	411 98
1853	1.85.28	1.88.40	3.42.67	1.90.20	1.23.07	1.34.40	1.66.64	1.23.82	676 34	688 08	1,253 93	695 52	431 18	571 35	458 18
1854	2.15.42	2.09.51	3.75.70	2.15.10	1.37.36	1.47.75	1.74.73	1.39.82	785 11	764 70	1,374 04	788 86	508 93	638 29	510 41
1855	2.19.84	2.16.19	3.68.30	2.21.60	1.45.45	1.53.81	1.93.04	1.49.09	802 44	788 06	1,845 71	806 46	534 63	700 65	540 52
1856	2.33.76	2.30.21	3.75.39	2.33.21	1.54.25	1.60.80	1.92.10	1.53.70	835 77	842 57	1,371 75	860 97	558 64	702 37	562 76
1857	2.25.43	2.33.41	3.85.47	2.27.57	1.45.84	1.53.34	1.83.32	1.47.88	822 90	815 25	1,296 13	830 61	535 75	687 26	539 77
1858	2.08.02	2.05.84	4.20.62	2.11.20	1.26.02	1.31.07	1.77.14	1.28.39	759 23	751 37	1,537 48	770 88	403 70	647 77	468 61
1859	2.06 »	2.02.26	6.02.08	2.13.10	1.21.06	1.30.37	1.83.72	1.23.20	731 97	738 32	2,186 60	777 83	449 »	670 90	450 07
1860	2.22.26	2.05.79	5.52.39	2.23.27	1.33.74	1.34.42	1.89.35	1.35.34	813 52	736 89	2,029 41	817 25	489 84	696 23	496 68
1861	2.31.06	2.16.25	5.30.60	2.34.49	1.40.08	1.45.67	1.95.14	1.50.91	846 71	789 25	1,938 27	849 34	513 80	713 34	520 69

DÉPENSE MOYENNE DU TRAITEMENT DE CHAQUE MALADE (DE 1803 A 1861).

ANNÉES.	HÔPITAUX généraux.	HÔPITAUX spéciaux.	HÔPITAUX généraux et spéciaux.	MAISON de Santé.	ANNÉES.	HÔPITAUX généraux.	HÔPITAUX spéciaux.	HÔPITAUX généraux et spéciaux.	MAISON de Santé.	OBSERVATIONS.
			fr. c. dm.	fr. c. dm.		fr. c. dm.	fr. c. dm.	fr. c. dm.	fr. c. dm.	
1803	»	»	56.44.08	118.64.16	1833	»	»	42.03 »	100.56 »	(1) De 1803 à 1823 exclusivement, les comptes sommaires de chaque exercice ont confondu la Maison de Santé avec les autres Établissements hospitaliers. A partir de 1823, les dépenses spéciales à cette Maison ont été calculées à part, et la colonne ne donne plus que la dépense moyenne de chaque malade dans les hôpitaux généraux et spéciaux proprement dits.
1804	»	»	70.82 »	107.26 »	1834	»	»	41.09 »	104.19 »	
1805	»	»	73.80 »	92.27 »	1835	»	»	41.79 »	104.53 »	
1806	»	»	63.84 »	93.32 »	1836	34.88 »	57.69 »	42.57 »	104.56 »	
1807	»	»	62 » »	94.41 »	1837	34.97 »	52.70 »	41.17 »	110.23 »	
1808	»	»	62.67 »	86.01 »	1838	35.81 »	52.88 »	50.83 »	113.14 »	
1809	»	»	63.82 »	83.98 »	1839	36.78 »	51.50 »	42.02 »	109.45 »	
1810	»	»	64.47 »	99.65 »	1840	38.55 »	49.34 »	42.38 »	100.05 »	
1811	»	»	66.20 »	87.18 »	1841	39.89 »	51.73 »	43.91 »	105.45 »	
1812	»	»	58.82 »	76.12 »	1842	40.42 »	51.11 »	44.12 »	104.04 »	
1813	»	»	60.57 »	77.35 »	1843	40.60 »	58.73 »	44.98 »	102 89 »	
1814	»	»	47.64 »	98.54 »	1844	41.62 »	52.88 »	45.44 »	97.78 »	
1815	»	»	62.42 »	107.03 »	1845	42.72 »	53.81 »	46.39 »	102.59 »	
1816	»	»	80.41 »	195.87 »	1846	45.46 »	54.82 »	48.63 »	97.39 »	
1817	»	»	74.23 »	»	1847	47.47 »	59.65 »	51.42 »	118.24 »	
1818	»	»	72.98 »	»	1848	50.11 »	57.61 »	52.67 »	128.79 »	
1819	»	»	63.87 »	»	1849	41.95 »	54.55 »	45.86 »	96.81 »	
1820	»	»	63.19 »	»	1850	40.58 »	56.75 »	45.45 »	93.52 »	
1821	»	»	62.67 »	81.20 »	1851	40.67 »	55.55 »	45.25 »	91.04 »	
1822	»	»	62.11 »	78.91 »	1852	38.45 »	53.15 »	42.96 »	75.18 »	
1823	»	»	80.50 (1)	75.88 »	1853	38.50 »	59.14 »	44.68 »	84.69 »	
1824	»	»	60.87 »	80.40 »	1854	42.16 »	71.19 »	50.45 »	80.70 »	
1825	»	»	50.57 »	65.10 »	1855	47.57 »	77.03 »	56.35 »	88.58 »	
1826	»	»	56.65 »	74.73 »	1856	51.45 »	86.54 »	61.62 »	86.28 »	
1827	»	»	55.30 »	85.80 »	1857	50.59 »	83.06 »	60.01 »	83.36 »	
1828	»	»	52.57 »	85.88 »	1858	47.59 »	75.67 »	56.09 »	103.71 »	
1829	»	»	54.41 »	87.83 »	1859	46.97 »	72.83 »	54.87 »	157.99 »	
1830	»	»	51.74 »	88.89 »	1860	51.16 »	77.90 »	59.65 »	150.53 »	
1831	»	»	49.36 »	109.89 »	1861	53.42 »	79.95 »	61.45 »	156.76 »	
1832	»	»	43.49 »	91.43 »						

APPENDICE N° 9.

ÉTABLISSEMENTS ET SERVICES DIVERS

DÉPENDANT

DE L'ADMINISTRATION GÉNÉRALE DE L'ASSISTANCE PUBLIQUE (1).

Dans le travail que nous terminons par cet Appendice, il nous est fréquemment arrivé de présenter, d'une manière sommaire, les faits relatifs à nos hôpitaux, nous bornant à signaler, pour les plus remarquables d'entre eux, les points par lesquels ils diffèrent des autres.

Ce mode de procéder nous était imposé par le caractère unitaire de notre organisation ad-

---

(1) L'Administration de l'Assistance publique a succédé à l'ancien Conseil général des hospices, dont les pouvoirs ont été réunis, en exécution de la loi organique du 10 janvier 1849, entre les mains d'un directeur responsable.

Le projet de loi par lequel il était pourvu à cette réorganisation, élaboré par une commission spéciale, sous la présidence du préfet de la Seine, fut présenté à l'Assemblée nationale par M. Dufaure, alors ministre de l'intérieur. Ce dernier, en exposant les motifs qui avaient porté la commission à fonder son travail sur le double principe de l'unité et de la responsabilité du pouvoir dirigeant, s'exprimait en ces termes : « Avec une administration collec-
« tive, divisée entre un conseil dirigeant et une commission exécutive, point d'initiative libre et spontanée, point
« d'impulsion forte et féconde, point d'unité d'action, surtout point de responsabilité réelle et applicable ; car, là
« où l'autorité est répartie entre plusieurs, nul n'est responsable individuellement, et la censure du pouvoir supé-
« rieur n'atteignant personne, la répression des abus devient impossible. . . . .

« Malgré les vices inhérents à une semblable organisation, l'Administration générale des hospices de Paris,
« confiée à des hommes éclairés autant qu'honorables et animés de l'amour du bien, a rendu des services réels,
« dont il serait injuste de ne pas lui tenir compte.

« Mais aujourd'hui que les nouveaux pouvoirs obéissant à une nécessité née des circonstances ont formé une
« administration provisoire, comme je l'ai dit en commençant, et que cette mesure d'urgence, en supprimant
« *ipso facto* l'ancienne administration, a fait table rase et laissé le champ libre aux améliorations que récla-
« mait un état de choses qui ne subsiste plus, l'autorité supérieure a senti le besoin d'étudier les combinaisons
« les plus propres à remédier, dans l'intérêt d'une bonne administration du bien des pauvres, aux inconvénients
« justement reprochés à ce système.

« Celle à laquelle se sont réunies toutes les opinions, après mûre discussion, dans le sein de la commission
« préfectorale, consisterait à substituer au principe de l'administration collective et subdivisée celui de l'admi-
« nistration unitaire, c'est-à-dire, à créer, sous l'autorité médiate du ministre de l'intérieur et immédiate du préfet
« de la Seine, un directeur responsable en qui se personnifierait l'autorité à la fois dirigeante et exécutive qui
« résidait autrefois dans le Conseil général et dans la Commission administrative. »

Le règlement d'administration publique du 24 avril 1849, rendu en exécution de l'article 8 de la loi organique

ministrative, dans laquelle tous les services constituent un vaste ensemble; mais il a dû nous porter à omettre, dans notre exposition, quelques établissements qui n'offraient par eux-mêmes, relativement aux objets dont nous nous occupions, aucun intérêt particulier.

C'est pour combler cette lacune que nous donnons ici, classés suivant l'ordre méthodique adopté dans nos comptes, une nomenclature générale et complète de tous les établissements ou services hospitaliers et charitables ressortissant, à des titres divers, à l'Administration centrale des hôpitaux et hospices civils de Paris.

---

et qui en forme le complément, détermine la composition du conseil de surveillance et le mode de nomination de ses membres, ainsi que les attributions du directeur en matière de nomination aux emplois.

Ces deux actes composant la législation fondamentale de l'Administration hospitalière de Paris, nous les reproduirons textuellement ci-après :

Loi du 10 janvier 1849. — Art. 1er. — L'Administration générale de l'Assistance publique à Paris comprend le service des secours à domicile et le service des hôpitaux et hospices civils.

Cette administration est placée sous l'autorité du Préfet de la Seine et du Ministre de l'Intérieur; elle est confiée à un directeur responsable, sous la surveillance d'un Conseil dont les attributions sont ci-après déterminées.

Art. 2. — Le directeur est nommé par le Ministre de l'Intérieur sur la proposition du Préfet de la Seine.

Art. 3. — Le directeur exerce son autorité sur les services intérieurs et extérieurs. Il prépare les budgets, ordonnance toutes les dépenses et présente le compte de son administration.

Il représente les établissements hospitaliers et de secours à domicile en justice, soit en demandant, soit en défendant.

Il a la tutelle des enfants trouvés, abandonnés et orphelins, et aussi celle des aliénés.

Art. 4. — Les comptes et budgets sont examinés, réglés et approuvés conformément aux dispositions de la loi du 18 juillet 1837 sur les attributions municipales.

Art. 5. — Le conseil de surveillance est appelé à donner son avis sur les objets ci-après énoncés :

1° Les budgets, les comptes et en général toutes les recettes et dépenses des établissements hospitaliers et de secours à domicile ;

2° Les acquisitions, échanges, ventes de propriétés et tout ce qui intéresse leur conservation et leur amélioration ;

3° Les conditions des baux à ferme et à loyer, des biens affermés ou loués par ces établissements ou pour leur compte ;

4° Les projets de travaux neufs, de grosses réparations ou de démolitions;

5° Les cahiers des charges des adjudications et exécutions des conditions qui y sont insérées ;

6° L'acceptation ou la répudiation des dons et legs faits aux établissements hospitaliers et de secours à domicile;

7° Les placements de fonds et les emprunts;

8° Les actions judiciaires et les transactions;

9° La comptabilité tant en deniers qu'en matières ;

10° Les règlements de service intérieur des établissements et du service de santé, et l'observation desdits règlements;

11° Toutes les questions de discipline concernant les médecins, chirurgiens et pharmaciens ;

12° Toutes les communications qui lui seraient faites par l'autorité supérieure et par le Directeur.

Les membres du conseil de surveillance visiteront les établissements hospitaliers et de secours à domicile aussi souvent que le conseil le jugera nécessaire.

Art. 6. — Les médecins, chirurgiens et pharmaciens des hôpitaux et hospices sont nommés au concours. Leur nomination est soumise à l'approbation du Ministre de l'Intérieur. Ils ne peuvent être révoqués que par le même Ministre, sur l'avis du conseil de surveillance et sur la proposition du Préfet de la Seine.

Art. 7.— Les médecins et chirurgiens attachés au service des secours à domicile sont également nommés au concours ou par l'élection de leurs confrères ; ils sont institués par le Ministre de l'Intérieur. Ils peuvent être révoqués par le même Ministre sur l'avis du Conseil de surveillance.

Après la constitution propre à chaque hôpital, c'est-à-dire après ce qui regarde sa position topographique, le nombre et la division de ses lits, le chiffre et la composition de son personnel, ce qui importe le plus à la solution éclairée des questions que nous avons posées, c'est de connaître quelle est, par rapport à l'aire des vents et aux conditions climatériques de Paris, l'exposition

---

Art. 8. Un règlement d'administration publique déterminera la composition du Conseil de surveillance de l'Administration générale et l'organisation de l'assistance à domicile.

Art. 9. — Les dispositions des lois antérieures sont abrogées en ce qu'elles auraient de contraire à la présente loi.

Arrêté du gouvernement du 24 avril 1849. — Art. 1er. Le Conseil de surveillance institué par la loi du 10 janvier 1849, relative à l'Assistance publique de Paris, est composé ainsi qu'il suit :

Le Préfet de la Seine, président;
Le Préfet de police;
Deux membres du Conseil municipal;
Deux maires ou adjoints;
Deux administrateurs des comités d'assistance des arrondissements municipaux;
Un conseiller d'État ou un maître des requêtes au Conseil d'État;
Un membre de la Cour de cassation;
Un médecin des hôpitaux et hospices, en exercice;
Un chirurgien des hôpitaux et hospices, en exercice;
Un professeur de la Faculté de médecine;
Un membre de la Chambre de Commerce;
Un membre d'un des Conseils des Prud'hommes;
Cinq membres pris en dehors des catégories indiquées ci-dessus.

Art. 2. Les membres du Conseil de surveillance, autres que les Préfets de la Seine et de police, sont nommés par le Président de la République sur la proposition du Ministre de l'Intérieur.

A cet effet, pour chaque nomination, il est adressé au Ministre de l'Intérieur une liste de candidats.

Ces listes, à l'exception de celle présentée par les Conseils des Prud'hommes, devront porter trois noms.

Les listes sont établies, savoir:

Par le Conseil municipal..........................	Pour les candidats à présenter par chacun de ces corps.
Le Conseil d'Etat..................................	
La Cour de cassation..............................	
La Faculté de Médecine...........................	
La Chambre de commerce.........................	
Par la réunion des médecins des hôpitaux et hospices, en exercice..	Pour le médecin appelé à faire partie du Conseil.
Par la réunion des chirurgiens des hôpitaux et hospices, en exercice.	Pour le chirurgien appelé à faire partie du Conseil.
Par les Conseils des Prud'hommes, présentant chacun un candidat...	Pour le prud'homme appelé à faire partie du Conseil.
Par le Préfet..	Pour les candidats à choisir parmi les maires, les administrateurs des comités d'assistance, les membres pris en dehors de ces diverses catégories.

Art. 3. Les membres du Conseil, à l'exception des deux préfets, sont renouvelés par tiers tous les deux ans.

Le renouvellement des deux premiers tiers a lieu par la voie du sort.

Le membre qui sera nommé par suite de vacance, provenant de décès ou de toute autre cause, sortira du Conseil au moment où serait sorti le membre qu'il aura remplacé.

Les membres sortant sont rééligibles.

Art. 4. Le Conseil est présidé par le Préfet de la Seine, et à son défaut, par un vice-président choisi

de nos établissements, puis, à un autre point de vue, les quantités d'eau qu'ils peuvent affecter à leurs usages domestiques (1).

Aux indications ordinaires que nos comptes renferment, nous avons donc cru devoir ajouter, pour chaque hôpital ou hospice, une note plus circonstanciée portant spécialement sur le nombre, la capacité et l'orientation des salles et sur le service des eaux, qui est bien certainement, dans notre économie hospitalière, l'un des moyens les plus puissants d'hygiène et de salubrité dont nous disposions.

§ I. — NOMENCLATURE DES ÉTABLISSEMENTS.

Administration centrale. (Quai Lepelletier, n° 4 et Avenue Victoria, n° 3.)

L'Administration centrale est formée de quatre divisions qui se composent de huit bureaux :

Division du secrétariat ; division des hôpitaux et hospices ; division des secours et des enfants assistés ; division du domaine et de la comptabilité.

---

par le Conseil, dans son sein, et élu tous les ans. En cas de partage, la voix du président est prépondérante. Le secrétaire général de l'Administration remplit les fonctions de secrétaire du Conseil.

Le Préfet convoque le Conseil au moins une fois tous les quinze jours. Le Conseil se réunit plus souvent, s'il y a lieu, sur la convocation du Préfet.

ART. 5.—Le Directeur de l'Administration de l'Assistance publique a droit d'assister aux séances du Conseil de surveillance.

ART. 6.— Le Directeur a sous ses ordres tout le personnel de l'Administration centrale, de l'inspection et celui des établissements.

Les employés de tout grade, tant de l'Administration centrale et de l'inspection que des établissements, ayant droit à une pension de retraite, les architectes et inspecteurs des travaux, les préposés et médecins du service des enfants trouvés, sont nommés par le Préfet, sur une liste de trois candidats présentés par le Directeur.

Le Directeur nomme les surveillants et gens de service. Les révocations sont prononcées par l'autorité qui a nommé aux emplois.

ART. 7. Le Ministre de l'Intérieur est chargé de l'exécution du présent arrêté, qui sera inséré au *Bulletin des Lois.*

Signé : LOUIS-NAPOLÉON BONAPARTE.

(1) Il ressort des documents publiés dernièrement par l'Administration municipale (a) que Paris est une des villes les moins bien dotées sous le rapport de la quantité d'eau affectée aux usages domestiques. Ainsi, tandis qu'à New-York la dépense moyenne de chaque habitant s'élève à 568 litres par jour, qu'elle est de 120 litres à Gênes, de 100 litres à Glascow, et enfin de 90 litres à Londres, Paris, déduction faite des quantités réservées à ses services publics, ne peut mettre plus de 35 litres d'eau à la disposition de chacun de ses habitants (b). Cette moyenne, que l'édilité parisienne s'occupe, il est vrai, d'augmenter dans de fortes proportions, ne pouvait évidemment suffire à la consommation des hôpitaux, où les soins de propreté, les bains, les buanderies, sont en constante activité. Nous avons vu, page 405, que M. Oppert, se basant sur les observations recueillies par lui, tant en Allemagne qu'en Angleterre, estime qu'en dehors des besoins de la cuisine et du lavage, un hôpital bien organisé doit pouvoir disposer de 50 litres d'eau par lit de malade. Cette quantité est généralement dépassée chez nous, puisqu'en réservant les grands services de bains et de buanderie, dont la consommation dépasse à Saint-Louis, par exemple, 232,000 litres par jour, à Lariboisière 85,000, à la Salpêtrière 274,000, nous trouvons encore, pour tous les hôpitaux réunis, une moyenne de 177 litres par lit de malade, et une moyenne de 120 litres par lit d'admi-

(a) Documents relatifs aux eaux de Paris, 1861.

(b) Nous avons établi ailleurs (*Les Consommations de Paris*, p. 425), qu'en bornant le calcul aux eaux nécessaires aux ménages, c'est-à-dire à celles qu'on applique à la boisson, au nettoyage et à la coction des aliments, ainsi qu'aux soins de la toilette, l'eau dépensée quotidiennement en vue de ces usages, par jour et par habitant, ne dépasse pas, à Paris, 8 lit. 37 ; le surplus est absorbé par les exploitations industrielles, les chevaux, le nettoyage des voitures, le lavage des cours et l'arrosage des jardins particuliers.

Le personnel de l'Administration centrale se compose de 114 employés, de 57 visiteurs et de 23 garçons de bureau et sous-employés.

---

nistré dans nos hospices. Le tableau ci-après fait connaître la quantité *maxima* d'eau dépensée en temps normal dans chaque établissement.

ÉTABLISSEMENTS.	CONSOMMATION générale, par jour,		NOMBRE DE LITS, non compris les berceaux,		CONSOMMATION journalière, par lit,		RÉSERVOIRS.		OBSERVATIONS.
	dans les Hôpitaux	dans les Hospices.	dans les Hôpitaux	dans les Hospices.	dans les Hôpitaux	dans les Hospices.	Nombre.	Capacité totale.	
	litres.	litres.			litres.	litres.			
Hôtel-Dieu..........	85,000	»	770	»	110	»	6	20,500	Outre les prises directes.
Pitié................	100,000	»	602	»	160	»	6	73,218	Plus six petits réservoirs contenant chacun de 300 à 1,000 lit.
Charité..............	85,200	»	474	»	179	»	6	46,777	4 réservoirs alimentés par les eaux de l'Ourcq, 2 par les eaux de la Seine.
Saint-Antoine........	100,000	»	450	»	222	»	3	63,042	Plus 3 réservoirs de dimensions moindres.
Necker..............	60,000	»	356	»	168	»	1	49,335	Un second réservoir de 25,000 lit. va être établi.
Cochin..............	35,000	»	109	»	321	»	6	23,000	La construction d'un réservoir neuf vient d'être autorisée.
Beaujon............	70,000	»	399	»	175	»	»	»	Prises directes.
Lariboisière.........	100,000	»	606	»	141	»	4	119,238	Plus 0 réservoirs moindres, contenant 12,747 lit.
Saint-Louis..........	600,000	»	702	»	757	»	1	150,000	Le bassin de La Villette alimente les services.
Midi................	40,000	»	336	»	119	»	2	38,500	
Lourcine............	20,000	»	250	»	80	»	2	43,000	Plus 4 réservoirs de 1,350 lit.
Enfants-Malades.....	100,000	»	698	»	167	»	2	91,000	Le réservoir inférieur reçoit l'eau de l'Ourcq; le réservoir supérieur reçoit l'eau de la Seine.
Sainte-Eugénie......	60,000	»	405	»	148	»	2	66,820	
Accouchement	5,400	»	115	»	46	»	»	»	Prise directe.
Cliniques...........	50,000	»	300	»	166	»	1	48,000	
Maison de Santé.....	40,000	»	322	»	121	»	2	53,000	Plus divers réservoirs à chaque étage.
Vieillesse-Hommes...	»	400,000	»	2,725	»	146	3	(a) 1,099,005	Un 4e réservoir d'une contenance de 40,000 lit. est en construction.
— Femmes...	»	775,000	»	4,422	»	175	1	1,800,000	Un puits artésien fournit en outre 300,000 lit. par jour à la buanderie, qui a un réservoir spécial.
Incurables-Hommes .	»	20,000	»	420	»	74	3	10,500	
— Femmes..	»	100,000	»	686	»	145	1	42,708	
Enfants-Assistés.....	»	50,000	»	457	»	109	3	58,000	
Ménages............	»	100,000	»	821	»	121	2	76,413	
La Rochefoucauld...	»	9,000	»	240	»	36	3	36,964	
Sainte-Périne........	»	50,000	»	293	»	170	2	50,000	
Devillas............	»	3,000	»	35	»	85	»	»	Prise directe.
La Reconnaissance..	»	25,000	»	316	»	78	1	106,680	Une machine à vapeur fait monter d'un puits foré toute l'eau nécessaire à la maison.
Saint-Michel........	»	630	»	15	»	43	»	»	On emploie l'eau de pluie recueillie dans des citernes pour la cuisine, et l'on pourvoit à l'arrosage au moyen des puits.
TOTAL.....	1,550,000	1,532,630	6,884	10,430	moye 225	moye 146			

Il convient de faire remarquer que presque tous nos établissements étant pourvus de réservoirs constamment remplis, l'Administration pourrait, à un moment donné, augmenter notablement les quantités d'eau qui viennent d'être indiquées, soit qu'il s'agisse pour elle de parer aux interruptions du service municipal, soit qu'elle ait à combattre un commencement d'incendie. Ces réservoirs, en général clos ou placés à couvert, au-

(a) Le puits de Bicêtre fournit 25,000 litres par jour, la Seine 150,000 et les sources de Rungis 50,000 litres.

Bureau central d'admission. (Parvis Notre-Dame, n° 2.)

Examen par des médecins et des chirurgiens de l'Administration des personnes qui viennent solliciter leur admission dans les hôpitaux ou dans les hospices. Consultations gratuites, traitement externe, délivrance de bandages aux indigents.

Personnel administratif : 1 chef de bureau, 1 commis, 1 expéditionnaire, 2 garçons de bureau.

Personnel médical : 12 médecins, 6 chirurgiens.

HOPITAUX GÉNÉRAUX.

Hôtel-Dieu. (Place du Parvis Notre-Dame.)

Nombre de lits : 828, savoir : 472 de médecine, 251 de chirurgie, 47 d'accouchement et 58 berceaux (1).

Personnel administratif : 1 directeur, 1 économe-comptable, 2 commis, 2 expéditionnaires, 1 auxiliaire à titre permanent, 2 aumôniers, 24 sœurs, 5 sous-employés, 128 serviteurs.

Personnel médical : 8 médecins, 3 chirurgiens, 1 pharmacien, 27 élèves internes (16 en médecine ou chirurgie, 11 en pharmacie), 46 élèves externes.

Pitié. (Rue Lacépède, n° 1, et rue Geoffroy-Saint-Hilaire.)

Nombre de lits : 620, savoir : 403 de médecine, 168 de chirurgie, 31 d'accouchement et 18 berceaux.

Personnel administratif : 1 directeur, 1 économe-comptable, 1 commis, 3 expéditionnaires, 2 aumôniers, 23 sœurs, 4 sous-employés, 81 serviteurs.

Personnel médical : 5 médecins, 2 chirurgiens, 1 pharmacien, 18 élèves internes (11 en médecine ou chirurgie, 7 en pharmacie), 36 élèves externes.

Charité. (Rue Jacob, n° 37.)

Nombre de lits : 474, savoir : 331 de médecine et 143 de chirurgie.

Il existe dans cet hôpital un service externe de bains.

Personnel administratif : 1 directeur, 1 économe-comptable, 1 commis, 2 expéditionnaires, 2 aumôniers, 16 sœurs, 4 sous-employés, 76 serviteurs.

---

tant que possible à l'abri des variations atmosphériques, sont fréquemment nettoyés et conservent par conséquent l'eau relativement pure et dans une bonne température moyenne.

Cependant les eaux du canal de l'Ourcq et de la Seine, qui alimentent à peu près exclusivement les hôpitaux et les hospices, étant, dans les temps de pluie surtout, plus ou moins chargées de matières étrangères, et dès-lors moins propres à tous les usages alimentaires (a), doivent, pour être rendues potables, être clarifiées avec soin. L'Administration s'est, depuis longtemps, mise en mesure de parer à ce besoin, et, à l'instar de ce qui se pratique dans les ménages de Paris, elle a établi dans chacune de ses maisons des appareils filtrants qui distribuent, dans les divers services, une quantité d'eau alimentaire qui varie, suivant l'importance de l'établissement, de 6,000 à 10,000 litres par jour.

D'après ces renseignements on voit que, malgré le peu d'abondance des eaux distribuées dans Paris, nos services sont très-convenablement approvisionnés et que nos malades n'ont rien à envier sous ce rapport à ceux de l'Allemagne et de l'Angleterre.

(1) Ces nombres, empruntés au Budget de 1862, ne comprennent pas les lits supplémentaires.

(a) *L'Annuaire des eaux de France*, édition de 1851, définit ainsi les caractères des bonnes eaux :

« On admet généralement qu'une eau peut être considérée comme bonne et potable quand elle est fraîche, limpide, sans odeur ; quand « sa saveur est très-faible ; qu'elle n'est surtout ni désagréable, ni fade, ni salée, ni douceâtre ; quand elle contient peu de matières « étrangères ; quand elle renferme suffisamment d'air en dissolution quand elle dissout le savon sans former de grumeaux et qu'elle « cuit bien les légumes. »

Personnel médical : 6 médecins, 2 chirurgiens, 1 pharmacien, 17 élèves internes (9 en médecine ou chirurgie, 8 en pharmacie), 24 élèves externes.

Saint-Antoine. (Rue du Faubourg-Saint-Antoine, n° 184.)

Nombre de lits : 480, savoir : 337 de médecine, 83 de chirurgie, 14 d'accouchement, 16 de mères-nourrices et 30 berceaux.

Personnel administratif : 1 directeur, 1 économe-comptable, 1 commis, 2 expéditionnaires, 1 aumônier, 18 sœurs, 4 sous-employés, 61 serviteurs.

Personnel médical : 5 médecins, 1 chirurgien, 1 pharmacien, 11 élèves internes (6 en médecine ou chirurgie, 5 en pharmacie), 21 élèves externes.

Necker. (Rue de Sèvres, n° 151.)

Nombre de lits : 386, savoir : 234 de médecine, 89 de chirurgie, 28 lits de mères-nourrices et au besoin d'accouchement, 30 berceaux et 5 lits de reposantes.

Personnel administratif : 1 directeur, 1 économe-comptable, 1 commis, 1 expéditionnaire, 1 aumônier, 4 sous-employés, 17 sœurs, 42 serviteurs.

Personnel médical : 4 médecins, 1 chirurgien, 1 pharmacien, 11 élèves internes (6 en médecine ou chirurgie, 5 en pharmacie), 21 élèves externes.

Cochin. (Rue du Faubourg-Saint-Jacques, n° 47.)

Nombre de lits : 119, savoir : 50 de médecine, 51 de chirurgie, 8 d'accouchement et 10 berceaux.

Personnel administratif : 1 directeur-comptable, 1 expéditionnaire, 1 aumônier, 17 sœurs, 3 sous-employés, 19 serviteurs.

Personnel médical : 1 médecin, 1 chirurgien, 2 internes en médecine ou chirurgie, 9 élèves externes.

Beaujon. (Rue du Faubourg-Saint-Honoré, n° 208.)

Nombre de lits : 417, savoir : 202 de médecine, 179 de chirurgie, 18 d'accouchement et 18 berceaux.

Personnel administratif : 1 directeur, 1 économe-comptable, 1 commis, 1 expéditionnaire, 1 aumônier, 20 sœurs, 5 sous-employés, 47 serviteurs.

Personnel médical : 4 médecins, 2 chirurgiens, 1 pharmacien, 14 élèves internes (8 en médecine ou chirurgie, 6 en pharmacie), 36 élèves externes.

Lariboisière. (Rue Ambroise-Paré, clos Saint-Lazare.)

Nombre de lits : 634, savoir : 374 de médecine, 204 de chirurgie, 28 d'accouchement, 28 berceaux.

Personnel administratif : 1 directeur, 1 économe-comptable, 2 commis, 2 expéditionnaires, 2 aumôniers, 26 sœurs, 5 sous-employés, 100 serviteurs.

Personnel médical : 6 médecins, 2 chirurgiens, 1 pharmacien, 20 élèves internes (12 en médecine ou chirurgie, 8 en pharmacie), 36 élèves externes.

HOPITAUX SPÉCIAUX.

Saint-Louis. (Rue Bichat, n° 40 et 42.)

Traitement interne et externe des maladies de la peau.

Nombre de lits : 810, savoir : 604 de médecine, 156 de chirurgie, 32 d'accouchement et 18 berceaux.

Personnel administratif : 1 directeur, 1 économe-comptable, 3 commis, 2 expéditionnaires, 2 aumôniers, 24 sœurs, 8 sous-employés, 129 serviteurs.

Personnel médical : 6 médecins, 2 chirurgiens, 1 pharmacien, 20 élèves internes (12 en médecine ou chirurgie, 8 en pharmacie), 37 élèves externes.

Midi. (Rue des Capucins, n° 15, faubourg Saint-Jacques.)

Traitement des affections syphilitiques spéciales aux hommes.

Nombre de lits : 336, savoir : 96 de médecine, 218 de chirurgie et 22 lits dans des chambres payantes.

Personnel administratif : 1 directeur-comptable, 1 commis, 1 expéditionnaire, 1 aumônier, 9 sous-employés, 32 serviteurs.

Personnel médical : 1 médecin, 2 chirurgiens, 1 pharmacien, 6 élèves internes (3 en médecine ou chirurgie, 3 en pharmacie), 9 élèves externes.

Lourcine. (Rue de Lourcine, n° 111.)

Traitement des affections syphilitiques spéciales aux femmes.

Nombre de lits : 276, savoir : 73 de médecine, 177 de chirurgie, 20 d'accouchement et 6 berceaux.

Personnel administratif : 1 directeur-comptable, 1 commis, 1 expéditionnaire, 1 aumônier, 12 sœurs, 3 sous-employés, 24 serviteurs.

Personnel médical : 1 médecin, 2 chirurgiens, 1 pharmacien, 6 élèves internes (3 en médecine ou chirurgie, 3 en pharmacie), 8 élèves externes.

Enfants-Malades. (Rue de Sèvres, n° 149.)

Traitement des enfants malades des deux sexes, âgés de 2 à 15 ans.

Nombre de lits : 598 (non compris les 100 lits de la succursale de Forges), savoir : 500 de médecine et 98 de chirurgie.

Personnel administratif : 1 directeur, 1 économe-comptable, 1 commis, 2 expéditionnaires, dont un instituteur, 1 aumônier, 33 sœurs, 4 sous-employés, 94 serviteurs.

Personnel médical : 5 médecins, 1 chirurgien, 1 pharmacien, 13 élèves internes (7 en médecine ou chirurgie, 6 en pharmacie), 22 élèves externes.

Sainte-Eugénie. (Rue de Charenton, n° 89.)

Même destination.

Nombre de lits : 405, savoir : 305 de médecine et 100 de chirurgie.

Personnel administratif : 1 directeur, 1 économe-comptable, 1 commis, 2 expéditionnaires, dont un instituteur, 1 aumônier, 20 sœurs, 6 sous-employés, 70 serviteurs.

Personnel médical : 3 médecins, 1 chirurgien, 1 pharmacien, 9 élèves internes (5 en médecine ou chirurgie, 4 en pharmacie), 19 élèves externes.

Maison d'Accouchement. (Rue de Port-Royal, n° 5.)

Accouchements. — École pratique d'accouchement.

Nombre de lits : 402, savoir : 228 lits d'accouchement, 80 berceaux et 94 lits d'élèves sages-femmes.

Personnel administratif : 1 directeur, 1 économe-comptable, 1 commis, 2 expéditionnaires, 1 aumônier, 17 sous-employés, 59 serviteurs.

Personnel médical : 1 médecin, 2 chirurgiens, 1 sage-femme en chef, 1 pharmacien, 1 interne en chirurgie, 2 aides sages-femmes.

Cliniques. (Place de l'École de médecine, n° 21.)

Maladies chirurgicales. — Accouchements.

Le traitement des malades est confié à deux professeurs de la Faculté de médecine.

Nombre de lits : 152, savoir : 61 de chirurgie, 54 d'accouchement et 37 berceaux.

Personnel administratif : 1 directeur-comptable, 1 expéditionnaire, 1 aumônier, 8 sous-employés, 32 serviteurs.

Personnel médical : 2 chirurgiens, professeurs à la Faculté de médecine, 1 pharmacien, 1 sage-femme, 4 élèves internes (2 en chirurgie, 2 en pharmacie), 1 aide sage-femme, 8 élèves externes

Maison municipale de Santé. (Rue du faubourg Saint-Denis, n° 200.)

Nombre de lits : 300.

Traitement des personnes malades ou blessées, qui, ne pouvant se faire soigner chez elles, peuvent payer un prix de journée déterminé. Toutes les affections sont reçues dans cette maison, à l'exception des maladies mentales et de l'épilepsie.

Personnel administratif : 1 directeur, 1 économe-comptable, 1 commis-receveur, 1 expéditionnaire, 1 aumônier, 17 sous-employés, 67 serviteurs.

Personnel médical : 2 médecins, 1 chirurgien, 1 pharmacien, 7 élèves internes (4 en médecine et chirurgie, 3 en pharmacie), 6 élèves externes.

Forges (Hôpital de). Affecté au traitement des enfants scrofuleux. (Voir p. 130.)
Nombre de lits : 100.
Personnel : 1 médecin, 5 sœurs, 8 serviteurs.

Berck (Hôpital de). Même destination (1).
Nombre de lits : 100.
Personnel : 1 comptable (2), 1 médecin, 1 aumônier, 10 sœurs, 1 homme de peine.

HOSPICES.

Vieillesse-hommes. (A Bicêtre, commune de Gentilly, banlieue de Paris.)
Nombre de lits : 2,725, savoir : 1,705 lits d'indigents, 166 d'infirmerie et 854 lits d'aliénés.
Personnel administratif : 1 directeur, 1 économe-comptable, 8 commis, 5 expéditionnaires, 2 instituteurs, 2 aumôniers, 45 sous-employés, 264 serviteurs.
Personnel médical : 4 médecins, 1 chirurgien, 1 pharmacien, 16 élèves internes (11 en médecine ou chirurgie, 5 en pharmacie).

Vieillesse-femmes. (Boulevard de l'Hôpital, n° 47.)
Nombre de lits : 4,422, savoir : 2,790 lits d'indigentes, 291 d'infirmerie et 1,341 d'aliénées.
Personnel administratif : 1 directeur, 1 économe-comptable, 6 commis, 5 expéditionnaires, 4 aumôniers, 101 sous-employés, 406 serviteurs.
Personnel médical : 7 médecins, 1 chirurgien, 1 pharmacien, 16 élèves internes (8 en médecine ou chirurgie, 8 en pharmacie), 19 élèves externes.

Incurables-hommes. (Rue Popincourt, ancienne caserne de ce nom.)
Nombre de lits : 420 dont 26 d'infirmerie.
Personnel administratif : 1 directeur-comptable, 1 expéditionnaire, 1 aumônier, 26 sœurs, 3 sous-employés, 21 serviteurs.
Personnel médical : 1 médecin, 1 élève interne.

Incurables-femmes. (Rue de Sèvres, n° 42.)
Nombre de lits : 686, dont 25 d'infirmerie.
Personnel administratif : 1 directeur-comptable, 1 expéditionnaire, 1 aumônier, 32 sœurs, 3 sous-employés, 26 serviteurs.
Personnel médical : 1 médecin, 1 élève externe.

---

(1) L'hôpital de Berck-sur-Mer, dont nous avons donné une vue perspective, page 130, est un des établissements hospitaliers les plus intéressants sous le rapport de l'économie et de la rapidité qui ont présidé à son installation générale.

Construit complètement en bois, il offre un développement assez considérable. Il a néanmoins été achevé en moins de trois mois (du 11 avril au 8 juillet 1861), et n'a donné lieu qu'à une dépense de..... 85,679 fr. 70

Il convient d'ajouter à ce chiffre celui de l'acquisition du terrain, soit.................... 6,600 »

et le montant des frais d'ameublement........................ 9,839 13

Total.......................... 102,118 fr. 83

Cette dernière dépense de 9,839 fr. 13 c. s'applique spécialement au mobilier neuf; mais il faut tenir compte, dans l'installation de la maison, des versements importants en nature qui lui ont été faits, notamment par l'hospice des Enfants assistés.

(2) Ces fonctions sont remplies par le sous-inspecteur des Enfants assistés de l'arrondissement de Montreuil-sur-Mer.

Enfants-Assistés. (Rue d'Enfer, n° 100.)

Nombre de lits : 524, dont 85 berceaux.

Personnel administratif : 1 directeur, 1 économe-comptable, 2 commis, 4 expéditionnaires, 1 aumônier, 26 sœurs, 9 sous-employés, 92 serviteurs.

Personnel médical : 1 médecin, 1 chirurgien, 2 élèves internes, 4 élèves externes.

MAISONS DE RETRAITE.

Ménages. (Rue de la Chaise, n° 28.)

Nombre de lits : 821, dont 31 d'infirmerie.

Personnel administratif : 1 directeur, 1 économe-comptable, 1 expéditionnaire, 1 aumônier, 31 sœurs, 5 sous-employés, 9 serviteurs.

Personnel médical : 1 médecin, 1 élève externe.

La Rochefoucauld. (Route d'Orléans, n° 17, ancien Petit-Montrouge.)

Nombre de lits : 246, dont 20 d'infirmerie.

Personnel administratif : 1 directeur-comptable, 1 expéditionnaire, 1 aumônier, 12 sœurs, 3 sous-employés, 12 serviteurs.

Personnel médical : 1 médecin.

Sainte-Périne. (A Auteuil.)

Nombre de lits : 293, dont 36 d'infirmerie.

Personnel administratif : 1 directeur-comptable, 1 expéditionnaire, 1 aumônier, 6 sous-employés, 13 serviteurs.

Personnel médical : 1 médecin, 1 élève interne.

HOSPICES FONDÉS.

Fondation Boulard. (Saint-Michel, à Saint-Mandé, banlieue de Paris.)

Nombre de lits (1) : 15, dont 2 d'infirmerie.

Personnel administratif : 1 directeur-comptable, 3 sous-employés, 1 aumônier.

Fondation Brézin. (La Reconnaissance, à Garches, département de Seine-et-Oise.)

Nombre de lits : 316, dont 16 d'infirmerie.

Personnel administratif : 1 directeur-comptable, 1 commis, 1 aumônier, 9 sœurs, 3 sous-employés, 17 serviteurs,

Personnel médical : 1 médecin.

Fondation Devillas. (Rue du Regard, n° 17.)

Nombre de lits : 35.

Personnel administratif : 1 directeur-comptable, 1 aumônier, 3 sous-employés, 2 serviteurs.

---

(1) Nous consignons ici le chiffre règlementaire ; mais nous avons, dans la notice consacrée à la fondation Boulard, expliqué comment l'Administration a été obligée de réduire le nombre des lits.

Fondation Lambrechts. (Asile Lambrechts, à Courbevoie, banlieue de Paris.)

Cet établissement, réservé exclusivement à des personnes de la religion réformée, est placé sous la surveillance de l'Administration hospitalière de Paris.

ÉTABLISSEMENTS DE SERVICE GÉNÉRAL.

Boulangerie centrale. (Rue Scipion, n° 13.)

Personnel administratif. 1 directeur, 1 économe-comptable, 2 commis, 4 sous-employés.

Personnel professionnel : Chefs-ouvriers, journaliers.

Cave centrale. (A l'Entrepôt général des vins.)

Personnel administratif : 1 directeur, 1 économe-comptable.

Personnel professionnel : Ouvriers permanents et ouvriers à la journée.

Boucherie centrale. (A l'abattoir de Villejuif, boulevard de l'Hôpital, n° 151.)

Personnel administratif : 1 directeur-comptable, 1 commis, 1 sous-employé.

Pharmacie centrale. (Quai de la Tournelle, n° 47.)

Personnel administratif : 1 directeur, pharmacien en chef des hôpitaux et hospices, 1 économe-comptable, 1 pharmacien chef des laboratoires, 3 commis, 2 expéditionnaires, 1 aide de pharmacie, 3 sous-employés.

Personnel professionnel : Chefs-ouvriers et ouvriers.

Amphithéâtre d'anatomie. (Rue Fer-à-Moulin, n° 17.)

Personnel : 1 directeur, chef des études anatomiques, 2 prosecteurs, 1 commis-comptable, 4 sous-employés, 2 serviteurs, 1 concierge du cimetière, gardien des sépultures.

Service de l'approvisionnement. (Aux Halles centrales.)

Personnel administratif : 1 directeur-pourvoyeur, chargé des achats, 1 commis sous-pourvoyeur, 1 sous-employé.

SECOURS A DOMICILE.

Fondation Montyon. (A l'Administration centrale, Avenue Victoria, n° 3.)

Distribution de secours, provenant des revenus de la fondation Montyon, aux indigents sortant des hôpitaux.

Personnel administratif : 1 comptable, 1 commis, 1 garçon de bureau.

Filature des Indigents. (Rue des Tournelles, n° 35.)

Personnel administratif : 1 directeur, 1 économe-comptable, 1 commis, 3 expéditionnaires, 8 sous-employés.

BUREAUX DE BIENFAISANCE.

Le service des secours, dans chacun des vingt arrondissements de Paris, est spécialement confié à un Bureau de bienfaisance.

Chaque Bureau se compose : 1° du maire de l'arrondissement, président-né ; 2° des adjoints, membres-nés ; 3° de douze administrateurs ; 4° d'un nombre illimité de commissaires de bienfaisance et de dames de charité ; 5° d'un secrétaire-trésorier.

Il est attaché à chaque Bureau : des médecins et chirurgiens, des sages-femmes, des sœurs de charité, et des employés de divers grades, en nombre proportionné aux besoins du service.

Les Bureaux de bienfaisance désignent chaque année, dans leur sein, par la voie du scrutin : un vice-président, un secrétaire honoraire, un ordonnateur et un délégué.

PREMIER ARRONDISSEMENT.

Population indigente d'après le recensement de 1861.

Nombre des ménages.. 1,378
Nombre des personnes qui les composent.................... 2,903

Secrétariat du Bureau, à la mairie, place du Louvre.
Maison de secours, rue de l'Arbre-Sec, desservie par 6 sœurs.
— rue du Marché-Saint-Honoré, desservie par 5 sœurs.

Personnel administratif : 1 secrétaire-trésorier, 1 commis principal, 1 commis visiteur, 2 expéditionnaires, 1 garçon de bureau.

Personnel médical : 8 médecins, 6 sages-femmes.

DEUXIÈME ARRONDISSEMENT.

Population indigente d'après le recensement de 1861.

Nombre des ménages.. 886
Nombre des personnes qui les composent.................... 1,686

Secrétariat du Bureau, à la mairie, rue de la Banque.
Maison de secours, rue de la Lune, n°s 12 et 14, desservie par 3 sœurs.
— rue de la Jussienne, n° 16, desservie par 5 sœurs.

Personnel administratif : 1 secrétaire-trésorier, 1 commis principal, 1 commis visiteur, 1 expéditionnaire, 1 garçon de bureau.

Personnel médical : 6 médecins, 2 sages-femmes.

TROISIÈME ARRONDISSEMENT.

Population indigente d'après le recensement de 1861.

Nombre des ménages.. 1,580
Nombre des personnes qui les composent.................... 3,181

Secrétariat du Bureau, à la mairie, rue de Vendôme.
Maison de secours, impasse des Hospitalières, n° 6, desservie par 5 sœurs.
— rue du Vertbois, n° 50, desservie par 6 sœurs.

Personnel administratif : 1 secrétaire-trésorier, 1 commis principal, 1 commis visiteur, 2 expéditionnaires, 1 garçon de bureau.

Personnel médical : 8 médecins, 6 sages-femmes.

QUATRIÈME ARRONDISSEMENT.

Population indigente d'après le recensement de 1861.

Nombre des ménages.. 2,894
Nombre des personnes qui les composent.................... 6,112

Secrétariat du Bureau, à la mairie, rue Sainte-Croix-de-la-Bretonnerie.
Maison de secours, rue du Cloître-Saint-Merry, n° 10, desservie par 4 sœurs.
— rue Sainte-Croix-de-la-Bretonnerie, n° 22, desservie par 5 sœurs.
— rue du Fauconnier, n° 9, desservie par 5 sœurs.
— rue Poultier, n° 5, desservie par 3 sœurs.

Personnel administratif : 1 secrétaire-trésorier, 1 commis principal, 2 commis visiteurs, 3 expéditionnaires, 2 garçons de bureau.

Personnel médical : 16 médecins, 6 sages-femmes.

CINQUIÈME ARRONDISSEMENT.

Population indigente d'après le recensement de 1861.

Nombre des ménages.. 4,298
Nombre des personnes qui les composent.................... 10,073

Secrétariat du Bureau, à la mairie, place du Panthéon.
Maison de secours, rue Saint-Jacques, n° 250, desservie par 4 sœurs.
— rue de Fourcy, n° 11, desservie par 5 sœurs.
— rue de l'Épée-de-Bois, n° 5, desservie par 5 sœurs.
— rue Boutebrie, desservie par 5 sœurs.

Personnel administratif : 1 secrétaire-trésorier, 1 commis principal, 1 commis rédacteur, 3 commis visiteurs, 2 expéditionnaires, 3 garçons de bureau.

Personnel médical : 13 médecins, 6 sages-femmes.

SIXIÈME ARRONDISSEMENT.

Population indigente d'après le recensement de 1861.

Nombre des ménages.. 1,953
Nombre des personnes qui les composent.................... 3,994

Secrétariat du Bureau, à la mairie, place Saint-Sulpice.
Maison de secours, rue Saint-André-des-Arts, n° 39, desservie par 3 sœurs.
— rue Saint-Benoît, n° 18, desservie par 5 sœurs.
— rue de Vaugirard, n° 88, desservie par 6 sœurs.

Personnel administratif : 1 secrétaire-trésorier, 1 commis principal, 1 commis visiteur, 2 expéditionnaires, 1 garçon de bureau.

Personnel médical : 12 médecins, 4 sages-femmes.

SEPTIÈME ARRONDISSEMENT.

Population indigente d'après le recensement de 1861.

Nombre des ménages....................................	1,818
Nombre des personnes qui les composent....................	3,588

Secrétariat du Bureau, rue de Varennes, 39.

Maison de secours, rue Saint-Dominique, nº 187, desservie par 7 sœurs.

— rue Oudinot, nº 5, desservie par 8 sœurs.

— rue Saint-Guillaume, nº 13, desservie par 3 sœurs.

Personnel administratif : 1 secrétaire-trésorier, 1 commis principal, 2 commis visiteurs, 1 expéditionnaire, 1 garçon de bureau.

Personnel médical : 11 médecins, 4 sages-femmes.

HUITIÈME ARRONDISSEMENT.

Population indigente d'après le recensement de 1861.

Nombre des ménages....................................	943
Nombre des personnes qui les composent....................	2,075

Secrétariat du Bureau, à la mairie, rue d'Anjou-Saint-Honoré.

Maison de secours, rue de Monceau, nº 19, desservie par 4 sœurs.

— rue de la Ville-l'Évêque, nº 17, desservie par 5 sœurs.

Personnel administratif : 1 secrétaire-trésorier, 1 commis principal, 1 commis visiteur, 1 expéditionnaire, 1 garçon de bureau.

Personnel médical : 6 médecins, 4 sages-femmes.

NEUVIÈME ARRONDISSEMENT.

Population indigente d'après le recensement de 1861.

Nombre des ménages....................................	1,250
Nombre des personnes qui les composent....................	2,315

Secrétariat du Bureau, à la mairie, rue Drouot.

Maison de secours, rue du Faubourg-Montmartre, nº 60, desservie par 8 sœurs.

Personnel administratif : 1 secrétaire-trésorier, 1 commis principal, 1 commis visiteur, 1 expéditionnaire, 2 garçons de bureau.

Personnel médical : 8 médecins, 3 sages-femmes.

DIXIÈME ARRONDISSEMENT.

Population indigente d'après le recensement de 1861.

Nombre des ménages	2,584
Nombre des personnes qui les composent	6,139

Secrétariat du Bureau, à la mairie, rue du Faubourg-Saint-Martin.
Maison de secours, rue du Grand-Saint-Michel, n° 16, desservie par 4 sœurs.
— rue de l'Échiquier, n° 24, desservie par 4 sœurs.
— rue Parmentier, n° 5, desservie par 4 sœurs.
Personnel administratif: 1 secrétaire-trésorier, 1 commis principal, 2 commis visiteurs, 1 expéditionnaire, 1 garçon de bureau.
Personnel médical: 12 médecins, 5 sages-femmes.

ONZIÈME ARRONDISSEMENT.

Population indigente d'après le recensement de 1861.

Nombre des ménages	3,434
Nombre des personnes qui les composent	9,154

Secrétariat du Bureau, à la mairie, rue Keller.
Maison de secours, rue des Fossés-du-Temple, n° 20, desservie par 4 sœurs.
— rue des Amandiers-Popincourt, n° 22, desservie par 5 sœurs.
— rue Saint-Bernard, n° 33, desservie par 5 sœurs.
Personnel administratif: 1 secrétaire-trésorier, 1 commis-principal, 1 commis rédacteur, 2 commis visiteurs, 2 expéditionnaires, 2 garçons de bureau.
Personnel médical: 16 médecins, 6 sages-femmes.

DOUZIÈME ARRONDISSEMENT.

Population indigente d'après le recensement de 1861.

Nombre des ménages	1,690
Nombre des personnes qui les composent	4,402

Secrétariat du Bureau, à la mairie, Grande-Rue de Bercy.
Maison de secours, passage Corbes, desservie par 3 sœurs.
— rue de Reuilly, n° 77, desservie par 2 sœurs.
— impasse de l'Abbaye-Saint-Antoine, desservie par 4 sœurs.
— avenue du Bel-Air, n° 43, desservie par 1 sœur.
Personnel administratif: 1 secrétaire-trésorier, 1 commis principal, 2 commis visiteurs, 2 expéditionnaires, 2 garçons de bureau.
Personnel médical: 10 médecins, 4 sages-femmes.

TREIZIÈME ARRONDISSEMENT.

Population indigente d'après le recensement de 1861.

Nombre des ménages 2,785
Nombre des personnes qui les composent 7,952

Secrétariat du Bureau, bâtiment de l'octroi de l'ancienne barrière d'Italie.
Maison de secours, rue du Banquier, n° 2, desservie par 3 sœurs.
— rue Vandrezanne, n° 36, desservie par 3 sœurs.
— rue de la Glacière, n° 118, desservie par 3 sœurs.
— place de l'Église (quartier de la Gare), desservie par 3 sœurs.
Personnel administratif: 1 secrétaire-trésorier, 1 commis principal, 2 commis visiteurs, 2 expéditionnaires, 2 garçons de bureau.
Personnel médical: 12 médecins, 6 sages-femmes.

QUATORZIÈME ARRONDISSEMENT.

Population indigente d'après le recensement de 1861.

Nombre des ménages.. 1,242
Nombre des personnes qui les composent.................... 3,317

Secrétariat du Bureau, à la mairie.
Maison de secours, place de la Mairie, desservie par 4 sœurs.
— rue du Chemin-de-Fer, n° 110, desservie par 4 sœurs.
Cet établissement sera transféré rue de Constantine, dans une maison que l'Administration va faire construire.
Personnel administratif : 1 secrétaire-trésorier, 1 commis principal, 1 commis visiteur, 2 expéditionnaires, 2 garçons de bureau.
Personnel médical : 9 médecins, 8 sages-femmes.

QUINZIÈME ARRONDISSEMENT.

Population indigente d'après le recensement de 1861.

Nombre des ménages.. 1,384
Nombre des personnes qui les composent.................... 3,862

Secrétariat du Bureau, rue de l'Église, n° 7.
Maison de secours, rue des Fourneaux, desservie par 3 sœurs.
Cette maison n'est que provisoire, le service doit être transféré dans une maison que l'Administration fait construire dans la même rue.
Maison de secours, bâtiment de l'ancienne mairie de Grenelle, desservie par 3 sœurs.
Une troisième maison de secours sera installée dans un bâtiment que l'Administration doit élever rue des Tournelles.
Personnel administratif : 1 secrétaire-trésorier, 1 commis principal, 1 commis visiteur, 2 expéditionnaires, 1 garçon de bureau.
Personnel médical : 8 médecins, 4 sages-femmes.

SEIZIÈME ARRONDISSEMENT.

Population indigente d'après le recensement de 1861.

Nombre des ménages.................................... 732
Nombre des personnes qui les composent...................... 1,913

Secrétariat du Bureau, à Passy, place de la Mairie.
Maison de secours, rue de la Réunion, n° 6, à Auteuil, desservie par 2 sœurs.
— rue Basse, n° 40, à Passy, desservie par 3 sœurs.
— rue de Chaillot, n° 99, desservie par 3 sœurs.
Cette maison est provisoire.
Personnel administratif : 1 secrétaire-trésorier, 1 commis principal, 1 commis visiteur, 1 expéditionnaire, 1 garçon de bureau.
Personnel médical : 8 médecins, 4 sages-femmes.

DIX-SEPTIÈME ARRONDISSEMENT.

Population indigente d'après le recensement de 1861.

Nombre des ménages.................................... 1,055
Nombre des personnes qui les composent...................... 2,961

Secrétariat du Bureau, rue Truffault, n° 5.
Maison de secours, rue Salneuve, n° 21, desservie par 4 sœurs.
— rue de Villiers, n° 15, desservie par 4 sœurs.
Personnel administratif : 1 secrétaire-trésorier, 1 commis principal, 1 commis visiteur, 1 expéditionnaire, 1 garçon de bureau.
Personnel médical : 6 médecins, 8 sages-femmes.

DIX-HUITIÈME ARRONDISSEMENT.

Population indigente d'après le recensement de 1861.

Nombre des ménages.................................... 1,598
Nombre des personnes qui les composent...................... 4,243

Secrétariat du Bureau, à la mairie de Montmartre.
Maison de secours, rue de la Fontaine-du-But, n° 16, desservie par 4 sœurs.
— rue des Couronnes, n° 2, desservie par 4 sœurs.
Cet établissement sera transféré, rue d'Alger, dans une maison que l'Administration va faire construire.
Personnel administratif : 1 secrétaire-trésorier, 1 commis principal, 1 commis visiteur, 2 expéditionnaires, 2 garçons de bureau.
Personnel médical : 10 médecins, 8 sages-femmes.

DIX-NEUVIÈME ARRONDISSEMENT.

Population indigente d'après le recensement de 1861.

Nombre des ménages.................................... 1,430
Nombre des personnes qui les composent...................... 5,138

Secrétariat du Bureau, à la mairie de La Villette.

Maison de secours, place de la Mairie, desservie par 4 sœurs.

— rue de Louvain, n° 7. Cette maison n'est pas encore installée.

Personnel administratif : 1 secrétaire-trésorier, 1 commis principal, 2 commis visiteurs, 1 expéditionnaire, 1 garçon de bureau.

Personnel médical : 10 médecins, 8 sages-femmes.

VINGTIÈME ARRONDISSEMENT.

Population indigente d'après le recensement de 1861.

Nombre des ménages	1,779
Nombre des personnes qui les composent	5,279

Secrétariat du Bureau, à la mairie de Belleville.

Maison de secours, ancienne mairie de Charonne, desservie par 5 sœurs.

— rue Chaussée-de-Ménilmontant, n° 119, desservie par 3 sœurs.

— rue de la Mare, n° 24, desservie par 2 sœurs.

Personnel administratif : 1 secrétaire-trésorier, 1 commis principal, 1 commis visiteur, 2 expéditionnaires, 1 garçon de bureau.

Personnel médical : 12 médecins, 9 sages-femmes.

Direction des Nourrices (1). (Rue Sainte-Apolline, 18.)

Établissement destiné à servir d'intermédiaire entre les parents des enfants nouveau-nés et les nourrices qui viennent à Paris pour louer leurs services.

---

(1) Cette institution, qui a existé sous différentes formes, remonte à une antiquité assez reculée. Il serait difficile d'en fixer exactement l'origine. Un titre en langue latine, concernant le Prieuré de Saint-Eloi, fait mention d'une rue ou d'un village des Recommandaresses, car le texte latin, *in vico*, exprime aussi bien l'un que l'autre; et une ordonnance du roi Jean, du 30 janvier 1350, règle le droit qu'elles devaient percevoir, ainsi que le salaire des nourrices.

Louis XIII, Louis XIV et Louis XV ont rendu plusieurs édits, déclarations et ordonnances sur cet établissement; le lieutenant criminel eut d'abord l'attribution de toutes les affaires qui le concernaient. Louis XIV, par sa déclaration du 20 janvier 1715, et son successeur, par celle du 1er mars 1727, en attribuèrent la surveillance au lieutenant de police et portèrent de deux à quatre le nombre des bureaux.

Une déclaration du 24 juillet 1769 substitua aux quatre bureaux de Recommandaresses un seul bureau général pour la location des nourrices, et en même temps un bureau de direction, tenu de faire aux nourrices les avances de leurs mois. C'est là l'origine de la Direction actuelle qui garantit aux nourrices, pendant dix mois, le prix de nourriture des enfants qui leur sont confiés. Ces deux établissements, qui existaient rue Saint-Martin et rue Quincampoix, ont subsisté jusqu'au 1er vendémiaire an IV, époque à laquelle ils ont été réunis par une délibération de la Commission de police administrative.

L'arrêté du gouvernement du 12 messidor an VIII a fait passer cet établissement dans les attributions de la préfecture de police; mais un nouvel arrêté des consuls du 29 germinal an IX le plaça définitivement sous la Direction du conseil général des hospices.

A cette époque, les règlements anciens étaient tombés en désuétude ou étaient mal observés. Le conseil général des hospices rendit, en 1802, 1804 et 1805, plusieurs arrêtés ayant pour objet le régime intérieur de l'établisse-

Personnel administratif. — 1 directeur, 1 caissier-comptable, 1 commis principal, 1 commis contrôleur, 4 commis, 6 expéditionnaires dont 4 chargés des recouvrements en ville, 5 sous-employés, 2 serviteurs.

Personnel médical. — 1 médecin chargé de l'examen des nourrices.

SERVICES EXTÉRIEURS.

ENFANTS ASSISTÉS.

Vingt-cinq arrondissements dans lesquels sont répartis, de la manière suivante, 21,487 enfants assistés :

				NOMBRE D'ENFANTS.
Abbeville	1	sous-inspecteur,	18 médecins	908
Arras	1	id.,	24 id.	956
Autun	1	id.,	1 commis, 12 médecins.	1,563
Auxerre	1	id.,	12 médecins	1,014
Avallon	1	id.,	9 id.	848
Avesnes	1	id.,	13 id.	478
Beaune	1	id.,	8 id.	897
Béthune	1	id.,	16 id.	901
Blois	1	id.,	17 id.	835
Cambrai	1	id.,	9 id.	855
Château-Chinon	1	id.,	1 commis, 8 médecins..	1,397
			A reporter	10,652

ment, ses dépenses et sa comptabilité, etc., etc., et enfin, en 1809, il fit rédiger un règlement complet de l'institution dont l'approbation, par suite de discussions de compétence et d'autorité, n'eut lieu qu'en 1821.

Par son arrêté, en date du 1er juillet 1821, le conseil général des hospices prescrivit une organisation du service extérieur de cet établissement, et, en conséquence, des préposés administratifs furent placés dans divers arrondissements où des médecins reçurent également mission de donner leurs soins aux enfants qui y étaient envoyés; au même moment, l'on confia à des femmes, qui prirent le titre de surveillantes, la conduite des nourrices.

En 1842, époque à laquelle le bureau a pris possession de l'emplacement qu'il occupe aujourd'hui, le conseil général des hospices décida que l'on confierait exclusivement à la Direction des Nourrices la surveillance des enfants nés dans les hôpitaux et pour lesquels des secours spéciaux sont accordés, à titre d'encouragement, aux mères qui consentent à les garder.

Cet établissement a son budget spécial ; la différence entre le chiffre de ses recettes et celui de ses dépenses est comblée au moyen d'une subvention accordée par l'Administration de l'Assistance publique, et dans laquelle la ville de Paris entre pour un sixième environ.

Ainsi, au budget spécial de cet établissement, pour l'exercice 1862, les dépenses de toute nature ont été prévues pour .... 647,763 fr.
les recettes particulières de la Direction étant de .... 431,693 fr.

il a fallu pourvoir à une insuffisance de .... 216,070 fr.

			NOMBRE D'ENFANTS.
		Report..........	10,652
Clamecy................	1 sous inspecteur,	9 médecins..........	1,245
Cosne..................	1 id.,	7 id.	1,072
Douai..................	1 id.,	6 id.	545
Montfort...............	1 id.,	8 id.	323
Montreuil-sur-Mer........	1 id.,	1 commis, 12 médecins.	1,225
Nevers.................	1 id.,	8 médecins............	1,032
Péronne (1)............	1 id.,	9 id.	291
Rennes.................	1 id.,	16 id.	366
Saint-Calais............	1 id.,	12 id.	821
Saint-Pol..............	1 id.,	14 id.	474
Saint-Quentin...........	1 id.,	21 id.	772
Semur..................	1 id.,	6 id.	972
Valenciennes............	1 id.,	6 id.	902
Vendôme................	1 id.,	15 id.	717
Colonies agricoles......			78
		TOTAL...............	21,487

ENFANTS PLACÉS PAR LA DIRECTION DES NOURRICES.

Sept arrondissements comprenant ensemble 2,027 enfants ainsi répartis :

			NOMBRE D'ENFANTS.
Château-Thierry.........	1 sous-inspecteur,	11 médecins............	267
Joigny (1re section).......	1 id.,	10 id.	319
Joigny (2e section)........	1 id.,	9 id.	293
Mortagne...............	1 id.,	8 id.	319
Nogent-le-Rotrou........	1 id.,	6 id.	260
Péronne................	1 id.,	7 id.	260
Sens...................	1 id.,	9 id.	309
		TOTAL...............	2,027

(1) L'arrondissement de Péronne renferme à la fois des enfants assistés et des enfants placés par l'intermédiaire de la Direction des Nourrices. Le même sous-inspecteur dirige les deux services.

§ II. — ORIENTATION ET DIMENSIONS CUBIQUES DES SALLES DE MALADES DANS LES HOPITAUX DE PARIS.

NOMS des ÉTABLISSEMENTS et orientation de la façade principale.	DÉSIGNATION ET ORIENTATION des bâtiments ou pavillons.	INDICATION des étages composant chaque bâtiment ou pavillon.	NOMBRE DE FENÊTRES.	NOMBRE des salles.	NOMBRE des cabinets et chambres particulières.	NOMBRE DE LITS (1) portés au Budget.	NOMBRE DE LITS (1) supplémentaires.	NOMBRE DE LITS (1) TOTAL.	CUBE D'AIR total pour chaque étage.	CUBE D'AIR afférent à chaque lit dans les salles.	CUBE D'AIR afférent à chaque lit dans les cabinets et chambres.	CUBE D'AIR afférent à chaque lit dans les salles, cabinets et chambres.
									mc.	mc.	mc.	mc.
HOTEL-DIEU (Nord-Nord-Est).	Bâtiment St-Louis (E.-N.-E., O.-S.-O.)	Rez-de-chaussée	43	1	»	77	2	79	4,048 »	51.240	»	51.240
		1er Étage	41	1	1	79	2	81	3,410.800	41.814	65.700	42.109
	Bâtiment St-Charles (Id.).	Rez-de-chaussée	38	4	1	56	3	59	3 012.220	61.526	43.680	61.224
		1er Étage	48	5	1	77	3	80	3,348.330	41.652	57.780	41.854
		2e Étage	45	5	2	68	1	69	2,633.320	38.227	36.050	38.164
		3e Étage, 3 salles mansardées	35	3	1	69	5	74	3,315 »	44.936	34.625	44.797
	Bâtiment St-Julien (Id.).	Rez-de-chaussée	19	1	1	35	»	36	1,711.910	48.985	46.410	48.885
		1er Étage	18	1	»	34	»	34	1,572 »	46.235	»	46.235
		2e Étage	20	1	2	34	4	38	1,604 »	44.570	22.150	42.210
	Bâtiment annexe (ancien Chef-lieu) Construction rectangul. (S.-E., N.-O., S.-O., N.-E.)	Rez-de-chaussée	30	2	1	40	2	42	1,626.410	37.570	86 »	38.724
		1er Étage	48	4	2	69	4	73	2,807 »	37.937	47.331	38.452
		2e Étage	48	4	3	64	6	70	2,659.210	37.128	40.166	37.088
		3e Étage	46	4	3	68	6	74	2,441.559	31.731	50.424	32.993
PITIÉ (Nord)	Bâtiment St-Louis (Ouest, Est).	Rez-de-chaussée	22	1	»	40	»	40	1,987.200	49.680	»	49.680
		1er Étage	26	3	1	50	1	51	2,043.521	39.728	57.120	40.069
		2e Étage	22	1	1	36	5	41	1,643.192	39.815	50.569	40.077
		3e Étage, 1 salle mans.	18	1	»	36	4	40	1,188.915	29.722	»	29.722
	Bâtiment St-Augustin (Nord, Sud).	Rez-de-chaussée	37	3	»	78	»	78	3,439.821	44.100	»	44.100
		1er Étage	46	2	1	87	8	95	4,298.957	45.142	55.576	45.252
		2e Étage	45	2	1	87	8	95	3,997.338	41.970	52.140	42.077
		3e Étage, 1 salle mans.	46	2	»	98	»	98	2,924.718	29.844	»	29.844
	Bâtiment St-Benjamin (Nord, Sud).	1er Étage	18	1	»	13	»	13	464.902	35.761	»	35.761
		2e Étage	14	1	»	13	»	13	356.671	27.436	»	27.436
	Bâtiment Notre-Dame (Est, Ouest).	1er Étage	31	2	1	31	»	31	936.950	30.318	27.405	30.224
		2e Étage, 2 s. un peu m.	36	2	1	33	»	33	828.032	25.145	24.273	25.119
CHARITÉ (Nord-Est).	Bâtiment de la 1re cour Salles en équerre. (S.-E., N.-O., N.-E., S.-O.)	1er Étage	40	2	»	54	»	54	2,930 »	54.259	»	54.259
		2e Étage	40	2	»	58	»	58	2,072.020	35.740	»	35.740
	Bâtiment de la 2e cour (Id.).	1er Étage	51	4	»	100	1	101	4,554 »	45.089	»	45.089
		2e Étage	53	6	»	92	8	100	4,549.600	45.496	»	45.496
	Bâtiment de la 3e cour (Id.).	1er Étage	52	6	»	93	4	97	5,063.300	52.108	»	52.108
		2e Étage	56	4	»	77	2	79	3,561 »	45.075	»	45.075
SAINT-ANTOINE (Nord).	Bâtiment principal (Nord, Sud).	Rez-de-chaussée	33	4	»	76	»	76	2,954.890	38.880	»	38.880
		1er Étage	34	4	»	76	»	76	2,982.310	39.240	»	39.240
		2e Étage	19	3	1	72	»	72	2,891.400	40.373	32.613	40.158
	Vieux-Bâtiment (Ouest, Est).	1er Étage, 1 salle mans.	13	3	»	60	»	60	1,917.160	31.951	»	31.951
	Vieux-Pavillon (Est, Ouest).	1er Étage	16	2	»	14	»	14	427.260	30.518	»	30.518
		2e Étage, 1 salle mans.	3	2	»	6	»	6	188.210	31.368	»	31.368
	Bâtiment-Neuf (Est, Ouest).	Rez-de-chaussée	11	2	1	46	»	46	1,770.230	39.166	23.465	38.483
		1er Étage	12	2	»	48	»	48	1 583.980	32.999	»	32.999
		2e Étage	13	2	2	52	»	52	1,697.525	33.289	24.910	32.644

(1) Les berceaux ne sont compris dans ces nombres que pour les deux hôpitaux d'enfants.

NOMS des ÉTABLISSEMENTS et orientation de la façade principale.	DÉSIGNATION ET ORIENTATION des bâtiments ou pavillons.	INDICATION des étages composant chaque bâtiment ou pavillon.	NOMBRE DE FENÊTRES.	NOMBRE des salles.	NOMBRE des cabinets et chambres particulières.	NOMBRE DES LITS portés au Budget.	NOMBRE DES LITS supplémentaires.	NOMBRE DES LITS TOTAL.	CUBE D'AIR total pour chaque étage.	CUBE D'AIR afférent à chaque lit dans les salles.	CUBE D'AIR afférent à chaque lit dans les cabinets et chambres.	CUBE D'AIR afférent à chaque lit dans les salles, cabinets et chambres.
									mc.	mc.	mc.	mc.
NECKER (Nord).	Bâtiment de droite (a) (Est, Ouest).	Rez-de-chaussée	26	4	»	54	»	54	2,367.040	43.834	»	43.834
		1er Étage	33	3	3	60	»	60	2,501.039	41.675	41.829	41.683
		2e Étage	33	3	3	60	»	60	2,322.365	38.698	38.841	38.706
	Bâtiment de gauche (a) (Id.).	Rez-de-chaussée	28	3	»	57	»	57	2,520.060	44.227	»	44.227
		1er Étage	33	3	3	60	»	60	2,501.039	41.675	41.820	41.683
		2e Étage	33	3	3	60	»	60	2,322.365	38.698	38.841	38.706
COCHIN (b) (Ouest).	Bâtiment en façade sur le faubourg St-Jacques (Ouest, Est).	1er Étage	18	4	»	51	»	51	1,045 »	38.137	»	38.137
		2e Étage	18	4	»	50	»	50	1,015 »	20.300	»	20.300
	Salle principale. (Est).	3e Étage, 1 salle mans.	12	1	»	8	3	11	334.460	30.405	»	30.405
BEAUJON (Sud-Sud-Ouest)	1er Pavillon, (Sud, Sud-Ouest, Nord, Nord-Est).	Rez-de-chaussée	10	1	1	18	»	18	789.214	45.069	34.532	43.845
		1er Étage	9	1	1	18	»	18	861.432	49.230	36.876	47.857
		2e Étage	13	1	3	22	»	22	892.454	41.646	35.705	40.566
	2e Pavillon (Id.).	Rez-de-chaussée	10	1	1	18	»	18	789.214	45.009	34.532	43.845
		1er Étage	9	1	1	20	»	20	861.432	43.760	36.876	43.071
		2e Étage	13	1	3	22	»	22	892.454	41.646	35.705	40.566
	3e Pavillon (Id.).	Rez-de-chaussée	10	1	1	18	»	18	789.214	45.009	34.532	43.845
		1er Étage	9	1	1	20	»	20	861.432	43.760	36.876	43.071
		2e Étage	13	1	3	22	»	22	892.454	41.646	35.705	40.566
	4e Pavillon (Id.).	Rez-de-chaussée	10	1	1	19	»	19	753.434	40.008	32.984	39.638
		1er Étage	9	1	1	20	»	20	861.432	43.760	36.876	43.071
		2e Étage	13	1	3	22	»	22	884.724	41.646	33.772	40.214
	Vieux Beaujon, Quadrilatère fermé (les 4 points cardinaux).	1er Étage	50	6	1	70	»	70	3,512.866	49.870	71.787	50.183
		2e Étage	53	5	»	66	8	74	2,138.866	28.904	»	28.904
		3e Étage mansardé	18	4	»	24	15	39	959.392	24.599	»	24.599
LARIBOISIÈRE (c) (Sud).	Pavillon no 1 (Sud, Nord).	Rez-de-chaussée	17	1	1	34	»	34	1,986.522	58.701	54.043	58.427
		1er Étage	17	1	1	34	»	34	1,788.962	52.685	51.520	52.616
		2e Étage	17	1	1	»	28	28	1,769.710	64.146	50.950	63.203
	Pavillon no 2 (Id.).	Rez-de-chaussée	17	1	1	34	»	34	1,986.522	58.701	54.043	58.427
		1er Étage	17	1	1	34	»	34	1,788.962	52.685	51.520	52.616
		2e Étage	17	1	1	34	»	34	1,769.710	52.117	50.950	52.050
	Pavillon no 3 (Id.).	Rez-de-chaussée	17	1	1	34	»	34	1,986.522	58.701	54.043	58.427
		1er Étage	17	1	1	34	»	34	1,788.962	52.685	51.520	52.616
		2e Étage	17	1	1	34	»	34	1,769.710	52.117	50.950	52.050
	Pavillon no 4 (Id.).	Rez-de-chaussée	17	1	1	34	»	34	1,986.522	58.701	54.043	58.427
		1er Étage	17	1	1	34	»	34	1,788.962	52.685	51.520	52.616
		2e Étage	17	1	1	34	»	34	1,769.710	52.117	50.950	52.050
	Pavillon no 5 (Id.).	Rez-de-chaussée	17	1	1	34	»	34	1,986.522	58.701	54.043	58.427
		1er Étage	17	1	1	34	»	34	1,788.962	52.685	51.520	52.616
		2e Étage	17	1	1	34	»	34	1,769.710	52.117	50.950	52.050
	Pavillon no 6 (Id.).	Rez-de-chaussée	17	1	1	34	»	34	1,986.522	58.701	54.043	58.427
		1er Étage	17	1	1	34	»	34	1,788.962	52.685	51.520	52.616
		2e Étage	17	1	1	34	»	34	1,769.710	52.117	50.950	52.050

(a) Chaque pavillon renferme, à son extrémité, une petite salle éclairée, soit au Nord, soit au Sud.
(b) Sur les 8 lits supplémentaires disposés dans la salle Sainte-Marie, au troisième étage, 5 ont été supprimés.
(c) L'hôpital Lariboisière, par suite des besoins permanents du service, a toujours compris 634 lits au lieu de 606 prévus au budget. — Nous avons donc dû considérer comme supplémentaires les 28 lits de la salle d'accouchement.

NOMS des établissements et orientation de la façade principale.	DÉSIGNATION et orientation des bâtiments ou pavillons.	INDICATION des étages composant chaque bâtiment ou pavillon.	NOMBRE DE FENÊTRES.	NOMBRE des salles.	NOMBRE des cabinets et chambres particulières.	NOMBRE DES LITS portés au Budget.	NOMBRE DES LITS supplémentaires.	NOMBRE DES LITS TOTAL.	CUBE D'AIR total pour chaque étage.	CUBE D'AIR afférent à chaque lit dans les salles.	CUBE D'AIR afférent à chaque lit dans les cabinets et chambres.	CUBE D'AIR afférent à chaque lit dans les salles, cabinets et chambres.
									mc.	mc.	mc.	mc.
SAINT-LOUIS (Sud-Sud-Ouest)	Bâtiment central Quadrilatère fermé (les 4 points cardinaux).	Rez-de-chaussée........	100	6	»	285	»	285	8,014.678	28.121	»	28.121
		1er Étage..............	128	4	»	313	»	313	24,418.032	78.012	»	78.012
	Pavillon St-Mathieu formant équerre (S.-S.-O., N.-N.-E.—O.-N.-O., E.-S.-E.)	Rez-de-chaussée........	28	2	»	42	»	42	1,575.460	37.510	»	37.510
		1er Étage..............	28	2	»	39	»	39	1,780.500	45.653	»	45.653
	Pavillon St-François (*Id.*).	Rez-de-chaussée........	24	2	»	40	»	40	1 460.160	36.504	»	36.504
		1er Étage..............	23	2	20	44	»	44	1,176.707	24.015	28.301	26.743
	Pavillon Gabrielle (Nord-Ouest, Sud-Est).	Rez-de-chaussée........	7	»	7	7	»	7	281.085	»	40.155	40.155
		1er Étage..............	7	»	9	11	»	11	343.750	»	31.250	31.250
		2e Étage..............	9	»	9	11	»	11	359.865	»	32.715	32.715
MIDI (*a*) (Nord).	Bâtiments de la 1re divis. (Nord, Sud).	Rez-de-chaussée........	38	2	»	55	3	58	1,399.950	24.137	»	24.137
		1er Étage..............	46	3	»	67	3	70	1,550.640	22.152	»	22.152
	Bâtiments de la 2e divis. (*Id.*).	Rez-de-chaussée........	10	1	»	40	2	42	1,196.530	28.488	»	28.488
		1er Étage..............	28	2	»	56	3	59	1,495.564	25.348	»	25.348
	Bâtiments de la 3e divis. (*Id.*).	2e Étage, mansardé.....	73	4	»	96	5	101	1,905.041	18.861	»	18.861
	Bâtiments des payants (Ouest, Est).	1er Étage..............	11	»	11	11	»	11	444.693	»	40.426	40.426
		2e Étage..............	11	»	11	11	»	11	313.173	»	28.470	28.470
LOURCINE (*b*) (Ouest-Nord-Ouest).	Bâtiments Ste-Marie (Sud-Sud-Ouest, Nord-Nord-Est).	Rez-de-chaussée........	14	1	»	36	»	36	1,410.900	39.191	»	39.191
		1er Étage..............	18	1	»	54	»	54	1,770.570	32.788	»	32.788
		2e Étage, mansardé.....	18	1	»	50	»	50	1,485.130	29.702	»	29.027
	Bâtiments de la communauté (Sud-Sud-Est, Ouest-Nord-Ouest).	Rez-de-chaussée........	4	1	»	7	»	7	202.400	23.927	»	28.927
		1er Étage..............	10	1	»	37	»	37	1,212.330	32.765	»	32.765
		2e Étage..............	19	1	»	38	»	38	1,151.370	30.299	»	30.299
	Bâtiment St-Jean (*Id.*).	Rez-de-chaussée........	4	1	»	11	»	11	465.910	42.358	»	42.358
		1er Étage..............	4	1	»	15	»	15	308.880	20.592	»	20.592
ENFANTS-MALADES (*e*) (Nord).	Bâtiment à gauche (*c*) (Nord, Sud).	Rez-de-chaussée (Dartr.).	14	1	»	28	»	28	519.680	18.560	»	18.560
		1er Étage (Teigneux).....	16	1	»	30	»	30	501.700	16.723	»	16.723
	Fondation Bilgrain, 1er bâtiment (*Id.*).	Rez-de-chaussée (Scrofuleux)...............	20	1	»	40	»	40	835.740	20.893	»	20.893
		1er Étage (*Id.*)	20	1	»	40	»	40	805.170	20.129	»	20.129
	Fondation Bilgrain, 2e bâtiment (*Id.*).	Rez-de-chaussée (Scrofuleuses)...............	20	1	»	40	»	40	835.740	20.893	»	20.893
		1er Étage (*Id.*)	20	1	»	40	»	40	805.170	20.129	»	20.129
	Bâtiment au pourtour de la cour Centrale et de celle du Réservoir (*d*) (Nord-Sud, Est-Ouest).	Rez-de-chaussée (Chirurgie)...............	42	4	»	98	»	98	2,022.460	20.637	»	20.637
		1er Étage (Maladies aiguës)	80	8	»	178	»	178	3,570.030	20.056	»	20.056
		2e Étage (Dartreuses et Teigneuses)...........	54	6	»	104	»	104	1,931.990	18.576	»	18.576

(*a*) Les 16 lits supplémentaires répartis dans les salles des 3 divisions sont occupés par des infirmiers qui, à l'hôpital du Midi, couchent dans les salles de malades. L'effectif des lits affectés à ces derniers n'est donc en réalité que de 336.

(*b*) Le Budget, en portant à 250 le nombre des lits, en fait figurer deux qui sont supprimés depuis plusieurs années déjà.

(*c*) Ce bâtiment va être démoli.

(*d*) Une partie mansardée doit disparaître.

(*e*) Dans les hôpitaux d'enfants, les berceaux ont été compris dans le nombre des lits.

NOMS des ÉTABLISSEMENTS et orientation de la façade principale.	DÉSIGNATION ET ORIENTATION des bâtiments ou pavillons.	INDICATION des étages composant chaque bâtiment ou pavillon.	NOMBRE DE FENÊTRES.	NOMBRE des salles.	NOMBRE des cabinets et chambres particulières.	NOMBRE DES LITS portés au Budget.	NOMBRE DES LITS supplémentaires.	NOMBRE DES LITS TOTAL.	CUBE D'AIR total pour chaque étage.	CUBE D'AIR afférent à chaque lit dans les salles.	CUBE D'AIR afférent à chaque lit dans les cabinets et chambres.	CUBE D'AIR afférent à chaque lit dans les salles, cabinets et chambres.
									mc.	mc.	mc.	mc.
SAINTE-EUGÉNIE (Sud).	Bâtiments des filles (Est, Ouest).	Rez-de-chaussée	31	4	»	50	5	55	1,252.870	22.779	»	22.779
		1er Étage	35	5	»	54	8	62	1,635.310	26.375	»	26.375
		2e Étage	24	3	1	53	4	57	1,071.850	18.408	27.200	18.804
		3e Étage, 3 salles mans.	32	2	1	38	»	38	756.910	19.607	25.520	19.918
	Bâtiment des garçons (Ouest, Est).	Rez-de-chaussée	30	3	»	50	»	50	1 245.080	24.913	»	24.913
		1er Étage	40	4	»	57	»	57	1,398.520	24.535	»	24.535
		2e Étage	25	4	1	55	3	58	1,121.170	18.393	27.182	19 330
		3e Étage, 5 salles mans.	38	4	1	48	»	48	939.450	19.357	24.502	19.571
MAISON D'ACCOUCHEMENT (Sud-Ouest) (a).	Bâtiment du cloître (S.-S.-Ouest, N.-N.-Est).	1er Étage	60	7	»	54	»	54	2,218.841	41.080	»	41.080
		2e Étage	55	6	»	48	»	48	1,741.508	36.281	»	36.281
	Bâtiment en avant du cloître (O.-N.-Ouest, Est.-S.-Est)	1er Étage	13	1	»	10	»	10	343 »	34.300	»	34.300
		2e Étage	13	1	»	18	»	18	343 »	19.055	»	19.055
CLINIQUES (Nord-Est) (b).	Bâtiment de chirurgie (hommes) (Nord-Ouest, Sud-Est).	1er Étage	12	3	»	31	»	31	1,724.100	55.616	»	55.616
	Bâtiment de chirurgie (femmes) Galerie et pavillon formant retour (Nord-Est, Nord-Ouest Sud-Ouest).	1er Étage	24	2	»	24	»	24	846.270	35.261	»	35.261
		2e Étage	4	1	»	6	»	6	138.600	23.100	»	23.100
	Bâtiment du service d'accouchement (Nord-Ouest, Sud-Ouest)	1er Étage	16	6	»	36	»	36	2,575.400	71.541	»	71.541
MAISON DE SANTÉ (Ouest) (c).	Bâtiment des hommes (Nord).	Rez-de-chaussée	23	»	15	17	»	17	1,026.877	»	60.404	60.404
		1er Étage	25	»	16	20	»	20	941.373	»	47.068	47.068
		2e Étage	33	»	26	31	»	31	1,115.491	»	35.983	35.983
		3e Étage	27	»	17	42	»	42	1,188.032	»	28.286	28.286
	Bâtiment des dames (Ouest).	Rez-de-chaussée	23	»	15	»	17	17	1,026.877	»	60.404	60.404
		1er Étage	35	»	26	30	»	30	1,372.017	»	45.734	45.734
		2e Étage	33	»	22	19	14	33	1,115.491	»	33.802	33.802
		3e Étage	26	»	17	42	»	42	1,188.032	»	28.286	28.286
	Bâtiment transversal (Ouest, Est). (Hommes et Dames).	Rez-de-chaussée	12	»	8	4	4	8	306.280	»	40.535	40.535
		1er Étage	19	»	17	21	»	21	706.851	»	37.945	37.945
		2e Étage	28	»	18	34	»	34	1,103.234	»	32.448	32.448
		3e Étage	27	»	18	40	»	40	1,131.536	»	28.029	28.029

(a) Le chiffre normal de 322 lits porté au Budget se décompose ainsi : 130 lits d'accouchées ou de femmes enceintes malades (seuls lits dont nous nous occuperons ici); 2° 102 lits de valides adultes (97 pour les femmes enceintes et 05 pour les élèves sages-femmes). La salle de 18 lits du 3e étage, classée dans l'infirmerie, reçoit non des femmes accouchées, mais des femmes enceintes généralement non alitées.

(b) Si aux 97 lits réservés aux malades nous ajoutons les 18 lits à l'usage des femmes enceintes non malades, nous arrivons au total de 115 lits prévu au Budget.

(c) La Maison de Santé a été établie pour recevoir 300 lits; mais, par suite des besoins du service, on a transformé un certain nombre de chambres à 1 lit en chambres à 3 ou 4 lits; ce qui permettrait de loger 335 malades, si toutes les places étaient occupées.

Résumons ce tableau et voyons si, malgré leur ancienne origine, nos hôpitaux présentent, soit en particulier, soit dans leur ensemble, les conditions d'une bonne aération.

Nos hôpitaux généraux et spéciaux se classent comme il suit, sous le rapport des quantités d'air que leurs salles offrent à respirer :

HOPITAUX GÉNÉRAUX.	D'après le nombre réglementaire des lits, non compris les lits supplémentaires.	D'après le nombre effectif des lits.	HOPITAUX SPÉCIAUX.	D'après le nombre réglementaire des lits, non compris les lits supplémentaires.	D'après le nombre effectif des lits.
	mc.	mc.		mc.	mc.
Lariboisière	54.902	54.902	Cliniques	54.478	54.478
La Charité	47.955	46.484	Saint-Louis	49.760	49.760
Hôtel-Dieu	45.181	43.056	Maison de Santé (2)	41.340	41.340
Beaujon	41.954	39.667	Maison d'Accouchement	35.741	35.741
Necker	41.409	41.409	Lourcine	32.651	32.651
La Pitié (1)	40.051	38.393	Midi	24.719	23.595
Saint-Antoine	36.473	36.473	Sainte-Eugénie	23.263	22.168
Cochin	30.224	29.414	Enfants-Malades	19.778	19.778

	mc.
Dans les hôpitaux généraux réunis, le cube d'air respirable est de	44.106
Avec les lits supplémentaires, seulement de	42.908
Dans les hôpitaux spéciaux réunis, il est, dans le premier cas, de	34.203
Dans le second cas de	33.785
Dans les hôpitaux spéciaux réunis, moins les hôpitaux d'enfants, le cube d'air est, d'après le nombre normal des lits, de	41.064
Avec les lits supplémentaires de	40.722
Enfin, dans les hôpitaux généraux et spéciaux réunis, on trouve, d'après le nombre normal des lits, un cube d'air de	39.790
Avec les lits supplémentaires, de	38.966

Ajoutons que si l'on rencontre dans nos hôpitaux généraux anciennement construits un certain nombre de grandes salles, plus de la moitié de nos malades couchent dans des salles qui ne contiennent pas plus de 30 lits. Ainsi, en laissant de côté la Maison de Santé et les cabinets à un ou deux lits dont nous avons indiqué le nombre, l'ensemble de nos hôpitaux comporte :

68	salles de	3 à 9 lits.
96	— de	10 à 19
51	— de	20 à 29
47	— de	30 à 39
20	— de	40 à 49
5	— de	50 à 59
1	— de	60 à 69
5	— de	70 à 79
3	— de	80 à 89

Des causes particulières expliquent, pour un certain nombre de nos hôpitaux, l'abaissement de

(1) Les lits supplémentaires montés dans cet hôpital ne sont occupés qu'en vertu d'une autorisation spéciale; dans les années ordinaires, leur mise en service dure trois mois à peine.

(2) Le calcul du cube d'air a été établi sur le chiffre normal de 300 lits, bien que l'on ne compte moyennement que 160 à 180 malades. Mais, comme la maison est divisée en chambres séparées, on conçoit que l'inoccupation des unes ne puisse profiter à l'assainissement des autres.

la moyenne du cube d'air : ce sont, dans presque tous, l'existence de chambres à un ou deux lits qui n'offrent pas, comparativement aux salles, une aussi grande capacité.

Le tableau général qui précède rend cette différence sensible pour Lariboisière : nous n'en citerons pas d'autres exemples. Dans quelques hôpitaux, tels que l'Hôtel-Dieu, la Pitié, Beaujon, Cochin, le Midi et dans les deux hôpitaux d'enfants, il existe des salles plus ou moins mansardées, où l'on a placé des lits régulièrement espacés ; mais, la capacité de ces salles étant moindre, les malades qui les occupent sont moins bien partagés au point de vue de la quantité d'air qu'ils ont à y respirer. Il est vrai, qu'en général, on place dans ces salles les malades atteints d'affections chroniques, notamment dans les hôpitaux d'enfants. Il faut observer, en outre, en ce qui touche ces derniers établissements, qu'ils renferment une population en quelque sorte mixte. Sur 1,023 lits qui y sont montés, plus de la moitié (534) sont consacrés aux maladies aiguës ; dans les 489 autres, on reçoit des dartreux, des scrofuleux ou des teigneux. Généralement ces enfants ne sont pas alités : ils vont en classe, suivent les exercices gymnastiques ; en un mot ils sont traités, pour la plupart, moins comme des malades que comme des écoliers auxquels des soins hygiéniques et médicaux sont nécessaires (1). On a pensé sans doute à l'origine, sous l'influence de besoins pressants, que les enfants de cette catégorie pouvaient, sans danger, être mis dans de moins bonnes conditions, et c'est ce qui explique comment l'hôpital des Enfants, qui compte 288 lits de malades chroniques, contre 310 affectés aux maladies aiguës, présente un encombrement plus marqué. Mais cet inconvénient, malheureusement très-réel, doit disparaître prochainement devant la réforme commencée depuis plusieurs années, pour transférer à la campagne les enfants atteints de maladies chroniques. Lorsque l'hôpital de Berck aura reçu tous les développements que nous projetons, il nous sera facile de réduire de 300 à 350 le nombre des lits de nos deux hôpitaux d'enfants, et nous pourrons ainsi, malgré leur appropriation défectueuse, augmenter très-notablement, par une large réduction du nombre des lits, le cube d'air des salles occupées, avoir des salles ou des chambres d'isolement, et même nous procurer des localités de rechange, partout si utiles, mais si essentielles pour le traitement des maladies de l'enfance.

Tenon a dit que la grandeur des salles ne doit pas se régler sur l'étendue vaste ou resserrée de leurs dimensions positives, mais sur le rapport de ces dimensions avec le nombre des malades ; que la salle la plus grande est celle où l'on a plus d'air à respirer ; la moins grande, celle où chaque

---

(1) Dans les établissements publics de France, les prescriptions ou l'usage, en ce qui concerne les dimensions cubiques des salles diverses, permettent d'établir les chiffres suivants :

Pour les casernes, un règlement du 30 juin 1856 porte que les chambres doivent être calculées de manière à ce que chaque homme ait un volume d'air d'au moins 12 mètres cubes dans les casernes d'infanterie et de 14 mètres cubes dans les casernes de cavalerie. L'intervalle entre deux lits doit être de 0m25 au moins. Dans les écuries, les instructions prescrivent de réserver une capacité de 20 mètres cubes par cheval.

Quant aux prisons, on doit donner aux chambres particulières une hauteur de 3 mètres, une longueur de 4 et une largeur de 2,25, c'est-à-dire qu'elles doivent cuber 27 mètres d'air. Les dortoirs doivent offrir par individu de 15 à 20 mètres cubes au moins, sauf les moyens particuliers de ventilation. Il en est de même pour les ateliers.

Dans les lycées et colléges, les lits doivent être espacés d'un mètre ; la hauteur des dortoirs ne peut être inférieure à 4 mètres, et le cube d'air normal par chaque élève est de 25 mètres au moins.

Dans les colléges et les pensionnats primaires, l'espace réservé entre les lits des élèves doit être également de 1 mètre ; ces lits sont disposés de manière à offrir au moins 15 mètres cubes d'air respirable par élève. (Circulaire du 31 mai 1850.)

Pour les salles d'asile, il est prescrit de ménager dans les locaux consacrés aux exercices au moins 2 mètres cubes d'air par enfant admis.

A Paris, on exige que les préaux couverts où les enfants prennent leurs repas et leurs récréations aient une capacité plus grande que les salles d'exercice (2 mètres 500 au lieu de 2 mètres cubes.)

Enfin, d'après l'instruction ministérielle du 30 juillet 1838, l'aire de la classe dans les maisons d'école doit présenter par élève une surface de 1 mètre carré et une hauteur de 4 mètres ; c'est donc un cube d'air de 4 mètres par élève. Dans les maisons d'école qui ne sont pas nouvellement construites, on tolère une hauteur de 3 mètres 50.

malade en a moins; qu'on agrandit une salle en diminuant le nombre de ses malades, qu'on la tient plus petite en y rassemblant plus de monde (1). Nous compléterons cette pensée si juste de Tenon, en faisant observer qu'on peut, jusqu'à un certain point, agrandir les dimensions d'une salle de malades par le renouvellement méthodique et continu de l'air qu'elle reçoit, c'est-à-dire par l'introduction permanente de l'air neuf et l'expulsion de l'air vicié. Dans les pavillons des trois hôpitaux ventilés par système mécanique (Beaujon, Lariboisière et Necker), le cube d'air déjà considérable que les malades ont à respirer se trouve multiplié, sans qu'il soit nécessaire d'ouvrir les fenêtres, dans la proportion des quantités d'air pur incessamment introduites dans les salles.

A défaut de ventilation mécanique, il est des moyens plus simples et moins dispendieux de procurer le renouvellement de l'air : le plus usité dans les hôpitaux de toute l'Europe, c'est celui qui consiste à tenir les fenêtres ouvertes. Ce moyen est très-employé dans nos hôpitaux pendant le nettoyage des salles et dans les autres moments de la journée, lorsque la température est douce; mais, tel qu'il est pratiqué, il serait loin de suffire à un renouvellement complet de l'air, et par conséquent à la disparition de toute odeur dans les salles. En Angleterre, au contraire, la ventilation insuffisante des cheminées est puissamment aidée par l'ouverture en quelque sorte permanente des fenêtres, en hiver comme en été. Cette ventilation énergique entraîne-t-elle des inconvénients pour les malades? On ne le croit pas, en Angleterre; mais nous avons lieu de penser qu'en France ce refroidissement des salles par courants d'air serait difficilement admis par les médecins, et plus difficilement encore supporté par les malades.

Quoi qu'il en soit, la pratique suivie à cet égard, en Angleterre, nous fait un devoir d'étudier avec soin les divers modes d'établissement des fenêtres usités dans ce pays, afin de constater s'ils n'offrent pas les moyens de distribuer plus rationnellement l'air neuf dans les salles (2).

---

(1) 4e mémoire, p. 186.

(2) Nous avons fait connaître (pages 33, 35, 36, 46, etc.) la disposition généralement adoptée dans nos établissements, quant à la forme et à la dimension des croisées; à cet égard encore, l'Administration s'est renfermée dans les prescriptions de Tenon. Ce dernier donne, à la suite de ses Mémoires sur les hôpitaux, la figure que nous reproduisons ci-contre, de deux sortes de croisées : l'une A pour les salles de fiévreux et de convalescents, l'autre B, pour les salles de blessés. « Nous proposerions, dit-il, des croisées « à quatre panneaux pour les salles de fiévreux et de convalescents; à six panneaux pour celles de blessés; nous en » tiendrions les châssis en fer; les panneaux supérieurs, plus « petits que les inférieurs, s'ouvriraient jusqu'à la hauteur du « plancher; les croisées des salles de fiévreux ne descendraient « qu'au-dessus du ciel des lits; celles des salles de blessés se « prolongeraient jusqu'à trois pieds du plancher inférieur et « dans l'intervalle des lits. »

Fig. A et B.

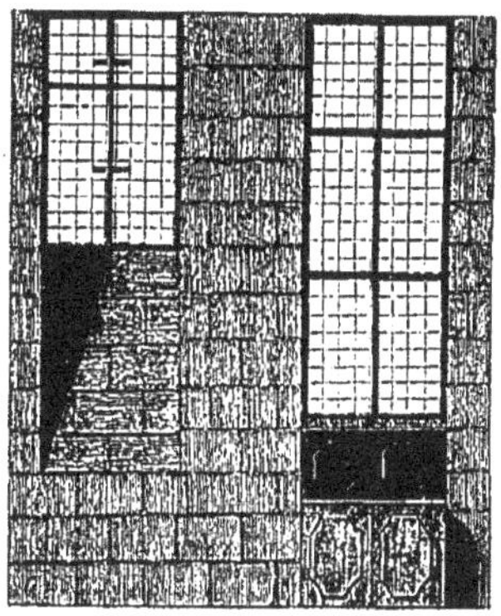

A. Croisée pour une salle de fiévreux et de convalescents.
B. Croisée pour une salle de blessés.
C. Panneaux en bois.
D. Bas d'armoire.

Un autre système, dont MM. Blondel et Ser font connaître les dispositions dans leur Rapport sur les hôpitaux anglais, semble avoir prévalu chez nos voisins d'outre-Manche qui lui accordent une préférence marquée. C'est d'un système analogue, appliqué en Allemagne, qu'il est question dans le passage ci-dessous, emprunté à l'ouvrage de M. le docteur Riegler (a), qui résume, au point de vue technique, tout ce qu'il convient de connaître, sur cette partie si importante de l'installation hospitalière dans son pays.

« Les fenêtres, dit M. le docteur Riegler, ne doivent être nulle « part assez hautes, pour que le malade ne puisse voir au de- « hors, mais doivent l'être suffisamment pour que l'air puisse « passer par-dessus la tête des malades couchés. Dans les cor-

(a) Das Neue oder das Zweckmässige im Baue, in der Einrichtung und im Hausrathe der Spitäler, Erzieh : und Pflegehauser. Wien, 1851.

Cette question est l'objet d'un examen particulier dans le Rapport que MM. Blondel et Ser vont publier.

Si maintenant nous comparons, quant à la dimension des salles, les hôpitaux parisiens, soit

---

« ridors, il convient de laisser les arcs des fenêtres aussi larges et élevés que possible, afin d'obtenir plus de « lumière et d'ouvrir à la vue un plus grand espace. Dans les salles, un homme debout doit pouvoir facile- « ment regarder par-dessus l'appui. Les cadres en fer garnis de « vitres laissent passer beaucoup de lumière, et facilitent ainsi le ser- « vice du nettoyage. Mais nous n'avons pas vu qu'on les employât à la « construction des hôpitaux, même dans les pays où leur usage est le « plus commun.

Fig. 1.

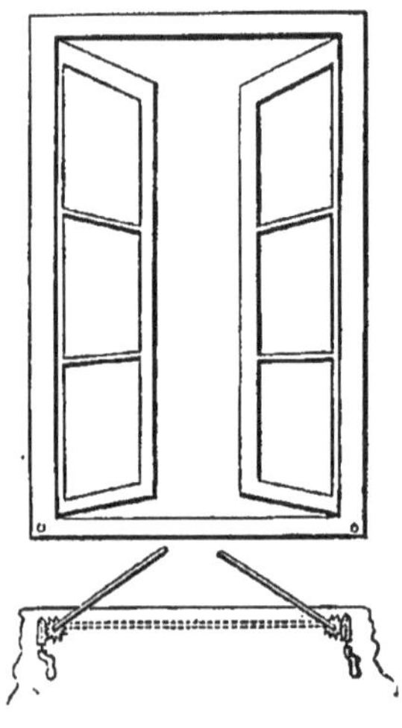

« Les fenêtres sont garnies de fer à l'extérieur dans les maisons « d'aliénés, comme à Marsberg. A l'hospice des aveugles et à l'hôpital « du Saint-Esprit, à Francfort, à celui de Hambourg, à l'hôpital Saint- « Jean de Bruxelles, à l'hôpital civil de Cologne, elles sont protégées « par un grillage très-léger et très-fin. Il y a avantage réel à ne pas « faire tourner, ainsi que l'indique la figure 1, les fenêtres et les portes « à battants ; il est mieux de les disposer comme les planchettes des « jalousies, autour d'un axe horizontal. Ce système est appliqué à l'Hô- « pital-général à Hanovre, à l'hôpital de Middlessex, et en partie à « quelques fenêtres de l'hôpital Saint-Jean à Bruxelles. Le rapporteur « a trouvé deux manières de fixer ces fenêtres dans chaque position. « L'une (figure 2) est en usage à l'hôpital de Middlessex : elle est la « plus simple et la plus économique, mais elle ne vaut pas celle de « Hurwood, dont l'appareil breveté fait mouvoir et arrête les fenêtres « au moyen de la vis sans fin ; la figure 3 en donne le dessin ; l'avan- « tage de pouvoir fixer la fenêtre à l'angle que l'on désire, par le moyen « d'une clef, est pour un hôpital, surtout en ce qui concerne la ventila- « tion, d'une grande utilité ; ces avantages ne peuvent être balancés par « le prix de revient de l'appareil, qui, en fonte, coûte meilleur marché. « F. Mackrory a envoyé à l'Exposition de Londres des fenêtres à châssis « qui s'ouvrent par pulsion, comme celles des voitures ; courant dans « une rainure, et tournant au moyen d'une vis sans fin sur un pivot « denté, elles peuvent être arrêtées à la hauteur qu'on veut.

« A l'hôpital du faubourg de Wieden, comme dans les écuries impériales, il y a une manière d'ouvrir les com- « partiments supérieurs des fenêtres qui facilite beaucoup la ventilation, lorsqu'il y a de doubles fenêtres. La « figure 4 en donne un dessin exact. Le nouveau ventilateur des fenêtres de « Noylors, à l'Exposition, est presque semblable.

Fig. 2.

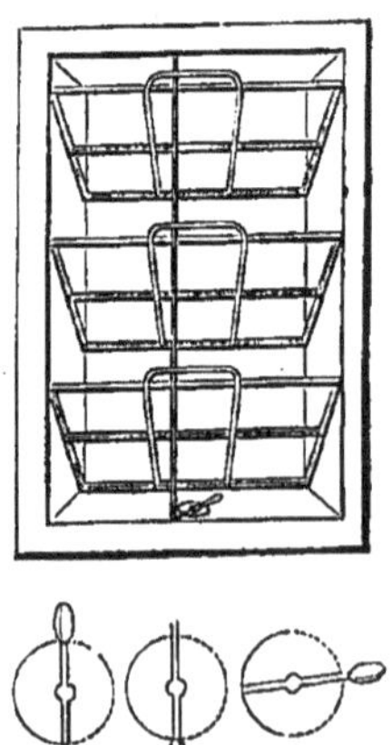

« Au lavoir de l'hôpital de Middlessex, le rouleau en fer se trouve entre le « châssis intérieur et le châssis extérieur, qui font le mouvement réciproque de « deux seaux à chaîne d'un puits, de sorte que lorsque le châssis intérieur est « soulevé, celui de l'extérieur s'abaisse, afin de préserver le travailleur du vent « coulis, et lorsque le châssis intérieur est abaissé, celui de l'extérieur monte « naturellement. Le même appareil est excellent pour les fenêtres des cabinets « d'aisances, et il n'est pas difficile de le disposer de manière à ce que le châssis « ou la soupape à air se ferme, dès que quelqu'un ouvre la porte du cabi- « net, et s'ouvre de nouveau dès que la personne s'en va et ferme la porte « du dehors. — A Londres et à Stuttgard, les verres convexes contre la pres- « sion d'air sont d'un usage constant, surtout dans la dernière de ces villes. « Ils font un bon effet et empêchent que du dehors on puisse voir à l'inté- « rieur. — Dans les rez-de-chaussée, à l'hôpital civil de Cologne, les vitres in- « férieures sont en verre mat, excepté dans les chambres des ophthalmiques, où « les verres verdâtres remplissent leur but beaucoup mieux que les rideaux « verts ; ces vitres sont, comme nos bouteilles, teintes au moyen du peroxyde « de fer ; elles sont meilleur marché que les blanches. Pour les portes vitrées « en usage dans les salles de malades de l'hôpital Saint-Jean à Bruxelles et de « l'hôpital civil de Cologne, on se sert du verre dit mousseline ; c'est le meilleur, « et l'usage en est, sous tous les rapports, préférable à celui des verres de cou- « leur qui fatiguent la vue.

« A l'hôpital de la ville de Dresde, les fenêtres à dormants des corridors ou

aux autres hôpitaux français, soit aux hôpitaux de l'étranger, nous pourrons démontrer qu'ils n'ont rien à envier à ces derniers.

Fig. 3.

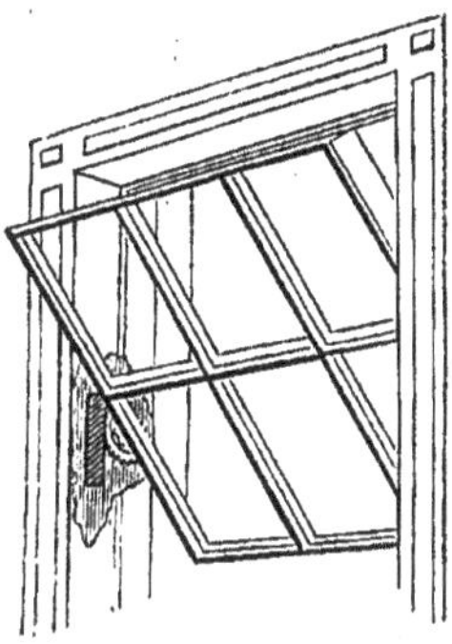

« des chambres se ferment au moyen d'une bande de 4 pouces de diamètre, « qui couvre les coins des 4 battants, et d'une vis comme il y en a aux « chambrières des puits. — A la Charité de Berlin, plusieurs fenêtres des « chambres et toutes les fenêtres des corridors se ferment à serrure. — A « Saint-Jean, il y a des battants de fenêtres qui s'ouvrent en avant et se fer- « ment en arrière par le moyen d'une même barre. — Les grilles fines « en fer et les grilles à mouches qu'on a introduites systématiquement à « l'hôpital Sainte-Catherine, à Stuttgard, pour l'été, garantissent des insectes, « mais empêchent de regarder au-dehors et diminuent le courant d'air des « fenêtres ouvertes à l'intérieur.

« A Londres, on ne se sert, pour les rez-de-chaussée, que de pièces de « carton ou de fer blanc placées obliquement, de sorte qu'on ne peut pas « y voir en ligne droite. — A la nouvelle Charité, à Berlin, pour les malades « atteints d'affections mentales, il y a des grilles de fenêtres en bois de « chêne, qui, s'adaptant bien aux cadres, ne blessent pas la vue et ne l'obs- « truent pas. — Les rideaux, devant les fenêtres d'un hôpital, devraient être « faits de manière qu'on pût à volonté en couvrir toute la fenêtre ou alterna- « tivement le haut ou le bas. — A l'hôpital des ophthalmiques, à Londres, il « y a des abat-jour qu'on peut faire rentrer des deux côtés dans le mur, sur « des rouleaux. »

. . . .

A son tour, M. l'ingénieur Degen exprime comme il suit son avis sur la question, dans son ouvrage sur la construction des hôpitaux au point de vue spécial de l'aération (a) :

Fig. 4.

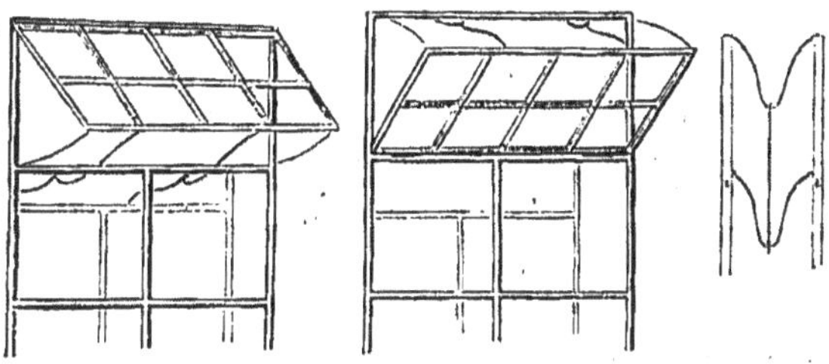

« Dans les salles d'hôpital, les « fenêtres, dit-il, doivent être plus « grandes que dans les chambres « particulières : il faut qu'elles « présentent au moins une ouver- « ture de 4 mètres carrés.

« Les fenêtres à niches n'offrant « aucun avantage et déterminant « d'ailleurs un refroidissement « plus rapide de l'air et la forma- « tion de courants plus vifs, il « serait bon de ne pas donner aux « embrasures une profondeur de « plus de 0m75.

« En agissant ainsi, on ne pri- « verait pas les malades de la « vue des objets extérieurs.

« On constate, à la Charité de Berlin, environ 1m50 de surface lumineuse, 1m à Béthanie, 2m25 à Lariboisière et à Saint-Jean de Bruxelles, et enfin 1m à l'Hôpital-général de Munich.

« La moyenne de ces chiffres serait 1m50, quantité correspondant en général aux besoins des malades.

« A Lariboisière et à Saint-Jean, on n'a obtenu le chiffre ci-dessus qu'en ouvrant les deux côtés des salles à « la lumière. Avec un seul rang de fenêtres, on n'aurait par lit que 1m12 de surface lumineuse, c'est-à-dire à « peu près autant qu'à l'hôpital de Béthanie et à celui de Munich.

« La forme des fenêtres n'est pas sans importance dans cette question. Si l'on veut en avoir de grandes, don- « nant beaucoup de lumière et coûtant peu, il ne faut pas les choisir à arcs, parce que la main d'œuvre en est « plus chère que celle des fenêtres terminées horizontalement. D'ailleurs, à hauteur et à largeur égales, les fenê- « tres à arcs donnent moins de lumière que ces dernières.

« La distribution des fenêtres dépend complétement de celle des lits, subordonnée à son tour à la dimension « des salles, ainsi qu'à l'avis des médecins.

. . . .

« Pour 12 lits, on a ordinairement deux fenêtres jumelles, ou bien une seule grande fenêtre, égale en su- « perficie aux deux premières;..........mais ces sortes de salles font une impression désagréable sur les « malades. »

(a) Der Bau der Krankenhäuser mit besonderer Berücksichtigung der Ventilation und Heizung. — München, 1862.

La plupart des hôpitaux civils de notre pays sont, comme beaucoup des nôtres, d'une antique origine et plus ou moins bien appropriés à leur destination; aussi il n'en est pas, à notre connaissance, pour lesquels on puisse revendiquer, quant au cube d'air, une supériorité sur les hôpitaux parisiens.

Les hôpitaux militaires et maritimes, même ceux de récente construction, restent, sous ce rapport, bien au-dessous de nos hôpitaux généraux. En effet, le cube d'air afférent à chaque malade accuse, dans les hôpitaux de la guerre et de la marine, les chiffres ci-après :

		mc.	
Hôpital militaire	du Dey, à Alger	38.200	»
—	de Lille	34.600	»
—	de Vincennes	33.600	»
—	de Marseille	32.000	»
—	de Sidi-Bel-Abbès	28.900	»
—	de Bayonne	28.670	»
—	de Philippeville	24.600	»
—	de Lyon	23.000	»
—	du Val-de-Grâce, à Paris	22.800	»
Hôpital maritime	de Clermont-Tonnerre, à Brest	34.340	à 41.130
—	de Rochefort	41.000	»
—	de Saint-Mandrier, à Toulon	30.560	»
—	de Cherbourg	22.000	»

Mais il faut remarquer, en ce qui touche ces hôpitaux, que les lits qui composent leur effectif n'étant totalement occupés que d'une manière accidentelle, les chiffres ci-dessus expriment un cube d'air réellement moindre qu'il n'existe, si l'on a soin d'espacer les lits ordinairement en service, dans la proportion de l'emplacement disponible.

Parmi les hôpitaux civils de l'étranger, il en est peu qui présentent sur les nôtres un avantage très-sensible : la plupart, au contraire, leur sont notablement inférieurs pour les dimensions cubiques des salles de malades. On va en juger.

ALLEMAGNE.

		mc.	
Hôpital de Wieden, à Vienne		83.000	»
Hôpital de Béthanie, à Berlin :	Petites salles	50.000	à 60.000
— —	Grandes salles	30.000	»
Maison d'Accouchement de Munich (1) :	Salles de 6 lits	49.723	»
— —	Salles de 10 lits	38.149	»

(1) Dans les salles de six lits de la Maison d'Accouchement de Munich, le cube d'air par lit est de 49m 723 ce qui n'empêche que M. Louis Degen, ingénieur municipal de Munich chargé par son gouvernement d'étudier les différents systèmes de ventilation appliqués dans les hôpitaux de l'Europe, ne s'exprime ainsi qu'il suit sur la salubrité de cet établissement : « La chose principale est la ventilation ; si elle manque ou si elle est imparfaite comme à l'institution de Munich, les conséquences en sont aussi terribles que les effets d'une épidémie. « Les fièvres déciment les malades et il n'y a de salut que dans l'évacuation de l'établissement. Cette maison a « été *manquée* malgré les grands frais de son établissement; ce qui le prouve, c'est que la municipalité songe « à lui donner une autre destination. » Si maintenant on rapproche des résultats officiels publiés sur la Maison d'Accouchement de Munich, ce jugement d'un homme assurément mieux placé que qui que ce soit, pour connaître la vérité, on trouvera que nous avons été bien inspirés dans notre réserve à l'égard de la statistique si favorable que nous avons donnée, page 424, d'après M. le docteur Vibmer, de la mortalité de ce même établissement.

	mc.	
Hôpital de la Charité, à Berlin	40.000	à 45.000
Hôpital du Saint-Esprit, à Francfort	36.887	»
Hôpital de Bamberg	34.635	»
Maison de Santé de Munich : Salles des cliniques	31.721	»
— — Salles ordinaires	26.462	»
Hôpital de Brême	30.476	»
Hôpital israélite de Berlin	24.000	»
Hôpital de Hambourg	23.514	»
Hôpital d'Oldenbourg	23.220	»

ANGLETERRE.

King's College hospital (1)	54.888	»
Blackburn's infirmary	57.740	»
Royal free hospital	57.253	»
London hospital	48.135	»
Guy's hospital	46.719	»
Saint-Thomas hospital	45.304	»
Saint-Mary's hospital	42.472	»
Saint-Bartholomew's hospital	38.990	»
Saint-George's hospital	35.677	»
Middlesex hospital	31.345	»
Westminster hospital	31.146	»
University College hospital	31.146	»

BELGIQUE.

Hôpital de Saint-Jean, à Bruxelles	48.580	à 54.400

ESPAGNE.

Hôpital de la Princesse, à Madrid	21.000	»

HOLLANDE.

Hôpital de Rotterdam	34.000	»

ITALIE.

Hôpital de Saint-Louis à Turin	96.900	»
Hôpital Saint-Mathieu à Pavie	95.000	»
Grand-Hôpital de Milan	69.280	»
Hôpital de Santa-Maria-Nuova, à Florence	61.190	»

(1) Ces chiffres, applicables aux hôpitaux anglais, ne sont pas exactement concordants avec ceux que nous avons cités (page 380). Mais nous les croyons exacts : ils ont été déduits du cube moyen des salles, fourni par le rapport de la Commission royale chargée de l'amélioration des hôpitaux militaires et des casernes, rapproché du nombre des lits existants, dans chaque hôpital, au mois de juin 1862.

ILE DE MALTE.

	mc.	
Hôpital projeté des Incurables	42.471	»

SUISSE.

Hôpital de Saint-Gall	38.940	»
Hôpital cantonal de Zurich : Salles de 12 lits	38.625	»
— — Salles de 10 lits	32.192	»

Arrêtons-nous un instant aux données qui nous sont fournies sur les hôpitaux anglais. Ceux de ces hôpitaux qui contiennent un cube d'air considérable (Royal free, King's college et Blackburn infirmary), ne renferment qu'un très-petit nombre de lits. Même en tenant compte de cette circonstance avantageuse, la moyenne du cube d'air dans les hôpitaux de Londres, n'est que de 42mc ; or, on a vu plus haut, que dans les hôpitaux généraux de Paris, cette moyenne atteint 44mc106 ou 42mc908, si l'on ajoute à l'effectif normal les lits supplémentaires. A Londres, il est vrai, le matériel si exigu des salles est naturellement moins encombrant que le nôtre. C'est donc faire la part belle à nos voisins que d'admettre qu'ils nous soient égaux sous ce rapport.

On remarquera, dans le tableau qui précède, les hôpitaux italiens, comme offrant, quant à l'espace, des conditions exceptionnelles de salubrité. Mais c'est le cas de faire observer que l'hygiène est une chose complexe, qu'elle ne dépend pas seulement de l'accomplissement d'une condition déterminée, mais de la réunion de toutes les conditions recommandées par la science. En effet, il est notoire que, dans les hôpitaux italiens, si largement pourvus sous le rapport de l'air, si favorisés par le climat, la mortalité est plus considérable que dans les hôpitaux parisiens.

En résumé, il résulte de la comparaison de nos hôpitaux avec les établissements analogues de l'étranger, que, malgré les imperfections qu'on y remarque encore, les hôpitaux de Paris réalisent de bonnes conditions d'aération, et qu'ils occupent en Europe le rang élevé que leur assigne l'opinion favorable de tant de personnes compétentes.

Nous avons expliqué (1) comment les lits supplémentaires, établis sous l'empire de la nécessité, étaient destinés à disparaître dans un temps prochain. Lorsque nous pourrons disposer d'un lieu de traitement pour les phthisiques, et régler, selon des principes nouveaux, l'envoi des malades dans les maisons de convalescence; lorsqu'enfin nous aurons augmenté nos ressources de 150 à 200 lits installés dans de nouveaux bâtiments, il nous sera sans doute facile de réduire le nombre des lits dans les hôpitaux généraux, de manière à élever le cube d'air des salles au chiffre normal de 51 mètres par malade, fixé si judicieusement par Tenon (2), et déjà réalisé dans le seul hôpital nouveau que l'Administration ait pu édifier.

Enfin nous comptons installer dans les hôpitaux existants, partout où les localités le permettront, des salles de jour ou lieux de réunions pour les malades qui ne gardent pas le lit, et améliorer l'hygiène des anciennes salles, en y plaçant, si l'expérience qui se poursuit répond à notre attente, l'appareil extracteur dont nous avons parlé plus haut (3). Cet appareil établi dans la forme d'une cheminée à foyer apparent, pourra, outre son utilité hygiénique et en s'ajoutant aux moyens ordinaires de chauffage, procurer à nos malades la vue égayante du feu, et devenir ainsi, dans les salles, un utile élément de distraction.

---

(1) Page 25.

(2) 4e mémoire, page 103, (6 toises 1/2 (48 mc. 125) pour les convalescents et 7 toises (51 mc. 827) pour les malades).

(3) Page 62.

ÉTUDE SUR LES HOPITAUX.

TABLE

DES DIVISIONS DE L'OUVRAGE.

APPENDICES.

TABLE ALPHABÉTIQUE

DES MATIÈRES (1).

(1) C'est aux notes qu'il faut chercher l'indication, lorsque le numéro de la page est suivi de la lettre *n.*

PARIS, IMP. PAUL DUPONT, RUE DE GRENELLE-SAINT-HONORÉ, 45.

ERRATA.

Page 14, ligne 14 de la note, au lieu de : *Dubruel*, lisez : Dubreul.
14, id. 15 id. id. de : *Villefaux*, lisez : Vellefaux.
15, id. 5 id. id. de : *Saint-Louis*, lisez : saint Louis.
24, dans la légende du plan de Kings' College, au lieu de : 8. Petit amphithéâtre à rez-de-chaussée, lisez : 9.
29, ligne 24 de la note, au lieu de : et complétement *environné* d'une galerie, lisez : et complétement environnées d'une galerie.
75, ligne 23 du texte, au lieu de : 62 1/2 *à* 95 *cent.*, lisez : 62 cent. 1/2 à 95 cent.
97, id. 24 id. id. de : par les *indigents*, lisez : par les indigentes.
138, id. 11 de la note, au lieu de : Appendice 4, lisez : Appendice 5.
156, id. 24 id. id. de : 30,000 fr., lisez : 30,000 liv.
256, ligne 6 de la note, au lieu de : *by J. C. Steele*, lisez : by J. C. Steele.
291, id. 5 id. id. de : les deux sections *d'aliénés*-incurables, lisez : les deux sections d'aliénées-incurables.
300, id. 11 id. id. de : des *cordeurs* et de fileurs de laine, lisez : des cardeurs et des fileurs de laine.
309, id. 16 id. id. de : M. l'abbé *Brunauld*, lisez : M. l'abbé Brumauld.
315, au lieu de : *III.* — Hospice Devillas, lisez : II. — Hospice Devillas.
345, ligne 25 du texte, au lieu de 13 *élèves internes*, lisez : 13 élèves internes et externes.
351, id. 9 de la note, au lieu de : Nous les *produisons* ici, lisez : Nous les reproduisons ici.
404, dernière ligne de la page, au lieu de : on trouve *semblables réservoirs*, lisez : on trouve de semblables réservoirs.
427, ligne 28 du texte, au lieu de : *il a statué*, lisez : il a été statué.
434, id. 5 id. id. de : *varandas*, lisez : verandas.
492, id. 22 id. id. de : *était alors plutôt un hospitalier*, lisez : était alors plutôt un établissement hospitalier.
498, id. 14 id. id. de : dont la *planche*, lisez : dont la planche (page 482).
506, id. 2 id. id. de : *Steville*, lisez : Itteville.
525, id. 30 id. id. de : reproduire dans son entier les *paroles* prononcées, lisez : reproduire dans son entier le discours prononcé.
530, id. 1 du tableau id. de : Report... 13,866,448, lisez : Report... 13,866,428.

L'HÔTEL-DIEU DE PARIS PL. I

avant l'incendie de 1772 avec le plan projeté d'un hopital de convalescents à construire sur l'emplacement du cloître St Julien-le-pauvre.

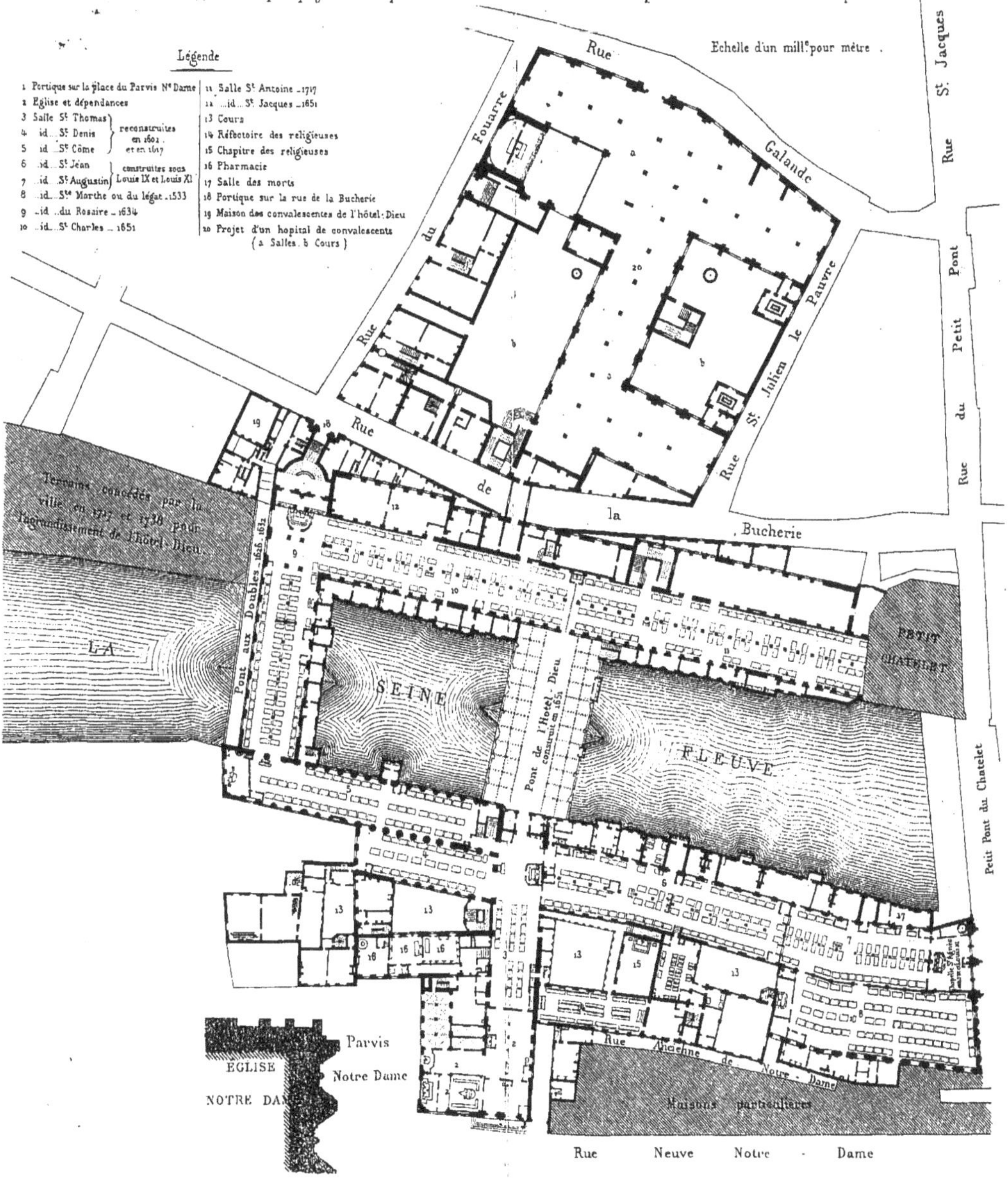

Gravé chez Avril frères.

Lith. Janson, Paris.

HOTEL-DIEU (1750)

Plan de l'Eglise et de la Salle St Denis

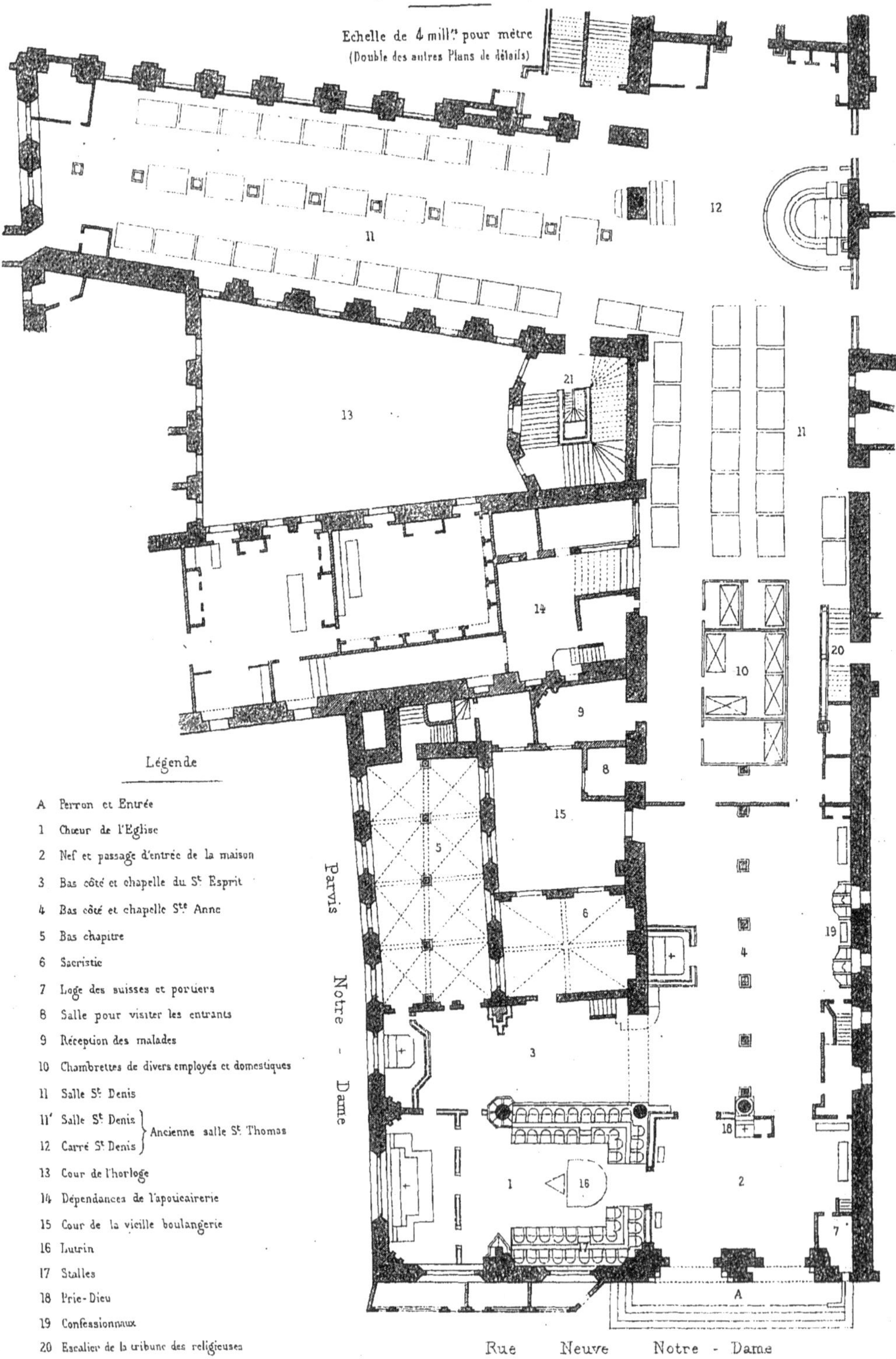

Légende

A Perron et Entrée
1 Chœur de l'Eglise
2 Nef et passage d'entrée de la maison
3 Bas côté et chapelle du St Esprit
4 Bas côté et chapelle Ste Anne
5 Bas chapitre
6 Sacristie
7 Loge des suisses et portiers
8 Salle pour visiter les entrants
9 Réception des malades
10 Chambrettes de divers employés et domestiques
11 Salle St Denis
11' Salle St Denis } Ancienne salle St Thomas
12 Carré St Denis } Ancienne salle St Thomas
13 Cour de l'horloge
14 Dépendances de l'apoticairerie
15 Cour de la vieille boulangerie
16 Lutrin
17 Stalles
18 Prie-Dieu
19 Confessionnaux
20 Escalier de la tribune des religieuses
21 Escalier de l'horloge

Lith. Janson, Paris

PL. I^TER

Topographie
des différentes positions de L'HÔTEL-DIEU au moyen âge.

Echelle d'un mill^e pour mètre

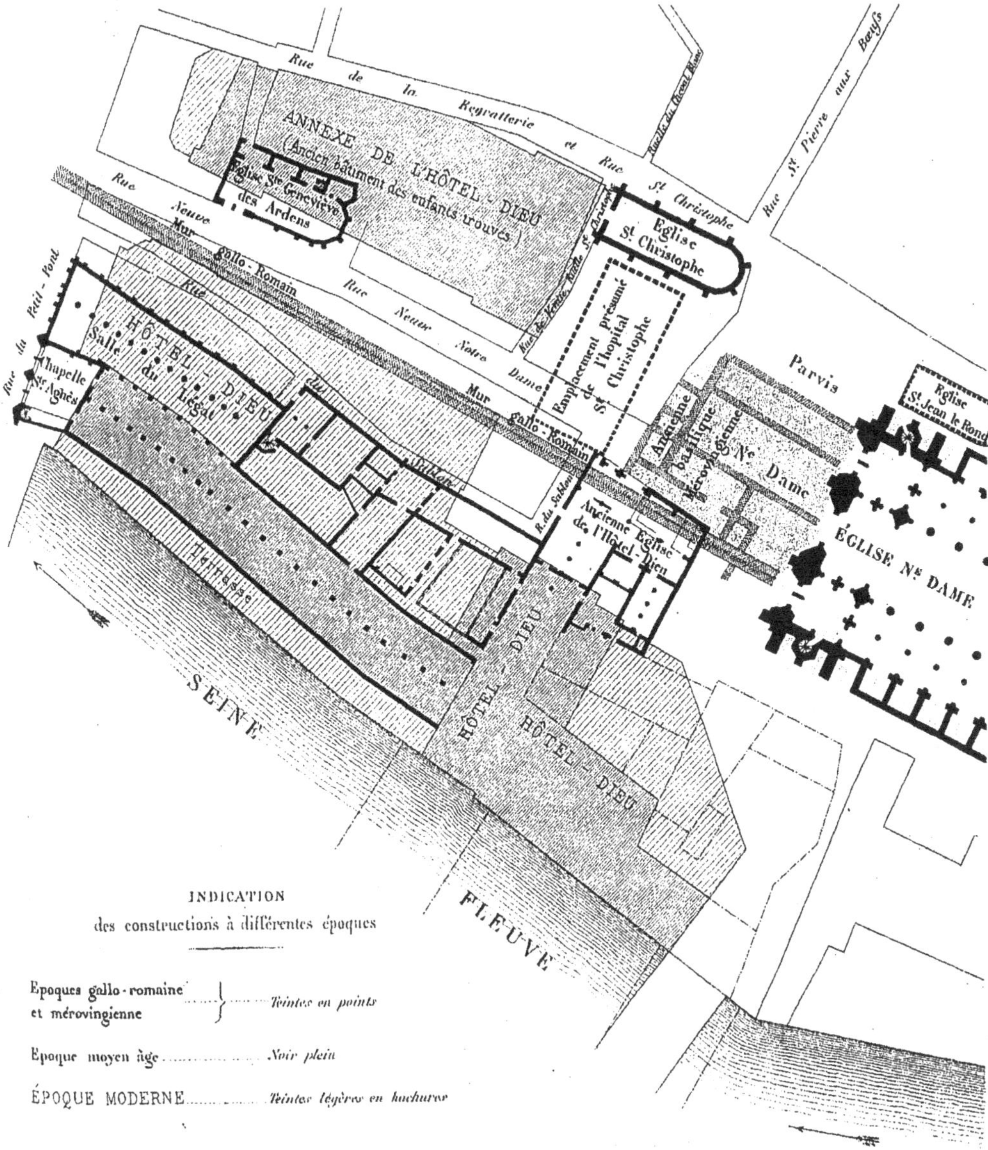

INDICATION
des constructions à différentes époques

Epoques gallo-romaine et mérovingienne .... *Teintes en points*

Epoque moyen âge .... *Noir plein*

ÉPOQUE MODERNE .... *Teintes légères en hachures*

Gravé chez Avril f^res

Paris – Lith. Janson.

HOPITAL LARIBOISIÈRE

Plan du Rez-de-Chaussée.

Echelle d'un millim. pour mètre.

Légende.

1 Passage d'entrée.
2 Galeries de dégagements.
3 Bureaux de la direction.
4 Concierge.
5 Bureaux de l'economat.
6 Salle de garde des élèves en médecine.
7 Consultations externes.
8 Réfectoire des gens de service.
9 Cuisine générale.
10 Dépendances de la cuisine.
11 Pharmacie.
12 Cabinet du pharmacien.
13 Dépendances de la pharmacie.
14 Salle de garde des élèves en pharmacie
15 Vestiaire des médecins.
16 Lieux d'aisances communs.
17 Salles des malades.
18 Malades agités.
19 Cabinet de la Sœur.
20 Office.
21 Dépôt de linge sale.

(7–10: au dessus 1er et 2e étages Logts. — 11–15: au dessus 1er et 2e étages Logements — 17–21: au dessus 1er et 2e étages. Salles et dépendances semblables)

Suite de la Légende.

22 Lieux d'aisances des malades.
23 Bibliothèques.
24 Réfectoires des malades.
25 Communauté.
26 Escalier de la communauté.
27 Magasins.
28 Bains divers (*Femmes*)
29 Bains divers (*Hommes*)
30 Chapelle.
31 Sacristie.
32 Buanderie.
33 Séchoir à air chaud.
34 Dépendances de la buanderie.
35 Salles d'opération.
36 Cabinet de l'opérateur.
37 Salles des morts et d'autopsie.
38 Vestiaires.
39 Ecuries.
40 Remises des voitures.

(25–27: au dessus 1er et 2e étages Cellules. — 32–34: au dessus au 1er étage Lingerie. 2e étage Magasins.)

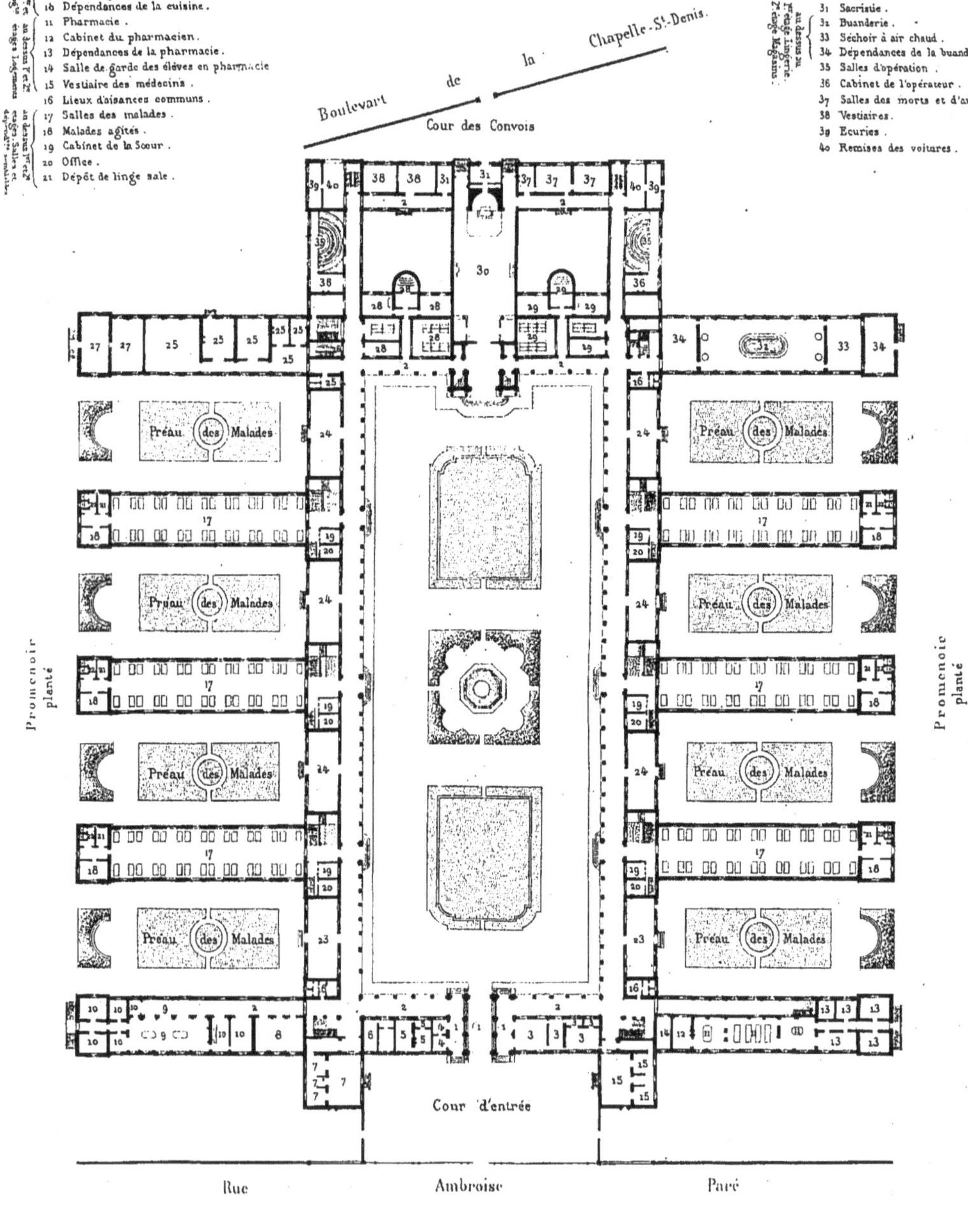

HOPITAL MILITAIRE DE VINCENNES

Plan du 1er Etage

Echelle d'un mill. pour mètre.

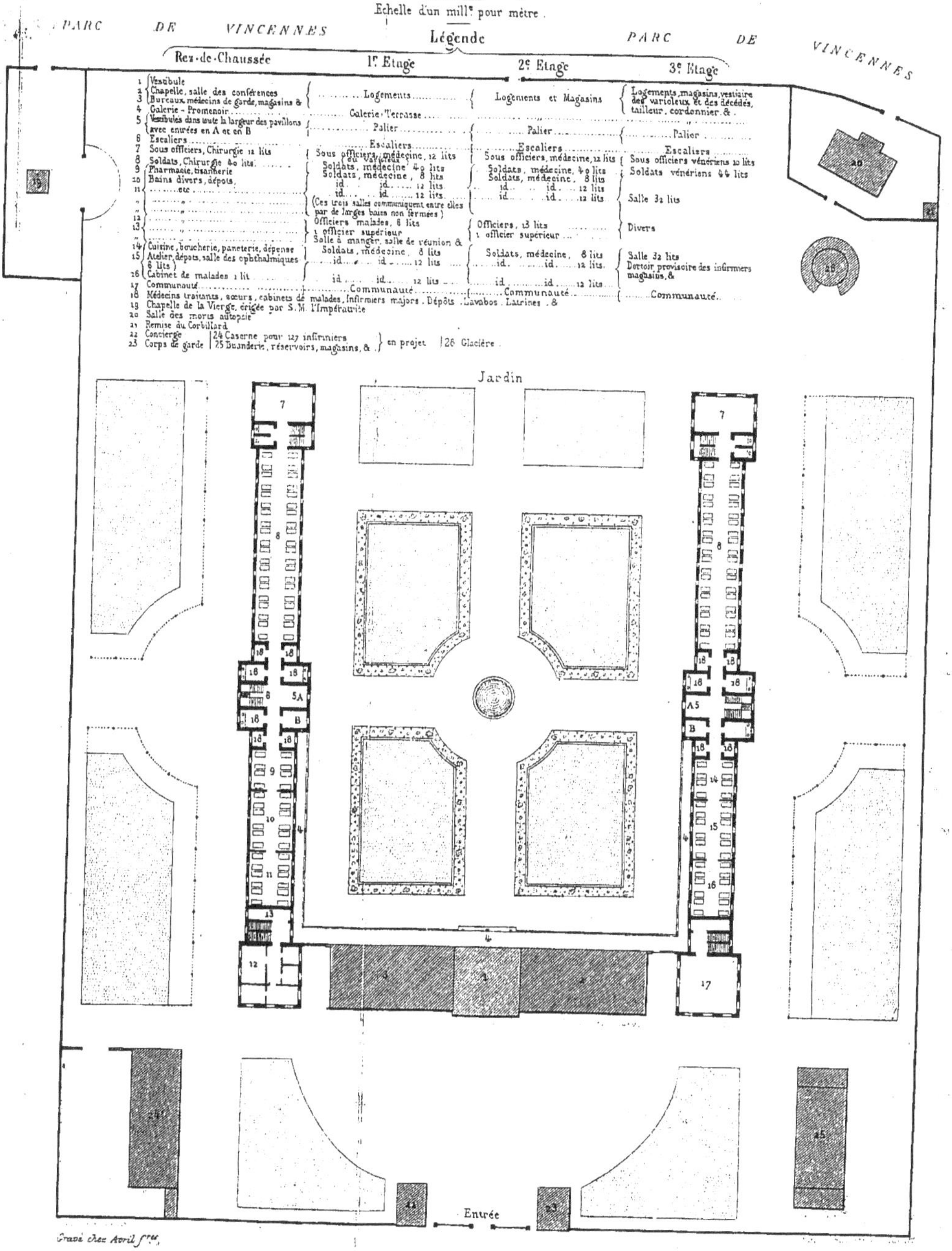

PARC DE VINCENNES
Légende
Rez-de-Chaussée
1r Etage
2e Etage
3e Etage
1 Vestibule
2 Chapelle, salle des conférences
3 Bureaux médecins de garde, magasins &
4 Galerie - Promenoir
5 Vestibules dans toute la largeur des pavillons avec entrées en A et en B
6 Escaliers
7 Sous officiers, Chirurgie 12 lits
8 Soldats, Chirurgie 40 lits
9 Pharmacie, tisannerie
10 Bains divers, dépots,
11 ....etc
12
13
14 Cuisine, boucherie, paneterie, dépense
15 Atelier, dépots, salle des ophthalmiques 6 lits)
16 Cabinet de malades 1 lit
17 Communauté
18 Médecins traitants, sœurs, cabinets de malades, Infirmiers majors. Dépôts. Lavabos. Latrines. &
19 Chapelle de la Vierge, érigée par S. M. l'Impératrice
20 Salle des morts autopsie
21 Remise du Corbillard
22 Concierge
23 Corps de garde
24 Caserne pour 127 infirmiers
25 Buanderie, réservoirs, magasins, &
en projet
26 Glacière
Logements
Galerie Terrasse
Palier
Escaliers
Sous officiers, médecine, 12 lits (ou Varioleux)
Soldats, médecine 40 lits
Soldats, médecine, 8 lits
id id 12 lits
id id 12 lits
(Ces trois salles communiquent entre elles par de larges baies non fermées)
Officiers malades, 6 lits
1 officier supérieur
Salle à manger, salle de réunion &
Soldats, médecine 8 lits
id id 12 lits
id id 12 lits
Communauté
Logements et Magasins
Palier
Escaliers
Sous officiers, médecine, 12 lits
Soldats, médecine, 40 lits
Soldats, médecine, 8 lits
id id 12 lits
id id 12 lits
Officiers, 13 lits
1 officier supérieur
Soldats, médecine, 8 lits
id id 12 lits.
id id 12 lits
Communauté
Logements, magasins, vestiaire des varioleux et des décédés, tailleur, cordonnier. &.
Palier
Escaliers
Sous officiers vénériens 10 lits
Soldats vénériens 44 lits
Salle 32 lits
Divers
Salle 32 lits
Dortoir provisoire des infirmiers magasins, &
Communauté.
Jardin
Entrée

Gravé chez Avril frères,

Lith. Janson, Paris

PL. IV

HOPITAL DES ENFANTS MALADES
FONDATION BILGRAIN

Plan du Rez-de-Chaussée

Echelle de 0,02 mill.es pour mètre. (double dimension des autres planches)

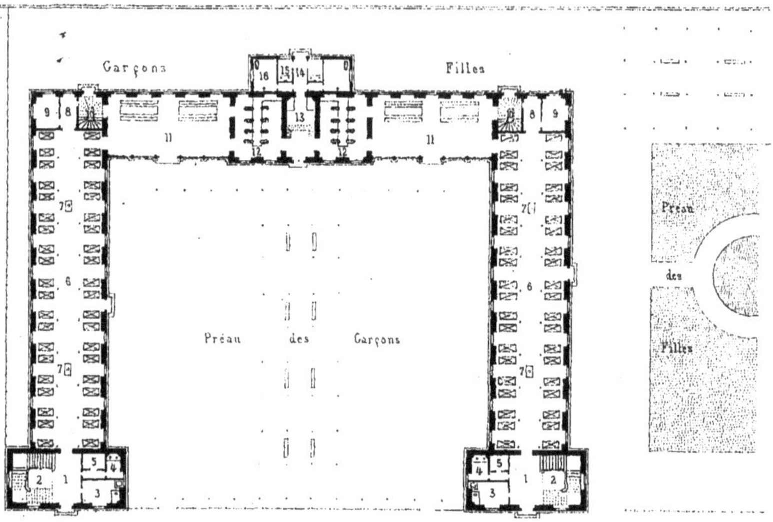

Légende

1 Vestibule d'entrée
2 Grand Escalier
3 Office
4 Latrines
5 Dépôts
6 Salle des enfants
7 Poêle – Calorifère
8 Dégagement de service
9 Cabinet au linge
10 Escalier de service
11 Préau – Réfectoire
12 Salle de bains
13 Chauffage des bains
14 Vestibule des douches et fumigations
15 Cabinets de fumigations
16 Salle des douches

Nota. (au 1er Etage dispositions semblables)

HOPITAL DE FORGES-LES-BAINS (Seine et Oise)

(Annexe de l'hôpital des Enfants)

Plan d'ensemble – Rez-de-Chaussée

Echelle d'un mill.e pour mètre

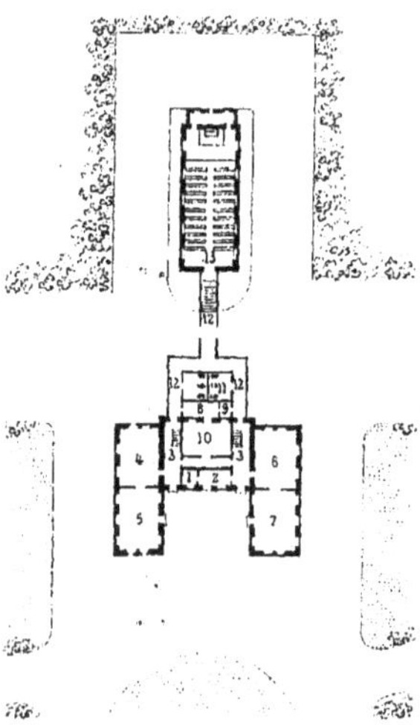

Légende

1 Bureau du Directeur
2 Bureau de la supérieure
3 Vestibules et escaliers
4 Réfectoire des garçons
5 Préau des garçons
6 Réfectoire des filles
7 Préau des filles
8 Cuisine
9 Laverie
10 Magasins
11 Bains
12 Galerie
13 Chapelle
(au dessus trois étages)

HOPITAL STE EUGÉNIE

Bâtiment sur la Rue de Charenton. (Rez-de-Chaussée)

Plan des localités affectées au service du traitement externe.

Echelle de 2 mill.es pour mètre (double dimension des autres planches)

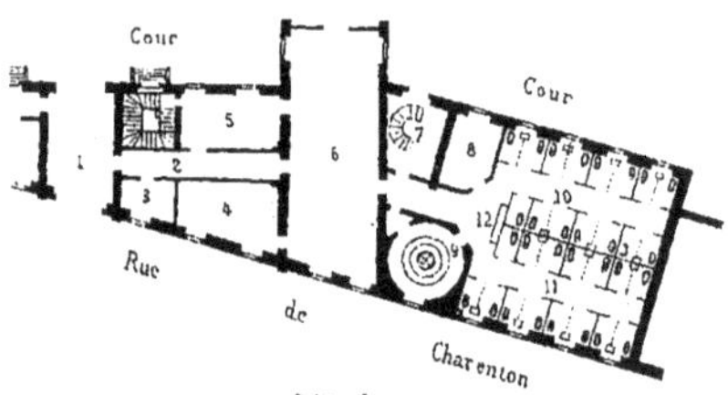

Légende

1 Entrée de l'hôpital	7 Escalier conduisant au fourneau des bains
2 Couloir	8 Déshabilloir
3 Office	9 Piscine
4 Médecin	10 Bains des filles
5 Chirurgien	11 Id. des garçons
6 Salle d'attente	12 Chauffe-linge

Gravé chez Avril frères

Imp. Janson, Paris

HOPITAL DE LA PITIÉ

Plan d'un des dortoirs du bâtiment construit par VIEL (1792-1802) pour les enfants de la Patrie.

Première application des dispositions recommandées par la commission de l'académie des sciences et par Tenon.

Echelle des 4 plans 2 mill.[es] pour mètre

Dimension double des autres plans.

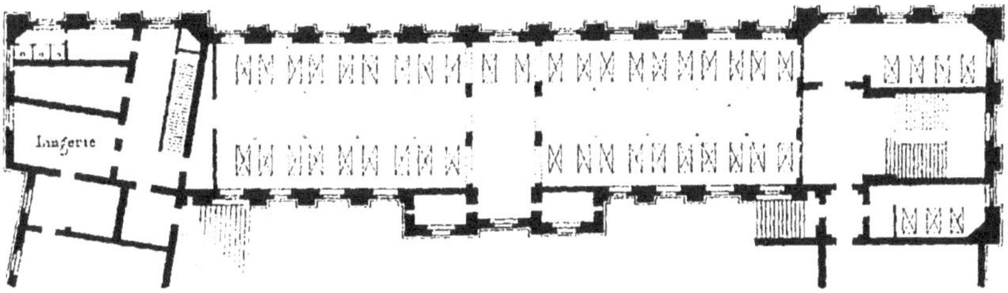

HOPITAL DE LA CLINIQUE

Service des femmes accouchées. —— Salle construite avant la prise de possession de l'établissement par l'Adm.[on] des hospices.

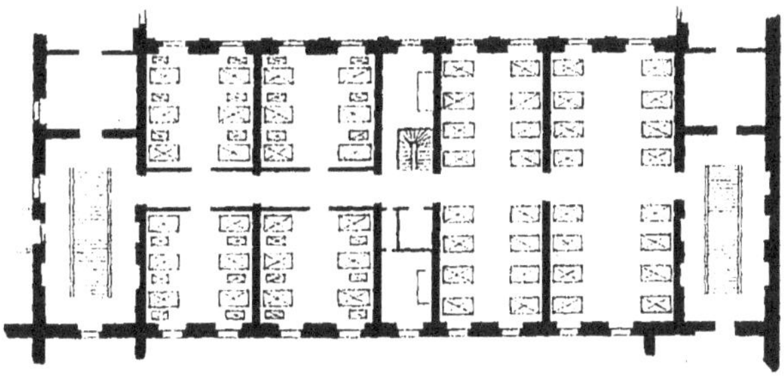

HOPITAL S.T ANTOINE

Ancien dortoir du bâtiment abbatial converti en salle de malades.

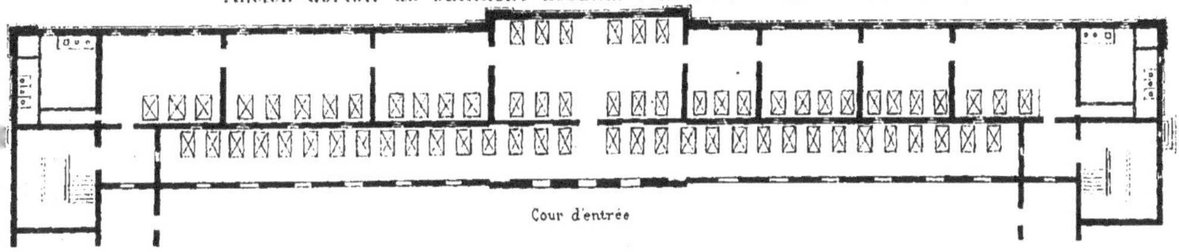

HOTEL-DIEU

Installation actuelle de la salle S.te Marthe.

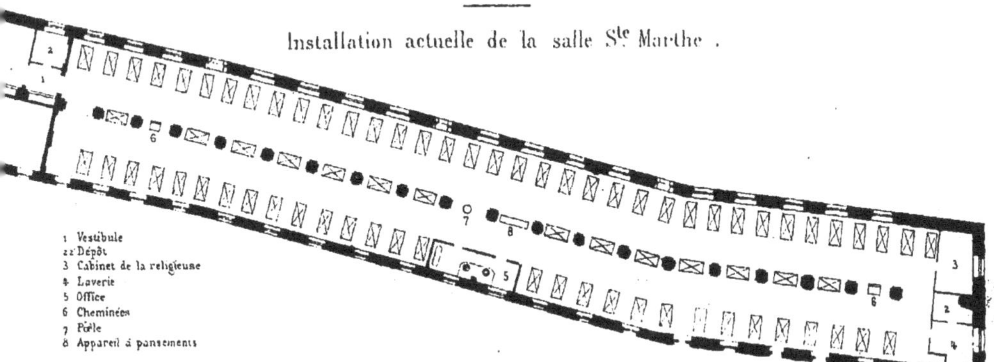

...ué chez Avril, f.res

Lith. Janson, Paris.

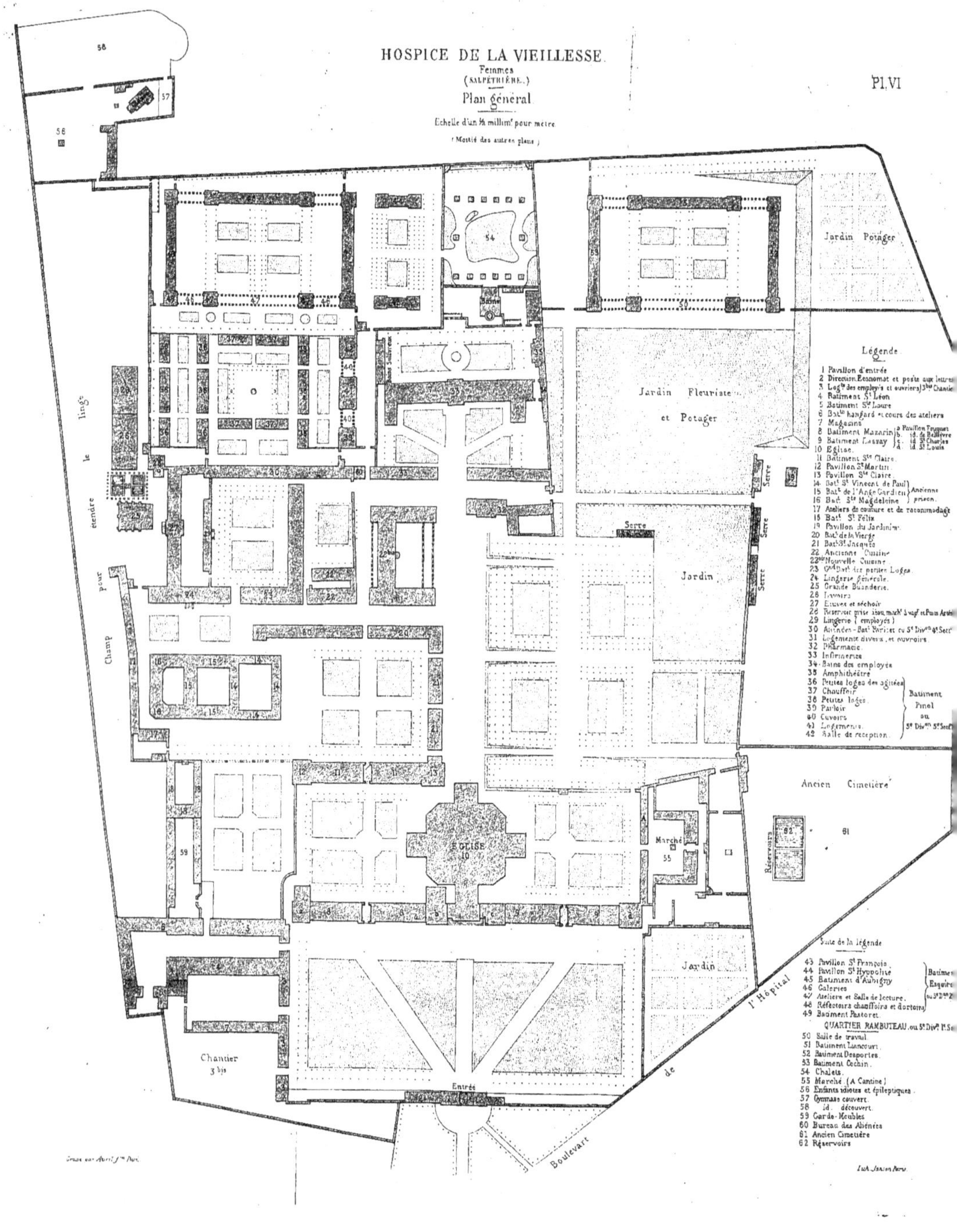

HOSPICE DE LA VIEILLESSE.
Femmes
(SALPÊTRIÈRE.)
Plan général
Echelle d'un ½ millim^e pour metre
(Moitié des autres plans)
Pl. VI
Jardin Potager
Jardin Fleuriste et Potager
Jardin
Serre
Champ pour étendre le linge
Ancien Cimetière
Réservoirs
Marché
EGLISE
Chantier 3 bis
Entrée
Boulevart de l'Hôpital
Légende
1 Pavillon d'entrée
2 Direction Economat et poste aux lettres
4 Batiment St Léon
5 Batiment Ste Laure
7 Magasins
8 Batiment Mazarin
9 Batiment Lassay
a Pavillon Fouquet
b. id. de Bellièvre
c. id. St Charles
d. id. St Louis
10 Eglise.
11 Batiment Ste Claire.
12 Pavillon St Martin.
13 Pavillon Ste Claire.
14 Bat^t St Vincent de Paul
15 Bat^t de l'Ange Gardien
16 Bat^t Ste Magdeleine
Ancienne prison.
17 Ateliers de couture et de raccommodage
18 Bat^t St Félix
19 Pavillon du Jardinier.
20 Bat^t de la Vierge
21 Bat^t St Jacques
22 Ancienne Cuisine
22bis Nouvelle Cuisine
24 Lingerie générale.
25 Grande Buanderie.
26 Lavoirs
27 Etuves et séchoir
29 Lingerie (employés)
31 Logements divers, et ouvroirs.
32 Pharmacie.
33 Infirmerie
34 Bains des employés
35 Amphithéâtre
36 Petites loges des agitées
37 Chauffoir
38 Petites loges.
39 Parloir
40 Cuvoirs
41 Logements.
42 Salle de reception.
Batiment Pinel ou 5e Div^on 5e Sect^on
Suite de la légende
43 Pavillon St François.
44 Pavillon St Hyppolite
45 Batiment d'Aubigny
46 Galeries
47 Ateliers et Salle de lecture.
48 Réfectoirs chauffoirs et dortoirs
49 Batiment Pastoret.
QUARTIER RAMBUTEAU, ou 5e Div^n 1e S
50 Salle de travail.
51 Batiment Liancourt.
52 Batiment Desportes.
53 Batiment Cochin.
54 Chalets.
55 Marché (A Cantine)
56 Enfants idiotes et épileptiques.
57 Gymnase couvert.
58 id. découvert.
59 Garde-Meubles
60 Bureau des Aliénées
61 Ancien Cimetière
62 Réservoirs
Lith. Janson Paris

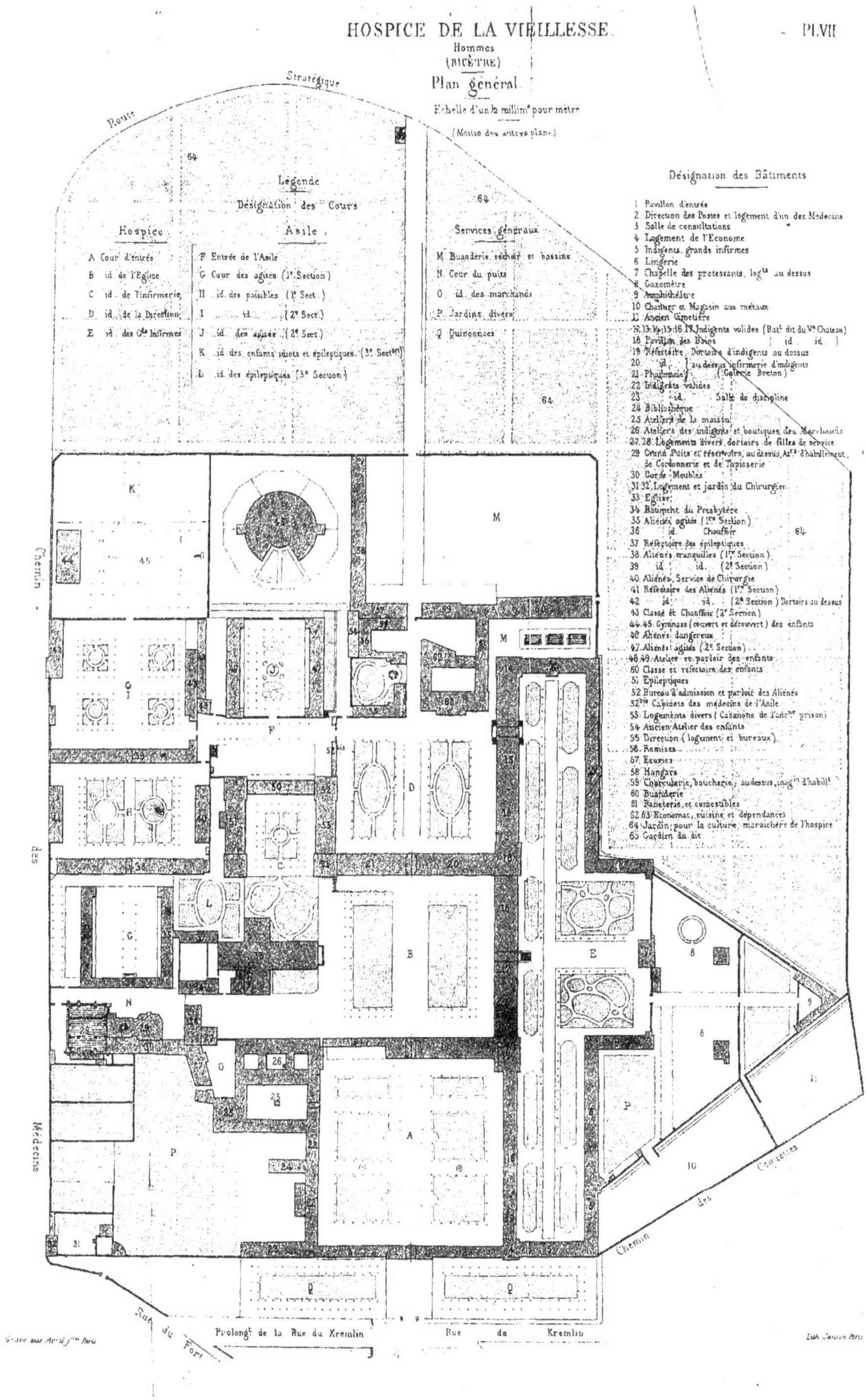
HOSPICE DE LA VIEILLESSE
Pl.VII
Hommes
(BICÊTRE)
Plan général
Echelle d'un ½ millim.e pour mètre
(Moitié des autres plans)
Route Stratégique
Légende
Désignation des Cours
Hospice
A Cour d'entrée
B id. de l'Eglise
C id. de l'infirmerie
D id. de la Direction
E id. des G.ds Infirmes
Asile
F Entrée de l'Asile
G Cour des agités (1.re Section)
H id. des paisibles (1.re Sect.)
I id. (2.e Sect.)
J id. des agités (2.e Sect.)
K id. des enfants idiots et épileptiques (3.e Section)
L id. des épileptiques (3.e Section)
Services généraux
M Buanderie, séchoir et bassins
N Cour du puits
O id. des marchands
P Jardins divers
Q Quinconces
Désignation des Bâtiments
1 Pavillon d'entrée
2 Direction des Postes et logement d'un des Medecins
3 Salle de consultations
4 Logement de l'Econome
5 Indigents, grands infirmes
6 Lingerie
7 Chapelle des protestants, log.ts au dessus
8 Gazomètre
9 Amphithéâtre
10 Chantier et Magasin aux métaux
11 Ancien Cimetière
12.13.14.15.16.17 Indigents valides (Bat.t dit du V.x Chateau)
18 Pavillon des Bains (id. id.)
19 Réfectoire, Dortoirs d'indigents au dessus
20 id. } au dessus infirmerie d'indigents
21 Pharmacie } (Galerie Breton)
22 Indigents valides
23 id. Salle de discipline
24 Bibliothèque
25 Ateliers de la maison
26 Ateliers des indigents et boutiques des Marchands
27.28 Logements divers, dortoirs de filles de service
29 Grand Puits et réservoirs, au dessus At.rs d'habillement, de Cordonnerie et de Tapisserie
30 Garde-Meubles
31.32 Logement et jardin du Chirurgien
33 Eglise
34 Bâtiment du Presbytère
35 Aliénés agités (1.re Section)
36 id. Chauffoir
37 Réfectoire des épileptiques
38 Aliénés tranquilles (1.re Section)
39 id. id. (2.e Section)
40 Aliénés, Service de Chirurgie
41 Réfectoire des Aliénés (1.re Section)
42 id. id. (2.e Section) Dortoirs au dessus
43 Classe et Chauffoir (2.e Section)
44.45 Gymnase (couvert et découvert) des enfants
46 Aliénés dangereux
47 Aliénés agités (2.e Section)
48.49 Atelier et parloir des enfants
50 Classe et réfectoire des enfants
51 Epileptiques
52 Bureau d'admission et parloir des Aliénés
52bis Cabinets des médecins de l'Asile
53 Logements divers (Cabanons de l'anc.ne prison)
54 Ancien Atelier des enfants
55 Direction (logement et bureaux)
56 Remises
57 Ecuries
58 Hangars
59 Charcuterie, boucherie, au dessus mag.in d'habill.t
60 Buanderie
61 Paneterie et comestibles
62.63 Economat, cuisine et dépendances
64 Jardin pour la culture maraichère de l'hospice
65 Gardien du dit
Chemin des Médecins
Chemin des Coutures
Rue du Fort
Prolong.t de la Rue du Kremlin
Rue du Kremlin

HOSPICE DE LA RECONNAISSANCE
A GARCHES (Seine et Oise)

PL.VIII.

Fondation Brezin

Plan du Rez-de Chaussée.

Echelle d'un millim pour mètre

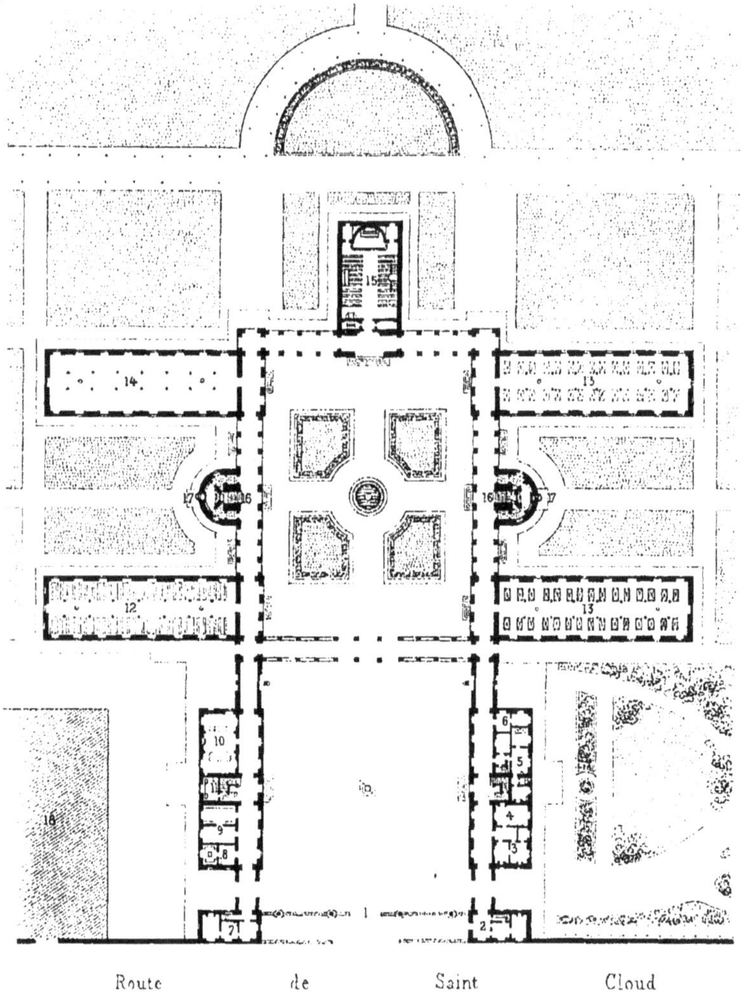

Légende	
1	Entrée
2	Concierge
3	Bureaux } au 1er et au 2e Etage
4	Directeur } Logements
5	Communauté
6	Consultation
7	Logts des sous employés
8	Pharmacie.

Légende	
9 et 10	Cuisine et dépendes } au 1er Etage Infirmerie au 2e Lingerie
11	Bains
12	Refectoire
13	Dortoirs
14	Salle de réunion { au 1er et au 2e Etage Dortoirs
15	Chapelle
16	Escaliers.
17	Latrines
18	Buanderie et dépendances (porcherie, ateliers remises, logements de serviteurs etc.)

Grave chez Avril frs Paris

Lith. Janson Paris

HOSPICE DES MÉNAGES
A ISSY.

Plan du Rez-de-Chaussée.

Echelle d'un mill. pour mètre

PL. IX

Légende

A. Administration — 1 Entrée; 2 Bureaux; 3 Concierge — Étages supérieurs: Logt des Employés

B. Ménages et veufs — 4 Chambres de ménages; 5 id. de veufs ou veuves; 6 Cuvettes pour les eaux ménagères; 7 Latrines; 8 Logements des surveillants

Suite de la légende

C. Dortoire — 9 Dortoirs des grands infirmes; 10 Oratoire; 11 Offices Lavabos, Dépôts Latrines — au 1er étage Infirmerie 60 lits et Dortoirs, au 2e Étage dortoirs

D. Communauté — 12 Réfectoire; 13 Salle de réunion; 14 Cuisine; 15 Parloirs — au 1er étage dortoirs

E. Chapelle — 16 Sacristie

F. Services généraux — 17 Cuisine et dépendances; 18 Réfectoire des hommes; 19 id. femmes; 20 id. gens de service; 21 Buanderie et dépendances; 22 Lingerie et dépendances; 23 Pharmacie et service médical; 24 Service des morts; 25 Écuries et remises

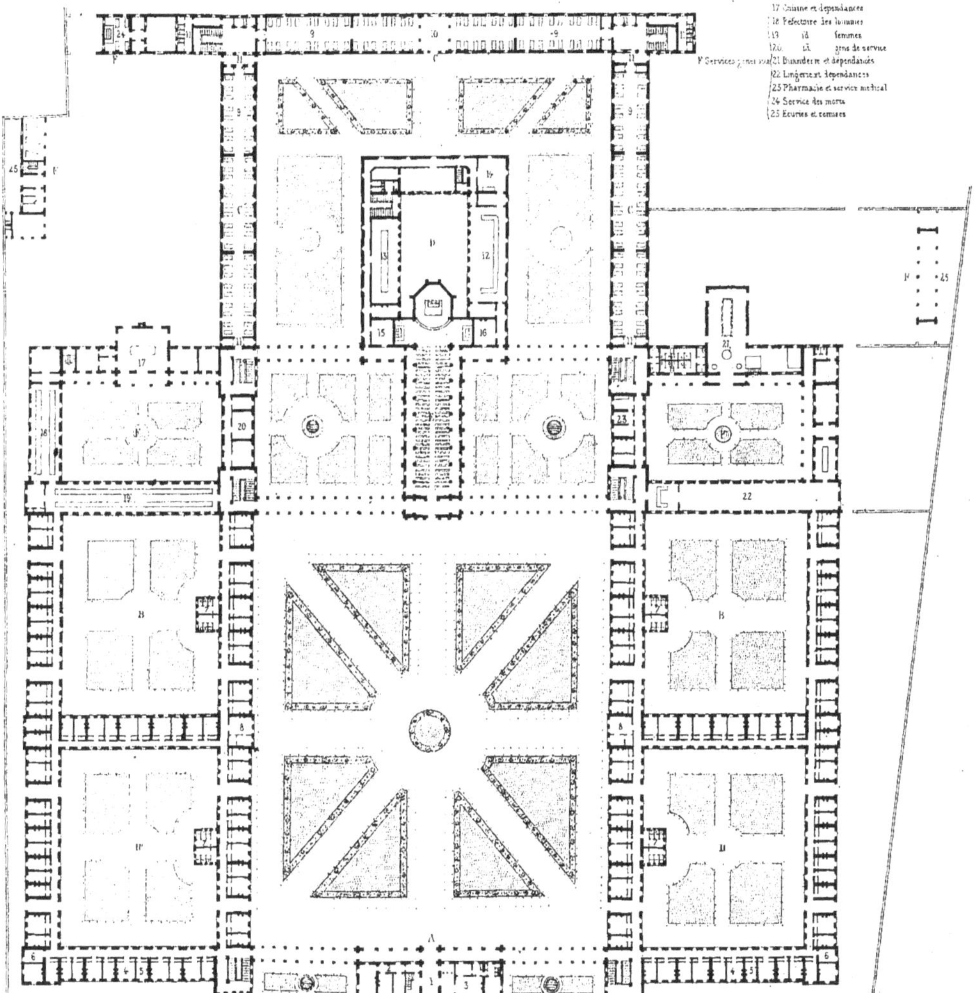

Rue du Vivier

Gravé par Avril, f.res Paris — Lith. Janson, Paris

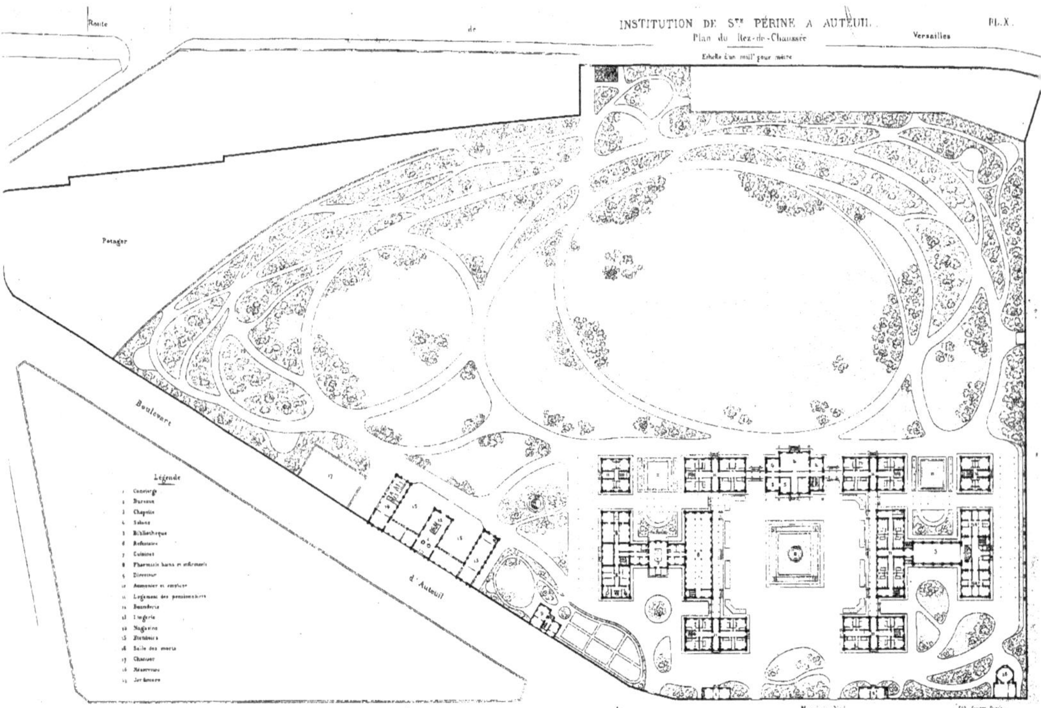
INSTITUTION DE Ste PÉRINE A AUTEUIL.
Pl. X.
Plan du Rez-de-Chaussée
Echelle d'un mill. pour mètre
Route de Versailles
Potager
Boulevart d'Auteuil
Légende
1 Concierge
2 Bureaux
3 Chapelle
4 Salons
5 Bibliothèque
6 Réfectoire
7 Cuisines
8 Pharmacie bains et infirmerie
9 Directeur
10 Aumonier et employés
11 Logement des pensionnaires
12 Buanderie
13 Lingerie
14 Magasins
15 Etendoirs
16 Salle des morts
17 Chauffoir
18 Réservoirs
19 Jardiniers
Boulevart de la Municipalité
Gravé chez Avril
Lith. Jouvenet, Paris

MAISON MUNICIPALE DE SANTÉ

PL. XI.

Plan du Rez-de-Chaussée.

Echelle d'un mill. pour mètre

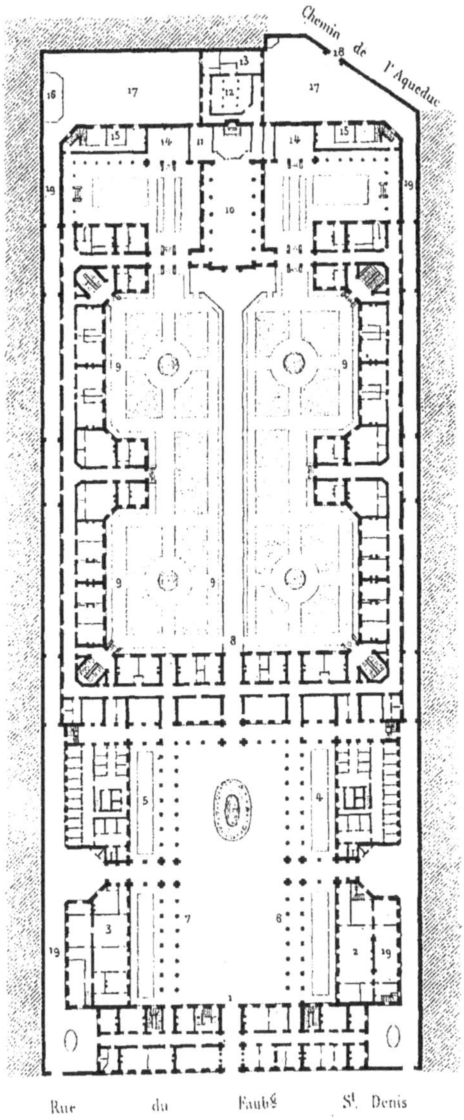

Légende

Batiment contenant à rez-de-chaussée. l'administration et la salle de réunion des malades et aux étages supérieurs, des logements.

Cuisine et ses dépendances

Pharmacie et ses dépendances

Bains des hommes

Bains des dames

Galerie de communication

Galerie de communication

Batiment contenant à rez-de-chaussée l'hydrothérapie une partie de la lingerie et des chambres de malades, au premier étage, une partie de la lingerie, des réservoirs et des chambres de malades. aux étages supérieurs : des chambres de malades des réservoirs et les dortoirs des gens de service.

Suite de la Légende.

9 Batiments contenant des chambres de malades des offices, salle de bains, dépendances &.&.

10 Chapelle

11 Sacristie

12 Salle des morts

13 Salle d'autopsie

14 Salons de réunion

15 Logements d'employés

16 Réservoir

17 Cours des écuries remises ateliers &

18 Sortie réservée pour les convois funèbres

19 Chemins de service.

Gravé par Avril f.res Paris — *Lith. Janson, Paris*

PLAN DE L'AILE SUD-EST DE L'HOPITAL ROYAL MILITAIRE DE VICTORIA A NETLEY

(Angleterre)

Echelle d'un mill^e pour mètre.

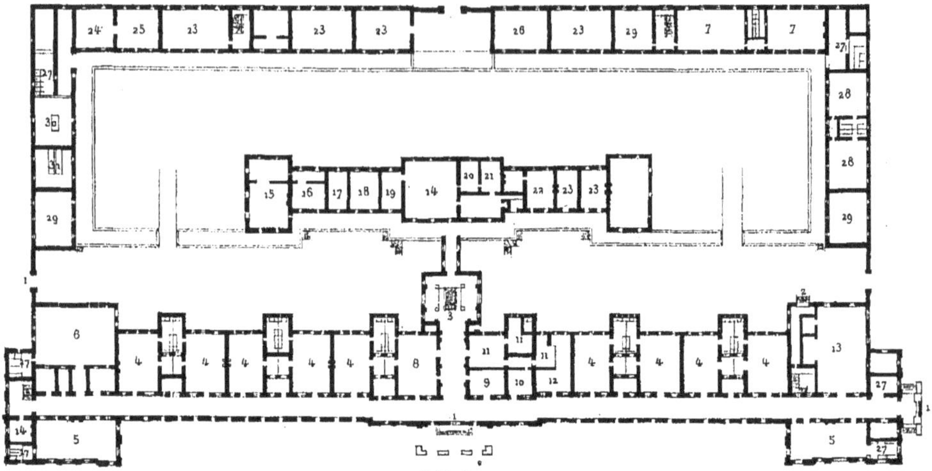

Légende.

1 Entrées.
2 Entrée des salles de maladies contagieuse.
3 Escalier principal.
4 Salle (9 lits)
5 ..id......12 lits
6 ..id......14.
7 Salle.
8 Salle d'attente.
9 Employés.
10 Médecins de service.
11 Logement du 1er maître des salles.
12 ......id......du 2e maître.
13 Bibliothèque et salle de lecture.
14 Cuisine.
15 Dispensaire.
16 Contrôleur médical.
17 Logement du mécanicien.
18 Salle des médecins.
19 Lavoir de cuisine.
20 Passeterie.
21 Dépense.
22 Logement de l'économe.
23 Magasin.
24 Salle des morts.
25 Amphithéâtre.
26 Logement du cuisinier.
27 Latrines.
28 Galeux.
29 Gens de service.
30 Buanderie.
31 Lavabo.

PLAN D'ENSEMBLE DE L'HOPITAL DE ZURICH

A Batiment principal
B Batiment spécial (Maladies contagieuses, etc.)
C Anatomie

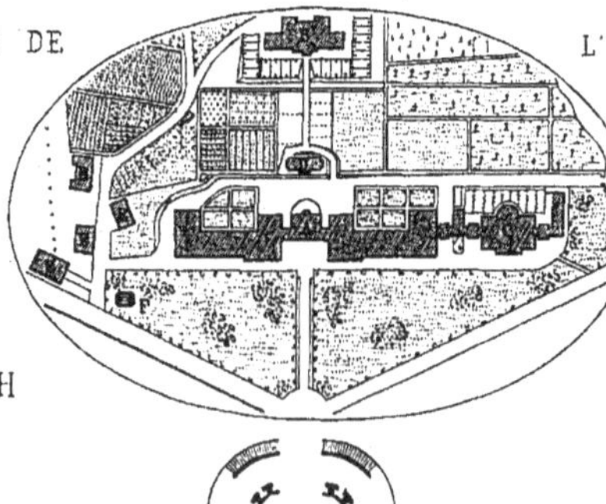

D Buanderie
E Services généraux
F Foyer central

HOPITAL DE ZURICH

(Batiment principal A)

Plan du Rez-de-Chaussée

Echelle d'un millim^e pour mètre

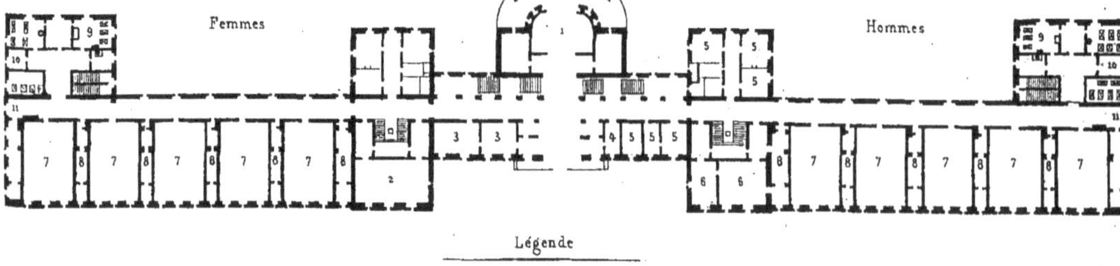

Légende

1 Salle d'opérations
2 Salle de lecture
3 Pharmacie
4 Portier
5 Bureaux
6 Salle de réception
7 Salles de malades
8 Cabinets pour les serviteurs, offices, réservoirs &.
9 Bains
10 Galeux
11 Calorifères

Gravé chez Avril f^res, *Lith. Janson*,

HOPITAL DE ROTTERDAM

Plan du Rez-de-Chaussée

Echelle d'un mill.^r pour mètre.

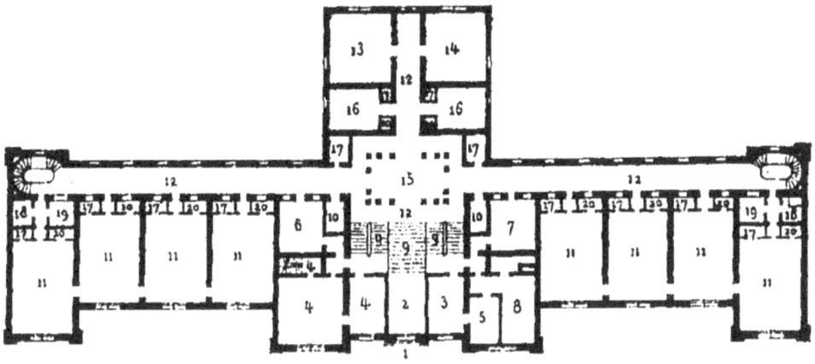

1 Entrée principale
2 Vestibule
3 bureau d'admission
4 Appartement du médecin directeur
5 Cabinet du médecin
6 Chambre de bains
7 Bains de vapeur
8 Chambre de repos après les bains de vapeur
9 Escaliers
10 Transport vertical
11 Salles de malades (10 lits)
12 Couloir desservant toutes les salles
13 Salle du conseil - Bibliothèque
14 Salle d'opérations et de cours
15 Centre des couloirs éclairé par le haut
16 Chambres des malades payants
17 Lieux d'aisance
18 Chambre du surveillant ou de la surveillante
19 Offices
20 Lavoirs ou cabinets de toilette

INFIRMERIE DE BLACKBURN (Angleterre)

Plan du 1er Etage

Echelle d'un mill.^r pour mètre.

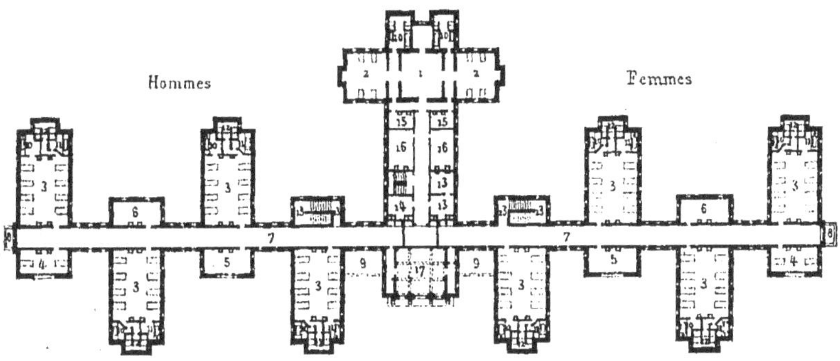

1 Salle d'opérations
2 Salles pour placer les malades opérés
3 Salles de malades
4 Salles pour les cas spéciaux
5 Réfectoire des convalescents
6 Salle de lecture
7 Corridor
8 Balcons
9 Terrasses
10 Debarras
11 Bains
12 Latrines
13 Salles de réunion et chambres à coucher des surveillants
14 Cuisine des surveillants
15 Chambres des surveillants
16 Dortoir des infirmiers
17 Chapelle

HOPITAL DE HAMBOURG

PL. XIII bis

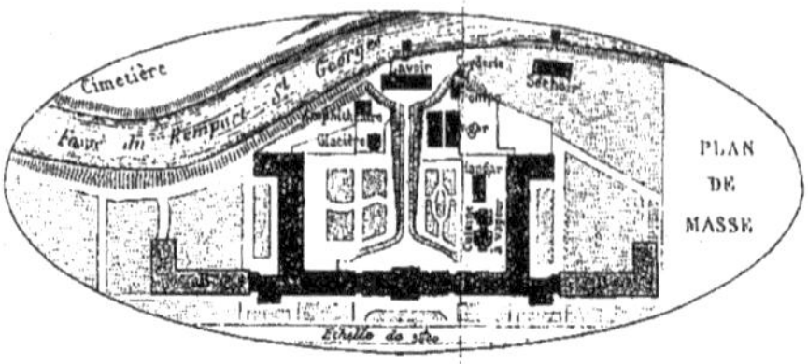

Batiment principal A du Plan d'ensemble

Plan du Rez-de-Chaussée — Echelle d'un millᵉ pour mètre

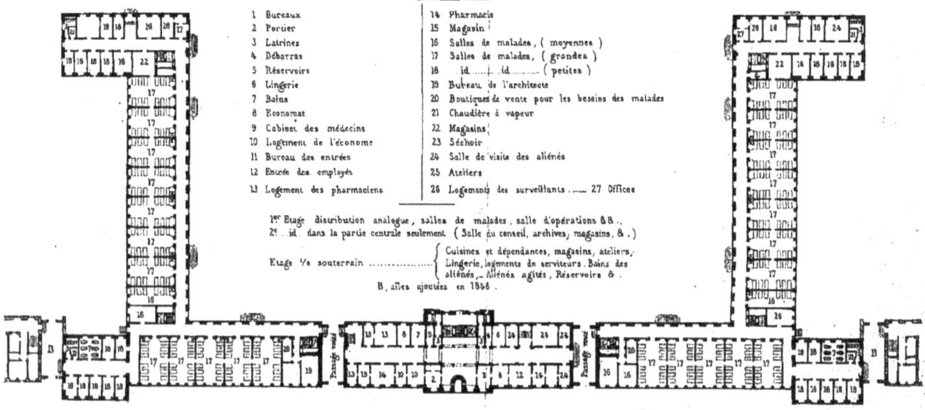

Légende

1 Bureaux
2 Portier
3 Latrines
4 Débarras
5 Réservoirs
6 Lingerie
7 Bains
8 Economat
9 Cabinet des médecins
10 Logement de l'économe
11 Bureau des entrées
12 Entrée des employés
13 Logement des pharmaciens
14 Pharmacie
15 Magasin
16 Salles de malades, (moyennes)
17 Salles de malades, (grandes)
18 id ..... id .... (petites)
19 Bureau de l'architecte
20 Boutiques de vente pour les besoins des malades
21 Chaudière à vapeur
22 Magasins
23 Séchoir
24 Salle de visite des aliénés
25 Ateliers
26 Logements des surveillants ..... 27 Offices

1er Etage distribution analogue, salles de malades, salle d'opérations &&.
2e id. dans la partie centrale seulement (Salle du conseil, archives, magasins, &.)

Etage ½ souterrain .... { Cuisines et dépendances, magasins, ateliers, Lingerie, logements de serviteurs. Bains des aliénés, — Aliénés agités, Réservoirs &.

B, ailes ajoutées en 1848.

HOPITAL DE BRÈME

Bâtiment principal

Plan du Rez-de-Chaussée

Echelle d'un millᵉ pour mètre

Légende

1 Escalier
2 Corridor
3 Vestibule
4 Bureau des entrées
5 Cabinet du médecin
6 Pharmacie
7 Laboratoire
8 Bains
9 Logement de l'économe
10 Salle d'opérations
11 Malades opérés
12 Lingerie
13 Salles de malades — 10 lits
14 Salles ...... id .... 5 lit

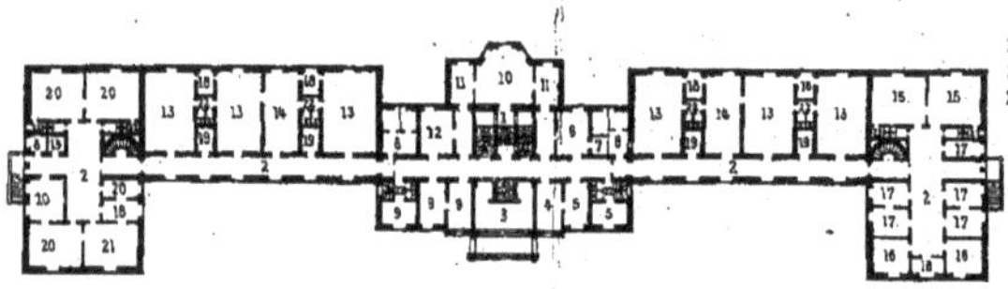

Légende

15 Salles de convalescents — 5 lits
16 Maladies spéciales — 2 lits
17 — id .... id ..... 1 lit
18 Infirmiers
19 Offices
20 Salles }
21 Préau } Enfants malades
22 Latrines }

1er Etage, distribution analogue
la partie centrale comporte seule un 2e étage

Etage ½ souterrain renfermant les services généraux
(Cuisine : Bains de vapeur et sulfureux & &)

Grand chez Avril fr.res,

Lith. Janson, Paris.

PL. XIV

GRAND HOPITAL DE MILAN

Echelle d'un millᵉ pour mètre

Coupe sur la ligne A B

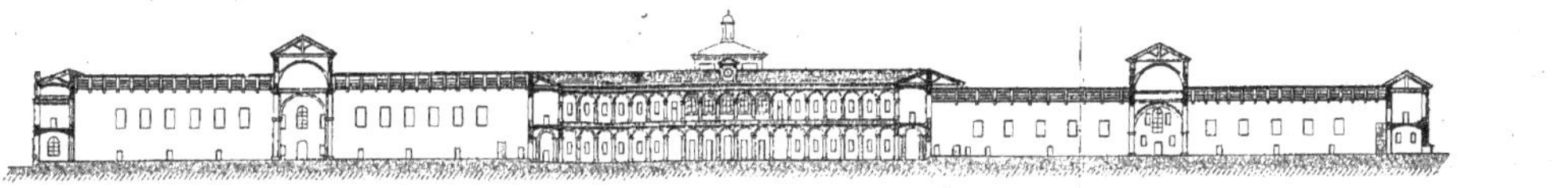

Plan du Rez-de-Chaussée

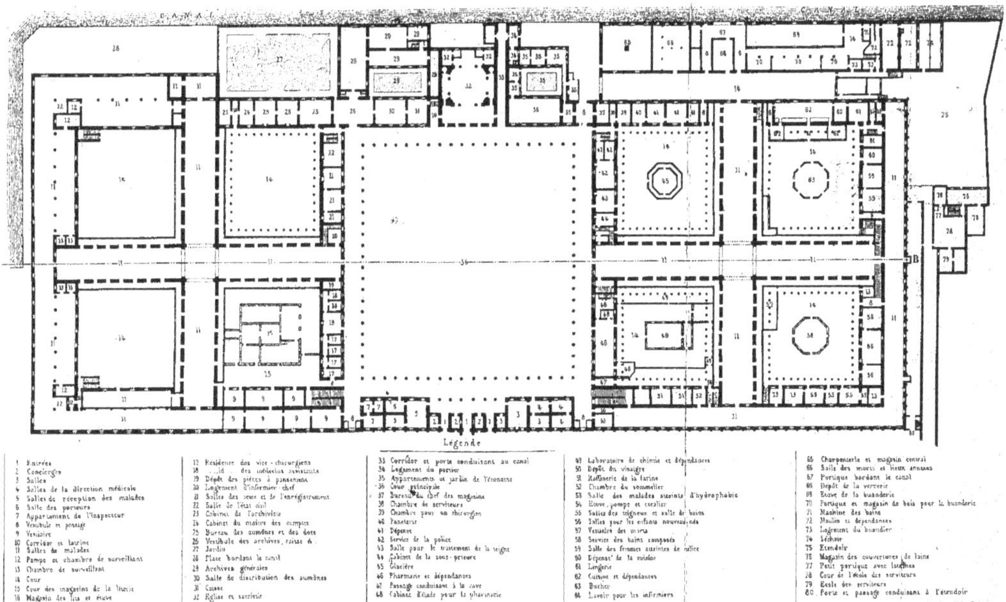

Légende

1 Entrées
2 Concierges
3 Salles
4 Salles de la direction médicale
5 Salles de réception des malades
6 Salle des porteurs
7 Appartement de l'Inspecteur
8 Vestibule et passage
9 Vestiaire
10 Corridor et latrine
11 Salles de malades
12 Pompe et chambre de surveillant
13 Chambre de surveillant
14 Cour
15 Cour des magasins de la literie
16 Magasin des lits et étuve
17 Résidence des vice-chirurgiens
18 …ld … des médecins assistants
19 Dépôt des pièces à pansement
20 Logement d'infirmier chef
21 Salles des sexes et de l'enrégistrement
22 Salle de l'état civil
23 Cabinet de l'archiviste
24 Cabinet du maître des comptes
25 Bureau des aumônes et des dots
26 Vestibule des archives, caisse &
27 Jardin
28 Place bordant le canal
29 Archives générales
30 Salle de distribution des aumônes
31 Caisse
32 Eglise et sacristie
33 Corridor et porte conduisant au canal
34 Logement du portier
35 Appartements et jardin de l'économe
36 Cour principale
37 Bureau du chef des magasins
38 Chambre de serviteurs
39 Chambre pour un chirurgien
40 Paneterie
41 Dépense
42 Service de la police
43 Salle pour le traitement de la teigne
44 Cabinet de la sous-prieure
45 Glacière
46 Pharmacie et dépendances
47 Passage conduisant à la cave
48 Cabinet d'étude pour la pharmacie
49 Laboratoire de chimie et dépendances
50 Dépôt du vinaigre
51 Raffinerie de la farine
52 Chambre du sommelier
53 Salle des malades atteints d'hydrophobie
54 Etuve, pompe et escalier
55 Salles des teigneux et salle de bains
56 Salles pour les enfants nouveaux-nés
57 Vestiaire des morts
58 Service des bains composés
59 Salle des femmes atteintes de délire
60 Dépense de la cuisine
61 Lingerie
62 Cuisine et dépendances
63 Bucher
64 Lavoir pour les infirmiers
65 Charpenterie et magasin central
66 Salle des morts et lieux annexes
67 Portique bordant le canal
68 Dépôt de la verrerie
69 Etuve de la buanderie
70 Portique et magasin de bois pour la buanderie
71 Machine des bains
72 Moulin et dépendances
73 Logement du buandier
74 Séchoir
75 Etendoir
76 Magasin des couvertures de laine
77 Petit portique avec latrines
78 Cour de l'école des serviteurs
79 Ecole des serviteurs
80 Porte et passage conduisant à l'étendoir

PROJET D'HOPITAL-HOSPICE
pour l'île de Malte

Plan du Rez de Chaussée

Echelle d'un mill.e pour mètre

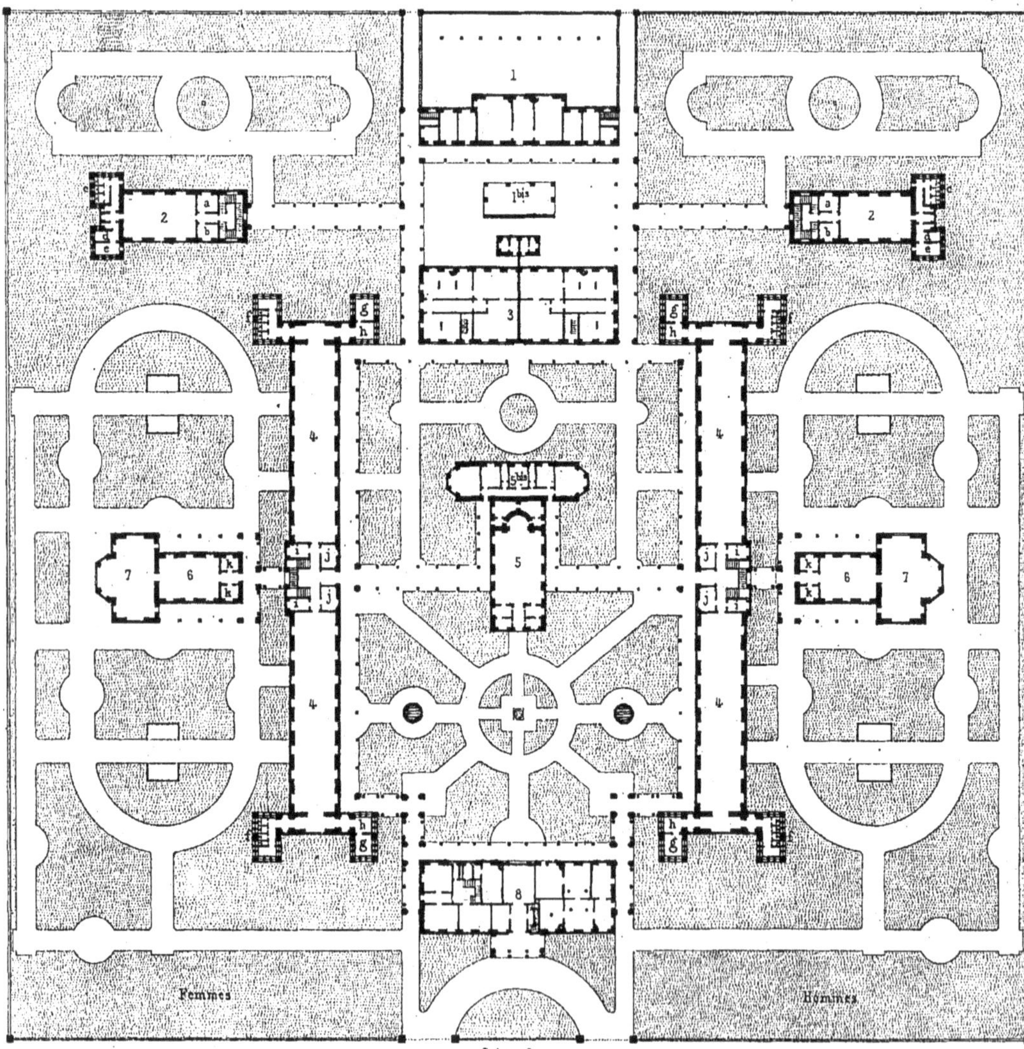

Légende

1 Cuisine et dépendances
1bis Epluchoir

2 Maladies Spéciales { a Infirmiers, b Débarras, c Latrines, d Lavabos, e Bains

3 Services généraux, vestiaire, lingerie, atelier de confection, magasins & (au 1er étage) dortoirs des gens de service (Division par sexe)

4 Salles de malades { f Latrines, g Bains, h Lavabos, i Débarras, j Surveillants

5 Chapelle, — 5bis Logement de l'aumônier

6 Réfectoires, k Offices

7 Salles de réunion

8 Bureaux, Pharmacie, Dispensaire, Salles d'attente et de consultation, Bibliothèque, Salle du conseil & au 1er Etage, Salles d'opérations

Gravé chez Avril f.res

Lith. Janson, Paris.

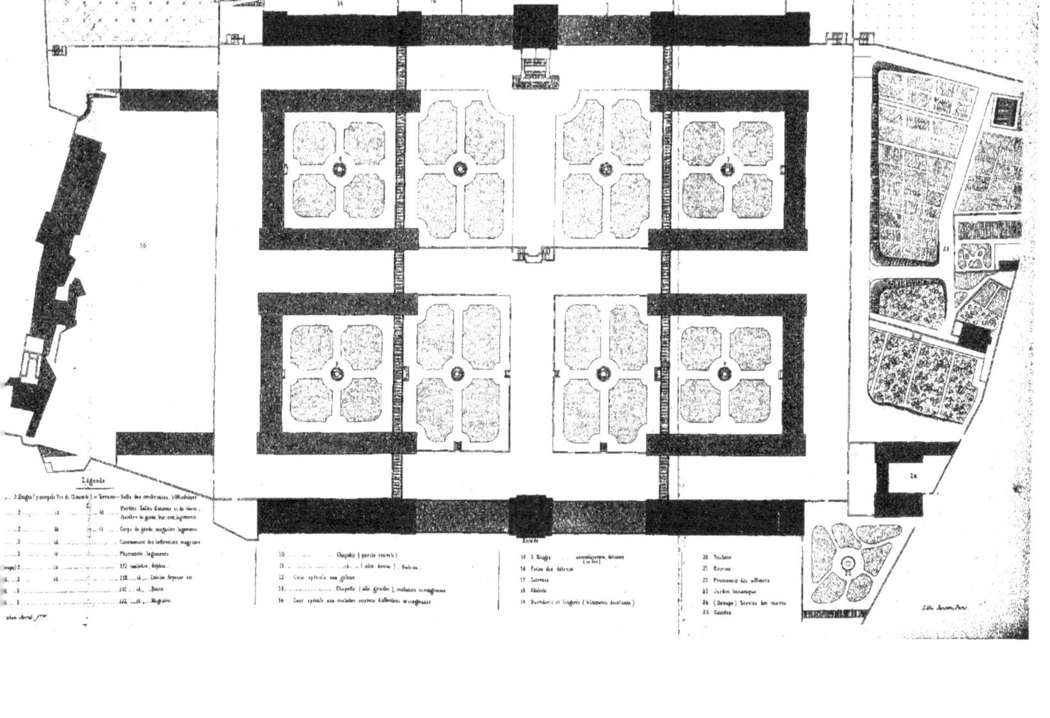
HOPITAL MILITAIRE DU DEY A ALGER
Projet de Construction
Plan de Masse (Echelle d'un millim. pour mètre)
PL. XVI
Légende
3 Etages (y compris Rez-de-Chaussée) et Terrasse — Salle des conférences, bibliothèque
2 id. id. Portier. Salles d'attente et de visite, chambre de garde, bureaux, logements
2 id. id. Corps de garde, magasins, logements
3 id. Casernement des infirmiers, magasins
2 id. Pharmacie, logements
2 id. 252 malades, dépôts
2 id. 252 id. Cuisine, dépense etc.
2 252 id. Bains
2 252 id. Magasins
10 Chapelle (partie centrale)
11 id. (aile droite), Galerie
12 Cour spéciale aux galeux
13 Chapelle (aile gauche), malades contagieux
14 Cour spéciale aux malades atteints d'affections contagieuses
Entrée
15 3 Etages (en Sus)
16 Préau des détenus
17 Citernes
18 Abattoir
19 Buanderie et lingerie (bâtiments existants)
20 Écurie
21 Écuries
22 Promenoir des officiers
23 Jardin botanique
24 (Groupe) Service des morts
25 Galeries
Lith. Jacomme, Paris

PL. XVII

HOPITAL MILITAIRE DE SIDI-BEL-ABBÈS (Algérie)

Plan du 1er Etage

Echelle d'un millᵉ pour mètre

Légende

1 Salles de malades (soldats)
2 id. id (officiers)
3 Réfectoire des officiers
4 Infirmier de garde
5 Latrines
6 Escalier

Légende

7 Infirmiers majors – Dépôts
8 Salle d'opérations
9 Infirmiers (au 2e Etage, magasins)
10 Latrines
(mêmes dispositions au 2me Etage)

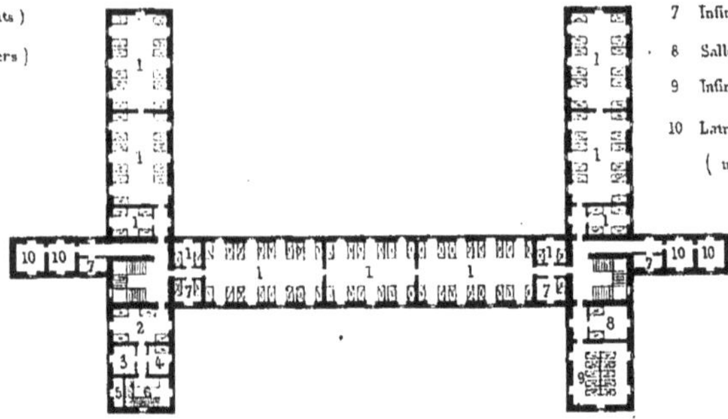

HOPITAL MILITAIRE DE PHILIPPEVILLE (Algérie)

Plan du Rez-de-Chaussée

Echelle d'un millᵉ pour mètre

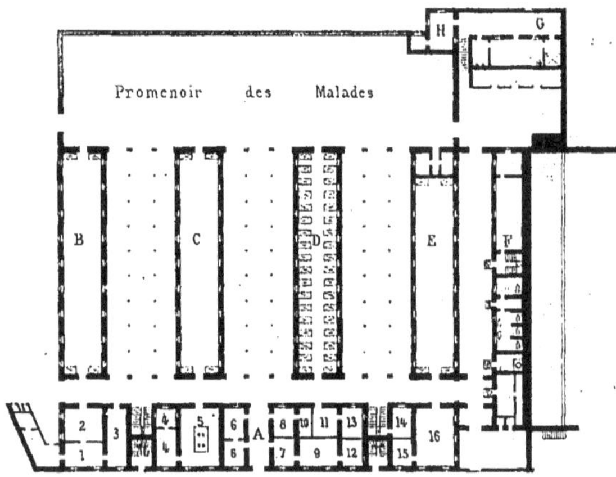

Légende

Batᵗˢ	Rez-de-Chaussée	1er Etage	2e Etage
A	1 Laboratoire 2 Pharmacie 3 Tisanerie 4 Dépôt et bureau 5 Cuisine 6 Concierge 7 Bureau des entrées 8 Corps de garde 9 Adjudans d'administration 10 Salle de police d'infirmiers 11 Vestiaire 12 Officier comptable 13 Vestiaire 14 Magasin 15 Sacristie 16 Chapelle	Médecin en chef Magasins Ateliers Logements	Infirmiers et 24 Malades
B	Chirurgie 36 lits	Chirurgien de garde Officiers malades	Médecine 36 lits
C	id 36	Médecine 36 lits	Médecine 36 id.
D	id 36	Médecine 36 lits	36 id.
E	id 32	Médᵉ 36 lits deux cabanons de fous	Médecine 30 id.
F	Bains Réfectoire Infirmiers	Dortoir Infirmiers	Dortoir Infirmiers
G. et H	Magasins Bûcher Autopsie Amphithéâtre Salle des morts Chapelle funéraire		

PLAN D'UN HOPITAL RÉGIMENTAIRE ANGLAIS

Echelle d'un millᵉ pour mètre

1 Salles
2 Cabinets d'aisance
3 Infirmiers
4 Dépendance
5 Salle de réunion
6 Surveillant
7 Escalier
8 Salle d'attente
9 Salle d'opérations

10 Lavabos et bains
11 Cuisine
12 Logement du cuisinier
13 Dépendances de la cuisine

(Dans la partie Cle. Etage contenant le logement de l'Agent comptable, le dortoir des infirmiers, et des magasins)

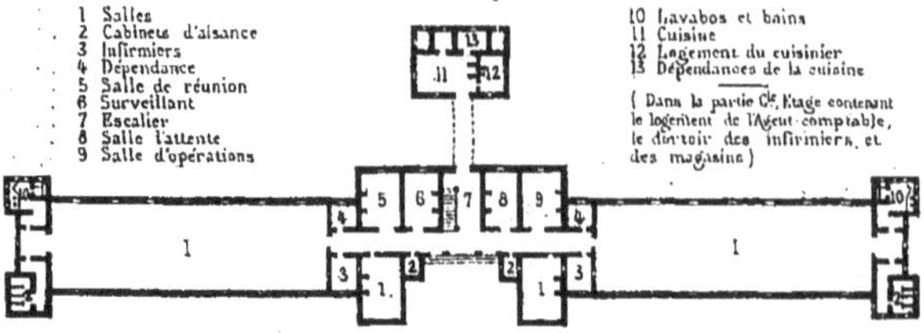

Gravé chez Avril fʳᵉˢ. Paris _ Lith. Janson.

PL. XVIII

HOPITAL MARITIME DE ROCHEFORT

Plan du Rez-de-Chaussée

Echelle d'un mill.re pour mètre

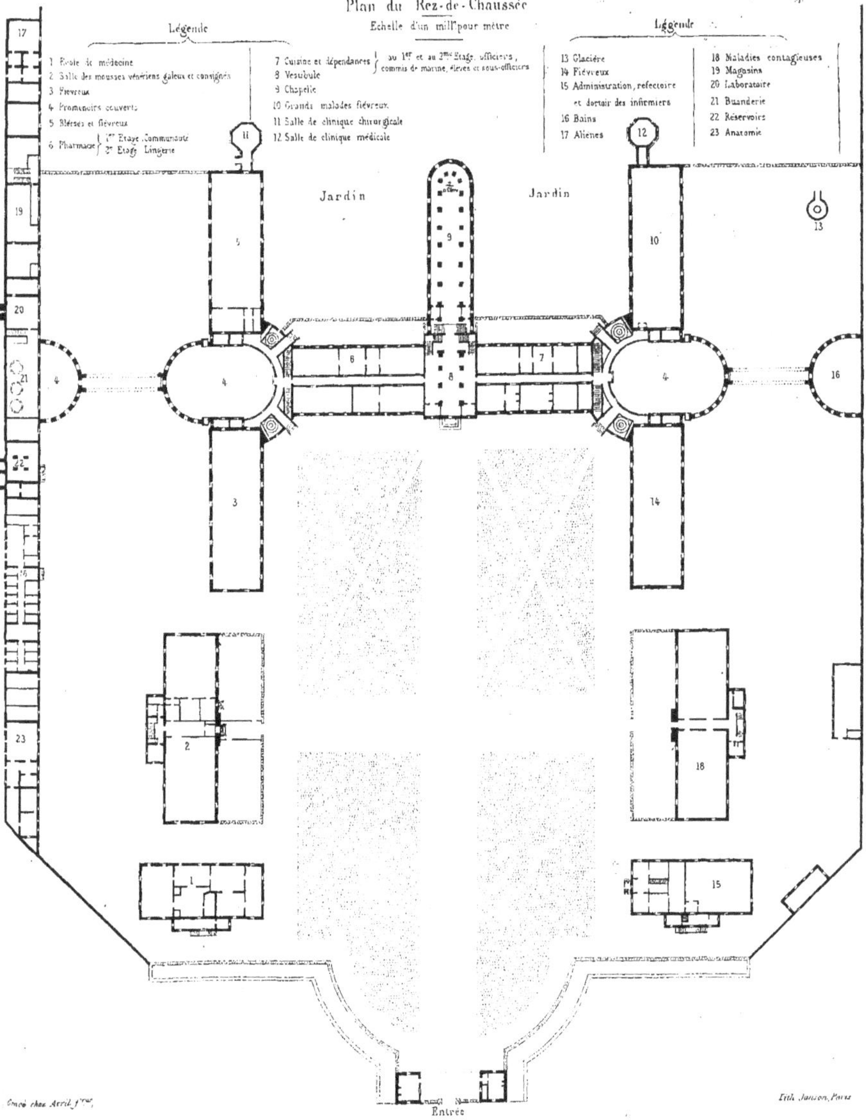

www.ingramcontent.com/pod-product-compliance
Lightning Source LLC
Chambersburg PA
CBHW060837220326
41599CB00017B/2327